AF501614

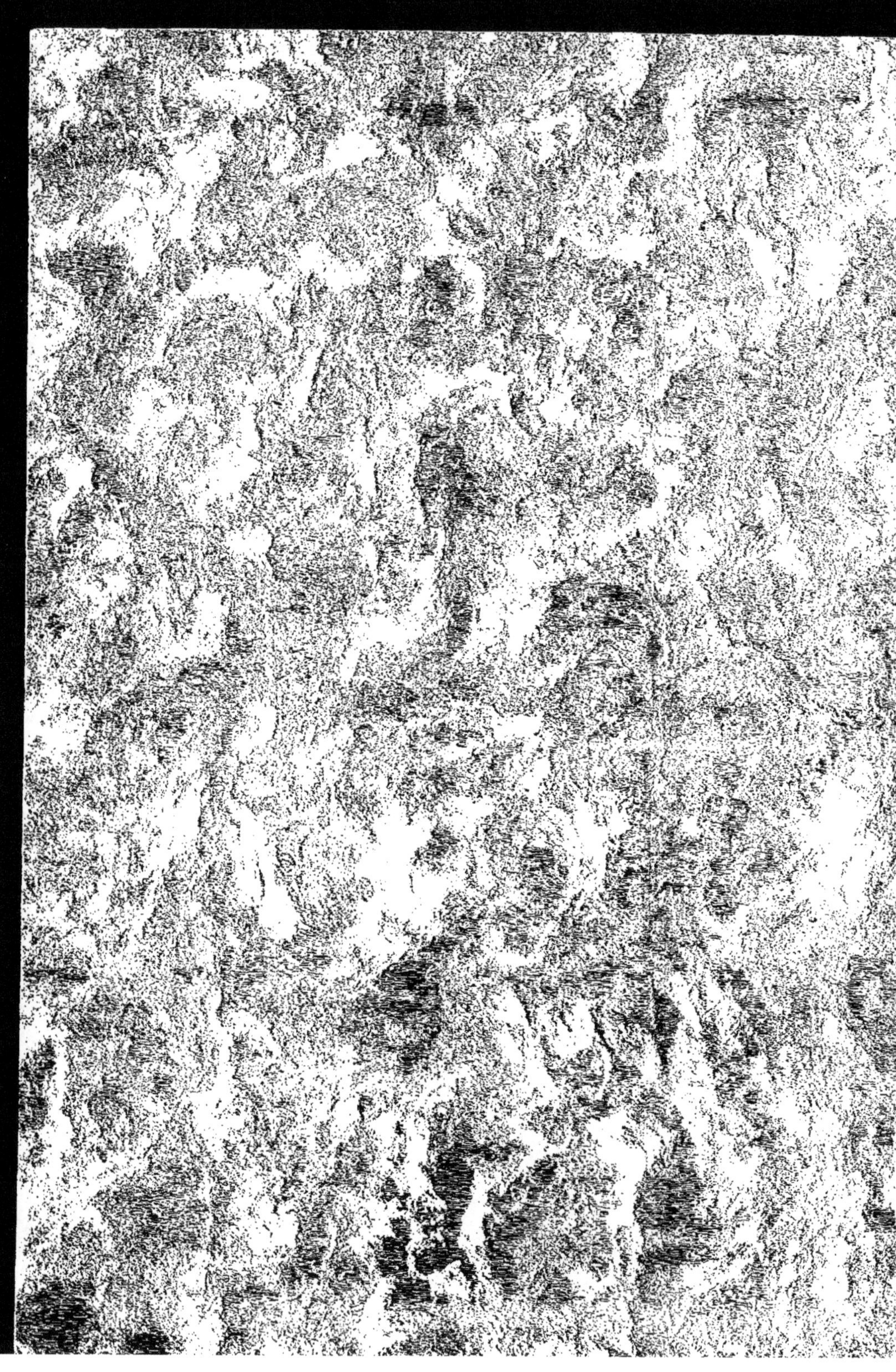

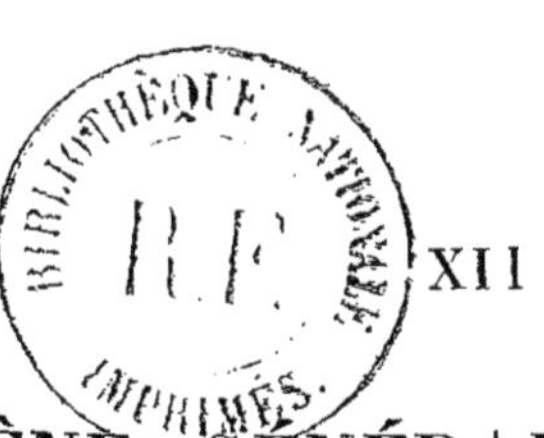

XII

HYGIÈNE GÉNÉRALE DES VILLES

ET DES AGGLOMÉRATIONS COMMUNALES

LISTE DES COLLABORATEURS

ACHALME .... Directeur du Laboratoire colonial de l'École des Hautes-Études.
ADAM (Paul)... .... Inspecteur principal des établissements classés à la Préfecture de Police.
ALLIOT.................. Médecin des troupes coloniales.
ANTHONY .... Secrétaire de la Société d'anthropologie.
BLUZET .... Insp. g^al des Services administratifs du Ministère de l'Intérieur.
BONJEAN................ Chef du Laboratoire du Conseil supérieur d'hygiène.
BOREL .... Directeur de la IIe Circonscription sanitaire maritime.
BOULAY .... Ancien interne des Hôpitaux de Paris.
BOULIN .... Inspecteur divisionnaire du travail.
BROUARDEL (G.) .... Médecin des Hôpitaux de Paris.
BROUARDEL (P.)......... Professeur à la Faculté de médecine de Paris, membre de l'Institut et de l'Académie de médecine.
CALMETTE.............. Directeur de l'Institut Pasteur de Lille, professeur à la Faculté de médecine de Lille.
CHANTEMESSE.......... Professeur d'hygiène à la Faculté de médecine de Paris, médecin des Hôpitaux, membre de l'Académie de médecine.
CLARAC .... Médecin principal du Service de Santé des troupes coloniales. Direct. de l'École du Service de santé des troupes coloniales.
COURMONT (J.).......... Professeur d'Hygiène à la Faculté de médecine de Lyon.
COURTOIS-SUFFIT ...... Médecin en chef des Manufactures de l'État.
DOPTER .... Professeur agrégé à l'École du Val-de-Grâce.
DUCHATEAU............. Directeur du Service de Santé de la Marine, à Lorient.
DUPRÉ (E.) .... Professeur agrégé à la Faculté de médecine de Paris, médecin de l'hospice La Rochefoucauld.
FONTOYNONT .... Professeur à l'École de médecine de Tananarive.
IMBEAUX .... Ingénieur des Ponts et Chaussées, directeur du Service municipal de Nancy.
JAN...................... Médecin en chef de la Marine.
JEANSELME .... Professeur agrégé à la Faculté de médecine de Paris, médecin de l'Hôpital Broca.
KERMORGANT........... Inspecteur général du service de santé des Colonies.
LAFEUILLE............... Médecin-major de l'Armée.
LAUBRY .... Ancien interne des hôpitaux de Paris.
LAUNAY (de)............. Ingénieur en chef des Mines, professeur à l'École des Mines.
LECLERC DE PULLIGNY. Ingénieur en chef des Ponts et Chaussées, secrétaire de la Commission d'hygiène industrielle près le ministère du Travail.
LESIEUR (Ch.)........... Professeur agrégé à la Faculté de médecine de Lyon.
LEVY-SIRUGUE.......... Ancien interne des Hôpitaux de Paris.
MARCH (L.).............. Chef des Services de la Statistique générale de France.
MARCHOUX.............. Médecin principal de deuxième classe des troupes coloniales.
MARTEL (E.-A.) .... Auditeur au Conseil supérieur d'hygiène.
MARTIN (L.)...... ...... Médecin en chef de l'Hôpital Pasteur.
MÉRY.................... Professeur agrégé à la Faculté de médecine de Paris, médecin des hôpitaux.
MORAX......... .... Ophtalmologiste des Hôpitaux de Paris.
MOSNY (E.).............. Médecin de l'Hôpital Saint-Antoine.
MOUCHOTTE .... Chef de clinique à la Faculté de médecine de Paris.
NOC .... Médecin-major de deuxième classe des troupes coloniales.
OGIER (J.) .... Chef du Laboratoire de toxicologie de la Faculté de médecine de Paris.
PIETTRE................. Inspecteur vétérinaire du département de la Seine.
PLANTÉ.................. Médecin principal de la Marine.
PUTZEYS (E.)............ Ingénieur en chef de la Ville de Bruxelles.
PUTZEYS (F.)............ Professeur d'hygiène à l'université de Liège.
REY...................... Architecte, membre du conseil supérieur des habitations à bon marché.
RIBIERRE................ Ancien interne des Hôpitaux de Paris.
ROLANTS................ Chef de Laboratoire à l'Institut Pasteur de Lille.
ROUGET......... .... Professeur agrégé à l'École du Val-de-Grâce.
SERGENT (Ed.).......... De l'Institut Pasteur.
SERGENT (Et.)........... De l'Institut Pasteur.
SIMOND (L.) .... Médecin principal de 2e classe des troupes coloniales, professeur à l'École du service de santé des troupes coloniales.
THOINOT .... Professeur à la Faculté de médecine de Paris, médecin de l'Hôpital Laennec, membre de l'Académie de médecine.
TOREL.................... Directeur de la Santé à Marseille.
WIDAL.................... Professeur agrégé à la Faculté de médecine de Paris, médecin de l'Hôpital Cochin, membre de l'Académie de médecine.
WURTZ (R.).............. Professeur agrégé à la Faculté de médecine de Paris, médecin des Hôpitaux de Paris.

35501-98. — CORBEIL. Imprimerie CRÉTÉ.

BROUARDEL et MOSNY

TRAITÉ D'HYGIÈNE

PUBLIÉ EN FASCICULES

SOUS LA DIRECTION DE MM.

A. CHANTEMESSE ET **E. MOSNY**

PROFESSEUR D'HYGIÈNE
A LA FACULTÉ DE MÉDECINE DE PARIS
CONSEILLER TECHNIQUE SANITAIRE DU MINISTÈRE
DE L'INTÉRIEUR
MEMBRE DE L'ACADÉMIE DE MÉDECINE

MÉDECIN
DE L'HÔPITAL SAINT-ANTOINE
MEMBRE
DU CONSEIL SUPÉRIEUR D'HYGIÈNE

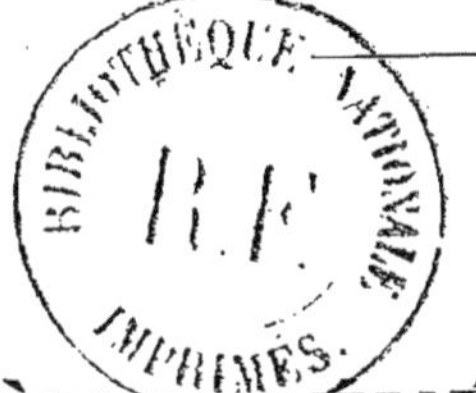

XII

HYGIÈNE GÉNÉRALE DES VILLES

ET DES AGGLOMÉRATIONS COMMUNALES

PAR

E. MACÉ

PROFESSEUR D'HYGIÈNE
A LA FACULTÉ DE MÉDECINE DE NANCY
MEMBRE DU CONSEIL SUPÉRIEUR D'HYGIÈNE

ED. IMBEAUX

INGÉNIEUR EN CHEF DES PONTS-ET-CHAUSSÉES
DIRECTEUR
DU SERVICE MUNICIPAL DE NANCY

ALBERT BLUZET

DOCTEUR EN DROIT
INSPECTEUR GÉNÉRAL DES SERVICES
ADMINISTRATIFS DU MINISTÈRE DE L'INTÉRIEUR
MEMBRE DU CONSEIL SUPÉRIEUR D'HYGIÈNE

PAUL ADAM

INSPECTEUR PRINCIPAL
DES ÉTABLISSEMENTS CLASSÉS
A LA PRÉFECTURE DE POLICE

Avec figures dans le texte.

PARIS
LIBRAIRIE J.-B. BAILLIÈRE ET FILS
19, Rue Hautefeuille, près du Boulevard Saint-Germain

1910

TRAITÉ D'HYGIÈNE

PUBLIÉ SOUS LA DIRECTION DE

MM. CHANTEMESSE et E. MOSNY

HYGIÈNE DES VILLES

HYGIÈNE ET SALUBRITÉ GÉNÉRALES DES COLLECTIVITÉS RURALE ET URBAINE

PAR LES DOCTEURS

E. MACÉ,
Professeur d'hygiène à la Faculté de médecine de Nancy,
Membre du Conseil supérieur d'hygiène publique de France.

ET

ED. IMBEAUX,
Ingénieur en chef des Ponts et Chaussées,
Directeur du service municipal de Nancy.

I. — CAUSES GÉNÉRALES D'INSALUBRITÉ COMMUNALE ET LEURS CONSÉQUENCES SUR LA SANTÉ DES HABITANTS

I. — GÉNÉRALITÉS.

Les causes de maladie et de mort qui s'attaquent à l'homme sont de deux sortes. Les unes intrinsèques, c'est-à-dire inhérentes à chaque individu, dépendent des prédispositions morbides que l'individu apporte en naissant, des habitudes qu'il contracte, genre de vie, nourriture, excès, etc., bref du degré de sénilité qui en résulte pour lui comparativement à son âge. Ces causes relèvent de l'*hygiène privée* ou *individuelle*.

Les autres, extrinsèques, sont surtout les conséquences de la vie de l'homme en société : c'est en quelque sorte la réaction du milieu extérieur et des autres êtres qui s'y meuvent sur l'individu et souvent sur un groupe d'individus voisins, menacés simultanément. Ce second groupe ressort à l'*hygiène publique et sociale.* Il se subdivise suivant que la solidarité sanitaire est considérée comme s'étendant à tous les habitants d'un même pays (*hygiène nationale et internationale*), d'une même agglomération, ville, bourg ou village, ou d'une même maison (*hygiène communale et domestique*). C'est seulement de ces dernières branches de l'hygiène publique que nous nous occuperons.

Comme le groupe familial qui réunit plusieurs êtres humains sous un même toit, le groupement communal est des plus naturels et des plus anciens : il rapproche les familles et les maisons, sur une faible étendue de territoire, et chacun comprend que toutes les personnes réunies là subissent certaines influences communes, soient tributaires des mêmes conditions hygiéniques et, sur ces points, solidaires entre elles. De plus, si, en s'agglomérant, elles jouissent des avantages et souffrent simultanément des inconvénients naturels inhérents à l'emplacement choisi, le fait même de s'entasser sur un espace restreint engendre d'autres inconvénients contre lesquels il faut lutter (ce qui est le devoir des chefs que les habitants se donnent, c'est-à-dire de l'administration communale) : tels sont l'encombrement, l'aération insuffisante des maisons, la difficulté de distribuer de l'eau pure et d'assurer des aliments sains en quantité suffisante à un grand nombre de personnes, celle d'éloigner les immondices ainsi que les déchets du commerce et de l'industrie, enfin le danger de contagion que créent les rapports incessants d'une population dense et de tout ce qu'elle comporte en elle et autour d'elle.

C'est, en somme, l'agglomération d'individus dans un espace restreint qui est ici le caractère dominant, imprimant son cachet au milieu. Tout vient de là, en mal comme en bien ; c'est contre les inconvénients d'un tel état de choses qu'il faut agir et prévoir.

L'agglomération d'une certaine importance est la ville ; celle plus petite est le village. Certes il est difficile de faire ici une délimitation exacte, faute d'élément sur lequel on peut s'appuyer en toute assurance. Le nombre d'habitants est loin de pouvoir servir d'une façon sûre ; telle agglomération d'importance politique ou administrative assez grande peut renfermer notablement moins d'habitants que d'autres considérées, de l'avis de tous, comme de grands villages. Les règles de la Statistique internationale considèrent comme appartenant au groupe rural toute agglomération de 2000 habitants au plus et comme ville celle qui dépasse ce chiffre. A un point de vue plus général, il est tout à fait illusoire de fixer des chiffres. D'ailleurs, la distinction, au point de vue hygiène publique, est-elle aussi complète, aussi nette qu'on semble vouloir le dire? Évidemment non. Entre le milieu urbain et le milieu rural, il n'y a aucune différence essentielle, simplement des différences de degré. Le milieu rural est souvent plus près de l'état de nature que le milieu urbain; mais, dans l'un et l'autre cas, les conditions de vie sont identiques; les mêmes facteurs interviennent, les mêmes dangers menacent l'existence, les mêmes défectuosités l'amoindrissent; l'intensité des actions, seule, peut différer. Il faut reconnaître que ce sont surtout les conditions de travail qui interviennent dans cette distinction. Le travail du sol et, comme corollaire, la vie au grand air, le contact et la promiscuité avec les animaux domestiques, sont plutôt le propre de l'habitant du groupe rural. L'hygiène rurale, de ce fait, rentrerait donc plutôt dans l'hygiène professionnelle, devant être considérée comme l'hygiène de l'agriculteur. Les conditions plus spéciales de l'hygiène rurale font l'objet d'un fascicule de cet ouvrage (1).

COUP D'ŒIL HISTORIQUE.

L'homme, être sociable par excellence, a dû se grouper très tôt pour satisfaire ses idées morales d'un côté, ses intérêts et ses besoins de l'autre. Les groupements primitifs, d'abord peu nombreux, constitués probablement seulement par des familles, se sont peu à peu accrus par réunion des premiers groupes entre eux, par suite de communauté d'intérêts ou d'idées. Ainsi se sont formées les villes primitives, agglomérations parfois nombreuses soit d'individus sédentaires, soit d'individus nomades. Il a dû exister de telles villes très tôt dans l'histoire de l'humanité; il en existera certainement tant que l'homme vivra, tellement la conception de ville nous semble intimement liée à l'évolution de l'homme dans le monde. La ville apparaît comme nécessaire dans la destinée de l'homme, indispensable à la marche du progrès et de la civilisation.

Malheureusement, l'agglomération modifie plus ou moins l'état de nature, change le milieu qui devrait toujours rester *normal* pour que l'homme y vive *normalement*. Elle produit l'*encombrement*, qui, au point de vue hygiénique, est le caractère dominant du milieu urbain. C'est contre l'encombrement, sous ses multiples formes, qu'il est surtout nécessaire de réagir.

Dès que des agglomérations importantes se sont constituées, on a dû ressentir le besoin de prendre des mesures spéciales pour parer aux dangers de l'insalubrité forcément produite. L'étude des documents historiques anciens, l'étude, qui se poursuit avec tant d'ardeur aujourd'hui, des ruines des grandes cités antiques, montrent que ces grandes villes avaient, au plus haut point, souci d'importantes questions d'hygiène publique, surtout de procurer aux habitants de l'eau pure en abondance, d'éloigner de l'agglomération les déchets de la vie qui, très tôt, ont dû être reconnus pouvoir être nocifs pour l'homme,

(1) Imbeaux et Rolants, *Hygiène rurale*, fasc. XIII de ce Traité.

d'assurer la propreté du corps. Il est des côtés de l'hygiène urbaine antique qui ont pu ainsi nous être révélés par des historiens ou par l'exhumation de cités ensevelies. Mais ce n'en est assurément qu'une partie. L'historien ne note que les choses grandes et saillantes dans la vie d'un peuple. Les fouilles des ruines font surtout connaître les grands ouvrages d'une cité, les temples, les palais, les défenses de guerre, encore un peu les grands aqueducs, les thermes, les égouts importants; tous ces ouvrages sont construits en effet avec des matériaux de qualité, qui peuvent braver les siècles. Mais on connaît très peu des choses de la vie ordinaire de la foule, les simples demeures du peuple, les édifices qui lui étaient plus particuliers, élevés en matériaux de fortune qui ont fondu sous les intempéries successives ou n'ont pas résisté à la destruction, et tout ceci intéresserait peut-être davantage au point de vue hygiénique.

Antiquité. — Layard, dès 1848, étudiant les ruines de Babylone, y signale des restes de vastes égouts, où les maisons déversaient leurs eaux vannes directement par des embranchements particuliers. Il en était de même à Ninive. Les canaux apportaient leur contenu aux deux fleuves voisins, l'Euphrate et le Tigre, qui fournissaient sans doute l'eau en abondance aux deux cités. Des puits y contribuaient aussi, à preuve le puits d'Assur des ruines de Ninive.

En Perse, il existait des mesures sévères de protection des cours d'eau; il y était interdit d'y jeter des excréments humains. C'est sans doute parce que leur eau entrait dans la consommation courante. On savait aussi faire de grands travaux pour amener de loin, dans les villes, des eaux pures et abondantes. Diodore de Sicile (1) cite l'aqueduc d'Ecbatane, amenant en ville, après avoir traversé la base d'une montagne, les eaux d'un lac situé à plus de 2 kilomètres.

En Égypte, les grandes villes avaient des canalisations compliquées; des systèmes de canaux et d'écluses amenaient, dans des réservoirs, l'eau du Nil, utilisée aussi bien pour le service urbain que pour l'irrigation des cultures. L'art de creuser des puits y était très avancé, comme du reste dans toutes les régions d'Orient. Les villes étaient pourvues d'égouts que les criminels nettoyaient. Les plus anciens hiéroglyphes montrent des images de puits d'où l'eau était extraite par des manèges ingénieux.

Chez les Hébreux, la question de l'eau a toujours tenu une très grande place. Jérusalem avait deux grands puits et de nombreuses citernes particulières; une petite source jaillissait dans l'intérieur du temple; un aqueduc, le *Siloh* (émissaire), véritable tunnel de 1533 mètres de long, qui remonterait au temps d'Achaz et fut achevé sous Ézéchias (vers 120 avant J.-C.), conduisait les eaux de la source de Gihon, de l'autre côté de la colline, et l'amenait dans le temple. On

(1) Diodore de Sicile, liv. II, 13.

avait de l'eau en abondance pour l'alimentation, le service des sacrifices, l'arrosage des jardins. Des conduites spéciales, véritables égouts, recevaient le sang des sacrifices, toutes les eaux souillées du Temple et probablement aussi celles de la ville. Elles les conduisaient dans deux bassins successifs : dans le premier, les matières lourdes en suspension se déposaient et étaient extraites par intervalles pour être vendues comme engrais ; les eaux plus claires du second étaient directement employées pour l'irrigation des jardins voisins. Il se faisait là un véritable épandage avec utilisation culturale.

En Grèce, l'eau faisait l'objet de soins religieux. « C'est de l'eau d'où dépend principalement la santé, » affirmait Hippocrate (1).

Athènes, au temps de Pisistrate, avec le chiffre probable de 300 000 habitants, n'avait pas moins de dix-huit conduites amenant des eaux des régions voisines, surtout des monts Hymette et Pentélique. On reconnaît encore aujourd'hui des vestiges de grosses canalisations ; un branchement assez long serait même actuellement en service. Une loi de Solon règle l'usage des sources et des puits publics.

Mais la Ville si raffinée n'avait pas d'égouts ; les ruisseaux des rues et un certain nombre de lieux d'aisances publics en tenaient lieu, probablement avec de graves inconvénients.

La citadelle de Pergame recevait de l'eau sous pression par une conduite faisant siphon. A Samos, l'architecte Eupalinos avait percé une montagne d'un tunnel de 1 200 mètres pour amener l'eau d'une source. On vient d'y ramener de l'eau, vingt-quatre siècles après sa construction.

Les Grecs savaient élever l'eau avec des pompes et la distribuer dans les villes à l'aide de conduites de plomb, de bois ou de poterie, munies de véritables robinets.

Gélon, tyran de Syracuse, en 309 avant J.-C., dit Diodore de Sicile, après avoir battu les Carthaginois en Sicile, employa les nombreux prisonniers qu'il avait faits à construire les égouts *phéaques*, du nom de leur architecte Phéax, et les beaux aqueducs amenant l'eau à Agrigente.

Ce sont surtout les Romains qui se sont distingués dans ces grands travaux d'hygiène publique. Très tôt, Rome eut des égouts conduisant les immondices dans le Tibre. Au VIe siècle avant J.-C., Tarquin l'Ancien fit construire la *Cloaca maxima*, vaste canal voûté de 5 mètres de haut sur 4 mètres de large, dont une partie sert encore aujourd'hui à la même destination, preuve de l'excellence de sa construction. C'est une voûte de trois arcs concentriques formée de longues pierres posées sans ciment. Son établissement a asséché et assaini la plaine marécageuse où ont pu s'élever plus tard les quartiers du Forum, du Grand Cirque et de Suburre. Sous Tarquin le Superbe,

(1) Œuvres d'HIPPOCRATE, Traité des airs, des eaux et des lieux, 7.

(vers 520 av. J.-C.), se développèrent les canalisations de rue sur lesquelles venaient se brancher les canaux de maisons, faits en tuyaux de poterie ou en galeries cimentées. Pour l'entretien de ces égouts fut créée, sous l'édile Agrippa (33 av. J.-C.), la commission des *Curatores alvei et riparum Tiberis et cloacarum urbis*. Les maisons furent très tôt pourvues de latrines, reliées à l'égout ou se vidangeant à la façon ordinaire. Il y eut plus tard des lieux d'aisances publics dont tiraient revenu soit des particuliers, soit l'empereur lui-même; Vespasien y a attaché son nom.

A Pompéi, les fouilles ont fait retrouver des lieux d'aisances publics et ceux de maisons particulières ; ils se déversaient dans un égout qui emportait son contenu à la mer.

Mais c'est dans l'art d'amener des eaux que les Romains étaient passés maîtres. Des ouvrages d'art, aqueducs gigantesques, amenaient dans les villes d'énormes quantités d'eau pure, de véritables fleuves souvent, cherchées dans les pays inhabités, sauvages, fréquemment dans des montagnes éloignées. Ils avaient compris très tôt, instruits probablement par l'exemple de la Grèce, combien l'eau était pour une ville un puissant élément de salubrité et de prospérité.

Rome, tout au début, s'abreuvait en grande partie directement au Tibre. Quelques petites sources du flanc de ses collines, celle du bois sacré de Numa par exemple, pouvaient apporter à l'alimentation un faible contingent. Appius Claudius fit venir de l'eau de source, l'*aqua Appia*, par un aqueduc de plus de 10 kilomètres. Le roi Ancus Martius (630 av. J.-C.) fit de même pour l'*aqua Marcia*. Ils eurent de nombreux imitateurs. Au Ier siècle après J.-C., vingt-deux aqueducs alimentaient Rome, ayant, d'après Frontin (1), une longueur totale de 428 kilomètres, dont 49 sur arcades, le reste en grande partie en canalisation souterraine. Ils amenaient une quantité d'eau considérable qui a été évaluée à 1 000 litres au moins par jour et par habitant. Le service des eaux occupait un personnel considérable : 460 personnes, dit-on, sous les ordres du *curator aquarum*. L'eau était partout à profusion, lavant les rues, les égouts, desservant des lacs artificiels et beaucoup de fontaines monumentales, fournissant aux nombreux établissements de bains publics. Malgré cela, les habitants, dit Pline l'Ancien, appréciaient plus l'eau des puits, à cause de sa fraîcheur. C'est toujours ce qui se passe aujourd'hui.

On a retrouvé à Pompéi, partant des réservoirs, de nombreuses canalisations en plomb, desservant des maisons particulières.

Dans tous les pays qu'ils avaient conquis, les Romains se hâtaient d'exécuter de pareils travaux, persuadés de leur grande importance.

L'alimentation en eau de la Carthage romaine fait encore aujourd'hui notre admiration. L'eau était amenée dans dix-huit grandes

(1) Frontin, De aquæductibus urbis Romæ.

citernes en maçonnerie, vastes réservoirs voûtés de 140 pieds de long, 50 de large et 30 de haut, à murs épais de 5 pieds. Hadrien y fit venir les sources du Zaghouan, d'une distance de 91 kilomètres, par un aqueduc gigantesque, traversant les vallées sur des arcades qui avaient jusqu'à 35 mètres de hauteur. Il en subsiste encore un beau morceau de 700 à 800 mètres de long près du palais du Bardo, à Tunis. Le canal d'amenée était assez haut pour qu'un homme de taille moyenne pût y marcher sans se courber. Il déversait journellement dans les citernes de la Malga 32 000 000 de litres d'eau pour une population estimée à 500 000 habitants (?).

Les Romains construisirent de nombreux aqueducs en Gaule; on en retrouve encore d'importants vestiges sur bien des points. Il faut citer surtout l'aqueduc de Fréjus, celui de Metz, mais tout au premier rang celui du Gard, de 41 kilomètres de longueur, amenant à Nîmes l'eau de deux rivières, dont un bel ouvrage, le pont du Gard, construit en 19 avant J.-C., avec près de 50 mètres de hauteur, excite encore aujourd'hui l'admiration et l'étonnement.

La Lutèce romaine avait au moins deux aqueducs du temps des Césars. L'un amenait les eaux des sources d'Auteuil, l'autre celles du plateau de Rungis, passant par-dessus la vallée de la Bièvre. Lugdunum avait aussi ses aqueducs.

Une notable partie de toutes ces eaux servait à alimenter les thermes. On sait l'importance qu'avaient les bains dans la vie antique; elle ne peut être qu'approuvée au point de vue hygiénique. Rome avait de nombreux établissements de bains publics, où l'eau coulait à profusion; certains avaient des dimensions colossales, comme les Thermes de Caracalla, qui pouvaient recevoir 3000 baigneurs.

L'évacuation des immondices, l'eau, la propreté du corps, n'étaient pas les seules préoccupations hygiéniques des Romains. Il fallait songer à nourrir le peuple des villes, à lui éviter les famines, chose peu aisée à cette époque à cause des difficultés des transports lointains. On emmagasinait pour cela des quantités considérables de blé, qui, au moment voulu, était cédé aux particuliers à des prix raisonnables, ou donné aux pauvres et aux familles nombreuses. Il y avait à Rome une véritable administration de prévoyance et d'assistance, chargée de ces soins, sous la direction des deux *Ediles cereales*.

Chez les anciens, les professions insalubres, et surtout les professions malodorantes, étaient souvent reléguées dans des quartiers spéciaux. C'était là une précaution excellente au point de vue de l'hygiène de la cité.

Le voisinage des restes humains, après la mort, a paru très tôt devoir être nuisible aux vivants. Les Égyptiens embaumaient les corps des personnages de quelque importance, puis les entassaient dans des nécropoles situées au voisinage du désert. Les Grecs et les Romains brûlaient les morts de qualité et inhumaient les autres.

La loi romaine des Douzes Tables défendait, dès 451 avant J.-C., d'inhumer dans l'intérieur des villes; cette prescription s'étendit à tous les pays soumis à l'autorité de Rome. On enterrait au dehors des villes, le long de certaines voies, les voies sépulcrales, ou, pour le vulgaire et les esclaves, dans de vastes terrains, véritables cimetières, situés assez loin des murs. Avec le christianisme, sous Constantin, on commença, malheureusement, à enterrer dans les églises et au moins autour d'elles.

L'entretien des rues paraît avoir été assez négligé dans bien des villes antiques. C'était un peu ce qui se passe encore aujourd'hui dans les pays d'Orient. Les *Tables d'Héraclée*, datant de l'an 45 avant J.-C., mentionnent cependant toute une série de mesures de voirie urbaine concernant l'entretien des rues et des trottoirs, l'enlèvement des boues et des immondices, la circulation générale, qui montrent combien on faisait grand cas, à Rome et dans les villes d'Italie, de l'influence de tels facteurs sur la salubrité urbaine.

Telles ont été les principales mesures d'hygiène urbaine que nous révèle l'étude des documents anciens. Il nous est démontré que très tôt il a fallu se préoccuper de faire disparaître ou d'atténuer les inconvénients ou les dangers résultant de l'agglomération en un point d'un grand nombre d'êtres humains et d'assurer à ces derniers les conditions essentielles de l'existence ; puis, qu'il a fallu en outre faire pénétrer dans les masses quelques notions fondamentales d'hygiène, l'importance qu'il peut y avoir à prendre certaines précautions, à se conformer à certaines pratiques en vue du bien-être particulier ou de l'intérêt général de la collectivité. Aussi, de grands meneurs de peuples tels que Solon, Moïse et, à la suite de celui-ci, Mahomet, avant eux probablement les auteurs des vieux systèmes sociaux, hindous, chinois et chaldéens, n'ont pas hésité à en faire de véritables préceptes de religion, pour mieux en imposer l'exécution. Certaines notions fondamentales ont ainsi régné à travers les âges et ont pu parvenir, intactes et toujours utiles, jusqu'à l'époque actuelle.

Moyen âge. — Au moyen âge, les considérations purement spéculatives de l'époque, où tous étaient absorbés, hypnotisés par les perspectives religieuses, la crainte des châtiments éternels, l'obligation de vivre la soi-disant *vie de Dieu*, ont fait tout négliger des choses de la terre pour ne s'occuper que de celles du ciel. Non seulement on ne songeait plus à améliorer l'état de l'homme sur la terre, mais certains jugeaient méritoire de détruire ce que les païens avaient édifié. Les Barbares ont agi dans le même sens, poussés par d'autres sentiments, ne concevant que la destruction et le carnage. La plupart de ces belles institutions d'hygiène publique, édifiées dans tant d'endroits par les Romains, sont tombées en ruines par négligence ou ont été détruites sous l'action de volontés malfaisantes. Cela a été la fin de ces travaux gigantesques d'amenée d'eaux pures, de l'édification de bains publics, de la construction d'égouts. Les villes ont presque uniquement cherché l'eau sous elles, dans des puits, ou l'ont prise à la rivière voisine, qui recevait alors tous les immondices; on a conservé les excréments dans des fosses, à la maison, polluant le sol et causant l'infection de ces puits. La voie publique est devenue le plus souvent un véritable dépotoir. Les cadavres humains n'ont plus été éloignés; au contraire, on voulait être enterré dans les églises ou out au moins autour d'elles, et on constituait souvent ainsi de véritables charniers en plein cœur des villes. La propreté du corps, cette loque méprisable, fut tout à fait négligée. Il n'y eut pour ainsi dire plus d'hygiène publique ni d'hygiène privée.

Aussi, c'est le moment des grandes épidémies. Nombre de fléaux meurtriers, variole, pestes, typhus, dysenteries et autres se sont abattus sur nos pays, qu'ils ont ravagés à maintes reprises. Bien des villes ont payé, de ce fait, un tribut considérable à ces négligences en matière d'hygiène publique. Les chiffres stupéfiants, transmis par les histoires, sont là pour l'affirmer. Et, encore, que d'oubliés qui viendraient grossir démesurément les listes obituaires données!

Tout n'était cependant pas oublié. De même que le culte des sciences et des lettres de l'antiquité se maintenait dans des monastères, certains couvents conservaient les idées d'hygiène publique des anciens. Il s'en faisait même quelques applications. A Paris, par exemple, les moines de Saint-Laurent, puis ceux de Saint-Martin ont su capter les sources de Belleville, de Ménilmontant et des Prés-Saint-Gervais et céder à la ville, sous Philippe-Auguste, de quoi alimenter quelques fontaines publiques.

Dans certains cas, la crainte du mal amenait à prendre des mesures d'une telle rigueur qu'elles répugneraient vraiment à notre époque, plus humanitaire. C'est ainsi que l'on retranchait du monde les lépreux et probablement beaucoup de simplement suspects de lèpre, les séparant de force de la société des hommes, les isolant dans de petites maisons ou dans de grandes léproseries et leur imposant fréquemment de dures conditions de vie. On en a même brûlé, les accusant de vouloir contaminer leurs semblables, en souillant les sources ou les puits. La lèpre, rare aujourd'hui, en est restée dans les idées du peuple comme un symbole d'horreur et de souffrance, aussi de crainte peu précisée d'une contagion.

Époque moderne. — Les grandes manifestations épidémiques, surtout les pestes qui ont ravagé l'Europe, depuis la peste noire de 1348 jusqu'à la peste de Marseille en 1720, ont suscité quelques efforts des villes pour combattre différentes causes d'insalubrité. Il s'en est suivi l'édiction de règlements de voirie, l'installation de latrines dans les rues, une surveillance plus active des denrées alimentaires. C'était enfin quelque chose.

Le véritable essor de l'hygiène publique vient du mouvement social et intellectuel qui a suivi 1789 et a surtout fixé les droits et les devoirs de chacun envers la société. C'est aussi l'époque de la vaccine; l'enthousiasme a été considérable. Ces idées ont encore sommeillé quelque temps et ne se sont guère fait jour qu'après les épreuves que fit subir à nos pays la première grande épidémie de choléra, en 1832.

Ce fut alors de tous côtés, en France et en Angleterre principalement, il faut le reconnaître, un mouvement prononcé en faveur des mesures d'hygiène, mouvement qui s'est surtout traduit chez nous par l'organisation des Conseils d'hygiène de divers ordres. L'hygiène urbaine en a largement profité; la loi du 13 avril 1850 sur les logements insalubres permettait de veiller à une des principales causes d'insalubrité dans les villes et d'y remédier en partie; malheureusement son application a été réellement trop limitée, puisque la Commission des logements insalubres qu'elle instituait n'a régulièrement fonctionné que dans les villes de Paris, Lille, Nancy, Le Havre et Roubaix. Il a fallu arriver jusqu'au siècle suivant pour voir le couronnement des efforts faits par les hygiénistes français dans toute la seconde moitié du XIXe siècle. La loi du 15 février 1902, relative à la protection de la santé publique, assure l'organisation de l'hygiène publique en France, sur des bases reconnues excellentes. L'hygiène communale peut et doit en tirer un large profit. Le branle est donné; des règlements sanitaires sont pris dans chaque commune, édictant des mesures qui seront étudiées plus loin par une compétence toute spéciale (1). Il reste à en poursuivre l'application.

POPULATION DES VILLES ET SES VARIATIONS.

Densité de la population. — On peut dire, d'une façon générale, que l'encombrement et ses périls au point de vue de la santé sont, dans les agglomérations, généralement proportionnels à la population. A vrai dire, pour être juste, il faut faire intervenir ici un autre élément, c'est la surface occupée par l'agglomération, surface réellement peuplée au moins, jouant un rôle très grand dans la détermination de la *densité réelle* de la population. C'est en fait cette densité réelle qui doit être estimée pour fixer le degré de l'encombrement. Il est, en effet, des villes qui, pour un nombre égal d'habitants, ont leurs surfaces habitées d'étendues très différentes. On ne doit pas s'étonner d'y trouver des conditions d'encombrement bien différentes aussi.

L'existence de villes très peuplées est loin d'être récente. Bien avant les périodes réellement historiques, il existait de ces cités géantes où se concentraient des centaines de mille et probablement même des millions d'hommes, cités qui pouvaient même dépasser

(1) A. Bluzet, Lois, décrets, règlements relatifs à l'hygiène et à la salubrité communales.

beaucoup en étendue les plus grandes de celles qui existent aujourd'hui. Ninive, d'après l'histoire, avait un périmètre de 480 stades, à peu près 80 kilomètres, et couvrait, d'après Ctésias, une surface de 500 kilomètres carrés environ. D'après Hérodote, l'enceinte de Babylone formait à peu près un carré dont chaque côté mesurait 120 stades, 22 kilomètres de longueur; elle avait 490 stades, à peu près 93 kilomètres, de tour, avec les angles rentrants. La superficie de l'agglomération était de 520 kilomètres carrés. C'était une véritable province, plutôt qu'une ville, disait Aristote. Angkhor, dans le Cambodge, n'avait pas moins de 64 kilomètres de tour. D'après Morache (1), Pékin aurait un périmètre de 32 kilomètres et couvrirait 6000 hectares de surface. Les villes anciennes du Mexique, d'après les vestiges de monuments que l'on retrouve aujourd'hui, auraient aussi occupé de très grandes surfaces. D'après Pline l'Ancien, l'enceinte de Rome, à son époque, mesurait 13000 pas romains, soit environ 20 kilomètres; sa surface aurait été de 25 kilomètres carrés.

Comme point de comparaison, aujourd'hui, la Ville de Paris a 36 kilomètres de tour et recouvre 7802 hectares; Londres couvre 31611 hectares et a environ 65 kilomètres de circonférence; le territoire de Berlin est de 6352 hectares. L'agglomération parisienne entière a une circonférence de 55 kilomètres de développement et occupe une surface totale approximative de 20000 hectares avec une population de 3586400 habitants environ. L'agglomération londonienne, comprise dans le *Metropolitan police district*, occupe 178641 hectares, avec au moins 150 kilomètres de tour, et compte 6581372 habitants.

Il paraît assez difficile d'évaluer avec quelque exactitude la population des grandes villes anciennes. Il faut se contenter d'approximations; souvent même les données historiques varient dans des limites un peu grandes. Les chiffres admis peuvent cependant donner une idée de la densité de la population, l'élément important pour estimer le degré d'encombrement. Pour sa grande surface, Ninive ne renfermait, d'après les données des prophètes juifs, que de 800000 à 900000 habitants, pas même 2000 par kilomètre carré, 20 par hectare. Babylone, un peu plus étendue, couvrant 520 kilomètres carrés, pouvait avoir, d'après Volney, de 600000 à 700000 habitants, 1340 par kilomètre carré, 13,40 par hectare. Sa population, au moment de sa plus grande prospérité, n'était pas en rapport avec son étendue. La cité n'en occupait qu'une petite partie. Les palais royaux, avec leurs immenses jardins, en occupaient déjà plus. Le reste était des terrains cultivés, parsemés de groupes d'habitations formant comme des petites villes distinctes. D'après Quinte-Curce, 80 stades superficiels seulement, environ 2750 hectares sur les 52000 délimités par l'enceinte, étaient véritablement habités; le reste était livré à la

(1) MORACHE, Pékin et ses habitants; étude d'hygiène. *Annales d'hygiène publ. et de méd. lég.*, 2e série, t. XXXII.

culture pour approvisionner l'agglomération. Rome, sous Auguste, devait avoir de 1 000 000 à 1 200 000 âmes, ce qui représenterait, au bas mot, 400 habitants par hectare, encombrement énorme, véritable entassement, qui dépasse ce que l'on constate dans nos grandes cités modernes. On peut juger de l'état d'insalubrité dans lequel se trouvaient les quartiers populeux, dont le nombre des habitants dépassait notablement le chiffre précédent, qui est une moyenne. Angkhor, avec une surface à peu près égale à celle de Ninive, devait avoir une population considérable. Pékin a dû avoir autrefois 2 000 000 d'habitants, ce qui représentait, avec ses 6 000 hectares de surface, 333 habitants par hectare. Pour la même superficie, le nombre des habitants est aujourd'hui diminué de moitié, ce qui réduit le nombre des habitants à 166 par hectare.

Par comparaison, en 1906, Paris, avec ses 7 802 hectares de superficie et ses 2 763 393 habitants, donne le chiffre moyen de 354 habitants par hectare; Londres, avec 31 611 hectares et 4 750 000 habitants, 150 habitants par hectare; Berlin, avec 6 203 hectares, 328 habitants par hectare; Pétersbourg, 7 130; Lille, en 1856, avait 78 641 habitants et 60 000 mètres carrés de surface, soit 1 310 habitants par hectare.

Tous ces chiffres sont loin d'être des chiffres absolus. Dans toutes les villes, il y a des quartiers où la densité de la population est relativement peu élevée : ce sont surtout les quartiers riches, où souvent les maisons ne renferment qu'un petit nombre d'habitants, où se trouvent beaucoup d'espaces non bâtis ou non habités, cours, jardins, dépendances.

Il est des quartiers où la densité de la population dépasse de beaucoup la moyenne assignée; ce sont généralement les quartiers pauvres, où la population est véritablement entassée dans ses habitations, réalisant au maximum les dangers d'un encombrement excessif.

A ce point de vue, les chiffres suivants, provenant de différents quartiers de Paris, sont particulièrement instructifs :

PARIS. — *Densité de la population dans divers quartiers, d'après le recensement de 1906* (1).

Quartiers.	Nombre d'habitants par hectares.	Quartiers.	Nombre d'habitants par hectares.
Bonne-Nouvelle	1 001	Saint-Merry	741
Saint-Gervais	990	Les Enfants-Rouges	753
Saint-Avoye	982	Bercy	64
Arts-et-Métiers	761	Pont-de-Flandre	94
Folie-Méricourt	735	Saint-Germain-l'Auxerrois	74

Il en est de même des suivants, provenant de Lille (2) :

(1) Statistique municipale de la Ville de Paris. Voy. aussi le tableau plus complet qui figure plus loin.

(2) *Bulletin annuel de l'Office sanitaire municipal de la ville de Lille*, 7e année, 1902.

Lille. — *Densité de la population dans divers quartiers* (*Recensement de 1901*. Population : 215 431 habitants).

Wazemmes........	307,05 par hectare.	Saint-André	124,65 par hectare.
La Gare.........	213,23 —	Esquermes........	108,89 —
Hôtel-de-Ville.....	201,81 —	Fives-St-Maurice.	67,76 —
Moulins-Lille......	187,84 —	Sud-Canteleu	16,89 —
Vauban...........	172,11 —		

Le tableau ci-dessous montre les différences que présentent, au point de vue de la densité, diverses villes de France :

Densité de la population dans les Villes de France *à population la plus dense* (Recensement de 1906).

VILLES.	POPULATION totale. Recensement de 1906.	SUPERFICIE en hectares.	NOMBRE d'habitants par hectare.
Paris	2 763 393	7 802	354
Levallois-Perret	61 920	245	253
Brest	85 294	432	197
Douarnenez	13 568	70	194
Clichy	41 787	285	147
Lannoy	1 929	15	128
Le Havre	132 430	1 046	127
Lyon	472 114	4 384	108
Quimper	19 516	192	101
Vincennes	34 185	348	98
Lille	205 602	2 110	97
Saint-Chamond	14 430	148	97
Courbevoie	31 191	324	96
Roubaix	121 017	1 285	94
Le Pré-Saint-Gervais	11 669	125	93
Kremlin-Bicêtre	13 018	140	92
Saint-Ouen	37 866	418	90
Puteaux	29 131	331	88
Montrouge	19 261	225	86
Tours	67 601	839	80
Boulogne-sur-Mer	51 201	656	78
Lorient	46 403	594	78
Nancy	110 570	1 413	78
Bois-Colombes	14 695	190	77
Asnières	36 482	477	76
Les Lilas	10 470	144	73
Saint-Mandé	17 714	245	72
Neuilly	41 145	572	72
Malakoff	16 630	240	69
Cherbourg	43 837	651	67
Dunkerque	38 287	587	65
Bordeaux	251 947	3 963	63
Fougères	23 537	378	62
Aubervilliers	34 009	549	62
Pantin	32 696	535	61
Rouen	118 459	1 978	60
Sainte-Foye-la-Grande	3 147	53	59
Port-Louis	3 876	70	55
Tourcoing	81 671	1 511	54
Ivry	33 198	615	54
Sauveterre	976	20	49
Vierzon	12 080	256	47
Armentières	28 613	625	46
Le Puy	21 420	462	46
Dieppe	23 629	535	44
Bayonne	26 488	612	43
Saint-Etienne	146 788	3 513	42
Troyes	53 447	1 291	41
Choisy-le-Roi	13 067	400	33

Pour Londres, vers 1874, les différences sont plus grandes encore, comme le montrent les chiffres ci-dessous :

LONDRES. *Densité de la population.*

Densité moyenne de population..........	150 hab.	par hectare.
Quartier d'Eltham........................	2,47	—
— de Lewisham....................	7,41	—
— de Dutwich.........	7,41	—
— de Saint-Andrew................	1 012	—
— de White-Cross.................	1 032	—
— de Berwick-Street..............	1 059	—

De telles différences impliquent naturellement des conditions d'existence et aussi de salubrité du milieu essentiellement différentes. Des conditions analogues se sont certainement présentées dans beaucoup de grandes villes d'autrefois.

Accroissement des villes. — Le développement des différentes nations provoqua la formation d'un nombre beaucoup plus grand de centres qui prirent graduellement de l'importance. La population s'amassa dans ces centres, qui devinrent des villes. Bien des grandes villes actuelles ont une origine ancienne ; elles ont subi, dans le cours des siècles, des fluctuations très marquées dans leur étendue et le chiffre de leur population. Certaines ont prospéré d'une façon presque continue. D'autres, au contraire, ont périclité, diminué d'importance ; de très grands centres sont devenus des petites villes ; il en est qui ont même totalement disparu. D'autres ne sont villes que depuis beaucoup moins de temps ; les siècles derniers les ont vues passer de l'état de petites bourgades ou même de hameaux à celui de grandes villes. Dans les pays neufs, on voit fréquemment aujourd'hui de très grandes villes se créer rapidement d'emblée, de toutes pièces.

En général, depuis longtemps, se manifeste un mouvement d'accroissement très marqué pour la plupart des villes, plus marqué aujourd'hui pour les capitales. Ce mouvement s'accentue surtout, dans nos pays, depuis le début du siècle dernier, comme le montrent nettement quelques exemples que nous allons citer.

Au XIIIe siècle, Paris paraît avoir eu environ 120 000 habitants ; sous Louis XIV, le nombre en était de 492 000 ; au commencement de la Révolution, il se trouve à peu près de 600 000. Il s'est progressivement élevé jusqu'à nos jours, comme l'indique le tableau suivant :

Mouvement d'accroissement de la population de PARIS.

1801....................................	547 756
1817....................................	713 966
1831....................................	785 862
1836....................................	899 313
1841....................................	935 261
1846....................................	1 053 897
1851....................................	1 053 262
1856....................................	1 174 346
1861....................................	1 174 346
1861 après annexion de la banlieue	1 696 141

1866	Recensement	1 799 980
1872	—	1 851 792
1876	—	1 988 806
1881	—	2 269 023
1886	—	2 344 550
1891	—	2 447 957
1896	—	2 536 834
1901	—	2 714 068
1906	—	2 763 393

Ces chiffres ne représentent que la population de la seule ville de Paris. Il est certain qu'une bonne partie des communes de la banlieue parisienne, attenant directement à Paris, doivent être considérées comme faisant corps avec la grande ville, constituant une seule et même agglomération. Le nombre d'habitants, de ce fait, doit être augmenté de plus de 800 000 ; ce qui donne, pour l'agglomération parisienne, un chiffre de population approximatif de 3 586 400 habitants.

De 2 344 550 en 1886, la population parisienne est passée à 2 536 834 en 1896 ; c'est un accroissement de 7,1 p. 100 en dix ans.

L'accroissement d'autres capitales pendant une période égale est le suivant :

Chicago	106,5 p. 100
Berlin	37 —
New-York	33,3 —
Philadelphie	25 —
Londres	18 —
Pétersbourg	15 —

Pour beaucoup d'autres villes de France, l'accroissement n'est pas moins marqué que pour la capitale. Le tableau suivant peut en donner une idée :

	1801.	1851.	1886.	1896.	1901.	1906.
Lyon	109 500	177 190	400 410	466 767	459 099	472 114
Marseille	111 130	195 257	376 143	447 344	491 161	517 498
Bordeaux	90 992	130 927	237 073	256 906	256 638	251 947
Lille	54 756	75 795	186 172	215 550	210 696	205 602
Toulouse	50 171	93 379	144 712	149 012	149 841	149 438
Saint-Étienne	16 259	56 003	117 875	135 784	146 559	146 788
Roubaix	8 091	34 698	100 179	124 447	124 365	121 017
Tourcoing	11 380	27 615	56 986	73 393	79 243	81 671
Le Havre	16 000	28 954	111 267	118 478	130 196	132 430
Reims	20 295	45 754	97 903	107 709	108 385	100 859
Nancy	29 740	40 289	79 091	96 148	102 559	110 570

Pour la ville de Roubaix, de 1800 à 1896, la population a augmenté de 1 400 p. 100. C'est l'accroissement le plus considérable de toutes les villes de France. Pendant cette période, les augmentations les plus marquées ont été les suivantes :

Saint-Étienne	830 p. 100.
Tourcoing	580 —
Reims	520 —
Nice	490 —
Paris	450 —

Lyon	400 p. 100.
Lille	370 —
Marseille	360 —
Toulouse	330 —
Bordeaux	280 —

Le même mouvement d'accroissement se remarque aussi, plus ou moins prononcé, pour beaucoup de villes étrangères. Il n'est possible que d'en citer quelques-unes.

Mouvement d'accroissement de la population de Londres.

Sous Charles II	500 000	habitants.
En 1801	958 863	—
— 1851	2 363 341	—
— 1861	2 808 494	—
— 1871	3 254 260	—
— 1881	3 816 483	—
— 1891	4 228 317	—
— 1901	4 536 541	—
— 1908	4 750 000	(environ).

Mouvement d'accroissement de la population de Vienne.

1801 environ	230 000	habitants.
1851 sans la garnison	431 147	—
1869 —	607 514	—
1880 —	704 756	—
1890 —	1 341 897	(annexion des communes de la banlieue).
1900 —	1 618 345	—
1900 avec la garnison	1 665 720	—
1908 —	2 000 000	(environ).

Mouvement d'accroissement de la population de Budapest.

	Habitants.	Mortalité.
1875	310 291	38,7 p. 1 000.
1880	367 975	33,5 —
1885	430 405	29,4 —
1890	496 670	29,2 —
1895	607 471	24,2 —
1900	719 788	20,6 (en 1901 : 18,9 min. atteint).
1905	780 560	20,6 —

Mouvement d'accroissement de la population de Berlin *de 1800 à 1905.*

Recensements.	Population.	Augmentation absolue.	Augmentation p. 100.
1800	172 132	—	—
1810	162 971	—	—
1820	199 510	—	—
1830	247 500	—	—
1840	322 626	—	—
1850	418 733	—	—
1860	528 876	—	—
1871	826 340	—	—
1875	966 858	140 518	17,00
1880	1 122 330	155 472	16,08
1885	1 315 287	192 957	17,19
1890	1 578 794	263 507	20,03
1895	1 677 304	98 510	6,24
1900	1 888 848	211 544	12,61
1905	2 040 222	151 374	8,01

Dans un tiers de siècle, la population de Berlin a augmenté de 1 214 000 habitants, soit de 146 p. 100. Aucune de nos grandes villes, Paris, Londres, Vienne, n'a crû dans une telle proportion. L'augmentation est plus grande encore si l'on tient compte de la population de la banlieue, qui, comme à Paris, peut être regardée comme faisant partie de l'agglomération complète.

Population des principales localités de la banlieue de Berlin.

	1871.	1885.	1895.	1905.
Charlottenbourg........	19 518	42 370	132 293	239 512
Rixdorf................	8 125	22 775	59 940	153 650
Schöneberg............	4 555	14 872	62 677	140 992
D. Wilmersdorf..... .	1 662	3 616	14 350	63 568
Steglitz................	1 900	8 300	16 522	32 832
Lichtemberg...........	3 244	15 854	30 300	55 361
Neu Wess.............	169	7 308	25 175	37 606
Boxhag-Rummelsburg..	1 570	6 112	16 422	33 003
Pankow...............	3 019	5 060	11 930	29 075
Reinikendorf..	1 245	7 220	10 377	22 400

Cette banlieue, réunie à la capitale, donnerait un total de 2 950 000, soit, en chiffres ronds, certainement plus de 3 000 000 d'habitants pour l'agglomération entière.

Mouvement d'accroissement de la population de Munich.

1871	167 200	habitants.
1876	196 500	—
1881	233 600	—
1886	268 000	—
1891	357 (00	—
1896	415 500	—
1901	503 000	—
1906	544 000	—

Mouvement d'accroissement de la population de Cologne.

1800	45 000	habitants.
1852	101 000	—
1875	135 000	—

En 1883, on englobe la nouvelle ville; en 1888, les faubourgs de la banlieue.

1891.	Vieux Cologne.........................	191 568	282 622
	Additions.............................	91 054	
1896.	Vieux Cologne.........................	216 306	322 048
	Additions.............................	105 742	
1700.	Vieux Cologne.........................	243 443	373 321
	Additions.............................	129 878	
1905	....	425 000	

Mouvement d'accroissement de la population de Mannheim.

1802	18 818	habitants.
1852	24 316	—
Moyenne de 1855 à 1864....................	27 500	—
— de 1865 à 1874....................	37 800	—
— de 1875 à 1884....................	52 100	—

Moyenne de 1885 à 1894	74 500	habitants.
— de 1895 à 1904	126 000	—
1906	160 000	—

Mouvement d'accroissement de la population de Dusseldorf.

1800	16 000	hab. environ.
1870	70 000	—
1880	95 000	—
1890	135 000	—
1900	200 000	—

Le tableau suivant montre bien nettement l'accroissement rapide des grandes villes d'Allemagne dans leur ensemble ; le second tableau précise mieux encore :

Chiffre de population des Villes de plus de 100 000 habitants *en* Allemagne *(1871-1905).*

Recensements.	Nombre de villes de plus de 100 000 hab.	Population totale de ces villes.	Proportion p. 100 à la population de l'empire.
1871	8	1 968 000	5,34
1875	13	2 908 000	6,81
1880	15	3 580 000	7,90
1885	21	4 462 000	9,51
1890	26	6 258 000	12,47
1895	29	7 366 000	14,10
1900	33	9 142 000	16,16
1905	41	11 498 000	18,97

*Mouvement d'accroissement des grandes villes d'*Allemagne *de 1895 à 1900.*
(« Moniteur de l'Empire ».)

	1895.	1900.	Augmentation ou diminution p. 100.
Berlin	1 677 304	1 884 345	+ 12,35
Hambourg	625 552	704 669	+ 12,6
Munich	407 307	498 503	+ 22,39
Leipzig	399 963	455 120	+ 13,8
Breslau	373 169	422 415	+ 13,2
Dresde	336 440	395 349	+ 17,5
Cologne	321 564	370 685	+ 15,3
Francfort	229 279	287 813	+ 25,5
Nurenberg	162 386	260 743	+ 60,5
Hanovre	209 535	231 986	+ 12,1
Dusseldorf	175 985	212 500	+ 20,7
Stettin	140 722	209 988	+ 49,2
Magdebourg	204 424	209 732	+ 7,1
Chemnitz	161 017	206 584	+ 28,3
Charlottenbourg	132 377	189 300	+ 43,0
Kœnigsberg	172 796	187 186	+ 8,3
Stuttgart	158 321	176 318	+ 11,37
Altona	148 944	160 885	+ 8,0
Brême	141 894	160 823	+ 13,3
Halle	116 304	156 631	+ 34,8
Elberfeld	139 337	156 503	+ 12,3
Strasbourg	135 306	150 268	+ 11,1
Dortmund	111 232	142 418	+ 28,0
Barnsen	126 992	141 435	+ 11,39
Manheim	97 780	140 384	+ 43,6
Dantzig	125 605	138 108	+ 10,0

	1995.	1900.	Augmentation ou diminution p. 100.
Aix-la-Chapelle	110 551	135 287	+ 22,37
Brunswick..............	113 138	126 352	+ 9,5
Essen..........	96 128	118 817	+ 23,7
Posen..................	73 239	116 151	+ 58,0
Kiel...	85 666	107 071	+ 25,0
Crefeld.................	107 245	106 885	— 0,3
Cassel..................	81 752	105 455	+ 29,0

Ces cinquante-trois villes avaient en 1895 une population totale de 7 701 254 habitants; elles en possédaient, en 1900, 9 069 409; c'est une augmentation moyenne de 17,77 p. 100.

Mouvement d'accroissement de la population de Rome.

Décadence vers 450, peut-être.	100 000	habitants.
1870....................................	215 000	—
1896......	463 800	—
1908	516 000	—

Mouvement d'accroissement de la population de Turin.

1400	4 000	habitants.
1560....................................	20 000	—
1631....................................	36 649	—
1702....................................	43 866	—
1751....................................	69 517	—
1800	78 227	—
1805	68 769	—
1810	67 162	—
1815..........................	88 287	—
1820	89 334	—
1825	109 515	—
1830	122 424	—
1835	117 679	—
1839	127 555	—
1845	121 405	—
1858	179 635	—
1861	204 715	—
1871....................................	212 644	—
1881....................................	252 832	—
1896....................................	334 000	—
1901	335 656	—
1905....................................	361 317	—

Mouvement d'accroissement de la population de Pétersbourg.

1890	956 226	habitants.
1898.......	1 267 023	—
1901	1 439 000	—

Depuis dix ans, la population avec les faubourgs a augmenté en moyenne de 40 000 habitants par an.

Mouvement d'accroissement de la population de Moscou.

1882..................................	750 867	habitants.
1898..................................	988 614	avec les faubourgs.
1908..................................	1 350 000	habitants.

Mouvement d'accroissement de la population de Copenhague.

1800	100 000	habitants environ.
1835	120 000	—
1860	155 000	—
1882	252 000	—
1887	292 000	—
1892	321 000	—
1897	342 000	—
1902	365 000	(incorpor. de banlieue).
1906	432 000	—

En 1801, il n'y avait en Europe que vingt-deux villes de plus de 100 000 habitants; deux seules, Londres et Paris, en avaient plus de 500 000.

Aujourd'hui, dans cette seule dernière catégorie, outres les villes qui ont été précédemment citées, il faut compter aussi les suivantes :

Constantinople	1 100 000	hab. environ.
Glasgow	848 000	—
Liverpool	745 000	—
Manchester	643 000	—
Birmingham	553 000	—
Amsterdam	654 000	—
Hambourg	803 000	—
Dresde	517 000	—
Leipzig	504 000	—
Naples	585 000	—
Milan	550 000	—
Madrid	540 000	—
Barcelone	533 000	—
Varsovie	756 009	—

Soit au moins vingt-cinq villes de plus de 500 000 habitants, dont sept de plus de 1 million.

L'augmentation ne se répartit pas également sur les villes de différents ordres. Fonssagrives (1) a calculé qu'en France pour la période 1861-1865, l'accroissement des villes de plus de 10 000 habitants représente 67 p. 100 de l'augmentation totale de la population urbaine, les villes d'importance moindre n'y comptant que pour 33 p. 100.

Mais c'est aux États-Unis surtout que l'on trouve des exemples étonnants d'un accroissement rapide de la population de certaines villes.

Les chiffres du tableau ci-contre en sont la preuve :

(1) Fonssagrives, Hygiène et assainissement des villes, 1874, p. 417.

Mouvement d'accroissement de la population de certaines villes des États-Unis.

NOM DES VILLES.	1800.	1810.	1820.	1830.	1840.	1850.	1860.	1870.	1880.	1890.	1900.	1906.
Baltimore.......	26 514	46 555	62 738	80 620	102 313	169 054	212 408	267 354	332 313	434 439	508 957	550 000
Boston..........	24 937	33 250	43 298	61 392	93 383	136 881	177 840	250 526	362 839	448 477	560 892	595 000
Brooklyn........	2 378	4 402	7 175	12 406	36 233	96 838	266 661	396 099	566 663	806 343	»	
Buffalo..........	»	»	»	8 668	18 213	42 261	81 129	117 714	155 134	255 664	352 218	
Chicago	»	»	»	»	4 470	29 963	112 172	298 977	503 185	1 099 850	1 668 575	2 049 000
Cincinnati.......	»	2 540	9 642	24 831	46 338	115 435	161 644	216 239	255 139	296 908	325 902	
Cleveland	»	»	606	1 876	6 071	17 034	43 417	92 829	160 146	261 353	381 768	
Détroit..........	»	»	1 422	2 222	9 102	21 019	45 619	79 577	116 340	205 876	285 704	
New-York (1)....	60 515	96 373	123 706	197 112	312 710	515 547	805 658	943 300	1 209 191	1 611 851	3 437 262	4 110 000
Philadelphie.....	41 220	53 722	63 802	80 462	93 665	121 376	565 529	674 022	847 170	1 046 964	1 293 697	1 440 000
Rochester.......	»	»	»	9 207	20 191	36 403	48 204	62 386	89 363	133 896	162 435	
Saint-Louis......	»	»	10 049	14 125	16 469	77 860	160 773	310 864	350 518	457 770	575 238	
Washington.....	3 210	8 208	13 247	18 826	23 364	40 601	61 122	109 199	177 624	230 392	278 718	
Worcester.......	2 411	2 577	2 962	4 173	7 497	17 049	24 960	41 105	58 291	84 655	»	

(1) L'agrandissement de New-York est extraordinaire ; dans l'augmentation de Chicago, il faut faire intervenir d'importantes annexions.

Les conditions de l'agglomération, dans certaines villes américaines, peuvent beaucoup différer de celles de nos grandes cités européennes.

Ainsi New-York, avec ses 4000000 passés d'habitants, couvre la superficie énorme de 79802 hectares; elle a des squares et parcs pour une surface totale de 2 800 hectares, alors que les jardins publics ne représentent, à Londres, que 752 hectares, à Berlin 554 hectares et à Paris 263 hectares seulement.

En Suède, la population relative des villes et des campagnes a augmenté comme l'indique le tableau suivant :

ANNÉES.	VILLES.	CAMPAGNES.	TOTAL.	PROPORTION des villes.
1800...........	229 433	2 117 870	2 347 303	9,77 p. 100
1840...........	303 683	2 835 204	3 138 887	9,67 —
1860...........	434 519	3 425 209	3 859 728	11,26 —
1880...........	690 431	3 875 237	4 565 668	15,12 —
1900...........	103 951	4 032 490	5 136 441	21,49 —
1906...........	1 272 396	4 064 659	5 337 055	24,84 —

C'est donc un fait absolument démontré, dans tous les pays civilisés, il y a accroissement marqué, régulier, progressif, de la population urbaine. Il reste à déterminer les mobiles et les conséquences du phénomène.

L'accroissement de la population d'une ville est dû à des facteurs divers.

C'est, en première ligne, l'immigration, puis l'augmentation du chiffre des naissances; enfin il faut aussi faire entrer en ligne de compte la diminution de la mortalité.

Quelle est l'importance relative de chacun de ces facteurs? Elle est des plus variable, suivant les cas; il est impossible d'établir ici une règle générale.

C'est parfois l'une ou l'autre qui domine, suivant le cas considéré. En France, malheureusement, avec un chiffre de naissances assez réduit, c'est surtout l'immigration qui fournit le plus fort contingent.

Voici, d'après des données du Bureau de statistique de Stockholm, la part qui revient à l'excédent des naissances sur les décès et à l'immigration dans l'accroissement des principales villes d'Europe, pendant la période 1881-1890 :

Mouvement d'accroissement des principales villes d'Europe.

VILLES.	NAISSANCES.	DÉCÈS.	EXCÉDENT.	IMMIGRATION.	ACCROISSEMENT.
	p. 100	p. 100	p. 100	Total pour 1 000.	
Magdebourg	39,0	25,9	13,1	26,0	39,1
Rome	30,0	26,0	4,0	33,5	37,5
Stockholm	32,4	22,6	9,8	26.9	36,7
Munich	35,0	28,8	6,2	28,6	34,8
Berlin	34,8	24,3	10,5	23,9	34,4
Hambourg	32,5	25,0	10,2	22,7	32,9
La Haye	38,1	22,4	15,7	16,8	32,5
Budapest	35,8	31,6	4,2	27,3	31,5
Copenhague	36,1	22,4	13,7	17,6	31,3
Anvers	38,5	24,6	13,9	14,3	28,2
Milan	33,0	28,3	4,7	23,0	27,7
Francfort	27,3	19,2	8,1	19,4	27,5
Turin	28,4	25,3	3,1	23,5	26,6
Amsterdam	37,0	24,4	12,6	12,7	25,3
Christiania	35,7	20,6	15,1	9,0	24,1
Prague	37,7	28,7	9,0	14,0	23,0
Dresde	32,8	23,5	9,3	13,3	22,6
Belfort	32,0	24,8	7,2	13,7	20,9
Vienne	35,4	26,8	8,6	11,9	20,5
Londres	32,9	21,3	16,6	5,1	16,7
Bruxelles	31,5	23,1	8,4	8,1	16,5
Bordeaux	22,5	23,3	— 0,8	15,0	14,2
Marseille	28,8	31,1	— 1,3	14,6	12,3
Lille	30,6	24,0	6,6	5,6	12,2
Édimbourg	29,4	19,4	10,0	1,1	11,1
Lyon	22,1	23,4	— 2,3	12,0	10,7
Manchester	29,2	22,1	7,1	1,8	8,9
Paris	26,6	24,2	2,4	6,1	8,5
Bristol	31,6	19,4	12,2	— 5,3	6,9
Naples	33,6	30,1	3,5	1,2	4,7
Dublin	28,7	27,8	0,9	2,5	3,4

Il est facile de constater des différences très importantes dans l'importance des facteurs considérés, sans qu'on puisse toutefois en tirer des déductions générales.

Les chiffres suivants donnent, pour Copenhague, des indications intéressantes.

Mouvement d'accroissement de la ville de Copenhague.

	Accroissement annuel moyen.	Naissances	Immigration.
Période 1882-1886	8 000	4 098	3 902
— 1887-1891	5 800	3 889	1 911
— 1892-1896	4 200	3 922	278
— 1897-1901	8 200	3 880	4 320
— 1902-1906	10 200	5 469	4 731

Toutefois l'augmentation du nombre des habitants des villes n'est pas un fait constant, absolu. Il est dans tous les pays des villes dont, au contraire, l'importance diminue ; d'autres paraissent, depuis longtemps, rester stationnaires. Telles sont, par exemple, des villes de province situées dans des régions à développement économique nul ou peu marqué ; ou d'autres qui ont vu leur industrie, autrefois prospère, péricliter ou même disparaître.

Dépopulation des campagnes. — La conséquence obligée de ce phénomène de l'accroissement de la population des villes, où l'immigration joue un si grand rôle, est, dans les pays où les naissances ne sont pas très nombreuses, pas assez pour compenser les pertes, une dépopulation corrélative des campagnes. C'est un fait qui ne peut pas être nié.

Il n'y a pas lieu de s'arrêter ici aux considérations diverses, morales, économiques, politiques, qui militent en faveur du maintien d'une certaine proportionnalité entre ces deux classes d'habitants d'un même pays ; seules les considérations hygiéniques sont à exposer.

D'après les recensements officiels, en considérant comme formant la population urbaine tous les groupes de plus de 2 000 habitants, la population rurale tous ceux qui sont au-dessous de ce chiffre, comme le fixent les règles de la Statistique internationale, le pourcentage donne, pour la France, les résultats suivants (1) :

Années.	Population urbaine.	Population rurale.
1846	35,22	64,78
1851	36,32	63,68
1856	38,11	61,89
1861	39,66	60,34
1866	41,26	58,74
1872	41,86	58,74
1876	43,24	56,75
1881	45,56	54,44
1886	46,75	53,25
1891	48,23	51,77
1896	49,76	50,24
1901	51,15	48,85
1906	51,29	48,71

Les chiffres suivants donnent, pour l'Allemagne, des indications de même ordre :

Mouvement de la population des villes et des campagnes en ALLEMAGNE *de 1871 à 1900.*

Années.	Pour 1 000 habitants. Campagnes.	Villes.	Nombre de villes de plus de 2 000 habitants.
1871	630	361	2 328
1875	610	300	2 528
1880	586	414	2 707
1885	563	437	2 771
1890	530	470	2 891
1895	498	582	3 095
1900	457	543	3 360

(1) Les chiffres de 1846 à 1886 ne sont qu'approximatifs, les calculs dont ils résultent n'ayant pas été faits sur une base absolument identique à celle des suivants ; ils sont néanmoins comparables.

Dans ces observations faites à la suite des recensements, une des choses qui frappent le plus, c'est que le chiffre proportionnel de la population des campagnes baisse constamment. Ceci est, d'ailleurs, en rapport direct avec le phénomène inverse d'accroissement constant des villes, dont il vient d'être parlé. Le tableau suivant exprimera peut-être mieux cette diminution graduelle :

Année		il y avait en France		paysans pour	1 citadin.
Année	1846	il y avait en France	1,84	paysans pour	1 citadin.
—	1851	—	1,75	—	— —
—	1856	—	1,62	—	— —
—	1861	—	1,52	—	— —
—	1866	—	1,42	—	— —
—	1872	—	1,39	—	— —
—	1876	—	1,31	—	— —
—	1881	—	1,20	—	— —
—	1886	—	1,14	—	— —
—	1891	—	1,07	—	— —
—	1896	—	1,01	—	— —
—	1901	—	0,96	—	— —
—	1906	—	0,95	—	— —

En 1846, la population urbaine, en France, était un tiers de la population totale ; en 1876, elle en représentait déjà les trois septièmes ; en 1896, elle était, à très peu près, de moitié ; en 1906, elle lui est un peu supérieure : 20 134 116 de population urbaine contre 19 118 129 de population rurale.

Le tableau donné pages 27 et suivantes montre quelle est, pour chacun des départements français, à l'heure actuelle, la proportion relative de la population urbaine et rurale et indique en même temps la densité moyenne de leur population.

D'après Bindemann (1), en Allemagne, la répartition de la population dans les localités d'importance différente a subi les variations suivantes en pourcentage de 1871 à 1895 :

	1871.	1880.	1890.	1895.
Villes au-dessus de 100 000 habitants......	4,8	7,2	11,4	13,5
— de 20 000 à 100 000 —	7,7	8,9	9,3	10,5
— de 5 000 à 20 000 —	11,2	12,6	11,5	13,6
— de 2 000 à 5 000 —	12,4	12,7	10,3	12,5
Localités au-dessous de 2 000 —	63,9	58,6	57,5	50,2

La répartition de la population urbaine et de la population rurale est loin d'être semblable dans tous les pays. Il y a, au contraire, de notables différences qui proviennent sans aucun doute des conditions économiques de chaque pays, et surtout, probablement, des différences dans l'étendue des terres à cultiver et de la dissémination des industries. Les chiffres suivants, cités par Fonssagrives, donnent, pour l'année 1861, des indications sur cette répartition dans différents pays d'Europe ; mais ils ne sont pas comparables à ceux donnés

(1) Bindemann, Die Wehrfähigkeit der ländlichen und städtigen Bevölkerung. *Schmollers Jahrbuch*, Bd. XXV, 1901.

DÉPARTEMENTS.	POPULATION totale. Recensement de 1906.	NOMBRE DE COMMUNES			POPULATION urbaine.	POPULATION rurale.	POURCENTAGE de la population urbaine au total.	SUPERFICIE en kilomètres.	DENSITÉ de la population par kil. carré.
		total.	de plus de 2 000 hab.	de moins de 2 000 hab.					
Ain	345 856	455	23	432	92 275	253 581	27	582,5	59,4
Aisne	531 495	841	24	817	171 155	360 340	33	742,7	71,9
Allier	417 961	321	32	289	173 341	244 620	41	738,0	56,6
Alpes (Basses-)	113 126	250	7	243	27 812	85 314	25	698,7	16,1
Alpes (Hautes-)	107 498	186	4	182	24 457	83 041	23	564,2	19,0
Alpes-Maritimes	334 007	155	15	140	248 040	85 967	74	373,8	79,3
Ardèche	347 140	342	25	317	99 725	247 415	29	555,5	62,5
Ardennes	317 505	503	21	482	120 321	197 184	38	525,2	60,4
Ariège	205 684	338	19	319	65 877	139 807	32	490,3	41,9
Aube	243 670	446	11	435	93 685	149 985	38	602,5	40,4
Aude	308 327	439	20	419	118 134	190 193	38	634,1	48,6
Aveyron	377 299	304	24	280	124 918	252 381	33	877,0	43,0
Bouches-du-Rhône	765 918	111	30	81	693 549	72 369	91	524,7	145,9
Calvados	403 431	763	18	745	81 049	319 382	21	569,2	70,8
Cantal	228 690	267	13	254	44 212	184 478	19	577,5	39,6
Charente	351 733	426	16	410	102 032	249 701	29	597,2	58,8
Charente-Inférieure	453 793	481	26	455	174 109	279 684	38	723,0	62,7
Cher	343 484	292	27	265	145 473	198 011	42	730,2	47,0
Corrèze	317 430	289	23	266	101 265	216 165	32	588,7	52,9
Corse	291 160	364	10	354	77 772	213 388	27	872,2	33,3
Côte-d'Or	357 959	717	12	705	122 881	235 078	34	878,6	40,7
Côtes-du-Nord	611 506	390	88	302	301 855	309 651	49	721,7	84,7
Creuse	274 094	266	84	212	74 123	199 971	27	560,5	48,9
Dordogne	447 052	587	21	566	101 986	345 066	23	922,3	48,4
Doubs	298 438	637	16	621	120 785	177 653	40	531,5	51,6
Drôme	297 270	379	21	358	123 013	174 257	41	656,0	45,3
Eure	330 140	700	18	682	141 252	188 888	43	603,7	54,6
Eure-et-Loire	273 823	426	13	413	72 175	201 648	26	593,8	46,1
Finistère	795 103	296	125	171	595 683	199 420	75	707,0	112,4
Gard	421 166	351	37	314	239 449	181 717	57	588,0	71,6
Garonne (Haute-)	442 065	588	17	571	201 013	241 052	45	636,5	69,4
Gers	231 088	466	13	453	55 673	175 415	21	629,0	36,7
Gironde	823 925	554	47	507	472 320	351 605	57	1 072,6	76,8
Hérault	482 779	340	41	299	303 276	179 503	63	622,3	77,5
Ille-et-Vilaine	611 805	360	69	291	330 390	281 415	51	699,0	87,5
Indre	290 216	245	24	221	110 773	179 443	38	690,5	42,0
Indre-et-Loire	337 916	282	22	260	131 910	206 006	39	615,7	54,8
Isère	562 215	563	37	526	213 969	348 346	38	823,5	68,2
Jura	257 725	584	11	573	68 497	189 228	27	505,4	50,9
Landes	293 397	334	17	317	70 179	243 218	24	936,3	31,3
Loir-et-Cher	276 019	297	18	279	38 209	192 810	30	642,0	42,9
Loire	643 943	335	57	278	422 465	221 478	66	479,8	134,2
Loire (Haute-)	031 477	265	34	231	134 708	180 062	43	500,0	62,9
Loire-Inférieure	666 748	219	92	127	499 584	167 161	75	697,9	85,5
Loiret	364 939	349	28	321	162 749	202 250	45	681,1	53,5
Lot	216 611	329	7	322	35 055	181 556	16	522,6	31,4
Lot-et-Garonne	274 610	326	17	309	93 282	181 338	34	538,4	51,0
Lozère	128 016	198	4	194	19 448	108 568	15	517,0	24,7
Maine-et-Loire	513 490	381	39	342	222 090	291 400	43	728,3	70,5
Manche	487 443	647	29	618	159 139	328 301	33	641,1	76,0
Marne	434 157	662	19	643	218 967	215 190	50	820,4	52,9
Marne (Haute-)	221 724	550	9	541	58 394	163 330	26	625,8	3,45
Mayenne	305 457	276	21	255	97 095	208 362	32	514,6	59,3
Meurthe-et-Moselle	517 508	598	36	562	288 468	229 040	56	527,5	98,1
Meuse	573 152	586	112	574	84 813	195 407	30	623,9	41,9
Morbihan	280 220	256	97	159	401 739	171 413	70	709,3	80,8
Nièvre	313 972	313	29	284	118794	135 178	38	688,7	45,5
Nord	1 895 861	667	191	476	1 565 609	330 252	83	577,3	328,4
Oise	410 049	701	22	679	123 590	286 459	30	588,5	69,6
Orne	315 993	512	18	494	88 799	227 194	28	614,3	51,4
Pas-de-Calais	1 012 466	904	91	813	581 252	431 214	57	675,0	149,9
Puy-de-Dôme	535 419	471	39	432	193 764	341 655	36	800,4	66,8
Pyrénées (Basses-)	426 817	559	25	534	161 817	265 000	38	771,2	55,3
Pyrénées (Hautes-)	209 397	480	8	472	56 823	152 574	27	433,3	48,3
Pyrénées-Orientales	213 171	232	20	212	98 128	115 013	46	414,1	51,4
Rhin (Haut-) [partie française]	95 421	106	8	98	55 817	39 604	58	60,9	156,6

NOTA. — Les villes de plus de 30 000 âmes ont gagné 226 731 habitants de 1901 à 1906, alors que toute la France n'a augmenté que de 290 322 habitants.

DÉPARTEMENTS.	POPULATION totale. Recensement de 1906.	NOMBRE DE COMMUNES			POPULATION urbaine.	POPULATION rurale.	POURCENTAGE de la population urbaine au total.	SUPERFICIE en kilomètres.	DENSITÉ de la population par kil. carré.
		de moins de 2 000 hab.	de plus de 2 000 hab.	total.					
Rhône	858 907	269	36	233	662 904	196 003	77	285,9	300,4
Saône (Haute-)	263 890	583	16	567	70 697	193 193	27	537,4	49,1
Saône-et-Loire	613 377	589	39	550	239 584	373 793	39	862,6	71,1
Sarthe	421 470	386	29	357	158 502	262 968	38	624,4	67,5
Savoie	253 297	330	13	317	61 620	191 677	24	618,7	40,9
Savoie (Haute-)	260 617	314	18	296	64 919	195 698	25	459,7	56,6
Seine	3 848 618	78	68	10	3 839 133	9 485	99,76	479,0	803,46
Seine-Inférieure	863 879	760	52	708	538 796	325 083	62	634,1	136,2
Seine-et-Marne	361 939	533	20	513	111 565	250 374	31	588,8	61,4
Seine-et-Oise	749 753	691	82	609	428 144	321 609	57	565,8	132,5
Sèvres (Deux-)	339 466	356	22	334	86 071	253 395	25	605,5	56,0
Somme	532 567	836	25	811	192 794	339 773	36	627,6	84,8
Tarn	330 533	322	26	296	154 679	175 854	47	578,0	57,1
Tarn-et-Garonne	188 553	195	17	178	83 948	104 605	45	373,0	50,5
Var	324 638	148	30	118	228 089	96 549	70	604,4	53,7
Vaucluse	239 178	150	24	126	150 165	89 043	63	357,8	66,8
Vendée	442 777	304	59	245	199 030	243 747	45	697,1	63,5
Vienne	333 621	300	21	279	108 313	225 308	32	702,3	47,5
Vienne (Haute-)	385 732	205	37	168	205 758	179 974	53	549,0	70,2
Vosges	429 812	530	41	489	210 733	219 079	49	596,9	72,0
Yonne	315 199	486	14	472	76 661	238 538	24	749,4	42,0
Totaux	39 252 267	36 222	2 727	33 495	20 134 116	19 118 151			

NOTA. — Les départements des Côtes-du-Nord, Finistère, Ille-et-Vilaine, Loire-Inférieure, Morbihan et Vendée comptent un assez grand nombre de communes de plus de 2 000 habitants, mais dont la population est disséminée dans la campagne et qui n'ont rien d'une ville. Les chiffres portés pour la population urbaine de ces départements sont dès lors notablement trop forts.

précédemment, ayant été calculés sur une autre base que la distinction des communes de plus ou de moins de 2000 habitants.

France	2,4	paysans pour 1 citadin.	
Belgique	3,3	—	—
Grande-Bretagne	3,4	—	—
Prusse	6,6	—	—
Irlande	6,8	—	—
Espagne	10,2	—	—
Suède	1,06	—	—
Russie d'Europe	12,0	—	—

On peut trouver des proportions inverses. En Suisse, par exemple, vers 1875, en comptait 2 citadins pour 1 paysan ; cela s'explique par la densité des agglomérations industrielles et la petite quantité des terrains de culture dans ce pays.

Le tableau suivant (1) peut donner de bonnes indications, mais en faisant, au point de vue de la manière de calculer, les mêmes réserves que celles qui viennent d'être énoncées ci-dessus :

Population totale de la campagne et des villes dans différents pays du monde. Proportion de la population des villes par rapport à la population totale.

Année 1901.

PAYS.	POPULATION en milliers.	DONT MILLIERS		
		POPULATION rurale.	POPULATION urbaine.	LES VILLES p. 100.
France	38 962	23 005	15 957	41,0
Angleterre	41 652	13 243	28 409	68,2
Allemagne	56 367	29 751	26 616	47,2
Autriche-Hongrie	47 143	34 973	12 170	25,8
Italie	32 475	14 752	17 723	54,5
Russie	102 845	88 623	14 222	13,8
Espagne	18 618	12 102	6 516	35,0
Portugal	5 429	3 643	1 786	32,9
Suisse	3 315	1 989	1 326	40,0
Belgique	6 985	2 794	4 191	60,0
Hollande	5 431	2 172	3 259	60,0
Danemark	2 544	1 562	982	38,6
Suède	2 261	4 072	1 189	22,6
Norvège	2 240	1 602	638	28,5
Turquie	6 420	4 494	1 926	30,0
Roumanie	6 957	4 837	1 120	18,9
Serbie	2 494	2 035	459	18,4
Bulgarie	3 744	3 070	684	18,0
Grèce	2 434	1 947	487	20,0
États-Unis	75 994	45 410	39 584	40,2
Canada	5 371	3 968	1 403	26,1
Australie	4 556	2 243	2 313	50,8

Dans un même pays, d'ailleurs, on peut compter des différences notables suivant la région considérée. Le tableau de la page 27 montre

(1) *Revue de statistique*, t. IX, 1906.

de grandes différences pour les divers départements français ; en voici un court résumé :

Pourcentage de la population urbaine (1906).

Département	%	
Lozère	15	De 10 à 30 p. 100.
Savoie	24	
Haute-Savoie	25	
Landes	24	
Cantal	19	
Creuse	27	
Gironde	57	De 50 à 70 p. 100.
Vaucluse	63	
Loire	66	
Gard	57	
Meurthe-et-Moselle	56	
Alpes-Maritimes	74	De 70 à 100 p. 100.
Loire-Inférieure	75	
Var	70	
Nord	83	
Rhône	77	
Bouches-du-Rhône	91	
Seine	99,76	

Les proportions peuvent du reste varier avec le temps, comme le montrent les chiffres suivants :

Mouvement de la population urbaine et rurale en France *de 1886 à 1901* (1).

Années de recensement.	Population totale.	Population rurale (communes de moins de 2 000 hab.).	Population des villes de 5 000 habitants et plus.	Population des villes de 30 000 habitants et plus.
1886...	38 218 903	24 452 395	10 802 254	6 522 426
1891...	38 343 192	24 031 656	12 218 038	6 884 870
1896...	38 527 975	23 492 163	12 848 215	7 323 340
1901...	38 961 945	23 004 755	13 771 430	8 086 485
1906...	39 252 245	19 118 129	»	8 316 785

Il est difficile de tirer de ces données des déductions qui aient quelque portée générale et surtout quelque indication hygiénique. Il est impossible, par exemple, quand on étudie la question sous ses côtés différents, de fixer, comme le fait Fonssagrives, une proportion qui serait la meilleure pour l'état social de nos pays, de 3 paysans pour 1 citadin. De tels calculs ne reposent sur aucune base sûre.

Ce n'est pas ici le lieu de juger des effets de la dépopulation des campagnes au point de vue de la morale et de l'économie sociale. On ne peut que constater qu'elle conduit à l'accroissement des villes et y produit ou y augmente l'encombrement.

Les causes du phénomène sont multiples et peut-être difficiles à déterminer entièrement. C'est avant tout l'existence dans la ville

(1) *Revue de statistique*, t. X, 1907, p. 15.

d'un milieu plus entraînant, plus varié, qui semble donner une vie plus agréable; c'est la présence ou l'offre de distractions et de plaisirs plus nombreux. Ce sont aussi les travaux nécessités par l'accroissement des villes, qui attirent les campagnards, s'y fixant, séduits par les promesses du milieu. C'est le taux le plus élevé des salaires qui permet une vie plus large. Malheureusement, au point de vue hygiénique, cette vie a ses mauvais côtés.

Salubrité relative des villes et des campagnes. — L'opinion publique considère la ville comme moins salubre que la campagne. C'est toutefois une impression plutôt que la constatation de faits bien établis. Les données statistiques ont, pendant longtemps, confirmé cette croyance.

L'âge moyen des décès était plus élevé dans les campagnes que dans les villes. Fonssagrives donne, pour la période 1861-1865, pour le département très dense de la Seine, 32 ans; pour l'ensemble de la population urbaine de France, 34 ans 8 mois; pour l'ensemble de la population rurale, 37 ans 7 mois. Pour la Belgique, Quételet fixe la durée moyenne de la vie, dans la période de 1815 à 1826 : pour les villes, 31 ans 26, et pour les campagnes 32 ans 46.

Pendant longtemps, la mortalité rurale a été au-dessous de la mortalité urbaine. Le tableau suivant en donne la preuve pour différents pays d'Europe :

Pour 1 000 habitants.

		Mortalité urbaine.	Mortalité rurale.
Angleterre...........	1880	25,00	18,00
Belgique............	1880	25,10	21,10
Danemark....	1880	23,38	19,68
Écosse..............	1880	24,34	17,45
Italie................	1880	31,60	27,60
Prusse.....	1880	30,45	28,02
Saxe................	1880	32,15	27,50
Suède...........	1880	26,50	19,65
France..............	1880	26,15	21,50
—	1881	25,40	20,60
—	1886	25,10	20,80
—	1890	24,40	20,80

C'était tout en faveur de conditions meilleures du milieu rural et à l'appui de l'état défavorable des agglomérations urbaines.

Vannaque, pour 1889, donne le chiffre de 24,15 p. 1000 pour la population urbaine, et celui de 18,90 pour la population rurale. Lagneau (1), pour 1890, donne 24,5 pour le département de la Seine, 24,4 pour les villes de plus de 2 000 habitants et 20,8 pour la population rurale.

La statistique suédoise (2) donne, pour la période 1815-1905, les très instructifs chiffres suivants :

(1) Lagneau, *Académie de médecine*, 1890.
(2) Bewölkerungsstatistik Schweden, 1750-1900, p. 69.

Mortalité dans les villes et les campagnes en Suède *de 1815 à 1905.*

Années.	Tout le royaume. p. 100.	Campagnes. p. 100.	Villes. p. 100.	Décès dans les villes p. 100 dans les campagnes.
1816-1840....	32,45	22,26	34,44	154,7
1841-1850....	20,59	19,70	28,73	145,8
1851-1860....	21,69	20,57	21,20	151,7
1861-1870....	20,16	19,33	26,17	135,4
1871-1880....	18,27	17,82	24,05	138,9
1881-1890....	16,94	16,36	19,74	120,7
1891-1900....	16,36	16,11	17,37	107,8
1901-1900....	15,48	15,46	15,57	100,7

Les chiffres suivants sont aussi significatifs :

Mortalité pour 1 000 habitants.

		Dans les campagnes.	Dans les villes.
Prusse......	1849-1880 mort-nés inclus.	28,0	30,4
Angleterre.	1851-1880 mort-nés exclus.	19,5	24,2
Italie......	1862-1880 —	28,7	32,7

La différence en faveur des campagnes est en Prusse de 2,4, en Angleterre 4,7 et en Italie 4 pour 1 000 habitants.

Mais, comme le montrent bien certains des chiffres qui précèdent, la mortalité s'abaisse notablement dans les villes. Le même mouvement s'observe aussi dans les campagnes, mais moins accentué et plus lent. Les taux de mortalité tendent à s'égaler. En France même, en 1902, le taux de la mortalité urbaine, 19,1 pour 1 000 habitants, a été inférieur à celui de la mortalité rurale, 19,7. C'est que, dans ces dernières années, beaucoup de villes se sont assainies. Peu de chose, à ce point de vue, a été fait dans les communes rurales, où l'on s'en tient encore aux très anciens errements. On peut cependant beaucoup espérer des règlements sanitaires qu'ont dû édicter même les plus petites communes en vertu de l'article 1er de la loi du 15 février 1902 ; mais il faut en assurer l'application.

II. — LES DIFFÉRENTS FACTEURS D'INSALUBRITÉ DES VILLES.

Le milieu urbain est un milieu complexe. Toujours, de nombreux facteurs concourent à constituer son insalubrité ; c'est ce qui rend le problème de son assainissement difficile à étudier et à résoudre. La part à faire à chacun de ces facteurs est difficile à établir et, conséquemment, la valeur qu'on doit lui attribuer.

CAUSES D'INSALUBRITÉ COMMUNALE. — D'une façon générale, on peut dire que ce sont les nombreux *déchets* de la vie et de l'activité humaine qui déterminent, dans toute agglomération, les caractères d'insalubrité. Ces déchets vicient l'atmosphère, polluent le sol, contaminent directement ou indirectement les eaux ; ils modifient d'une façon spéciale, défavorable, le milieu urbain constitué, qui peut déjà se ressentir de conditions plus ou moins mauvaises résultant de la situation, du climat de la ville.

Beaucoup de ces déchets ont, par l'*habitation*, une action puissante sur ses habitants d'abord, ensuite même sur le voisinage.

A côté de l'habitation, l'*alimentation* doit solliciter l'attention, à cause de sa grande importance hygiénique, agissant sur l'individu si elle est insuffisante ou mauvaise, sur l'ensemble par les nombreux déchets qu'elle fournit, déchets particulièrement altérables et parfois directement nocifs.

Les *habitants* influent les uns sur les autres en se transmettant des contages, en viciant le milieu pour leurs voisins; ils sont nécessairement tenus, par conséquent, dans cette liberté de vivre, dans ce droit au soleil, à s'imposer des limites nécessitées par les droits des voisins à user du même milieu. Il est même des maladies dont l'extension semble si nettement sous la dépendance de la vie en société, de l'état d'agglomération, qu'on les réunit souvent sous le nom de *maladies sociales*. La tuberculose, l'alcoolisme, la syphilis sont les principales, que semblent favoriser des conditions défectueuses du milieu urbain. Les *animaux* contribuent aussi aux mêmes causes, laissant de semblables déchets, causes puissantes de viciation du milieu.

La question des *déchets*, des matières usées ou souillées, à rejeter, à éloigner ou à détruire, constitue un des points capitaux de l'hygiène de toute agglomération. Les déchets humains, animaux, urbains, commerciaux, industriels, forment partout le point noir dans l'assainissement des villes. Déjà très importante dans les petites agglomérations, cette question devient d'une importance énorme dans les grands centres, à cause des quantités considérables de produits à manipuler et des grandes difficultés que l'on rencontre à les éloigner sans qu'il en résulte d'inconvénients graves, d'incommodités ou de dangers.

Enfin, dans toutes les agglomérations, les *commerces* nécessaires à la vie de l'homme et à la prospérité de la cité, les *industries* diverses qui peuvent se grouper dans les villes ou tout autour d'elles, sont bien souvent des causes d'insalubrité manifestes. Il faut chercher à en supprimer les dangers par des réglementations appropriées, visant nettement les menaces faites à la santé publique.

Il est nécessaire de remédier à tout cela dans la mesure du possible, en conciliant les divers intérêts en jeu, les intérêts de la santé publique et les intérêts économiques. Il faut faire appel à l'art de l'ingénieur pour résoudre au mieux les divers problèmes techniques qui se posent; utiliser les ressources de l'hygiéniste pour faire une bonne prophylaxie des affections transmissibles, maladies que l'on sait toujours évitables. Il faut faire en somme tout ce qui est nécessaire pour rapprocher le milieu urbain où l'on agit, où l'on vit d'une façon intense, du *milieu naturel* pur pour lequel l'homme est organisé. C'est là l'idéal difficile vers lequel doivent tendre les efforts, le but, peut-être bien élevé et éloigné, que l'on doit chercher à atteindre.

De grands pas ont déjà été faits dans cette voie. La seconde moitié du siècle qui vient de s'écouler et les premières années de celui-ci ont vu s'opérer de profonds changements dans l'indifférence si grande que manifestent trop souvent des administrations d'États et de Villes à l'égard de l'hygiène communale. Dans tous les pays, on s'est vu dans l'obligation de s'en occuper, plus ou moins tôt, plus ou moins complètement, avec plus ou moins de résultats, suivant les circonstances; mais on peut être assuré que tout ici viendra à son temps, parce que la question est à l'ordre du jour et qu'elle apparait comme une de celles qui ont une réelle importance sur la destinée des nations.

LA RESPONSABILITÉ COMMUNALE AU POINT DE VUE SANITAIRE. — En France, à la suite de la loi du 15 février 1902, qui est un véritable bienfait pour la santé publique, l'autorité municipale a dû décréter partout l'édiction des règlements sanitaires communaux. Il est seulement nécessaire qu'ils ne restent pas lettre morte. Aujourd'hui, c'est triste à dire, bien des villes sont surtout insalubres faute d'une suffisante sévérité administrative. Et on commence à concevoir que les administrations municipales ou d'État pourraient être rendues responsables des préjudices causés à la santé publique, partant à des particuliers, par leur négligence, puisqu'elles peuvent souvent en faire disparaître les causes. Un malade, lésé dans ses intérêts souvent importants, pourrait peut-être avoir droit à des réparations, s'il était possible d'éviter l'infection qui l'a atteint; la famille d'un décédé pourrait, dans de semblables conditions, réclamer une indemnité de préjudice. La justice pourrait reconnaître délit punissable la transmission d'un contage, lorsque le nécessaire n'a pas été fait pour l'éliminer. Pour les particuliers, l'ignorance ou la négligence peuvent, en semblable occurrence, au moins atténuer les responsabilités; elles ne sont pas pardonnables aux collectivités, surtout instruites de leurs devoirs comme elles le sont aujourd'hui.

L'idéal serait certainement d'arriver à ce que de tels règlements, faits dans l'intérêt de tous, soient appliqués de bonne volonté; il est nécessaire pour cela que tout le monde en comprenne bien l'importance. Comme conséquence, il faut faire l'éducation hygiénique de tous. On peut espérer y parvenir aujourd'hui, en voyant à quel point beaucoup se passionnent pour les grandes questions d'hygiène, combien ces idées pénètrent loin dans les masses. A ce point de vue, il faut compter sur le rôle de l'école; mais il est nécessaire, d'abord, que les maîtres soient sûrement et spécialement préparés au rôle qui leur incombe dans ce cas particulier, puis qu'il soit institué partout un enseignement élémentaire d'hygiène. Il faut beaucoup compter sur l'enseignement, la divulgation des grandes idées, par le journal, à un moment où celui-ci pénètre partout. A côté de la presse, il y a la parole ; l'hygiéniste doit chercher à faire pénétrer ces idées dans le peuple par les conférences. On a vu précédemment combien la mortalité générale a baissé dans les villes depuis un siècle ; des exemples bien nets montrent qu'il est possible de la faire baisser encore. C'est un bénéfice réel pour la collectivité. Au point de vue économique, la vie représente un capital élevé ; si les mesures hygiéniques coûtent cher, l'argent dépensé pour elles doit être regardé comme bien placé.

Il faut toutefois se tenir sur le terrain pratique et ne pas demander l'impossible ; on risquerait de ne rien obtenir du tout. Il y a un minimum qui est indispensable ; il faut tenir énergiquement à l'atteindre, mais encore peut-on y arriver graduellement. On doit certainement espérer obtenir plus et agir dans ce but. Il est nécessaire de bien faire voir quel serait l'idéal à atteindre.

ÉTUDE SPÉCIALE DES CAUSES D'INSALUBRITÉ COMMUNALE. — Ce qui vient d'être exposé nous conduit à répartir les causes d'insalubrité communale en six groupes, dont l'étude sommaire fera l'objet d'autant de chapitres distincts. Malheureusement, il est toujours difficile et souvent impossible de déterminer la part exacte que chacun de ces groupes peut revendiquer dans la morbidité et la mortalité de l'agglomération ; si les causes sont distinctes, les effets sont souvent confondus. Inversement, lorsqu'une ville voit s'améliorer, sa situation sanitaire, cela tient d'ordinaire à plusieurs influences concomitantes, et c'est un problème presque inextricable que de vouloir préciser l'action de chacune d'elles. Aussi est-il indispensable de porter l'attention sur l'ensemble des facteurs qui peuvent intervenir.

Les causes générales d'insalubrité communale et leur action sur la santé des habitants seront étudiées dans l'ordre suivant :

I. Le milieu urbain ;
II. L'habitation ;
III. L'alimentation ;
IV. Les êtres vivants ;
V. Les déchets ;
VI. Les industries et commerces.

I. — LE MILIEU URBAIN.

L'emplacement d'une agglomération étant d'ordinaire fixé par des considérations indépendantes de l'hygiène, il faut bien s'accommoder du climat, de l'altitude et des conditions de température du lieu, des conditions météoriques de l'atmosphère (vent, pluies, brouillards, humidité, etc.), enfin de la nature du sol (constitution géologique, perméabilité ou imperméabilité) et de la topographie de sa surface. Ces éléments naturels, air, sol, climat, ont déjà été étudiés dans les fascicules I, II et XI du présent *Traité d'hygiène* : il ne reste à voir ici que leur influence sur la santé des habitants, ainsi que celle des modifications qu'y apporte l'homme lui-même.

I. — CONDITIONS PHYSIQUES DU MILIEU URBAIN.

1° **Température.** — Il y a des villes sous toutes les latitudes, depuis l'équateur jusqu'au cercle polaire, et à des altitudes bien différentes depuis le niveau de la mer jusqu'à plus de 4 000 mètres au-dessus (Potosi, en Bolivie, est à 4 061 mètres). Malheureusement les statistiques de mortalité sont loin de s'étendre autant : seraient-elles complètes qu'il serait bien difficile encore de démêler la part du climat dans l'insalubrité relative des villes. N'est-ce pas en effet à la fièvre jaune, au paludisme, à la dysenterie, à la variole, au manque d'eau et d'assainissement, à la mauvaise alimentation des indigènes, au défaut d'acclimatement des Européens, etc., que les pays tropicaux doivent principalement leur excès de mortalité?

Quand les agglomérations de ces pays font les travaux nécessaires et prennent les mesures voulues, ne les voit-on pas améliorer très vite leur situation sanitaire (exemple Le Cap, qui est arrivé à 14,1 p. 1 000 de mortalité, Buenos-Ayres à 16,2 au lieu de 34 p. 1 000 trente ans auparavant)? De plus on sait que certaines localités et certains pays très rapprochés subissant le même climat n'ont pas toujours la même situation sanitaire : ainsi l'îlot de Gorée est relativement salubre par rapport à Dakar et à Saint-Louis ; des villes françaises de l'Inde, Chandernagor est de beaucoup la plus insalubre (46,5 de mortalité en 1904 contre 22,07 à Yanaon), bien qu'elle soit la plus éloignée de l'équateur; la Russie a une mortalité (33,4) presque double de la Suède et de la Norvège (16,3 de 1891 à 1900), etc.

Ce n'est donc, comme on le voit, ni la grande chaleur, ni l'extrême froid qui sont cause, — du moins cause directe, — de l'insalubrité d'une ville. Aussi ne peut-on indiquer aucune relation précise entre cette dernière et la température moyenne du lieu : rappelons en outre que les changements brusques de température ont une influence plus marquée sur la santé humaine que le niveau même auquel atteint le thermomètre.

On doit cependant reconnaître que la température froide ou chaude favorise certaines maladies endémiques, et c'est contre celles-là bien entendu que l'on aura à redoubler de précautions. Ainsi, dans les pays très froids, comme l'Islande et le Groenland, ou encore comme Potosi (1), la mortalité infantile est considérable, ce qui s'explique par les dangers que court la vie des nouveau-nés par les températures très basses (et peut-être aussi par suite du manque

(1) Elisée Reclus dit que des enfants qui naissent sur ces terres froides (grandes altitudes andines) les uns meurent promptement, les autres restent aveugles ou sourds.

de soins chez des peuplades pauvres et primitives). Quoi qu'il en soit, cette influence a déjà disparu en Norvège et en Suède, car la mortalité du premier âge y est plus basse que partout ailleurs en Europe : sur 1 000 enfants nés vivants, il en meurt dans la première année 96 en Norvège, 100 en Suède, 132 en Danemark, pour 156 en Angleterre, 158 en France, 168 en Italie (statistiques de 1896 à 1900).

L'influence de la grande chaleur sur la mortalité infantile est beaucoup plus marquée. Dans les pays tempérés, elle est mise en évidence

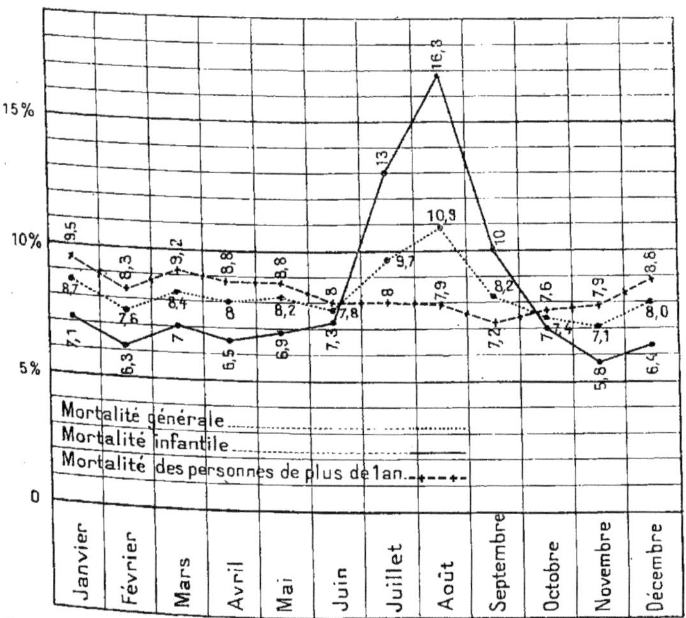

Fig. 1. — Mortalité générale et mortalité infantile dans les villes allemandes de plus de 15 000 habitants (fractions moyennes par mois, années 1903, 1904 et 1905 ensemble).

par les différences très notables entre les mois et les saisons, comme le montre la figure 1 pour l'ensemble des villes allemandes de plus de 15 000 habitants, correspondant à un total de 19 953 148 habitants, avec une mortalité générale de 18,4 p. 1000, dont la mortalité infantile représente à elle seule 34,2 p. 100 (1). Il est inutile d'y figurer la marche du thermomètre pour faire saisir l'ascension parallèle de la mortalité des nourrissons pendant les mois d'été : elle est due presque entièrement à la *diarrhée infantile*, et on sait quel rôle y jouent la mauvaise qualité et la mauvaise conservation du lait. Remarquons encore sur la même figure que la mortalité des personnes de plus d'un an suit une

(1) D'après les chiffres donnés par *Das Deutsche Reich in gesundheitlicher und demographischer Beziehung*, 1907.

marche inverse de celle des enfants de moins d'un an : le minimum a lieu en été et le maximum, d'ailleurs peu sensible, en hiver, correspondant aux maladies des organes respiratoires occasionnées par les refroidissements.

La différence de latitude n'a pas d'influence tant qu'on reste dans l'amplitude de pays comme la France ou l'Allemagne ; la plus grande mortalité infantile de la Bavière tient tout simplement à la grande natalité dans ce pays, et la carte de la mortalité des nourrissons en Allemagne est presque la reproduction de celle de la natalité (1). Mais il n'en est plus de même quand on sort des climats tempérés, et chacun sait que l'élevage des nourrissons est d'autant plus difficile qu'on s'approche de l'équateur : il faut la grande fécondité des races jaune et noire pour contre-balancer l'excessive mortalité des enfants en bas âge dans l'Extrême-Orient. Comme pour le lait dans les villes européennes, les défectuosités et les altérations des substances alimentaires sont la principale cause de la diarrhée ou gastro-entérite infantile, qui est elle-même le grand fléau des nourrissons : la chaleur, surtout la chaleur humide, facilite grandement ces altérations en favorisant l'action des microbes de la fermentation et de la putréfaction.

Les germes pathogènes de plusieurs maladies infectieuses paraissent aussi favorisés dans leur évolution par la chaleur et l'humidité, ce qui explique la plus grande intensité des endémies et épidémies correspondantes d'une part dans les pays chauds, d'autre part durant les saisons chaudes des autres régions : toutefois la question n'est pas bien éclaircie pour la plupart des maladies. Ainsi, si le tétanos est beaucoup plus intense dans les pays tropicaux, si la fièvre jaune ne dépasse guère vers le pôle le 43e degré de latitude et diminue dans la saison froide, si la malaria ne dépasse pas le 60e degré en Europe, le 50e dans l'Amérique du Nord et le 35e degré de latitude sud, il semble démontré que la peste diminue à la fois pendant les grands froids et pendant les grandes chaleurs (période de sécheresse en Égypte) ; la fièvre typhoïde et le choléra seraient ralentis par les grands froids seulement, ce qui tient sans doute à ce qu'alors la terre, imperméabilisée par la gelée, empêche la pénétration des germes dans les eaux de boisson, et ils seraient plus intenses pendant les mois chauds (Voy. le diagramme donné plus loin pour la fièvre typhoïde) ; la variole et la rougeole s'implantent sous tous les climats et s'exacerbent plutôt pendant la saison froide ; la scarlatine et la grippe sont plus graves dans les pays froids (Islande, îles Feroë, où la grippe porte le nom de *quef* ou de *krugm* et réapparait tous les ans).

Quant à la tuberculose, il est bien difficile de dire si sa plus

(1) Voy. les deux tableaux publiés par le *K. Gesundheitsamt* à l'occasion du Congrès d'hygiène de Berlin en 1907.

grande rareté dans l'Extrême-Nord ou dans la montagne ne tient pas plutôt à la dissémination d'une population clairsemée et, par suite, à la plus grande difficulté du contage qu'au froid lui-même. Ce sont surtout les variations de température et les passages d'un climat à un autre qui sont funestes, et, pour que le froid soit avantageux, il faut qu'il soit sec et régulier. La chaleur, dont on avait autrefois admis l'heureux effet, ne semble vraiment empêcher en rien la phtisie, et celle-ci devient au contraire très souvent galopante dans les pays tropicaux.

Il resterait ici à parler de l'*anémie tropicale*, c'est-à-dire de cet état de faiblesse auquel l'Européen transporté dans les régions chaudes et humides de la zone équatoriale se trouve peu à peu réduit, par suite notamment de l'impossibilité où il est de s'alimenter convenablement, de dormir la nuit, etc. ; mais cette question a déjà été examinée aux fascicules I (*Climatologie*) et XI (*Hygiène coloniale*) du présent Traité. Nous n'y reviendrons donc pas, si ce n'est pour rappeler que c'est surtout l'association de l'humidité à la chaleur qui est redoutable : une chaleur sèche de 35 à 40° est bien plus supportable pour l'Européen qu'une température de 25° avec 80 à 90 p. 100 d'humidité (degré hygrométrique). Le lecteur voudra bien se reporter également pour les effets de la grande humidité jointe à une température élevée à ce qui en est dit au tome VII, page 218 et suivantes, à propos de l'hygiène de certains ateliers ou établissements industriels.

2° **Humidité, pluviosité, vents.** — L'organisme humain jouit d'une assez grande indépendance vis-à-vis de l'état hygrométrique de l'air. Il semble y avoir un optimum vers 50 à 60 p. 100, ce qui correspond à l'humidité d'une belle journée de printemps ; mais on ne commence à souffrir que si l'air a moins de 25 ou plus de 80 p. 100 d'humidité, en même temps que la chaleur s'élève, ainsi qu'il vient d'être dit. Aussi, dans les pays tropicaux, faut-il songer autant à dessécher qu'à rafraîchir l'air.

Dans les villes de nos pays, on ne peut pas dire grand'chose sur l'influence de l'humidité sur notre santé, si ce n'est, comme nous le savons déjà, qu'elle favorise, surtout associée à la chaleur, la décomposition des substances alimentaires et la pullulation de la plupart des espèces microbiennes ; le froid lui-même n'est un bon agent de conservation du lait, des viandes, etc., que s'il est sec (d'où la nécessité de dessécher l'air des chambres froides et glacières). Le froid humide favorise les affections rhumatismales et broncho-pulmonaires.

L'humidité de l'air en un lieu dépend beaucoup moins de la hauteur de pluie qui y tombe annuellement que du nombre des jours de pluie et de sa répartition entre les saisons ; elle est entretenue également par la stagnation des eaux de surface dans la région. La pluie en elle-même n'est pas malsaine, et on admet même qu'elle purifia l'atmosphère ; on ne trouve donc aucune relation entre la hauteur tombée et la situation sanitaire d'une ville. Ce qui importe, c'est la prompte et facile évacuation des pluies tombées et un rapide assèchement du sol ; c'est là une question de perméabilité du sous-sol et de topographie de la surface, bien plus que de quantité d'eau tombée.

Un point intéressant de la pluviométrie, c'est la fréquence et l'intensité des grandes averses : c'est d'après cette dernière que doivent être calculées les portées des ouvrages d'évacuation, des égouts unitaires ou pluviaux. Dans les régions tempérées, les pluies qui durent plus d'une heure donnent très rarement plus de 60 millimètres à l'heure; celles qui durent moins peuvent naturellement être plus intenses, mais elles ne dépassent que très exceptionnellement 2 millimètres à la minute. Dans les pays tropicaux, ces chiffres peuvent être doublés, et même en certains points (1 036 millimètres le 14 juin 1876 à Tcherrapoundji, Inde) on a vu tomber plus de 1 mètre d'eau dans la journée. On comprend en pareil cas combien la stagnation est à craindre avec toutes ses conséquences (moustiques, paludisme, fièvre jaune, etc.).

Les pluies un peu fortes ont un effet marqué sur la santé publique en raison de la pollution des eaux de boisson qu'elles occasionnent souvent et par suite de la propagation des maladies d'origine hydrique, fièvre typhoïde et choléra notamment. En ce qui regarde les eaux courantes, on comprend qu'une pluie intense, produisant comme un coup de balai dans le bassin d'un cours d'eau, entraîne par ruissellement dans celui-ci un grand nombre des germes et des impuretés de la surface : d'où cette loi qu'*à toute crue hydrométrique correspond une crue microbienne* (1), et par conséquent un plus grand danger pour les villes qui consomment de l'eau de rivière. Quant aux eaux souterraines, ou du moins quant à celles d'entre elles pour qui la filtration n'est pas parfaite, il est clair aussi que la contamination est surtout à craindre lorsque survient une forte averse et qu'elle trouve les pores et fissures du sol vides et béants : si la période pluvieuse est de longue durée, les dernières chutes n'ont plus d'effet nuisible, parce que, le sol étant saturé, l'infiltration est faible et que les canaux ont déjà été lavés par le premier flot. Toutefois, comme il faut un certain temps d'une part pour le passage des germes dans la nappe souterraine et pour l'incubation de la fièvre typhoïde, d'autre part pour l'ascension du niveau des puits, on s'explique qu'il y ait un intervalle variable suivant les lieux entre l'explosion de l'épidémie et l'averse à incriminer : c'est cette relation complexe qui avait tant intrigué Pettenkofer.

Nous ne dirons qu'un mot des brouillards. Ce sont des gouttelettes d'eau, généralement entourant un corpuscule étranger, en suspension

(1) Voy. MACÉ et IMBEAUX, Recherches sur la teneur microbienne des eaux de la Moselle et de la Meurthe. *Annales d'hygiène publique*, novembre 1899.

dans l'air : leur étude se rapproche dès lors de celle des fumées et des poussières. Ces gouttelettes véhiculent peut-être certains germes pathogènes, mais le principal inconvénient des brouillards est, comme pour les fumées, d'empêcher le soleil de pénétrer dans les rues et dans les maisons, d'empêcher les habitants d'ouvrir les fenêtres, etc. Une ville à climat brumeux n'en a que plus de raison de lutter énergiquement contre toute autre cause d'obscurcissement de l'atmosphère.

Quant aux vents, qui apportent l'humidité ou la sécheresse, ils paraissent en outre avoir, au point de vue hygiénique, à la fois un avantage et un inconvénient. L'avantage, c'est d'assurer le renouvellement de l'air, c'est-à-dire de chasser des villes l'air chargé de corpuscules de charbon, d'acide carbonique et d'autres impuretés, et de le remplacer par l'air pur venu de la mer, de la plaine et de la montagne : cette ventilation naturelle est d'autant plus nécessaire que la ville est plus dense, et la hauteur excessive des maisons a précisément le tort d'y faire obstacle. En revanche, le vent, lorsqu'il est un peu violent, a l'inconvénient de soulever et de mettre en suspension les poussières déposées sur le sol, les toits, etc., et avec elles certains germes pathogènes, notamment ceux des fièvres éruptives et ceux de la tuberculose (provenant des crachats désséchés des phtisiques) : comme il n'est guère possible d'arrêter le vent, il faut éviter la production des poussières, ou du moins les tenir autant que possible adhérentes au sol (arrosage, goudronnage, etc.).

Enfin chacun sait que le vent facilite les refroidissements, le même froid étant beaucoup plus difficile à supporter que dans un air immobile. Les pays froids où les vents sont fréquents et violents sont donc plus exposés aux inflammations des organes de la respiration.

3° **Nature géologique du sol et topographie.** — Le sol d'une ville et de ses environs devient insalubre pour plusieurs raisons, notamment par suite de la stagnation de l'eau à la surface ou dans les premières couches, par suite de la putridité qui résulte de l'amoncellement des produits de déchet de la vie humaine ou animale et de l'industrie, par suite de la facilité avec laquelle se contaminent les eaux souterraines. Ces causes d'insalubrité ne tiennent pas à la nature intrinsèque des particules terreuses, et, comme le dit Bonjean, il n'y a pas « d'épidémie strictement tellurique » ; elles tiennent aux habitudes des populations de disséminer autour d'elles les germes pathogènes et putrides, et à leur négligence qui n'empêche pas le sol de servir de véhicule à ces germes pour revenir à l'organisme humain. Le danger sera d'autant plus grand que cette transmission par l'intermédiaire du sol et de son contenu se fera plus facilement, et c'est ici qu'interviennent les propriétés topographiques et géologiques du terrain.

La stagnation de l'eau pluviale sur le sol ou au contraire sa pénétration dans l'intérieur dépendent de deux éléments très importants, la pente ou déclivité de la surface et le degré de perméabilité de la couche superficielle et des couches sous-jacentes. Cette première couche est-elle imperméable par nature (roches compactes, argiles et marnes), ou l'est-elle devenue momentanément, comme cela arrive en cas de saturation par une pluie précédente et en cas de forte gelée, ou encore artificiellement comme par les revêtements des chaussées urbaines ; alors toute l'eau tombée n'est sollicitée que par cette composante de la gravité qui est proportionnelle à la déclivité : si celle-ci est suffisante, le liquide ruisselle; mais, si elle est nulle ou très faible, il y a arrêt sur place, et on a des flaques, des mares et marais, des étangs ou des lacs, avec toutes leurs conséquences en ce qui regarde les moustiques et les maladies qu'ils propagent, malaria et fièvre jaune (1).

Il est d'ailleurs bien difficile de bâtir dans un terrain imbibé d'eau, et, si on le fait, on a des maisons insalubres (au moins au rez-de-chaussée); dans le cas de nécessité, il faudrait bâtir sur pilotis, comme les anciennes habitations lacustres, afin d'éviter le contact de l'eau et son ascension par capillarité dans les murs.

Si le sol est perméable (grès, sables, alluvions, calcaires fissurés), il se fait un partage en proportion variable entre l'eau qui ruisselle et celle qui s'infiltre : cette dernière descend plus ou moins profondément, jusqu'à ce qu'elle soit arrêtée par la présence d'une couche imperméable, et elle se réunit alors à la *nappe phréatique*. La fraction de ruissellement est d'autant plus grande que les pentes sont plus fortes, que le sol est moins perméable ou plus voisin de la saturation, enfin que l'averse elle-même est plus intense et plus prolongée. En cas de pente très faible, il pourra donc encore y avoir stagnation, soit parce que la quantité de pluie tombée est supérieure à ce que peut absorber le terrain, soit parce que celui-ci est déjà tellement imbibé que le niveau de la nappe souterraine s'élève et se maintient au-dessus de la surface (au moins dans les creux et dépressions) : dans ces deux cas, la stagnation pourra n'être que momentanée, l'eau continuant à s'infiltrer progressivement (et aussi à s'évaporer); mais elle pourra aussi persister si d'autres pluies surviennent avant sa disparition.

Certains terrains, comme les calcaires fissurés, sont assez perméables (perméabilité en grand) pour absorber instantanément toute chute d'eau; mais, si quelques petites agglomérations sont bâties sur de tels terrains, il est rare qu'il en soit ainsi pour les villes. Celles-ci, même celles qui s'édifient sur les calcaires, reposent généralement sur une couche plus ou moins épaisse de *terrain rapporté*, lequel est d'ordinaire assez argileux (résidus de la décalcification) et assez peu perméable ;

(1) Voy, fasc. II, p. 79 et suiv.

de plus, les surfaces bâties et les rues asphaltées ou pavées sont rendues imperméables. Il en résulte que, pour les villes, il ne faut pas compter sur l'infiltration des eaux de pluie pour s'en débarrasser, mais seulement sur l'écoulement naturel ou artificiel, qui se fait soit dans les fossés, caniveaux ou ruisseaux à ciel ouvert, soit dans des canaux souterrains (égouts pluviaux ou unitaires). L'évacuation à ciel ouvert devient bien vite intolérable dans une ville, d'une part à cause des exigences de la circulation, d'autre part, en raison de la pollution rapide de ces eaux qui entraînent avec elles toutes sortes d'impuretés; aussi faut-il recourir généralement aux égouts. S'il faut en outre abaisser le niveau de la nappe phréatique, on devra recourir au *drainage*, à moins que, comme à Milan, les égouts eux-mêmes servent aussi à capter les eaux du sous-sol.

L'écoulement à ciel ouvert ne se fait bien qu'avec une déclivité de plus de 0^{m},001 par mètre; en égout, il faut, pour qu'il n'y ait pas obstruction par les sables et autres corps entraînés, qu'on ait une vitesse de 0^{m},60 à 0^{m},80 par seconde, ce qui suppose dans les égouts élémentaires une pente supérieure à 0^{m},003 et dans les collecteurs à 0^{m},0005 par mètre. Cette considération montre que les villes à sol plat, c'est-à-dire ne présentant pas des déclivités au moins égales à celles ci-dessus, se trouvent dans de mauvaises conditions pour l'évacuation des eaux pluviales et des eaux usées; si l'on ne peut choisir d'autre emplacement, il faudra, pour y remédier, recourir aux procédés artificiels que nous esquisserons plus loin.

Moins gênantes que le défaut de pente, les déclivités excessives ont cependant aussi certains inconvénients. Lorsque les maisons doivent s'étager sur un escarpement très raide, les plus basses risquent fort de recevoir les eaux usées et immondices provenant des plus élevées; inversement, celles-ci reçoivent la fumée et les gaz qui s'échappent des cheminées des premières, ces cheminées débouchant parfois presque directement en dessous des fenêtres voisines. Il est clair que la ventilation se fait bien mal, au moins quand le vent a certaines directions, dans un quartier adossé à une montagne et ayant l'horizon complètement fermé par elle d'un ou de plusieurs côtés; il en est de même pour l'ensoleillement, qui reste très défectueux. Enfin les grandes différences de niveau causent de grandes difficultés et de grandes dépenses pour les distributions d'eau.

D'après cela, l'idéal pour le sol et la topographie d'une ville nous paraît être un terrain perméable modérément déclive (suffisamment en pente pour que les eaux s'écoulent facilement, mais sans escarpement) et bien ouvert dans toutes les directions. Il est désirable que la nappe phréatique soit assez profonde pour que son niveau, en se rapprochant trop de la surface, n'incommode pas les habitants (par exemple que ce niveau reste toujours à 2^{m},50 du sol), et aussi que cette nappe ait un écoulement bien marqué. Ces conditions se réalisent souvent fort bien sur les versants des vallées fluviales, quand celles-ci ne sont pas très encaissées et qu'on est encore loin des basses plaines des embouchures : il y a en effet une pente transversale généralement assez forte et une autre longitudinale entre lesquelles on a le choix; le sol est d'ordinaire formé d'alluvions sableuses assez perméables ; enfin la nappe phréatique participe à la marche de la rivière elle-même. Lorsqu'on arrive aux deltas des grands fleuves, la situation est plutôt défavorable, car la pente fait presque entièrement défaut, et on a souvent des régions marécageuses très étendues et fort insalubres. Beaucoup de côtes maritimes étant très basses ont les mêmes inconvénients : il vient s'y ajouter la difficulté d'écoulement que crée le reflux des marées.

Quoi qu'il en soit, hâtons-nous de le dire, il n'y a aucune situation, si défectueuse soit-elle, dont l'homme ne puisse faire un séjour salubre : c'est une question de travaux appropriés et de dépenses. Aussi, en comparant la mortalité des principales villes du monde entier, ne peut-on vraiment donner un coefficient d'influence à la situation topographique et géologique : telle ville que la nature avait mal dotée y a remédié largement; telle autre dont la situation était favorable l'a au contraire compromise en laissant le sol et la nappe souterraine s'infecter, les immondices s'accumuler, les épidémies se propager, etc. Bref, la situation sanitaire des villes traduit tout simplement les efforts qu'elles ont faits pour s'assainir, et ne se ressent des inconvénients naturels que si elles n'ont fait rien ou pas grand'chose pour les combattre.

Cependant, nous verrons, à propos de l'alimentation en eau et des maladies d'origine hydrique, que la nature du sol et sa valeur comme filtre ne sont pas indifférentes, du moins lorsqu'une partie des habitants tirent encore leur eau des puits forés dans l'intérieur même de l'agglomération. Avec certains terrains, la contamination de ces puits et leur invasion par les germes du choléra ou de la fièvre typhoïde se font bien plus facilement qu'avec d'autres ; mais c'est à l'eau, servant d'intermédiaire, bien plus qu'au sol lui-même, qu'il faut rapporter ces conséquences. C'est de la sorte que Bonjean (1) a trouvé, d'après les statistiques de Brouardel, une mortalité typhique variant de 3 à 9 par 10 000 habitants, suivant la constitution géologique; la plus forte mortalité s'applique aux terrains crystallophylliens et calcaires, c'est à dire aux terrains imperméables ou largement fissurés, qui n'opèrent pas la purification des eaux. Pour les mêmes raisons, le choléra s'est implanté et développé vigoureusement sur certains terrains et en a épargné d'autres; ici encore le fait s'explique par l'influence des déclivités, de l'imperméabilité ou de la fissuration, c'est-à-dire par l'intermédiaire des eaux.

(1) Voy. fasc. II, p. 84.

II. — CIRCULATION URBAINE.

Dans l'intérieur d'une agglomération, il se fait une circulation plus ou moins intense, — depuis les rares passants d'une rue écartée, jusqu'à la foule pressée des piétons et des véhicules de toutes sortes qui se suivent sans interruption sur les grands boulevards de Paris ou les voies analogues des autres capitales. Cette circulation ne va pas sans des dangers et des inconvénients au point de vue de la sécurité, de l'hygiène et de la propreté.

En premier lieu, viennent les dangers d'accidents, lesquels sont naturellement d'autant plus grands que la circulation des véhicules est plus intense, que leur vitesse est plus rapide, que la place à eux assignée est plus étroite, etc. ; ils ont singulièrement augmenté de fréquence et de gravité avec le développement de la traction mécanique et de l'automobilisme. Ils menacent soit les personnes qui montent les voitures sinistrées, soit les autres usagers de la voie publique. Sans insister sur ce sujet, nous rappellerons seulement à titre d'exemple qu'à Paris, en 1902, pour 2 714 068 habitants, on a relevé les accidents ci-après :

	BLESSURES.	MORTS.	TOTAUX.
Voitures ordinaires.........	2 652	122	2 774
Automobiles...............	354	1	355
Bicyclettes................	199	5	204
Ensemble...........	3 205	128	3 333

Depuis lors, le nombre des accidents d'automobiles a augmenté.

A Londres, en 1905, pour toute la zone où s'exerce l'action du London County Council et qui comprend 6 581 402 habitants, il y a eu 161 morts par accident de la circulation.

A Bruxelles, la même année, pour 198614 habitants, on relève 168 blessures et 8 décès par accidents de voitures ; en 1906, ces chiffres montent respectivement à 225 et 10.

A Budapest, pour 764 076 habitants, en 1905, on relève 51 cas de mort par accidents de voitures et tramways, 1 d'automobile, 1 de bicyclette et 18 de bateaux à vapeur.

En second lieu, la présence et le passage de nombreuses personnes dans les rues, places et voitures publiques, y engendrent des dangers de contagion soit directe et par contact, soit plus souvent indirecte par l'intermédiaire des produits pathologiques excrétés et desquamés, ou encore de certains insectes et parasites (puces, moustiques, etc.) allant d'un homme à l'autre. Ces contages ne diffèrent pas en principe de ceux qui se produisent en tout autre lieu, et nous renvoyons l'étude générale de leur modalité à un chapitre spécial ; toutefois, ils s'exercent ici suivant des conditions spéciales, sur lesquelles nous devons nous arrêter, en examinant, d'une part, les causes de contamination de la voie publique ; d'autre part, l'action réflexe de cette contamination sur les passants et les riverains.

1° **Causes de contamination de la voie publique.** — La voie publique reçoit des germes pathogènes suspects ou simplement putrides de bien des façons, dont voici rapidement les principales :

a. ***Les germes d'origine intestinale et urinaire***. — La rue reçoit forcément les urines et matières fécales des animaux, principalement des chevaux et des chiens, qui la fréquentent, mais elle ne devrait recevoir aucune déjection humaine. Il n'en est malheureusement pas ainsi, et même dans les villes les plus civilisées, on en trouve dans certains recoins où s'arrêtent les individus malpropres, les ivrognes, les enfants : elles ont bientôt gagné les chaussées, soit que la pluie ou l'eau d'arrosage les délave et les entraîne, soit que le balayage les y amène, et là elles se mêlent à la boue ou à la poussière, dans lesquelles on rencontre dès lors constamment le colibacille. Dans les villes où le transport des vidanges se fait sur la voie publique, il est bien rare qu'il ne s'en échappe pas des tonnes ou tinettes mobiles, rarement étanches, qu'on remplit et qu'on véhicule en pleine rue : l'odeur n'est pas ce qu'il y a de plus à craindre dans ces opérations.

Inutile de dire que les matières fécales peuvent véhiculer avec elles les germes de la fièvre typhoïde, du choléra, de la dysenterie, de la diarrhée infantile, etc., et que ces germes amenés ainsi sur la voie publique y sont une menace continuelle d'infection. On sait aussi actuellement que les urines des typhiques contiennent le bacille d'Eberth, parfois même assez longtemps après la guérison apparente des malades. L'urine des tuberculeux est aussi très souvent chargée de bacilles de Koch, qui, après dessiccation ou écoulement du liquide, restent sur tout son passage. Le danger d'infection de la rue, comme du reste des cours d'eau, par les urines pathologiques est donc très grand.

b. ***Les germes d'origine buccale et pulmonaire***. — Ceux-ci proviennent de l'expectoration, c'est-à-dire des crachats, soit directement quand ils sont projetés sur la voie publique, soit indirectement quand, ayant été projetés ailleurs, leurs particules, fraîches ou desséchées, y sont ramenées. C'est ce dernier cas qui se produit quand les balayures des maisons et des cours où on crache librement sont poussées au dehors sur le trottoir ou sur la chaussée, quand des tapis ou des linges souillés par l'expectoration des habitants sont secoués par les fenêtres, quand le contenu des crachoirs est déversé dans les boîtes à ordures ou dans le caniveau, etc.

Or on sait que les crachats peuvent contenir non seulement le bacille de la tuberculose, mais encore le pneumocoque et autres agents de la pneumonie, les germes de la grippe, de la coqueluche, des oreillons, de la scarlatine, et enfin ceux de la diphtérie. Ils sont donc fort dangereux.

c. ***Les germes d'origine cutanée***. — A la période de desquamation, les personnes atteintes de variole ou de varioloïde, peut-être de scarlatine ou de rougeole, perdent des parcelles épithéliales contenant sans doute les germes de ces maladies. Si les malades sortent, ces parcelles tombent directement sur la voie publique, et, comme elles sont très ténues, elles sont facilement emportées par le vent et disséminées; si les malades restent dans leurs chambres, leurs pellicules contagieuses gagnent trop souvent encore la rue soit avec les balayures de ces chambres, soit par le secouement des linges et tapis par les fenêtres. Enfin l'habitude prise dans certaines villes de laisser carder les matelas en pleine rue ou place publique peut aussi y amener les germes de ces maladies, ainsi que de la fièvre typhoïde, de la diphtérie, etc. ; les matelas n'ont en effet généralement pas été désinfectés, et la poussière s'en répand partout.

d. ***Les éléments des souillures banales : boue et poussière***. — Enfin, indépendamment des germes pathogènes proprement dits, la rue est le réceptacle d'un grand nombre d'objets en putréfaction ou en décomposition : ce sont tous les détritus jetés par les passants et les riverains, les ordures échappées aux boîtes, les balayures provenant des cours et des maisons, les objets tombés des voitures, etc. Tout cela se mêle, plus ou moins broyé et pulvérisé par la circulation, au produit de l'usure des chaussées, et forme avec lui un milieu organique fermentescible, un milieu putride, favorable (au moins, lorsqu'il est humide) à la pullulation de toutes les espèces microbiennes : ce milieu s'appelle, suivant son état, *boue* ou *poussière*.

La boue a une consistance variable, suivant la quantité d'eau qu'elle contient, depuis celle d'une pâte ferme et adhérente jusqu'à celle d'un liquide presque entièrement fluide. Sa composition chimique varie aussi énormément : elle dépend beaucoup de la nature du sol et du revêtement des chaussées, d'où proviennent les éléments minéraux ; mais elle contient toujours une grande abondance de matières organiques, et les bactéries de toutes sortes y fourmillent. Quant aux matières minérales, il est clair que la silice domine, surtout dans les villes à sous-sol sablonneux (grès, alluvions, sables, etc.): dans les villes à sol calcaire, la proportion de chaux augmente beaucoup et celle de silice diminue, tout en restant importante à cause du sable amené par les pavages, les bâtisses, etc.

Berlin et Dresde, pour lesquelles nous trouvons les analyses des boues des rues données ci-dessous, rentrent dans la catégorie des villes à sol siliceux ; malheureusement la silice n'a pas été séparée de l'argile dans les dosages.

Composition p. 100 des boues des rues.

BOUES DES RUES.	EAU.	SILICE ET ARGILE.	MATIÈRES ORGANIQUES.	AZOTE.	MATIÈRES MINÉRALES.	OXYDE DE FER.	CHAUX.	MAGNÉSIE.	POTASSE.	ACIDE PHOSPHORIQUE.
Berlin	39,89	34,60	22,44	0,48	37,67	»	1,89	0,35	0,37	0,45
Dresde — rues asphaltées	51,88	30,71	13,11	0,24	35,01	0,74	0,95	0,13	0,22	0,36
Dresde — rues pavées (syénite)	32,78	46,65	12,52	0,20	54,70	2,75	1,26	0,27	0,21	0,30

On remarquera combien les rues asphaltées de Dresde ont donné moins de silice que les rues pavées; cela met en évidence leur supériorité pour la production de la poussière et de la boue.

La poussière des rues n'est autre chose que la boue desséchée e réduite en fines particules, celles-ci restant chargées des germes du milieu. Le mouvement des voitures et des piétons et le vent mettent ces particules en suspension dans l'air, d'où elles retombent par gravité dans les temps calmes, après avoir été transportées plus ou moins loin, à moins qu'elles ne se soient collées aux personnes et objets rencontrés dans leur transport. Il est évident que la boue et la poussière se produisent avec d'autant plus d'abondance que la circulation est plus intense et que les matériaux de revêtement des rues sont plus tendres et plus friables : elles seront d'autant plus dangereuses que la voie publique est plus sale et plus mal soignée.

2° **Effets de la contamination de la voie publique.** — Réciproquement les souillures de la rue réagissent sur la santé des passants et des riverains, soit en ramenant sur eux les germes pathogènes, soit en les incommodant par les poussières et les odeurs désagréables qui empêchent une bonne aération et une bonne respiration.

Les germes de la rue peuvent se communiquer directement et avant d'être tombés sur le sol, et c'est ce qui arrive surtout, avons-nous vu, pour ceux d'origine cutanée; mais le plus souvent ils sont rapportés à l'homme avec la boue ou la poussière. Celles-ci rentrent dans nos maisons de mille manières : elles s'attachent à nos chaussures et à nos habits, voire même à notre peau ; elles souillent les animaux domestiques, les voitures, les boîtes et objets de toutes sortes déposés momentanément dans la rue, etc. Enfin, si la boue entre surtout par la porte, la poussière entre beaucoup par les fenêtres, et les maisons riveraines des voies très poussiéreuses se trouvent de ce fait fort exposées à l'invasion de toutes sortes de microbes.

Ces maisons et leurs habitants subissent encore un autre préjudice : c'est que, pour éviter l'introduction des poussières, ces derniers n'osent plus ouvrir les fenêtres et restent ainsi dans un air mal renouvelé, ce qui diminue leur faculté respiratoire. On sait que le long des grandes routes parcourues par les automobiles cela devient un véritable supplice ; de plus, les arbres des propriétés ayant leurs feuilles couvertes aussi de poussière meurent ou du moins ne remplissent plus leur fonction de régénération de l'oxygène. Les mauvaises odeurs, les fumées, ainsi que le bruit excessif de la rue, ont d'ailleurs le même résultat, de faire tenir les fenêtres fermées et de placer ainsi les habitants dans un état d'infériorité respiratoire et de moindre résistance à diverses maladies, ainsi qu'il sera expliqué plus loin (chap. II, *Ventilation des habitations*).

En dernier lieu, les germes pathogènes des rues peuvent revenir à l'homme par l'intermédiaire des eaux, soit des eaux courantes, dans lesquelles ils sont entraînés par ruissellement lors des pluies, soit des eaux souterraines, auxquelles ils se mêlent en pénétrant dans le sol et gagnant la nappe phréatique : on empêchera cette pénétration et la contamination des puits en imperméabilisant la surface des voies publiques.

Il y a donc un très grand avantage au point de vue hygiénique, aussi bien qu'au point de vue de la commodité et de l'économie du roulage et des transports, à revêtir convenablement les chaussées et à bien les entretenir, de manière à éviter le plus possible la boue et la poussière. C'est la tâche du service de la voirie urbaine, et nous reviendrons plus loin sur les procédés capables de l'y faire réussir. Quant à la relation qui existe bien certainement entre les efforts faits par une ville dans ce sens et sa situation nosologique, il est malheureusement impossible de l'établir par des chiffres, et nous ne pouvons que la faire concevoir en bloc.

II. — L'HABITATION.

L'influence de l'habitation sur la salubrité communale est considérable ; en hygiène urbaine, elle se rencontre à tout instant. Aussi l'assainissement des maisons doit-il être au premier rang des mesures légales de protection. « La réforme de la salubrité de l'habitation domine toute l'hygiène urbaine, » proclamait A.-J. Martin en 1886 (1) ; on le reconnaît peut-être encore mieux aujourd'hui.

Cette influence diffère pour bien des points, suivant que l'on a affaire à de petites agglomérations, communes rurales, bourgs,

(1) A.-J. Martin, L'assainissement de l'habitation. *Congrès de l'Assoc. franç. pour l'avancement des sciences*, Nancy, 1886.

petites villes, ou à des agglomérations importantes. Elle est à son maximum dans les grandes cités, où les conditions économiques, surtout le prix du terrain, forcent à construire en hauteur, à prendre le moins d'espace possible, où la demande, toujours assurée de trouver preneur, pousse le spéculateur à tirer profit de tout. C'est là surtout que la réglementation doit intervenir sévèrement et n'autoriser toute habitation que dans des conditions suffisantes de sécurité hygiénique.

A la campagne, le prix du terrain étant d'ordinaire minime, la maison peut s'étendre facilement en surface, s'orienter dans le sens le plus favorable. L'encombrement n'y est généralement pas à redouter, sauf dans des conditions assez exceptionnelles, le développement rapide de grandes industries, par exemple, déterminant un afflux parfois considérable d'habitants en un endroit donné et dans un temps relativement court.

Trop souvent les maisons rurales pèchent par excès d'humidité, défaut d'aération, influence des fosses d'aisances, des fumiers, des purins (1). Toutefois, à la campagne, l'homme paraît moins souffrir de l'insalubrité de l'habitation. Il semble que la vie au grand air, qu'il mène toute la journée, puisse compenser et au delà l'influence mauvaise de la maison, à certains points de vue au moins; l'anémie, l'étiolement, de ce fait, s'y rencontrent moins. Le manque complet d'hygiène peut cependant donner beau jeu à bien des conditions morbides; les épidémies peuvent prendre rapidement une grande extension, la contagion se faire avec une facilité souvent étonnante.

La dépopulation des campagnes, qui se fait avec une régularité constante, et l'augmentation toujours croissante de la population des villes, qui se manifeste depuis cinquante ans surtout (p. 25), sont une des causes puissantes d'insalubrité urbaine. Lorsque l'augmentation est graduelle, ou bien prévue d'avance, il est possible que les logements se trouvent, à peu près au moins, en rapport avec le nombre d'habitants; l'encombrement peut s'éviter en grande partie. Mais, lorsque l'augmentation se fait brusquement et d'une façon inopinée, surtout lorsqu'elle se fait par masses, il y a bien vite disproportion dans le nombre des habitants et celui des logements disponibles; l'encombrement, le surpeuplement se produisent, peuvent même arriver à un maximum.

Ce sont là des conditions déplorables pour la salubrité de l'agglomération.

Il existe, dans les villes, des habitations particulières, servant à loger, pour une période de temps fixe, généralement assez longue, un ou plusieurs ménages, et des habitations que l'on peut nommer collectives, servant à loger, pour un temps habituellement variable,

(1) Imbeaux et Rolants, *Hygiène rurale*, fasc. XIII de ce Traité.

des individus qui peuvent n'avoir aucun lien entre eux. Il y a là des conditions d'hygiène bien différentes souvent.

I. — HABITATIONS PARTICULIÈRES.

L'influence de l'habitation sur la salubrité communale peut être envisagée à un double point de vue ; l'action s'exerce soit sur les individus, soit sur le milieu lui-même.

Influence de l'habitation sur l'individu. — On sait combien l'habitation a d'influence sur l'état sanitaire individuel. Le logement insalubre peut agir directement sur l'habitant en lui transmettant un contage ou en le soumettant à l'action d'une cause morbide générale, l'humidité par exemple favorisant entre autres l'éclosion du rhumatisme. Ou bien, il peut agir indirectement, au point de vue morbidité, sur lui, engendrant l'anémie, l'étiolement, exerçant une action affaiblissante, prédisposant à des causes morbides qui eussent peut-être respecté des individus plus vigoureux. C'est vrai pour tous les contages, mais surtout pour la tuberculose. Le logement peut donner des germes tuberculeux, c'est admis ; mais surtout le logement insalubre affaiblit, déprime, étiole l'individu, facilite dès lors l'infection, dont les germes sont si largement répandus dans les milieux urbains qu'on peut presque les considérer comme banaux.

Les causes qui interviennent surtout dans cette insalubrité de l'habitation, aussi bien au point de vue individuel qu'au point de vue général, sont l'humidité, la viciation de l'air par le confinement, l'encombrement, le chauffage, l'éclairage, le travail, la malpropreté, les immondices.

Il est de ces causes qui tiennent à des vices d'établissement, l'humidité, le défaut d'aération dû aux jours insuffisants ou nuls, donnant sur des vestibules, des escaliers, des cours ou courettes trop petites et trops profondes.

D'autres sont du fait des habitants, c'est surtout la malpropreté et le surpeuplement, puis la dissémination d'agents de contage.

Inconvénients hygiéniques résultant des défauts de la ventilation, du chauffage et de l'éclairage des habitations. — Viciation de l'air. — Pour le bon fonctionnement physiologique de la respiration pulmonaire et de la transpiration cutanée, l'homme devrait vivre au grand air : l'acide carbonique, la vapeur d'eau, les gaz toxiques et la chaleur que son corps évacue à tout instant se diffusent alors instantanément dans l'atmosphère, et il trouve toujours un air pur à sa disposition. Il n'en est pas de même dès que l'homme est enfermé, surtout en grand nombre, dans un appartement : si le renouvellement de l'air n'est pas convenablement assuré, les produits énumérés ci-dessus s'accumulent et rendent irrespirable le milieu.

Ce n'est pas précisément la diminution de l'oxygène progressivement consommé dans un local qui le rend inhabitable; la respiration se fait encore bien dans un air qui ne contient que 15 p. 100 d'oxygène (au lieu de 20,7 p. 100 qui est la normale), et il est bien difficile qu'on arrive à ce taux dans des pièces qui ne sont pas hermétiquement fermées. Il n'est plus guère question non plus des poisons humains (la fameuse *anthropotoxine* de Brown-Séquard) qui accompagneraient l'air expiré, mais qui n'ont pu être mis en évidence.

En somme, l'irrespirabilité de l'*air confiné* provient principalement de l'augmentation de l'acide carbonique, gaz lourd qui tend à stagner : un adulte en expulse $22^{l},6$ par heure (soit 4 à 5 p. 100 de l'air expiré), en sorte que, si on le suppose enfermé dans une pièce absolument close de 45 mètres cubes, la teneur en CO^2 serait après vingt-quatre heures de 12 p. 1000, ce qui est loin des 0,3 à 0,4 p. 1000 que contient normalement l'atmosphère. Or, si la tension de CO^2 arrive à se rapprocher de celle qu'il a dans le sang veineux, les échanges gazeux ne pourront plus bien se faire dans le poumon, et il y aura asphyxie (quand bien même il y aurait encore assez d'oxygène dans le milieu), « par suite sans doute de la paralysie des centres nerveux respiratoires résultant de la fatigue consécutive à l'excitation exagérée de ces centres par l'acide carbonique » (Beaunis).

La nocuité de l'air confiné ne dépend pas seulement de l'accumulation de CO^2 : elle s'accroît notablement avec la chaleur, avec la quantité de vapeur d'eau (1) et avec les mauvaises odeurs, ces dernières provenant principalement des sécrétions sudorales et sébacées, des gaz intestinaux, etc. Cependant, à défaut de meilleur indicateur, on mesure cette nocuité par la teneur en CO^2, et on admet que l'on commence à être incommodé dans une pièce qui en contient 1 p. 1000, en sorte que la ventilation doit avoir pour but d'empêcher cette proportion d'être atteinte. Si elle est dépassée en moyenne et si l'air est immobile, les individus sont en fait entourés d'une atmosphère qui diffuse mal et qui contient le double ou le triple de CO^2 que la moyenne de la chambre.

« Or, dit Arnould, on ne saurait admettre qu'il puisse être indifférent d'absorber d'une façon prolongée et répétée un poison même dilué, comme l'est l'acide carbonique, dans les écoles à la fin des classes, dans les dortoirs à la fin de la nuit, dans les grands magasins à la fin de la journée, dans les théâtres, les cafés, etc. D'après Paul Bert, cet acide entrave les échanges gazeux respiratoires, et Gréhant a démontré que l'air expiré en contient d'autant moins qu'il y en a davantage dans l'atmosphère où l'on respire. En dehors des accidents aigus qu'il peut produire, l'acide carbonique doit, bien probablement, jouer un rôle dans le ralentissement de la nutrition et de l'hématose, dans

(1) Or un adulte expulse moyennement 60 grammes de vapeur d'eau par heure, pendant qu'il dégage 75 calories : l'air expulsé par les poumons est saturé, mais la peau évapore aussi une assez grande quantité d'eau en plus.

l'affaiblissement de la vitalité des individus qui séjournent d'une façon habituelle au sein d'une atmosphère confinée et viciée par un groupe humain. Le confinement entraine naturellement chez ceux qui y sont exposés une plus grande réceptivité vis-à-vis des agents animés des maladies infectieuses, notamment de la tuberculose, dont les germes existent si souvent dans les habitations. »

Nous touchons ici aux conséquences de l'entassement habituel d'un grand nombre d'hommes dans un espace trop réduit, autrement dit de l'*encombrement* ou du *surpeuplement des habitations*, et chacun sait que les quartiers d'une ville où les logements sont le plus encombrés sont aussi ceux qui ont la plus forte mortalité générale et la plus forte mortalité par tuberculose : il est vrai que ce sont aussi ceux où domine la misère, avec toutes les autres causes de déchéance qu'elle entraîne. Nous en reparlerons un peu plus loin.

La viciation de l'air des habitations n'est pas toutefois produite exclusivement par les fonctions de la respiration pulmonaire et cutanée des individus : elle peut résulter aussi des procédés de chauffage et d'éclairage des locaux, ainsi que du travail et des métiers qui y sont exercés. Ces dernières causes d'insalubrité, principalement les poussières émises, l'humidité, les vapeurs et les odeurs dégagées par certains corps employés ou certaines manipulations, ressortent à l'industrie et ont déjà été examinées au fascicule VII du présent ouvrage : il est évident qu'à ces causes spéciales rendant l'air impropre à la vie il faut apporter des remèdes spéciaux, également indiqués audit fascicule.

Le chauffage et l'éclairage introduisent souvent dans les pièces habitées des foyers de combustion, qui peuvent amener dans l'atmosphère de ces pièces non seulement de l'acide carbonique (lequel se surajoute à celui déjà produit par l'homme), mais parfois aussi un corps bien plus dangereux, l'oxyde de carbone. Ces foyers ont toutefois une action importante sur la ventilation, d'une part en faisant appel à l'air extérieur par le *tirage*, d'autre part en facilitant par l'élévation de sa température l'issue de l'air de la pièce vers le dehors. Il est évident, dès lors, qu'il faudrait s'arranger pour leur faire produire cet effet utile, tout en empêchant leur principal effet nocif, qui est le déversement dans la pièce des produits de la combustion.

Quand ce déversement se produit, — ce qui arrive soit lorsqu'il n'y a pas de tuyau d'évacuation des gaz de la combustion, soit lorsque le tuyau fonctionne mal (quelquefois il fonctionne en sens inverse), l'acide carbonique s'ajoute à celui déjà fourni par la respiration des habitants et agit comme il a été dit. L'oxyde de carbone, qui est très abondant précisément dans les cas de mauvais tirage, est nettement toxique : chacun connaît l'affinité des globules sanguins pour ce corps qui, même en faible proportion dans une pièce, va en quelque sorte se fixer sur eux et les tue (1). D'après Gruber, la limite de toxicité de ce gaz pour l'homme et les animaux serait comprise entre 2 et 5 p. 10 000; mais il commence à être nuisible bien auparavant, et avec Albert Lévy on peut affirmer « que déjà, dans une chambre ne contenant que 1 p. 100 000 d'oxyde de carbone, un grand nombre de personnes se plaignent de sérieux malaises, lourdeurs de tête, vertiges, nausées, etc., qui disparaissent plus ou moins rapidement au grand air pour reparaître quand elles pénètrent à nouveau dans la chambre contaminée ».

Il faut donc poursuivre jusqu'aux traces d'oxyde de carbone. Citons encore à ce sujet ce qu'écrivaient Juillerat et Bonnier dans leur rapport au Congrès de la tuberculose (Paris, 1905) : « Souvent les habitants d'un appartement, par ailleurs confortable, sont saisis de vertiges; leur digestion est troublée; ils ressentent des maux de tête, des somnolences, des étourdissements, des nausées; ils perdent l'appétit et s'affaiblissent. Le médecin consulté met sur le compte du surmenage, d'une alimentation défectueuse, d'une maladie organique de l'estomac ou d'une névrose, cet état morbide contre lequel tous les traitements échouent et qui ne trouve quelque amélioration que par le séjour du malade à la campagne. Dans la plupart des cas, on se trouve purement et simplement en présence d'une intoxication oxycarbonique faible, insuffisante pour amener la mort, suffisante pour compromettre gravement la santé de celui qui la ressent. »

Et comme cause de production de l'oxyde de carbone, le même rapport dit encore : « Au nombre des imperfections les moins visibles de la construction usuelle, celle qui se rencontre le plus fréquemment est l'établissement défectueux des appareils de chauffage et des conduits destinés à évacuer les produits de la combustion. L'usage des appareils de chauffage à combustion lente est certainement une des causes les plus redoutables d'intoxication. A Paris, depuis huit ans que le Conseil municipal à mis à notre disposition le moyen de vérifier les conduits de fumée, nous avons pu constater que plus des deux tiers sont dangereux et exposent les habitants des maisons qu'ils desservent aux funestes conséquences de l'intoxication oxycarbonique. L'anémie consécutive à cet empoisonnement inconscient est une des causes prédisposantes à l'infection tuberculeuse des plus redoutables, parce qu'il est la plupart du temps extrêmement difficile de la connaître et de la combattre. »

On comprendra facilement après cela quelles quantités de gaz nuisibles pénètrent dans les appartements par la moindre fissure ou le plus court retour de flamme, si nous rappelons que, d'après Moissan, les gaz de la cheminée d'évacuation d'un poêle à feu continu contiennent :

(1) D'après Gréhant, une dose de 1/800 de CO tuerait la moitié des globules sanguins en une demi-heure; une dose de 1/1450 en tuerait le quart.

En grande marche. { De 13,51 à 14,18 p. 100 d'acide carbonique.
De 5,40 à 6,01 p. 100 d'oxyde de carbone.

En petite marche.. { De 10,52 à 12,16 p. 100 d'acide carbonique.
De 9,19 à 15,85 p. 100 d'oxyde de carbone.

Quant aux appareils d'éclairage, Albert Lévy et Pécoul ont expérimenté sur l'air d'un cylindre de 1m,60 de haut et 0m,55 de diamètre et trouvé qu'après cinq heures de combustion les sources de lumière ci-après y donnaient les proportions suivantes de gaz carbonés (en millièmes) :

	CONSOMMATION A L'HEURE.	ACIDE CARBONIQUE.	OXYDE DE CARBONE.
Bougies stéariques	37 grammes.	5,0	Traces.
Lampes à pétrole	25 —	23,4	Traces.
Lampes à alcool	0lit,060	7,3	0,032
Gaz, bec papillon à flamme blanche	150 litres.	7,0	0,012
Gaz, bec Bunsen à flamme bleue	200 —	11,0	0
Gaz, bec à incandescence à flamme bleue avec manchon	115 —	16,0	0,014
Gaz, bec de chauffage à treillis à flamme bleue	115 —	11,0	0,028

Ces auteurs estiment aussi que les mêmes appareils de chauffage et d'éclairage donnent de l'oxyde de carbone en quantité d'autant plus grande que l'entrée de l'air est plus abondante. Aussi ont-ils décelé fréquemment à Paris, dans des salles d'écoles, lycées, hôpitaux, etc., ainsi que dans nombre d'habitations privées, des proportions de CO voisines de 2 à 3 cent-millièmes et des proportions de CO^2 supérieures à 1 millième. Ces recherches se font au moyen de deux petits instruments automatiques imaginés par les deux savants et décrits par eux (1) : ces instruments révèlent la présence de 1/100000 de CO et donnent à 1/10000 près le volume de CO^2 contenu dans 100 mètres cubes d'air. Rappelons encore les procédés de Laharpe et Reverdin, Vogel, Gréhant, Fodor, Welzel pour doser CO, ceux de Henriet, Pettenkofer, Hesse, H. Wolpert et A. Wolpert pour doser CO^2 dans l'air des habitations.

Ce n'est pas seulement l'air des appartements qui est vicié par le chauffage : les fumées et les gaz des nombreux foyers domestiques se déversent dans l'atmosphère des villes, conjointement avec les fumées des usines, et contribuent à rendre l'aération difficile et défectueuse. Nous y reviendrons à propos des fumées industrielles ; mais nous pouvons déjà retenir quel immense intérêt il y aurait, aussi bien pour la pureté de l'air extérieur que pour celle de l'air intérieur de nos maisons, à supprimer tous les foyers isolés et à les

(1) *Annales de l'Observatoire de Montsouris.*

remplacer par une seule grande cheminée, éloignée de la ville et munie d'ailleurs d'appareils fumivores perfectionnés.

Nous ne dirons qu'un mot de la contamination de l'air des habitations par les microbes pathogènes : la chose rentre en effet dans la contagion proprement dite. Il va sans dire que la ventilation naturelle ou artificielle peut être coupable à ce sujet, quand il en résulte un courant d'air assez fort pour mettre en mouvement et en suspension les poussières de la chambre et les germes qui y sont attachés : c'est ce qui se produit, comme l'a montré récemment Juillerat, avec les petits ventilateurs d'appartement qu'on installait au milieu d'une pièce, sans communication rationnelle avec le dehors. Le balayage et l'époussetage à sec produisent le même effet plus violemment encore : ils doivent être remplacés par le lavage et l'essuyage humide.

Insuffisance ou excès de chauffage. — En ce qui regarde la température elle-même, les habitations humaines peuvent, suivant les climats et les saisons, présenter l'inconvénient d'être naturellement ou trop froides ou trop chaudes, et les procédés employés pour y remédier peuvent également pécher ou par défaut ou par excès.

Dans les pays tempérés, on peut admettre qu'il faut, pour une bonne hygiène, qu'on n'ait pas moins de 17 à 18° dans une pièce où on reste inactif, dans un bureau (1), etc., de 12 à 14° dans un atelier; dans une chambre à coucher, on peut descendre facilement à 8 ou 10°, et même beaucoup au-dessous, à condition d'être fortement couvert : comme limite supérieure, en été, il conviendrait de ne pas y dépasser 20 ou en tout cas 25°. Dans les pays tropicaux, on serait heureux si l'on pouvait descendre aussi à ces chiffres; l'Européen surtout pourrait s'acclimater bien mieux s'il pouvait disposer pour dormir la nuit d'une chambre à 20° et même 25°.

L'insuffisance de chaleur dans une enceinte où l'homme est obligé de stationner devient bien vite insupportable. Si l'air, les murs et tous les objets qui nous environnent sont froids, notre corps rayonne vers eux et perd une quantité de calorique qu'il ne peut récupérer que par une suractivité des combustions intérieures : c'est cette suractivité que les personnes exposées au froid cherchent à produire, soit en mangeant davantage, soit en faisant des mouvements, le travail musculaire étant la principale source de chaleur interne. Mais, si elles sont condamnées à l'immobilité, mal nourries et insuffi-

(1) Faisons remarquer ici qu'il faut une température plus élevée dans de l'air sec, comme est généralement celui de nos appartements (lequel a un degré hygrométrique de 18 à 35 p. 100, moyenne 25 p. 100), que dans de l'air humide à 60 ou 70 p. 100. Ainsi Smith, ayant maintenu une chambre à 60 p. 100 d'humidité, il a été constaté qu'on s'y trouvait très bien à 18°, et qu'on y avait chaud à 19° et trop chaud à 21°, tandis que, dans une autre chambre à 25 p. 100 d'humidité, on y avait froid à 18° et pas trop chaud à 22° 2/3. De là l'intérêt qu'on a à humidifier l'air jusqu'aux environs de 50 à 60 p. 100 : on peut alors diminuer la température.

samment vêtues, l'équilibre est rompu, et cela malgré la protection que le rétrécissement réflexe des capillaires de la peau tend à réaliser contre la déperdition de chaleur ; le froid cause alors une véritable souffrance, et, s'il persiste indéfiniment ou s'aggrave, il peut aller jusqu'à causer la mort.

Les refroidissements les plus pénibles et les plus dangereux sont occasionnés par le mouvement de l'air. L'air est mauvais conducteur de la chaleur, et, s'il est immobile, il se forme autour de nous une sorte de gaine d'air tiède qui nous protège : inversement, si les couches d'air se renouvellent continuellement, notre peau perd à chaque instant de nouvelles quantités de calorique.

De là le désagrément et le danger des *courants d'air* (1). On doit donc les éviter dans les habitations, principalement dans les pièces où on est exposé à être peu vêtu ou encore à se mettre en sueur (salons, salles de bal, théâtres).

Il est banal de rappeler le rôle que les refroidissements, surtout ceux contractés quand on est en transpiration, jouent dans l'éclosion des rhumatismes et des maladies de la gorge et de l'appareil respiratoire (angines, bronchites, pleurésies, pneumonies, tuberculose pulmonaire). Le froid n'amène pas sans doute le germe de ces maladies, mais il met l'organisme en état de réceptivité, ou, si l'on veut, de moindre résistance vis-à-vis d'eux, et il est probable que cet effet s'étend à d'autres infections, notamment à celles qui se greffent sur une angine ou une bronchite (diphtérie, grippe, scarlatine, etc.).

L'excès de chaleur est nuisible aussi, d'autant plus qu'il prédispose à un refroidissement ultérieur. L'organisme est armé pour lutter contre l'élévation de la température ambiante : le cœur et la respiration s'accélérant, les poumons et la peau s'hyperémient et perdent plus de chaleur, pendant que la sueur sécrétée en abondance produit une nouvelle et importante perte de calorique par son évaporation. Cependant cette sorte d'accommodation à la température du milieu, qui se fait par action réflexe et par l'intermédiaire des vaso-moteurs, a une limite, variable d'ailleurs avec les individus, les races, les habitudes : si cette limite est dépassée, comme cela arrive pour l'Européen dans les régions tropicales, il en résulte une perte d'appétit et une lassitude générale, conduisant à l'anémie et à une facile invasion par les maladies zymotiques et notamment par celles qui sont spéciales aux pays chauds.

Cette limite est en tout cas au-dessus de 30 et même de 35°, en air sec, puisque nous nous accommodons fort bien de la température d'une belle journée d'été, et c'est dès lors à tort selon nous que

(1) On ne peut dire exactement à partir de quelle vitesse le mouvement de l'air est sensible, en d'autres termes il y a courant d'air : cela dépend de la température de cet air, un très faible apport d'air froid étant sensible à l'homme alors qu'un mouvement bien plus fort d'air tiède ne l'impressionne pas.

E. Trélat avait posé en principe pour le chauffage artificiel que l'air devait rester froid et être inhalé aux environs de 12° : il est vrai qu'à 30° la tension de l'oxygène offert à nos poumons a diminué de 1 p. 15 comparativement à celle de 12°; mais il n'est pas moins certain que l'homme s'habitue très bien à des dépressions de cette importance et même à de beaucoup plus fortes, comme il en subit quand il s'élève en altitude. Nous admettrons donc que la température de l'air inhalé sec n'a d'inconvénient que si elle dépasse 35°.

Insuffisance d'éclairage et d'ensoleillement. — L'air et la chaleur ne sont pas seuls nécessaires à la salubrité de nos maisons : la lumière et le soleil le sont également, et l'influence de ces deux éléments est à considérer, d'une part en ce qui regarde la santé générale, d'autre part pour l'hygiène de l'organe de la vision.

Il reste peu à dire après Trélat sur l'importance de la lumière naturelle et du soleil pour la salubrité des habitations. Aussi bien n'avait-on pas attendu si tard pour s'en douter : témoin le vieux proverbe italien : « Où entre le soleil, le médecin n'entre pas souvent. » Une des raisons de cette action bienfaisante a été mise en évidence par la démonstration récente de l'action microbicide de la lumière solaire et même diffuse : on sait aujourd'hui qu'il se fait une véritable stérilisation de l'air et de l'eau par le soleil, et inversement on sait mieux encore que les microbes pathogènes, le bacille de la tuberculose surtout, persistent indéfiniment dans les chambres sombres et humides, dans les taudis privés de soleil.

D'un autre côté, la lumière a une influence directe sur la bonne tenue des locaux. « Un local sombre, dit Putzeys, est presque toujours mal tenu, et dans une chambre les coins où la lumière ne pénètre pas librement sont moins bien nettoyés, se transforment en réceptacles de poussières et deviennent une source d'altération pour l'air. » Le meilleur moyen d'obliger les habitants à tenir propre une maison, c'est donc de la faire aussi claire que possible. Enfin, par une sorte d'action réflexe encore mal définie, mais certaine, la lumière et le soleil activent les fonctions de notre organisme et agissent même sur le moral de l'homme en l'incitant à la gaieté.

Les causes qui empêchent la lumière d'être suffisante dans nos maisons tiennent soit à la construction même de ces maisons (mauvaise orientation, ouvertures trop petites ou trop peu nombreuses, profondeur exagérée des chambres, exiguïté des cours, etc.), soit à la situation des immeubles voisins (largeur insuffisante des rues ou hauteur exagérée des bâtisses), soit enfin aux défectuosités naturelles ou artificielles de la luminosité de l'atmosphère elle-même. L'homme ne doit pas diminuer par sa faute cette luminosité : s'il ne peut rien sur les brouillards ou sur les nuages qui interceptent les rayons solaires, du moins doit-il éviter de former ces nuages de fumées qui enveloppent les villes industrielles comme d'un voile opaque et les plongent dans une demi-obscurité perpétuelle.

L'éclairage artificiel, qui permet à l'homme de poursuivre la nuit ses travaux, ses études ou ses plaisirs, ne doit en premier lieu apporter dans l'air des appartements aucun élément nocif (Voy. ce qui a été dit ci-dessus pour l'oxyde de carbone et l'acide carbonique), ni aucun danger sérieux d'accident (tel qu'incendie avec l'électricité mal installée, explosion avec l'acétylène, etc.). En second lieu, il doit être suffisamment intense et suffisamment uniforme pour un bon fonctionnement de l'acuité visuelle des usagers, ce qui dépend de la nature du travail auquel ils se livrent et de la finesse des objets qu'ils ont à examiner : il est évident qu'une insuffisance d'éclairement fatigue la vue et en obligeant à rapprocher trop des yeux les objets développe la myopie. Enfin la vue ne doit être fatiguée non plus ni par l'éclat trop brillant des foyers lumineux, lesquels ne doivent pas être vus directement, ni par des variations trop brusques de l'intensité de la lumière : autrement, il en résulterait des éblouissements et même des troubles de plus longue durée.

Malpropreté de l'habitation. — L'influence de ce facteur est très grande sur les habitants et aussi sur le voisinage ; le défaut de propreté contribue puissamment à l'insalubrité des quartiers lorsque des maisons malpropres y sont communes. Dans les maisons à nombreux locataires de la classe ouvrière, ce sont surtout les dépendances à usage commun qui sont mal tenues, les escaliers, les couloirs, les vestibules où s'amassent souvent les crasses de plusieurs générations, les cours et principalement les cabinets d'aisances, fréquemment dans un état de malpropreté indéfinissable. Les odeurs, les germes contagieux, les matières en décomposition qui s'en dégagent, agissent d'une façon très défavorable sur l'habitation et sur tout le voisinage et peuvent contribuer puissamment à l'insalubrité de tout un quartier.

Quelle part peut-on réellement attribuer à la malpropreté dans la salubrité de l'habitation et, consécutivement, dans la salubrité générale de la ville ? Il est difficile, impossible même, de la déterminer. A cause du grand nombre et de la complexité des facteurs qui interviennent, les preuves directes de l'action de l'un d'entre eux ne peuvent que bien rarement s'établir ; pour beaucoup, celui-ci en particulier, il n'est pas possible de les dégager. Mais on a toutes raisons de penser que l'influence de la malpropreté doit, ici, être très grande ; elle a toujours eu la première place dans l'appréciation de la salubrité d'une habitation.

Les souillures qui peuvent entrer en ligne de compte sont très variées. Il en est qui doivent être suspectées à juste titre. Ce sont des déchets pouvant provenir du corps humain, déchets d'origine cutanée, salive, crachats, urines, matières fécales, même produits pathologiques variés. D'autres viennent de l'extérieur, apportés de la rue, des cabinets d'aisances, des cours et dépendances mal soignées, avec les chaussures, les vêtements ou les mains des habitants, sous forme de boue ou de poussière.

Et on conçoit aisément tout ce que cela peut contenir d'éléments suspects, microbes variés, spores de moisissures, œufs ou larves d'Helminthes, oxyures, lombrics, ankylostomes, par exemple.

Ces crasses sont, de plus, riches en matières organiques, qui, dans des conditions suffisantes, subissent des décompositions variées, donnent des odeurs nauséabondes, contribuent à la viciation de l'air de l'habitation, au confinement, l'odeur de l'air confiné, sa caractéristique la plus réelle, étant due, en bonne partie, à de telles causes.

Elles peuvent favoriser la pullulation de mouches, de puces et d'autres êtres suspects de servir à des transmissions de contage, en donnant asile et aliments à leurs larves.

Et ces effets nuisibles ne se bornent pas à l'habitation ainsi délaissée, mais s'étendent au milieu urbain lui-même, à cause de la très grande influence qu'exerce l'habitation sur lui.

Surpeuplement de l'habitation. — Dans les grandes villes surtout, tout principalement pour les maisons habitées par la classe ouvrière, le surpeuplement des logements est souvent excessif ; les statistiques le démontrent, bien qu'il y ait des réserves sérieuses à faire à cet effet, les données prises comme base d'appréciation prêtant, en effet, fort à la critique.

Pour les uns, il y a surpeuplement d'un logement lorsqu'il y a plus de deux habitants par pièce ; pour d'autres, c'est lorsqu'une chambre à une seule fenêtre est occupée par plus d'une seule personne.

Les caractères qui paraissent devoir être dominants ici sont certainement le cubage des pièces, puis les mesures prises pour l'aération et l'éclairage. Il n'est pas exact de mettre sur un même pied des pièces de dimensions très exiguës et d'autres qui peuvent être très vastes, des pièces forcément confinées et d'autres bien aérées et éclairées. Aussi la comparaison devient toujours difficile, et les déductions tirées restent problématiques.

Ces réserves admises, il est cependant bon de connaître les statistiques établies.

D'après Bertillon (1), en 1896, l'état de la population de l'agglomération parisienne pouvait, au point de vue logement, se répartir ainsi qu'il suit :

(1) Bertillon, Des logements surpeuplés à Paris en 1896. *Revue d'hygiène*, XXI, 1899, p. 588.

Nombre absolu des personnes vivant dans des logements.

	PARIS.	BANLIEUE.
1° *Surpeuplés* (moins d'une demi-pièce par personne)	365 000	107 000
2° *Insuffisants* (moins d'une pièce et plus d'une demi-pièce par personne)	887 000	288 000
3° *Suffisants* (une pièce par personne)	648 000	166 000
4° *Assez larges* (plus d'une pièce et moins de deux par personne)	337 000	117 000
5° *Très larges* (deux pièces au plus par personne)	189 000	72 000
6° Constitués par bateaux, voitures, etc.	2 000	1 000
7° De composition inconnue	13 000	7 000
Totaux	2 441 000	758 000
(Ne comprennent pas la population des prisons, hospices, casernes, etc.)		

Et ce sont les familles les plus nombreuses qui sont le plus mal logées, comme le montre le tableau suivant de Bertillon :

Sur 1 000 personnes de chaque catégorie, combien sont logées à raison de moins d'une pièce par personne (Paris, 1896).

Personnes faisant partie de ménages de 2 personnes	378
— — 3 —	496
— — 4 —	687
— — 5 —	754
— — 6 —	764
— — 7 —	753

La statistique suivante de Berlin (recensement de 1900) n'est pas meilleure (1) :

LOGEMENTS HABITÉS PAR PLUS DE 4 PERSONNES CONSTITUÉS :		POURCENTAGE.
a. Seulement par une cuisine	213	
b. — par une chambre non chauffable sans cuisine	30	
c. — par une chambre non chauffable avec ou sans cuisine	419	
d. — par une chambre chauffable sans cuisine.	1 135	
Total $a + b + c + d$	1 797	0,4
e. Seulement par une chambre chauffable avec ou sans chambre non chauffable ou cuisine	52 429	11

(1) TH. WEYL, *Sozial Hygiene*, IVter Supplement-Band, 1904, p. 40.

Des chiffres précédents de Bertillon, on tire les suivants :

Sur 1 000 habitants, combien vivent dans des logements.

	PARIS.	BANLIEUE.
1° *Surpeuplés* (caractéristique comme ci-dessus)..	149	142
2° *Insuffisants* (— —)..	363	381
3° *Suffisants* (— —)..	266	219
4° *Assez larges* (— —)..	138	154
5° *Très larges* (— —)..	78	95
6° Constitués par des bateaux, voitures, écuries...	1	1
7° De composition inconnue....................	5	8
Totaux..............	1 000	1 000

D'après Rey (1), en 1906, la situation à Paris était la suivante : sur 860000 logements, 134000 sont surpeuplés ; 37 200 familles de trois à quinze personnes ont une seule et unique chambre formant en même temps cuisine. Au total, 660 000 habitants, 24 p. 100 de la population parisienne, sont mal logés.

Et ce n'est pas à Paris que la crise de l'habitation ouvrière serait la plus grave, si l'on s'en rapporte aux chiffres suivants donnés par Bertillon en 1895 :

Sur 1 000 habitants, combien vivent dans des logements surpeuplés (moins d'une demi-pièce par personne).

Paris (1891)..	14
Londres (1891)..	20
Berlin (1885)..	28
Vienne (1890)..	28
Budapest (1891)..	74
Saint-Pétersbourg (1890)..	46
Moscou (1882)..	31
Liverpool..	11
Manchester..	8
Sheffield..	12
Portsmouth..	2
Newcastle..	35

La solution de cette grave question ne peut se chercher que dans l'amélioration des logements ouvriers.

Cependant, dans les habitations ouvrières soignées et salubres, la mortalité n'est pas supérieure à la mortalité ordinaire de l'agglomération. Les conditions peuvent même être meilleures, comme cela se voit à Londres pour les maisons de la donation Peabody, où d'après Newsholme (2) la mortalité générale annuelle, pendant la période 1881-1885, a été de 19,34 p. 1 000, tandis qu'à Londres elle était de 21,93.

(1) Rey, *Congrès d'hygiène de Marseille,* octobre 1906.

(2) Newsholme, The vital statistics of Peabody Buildings. *Journ of Royal statistical Society*, 1891.

La mortalité aux différents âges en 1888 et 1889, pour 1 000 habitants, donnait les chiffres suivants :

	Dans les bâtiments Peabody.	A Londres en tout.
De 0 à 5 ans................	59,1	55,8
— 5 à 15 —	3,3	3,8
— 15 à 25 —	3,6	3,6
— 25 à 35 —	6,3	6,5
— 35 à 45 —	8,9	11,5
— 45 à 55 —	15,4	18,9
— 55 à 66 —	27,3	31,7
— 65 à 75 —	51,1	67,9
— 57 et au-dessus..	95,7	167,5
En tout......................	16,49	17,96

Pendant la période 1882-1890, la mortalité annuelle des nourrissons a été dans ces bâtiments de 139,2 p. 1 000 des naissances, alors que dans tout Londres elle était de 151,9.

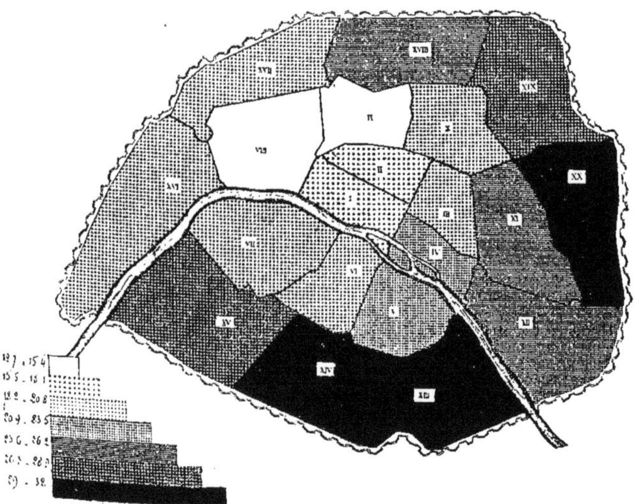

Fig. 2. — Paris, 1886-1890. Sur 1 000 habitants de chaque arrondissement, combien de décès en un an.

L'avantage total apparaît nettement pour ces habitations ouvrières. L'influence du surpeuplement, de l'encombrement sur l'état sanitaire des agglomérations est bien nette partout et y apparaît déplorable. Dans toutes les grandes villes, la statistique montre avec évidence que les quartiers où la population est le plus serrée sont ceux qui présentent la morbidité et la mortalité les plus élevées. D'autres causes que le logement interviennent certainement ici ; ces quartiers sont en général les plus pauvres, leurs habitants ont un régime alimentaire inférieur, sont souvent en état de misère physiologique ou de déchéance quelconque, vivent le plus souvent dans le défaut de soins, dans le mépris de toute règle d'hygiène, dans une promiscuité qui détermine ou favorise l'action de bien des causes morbides. Malgré tout cela, il semble bien que l'influence d'une habitation défectueuse soit ici fréquemment prépondérante.

Les deux cartogrammes des figures 2 et 3, établis par Bertillon (1) pour Paris, en 1890 et 1891, sont une preuve à l'appui de ce qui vient d'être avancé. On voit se superposer presque exactement les arrondissements à population dense et à mortalité élevée.

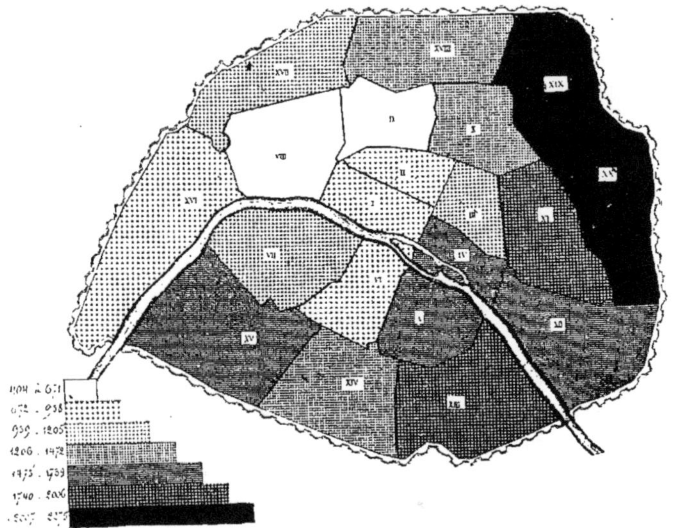

Fig. 3. — **Paris, 1891. Sur 10 000** habitants de chaque arrondissement, combien sont logés trop étroitement (plus de 2 habitants par pièce).

Les indications sont bien plus précises, et d'ailleurs identiques, dans le tableau des pages 66 à 69, établi avec les données du *Bulletin hebdomadaire de statistique municipale* de Paris, pour l'année 1906. On y voit que les quartiers à population dense, ayant un grand nombre de ménages par rapport aux immeubles disponibles, ont le plus souvent une mortalité générale plus élevée ; la mortalité par tuberculose pulmonaire y est notablement supérieure, la mortalité infantile beaucoup plus grande. La mortalité par fièvre typhoïde ne paraît pas influencée par l'encombrement ; ce sont d'autres facteurs surtout qui interviennent.

Les mêmes résultats se retrouvent dans le tableau de la page 65, établi par Weyl (2) pour Vienne, en 1900, dans sa monographie sur l'assainissement de cette ville.

(1) Bertillon, Essai de statistique comparée du surpeuplement des habitations à Paris et dans les grandes capitales européennes, Paris, Chaix, 1895.

(2) Th. Weyl, Die Assanierung von Wien, Engelmann, Leipzig, 1902, avec la collaboration des ingénieurs Kortz, Schneider et Goldemund et des Drs Günsberg et Freund. Analysé par Imbeaux, in *Revue d'hygiène*, XXIV, 1902, p. 1069.

Tableau de la répartition de la population de Vienne, encombrement et comparaison de sa mortalité générale, de la mortalité infantile et de la mortalité par tuberculose pulmonaire entre les arrondissements en 1900.

NUMÉROS des ARRONDISSEMENTS.	SURFACE occupée par l'arrondissement en hectares.	NOMBRE d'habitants.	NOMBRE des maisons en 1898.	NOMBRE des fosses fixes en 1898.	NOMBRE D'HABITANTS CORRESPONDANT à un appartement.	NOMBRE D'HABITANTS CORRESPONDANT à une chambre.	MORTALITÉ GÉNÉRALE pour 1000 habitants.	MORTALITÉ PAR TUBERCULOSE pulmonaire par 10 000 habitants.	MORTALITÉ INFANTILE (enfants morts dans la première année sur 100 enfants nés vivants.
1	2	3	4	5	6	7	8	9	10
I	282 83	58 503	1 385	7	1,58	0,71	9,78	9,7	9,3
II et XX	3 100 06	225 810	2 290	605	3,59	1,47	16,5	33,3	19,4
III	603 71	138 094	2 259	146	3,02	1,24	17,92	31,3	21,0
IV	179 78	59 996	1 075	16	2,30	0,95	13,72	19,5	14,8
V	254 20	106 647	1 562	78	3,49	1,64	19,12	38,0	22,1
VI	138 75	61 747	1 153	9	2,53	1,11	14,19	24,6	17,3
VII	145 78	69 162	1 256	9	2,44	1,06	14,29	23,5	14,2
VIII	104 57	50 897	843	9	2,52	1,05	14,72	27,8	16,7
IX	264 70	94 582	1 411	37	2,73	1,14	13,07	22,4	17,5
X	2 175 94	127 626	1 911	83	4,56	1,91	26,08	47,4	29,9
XI	2 211 17	37 075	1 462	577	4,13	1,83	25,11	48,4	25,5
XII	752 66	75 102	1 874	454	3,92	1,67	23,22	43,8	26,1
XIII	2 387 55	64 583	2 882	2 407	2,73	1,22	20,58	36,0	22,2
XIV	207 79	80 989	1 094	26	4,14	1,71	22,36	43,5	26,0
XV	127 30	45 380	659	9	3,65	1,53	17,54	34,1	21,6
XVI	875 35	148 652	2 353	228	4,18	1,72	22,76	50,8	23,6
XVII	968 93	90 410	1 974	328	3,74	1,55	22,08	46,2	24,1
XVIII	854 42	85 797	2 338	317	3,11	1,28	17,04	28,2	21,0
XIX	2 176 69	37 302	2063	708	2,59	1,18	20,21	44,2	24,3
Totaux et moyennes.	17 812 17	1 648 335	32 544	6 053	3,16	1,34	20,7	3,54	21,13

Tableau indiquant la répartition de la population de Paris par quartiers et par arrondissements, sa densité, le nombre des habitations et les rapports avec la mortalité générale, la mortalité par tuberculose pulmonaire, la mortalité infantile par gastro-entérite, la mortalité par fièvre typhoïde (Recensement et statistique de 1906).

ARRONDISSEMENTS et QUARTIERS.	NOMBRE d'habitants.	SUPERFICIE en hectares.	DENSITÉ (nombre d'habitants par hectare).	MAISONS.	MÉNAGES.	MORTALITÉ GÉNÉRALE totale.	MORTALITÉ GÉNÉRALE p. 1 000 habitants.	par tuberculose pulmonaire totale.	par tuberculose pulmonaire p. 10 000 habitants.	par fièvre typhoïde totale.	par fièvre typhoïde p. 10 000 habitants.	infantile par diarrhée et entérite de 0 à 1 an totale.	infantile par diarrhée et entérite de 0 à 1 an sur 100 enfants nés vivants.
1. Saint-Germain-l'Auxerrois.	6 904	93,55	74	255	2 813	101	14,63	14	20,27	»	»	1	854 naissances.
2. Halles	28 625	41,00	698	966	12 736	383	13,37	88	30,73	6	2,09	3	
3. Palais-Royal	12 960	28,45	456	425	5 184	158	12,19	17	13,11	4	3,08	4	
4. Place Vendôme	12 407	27,00	459	404	4 563	115	9,26	16	12,89	3	2,41	1	
I. **Louvre**	60 906	190,00	321	2 050	25 296	757	12,42	135	22,16	13	2,13	9	1,05
5. Gaillon	6 860	19,20	357	310	2 733	61	8,89	11	16,03	2	0,29	»	935 naissances.
6. Vivienne	10 267	23,30	441	351	4 479	119	11,59	19	18,50	1	0,97	2	
7. Mail	15 950	27,00	591	545	7 376	207	12,97	48	30,09	1	0,62	6	
8. Bonne-Nouvelle	28 039	28,00	1 001	861	13 221	446	15,70	99	35,30	5	1,78	9	
II. **Bourse**	61 116	97,50	627	2 067	27 809	833	13,62	177	28,96	9	1,47	17	1,81
9. Arts-et-Métiers	23 327	30,65	761	597	10 288	355	15,21	88	37,72	4	1,71	7	1 515 naissances.
10. Enfants-Rouges	20 459	27,85	735	494	8 663	323	15,78	77	37,63	5	2,44	8	
11. Archives	21 243	36,00	590	527	8 206	349	16,42	76	35,77	4	1,88	6	
12. Saint-Avoye	21 123	21,50	982	580	9 022	334	15,81	103	48,76	1	0,47	6	
III. **Temple**	86 152	116,00	743	2 198	36 179	1 361	15,79	344	39,92	14	1,62	27	1,78

13. Saint-Merri	23 716	82,00	741	[illegible]	[illegible]	[illegible]	[illegible]	[illegible]	[illegible]	[illegible]	[illegible]	[illegible]	[illegible]
14. [illegible]	[illegible]	[illegible]	[illegible]	[illegible]	[illegible]	[illegible]	[illegible]	[illegible]	[illegible]	[illegible]	[illegible]	[illegible]	2 07[illegible] naissan[illegible]
19. Val-de-Grâce	34 125	67,00	509	812	13 499	609	17,84	102	29,88	2	0,58	12	
20. Sorbonne	26 978	42,30	638	725	12 611	499	18,49	127	47,07	1	0,37	7	
V. **Panthéon**	117 666	249,00	473	2 776	49 348	2 125	17,85	474	40,28	12	1,01	56	2,70
21. Monnaie	17 919	28,80	622	524	8 204	291	16,23	72	40,18	4	2,23	5	1 388 naissances.
22. Odéon	21 378	70,20	305	613	8 831	249	11,64	45	21,04	»	»	5	
23. Notre-Dame-des-Champs	42 187	84,40	500	1 086	15 823	506	11,99	74	17,54	5	1,18	1	
24. Saint-Germain-des-Prés	15 561	27,60	564	435	6 554	276	17,73	49	31,48	1	0,64	4	
VI. **Luxembourg**	97 055	211,00	460	2 658	39 412	1 322	13,62	240	24,72	10	1,03	15	1,08
25. Saint-Thomas-d'Aquin	25 757	78,00	343	954	8 874	425	15,88	38	14,20	»	»	6	1 419 naissances.
26. Invalides	14 138	107,00	132	473	4 169	132	9,33	14	9,90	»	»	»	
27. École militaire	18 594	82,00	227	414	5 475	329	17,69	32	17,21	3	1,61	5	
28. Gros-Caillou	37 886	136,00	276	891	14 813	483	12,74	110	29,03	4	1,05	9	
VII. **Palais-Bourbon**	97 375	403,00	242	2 532	33 331	1 369	14,05	194	19,92	7	0,71	20	1,40
29. Champs-Élysées	14 370	111,60	129	561	3 713	107	7,44	15	10,43	1	0,69	»	1 064 naissances.
30. Faubourg-du-Roule	24 658	75,60	326	786	7 954	308	12,49	53	21,49	5	2,02	1	
31. Madeleine	23 212	79,00	294	843	8 146	223	9,60	27	11,63	2	0,86	6	
32. Europe	37 529	114,80	327	1 206	12 807	296	7,88	28	7,46	2	0,53	»	
VIII. **Élysée**	99 769	381,00	262	3 396	32 620	934	9,36	123	12,32	10	1,00	7	0,65
33. Saint-Georges	37 153	71,20	522	1 260	16 448	485	15,79	56	15,07	5	1,34	7	1 638 naissances.
34. Chaussée-d'Antin	19 920	55,30	360	735	7 517	204	10,24	28	14,05	4	2	4	
35. Faubourg-Montmartre	22 648	42,05	539	704	9 585	295	13,02	55	24,28	3	1,32	2	
36. Rochechouart	39 097	44,45	880	814	17 092	507	12,96	80	20,46	»	»	15	
IX. **Opéra**	118 818	213,00	558	3 513	50 642	1 491	12,54	219	18,43	12	1,01	28	1,71
37. Saint-Vincent-de-Paul	39 380	90,40	436	805	15 618	598	15,18	108	27,42	5	1,26	15	2 672 naissances.
38. Porte-Saint-Denis	27 944	47,20	592	687	11 777	368	13,16	90	32,20	4	1,43	9	
39. Porte-Saint-Martin	40 560	58,20	697	870	17 104	610	15,03	132	32,54	5	1,23	9	
40. Hôpital-Saint-Louis	43 813	90,20	486	841	17 142	866	19,76	211	48,15	3	0,68	47	
X. **Enclos-Saint-Laurent**	151 697	286,00	530	3 203	61 641	2 442	16,09	541	35,66	17	1,12	80	2,99

ARRONDISSEMENTS et QUARTIERS.	NOMBRE d'habitants.	SUPERFICIE en hectares.	DENSITÉ (nombre d'habitants) par hectare.	MAISONS.	MÉNAGES.	MORTALITÉ							
						GÉNÉRALE		par tuberculose pulmonaire		par fièvre typhoïde		infantile par diarrhée et entérite de 0 à 1 an	
						totale.	p. 10 000 habitants.	totale.	p. 10 000 habitants.	totale.	p. 10 000 habitants.	totale.	sur 100 enfants nés vivants.
41. Folie-Méricourt	56 279	70,15	802	1 048	23 230	994	17,66	288	51,17	8	1,42	56	4 914 naissances.
42. Saint-Ambroise	48 295	81,75	591	1 126	19 167	919	19,06	238	49,28	7	1,44	32	
43. Roquette	75 906	117,20	648	1 689	28 840	1 539	20,27	358	47,16	9	1,18	92	
44. Sainte-Marguerite	51 570	91,90	561	1 212	18 967	958	18,57	236	45,76	4	0,77	41	
XI. **Popincourt**	232 050	361,00	643	5 075	90 204	4 410	19,00	1 120	48,26	28	1,20	221	4,49
45. Bel-Air	20 030	99,00	202	852	7 149	329	16,40	73	36,40	1	0,49	13	2 733 naissances.
46. Picpus	60 299	183,50	329	1 461	20 431	1 061	17,59	214	35,48	10	0,16	52	
47. Bercy	10 646	165,50	64	265	4 053	202	18,97	41	38,51	2	1,87	12	
48. Quinze-Vingts	47 673	120,00	397	1 235	18 770	792	16,61	213	44,68	3	0,62	26	
XII. **Reuilly**	138 648	568,00	244	3 813	50 403	2 384	17,19	541	39,02	16	1,15	103	3,76
49. Salpêtrière	24 442	116,90	209	547	11 692	921	37,68	104	42,58	4	1,63	10	3 061 naissances
50. Gare	47 603	262,20	182	1 626	4 033	1 034	21,72	271	56,92	5	1,05	75	
51. Maison-Blanche	42 440	173,80	244	1 743	13 692	984	23,18	228	53,72	5	1,17	67	
52. Croulebarbe	18 648	72,10	259	483	25 969	377	20,21	70	37,53	3	1,60	13	
XIII. **Gobelins**	133 113	625,00	213	4 399	55 386	3 316	24,90	673	50,55	17	1,27	165	5,39
53. Montparnasse	31 671	100,00	291	771	11 692	650	20,52	95	29,99	4	1,26	33	
60. Javel	26 005	178,00	146	997	9 100	532	20,45	119	45,76	6	2,30	41	

60. *Javel*	26 005	178,00	146	997	9 100	532	20,45	119	45,76	6	2,30	41	
XV. **Vaugirard**	168 190	721,00	233	5 788	62 239	3 303	19,63	740	43,99	19	1,12	168	4,67
61. **Auteuil**	32 663	249,00	131	1 698	11 433	593	18,15	88	26,94	6	1,83	9	1 657 naissances.
62. **Muette**	34 778	167,35	208	1 572	11 118	444	12,76	59	16,96	4	1,15	9	
63. **Porte-Dauphine**	27 411	144,45	190	1 222	7 878	232	8,46	23	8,39	4	1,45	3	
64. *Chaillot*	35 867	148,20	242	1 349	11 243	346	9,64	47	13,10	4	1,11	6	
XVI. **Passy**	130 719	709,00	184	5 841	41 672	1 615	12,35	217	16,60	18	1,37	27	1,62
65. Ternes	47 389	109,65	432	1 399	19 231	590	12,45	78	16,45	9	1,89	15	3 367 naissances.
66. Plaine-Monceau	39 431	121,45	325	1 421	13 640	417	10,57	78	19,77	4	1,01	6	
67. Batignolles	59 278	111,60	531	1 533	26 228	817	13,78	156	26,31	5	0,84	25	
68. Epinettes	61 026	102,30	597	1 643	24 466	1 085	17,77	257	42,11	5	0,81	53	
XVII. **Batignolles-Monceau**	207 127	445,00	465	5 996	83 565	2 909	14,04	569	27,47	23	1,11	99	2,94
69. Grandes Carrières	75 477	167,35	451	2 368	31 137	1 344	17,80	283	37,49	8	1,05	56	5 338 naissances.
70. Clignancourt	110 061	148,45	741	2 476	43 729	1 840	16,71	435	39,52	8	0,72	67	
71. Goutte-d'Or	47 156	95,00	496	978	19 466	941	19,95	252	53,43	2	0,42	50	
72. La Chapelle	25 480	108,20	235	519	9 510	532	20,87	137	53,76	1	0,39	28	
XVIII. **Butte Montmartre**	258 174	519,00	497	6 341	103 842	4 657	18,03	1 107	42,87	19	0,73	201	3,76
73. La Villette	52 405	125,30	418	1 137	19 265	1 123	21,42	280	51,52	4	0,76	75	3 442 naissances.
74. Pont-de-Flandre	15 981	170,60	94	383	5 521	318	19,89	82	51,31	2	1,25	19	
75. Amérique	29 710	143,70	207	1 465	10 013	646	21,74	142	47,78	1	0,33	34	
76. Combat	49 985	126,40	395	1 150	18 012	1 008	20,16	254	50,81	3	0,60	78	
XIX. **Buttes-Chaumont**	148 081	566,00	262	4 135	52 911	3 095	20,90	748	50,51	10	0,67	206	5,98
77. Belleville	54 633	82,10	665	1 638	20 671	1 359	24,87	379	69,37	2	0,36	90	4 103 naissances.
78. Saint-Fargeau	17 722	115,60	153	960	5 385	363	20,48	77	43,44	2	1,12	19	
79. Père-Lachaise	53 281	162,20	328	1 748	18 957	1 239	23,25	299	56,11	3	0,56	79	
80. Charonne	43 793	161,10	272	1 800	11 731	1 044	23,83	229	52,29	2	0,45	70	
XX. **Ménilmontant**	169 429	521,00	325	6 146	60 744	4 005	23,63	984	58,07	9	0,53	258	6,28
Totaux	2 722 731	7 802,00	346	79 719	1 044 770	47 269	17,36	10 232	37,57	267	0,98	2 003	50 844 naissances. ,94

Influence de l'habitation sur certaines mortalités spéciales. — Si, d'une façon générale, l'influence de l'habitation sur l'état sanitaire paraît très grande, elle semble plus importante encore lorsqu'on considère certaines mortalités et morbidités spéciales.

Influence de l'habitation sur le développement de la tuberculose. — On est unanime aujourd'hui à reconnaître que le logement insalubre, le logement surpeuplé, est un des principaux facteurs dans l'étiologie de la tuberculose.

Les enquêtes le montrent depuis longtemps. D'après Friedrich (1), à Budapest, sur 451 tuberculeux, 70 p. 100 logeaient dans des conditions d'encombrement et d'insalubrité telles que leurs habitations constituaient de véritables foyers de tuberculose.

Les renseignements suivants, donnés par Kayserlin, se rapportant à Berlin, font bien ressortir aussi la grande influence de la question du logement sur la tuberculose. De 1903 à 1906, 12 363 personnes sont mortes à Berlin de la tuberculose; 5 842, c'est-à-dire 47 p. 100, sont mortes dans les divers services d'assistance; 6521, 53 p. 100, dans leurs demeures. Parmi ces derniers, 41 p. 100 ne possédaient qu'une chambre ; 42 p. 100, deux chambres ; 11 p. 100, trois chambres; 6 p. 100, quatre chambres et plus. En outre, 688 des tuberculeux de cette première catégorie partageaient leur unique chambre avec 2 personnes, 580 avec 4 personnes, 452 avec 5 personnes, 229 avec 6 personnes, 136 avec 7 personnes, 45 avec 8 personnes, 5 avec 11 et plus de 11 personnes.

Cette influence est surtout bien démontrée par les minutieuses recherches statistiques de Juillerat (2) faites pour Paris, de 1894 à 1907. Elles prouvent qu'il existe à Paris des maisons ou des groupes de maisons qui sont des foyers intenses et permanents de tuberculose. Ces véritables *maisons maudites* ont présenté, de 1894 à 1904, une mortalité tuberculeuse de 8,26 p. 1 000, de 7,20 en 1905, de 8,45 en 1906, alors que la moyenne générale que l'on peut adopter est de 3 p. 1000. Ces 5 262 maisons tuberculeuses, ayant présenté de 5 à 10 décès et plus par tuberculose par année, ont à elles seules, suivant l'année, de 30 à 38 p. 100 du nombre total des décès par tuberculose, sur les 80000 maisons, en chiffres ronds, constituant l'agglomération parisienne. On y meurt de tuberculose trois fois plus que dans les autres maisons. Ces habitations maudites ont toujours les mêmes caractéristiques ; elles se trouvent dans des rues étroites, ont des cours petites, bordées de murs élevés, constituant de véritables puits sombres et humides. Ce qui semble dominer ici, c'est le *manque d'aération et de soleil, de soleil surtout*. La tuberculose serait, avant

(1) Friedrich, *Congrès international de la tuberculose*, Paris, 1905, t. II, p. 434.

(2) Juillerat, La répartition de la tuberculose dans les maisons de Paris. *Hygiène générale et appliquée*, 1906 et 1907.

tout, la maladie de l'obscurité (Juillerat); l'encombrement, la surpopulation du logement, causes nettement favorisantes cependant, passeraient ici au second plan.

Tout ceci montre bien qu'il y a urgence à prendre, sous ce rapport, des mesures défensives.

Influence de l'habitation sur le développement du cancer. — L'influence de l'habitation sur la morbidité cancéreuse a été mise en avant, depuis longtemps déjà, par des médecins anglais, qui ont parlé de *maisons à cancer*. Des statistiques plus complètes et plus récentes paraissent apporter à la question des faits confirmatifs [Behla (1), Filassier (2)]. Il faut toutefois de plus longues périodes d'observation et des faits plus nombreux.

Les faits cités par Borrel (3) paraissent cependant, il faut le reconnaître, mettre au tout premier plan l'influence de l'habitat dans la répartition des tumeurs cancéreuses chez les animaux, le rôle des cages infectées, séparé bien nettement des autres conditions qui sont reconnues comme pouvant avoir une action ici, cohabitation et contact direct, hérédité, âge, sexe, etc. De tels faits doivent certainement donner à réfléchir pour les tumeurs humaines, sans cependant pouvoir encore, aujourd'hui, entraîner la conviction entière.

D'après des statistiques bien faites, le cancer paraît bien nettement en progression dans les villes; c'est déjà un signe que l'agglomération joue un rôle dans sa transmission.

Influence de l'habitation sur la mortalité infantile. — Pour la mortalité infantile, l'encombrement, le surpeuplement des habitations l'augmentent d'une façon certaine. Les tableaux statistiques de Paris et de Vienne donnés précédemment (p. 66 et 70) le montrent bien nettement; les hauts chiffres de la mortalité infantile correspondent aux taux d'encombrement élevés.

Toujours, c'est dans la classe qui habite les logements les plus défectueux que la mortalité infantile est le plus élevée. Lorcin (4) a montré que, sur 1 000 enfants de zéro à un an, à Paris, il en meurt 154 dans les quartiers riches, 240 dans les quartiers pauvres, 277 dans les quartiers très pauvres.

L'influence du milieu ressort aussi nettement dans les observations faites par Zuber (5) à Nancy, et, parmi les conditions de milieu, c'est l'habitat qui doit être mis au tout premier rang. Dans la classe bourgeoise, la mortalité entre l'enfance et l'adolescence est de 8 p. 100;

(1) Behla, Die Krebserkranhungen der Stadt Luckau von 1878 bis 1899 topographisch Dargestelt mit Bezeichnung der betallenen Häuser. *Zeitschrift für Medicinalbeamte*, 1901, nº 8, p. 275.

(2) Filassier, Y a-t-il des maisons cancéreuses? *Gaz. méd. de Paris*, 15 août 1907.

(3) Borrel, Le problème du cancer. *Bull. de l'Institut Pasteur*, juin, juillet et août 1907.

(4) Lorcin, Étude sur la mortalité et la morti-natalité dans la classe ouvrière de Paris. Thèse de Paris, 1896-1897.

(5) Zuber, De la mortalité infantile à Nancy. Thèse de Nancy, 1898-1899.

dans la classe ouvrière indigente, elle est de 30,34 p. 100. Sur 100 enfants morts entre zéro et quinze ans, 60 meurent dans la première année chez le pauvre et 33 chez le riche. Sur 100 enfants morts dans les deux premières années, abstraction faite des mort-nés et de ceux morts quelques heures après la naissance, il y a 78 décès chez le pauvre et 44 chez le riche.

Le nombre des enfants dans les familles, par conséquent le peuplement du logement, a son effet certain. Plus les familles sont nombreuses, plus la mortalité infantile est élevée. D'après Zuber, la mortalité infantile était de 45,26 p. 100 dans les familles de 8 enfants et plus; 145 familles avec 1 266 enfants dont 573 étaient morts, donnent une mortalité générale infantile chez les ouvriers indigents de 30,34 p. 100; de 30,07 p. 100 dans les familles de 4 à 6 enfants (418 familles avec 2 043 enfants dont 629 étaient morts), elle tombe à 21,07 p. 100 dans les familles de 2 à 3 enfants (393 familles avec 986 enfants dont 214 décédés).

L'abaissement de la mortalité infantile dans les habitations ouvrières soignées et salubres, cité précédemment pour Londres (p. 63), vient nettement aussi à l'appui de cette thèse.

D'autres causes interviennent ici : la question d'alimentation a une très grande importance et prime ici toutes les autres ; mais la question du logement a certainement sa large part dans la mortalité infantile. Les statistiques montrent d'ailleurs partout que cette mortalité est deux fois plus forte dans les quartiers à mauvais logements.

Influence de l'habitation sur le développement d'autres affections contagieuses. — Le rôle que joue l'habitation dans la transmission des maladies contagieuses autres que celles qui interviennent dans les cas précédents est peut-être moins net, mais paraît encore bien marqué.

Il y a des *maisons à fièvre typhoïde*, c'est indéniable, du fait de causes propres à la maison, à une infection locale, et non d'une cause d'ordre extérieur, distribution d'eau urbaine par exemple.

Il y a des *maisons à diphtérie*. Dans toutes les grandes villes, les statistiques sérieuses montrent dans certains immeubles, même en dépit de désinfections répétées, la répétition de cas pendant des périodes assez longues. Et de telles maisons ne sont pas seulement des maisons ouvrières mal tenues, malpropres, abritant un grand nombre de ménages, mais des habitations bourgeoises, bien soignées, ce qui démontre que ce n'est pas tant l'insalubrité générale de l'immeuble qui interviendrait, mais la présence de conditions particulières assurant la persistance des germes contagieux.

II. — HABITATIONS COLLECTIVES.

Ce sont celles qui sont habitées par un grand nombre de personnes, soit en permanence, comme les cités, les hôtels et garnis, les hôpitaux et hospices, les casernes, les prisons, certains établissements d'instruction; soit seulement temporairement, les écoles, les asiles de nuit et refuges, les crèches, les bureaux, les ateliers et même les théâtres, les églises et temples.

Au point de vue hygiénique, ces habitations présentent toutes le plus souvent un caractère commun, l'encombrement, constant ou seulement temporaire ; dans ce dernier cas, il est certainement plus facile d'écarter le danger ; mais le temps de séjour est souvent suffisant pour en laisser ressentir les effets.

La contagion se trouve forcément facilitée entre les individus qui se trouvent réunis et d'autant plus que les conditions du milieu s'y prêtent. De plus, elle peut en sortir et gagner le milieu urbain.

Il faut donc une surveillance spéciale et des mesures adaptées. Souvent, en effet, de telles habitations ont une adaptation insuffisante aux conditions à remplir. Très souvent il y a un véritable surpeuplement, un entassement trop grand, aux inconvénients duquel il est bien difficile de remédier, malgré les précautions. Souvent aussi on est en présence de vieux édifices en état de délabrement avancé.

On ne peut pas nier l'influence très grande sur la salubrité urbaine de beaucoup de ces habitations collectives ; elle s'impose. De plus, sous ce rapport, l'influence proprement dite du logement se trouve encore augmentée des effets défavorables du voisinage, certaines catégories de ces habitations se trouvant souvent situées dans des quartiers malsains, des rues étroites ou même des ruelles ou impasses sales ou sordides ; elles n'ont pas d'air, pas de soleil, mais partout des immondices autour d'elles.

Cités et cités-casernes. — On doit ici le premier rang et une attention toute spéciale à ces établissements, grands bâtiments abritant beaucoup de locataires, ou agglomérations d'habitations séparées, construites de matériaux très divers, surtout économiques. Il est peu de grandes villes qui n'aient de ces chancres.

Dans les grandes *cités-casernes*, c'est d'ordinaire l'agglomération intense, l'encombrement excessif, malgré tout une grande promiscuité, l'influence évidente des logements voisins les uns sur les autres. Avec l'encombrement, c'est le manque de soins et la malpropreté qui font le vrai danger. Tout ce qui est commun est bien vite dans un état sordide, cour, vestibule, escaliers, cabinets d'aisances surtout.

Les grandes maisons ouvrières bien tenues sont cependant là pour démontrer qu'il peut y avoir, même dans ce type, des habitations salubres, où l'on meurt même moins qu'ailleurs (Voy. p. 63).

Mais, d'ordinaire, pour de telles constructions, c'est la spéculation seule qui est en vue, sans le moindre souci d'hygiène et de salubrité. Le quartier, la rue sont des plus malpropres, c'est déjà beaucoup; la construction elle-même laisse tout à désirer; il s'y accumule les crasses de plusieurs générations ; les cabinets d'aisances, s'il en existe, sont infects et trop peu nombreux ; l'eau manque ou est parcimonieusement mesurée. Les logements sont trop petits, en mauvais état, ont une aération et un éclairage souvent défectueux.

Les *cités* formées d'habitations séparées ont des caractères très variés. Il en est de relativement bonnes ; beaucoup sont d'une insalubrité manifeste. Le plus souvent, elles sont formées de baraques construites de matériaux d'occasion, sur un sol mal préparé, imprégné de déchets. Les soins de propreté élémentaires font même fréquemment défaut.

Et, dans bien des cas, la situation se complique de la présence de commerces ou d'industries spéciales, insalubres au plus haut chef ; on y recueille et conserve des peaux, des os, des chiffons, de vieux vêtements ; avec cela des animaux divers fourmillent, chiens, chats, volailles, moutons ou chèvres, même porcs. Il en est qui sont des cloaques immondes. Pour se documenter, on peut d'abord se reporter aux beaux travaux de Du Mesnil (1) ; mais rien ne remplace la constatation directe, il faut aller voir.

Rien d'étonnant que de tels établissements soient un réel danger pour le voisinage et la ville entière. Ce sont de véritables foyers d'épidémies, pouvant se répandre sur la ville; en fait, souvent la fièvre typhoïde, la variole, la diphtérie font rage dans ces milieux et gagnent le milieu urbain.

Hôtels et garnis. — Dans les *hôtels* proprement dits, il y a forcément une promiscuité qui rend très facile une transmission de contages. A cause de la succession plus ou moins rapide des habitants, il faudrait la désinfection aussi fréquente que possible des locaux ; on devrait au moins exiger la plus grande propreté et les dispositions d'installation et d'ameublement qui permissent d'y arriver facilement. L'importance est surtout très grande pour les hôtels des stations climatériques, où abondent les tuberculeux et les convalescents et pour les hôtels des ports de mer où arrivent des voyageurs des pays exotiques capables d'apporter des maladies de ces pays (choléra, peste, fièvre jaune, etc.).

De nombreuses causes d'insalubrité se rencontrent surtout dans les *hôtels d'ordre inférieur* et les *garnis* qui servent aux ouvriers. Là existent trop souvent d'abord un encombrement exagéré, une promiscuité très dangereuse, les mêmes lits pouvant recevoir des habitants différents le jour et la nuit sans que les garnitures en

(1) Du Mesnil, L'habitation du pauvre, Paris, 1890.

soient changées. Les soins de propreté y sont très réduits, parfois même nuls. Des pièces servent à l'habitation, qui n'ont pas les caractères de pièces habitables. A la malpropreté, vient s'ajouter les dangers de l'air confiné, méphitique même. Chez les habitants, la résistance s'affaiblit vite, surtout avec des conditions de vie défectueuses; la fièvre typhoïde, la tuberculose se contractent facilement. Les ravages du choléra dans de tels garnis ont été signalés il y a longtemps (1). On a souvent vu partir de ces locaux la variole, le typhus exanthématique. C'est un véritable danger pour la ville. On doit ranger dans la même catégorie les débits louches où s'accumulent, pour être au moins à l'abri des intempéries pendant la nuit, les pauvres diables et les vagabonds.

Il faut faire une mention spéciale pour les hôtels destinés aux émigrants, ces *maisons d'émigrants*, qui se trouvent dans bien des grands ports, où s'entassent, dans des conditions d'insalubrité et de malpropreté effrayantes, de nombreux émigrants de toutes nationalités, en attendant un embarquement. Pour le choléra, pour la peste, c'est un véritable danger pour le voisinage et la ville entière (2).

Pour pallier aux dangers, il est absolument nécessaire d'instituer, pour de tels établissements, une réglementation et une surveillance suivies. C'est là un grand point de la salubrité urbaine.

Hôpitaux et hospices. — Il se fait certainement des contagions dans ces établissements mêmes, surtout pour la fièvre typhoïde, la scarlatine, la variole et la tuberculose (3). Mais on doit reconnaître que l'influence des hôpitaux sur l'état sanitaire urbain est en général peu marquée.

On signale, surtout pour la variole, une plus forte morbidité dans le voisinage des hôpitaux où sont traités des varioleux. Le mouvement des malades arrivants, les rapports avec le personnel hospitalier peuvent expliquer les faits. La transmission directe de contages de l'hôpital par l'air est moins à admettre ; cependant les mouches, d'autres insectes peuvent, dans certains cas, transporter des germes contagieux et jouer un rôle.

Les hospices de vieillards ne semblent être à considérer ici qu'au point de vue soins et encombrement.

Il n'est pas prouvé qu'un sanatorium pour tuberculeux, où l'on observe rigoureusement les précautions nécessaires, ait de l'influence sur la morbidité tuberculeuse du voisinage.

Casernes. — L'encombrement est trop souvent à son comble, surtout aux moments d'appels de réservistes ou de territoriaux. La promis-

(1) Villermé, *Ann. d'hygiène pub. et de méd. lég.*, 1re série, t. XI, 1832.

(2) Chantemesse et Borel, L'émigration et la santé publique. *Hygiène générale et appliquée*, 1906, p. 453.

(3) Voy. L. Martin, *Hygiène hospitalière*, p. 88 et suiv., fasc. VIII du Traité d'hygiène.

cuité rend les contagions plus faciles. Le bilan sanitaire et surtout les déchets par tuberculose paraissent être en rapport avec l'état plus ou moins hygiénique des locaux (1). Voilà pour les habitants.

L'influence sur le milieu urbain paraît peu marquée au point de vue salubrité, probablement surtout grâce aux soins et à la surveillance médicale. Il se peut cependant qu'il y ait parfois quelque extension d'une affection contagieuse aux quartiers voisins, ou visités spécialement par les militaires.

Prisons. — C'est un milieu tout spécial. Les individus qui y sont renfermés appartiennent pour la plupart à la dernière couche sociale ; ils sont le plus souvent malpropres et miséreux, fréquemment alcooliques, ou sont des cérébraux à habitudes vicieuses. Ils exercent les uns sur les autres une très grande influence ; au point de vue morale, elle est indéniable et déplorable ; au point de vue contagion, elle est aussi évidente. La morbidité y est d'ordinaire très forte. La mortalité par tuberculose est élevée ; elle croît comme la durée de la détention. Les maladies contagieuses y font souvent de vrais ravages ; le typhus exanthématique, la variole, le scorbut y sévissent d'une façon spéciale.

Beaucoup de prisons sont encore d'une insalubrité manifeste ; par contre, il en est d'autres qui présentent un confortable et un luxe hygiéniques véritablement révoltants au point de vue social, surtout si on les compare au dénûment de certains hôpitaux.

Grâce aux précautions prises, la mortalité a cependant bien diminué dans les prisons ; alors qu'en France elle était de 67 p. 1 000 détenus par an dans la période de 1831 à 1835, elle est tombée à 36 p. 1 000 pendant les années 1877, 1878, 1879.

L'action sur la salubrité du milieu urbain est assez nette pour qu'aujourd'hui on relègue ces établissements hors des villes. Trop fréquemment, les prisons sont des centres d'où partent des contages dangereux pour la ville ; on connaît de nombreuses épidémies de variole, de typhus exanthématique entre autres, qui ont eu une telle origine.

Établissements d'instruction avec internats. — Ce qui est aussi au premier rang ici, c'est généralement l'agglomération trop forte en rapport avec les caractères des locaux disponibles, l'encombrement, la promiscuité. D'où des dangers plus grands de transmission des contages. La tuberculose semble être particulièrement menaçante. Bien des affections contagieuses, lorsqu'elles s'y déclarent, prennent facilement de l'extension.

Le milieu urbain est directement menacé par les élèves externes d'abord, puis par tous à la suite de licenciements lors d'épidémies, créant, dans la ville même et dans d'autres centres, des foyers d'importation.

(1) GEORGES, Tuberculose et casernement. *Ann. d'hygiène pub. et de méd. lég.*, 1903, p. 120.

Écoles. — Les mêmes conditions interviennent. Les élèves transportent facilement, dans leurs familles, des contages divers. Pour toute une catégorie d'affections contagieuses principalement, l'influence scolaire est très nette sur les morbidités spéciales de la ville. C'est surtout la rougeole, la coqueluche, la varicelle, les oreillons, la diphtérie (1).

Asiles de nuit et refuges. — Le rôle de ces établissements dans la transmission du typhus exanthématique est démontré par de nombreuses observations. La promiscuité, le manque absolu de précautions, des soins de propreté élémentaire, dans beaucoup d'installations, rendent très grand le danger de contagion (2). Beaucoup d'affections microbiennes ou parasitaires peuvent se transmettre dans ces conditions. L'établissement peut devenir un foyer menaçant le voisinage.

Dépôts de mendicité. — Ils suggèrent les mêmes considérations que les hospices d'un côté, les refuges de l'autre, à cause des nombreux chemineaux et vagabonds qu'ils reçoivent d'ordinaire.

Crèches. — L'installation, trop souvent défectueuse, exerce sur les enfants des effets défavorables. Le cubage insuffisant, l'aération et l'éclairage mauvais, les soins de méticuleuse propreté négligés déterminent facilement du confinement. Certaines épidémies de rougeole et de varicelle surtout s'y développent facilement et menacent les familles qui y ont des enfants.

C'est souvent encore pis dans les garderies particulières ou industrielles, trop nombreuses et trop peu surveillées dans les contrées industrielles.

Bureaux. — L'aération, l'éclairage sont très souvent défectueux ; les soins de propreté laissent souvent à désirer ; le balayage et l'époussetage se font très mal. L'influence des bureaux sur la transmission de la tuberculose paraît bien évidente. Les locaux mis par l'État à la disposition de ses agents sont tout aussi sujets à critique que les locaux commerciaux ou industriels. La responsabilité de l'État est bien nettement établie par le Conseil d'État (Affaire d'un employé des postes de Bastia, mai 1907).

Ateliers. — L'influence défavorable que peuvent exercer sur la salubrité urbaine les industries insalubres, incommodes, dangereuses, est visée dans un chapitre spécial. L'hygiène et la sécurité des ouvriers qui y travaillent font l'objet des importantes prescriptions des lois du 12 juin 1893 et du 11 juillet 1903.

Mais il est toute une catégorie d'ouvriers qui échappent à ces prescriptions législatives, ce sont ceux qui travaillent en chambre.

(1) Cohn, Schulschluss und Morbidität an Masern, Scharlach und Diphterie. *Zeitschrift für Schulgesundheitspflege*, 1905, p. 63.

(2) Parisot, L'hospitalité de nuit en France et à l'étranger. *Ann. d'hygiène pub. et de méd. lég.*, 1905, 4e série, t. V.

Généralement les conditions d'exécution de ce système particulier de travail, que l'on désigne souvent aujourd'hui sous le nom de *sweating-system*, littéralement système de la sueur, parce qu'on cherche à faire rendre à l'ouvrier le plus possible, sont très défavorables, fréquemment très mauvaises. Les ouvriers, hommes, femmes, adolescents ou enfants, sont réunis en trop grand nombre dans un espace restreint. C'est alors souvent l'encombrement porté à son maximum, le confinement très fort avec ses effets dépresseurs sur des organismes en croissance ou déjà débilités, tous les dangers d'une grande promiscuité facilitant la transmission de bien des contages. Aussi ne doit-on pas s'étonner de voir la tuberculose faire de vrais ravages dans un tel milieu, et bien d'autres affections contagieuses s'y répandre plus facilement que dans le reste la ville. C'est ce que montre bien la statistique suivante de Cincinnati, citée par Fauquet (1), faite sur 5 616 maisons comprenant 105 488 personnes, soit 40 p. 100 de la population totale, maisons où se pratique beaucoup ce travail en chambre :

Causes de décès.	Décès dans ces logis ouvriers sur 100 cas.	Décès dans le reste de la ville sur 100 cas.
Convulsions....................	79	21
Diphtérie......................	75	25
Croup.........................	66	34
Rougeole......................	75	25
Coqueluche....................	69	31
Maladies de cœur..............	69	31
Méningites....................	68	32
Entérites......................	65	35
Fièvre typhoïde	60	40
Phtisie.........................	60	40
Bronchites....................	58	42
Scarlatine.....................	55	45
Pneumonie....................	55	45

Les ouvriers peuvent emporter de ces ateliers des contages qu'ils dissémineront dans leurs quartiers. Il y a plus encore, les objets travaillés, vêtements, lingeries, plumes, fourrures, etc., peuvent se contaminer dans ces foyers et porter, même au loin, dans les familles auxquelles ils sont destinés, la variole, la scarlatine, la diphtérie, la rougeole et autres affections transmissibles. Le danger peut s'étendre à tout le milieu urbain. Les conditions d'exécution du travail sont, de plus, fréquemment très défectueuses, occasionnant facilement, dès lors, des troubles divers. L'éclairage est le plus souvent mauvais, déterminant ou aggravant des modifications pathologiques des yeux. Des attitudes mauvaises, des déformations se contractent au plus haut point. Il paraît tout à fait urgent de réglementer et de surveiller efficacement le tra-

(1) Fauquet, Essai sur le travail en chambre considéré au point de vue sanitaire, Paris, 1899.

vail en chambre, au point de vue de la salubrité urbaine (1).

Théâtres et salles de réunions. — Le confinement, poussé parfois très loin, agit défavorablement sur l'organisme; le défaut d'aération et d'éclairage ne font qu'y ajouter; les contacts, l'absorption de poussières peuvent être des causes de contagion ; doivent aussi entrer en ligne de compte la possibilité d'accidents, le danger d'incendie, plus grands à cause de la foule et de dispositions souvent défectueuses des locaux.

Églises et temples. — Il y existe bien souvent une très mauvaise ventilation. La pénétration très difficile d'une bonne lumière, les rayons solaires directs, l'humidité, le chauffage, défectueux dans la saison froide, doivent être regardés comme de mauvaises conditions pour la salubrité de ces édifices, maintenant que l'on n'enterre plus qu'exceptionnellement des morts dans les églises et qu'il n'y a plus à mettre en avant les dangers réels d'une telle pratique.

III. — L'ALIMENTATION.

L'alimentation est, avec l'habitation, le facteur social qui a le plus d'influence sur la santé.

Pour les villes, au point de vue hygiénique, la question alimentation est, comme la précédente, une question capitale. Il leur faut toujours un approvisionnement suffisant d'aliments sains et d'eau pure.

Il est nécessaire d'étudier successivement l'alimentation proprement dite et la distribution d'eau.

I. — ALIMENTATION PROPREMENT DITE.

Consommation des Villes. — Autrefois, alors que la production des matières alimentaires primordiales était moins assurée par la culture et par l'élevage, que les transports, très pénibles et onéreux, rendaient l'approvisionnement difficile et très lent, les villes étaient obligées, pour éviter la misère et même la famine, surtout dans la classe pauvre, de faire de grands approvisionnements de blé, pour pouvoir, au moment voulu, les céder à des prix assez bas ou même les donner. Dans bien des villes antiques, des services spéciaux étaient organisés dans ce but. En Égypte, l'autorité royale établissait les greniers d'abondance. Dans la Rome des Césars, une véritable administration d'assistance publique, qui avait à sa tête deux *Ediles cereales*, était chargée de faire des approvisionnements en blé et de les répartir à raison de 42 litres de blé par famille et par

(1) Lucien Graux, Le sweating-system et la loi sur la protection de la santé publique *L'hygiène générale et appliquée*, 1907, t. II, p. 564 et 659.

mois. Les *Capitulaires* de Charlemagne renferment de précieuses mesures pour assurer l'alimentation du peuple.

Les famines et les disettes ont longtemps ravagé nos pays et causé dans les villes des mortalités souvent effrayantes. Il est des régions où elles règnent malheureusement encore. Mais, si l'individu ne meurt plus de faim aujourd'hui dans les mêmes conditions qu'autrefois, il n'a souvent qu'une alimentation insuffisante ou défectueuse dont l'action ne peut qu'être très grande sur son état de santé. Ce qui était nécessaire autrefois, à l'époque des disettes et des famines, l'est encore aujourd'hui où beaucoup d'individus ne disposent que de ressources trop restreintes pour se procurer des aliments qui devraient être toujours au moins en quantité suffisante et surtout salubres.

Le problème de l'approvisionnement est d'autant plus complexe que l'agglomération est plus populeuse. Ici, comme pour l'habitation, l'importance de l'agglomération constitue un coefficient d'insalubrité.

L'approvisionnement d'une grande ville est un gros problème. On peut s'en rendre compte, d'après les indications contenues dans le tableau suivant, renfermant de précieux renseignements sur la consommation annuelle de la population de Paris en 1906 (1).

Consommation de Paris en 1906.

NATURE DES DENRÉES SOUMISES A L'OCTROI.	QUANTITÉS introduites dans Paris.	CONSOMMATION D'UN HABITANT (1906 : 2 763 393 hab.)	
		Par année.	Par jour.
	kil.	kil.	gr.
Beurre	23 320 249	8,439	23,1
Charcuterie	3 287 369	1,189	3,2
Fromages	7 872 687	2,848	7,8
Huîtres	10 403 043	3,764	10,3
Œufs (20 au kil.)	35 257 569	12,758	34,9
Pâtés, terrines, conserves de viande et de poissons	2 222 561	0,883	2,2
Poissons (Halles centrales)	45 801 894	16,574	45,4
Sel gris ou blanc	20 440 614	7,397	20,2
Viande de boucherie	165 565 850	59,914	164,1
— de porc	31 521 546	11,406	31,2
— de cheval	11 185 300	4,047	11,1
Volailles et gibier	29 674 275	10,738	29,4
Boissons.	hectolitres.	litres.	centilitres.
Alcools	124 180	4,49	1,2
Bière	746 479	27,01	7,4
Cidre	61 462	2,22	0,6
Vin	6 490 804	231,88	64,3

On a introduit en plus les quantités suivantes :

(1) Rapport de la Direction des affaires municipales.

Légumes verts et secs................	5 741 260 kilogrammes.
Fruits......................................	6 478 135 —
Champignons...........................	3 723 884 —
Cresson....................................	5 918 760 —

Il entre, en outre, dans la consommation d'un habitant, d'autres produits dont il devient plus difficile d'apprécier l'importance, ces produits n'étant soumis à aucun droit d'octroi ou d'abri, tels que : biscuit, cacao et chocolat, café, condiments, confitures, conserves autres que celles citées, farine, fruits secs, pommes de terre, pâtes alimentaires, riz, sucre, thé, etc.

Consommation de la ville de Vienne, en viandes et boissons, en 1899 et 1900.

		1899	1900
Animaux d'abattoir et viandes foraines :			
Bœufs ou similaires................	Unités.	255 242	258 783
Veaux..	—	310 243	316 062
Moutons et chèvres....................	—	111 320	99 525
Porcs, petits et gros..................	—	552 193	621 898
Chevaux......................................	—	25 646	24 618
Anes..	—	58	23
Volailles :			
Dindons, chapons, oies du 1er mars au 30 juin..................................	—	194 029	202 141
Oies du 1er juil. au 28 févr., canards.	—	1 444 978	1 490 349
Poulets et pigeons......................	—	4 075 842	3 9,2 893
Gibier à poils :			
Cerfs..	—	3 396	3 257
Sangliers, daims..........................	—	542	519
Marcassins, chevreuils, chamois....	—	14 774	10 534
Lièvres..	—	456 797	413 381
Viande de cerf.............................	Kilos.	36 742	41 161
Autres gibiers..............................	—	57 727	52 706
Gibier à plumes :			
Faisans, coqs de bruyère............	Unités	32 685	22 898
Gélinottes, oies sauvages, outardes, bécasses, sauvagines (plongeons à port).	—	12 394	11 581
Perdreaux, bécassines................	—	149 814	77 325
Poules d'eau, plongeons, pigeons sauvages..	—	1 531	1 346
Grives, cailles et petits oiseaux.....	—	11 240	21 364
Poissons de marée :			
Poissons fins, coquillages, crustacés, frais, salés, marinés..................	Kilos.	1 692 254	1 667 861
Poissons blancs, morue séchée, aiglefin...	—	259 661	352 559
Boissons alcooliques :			
Vin...	Hectolitres.	522 375	530 753
Vin doux et similaires..................	—	45 256	56 658
Cidre..	—	4 843	6 198
Bière { Bière produite et consommée.....	—	1 401 196	1 410 728
Bière { — importée..........................	—	1 285 741	1 307 772
En tout..............	—	2 686 937	2 718 500
Eau-de-vie....................................	—	77 522	75 300
Raisins frais..................................	Kilos.	3 074 385	3 974 168

Il en est de même des renseignements fournis pour la consommation des viandes et boissons par la statistique de Vienne, pour les années 1899 et 1900, empruntés à *Œsterreichisches Städtebuch*, IX, 1902 :

Les chiffres suivants, représentant les animaux abattus aux abattoirs de Berlin, peuvent renseigner sur la consommation de cette ville en viande de boucherie :

Années.	Bœufs.	Porcs.	Veaux.	Moutons.	Chevaux.	Anes.
1900	182 361	830 537	161 023	440 870	»	»
1901	190 390	797 165	163 342	461 356	»	»
1902	162 167	761 097	156 037	446 972	»	»
1903	153 426	895 206	156 984	413 388	»	»
1904	162 398	1 005 027	166 996	439 163	»	»
1905	167 279	964 612	166 150	464 364	»	»
1906	164 035	959 575	167 926	476 056	12 032	6

Pour assurer convenablement l'alimentation d'une ville, il est nécessaire de satisfaire à un certain nombre de conditions. Il faut mettre à la portée de chacun des quantités suffisantes des divers produits alimentaires, ceux de première nécessité tout au moins. Les prix doivent être modérés, pour que les petites bourses en aient satisfaction. Ces substances alimentaires, offertes au public, doivent avoir les qualités voulues. Leur valeur nutritive doit être en rapport avec leur valeur marchande. Il faut que leur composition soit bonne, qu'elles n'apportent avec elles aucune impureté qui diminue leur valeur nutritive ou puisse occasionner des accidents chez le consommateur.

Le devoir des administrations municipales est de faire le nécessaire pour arriver à ce que ces conditions soient remplies. Elles y parviennent par l'établissement des marchés, par l'installation et la réglementation des divers commerces, par l'établissement des services de surveillance.

C'est par une telle organisation que peuvent s'établir et se régulariser les cours des denrées alimentaires principales.

Le coût des aliments. — L'importance du bon marché des vivres, des aliments essentiels, pain, viandes, lait, graisses, tout spécialement, est un fait unanimement reconnu ; il a une influence considérable sur le bon état hygiénique. Lorsque les vivres sont chers, les études statistiques sont très nettes à cet égard, la mortalité s'élève, la nuptialité s'abaisse, la natalité s'abaisse. Dans le cas contraire, ces trois facteurs se trouvent inversés. C'est là l'*équation des subsistances* d'Achille Guillard (1) : *La population tend à se proportionner aux substances disponibles*. La cherté des vivres produit ou accentue l'insuffisance dans l'alimentation, amoindrit les énergies individuelles et conduit aux influences sur les facteurs vitaux cités

(1) Achille Guillard, Éléments de statistique humaine ou démographie comparée, 1855.

précédemment. Ces facteurs ne peuvent guère suivre exactement les fluctuations des cours, parce que l'amoindrissement de la vitalité produit ne peut pas disparaître d'emblée; ses effets sont toujours quelque peu persistants. C'est ce qui fait que le taux de la mortalité des années de cherté des vivres s'étend encore sur quelques années qui suivent cette cherté.

Les documents suivants viennent à l'appui de ce qui vient d'être énoncé :

Tableau de l'influence du prix des vivres sur les mouvements de la population en France (1).

		PRIX MOYEN de l'hectolitre de blé (en francs).	POUR 1 000 HABITANTS. Combien de mariages.	Combien de naissances.	Combien de décès.
1801-1810.	3 ans hauts prix.......	23,40	7,37	33,2	29,2
	Prix moyen des 10 ans.	19,91	»	»	»
	3 ans bas prix........	16,81	8,28	32,7	27,5
1811-1820.	5 ans hauts prix.......	29,69	7,42	31,4	25,5
	Prix moyen des 10 ans.	24,72	»	»	»
	5 ans bas prix	19,75	8,69	32,4	26,7
1821-1830.	2 ans hauts prix......	22,30	7,66	31,1	25,1
	Prix moyen des 10 ans.	18,22	»	»	»
	5 ans bas prix	16,24	7,55	29,9	25,2
1831-1840.	4 ans hauts prix.......	22,12	7,73	29,0	24,9
	Prix moyen des 10 ans.	19,08	»	»	»
	4 ans bas prix.........	16,11	8,12	29,4	24,7
1841-1850.	3 ans hauts prix.	24,97	7,60	26,7	23,5
	Prix moyen des 10 ans.	20,49	»	»	»
	3 ans bas prix..........	16,85	8,10	27,3	24,6
1851-1860.	4 ans hauts prix	28,31	7,76	25,4	24,8
	Prix moyen des 10 ans.	21,51	»	»	»
	5 ans bas prix..	15,90	8,08	26,8	23,2
1861-1869.	4 ans hauts prix	25,08	7,94	26,2	22,7
	Prix moyen des 10 ans.	21,44	»	»	»
	4 ans bas prix.........	18,34	7,86	26,4	22,9
1872-1880.	2 ans hauts prix	25,00	8,2	25,8	22,4
	Prix moyen des 10 ans.	22,47	»	»	»
	2 ans bas prix.........	20,01	8,0	26,1	22,8
1881-1885.	2 ans hauts prix......	21,84	7,4	24,8	22,6
	Prix moyen des 5 ans..	19,50	»	»	»
	2 ans bas prix.........	17,28	7,4	24,2	22,2

(1) Bertillon, Démographie. *Encyclopédie d'hygiène* de Rochard, I, p. 146.

Influence du prix du blé et de la viande sur la mortalité en Allemagne pendant la période 1885-1901 (1).

ANNÉES.	MORTALITÉ GÉNÉRALE p. 1 000 en Allemagne.	PRIX DU BLÉ A LA TONNE en marks.	PRIX DE LA VIANDE DE PORC au kilogramme.
1885	27,2	140,6	1,20
1886	27,6	130,6	1,19
1887	25,6	120,9	1,15
1888	25,1	134,5	1,14
1889	25,0	155,5	1,28
1890	25,6	170,0	1,39
1891	24,7	211,2	1,30
1892	25,3	176,3	1,31
1893	25,8	133,7	1,32
1894	23,5	117,8	1,31
1895	23,4	119,8	1,26
1896	22,1	118,8	1,20
1897	22,5	130,1	1,28
1898	21,7	146,3	1,36
1899	22,6	146,0	1,32
1900	23,2	142,6	1,29
1901	21,8	140,7	1,38

On cite même l'influence du prix des céréales sur la criminalité (2), autre facteur important d'hygiène sociale :

ANNÉES.	PRIX MOYEN du blé et du seigle.	SUR 10 000 INDIVIDUS MAJEURS.	
		Vols.	Recels.
1882	185,19	325,3	26,83
1883	165,37	312,4	24,69
1884	159,73	301,3	23,73
1885	154,01	279,3	22,75
1886	147,26	272,1	21,72
1887	145,99	259,1	20,71
1888	155,43	251,5	20,70
1889	169,64	274,1	21,70
1890	181,32	269,0	21,65
1891	216,31	281,2	22,78
1892	184,00	311,3	25,82
1893	146,94	269,5	22,77
1894	127,10	266,3	22,74
1895	132,17	255,4	22,73
1896	139,29	247,5	19,60
1897	152,08	249,9	18,55
1898	170,55	256,4	19,64

L'aisance de la vie a une influence marquée sur l'état de santé des individus et, par conséquent, la mortalité des agglomérations. L'alimentation a ici une influence certainement prépondérante : c'est

(1) Mombert, Nahrungwesen. *Handbuch der Hygiene* de Weyl, IV. Supplément-Band, p. 121.

(2) Berg, Getreidepreise und Kriminalitat in Deutschland, Berlin, 1902.

elle qui absorbe, en effet, la plus grosse partie du budget, surtout du budget de la classe ouvrière. L'influence est très nette pour la tuberculose. A Hambourg, la statistique montre que, sur 1 000 contribuables, il est mort de tuberculose pendant la période 1896-1900, d'un revenu de :

900 à 1 200 marks	6,57 individus.
1 200	2 000 —	5,59 —
2 000	3 500 —	3,63 —
3 500	5 000 —	2,28 —
5 000	10 000 —	1.83 —
10 000	25 000 —	1,72 —
25 000	40 000 —	2,21 —

Les revenus au-dessous de 900 marks sont exempts d'impôts ; la tuberculose est très fréquente dans cette classe de la population.

La mortalité des pauvres l'emporte de beaucoup sur celle des riches. La tuberculose pulmonaire, la méningite seraient quatre fois plus fréquente chez les premiers, la diarrhée infantile neuf ou dix fois, d'après Bertillon (1).

Tout ceci prouve la nécessité de maintenir à des prix raisonnables les aliments de première nécessité; il est d'intérêt général de pouvoir en réglementer la vente au moment du besoin.

Mais ici le bon marché n'est pas seul en cause; les aliments doivent avoir avant tout les qualités voulues.

L'alimentation défectueuse. — Une alimentation défectueuse met l'homme et surtout le travailleur dans un état d'infériorité manifeste. Il ne peut pas donner la somme d'énergie dont il est capable ; la réparation des pertes, de l'usure organique, ne se fait pas convenablement. L'individu s'affaiblit, peut devenir en état de misère physiologique. L'alimentation défectueuse est un puissant facteur de prédisposition à bien des déchéances ; l'exemple de la tuberculose est là pour convaincre les plus sceptiques. L'alimentation défectueuse, par là, agit puissamment sur la famille et sur la race ; c'est un facteur indéniable d'affaiblissement pour les populations des grands centres. Elle est pour beaucoup dans l'état anémique, étiolé, des classes ouvrières des villes. Il est urgent d'y pourvoir et, sous ce rapport, il est surtout nécessaire de faire l'éducation du peuple ignorant et très insouciant de ces questions.

On reconnaît aujourd'hui que l'alimentation défectueuse des enfants du premier âge est la principale cause de la grande mortalité infantile. Partout on institue dans ce sens la lutte contre cette importante cause de dépopulation : encourager l'allaitement maternel et, à son défaut, procurer du lait de bonne qualité, ce sont là les moyens de choix à employer.

(1) BERTILLON, Mouvements de la population et causes de décès selon le degré d'aisance, à Paris, Berlin, Vienne. *Xe Congrès international d'hygiène et de démographie*, Paris, 1900.

Les mauvais effets que détermine une alimentation défectueuse peuvent provenir de différentes causes. On doit incriminer l'insuffisance des principes véritablement nutritifs, puis l'apport possible de produits directement nuisibles, substances toxiques, ou germes infectieux ou parasitaires pouvant déterminer chez l'homme des manifestations nuisibles.

Alimentation insuffisante. — L'insuffisance peut être du fait d'une alimentation défectueuse en quantité ; la ration alimentaire n'est pas assez riche.

Elle peut provenir aussi d'une mauvaise qualité des substances alimentaires, ne contenant pas, pour une raison ou pour une autre, les proportions normales de leurs principes alimentaires. C'est à ce point de vue que la fraude peut avoir une grande action. Elle peut diminuer la valeur nutritive du produit, en substituant à une certaine quantité de produit normal d'autres substances soit moins assimilables, moins nutritives dans le même sens, soit nutritives dans d'autres sens, soit même tout à fait inactives. C'est le cas d'une substitution de viande de qualité inférieure seulement, viande très maigre ou même cachectique, à de la viande de bonne quantité, ou de la substitution dans certains aliments, des saucissons par exemple, des graisses ou des féculents à de la viande ; ou bien encore de la substitution de talc à la farine, de couenne, cartilage, tendons à de la vraie viande.

Et, ici, la valeur économique est encore à faire entrer en ligne de compte ; le consommateur paie comme bon aliment un produit de valeur moindre ou même nulle au point de vue nutritif.

Mais la fraude ou l'incurie parviennent aussi à introduire des choses qui peuvent nuire plus directement au consommateur, déterminer chez lui des troubles divers, même des accidents redoutables.

Ce dernier fait est plus grave. Les législateurs l'ont compris. La loi du 1er août 1905 punit la fraude, la tromperie, sur la qualité de la marchandise vendue, par des amendes ; mais la prison est imposée, si la substance alimentaire falsifiée ou altérée est nuisible pour l'homme.

L'insuffisance alimentaire conduit à la misère physiologique, produit une diminution de vitalité et de résistance des individus, augmente nettement la morbidité et la mortalité des agglomérations.

Alimentation irrationnelle. — Il faut faire une mention spéciale de l'insuffisance alimentaire provenant du choix, souvent peu judicieux, irrationnel, des aliments fait par le consommateur. Pour satisfaire son goût, il prend des aliments, en réalité, peu nutritifs, et souvent alors sa ration journalière n'est pas capable de produire la quantité nécessaire d'énergie, de compenser le bilan des pertes de l'organisme. Il s'ensuit un certain degré de dénutrition. Économiquement parlant, c'est un très mauvais calcul. Pour une dépense donnée, l'ouvrier et surtout l'ouvrière, — le fait est encore plus fréquent chez les femmes, —se nourrissent mal au point de vue physiologique; une alimentation rationnelle pourrait, avec la même dépense, donner des résultats physiologiques satisfaisants. L'homme absorbe trop de boissons, beaucoup trop, d'après le prix de son repas; la femme, trop d'aliments gustatifs, mélanges vinaigrés, crudités, certaines friandises; la partie véritablement nutritive de tels aliments est souvent minime; la calorie en est d'un prix plus élevé et l'insuffisance alimentaire aisément obtenue. Il y a largement moyen d'arriver à un meilleur résultat en choisissant d'autres choses, pas plus coûteuses, meilleur marché même et véritablement nutritives. Tous consomment trop peu de légumes secs et de sucre, aliments de réparation et d'énergie de premier ordre. De telles habitudes ont un retentissement direct sur l'organisme; lorsque l'individu est en période de croissance, chez les jeunes gens des deux sexes, le développement se fait mal; chez tous, l'organisme répare mal ses pertes, tombe en état de dénutrition, de misère physiologique, se trouve prêt à subir facilement l'action des causes morbides. Une alimentation rationnelle, plus physiologique, aurait permis d'éviter un si fâcheux état de choses. De tels faits, trop fréquents dans le peuple, ont été surtout bien mis en lumière dans de belles études de Landouzy et Labbé, auxquelles il faut renvoyer (1), dans un livre si intéressant de Jean Lahor et Lucien Graux (2), qui traite surtout de mesures de prophylaxie.

Alimentation nuisible. — L'apport possible par l'alimentation de substances nuisibles pour l'homme est un côté important de la question de l'alimentation urbaine. De telles substances sont nombreuses et fort diverses; leur étude générale a été faite dans une autre partie de cet ouvrage (3). Leur présence peut provenir de l'incurie ou d'une intention frauduleuse du vendeur, ou bien d'une altération du produit lui-même, en prenant ce mot altération dans un sens très général. C'est le fait de l'introduction dans l'aliment de produits servant à donner de l'aspect, à empêcher son altération ou à la masquer lorsqu'elle est déjà produite; telle aussi l'addition de matières colorantes dangereuses, celles renfermant du plomb ou de l'arsenic par exemple, ou celle de produits antiseptiques. Ce sont les intoxications possibles par des espèces vénéneuses de champignons. C'est une toxicité qui s'est développée dans

(1) Landouzy et Labbé, Enquête sur l'alimentation d'une centaine d'ouvriers et d'employés parisiens; ce qu'elle est : irraisonnée, insuffisante, insalubre, dispendieuse; ce qu'elle pourrait être : raisonnée, suffisante, salubre, économique, Paris, 1906.

(2) Jean Lahor et Lucien Graux, L'alimentation à bon marché, saine et rationnelle, Paris, 1908.

(3) Rouget et Dopter, *Hygiène alimentaire*, fasc IV, du Traité d'hygiène de Brouardel, Chantemesse, Mosny.

l'aliment lui-même à la suite de modifications, celle des viandes altérées par certaines espèces microbiennes, le *Bacillus botulinus*, par exemple, celle que présentent les crustacés et les mollusques sous des influences assez peu déterminées encore, celle que l'on observe parfois dans les crèmes glacées. Les préparations culinaires peuvent aussi intervenir, par l'apport toxique de plomb ou d'arsenic que font trop souvent certains vases. Ou bien c'est l'apport, par l'aliment, d'agents de maladies infectieuses ou parasitaires. C'est, pour les viandes, la possibilité de transmettre la tuberculose, le charbon, la morve, des infections intestinales à *Bacillus enteridis* ou à microbes similaires; ou bien celle de donner les ténias, la trichine, le botriocéphale pour certains poissons. C'est, pour le lait et ses dérivés, le danger de véhiculer la tuberculose ou la fièvre aphteuse provenant de la vache qui l'a produit, ou de se souiller de produits pouvant donner la fièvre typhoïde, une affection paratyphique, peut-être même la scarlatine ou la diphtérie. C'est, pour les huîtres, la possibilité de transporter du Bacille typhique ou des Bacilles paratyphiques virulents. Ce sont les céréales et le pain qui peuvent produire de l'ergotisme ou des poussées similaires; le maïs, qui peut donner la pellagre; le riz, qui peut donner le béribéri; les légumes crus pouvant transporter du Bacille typhique ou certains Helminthes.

Influence sur la salubrité. — Il est certes difficile de dire d'une façon exacte quelle peut être l'influence de ces causes sur la morbidité urbaine, parce que généralement on ne peut pas dégager suffisamment leur action. Il arrive cependant que cette action apparaît très nette, indéniable, et que les effets morbides se laissent apprécier à une assez juste valeur. C'est principalement lorsqu'il se produit des manifestations qui portent sur un groupe d'individus, assez nombreux parfois pour qu'elles constituent de véritables épidémies. C'est le cas d'intoxications de familles entières par du plomb contenu dans les aliments ou dans l'eau de boisson. Ce sont les nombreux cas, plusieurs centaines, d'empoisonnement par des vins qui avaient été additionnés par mégarde d'acide arsénieux au lieu de plâtre, à Hyères et au Havre en 1881; les cas d'intoxication par des bières arsenicales qui se sont produits, en 1900, à Manchester et dans des villes environnantes, au nombre de 4182, ceux officiellement constatés au moins, avec, au bas mot, 300 décès. Ce sont les nombreuses épidémies occasionnées par l'ingestion de viandes altérées, épidémies de botulisme (1), ou bien celles déterminées par l'usage de poissons, moules, homards et écrevisses. Ce sont celles produites par des viandes d'animaux malades,

(1) Van Ermenghem, Contribution à l'étude des intoxications alimentaires. *Archives de pharmacodynamie*, III, 1877. — Sacquépée, Les empoisonnements alimentaires. *Actualités médicales*, 1909.

épidémies à *Bacillus enteridis* et à Bacilles paratyphiques; les épidémies de fièvre typhoïde, déterminées par des huîtres (1). Ce sont les nombreuses épidémies de fièvre typhoïde décrites en France (2), en Angleterre et en Allemagne comme provenant de l'usage de laits contaminés par des contacts de typhiques. Ce sont aussi de nombreuses épidémies de trichinose, observées surtout en Allemagne et aux États-Unis, où le chiffre de la mortalité est élevé. C'est encore ces épidémies d'ergotisme des pays du Nord de l'Europe et bien d'autres manifestations d'origine similaire. A côté de ces faits, qui frappent à cause de leur grande influence sur les morbidités urbaines, il est certainement de nombreux cas de même provenance, isolés ou mal définis, qui n'en ont pas moins une action marquée sur l'état sanitaire général de la plupart des agglomérations, surtout des grandes. Ces cas méconnus sont certainement le plus grand nombre.

Il n'est pas possible de passer sous silence la part importante qui revient à l'alcoolisme, ce vice d'alimentation, dans l'état sanitaire des villes. D'après Fernet (3), dans les hôpitaux et hospices de Paris, l'alcoolisme serait la cause principale de la mort dans 10,20 p. 100, des décès et la cause adjuvante dans 23,61 p. 100, intervenant ainsi directement dans 33,81 p. 100 des décès, plus du tiers ; dans les services d'aliénés, il interviendrait comme cause d'aliénation et de mort dans la moitié des cas environ.

L'alcool agit sur l'individu, produit la déchéance organique, est souvent une cause puissante de misère physiologique, prédispose à la tuberculose, à la folie, aux accidents. Il agit aussi sur la descendance ; les mort-nés sont fréquents chez les alcooliques ; les enfants qui vivent sont souvent plus faibles, malingres ; il y a plus, ce sont souvent des dégénérés, enclins au vice et au crime.

Si l'alcoolisme a une très grande influence sur l'état de salubrité physique des villes, il en a une considérable aussi sur leur salubrité morale ; ce dernier point de vue ne doit pas être négligé.

Influence sur le milieu. — L'alimentation a enfin une influence marquée sur les conditions générales du milieu urbain.

Les simples manipulations domestiques des substances alimentaires donnent lieu à de nombreux déchets, qui, pour la plupart, sont très altérables. C'est une part importante des ordures ménagères, des gadoues, dont l'influence sera indiquée plus loin.

(1) Mosny, La nocivité des huîtres et l'insalubrité des établissements ostréicoles. *Ann. d'hyg. pub. et de méd. lég.*, 4e série, II, 1904, p. 459. — Netter, Fièvre typhoïde et accidents intestinaux consécutifs à l'ingestion d'huîtres *Académie de médecine*, 5 février 1907.

(2) Goyon, Boucherеau et Fournial, Épidémie de fièvre typhoïde transmise par le lait, observée à Clermont-Ferrand. *Revue d'hygiène*, 1892, XIV, p. 993.

(3) Fernet, De la mortalité par alcoolisme et par syphilis. *Soc. méd. des hôp.*, 18 octobre 1907.

Les manipulations en grand, dans les commerces ou industries qui travaillent les aliments, sont souvent la cause de souillures importantes du milieu. Beaucoup de ces industries sont, de ce chef, véritablement insalubres. Il est nécessaire de les réglementer pour préserver la ville ; les mesures prises à cet effet sont exposées dans la quatrième partie de ce volume (1). Elles nuisent par les odeurs qu'elles développent, par les déchets solides ou liquides provenant des manipulations exercées, déchets qui subissent facilement des fermentations ou des putréfactions.

A tous ces points de vue, l'alimentation est un puissant facteur d'insalubrité pour toute agglomération, d'autant plus marqué que cette dernière est plus importante. C'est une très grosse question pour les grandes villes. On verra plus loin comment on peut chercher à remédier à ses inconvénients et ses dangers.

II. — L'EAU : SON INFLUENCE SUR LA SANTÉ PUBLIQUE.

L'eau intervient de toute nécessité à la fois dans la vie des individus et dans la vie des agglomérations. Pour les premiers, elle sert tout d'abord d'*aliment*, puisque nos tissus contiennent une grande proportion d'eau qu'il faut incessamment renouveler par la boisson et la nourriture ; elle sert ensuite à la *propreté*, savoir à la propreté corporelle (toilette et bains), à la propreté du linge et des vêtements, à la propreté des habitations. Pour les villes, bourgs et villages, outre l'usage individuel des habitants, l'eau sert aussi d'une part à la propreté des agglomérations elles-mêmes (nettoyage des rues, évacuation des immondices, égouts) et, d'autre part, à de nombreux usages économiques ou industriels.

Dans ce rôle si vaste et si complexe, s'il est facile de comprendre qu'il y ait pour l'eau de multiples raisons d'agir sur la santé publique, il n'en reste pas moins très difficile de distinguer ces divers modes d'action et leur influence respective. C'est que cette influence est non seulement directe, mais encore souvent indirecte, les effets de la distribution d'eau retentissant sur nombre d'éléments qui n'y paraissaient même pas toujours intéressés, et dans une mesure à peu près impossible à préciser. C'est ce qu'ont déjà fort bien exprimé MM. Putzeys dans le fascicule XIV du présent ouvrage (p. 208 et suiv.), sous le titre : « Conséquences de l'établissement d'une distribution d'eau sur l'état sanitaire ».

Nous allons cependant tâcher de démêler quelque peu les conséquences soit directes, soit indirectes, suivant que l'eau est considérée : 1° comme aliment ; 2° comme agent de propreté dans la maison et dans la ville.

(1) Voy. P. Adam, Établissements classés.

L'EAU DE BOISSON.

L'eau agit directement sur les personnes qui l'ingurgitent, en raison principalement de sa température et de sa pureté.

1° **Température.** — En ce qui regarde la température, l'eau doit rester fraîche, c'est-à-dire comprise entre 7 et 13°. L'eau trop froide, par exemple celle qui provient immédiatement de la fonte des neiges et des glaciers, est non seulement désagréable à boire (au-dessous de 5°, le palais est péniblement impressionné), mais elle est dangereuse en maintes occasions pour la santé : chacun sait en effet que l'ingestion d'eau glacée, quand le corps est en sueur, peut être l'origine soit d'une congestion pulmonaire, soit d'une irritation gastro-intestinale conduisant à la diarrhée et à la cholérine ; peut-être aussi les eaux trop froides et non aérées conduisent-elles au goitre, dont sont souvent frappées les populations montagnardes (1).

Ces inconvénients sont rares dans les villes, où l'on souffre beaucoup plus en été d'avoir des eaux trop chaudes. C'est ce qui arrive dans nos pays quand on s'adresse à des eaux de rivière, dont la température s'élève, comme on sait, bien au dessus de 20° pendant les mois de chaleur, et aussi quand on a des eaux souterraines qui se réchauffent trop dans le parcours des aqueducs et tuyaux ou durant leur séjour dans les réservoirs. Dans les pays tropicaux, les sources qui ont la température moyenne du lieu donnent elles-mêmes de l'eau trop chaude pour la boisson. Or, au-dessus de 15°, l'eau ne rafraîchit plus, et au-dessus de 20° elle paraît fade et nauséeuse : il faut donc, si on a une telle eau, rafraîchir artificiellement la quantité qui doit être bue (à moins qu'on ne préfère la faire bouillir, comme les Chinois, qui satisfont à la sensation de soif au moyen de thé brûlant), ce qui constitue une dépense et une sujétion très sérieuses. Comme on n'a pas encore trouvé de moyen pratique et économique de rafraîchir les grandes masses d'eau distribuée, ce soin doit être laissé au consommateur, et on comprend que, dans les ménages pauvres, il ne s'en acquitte pas : de là une conséquence indirecte, c'est que souvent l'ouvrier, ne trouvant pas l'eau de la distribution rafraîchissante, boit soit de l'eau de puits généralement contaminée, soit des boissons alcooliques.

Voici donc une conséquence indirecte importante du manque de fraîcheur de l'eau : c'est qu'il pousse à l'alcoolisme et à l'habitude du cabaret. Il ne faudrait laisser à l'ouvrier aucune excuse sous ce rapport, et il serait à désirer que partout on puisse, comme à Vienne,

(1) Tout récemment, certains auteurs ont attribué le goitre causé par les eaux de montagne à des propriétés radio-actives, attribuables en grande partie au radio-thorium : cette radio-activité serait d'autant plus grande que l'eau viendrait d'une plus grande profondeur, — ce qui correspond souvent aussi à une forte minéralisation.

trouver l'eau si bonne et si attrayante qu'on soit tenté de s'en contenter comme consommation dans les cafés.

2° **Pureté de l'eau.** — Par pureté de l'eau, nous entendons l'absence de toute substance, en suspension ou en dissolution, capable de nuire à la santé de l'homme. Les substances étrangères peuvent être soit des matières inertes, soit des corps vivants, plantes ou animalcules d'une part, bactéries de l'autre : de là nous distinguerons la pureté chimique et la pureté biologique et bactériologique, qu'on appelle plus spécialement la pureté tout court.

a. ***Pureté chimique.*** — Les substances minérales ordinairement contenues dans l'eau potable ne semblent pas précisément provoquer de maladies chez l'homme ; tant que les doses en sont faibles, elles sont facilement tolérées par l'organisme (d'autant plus que, dans une région, il se produit une accoutumance des habitants pour les corps dérivés du sol). Si, au contraire, certaines substances deviennent trop abondantes, l'eau cesse d'être potable, le goût, la saveur et les inconvénients de l'usage les faisant vite reconnaître et faisant rejeter l'eau pour la boisson.

Ainsi on ne peut vraiment citer de maladie engendrée par le carbonate ou le sulfate de chaux (bien qu'on ait accusé jadis certaines eaux séléniteuses de favoriser le goitre), ni par le chlorure de sodium. Ce dernier sel, qui devient désagréable au-dessus de 1 gramme par litre, est toléré à raison de 2 à 3 grammes et plus dans bien des eaux des pays chauds ou des bords de la mer. Les sels de magnésie sont au contraire purgatifs à des doses un peu élevées ; mais l'usage fait bien vite écarter de l'alimentation les eaux trop chargées de magnésie. En somme, la trop grande minéralisation d'une eau présente bien plutôt des désavantages économiques (excès de savon pour les lavages, encrassement des chaudières, difficulté de cuire les légumes, etc.) que des inconvénients hygiéniques (1).

Il n'en serait pas de même si des substances toxiques arrivaient à se mêler à l'eau ou à se former dans l'intérieur des conduites. C'est ce dernier cas qui se produit par l'action de certaines eaux sur les conduites en plomb : l'eau distillée attaque le plomb, et il en est de même des eaux chargées d'acides humiques, qui sortent des tourbières et des marais, ainsi que des eaux du granit et autres roches primitives, où manquent à peu près complètement les sels calcaires. C'est de la sorte que les eaux des villes de Sheffield et de Wakefield (Angleterre) ont été trouvées capables de dissoudre beaucoup de plomb, surtout après les pluies qui délavent les tourbières (l'eau enfermée douze heures dans un tube de plomb de 2 pieds de long et 3/4 de pouce de diamètre intérieur avait jusqu'à 34^{mg},2 de plomb

(1) Voy. aussi à ce sujet ce qu'ont écrit Ogier et Bonjean, fasc. II, p. 208-212 du présent Traité.

par litre). C'est aussi ce qui explique les cas d'empoisonnement survenus il y a quelques années à Vitré (Ille-et-Vilaine), où l'eau sortant de terrains granitiques boisés, mais un peu marécageux, n'a que 4° hydrotimétriques.

On sait qu'on fait disparaître tout danger du côté du plomb en ajoutant soit du carbonate de soude, soit du carbonate de chaux et de la chaux pure. Le traitement définitivement adopté à Wakefield consiste à ajouter 14^{gr},2 de carbonate de chaux par mètre cube avant filtration au sable, puis autant de chaux pure après filtration : on n'a plus alors qu'une attaque de 0^{mg},29 de plomb par litre. Le coût de ce traitement, beaucoup moins élevé qu'avec le carbonate de soude, n'est que de 0 fr. 0012 par mètre cube (non compris, bien entendu, le coût de la filtration elle-même).

En outre des substances minérales, inoffensives ou toxiques, on trouve aussi dans l'eau des matières organiques, ainsi que des produits de décomposition de ces matières : ammoniaque et ammoniaques composées, nitrites et nitrates, acides gras, urée, etc. Ces substances ne sont pas généralement nuisibles par elles-mêmes, les proportions dans lesquelles elles entrent dans l'eau restant sont très faibles ; mais elles sont trop souvent l'indice d'une contamination dangereuse ou tout au moins suspecte. Ainsi l'ammoniaque, surtout une forte dose d'ammoniaque libre associée à beaucoup de chlorures, indique presque toujours un apport d'infiltrations urineuses et fécales ou une souillure provenant de matières animales en putréfaction (une grande quantité d'ammoniaque albuminoïde avec peu d'ammoniaque libre et pas de chlorure est au contraire caractéristique de la décomposition des substances végétales, comme il s'en trouve dans les eaux des tourbières et des marécages) ; les nitrites et les nitrates sont d'ordinaire les produits (intermédiaire et définitif) de l'oxydation des matières organiques transformées, etc. Or il est toujours à craindre que ces matières, surtout celles qui proviennent des excreta, contiennent des germes pathogènes pouvant vivre dans l'eau et se communiquer par elles à d'autres hommes.

Une dernière question se pose au sujet du rôle hygiénique exact des matières organiques : sont-elles dangereuses simplement parce que leur présence, indiquant celle d'un grand nombre de germes de toute espèce, fait augmenter les chances de rencontrer des germes pathogènes ? Ou bien sont-elles nuisibles à la santé, même lorsqu'il n'y a pas de microbes spécifiques des diverses maladies, mais seulement ceux des souillures banales ? Cette question équivaut à peu près à savoir si on peut ingurgiter impunément et pendant longtemps une eau chargée de bactéries saprophytes ou seulement suspectes et de matières en putréfaction, pourvu que le bacille d'Eberth, le spirille du choléra et autres microbes spécifiques en soient absents. La réponse est délicate ; mais avec beaucoup d'auteurs nous pensons que les eaux souillées banalement, — même indépendamment des diarrhées qu'elles peuvent provoquer, — sont nuisibles et doivent être écartées de l'alimentation, pour la raison que cette putridité constante prédispose l'organisme humain aux infections, qu'en d'autres termes elle *prépare le terrain* pour l'éclosion des germes pathogènes. Des eaux de ce genre, quand bien même elles n'apporteraient pas elles-mêmes les germes infectieux, contribuent à faire du groupe humain qui le consomme un foyer d'endémie, et c'est pourquoi il convient en tout état de cause de les rejeter. De plus peut-on, en l'état actuel de la science, affirmer toujours d'une manière formelle que, parmi un grand nombre d'espèces bactériennes banales, il n'y en a sûrement pas de spécifiques des diverses maladies infectieuses ?

Il y a du reste une question de simple propreté, voire même de répugnance instinctive à l'égard d'une eau qu'on saurait souillée par d'autres hommes. Aussi, depuis Pettenkoffer, tout le monde est-il d'accord pour déclarer impropres à la boisson les eaux qui contiennent plus de 50 milligrammes de matières organiques, correspondant à une *oxydabilité* de $2^{mg},5$ d'oxygène (emprunté au permanganate de potasse) (1).

b. **Pureté biologique et bactériologique.** — Les êtres vivants qui parfois envahissent l'eau peuvent être très dangereux pour la santé des consommateurs : ce sont surtout les plus petits qui sont le plus à craindre.

Les vers parasites empruntent souvent l'eau pour une phase de leur cycle évolutif et peuvent, pendant cette phase, être introduits avec la boisson chez l'homme ou chez les animaux : ce sont surtout les œufs qui, vu leur taille microscopique, passent ainsi facilement de l'intestin des porteurs à l'eau et infestent par elle de nouveaux individus. Le bœuf prend de la sorte la ladrerie en ingurgitant l'œuf de *Tænia saginata*, le porc avec celui de *Tænia solium*, et la chair de ces animaux, bourrée de cysticerques, ramène le parasite à l'homme : il ne faut donc pas se désintéresser de la propreté de l'eau de boisson destinée à ces animaux domestiques. Le botriocéphale, dont l'embryon cilié habite l'eau et infeste certains poissons d'eau douce mangés par l'homme, ne s'éloigne guère pour cette raison du voisinage des lacs et des fleuves. La douve du foie (*Distoma hepaticum*),

(1) Il faut distinguer si le permanganate agit en solution acide ou en solution alcaline : on peut même tirer de la différence entre les deux réactions une indication utile sur la provenance et la nature des substances organiques. Ainsi Pouchet et Bonjean ont montré que les produits d'origine végétale absorbent toujours bien plus d'oxygène en solution acide qu'en solution alcaline, tandis que c'est le contraire pour l'urine, les matières fécales, etc. ; aussi quand l'oxygène consommé est supérieur à 1 milligramme et est plus élevé en solution alcaline qu'en solution acide, on doit considérer les matières organiques comme suspectes et provenant de substances animales.

dont les *cercaires* se trouvent dans l'eau et sur les plantes aquatiques, s'attaque surtout au mouton.

L'œuf embryonné de l'*Ascaris lumbricoïdes* est aussi souvent apporté à l'intestin de l'homme par l'eau de boisson, ainsi que par les légumes et autres aliments crus souillés par les matières fécales. Très répandus par toute la terre, les ascarides ne donnent heureusement lieu, d'ordinaire, qu'à une maladie peu grave : toutefois, à certaines époques et dans certaines régions, les vers deviennent si nombreux qu'ils provoquent de véritables épidémies, avec des cas mortels assez nombreux. Telle fut l'épidémie de Béziers, en 1730, où, à la suite d'un hiver peu rigoureux, la population fut attaquée presque tout entière par l'helminthe et compta beaucoup de décès. Ces épidémies surviendraient à la suite des inondations, sans doute parce que les œufs déposés sur le sol seraient alors entraînés dans les eaux courantes ou souterraines.

La *bilharziose*, si fréquente en Égypte et sur la côte orientale de l'Afrique, reconnaît aussi l'eau de boisson comme moyen de propagation. L'œuf des bilharzies adultes, excrété avec l'urine des hématuriques (peut-être aussi avec les matières fécales), se développe dans l'eau, y donne naissance à un embryon cilié, puis aux cercaires (sans doute en passant par un hôte intermédiaire, qui paraît être un mollusque); enfin, ces larves, ramenées dans les voies digestives de l'homme, produisent les trématodes adultes, qui se développent dans les vaisseaux sanguins, notamment dans le système porte. Il paraît démontré en Égypte que l'eau du Nil est coupable et que la maladie reste inconnue dans les villes où l'eau est filtrée.

C'est la côte occidentale de l'Afrique qui cette fois est éprouvée par la *dracunculose*. Sans nier que la larve de la *filaire de Médine* puisse pénétrer par la peau, il semble que sa voie de pénétration la plus habituelle est encore l'eau de boisson : la larve habiterait la cavité du cyclope et serait avalée avec lui par les buveurs d'eau de mares ou de ruisseaux. L'utilité de la filtration de ces eaux est encore ici incontestable.

La *filaria sanguinis humani*, dont les embryons sont des hématozoaires, peut aussi se communiquer à l'homme par l'eau de boisson : ce sont alors les cadavres de moustiques ayant sucé le sang des infestés qui tombent dans l'eau et sont ingurgités avec elle.

Quel est le rôle de l'eau dans l'étiologie de l'*anémie des mineurs* et les ouvriers des tunnels, des rizières, des briqueteries, etc. ? On sait que Loos a démontré que les larves de l'ankylostome duodénal peuvent pénétrer directement par la peau et de là gagner l'intestin (où elles deviennent adultes) ; mais cela n'empêche pas qu'elles envahissent aussi l'organisme avec tout ce qui a été souillé par les matières fécales des *porteurs du ver*, notamment avec l'eau de boisson. La plus grande surveillance doit donc être apportée sur l'eau consommée dans les mines et dans les villages habités par des gens suspects d'ankylostomiase, aussi bien que sur le mode de réception et d'éloignement des matières fécales dangereuses (1).

Dysenterie. — Nous arrivons maintenant aux trois grandes maladies dites d'*origine hydrique* : la dysenterie, le choléra et la fièvre typhoïde. Dans la première, le rôle de l'eau de boisson est moins net que dans les deux autres; cependant, que la maladie soit bacillaire, amibienne ou balantidienne, il est hors de doute que l'eau peut véhiculer le parasite contagieux. Ce liquide n'est cependant un milieu bien approprié ni au bacille dysentérique, ni à l'*Entamœba histolytica*, encore moins au *Balantidium coli*.

Le bacille dysentérique, quelle qu'en soit la variété (Shiga, Flexner, bacille Y, ou Strong), semblable d'ailleurs en cela au bacille typhique, ne se conserve pas longtemps dans l'eau, surtout dans l'eau souillée d'autres germes : il souffre beaucoup de la concurrence vitale d'autres espèces, de la dessiccation, de la lumière solaire, de la chaleur même peu élevée. Les expériences de Vincent ont montré que, dans de l'eau de Vanne soit stérilisée, soit naturelle, la vitalité était à 20° de neuf à dix jours : c'est surtout vers le deuxième ou le troisième jour que le nombre des germes décroît rapidement. Dans de l'eau distillée stérilisée, le bacille dysentérique vivrait quatre à cinq jours à 38° (2), six à dix jours à 15 ou 20°, et de onze à dix-huit jours à 4° ; dans des eaux contaminées par les microbes de putréfaction, la vitalité est plus courte et en raison inverse du nombre des saprophytes (quelques espèces sont même nettement antagonistes du bacille dysentérique et empêchent totalement son développement). Aussi l'eau de boisson ne paraît-elle intervenir d'ordinaire que momentanément pour provoquer des explosions d'épidémies dysentériques, la souillure spécifique ne tardant pas à disparaître. Vincent écrit à ce sujet : « Si, dans une collectivité restreinte, ou un village, ou une ville, la dysenterie peut résulter initialement de l'absorption d'une eau contaminée, ce mode d'infection morbide est en général peu durable, à moins que l'ensemencement pathogène de l'eau ne se renouvelle. »

L'amibe dysentérique se transmet soit par contagion directe, soit par l'intermédiaire des parasites contenus dans les matières fécales : ceux-ci s'enkystent pour résister aux agents extérieurs et peuvent être ramenés à un organisme humain soit avec l'eau de boisson, soit avec des poussières. Quant au *Balantidium*, il est moins résistant encore, quand il est hors de l'intestin ; mais lui aussi il peut s'enkyster, et il se pourrait que ces kystes, mêlés à l'eau ou aux

(1) Nous renvoyons pour l'étude détaillée de la question à l'article du professeur Courmont, fascicule VII, page 550, du présent Traité.

(2) Cette faible vitalité aux températures élevées explique pourquoi la dysenterie bacillaire est plutôt rare dans les zones tropicales et prétropicales, tandis qu'elle peut être endémique dans certains pays froids et tempérés.

poussières infectées par les matières fécales des hommes ou des porcs, reproduisent l'infection. Il n'en faut donc pas moins protéger l'eau contre la pollution par les matières fécales de l'homme ou des animaux.

Choléra. — Pour le choléra, ce sont aussi les matières fécales qui véhiculent le ou les bacilles spécifiques, et la contagion peut aussi se faire soit directement d'homme à homme, soit indirectement par l'intermédiaire des substances qui contiennent ou véhiculent les particules fécales, c'est-à-dire des poussières, des légumes, des mouches, etc., et tout particulièrement de l'eau.

Les vibrions cholériques vivent un certain temps dans l'eau (1) et y résistent bien au froid : ils sont rapidement tués par la chaleur (de 55 à 60°), la dessiccation, et ils résistent peu également à la concurrence vitale des saprophytes. Ils finiraient, en somme, par disparaître assez vite des eaux de boisson, si la souillure ne se renouvelait plus ou moins longtemps par l'apport répété de germes nouveaux.

Sans parler des régions où le choléra est endémique (2), c'est-à-dire où les eaux sont pour ainsi dire constamment infectées, il serait intéressant de voir comment, dans les pays européens, s'est réparti le mal, lors de ses invasions, et de reconnaître si possible ses relations avec la plus ou moins grande facilité de contamination des eaux. Mais on ne possède qu'un assez petit nombre d'études régionales ou de monographies épidémiques : en Angleterre, les études de Snow sur le choléra à Londres (1832, 1849, 1853 et 1866), à Hull et Exeter (1832 et 1849), à Newcastle et Gateshead (1853) ; en France, les relations de Jacquot (3), Scoutetten (4), Barth (5), Valat (6), Briquet (7), etc., ainsi qu'une étude détaillée de l'un de nous sur le choléra dans le département de Meurthe-et-Moselle (8) ; puis les travaux de Marey et de Thoinot sur le choléra de 1884 (9); ceux de Proust, Netter et

(1) On sait que Koch les a mis en évidence dans l'eau d'un *tank* (étang) recevant des déjections de malades et servant à l'alimentation d'un village des Indes. Rietsch l'a de même trouvé en 1884 dans le vieux port de Marseille, où se déversaient alors les égouts de la ville.

(2) Dans ces pays, il n'est pas rare de constater l'effet, pour la diminution de la maladie, d'une bonne distribution d'eau ; ainsi Calcutta a vu brusquement se réduire sa mortalité cholérique depuis qu'en 1869 on a filtré l'eau de boisson ; il n'en a pas été de même pour la ville voisine, Howrah, qui n'avait rien fait.

(3) Jacquot, Le choléra dans l'Est de la France. *Gazette médicale de Paris*, 1854, t. XXV.

(4) Scoutetten, Histoire chronique, topographique et ethnologique du choléra. *Gaz. hebd. de méd. et de chir.*, 1869.

(5) Barth, Rapport sur les épid. de choléra en France en 1854 et 1865, in *Mém. Acad. de méd.*, t. XXV.

(6) Valat, Relation de l'épid. de choléra de Château-Chinon. *Bull. Acad. de méd.*, t. XXV, 1849.

(7) Briquet, Rapport sur les épid. de choléra de 1877 à 1850, in *Mém. Acad. de méd.*, t. XXXIII.

(8) Dr Imbeaux, Les eaux potables et leur rôle hygiénique dans le département de Meurthe-et-Moselle. Thèse de Nancy, 1897.

(9) Voy. Marey, Les eaux contaminées et le choléra. *Bull. de l'Acad. de méd.*,

Thoinot sur l'épidémie de 1892 (1), dans la Seine et Seine-et-Oise; de Widal dans l'Oise; de Cassoute (2) à Marseille et dans les Alpes, et de Kelsch (3) pour toute la France; en Allemagne, la fameuse épidémie de Hambourg en 1892, et celle de la vallée de la Saale, si bien étudiées par Koch, Gaffky (4), Schmalfuss (5); en Italie, les épidémies de Gênes (1884) et de Messine (1887), etc., etc.

De ces études, pour le détail desquelles nous renvoyons soit au beau mémoire de Netter : *Origine hydrique du choléra* (6), soit au mémoire tout récent de Kelsch (7), il nous semble qu'on peut tirer les conclusions suivantes :

1° A égalité de dissémination du germe, le choléra paraît avoir sévi avec beaucoup plus d'intensité sur les terrains fissurés, comme les calcaires, la craie, tandis qu'il a respecté en partie les terrains qui filtrent bien, les grès, sables, alluvions, ainsi que les terrains imperméables ;

2° L'influence des déclivités paraît très notable, soit que les déjections des malades habitant une localité à flanc de coteau infectent la nappe souterraine et les sources alimentant les localités placées en contre-bas, soit que ces déjections gagnent ces dernières par ruissellement et en suivant les cours d'eau : inversement, les agglomérations qui prennent leurs eaux en contre-haut d'elles-mêmes et sans qu'il y ait danger de pollution par des habitations plus élevées ont été généralement peu touchées. Bref, les massifs montagneux se sont montrés généralement réfractaires.

3° Le choléra, a-t-on dit, *suit les vallées*, c'est-à-dire se propage des localités d'amont à celles d'aval le long des fleuves et rivières.

Cela tient évidemment à la contamination de l'eau des cours d'eau par le déversement des égouts, le lavage du linge et des habits souillés, la projection directe des matières fécales : si les villes d'aval utilisent l'eau du fleuve sans épuration pour la boisson, l'épidémie est par là-même constituée ; en cas contraire, l'eau du fleuve peut con-

1884 ; — Rapport de l'épidémie de choléra en France en 1884, in *Bull. de l'Acad. de méd.*, 1885. — THOINOT, Histoire de l'épidémie cholérique de 1884. Thèse de Paris, 1886.

(1) PROUST, NETTER et THOINOT, Le choléra dans le département de la Seine en 1892, in *Recueil des Travaux du Comité consultatif d'hygiène publique*, 1894. — PROUST, NETTER, THOINOT, Le choléra dans le département de Seine-et-Oise. *Rev. d'hyg.*, 1893.

(2) CASSOUTE, Épidémie de Marseille et de Barrême, 1892-1893.

(3) KELSCH, Rapport général sur les épidémies qui ont régné en France, 1892 et 1893, in *Mém. Acad. de méd.*, t. XXXVIII.

(4) KOCH, Die Cholera in Deutschland während des Winters 1892-1893. *Zeitschr. für Hygiene*, XV, 1, et *Semaine médicale*, 1893, p. 424 ; — et Wasserfiltration und Cholera. *Zeitschr. für Hygiene*, XIV, 3. — GAFFKY, Die Cholera in Hamburg, in *Arbeiten aus dem k. Gesundheitsamte*, X.

(5) SCHMALFUSS, Die Cholera in den Anstalten und Stiften. *Arbeiten aus dem k. Gesundheitsamte*, X.

(6) NETTER, *Semaine méd.*, 1896.

(7) KELSCH, *Rev. d'hyg.*, février, mars, avril 1909.

taminer les mariniers et baigneurs, souiller les légumes dans les jardins qu'on arrose, infecter les rues souvent arrosées aussi à l'eau de rivière. Il faut tenir compte, en outre, pour expliquer cette plus forte invasion des vallées, de ce qu'elles sont le point bas où aboutissent toutes les souillures et de ce que la densité de la population y est d'ordinaire beaucoup plus grande qu'ailleurs : de là beaucoup plus de chances de contagion directe. Enfin l'humidité, soit par elle-même, soit parce qu'elle favorise la putréfaction des matières organiques, semble aussi jouer un rôle important ; on a vu nombre de fois les tribus nomades et les armées en campagne échapper au choléra dès qu'elles quittent les points bas et humides pour aller camper sur les plateaux secs.

Il reste un mot à dire de la répartition du choléra dans l'intérieur d'une même ville. L'influence de l'altitude semble encore s'y faire sentir, tout comme il vient d'être dit pour une région entière, et cela semble bien résulter aussi de ce que les puits, les rues, les égouts des parties basses des villes reçoivent les immondices des parties hautes, sont humides, etc. Ainsi, d'après Hirsch (1), la mortalité cholérique à Londres s'est établie suivant les altitudes des quartiers, comme il est indiqué au petit tableau ci-dessus :

Mortalité cholérique à Londres pour 1000 habitants, suivant l'altitude.

ALTITUDE AU-DESSUS DU NIVEAU MOYEN DE LA TAMISE.	EN 1848 ET 1849.	EN 1853 ET 1854.	EN 1866 (DANS LES DISTRICTS EST ET NORD-EST SEULS).
Au-dessous de 3 pieds	14,5	10,7	10,7
De 3 à 10 pieds..........	8,0	9,4	8,9
De 10 à 20 —	6,0	5,0	8,8
De 20 à 40 —	6,2	3,3	7,6
De 40 à 60 —	4,4	1,6	1,7
De 60 à 80 —	2,5	2,7	0,4
Au-dessus de 80 pieds..........	1,5	1,3	0

A Paris, en 1832, nous dit Boudin (2), les quartiers les plus élevés au-dessus de la Seine eurent une mortalité de 18,5 p. 1 000, tandis que les plus bas (3 mètres au-dessus du fleuve) eurent 23,6. La même année à Hambourg, Hirsch indique 76,7 cas et 30,6 décès pour 1 000 habitants dans les parties basses, tandis qu'il n'y a que 19,7 cas et 10,4 décès dans les quartiers élevés. Même constatation faite par Cazalas (3) à Oran de 1849 à 1851, par Briquet (4), en 1849, à Laon et à Pontoise, villes séparées toutes deux en deux portions, l'une haute très épargnée, l'autre basse, très atteinte.

(1) Hirsch, Die allgem. ac. Infektionskrankheiten, 1881.
(2) Boudin, Essai de géographie médicale.
(3) Cazalas, Maladies de l'armée d'Orient.
(4) Briquet, *loc. cit.*

Il est vrai que cette règle a été parfois infirmée : ainsi à Marseille en 1834, à Vienne en 1854, les quartiers hauts souffrirent plus que les bas, et à Paris en 1853, ce furent les XIe et XIIe arrondissements, cependant mamelonnés, qui furent les plus atteints.

Fièvre typhoïde. — Dans la propagation de la fièvre typhoïde, le rôle de l'eau n'est pas moins important que dans celle du choléra; mais il est souvent plus obscurci, dans nos pays du moins, d'une part en raison de l'endémie qui préexiste d'habitude aux explosions épidémiques, d'autre part à cause du nombre plus varié des autres moyens d'infection.

La dissémination du germe typhique a toujours bien son origine primordiale soit dans les matières fécales, soit dans les urines des malades ; mais, comme ces souillures ne sont que trop banalement répandues chez nous, il en résulte que ce germe a au dehors de l'organisme un champ d'action plus large et plus continu que le spirille cholérique. Aussi peut-il être rapporté à l'homme en dehors de l'eau de boisson :

1° Par la contagion directe (contact avec le malade ou plus exactement avec le porteur du germe, par les déjections, linges, poussières de sa chambre) ;

2° Par les mouches (notamment *Musca domestica*, si fréquente en nos maisons), qui, se posant sur les déjections infectées, en emportent des parcelles avec leurs pattes et viennent ensuite les déposer sur nos aliments ou sur notre peau ;

3° Par les huîtres, moules et autres coquillages qu'on mange sans cuisson et qui peuvent s'infecter par les eaux d'égout ou les matières fécales, trop souvent déversées aux environs des parcs et sur les côtes ;

4° Par le lait ; s'il est vrai que ce liquide peut être infecté directement par les doigts des fermières mal soigneuses et ayant touché des linges ou matières fécales, il faut bien dire que le plus souvent l'infection provient de l'addition d'eau contaminée — la fraude devient alors homicide — ou du rinçage des ustensiles avec une telle eau ;

5° Par les fruits et légumes arrosés à l'eau souillée (eaux d'égout d'ordinaire) ou poussés sur une terre à fumure fécale, et qui sont mangés crus (salades, cresson, radis, fraises, etc.) (1).

La simple propreté permettrait bien souvent d'éviter les modes d'infection ci-dessus : propreté des maisons et des infirmiers pour les deux premiers, propreté des côtes maritimes et des établissements

(1) Nous laissons de côté les cas que certains auteurs regardent comme possibles et où le colibacille (ou d'autres bacilles paratyphiques de l'intestin) deviendrait virulent et causerait une véritable fièvre typhoïde par suite de la diminution de résistance du terrain, par exemple dans l'armée, comme conséquence du surmenage et de l'encombrement.

ostréicoles pour le troisième, propreté des fermes et des exploitations agricoles ou maraîchères pour les deux derniers. Il n'en est plus ainsi quand c'est l'eau de la distribution elle-même qui est susceptible d'apporter le germe typhique : les habitants, infectés alors par le service urbain, ne peuvent se préserver qu'en stérilisant isolément l'eau qu'on leur livre, et il faut reconnaître que c'est une tâche au-dessus des possibilités de la partie la plus nombreuse, de la partie pauvre de la population.

Le bacille d'Eberth ne trouve pas dans l'eau des conditions de vie et de développement bien propices : il craint beaucoup notamment la concurrence vitale des saprophytes et l'abaissement de la température ; il est aussi également très sensible à l'appauvrissement du milieu en matières organiques, nutritives pour lui.

Straus et Dubarry ont vu le bacille typhique se maintenir respectivement soixante-neuf, quarante-trois et quatre-vingt-un jours dans de l'eau distillée, de l'eau de Vanne et de l'eau d'Ourcq (celle-ci riche en matières organiques), toutes trois préalablement stérilisées. Mais, dans la nature, en présence des autres espèces microbiennes, les choses se passent différemment. Hüppe a démontré, par une série d'expériences, que le bacille d'Eberth diminue en très grande proportion au bout des premiers jours, tandis que le nombre total des autres germes de l'eau infectée va en croissant rapidement. Les savants américains (1) estiment à quelques jours seulement la période de vitalité du bacille dangereuse pour l'infection : huit à dix jours dans l'eau ordinaire, cinq jours seulement dans de l'eau d'égout, où le manque d'oxygène serait aussi un obstacle à sa pullulation. Il est probable toutefois que, pendant un bon moment encore, le parasite peut redevenir virulent, si les conditions deviennent elles-mêmes favorables.

La sédimentation agit aussi dans le même ordre d'idées. On se rappelle la belle expérience de Chantemesse et Widal : un ballon contenant une légère couche de sable ayant été rempli d'eau de rivière stérilisée et ensemencé avec une culture de bacille typhique, on ne rencontre plus ce bacille deux mois après dans l'eau prélevée avec soin ; mais, si on décante doucement et qu'on remplace l'eau enlevée par de la nouvelle soigneusement stérilisée, on trouve à nouveau dans celle-ci des colonies de bacille d'Eberth. Cela tient à ce que la nouvelle eau ayant apporté une provision de matières organiques, les bacilles déposés sur le sable ou leurs spores se sont mis à végéter à nouveau. Les mêmes phénomènes peuvent se passer dans les réservoirs d'eau, puits, citernes, rivières, etc. C'est ce qui, en outre de l'agitation du fond remettant les dépôts en suspension, peut expli-

(1) Voy. JORDAN et ZEIT, *Engineering Record*, 14 décembre 1904. — RUSSELL et FULLER, *Reports and Papers of Am. public Health Association*, vol. XXI, part. 2.

quer la réapparition de la fièvre typhoïde après le curage d'un bassin ou une crue.

D'après de nombreux auteurs, Grancher et Deschamps (1), Robertson et Gibson (2), Rullmann (3), le bacille d'Eberth vivrait bien plus longtemps dans le sol que dans l'eau, surtout dans les sols riches en matières organiques, le terreau. Comme les fortes pluies et les crues concomitantes des rivières entraînent dans leurs eaux beaucoup de parcelles de terre de ce genre et de fumier, on comprend aussi qu'il y ait là une cause d'épidémie ou de recrudescence à ces moments.

En ce qui regarde la température, après avoir remarqué que le germe résiste à la congélation et peut se retrouver dans de la glace contaminée, il faut reconnaître que les mois chauds sont beaucoup plus favorables à sa pullulation et qu'à ce moment les eaux de rivière (dont la température s'élève à 20 ou 25°) sont bien plus exposées. Le fait est bien mis en évidence par le diagramme de la figure 4, qui indique la répartition par mois (nombre moyen de décès par mois et par million d'habitants) de la mortalité typhique dans les cinquante-six grandes villes de France portées au tableau qu'on trouve un peu plus loin pendant la période de 1899 à 1906 (fig. 4) : on voit que le semestre de juin à décembre inclus a une mortalité de 147,89 par million d'habitants de ces villes, tandis que le semestre de janvier à juin n'a que 94,01, soit un total de 241,9 décès pour l'année, dont 61 p. 100 pendant le semestre d'été et d'automne. Le maximum a lieu en septembre, retardant sur le maximum de la température : ce retard tient sans doute au temps d'incubation de la maladie (deux à trois semaines), mais aussi à ce que les pluies deviennent plus abondantes en automne et favorisent le passage du germe dans les eaux.

L'étude de la morbidité typhique à Paris donne un résultat assez peu différent. Comme exemple typique, nous avons représenté par la figure 5 la répartition des 2 423 cas de l'année 1906 entre les différents mois. Le deuxième semestre (fig. 5) en compte 138, soit 57,1 p. 100, et le maximum est toujours en septembre ; mais on remarque un autre maximum au printemps, en avril, lequel se présente dans la plupart des autres années et nous paraît correspondre à la période des pluies de cette saison.

Aux États-Unis, Woodhead avait déjà constaté les mêmes faits ; Sedgwick dit qu'à Lawrence les épidémies typhiques se produisent en été après les orages et les crues du Merrimac River ; le *State Board of Health* du Massachusetts a dénombré les colibacilles dans plusieurs rivières de cet État et montré que leur nombre était beaucoup plus élevé en été qu'en hiver. Pour préciser, voici quelques détails pour Washington, qui, comme on sait, buvait jusque tout dernièrement (où on a

(1) Grancher et Deschamps, *Archives de médecine expérimentale*, 1889, I, p. 33.
(2) Robertson et Gibson, *British medical Journal*, 1898.
(3) Rullmann, *Centralblatt für Bakteriologie*, XXX, 1901, p. 321.

établi des filtres) l'eau brute du Potomac. Les épidémies se produisent d'ordinaire de juillet à octobre, et on en cite plusieurs qui sont consécutives à celles de Cumberland (été de 1890) ou de Mount Savage (1904), villes situées à l'amont sur le même fleuve. Pour la période 1875 à 1905, les décès par fièvre typhoïde se répartissent comme suit : janvier 260, soit 5,11 p. 100 ; février 173, soit 3,40 p. 100 ;

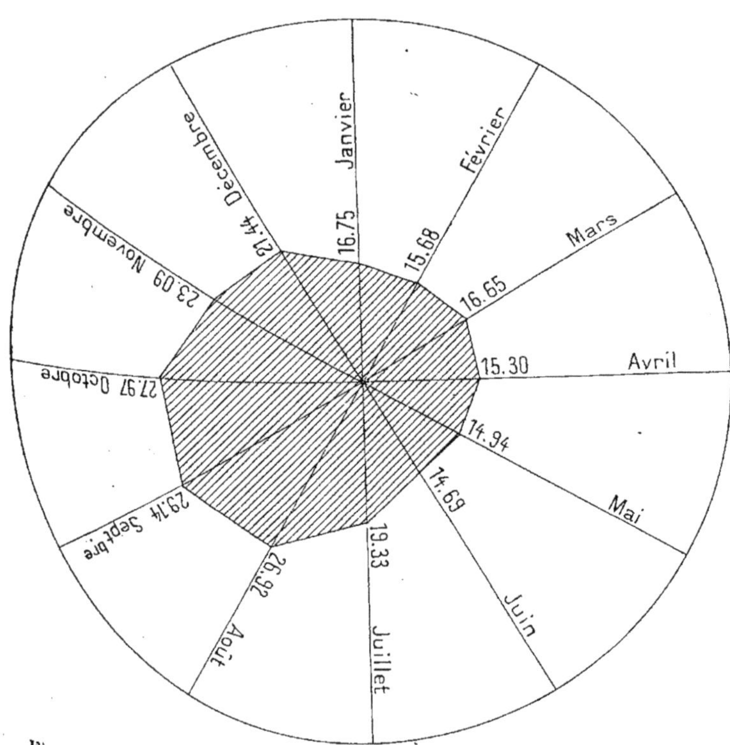

Fig. 4. — Répartition de la mortalité typhique entre les mois de l'année dans 56 grandes villes de France (moyenne de 1899 à 1906).

Les chiffres indiquent le nombre moyen des décès par mois et par millions d'habitants inclus.

mars 209, soit 4,11 p. 100 ; avril 187, soit 3,68 p. 100 ; mai 200, soit 3,93 p. 100 ; juin 289, soit 5,68 p. 100 ; juillet 530, soit 10,42 p. 100 ; août 769, soit 14,89 p. 100 ; septembre 780, soit 15,10 p. 100 ; octobre 788, soit 15,26 p. 100 ; novembre 532, soit 10,10 p. 100, et décembre 4,24, soit 8,30 p. 100. Cela fait, sur un total de 5 141 décès, 1 318 dans le semestre de janvier à juin et 3 823, soit 74 p. 100, dans le second semestre : l'inégalité est donc encore plus accentuée que dans l'ensemble de nos villes françaises, ce qui tient sans doute à ce que nous avons affaire ici exclusivement à de l'eau de rivière. Ajoutons que, en 1875, la population était de 157 600 et en 1905 de 323346 habitants : la mortalité typhique est passée dans cet intervalle de 0,799 à 0,411 p. 1 000, pendant que la mortalité générale baissait elle-même de 37,99 à 19,18.

Il serait oiseux aujourd'hui de chercher à démontrer longuement le rapport de cause à effet entre la pollution des eaux de boisson

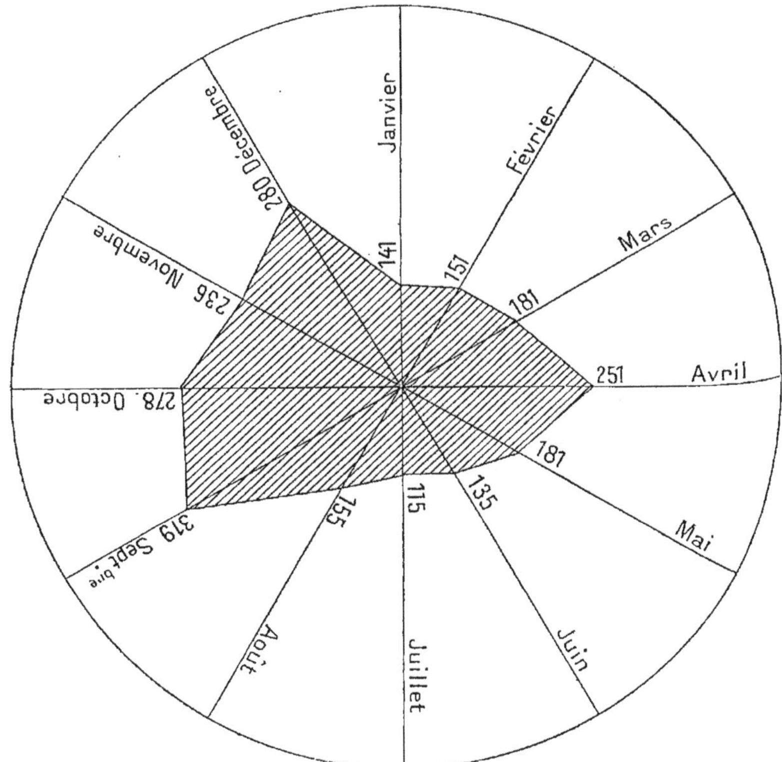

Fig. 5. — Répartition de la morbidité typhique à Paris entre les mois de l'année 1906.

Les chiffres sont les nombres de cas constatés chaque mois.

d'une part, l'endémie et les épidémies typhiques d'autre part. Nous renverrons le lecteur qui voudrait reprendre cette démonstration en détail tout particulièrement au livre devenu classique de Brouardel et Thoinot : *La fièvre typhoïde* (1), à celui de Gärtner : *Die Quellen in ihren Beziehungen zum Grundwasser und zum Typhus* (2), enfin au très beau rapport présenté en 1906 par Brouardel comme président de la Commission supérieure consultative d'hygiène et d'épidémio-

(1) Brouardel et Thoinot, *Fièvre typhoïde*, fasc. III du Nouveau Traité de médecine de Brouardel, Gilbert, Thoinot.

(2) G. Fischer, 1902.

logie militaire, intitulé : *La fièvre typhoïde dans les garnisons de France* (1). Comme, d'une part, on sait que l'armée, beaucoup plus atteinte que la population civile, est le réactif par excellence de la fièvre typhoïde, et comme, d'autre part, Brouardel avait en regard la situation de chaque ville au point de vue de l'alimentation en eau (grâce à la publication faite par l'un de nous en 1903 sous le nom d'*Annuaire statistique et descriptif des distributions d'eau des villes de France*) (2), ce rapport met bien en évidence les conséquences de la mauvaise qualité des eaux de certaines villes.

Citons encore pour Paris et la région de ses sources les études détaillées faites de 1900 à 1903 par la Commission scientifique de perfectionnement de l'observatoire de Montsouris, et notamment l'article du Dr A.-J. Martin : *La fièvre typhoïde et la distribution des eaux du service privé à Paris en 1898-1899*, où on trouve des détails sur la mortalité typhique à Paris depuis 1881.

Aux États-Unis, le *Geological Survey* associe maintenant l'étude de la fièvre typhoïde à ses monographies potamologiques des bassins fluviaux : c'est là une association très heureuse et très instructive. Nous ne devons pas oublier non plus le livre tout récent de Whipple : *Typhoïd fever its causation, transmission and prevention*, qui est très intéressant et très documenté.

Si la relation de la maladie avec la pollution des eaux de rivière est bien établie, sa dépendance de la contamination des eaux souterraines et par suite de la valeur filtrante des terrains géologiques n'est pas moins certaine. L'un de nous l'a étudiée en détail pour les terrains de l'Est de la France (3) et a constaté que la fièvre typhoïde sévissait beaucoup plus dans les villages bâtis sur les calcaires fissurés que dans ceux du grès, des alluvions sableuses ou des masses imperméables. L'enquête précitée portant sur les régions des sources alimentant Paris prouve la même chose. Enfin, le lecteur voudra bien se reporter au tableau de la mortalité typhique dans les villes de France de plus de 10000 habitants, donné par Bonjean (4), d'après les différents terrains géologiques : les fortes mortalités appartiennent aux terrains cristallophylliens et calcaires.

De ces études, on peut conclure que les épidémies d'origine hydrique se reconnaissent à deux caractères principaux. C'est, d'une part, le caractère d'épidémie *massive*, qui se révèle dès le début brusque — véritable explosion — d'une épidémie d'origine hydrique : le germe morbide porté en même temps dans toutes les parties du

(1) Imprimerie Nationale.
(2) Une 2e édition de cet Annuaire paraît, en 1909, chez Dunod et Pinat.
(3) Dr Imbeaux, Les eaux potables et leur rôle hygiénique en Meurthe-et-Moselle. Thèse de Nancy, 1897.
(4) Bonjean, Voy. fascicule II, p. 84, du présent Traité d'hygiène.

réseau éclôt à peu près simultanément et d'emblée avec la forme typhoïde chez tous les individus qui étaient en état de réceptivité au moment où ils l'ont ingurgité avec l'eau; de même la fin de l'épidémie arrive tout d'un coup, dès que la distribution d'eau contaminée cesse. D'autre part, le second caractère n'est autre que la concordance entre la carte des cas morbides et le réseau où l'eau soupçonnée est en service : il arrive même, comme pour Sens et Paris (réseau de la Vanne), que deux villes distinctes, mais alimentées par la même eau, sont atteintes en même temps. Bref, lorsque cette double concordance en temps et en lieu est constatée, on ne peut plus nier la relation de cause à effet entre la contamination d'une eau et l'épidémie dessinée dans son réseau.

Toutefois, on peut encore, avec Brouardel et Thoinot, distinguer deux cas. Le premier est celui des villes ayant de l'eau généralement pure (eau de source par exemple) et qui se contamine brusquement; tels sont les exemples classiques des épidémies suivantes : en Angleterre, de Caterham (1879), de Worthing (1893), de Beverley (1890), de Maidstone (1897) ; en Suisse, de Lausen (1882) et de Zurich (1884); en Allemagne, de Soest, en Westphalie (1889 et 1892), de Paderborn (1893 et 1898); en France, d'Auxerre (1882 et 1902), de Besançon (1886, 1889 et 1893), de Bar-le-Duc (1889), de Nancy (1880, 1888, 1906 pour les eaux d'un groupe de sources, 1881, 1885, 1886 et 1899 pour celles d'un autre groupe), etc.

Le second cas est celui des villes qui, ayant de l'eau habituellement mauvaise, voient sur un état endémique déjà grave se greffer des poussées épidémiques : c'est ce qui arrive là où l'on boit des eaux de rivières ou de lacs banalement souillées, les poussées correspondant aux conditions météorologiques, telles que grandes pluies, dégels, chaleur humide, etc., capables de favoriser le développement et la dissémination des germes. Les exemples de cette nature abondent. En Angleterre, le XXIe Report du *Local Government Board* a établi d'une manière saisissante ce qui s'est passé en 1890-1891 dans la vallée de la Tees; aux États-Unis, les épidémies de Plymouth (1884-1885), de Lowell-Lawrence (1880 et 1891), la propagation de la maladie dans la vallée de l'Hudson et de son affluent la Mohawk en 1890-1891 sont classiques; Chicago, comme Genève, a dû reculer sa prise dans le lac bien loin de la rive ; enfin, en France, on pourrait citer toutes les villes qui buvaient (heureusement beaucoup ont aujourd'hui filtré ou stérilisé leurs eaux) de l'eau de rivière brute, notamment Angoulême (1887), Le Mans, Cherbourg, Troyes, Lunéville, etc.

Quant à *Paris*, outre le danger résultant de sources peu sûres, on sait que chaque fois qu'on mêlait dans le passé l'eau de Seine brute à l'eau de sources, on avait une recrudescence très intense de l'endémie typhique. Nous ne pouvons que renvoyer aux longues études du professeur Thoinot (1), aux travaux de la Commission scientifique de perfectionnement de l'Observatoire municipal de Montsouris et au récent article de Vincey : *La fièvre typhoïde dans le département de la Seine* (2)

Cette dernière étude met bien en évidence l'amélioration très considérable obtenue dans les localités de la banlieue alimentées par la Compagnie générale des eaux depuis que cette Compagnie s'est décidée, en 1894, à filtrer les eaux de Seine et de Marne ; on peut la reconnaître également sur le tableau des villes de France donné ci-dessous. Le même succès va suivre certainement l'installation des filtres de Suresnes par la Compagnie des eaux de la Banlieue pour les sept villes qu'alimente cette Compagnie de son côté.

Les épidémies typhiques sont des explosions momentanées ; mais, dans bien des villes, il reste en dehors des périodes où elles sévissent une endémie plus ou moins intense. Cette endémie est aussi en relation avec l'eau de boisson, mais il s'y mêle plusieurs éléments étrangers, tels que le contage direct, l'usage des puits particuliers qui subsistent souvent concurremment avec la distribution urbaine, les échanges incessants qui se font entre la ville et sa banlieue, etc. Moins nette encore est la relation entre la qualité de l'eau et la mortalité générale, et pourtant on ne peut nier qu'elle existe : il est même absolument certain qu'une bonne distribution d'eau amène un abaissement de la mortalité totale, bien supérieur à ce qu'on devait attendre de la diminution de mortalité par fièvre typhoïde et choléra. Ainsi, d'après les auteurs allemands, une ville ne devrait pas avoir une mortalité typhique de plus de 0,25 par an et par 1 000 habitants, sans quoi l'on peut affirmer presque à coup sûr que l'eau de boisson est coupable ; de même, les hygiénistes et les législateurs (3) sont d'accord pour déclarer qu'une mortalité générale de plus de 22 p. 1 000 est excessive et indique la nécessité de faire des travaux d'assainissement.

On comprend donc que les directeurs de distribution d'eau doivent se rendre compte de la marche de la morbidité et de la mortalité typhiques, ainsi que de celle de la mortalité générale dans leur ville. De son côté, le pouvoir central peut, par ces statistiques sanitaires, apprécier constamment la situation hygiénique des différentes villes et régions du pays et savoir sur lesquelles il y a lieu de porter ses efforts ; on peut même juger par là l'importance des travaux faits

(1) Voy. Étude de quelques foyers de fièvre typhoïde en France, in *Travaux du Comité consultatif d'hygiène publique*, 1890.

(2) VINCEY, *Rev. d'hyg.*, 20 octobre 1904.

(3) En France, la loi du 15 février 1902 (art. 9) ne fixe pas de chiffre et se réfère au chiffre de la mortalité moyenne de la France, qui est d'environ 22 ; il mériterait d'être encore abaissé, et on regarde le taux de 18 p. 1 000 comme réalisable par les progrès de l'hygiène.

dans chaque ville et deviner pour ainsi dire la date à laquelle une bonne distribution d'eau y a été mise en service. Une diminution brusque de la fièvre typhoïde correspond en effet à l'introduction d'une eau saine et abondante en remplacement de mauvaise eau, par exemple quand une ville qui n'avait que des puits ou de l'eau de rivière brute fait une adduction d'eau de sources ou une installation de filtrage. Les exemples dans ce sens abondent : le petit tableau ci-dessous en fait voir quelques-uns; toutefois il ne s'agit que de la mortalité typhique, la morbidité étant jusqu'ici, par suite de la défectuosité dans les déclarations, beaucoup plus mal connue.

NOMS DES VILLES.	CHANGEMENT dans la distribution d'eau (au lieu d'eau de puits ou de rivière brute).	DATE du changement.	MORTALITÉ TYPHIQUE PAR 1 000 HABITANTS. — Moyenne des 5 années.		MORTALITÉ GÉNÉRALE PAR 1 000 HABITANTS. — Moyenne des 5 années.	
			Avant le changement.	Après le changement.	Avant le changement.	Après le changement.
Vienne (1)... .	Sources de montagne.	1873	1,05	0,52	39,4	30,6
Zurich (2)......	Filtration des eaux du lac................	1885	0,76	0,10	?	?
Hambourg (3)..	Filtration de l'eau de l'Elbe	1893	0,47	0,07	24,0	17,7
Nancy (4)......	Galerie filtrante......	1882	1,06	0,72	25,8	23,6
Angoulême....	Sources	1889	1,83	0,37	22,7	21,6
Rennes........	Drainages............	1883	1,24	0,43	35,3	34,0
Troyes	Sources.............	1898	0,71	0,08	25,9	22,2
Lawrence (5) M.	Filtration	1893	1,21	0,26	24,4	20,0
Albany NY....	—	1899	1,04	0,28	22,3	18,4
Lowell M.....	Sources	1896	0,97	0,21	25,1	20,5
Newark NJ...	Eaux de montagne....	1892	0,70	0,16	25,1	22,1
Jersey City NJ.	— ...	1896	0,77	0,24	25,4	19,3

(1) La mortalité typhique a continué à décroître après la première période quinquennale et est tombée presque à 0.

(2) La morbidité typhique était à Zurich, avant 1885, de 6,3 par 1 000 habitants; elle est tombée depuis à 0,93.

(3) Voy. le tableau et les détails donnés pour Hambourg au fascicule XIV, p. 209, du présent Traité par MM. Putzeys.

(4) La morbidité typhique était à Nancy, avant 1882, de 7,5 par 1 000 habitants; elle est tombée de 1882 à 1889 à 4,5 et est aujourd'hui au-dessous de 1.

(5) D'après Allen Hazen pour les cinq villes américaines qui suivent.

Après la période de cinq ans, la mortalité typhique a continué généralement à baisser, ce temps n'étant pas suffisant pour que la population s'habitue aux nouvelles eaux et en fasse un emploi complet; toutefois la diminution brusque obtenue si rapidement est bien caractéristique. On voit aussi que la mortalité générale a souvent baissé de beaucoup plus que les réductions dues à la fièvre typhoïde seule; elle a baissé aussi, mais moins, dans les villes qui n'ont pas amélioré leurs eaux et où la fièvre typhoïde est restée stationnaire. Cela veut dire qu'il faut distinguer deux éléments dans cet abaissement supplémentaire : l'un général dans nos pays et dû aux progrès du bien-être et des conditions sanitaires dans les villes, à l'assainissement (1), à la désinfection, à l'isolement et au meilleur traitement des malades, etc. ; l'autre spécial à l'effet des eaux plus saines, effet qui se fait sentir en dehors des maladies d'origine hydrique comme amélioration d'ensemble de la santé publique. Allen Hazen (2) a cherché à chiffrer ces deux fractions de l'abaissement de mortalité; mais il nous paraît bien difficile de le suivre, les conditions d'un pays à un autre et d'une ville à une autre étant, à notre avis, trop variables et la question méritant d'être étudiée tout particulièrement dans chaque ville.

Nous terminerons en donnant ci-dessous : 1° le relevé de la mortalité typhique dans les principales villes de France (3), depuis 1886 jusqu'à 1906 inclus (d'après les statistiques du ministère de l'Intérieur), ainsi qu'une comparaison de la mortalité générale au début et à la fin de cette période (on y voit que l'amélioration est presque générale ; cependant quelques villes font encore exception et, dans bon nombre, il reste beaucoup à gagner) ; 2° un petit tableau donnant la mortalité de cinq en cinq ans depuis 1880 dans quelques grandes villes du monde entier et avec leur mode d'alimentation en eau : on y voit bien la supériorité des villes qui ont des eaux souterraines sûres (Vienne, Munich, Copenhague) ou des eaux de rivière filtrées (Londres, Berlin) sur les villes qui ont des eaux de rivière brutes (villes américaines) (4) ou des sources peu sûres (Paris).

(1) Weyl fait remarquer qu'à Berlin, à Munich, etc., la diminution de la fièvre typhoïde correspond tout aussi bien à l'exécution du réseau d'égouts et à l'extension progressive du « tout à l'égout » qu'à l'amélioration des eaux. On comprend qu'une bonne canalisation, en recevant les matières fécales, empêche la diffusion des germes qui y sont contenus, évite la contamination de la nappe souterraine et des puits, etc., et par là assure une partie de la diminution du mal.

(2) *Rapport au Congrès international d'ingénieurs à Saint-Louis*, octobre 1904.

(3) Quelques villes importantes, comme Caen et Angers, manquent à cette liste : cela tient sans doute à ce qu'elles ne faisaient pas connaître régulièrement leurs décès au ministère de l'Intérieur. Pour comparer la situation de chaque ville avec son alimentation en eau, on devra se reporter pour cette dernière à l'*Annuaire des distributions d'eau en France*, dont la 2e édition paraît en 1909, chez l'éditeur Dunod et Pinat.

(4) N'oublions pas de dire que ces villes, depuis 1904, filtrent ou vont filtrer leurs eaux.

I. — Tableau comparatif de la mortalité typhique et de la mortalité générale dans les principales villes de France (de 1886 à 1906).

NOMS DES VILLES.	NOMBRE D'HABITANTS (Recensement de 1906).	MORTALITÉ GÉNÉRALE pour 1 000 hab.		MORTALITÉ TYPHIQUE ANNUELLE pour 1 000 habitants.			
		En 1886.	En 1906.	De 1886 à 1889 inclus.	De 1890 à 1898 inclus.	De 1899 à 1903 inclus.	De 1904 à 1906 inclus.
Paris	2 722 731	24,50	17,6	0 452	0,200	0,193	0,110
Banlieue.							
Boulogne-s.-Seine	49 727	25,91	21,3	0,560	0,430	0,144	0,107
Neuilly	39 814	20,74	18,3	0,500	0,259	0,144	0,117
Levallois-Perret	61 118	24,94	20,8	0,675	0,377	0,193	0,115
Saint-Ouen	37 303	24,52	25,6	0,672	0,336	0,051	0,045
Clichy	41 076	26,23	22,7	0,500	0,347	0,126	0,081
Saint-Denis	63 944	40,02	20,9	0,475	0,378	0,210	0,167
Vincennes	33 054	21,56	15,5	0,310	0,136	0,056	0,080
Montreuil-s.-Bois	35 516	27,44	22,4	0,317	0,225	0,212	0,132
Lille	205 602	27,63	21,8	0,195	0,137	0,098	0,091
Roubaix	121 017	24,06	17,4	0,270	0,235	0,172	0,127
Tourcoing	81 671	24,34	15,9	0,327	0,237	0,119	0,159
Boulogne-sur-Mer	51 201	25,45	21,3	0,332	0,267	0,240	0,124
Dunkerque	38 287	26,53	20,0	0,267	0,314	0,256	0,105
Calais	66 627	27,15	21,2	0,357	0,269	0,131	0,085
Douai	33 247	21,72	17,5	0,370	0,239	0,101	0,080
Saint-Quentin	52 768	26,03	21,6	0,175	0,215	0,044	0,057
Amiens	90 920	27,23	19,6	0,377	0,318	0,412	0,319
Reims	109 859	30,10	20,5	0,442	0,304	0,286	0,224
Nancy	110 570	23,69	21,7	0,557	0,574	0,312	0,120
Troyes	53 447	34,62	22,4	0,835	0,713	0,083	0,131
Dijon	74 113	25,38	20,4	0,317	0,212	0,174	0,077
Besançon	56 484	28,31	22,9	0,927	0,348	0,314	0,254
Lyon	472 114	23,59	20,8	0,295	0,238	0,211	0,155
Saint-Etienne	146 788	22,90	22,8	0,287	0,280	0,239	0,330
Grenoble	73 022	25,84	17,3	0,277	0,287	0,201	0,102
Avignon	48 312	26,76	25,4	0,687	0,517	0,686	0,375
Marseille	517 498	35,02	23,9	1,042	0,673	0,407	0,419
Toulon	104 024	33,84	21,1	1,062	1,092	0,959	0,602
Nice	134 432	28,20	19,9	0,857	0,518	0,307	0,278
Montpellier	77 114	30,08	23,8	1,187	0,589	0,618	0,554
Nîmes	80 184	25,69	20,3	0,717	0,537	0,498	0,267
Cette	33 892	27,0C	24,2	1,075	0,574	0,692	0,373
Béziers	52 268	24,65	22,5	1,030	0,479	0,638	0,530
Perpignan	38 898	27.76	21,4	0,855	0,566	0,534	0,350
Pau	35 044	21,95	20,3	0,380	0,231	0,256	0,163
Toulouse	149 438	26,17	24,4	0,802	0,358	0,248	0,201
Bordeaux	251 947	24,42	21,6	0,620	0,282	0,174	0,165
Périgueux	31 361	25,58	23,2	0,462	0,202	0,112	0,087
Angoulême	37 507	22,36	18,1	1,832	0,374	0,324	0,116
Limoges	88 597	24,87	19,1	0,442	0,295	0,218	0,154
Clermond-Ferrand	58 363	25,45	22,3	0,625	0,136	0,230	0,417
Bourges	44 133	19,15	20,6	0,407	0,163	0,206	0,144
Tours	67 601	23,36	21,5	0,772	0,382	0,226	0,109
Le Mans	65 467	29,84	25,7	0,430	0,377	0,120	0,132
Versailles	54 226	26,77	20,7	0,445	0,326	0,254	0,203
Orléans	68 614	25,12	21,8	0,262	0,314	0,278	0,287
Rouen	118 459	36,49	26,4	0,725	0,682	0,406	0,186
Le Havre	132 430	29,81	24,1	1,955	0,982	0,870	0,362
Saint-Nazaire	35 762	25,96	17,4	0,512	0,255	0,144	0,075
Nantes	133 247	24,01	21,7	0,517	0,481	0,362	0,221
Rochefort	36 694	26,81	18,6	0,655	0,283	0,350	0,209
Rennes	75 640	35,04	25,5	0,475	0,363	0,490	0,450
Brest	85 294	32,46	23,9	0,900	0,535	0,642	0,461
Lorient	46 703	30,05	21,1	1,830	1,112	0,740	0,285
Cherbourg	43 837	29,08	22,8	1,635	1,120	0,750	02,42
Totaux et moy. p. ces 56 villes.	7 666 447	26,40	20,27	»	»	0,275	0,190
				Moyenne pour l'année 1886. 0,521		Moyenne pour l'année 1903. 0,212	Moyenne pour l'année 1906. 0,210

II. — Tableau de la mortalité par fièvre typhoïde pour 1000 habitants dans quelques grandes villes pendant les années ci-dessous.

	1880.	1885.	1890.	1895.	1900.	1904.	MODE D'ALIMENTATION EN EAU.
Paris	0,87	0,58	0,29	0,11	0,31	0,130	Sources contaminables.
Vienne	0,205	0,134	0,063	0,057	0,082	0,050	Sources de montagne depuis 1874.
Munich	0,64	0,17	0,08	0,04	0,06	0,03	Sources depuis 1883.
Copenhague	»	0,143	0,084	0,17	0,115	0,029	Eau de nappes souterraines.
Berlin	0,22	0,16	0,09	0,06	0,05	0,037	Eau de rivière filtrée.
Londres	0,186	0,147	0,148	0,140	0,165	0,064	Id.
Glasgow	0,543	0,190	0,191	0,174	0,209	0,105	Eau de lac brute.
Liverpool	»	0,177	0,190	0,301	0,179	0,113	Eau de barrage-réservoir filtrée (depuis 1892).
New-York	0,308	0,288	0,216	0,172	0,181	0,138	Eau de barrage-réservoir brute.
Boston	0,417	0,389	0,345	0,325	0,255	0,220	Id.
Chicago	»	0,746	0,840	0,324	0,200	0,193	Eau de lac brute (changement de la prise en 1891).
Philadelphie	0,588	0,642	0,636	0,403	0,347	0,528	Eau de rivière brute.

L'EAU DANS LA MAISON ET DANS LA VILLE.

Comme nous venons de le voir, si une bonne distribution d'eau n'est pas la seule cause qui fasse diminuer la fièvre typhoïde dans une agglomération, on peut affirmer aussi que, inversement, cette diminution n'est pas le seul effet heureux de la distribution sur la salubrité. Cela tient à ce que l'usage facile d'une eau saine et abondante, mise à la portée des habitants pour satisfaire à tous les besoins, les incite à des habitudes de propreté de plus en plus grande. Cette propreté s'exerce soit sur les personnes elles-mêmes, soit dans la tenue des maisons, soit dans celle de la ville, et, dans ces trois cas, elle aboutit à une plus-value sanitaire.

En ce qui regarde les soins corporels, chacun sait qu'on s'y adonne d'autant plus volontiers et d'autant plus fréquemment que la chose est plus facile et plus à portée : mettez une baignoire et un tub dans tous les appartements, comme en Angleterre, et faites en sorte qu'il n'y ait qu'à tourner un robinet pour prendre un bain ou une douche, et vous verrez la population s'habituer rapidement à ce progrès. Par contre, comment aurait-on pu continuer au moyen âge l'usage des bains fréquents si en faveur chez les Romains, alors qu'il n'y avait pas de distribution d'eau dans les villes, et qu'il fallait puiser l'eau nécessaire dans un puits profond au moyen d'un treuil et d'un seau primitifs ? Il faut donc rapporter à la distribution d'eau, avec les bons effets des bains, notamment des bains et douches populaires, le mérite d'une meilleure éducation sanitaire et d'une plus grande propreté individuelle, mérite qu'il est assurément bien difficile, sinon impossible, de chiffrer, mais qui n'en est pas moins très sensible.

De même, la distribution d'eau, mettant ce liquide sous pression à la disposition de tous les appartements, facilite énormément leur nettoyage et celui de la maison tout entière. Lorsqu'il y a cinquante ans à peine le porteur d'eau montait péniblement sa *voie d'eau*, c'est-à-dire quelques dizaines de litres au plus, à chacun des étages d'une maison parisienne, comment chaque ménage n'aurait-il pas cherché à économiser au maximum un liquide si rare et si coûteux? Aussi non seulement les appartements, mais les linges, les ustensiles de cuisine, les légumes eux-mêmes étaient-ils en général lavés trop parcimonieusement. Quant aux matières fécales, elles restaient enfermées sous la maison dans ces immondes *fosses fixes*, d'où l'eau était proscrite, parce qu'elle y aurait occupé trop de place, mais d'où l'air empuanti remontait très bien dans les étages pour les empester. On n'avait pas d'eau d'ailleurs à ces étages pour laver les cabinets, et chaque maison *faisant sous elle* et contaminant son puits et ceux des voisins par suite de la non-étanchéité de sa fosse vivait ainsi dans un cycle fécal dont elle ne pouvait sortir.

Et c'est pourquoi l'assainissement de la maison et celui de la ville sont intimement liés à la solution du problème de l'alimentation en eau. Le « tout à l'égout » ne peut fonctionner sans une eau abondante et distribuée partout : le réseau d'égouts le mieux conçu et le mieux construit reste un outil impuissant, si l'eau n'y ruisselle pas de manière à assurer l'entraînement rapide, le *water-carriage* des matières. Une grande partie du bénéfice sanitaire procuré par l'assainissement revient donc aussi à la distribution d'eau, et c'est pourquoi, si on constate avec Weyl que la diminution de la fièvre typhoïde dans certaines villes est consécutive et parallèle au développement du « tout à l'égout », cela revient encore à en faire la conséquence de l'adduction d'eau, ce développement n'ayant été possible que grâce à elle. La vérité est que les deux mesures doivent être associées et qu'on ne peut facilement distinguer leurs effets : en tout cas, on ne peut comprendre aujourd'hui une ville sans cette double circulation, d'une part de l'eau pure et abondante amenée du dehors et portant la vie et la santé, d'autre part des eaux usées s'évacuant au dehors et entraînant avant toute fermentation les matières nuisibles loin de la cité.

L'eau doit desservir encore d'autres usages dans la ville. Citons rapidement : l'arrosage des rues et places publiques, afin d'y abattre la poussière (nous reviendrons sur ce sujet à propos de cette dernière) et d'y entretenir la fraîcheur ; l'arrosage des jardins publics et des arbres et plantes qui les ornent ; l'alimentation des pièces d'eau, jets d'eau et fontaines monumentales, qui sont un des embellissements les plus charmants des cités ; la fourniture à bien des industries des grands volumes liquides dont elles ont besoin, enfin la défense contre les incendies. Ce dernier point vise, aussi bien que l'hygiène, la protection de la vie humaine, et il est aussi d'une importance économique telle que les Compagnies d'assurances ne devraient pas hésiter à subventionner l'établissement d'un bon service d'eau (1).

Remarquons, en terminant, que pour l'eau nécessaire à ces derniers besoins, aussi bien que celle destinée au lavage des cabinets ou des égouts, il n'est pas nécessaire d'avoir la pureté absolue qui est requise pour l'eau de boisson. Aussi, là où il serait trop difficile ou trop onéreux de se procurer une grande masse d'eau parfaitement pure, peut-on recourir à la *double distribution.*

IV. — LES ÊTRES VIVANTS.

Les conditions spéciales au milieu mises à part, on peut dire que, dans toute agglomération, l'état de salubrité général est la résultante de l'état de salubrité des diverses individualités qui la constituent.

C'est l'accumulation des êtres vivants, surtout de l'homme, dans un espace donné, qui constitue l'encombrement que nous avons vu être la caractéristique de la salubrité urbaine. Le rôle que jouent ici les animaux domestiques n'est pas non plus négligeable, on le verra; mais la part de beaucoup prédominante revient à l'homme.

Action de l'homme. — L'homme est nuisible pour l'homme; il y a longtemps qu'on l'a dit : *Homo homini lupus.* Ceci est vrai aussi bien au point de vue physique qu'au point de vue moral. Les deux côtés relèvent d'ailleurs de l'hygiène ; l'hygiène morale n'a pas moins d'importance et ne devrait pas moins être en honneur que l'hygiène physique (2). L'effet du milieu, de l'entourage, sur l'intellect est loin d'être secondaire dans l'éducation.

L'homme agit sur le milieu, en lui prenant ce qui lui est nécessaire pour vivre, soit directement, en soustrayant par exemple de l'oxygène de l'air pour sa respiration, soit indirectement en s'opposant à la diffusion de la lumière ou de l'air par l'édification de ses bâtisses ; ou bien en y rejetant des substances nuisibles, les sous-produits de la respiration, des déchets, des substances toxiques, des contages, provenant de ses échanges vitaux, de son activité de travail, de son état de santé. Dans les deux cas, les modifications sont d'autant plus intenses en général que les individus réunis sur un même point, dans

(1) Un bon service d'eau au point de vue de la lutte contre l'incendie, tel que nous le concevons et tel que l'ont réalisé certaines villes américaines, doit comporter dans les rues et places assez de bouches de gros débit et sous pression suffisante pour qu'un immeuble quelconque d'un îlot puisse être atteint jusqu'aux plus hauts étages par plusieurs bouches à la fois : dans ce but, on dispose d'ordinaire quatre bouches à chaque croisement de rues, en sorte que l'îlot placé entre quatre rues peut être inondé par seize bouches à la fois.

(2) Bernheim, Questions d'hygiène morale (Alliance d'hygiène sociale, Congrès de Nancy, 1906).

des conditions de voisinage suffisant pour que les influences réciproques puissent se faire sentir, sont plus nombreux.

Le milieu est en outre influencé par des processus multiples de l'activité humaine ; les industries, les commerces divers indispensables pour la fourniture de tous les produits nécessaires à la vie, polluent le milieu urbain de la façon qui sera exposée plus loin.

Tout ceci nuit aux habitants, en raison directe du degré des souillures et en raison inverse de l'épuration du milieu, qui se fait alors ou par des procédés naturels, comme le renouvellement de l'atmosphère, ou par des procédés artificiels, tels la voirie, les égouts, les réglementations individuelles.

L'homme peut agir aussi sur ses voisins en les exposant à l'action de causes morbides qu'il a en lui, causes morbides qui sont d'abord des éléments contagieux, puis des manifestations morales ou sociales; enfin il peut leur faire courir des chances d'accidents.

Les individus atteints de maladies contagieuses en transmettent, dans certaines conditions, les contages et peuvent devenir l'origine de véritables poussées épidémiques. Il est aussi des cas où le même rôle est joué par des individus sains, tout au moins en apparence, ou trop peu malades pour attirer l'attention. Ainsi la diphtérie peut être transmise par des enfants ou des adultes ne présentant aucune lésion, aucun symptôme morbide apparent, mais ayant sur leur muqueuse buccale du Bacille de Lœffler virulent. La transmission de la fièvre typhoïde ou d'affections paratyphiques pourrait souvent provenir d'individus porteurs de microbes venant d'une infection antérieure, de date même éloignée, ou même ayant pu se développer là sans phénomènes infectieux remarqués. Ainsi des chemineaux, des vagabonds, atteints du typhus latent, donnent naissance à des manifestations aiguës de typhus exanthématique. Ici, l'homme atteint est le véritable danger, et plus on ira dans la connaissance des contages, plus ressortira, on est conduit à le penser aujourd'hui, le rôle primordial de l'apport direct de bien des germes infectieux par l'homme, le rôle intermédiaire du milieu s'amoindrissant d'autant.

Il est bien évident que, dans les fortes agglomérations, dans les villes, il y a des facilités de contagion beaucoup plus grandes. Dans les grandes villes, qui attirent beaucoup d'individus nomades, voyageurs, ouvriers, chemineaux ou vagabonds, l'importation des contages devient bien plus facile et plus fréquente. D'où nécessité de mesures de protection spéciales, d'autant plus complètes et plus sévères que le danger est plus grand.

C'est la raison pour laquelle la morbidité et la mortalité par maladies contagieuses sont plus élevées dans les villes que dans les campagnes, et souvent alors d'autant plus élevées que la ville est plus grande.

A côté des contages physiques, il y a les contages moraux, et de ces derniers il faut largement tenir compte dans l'étude de la salubrité générale des villes. Les premières donnent des maladies physiques, les autres des maladies morales dans le développement et l'extension desquelles l'exemple, l'imitation, l'entraînement jouent un très grand rôle. Ces dernières doivent certainement compter pour une bonne part dans la morbidité générale et, par conséquent, constituent un des notables facteurs de la salubrité générale des villes.

Les maladies sociales. — Certaines de ces maladies semblent tellement se lier à l'état social actuel et menacer la société qu'on leur a donné le nom de *maladies sociales*. Beaucoup sont la plaie des villes, qui y ont été surtout exposées jusqu'ici à cause des facilités plus grandes de contagion dues aux agglomérations et aux contacts. Elles ne sont pas spéciales aux agglomérations urbaines, mais y trouvent des facilités de toutes sortes pour leur extension, s'y entretiennent et s'y propagent plus aisément; mais elles s'étendent aussi en dehors et envahissent les campagnes, agissant sur la société tout entière.

Il en est qui proviennent des conditions sociales elles-mêmes, telles certaines maladies d'alimentation. La *famine*, la faim aiguë, est rare aujourd'hui, dans les pays civilisés au moins; mais la *faim chronique*, lente, par alimentation insuffisante, est des plus communes dans les villes et, par affaiblissement, par misère physiologique, doit avoir une grande place dans l'état sanitaire des populations.

En tête de ces maladies sociales se place la *tuberculose*. L'élément humain semble largement tenir ici la première place ; c'est lui qui surtout transporte et multiplie le contage à redouter. Nous avons vu précédemment (p. 71) le grand rôle qui doit être attribué à l'habitation dans la transmission de la tuberculose. L'encombrement et la surpopulation sont à incriminer aussi. Il faut reconnaître enfin une part importante à l'alimentation défectueuse, qui peut également transmettre le contage ou affaiblir l'organisme et le disposer à être envahi par un contage des plus répandus, pour ainsi dire ubiquitaire. La lèpre paraît avoir eu de similaires allures au moyen âge ; on pense qu'elle a cédé devant des mesures de sévérité exceptionnelles.

L'*alcoolisme* vient après, mais moins spécial aux villes et ravageant avec tout autant d'intensité les campagnes. Dans les villes cependant, les exemples sont souvent plus nombreux, l'offre est plus intense à cause du grand nombre des cabarets, la tentation et l'entraînement sont plus forts. C'est surtout dans les villes que sont consommés, en plus grande quantité, les alcools défectueux et surtout les absinthes ; leur consommation s'étend malheureusement aujourd'hui dans bien des populations rurales.

La *syphilis* et les autres maladies vénériennes sont beaucoup plus fréquentes dans les villes qu'à la campagne ; la tentation et les occasions y sont multipliées. C'est cette fréquence de telles affections qui a conduit à établir depuis longtemps la surveillance de la prostitution. Leur action est malheureusement trop certaine sur l'état sanitaire ; la morbidité, la mortalité, la natalité s'en ressentent.

La contagion, l'influence du voisinage sont aussi à faire intervenir dans la *mortalité infantile*, autre maladie sociale, ce fléau des grandes villes et surtout des villes à population ouvrière nombreuse. Il faut reconnaître ici des causes multiples, causes physiques, la contagion, l'habitation (p. 72), mais surtout l'alimentation défectueuse ; mais aussi causes morales, la déchéance et l'ignorance des mères, qui ne veulent ou ne savent pas donner les soins nécessaires à l'enfant. Puis encore la crainte de l'enfant qui fait recourir à des pratiques aboutissant à une mortalité considérable et à la fréquence croissante de l'avortement.

Maladies sociales aussi, puisqu'elles ont souvent des causes sociales, où interviennent l'exemple ou l'excitation produite par le milieu social, sont l'*aliénation mentale*, dans la production et l'extension de laquelle l'alcoolisme, l'imitation, le nervosisme jouent un grand rôle à côté de l'hérédité ; la *criminalité* sous toutes ses formes, où interviennent des causes morales, l'exemple, la déviation du sens moral et des causes physiques, la misère et l'alcoolisme. On se rappelle l'influence citée du prix des denrées de première nécessité sur la criminalité (p. 85).

Des statistiques anglaises semblent démontrer que, dans les villes, plus un district a une densité de population élevée, plus on y rencontre de cas de folie :

Ensemble de Londres............	58	habitants par an.	1,9 aliénés.
District de Bethnal-Green.......	171	—	6,7 —
— de Holborn............	186	—	8,2 —
— de Shand..............	143	—	11,0 —

Maladie sociale encore, le *paupérisme*, cette plaie des grandes villes, des très grandes surtout, reconnaissant des causes diverses, la paresse et l'imprévoyance, la débauche et la maladie. Il n'est pas possible d'en séparer l'*alimentation insuffisante*, dont les dangers ont été indiqués plus haut. Ici, la contagion morale agit trop souvent aussi ; à côté de la misère physiologique, intervient la misère intellectuelle et morale.

Les *accidents* grèvent encore, parfois lourdement même, l'état de morbidité et de mortalité urbaines. Ils doivent tenir une place dans le bilan de salubrité de toutes les agglomérations et nécessitent des mesures de protection de la part des administrations.

Enfin, si l'homme nuit à son semblable, à son voisin, pendant sa vie, il peut lui nuire aussi même après sa mort. Les *cadavres humains* peuvent porter atteinte à la salubrité urbaine. C'est surtout lorsque les cimetières, qui doivent les recevoir, sont mal conditionnés, se trouvent placés en pleine ville, ou trop près d'habitations, ou bien peuvent polluer les nappes d'eau auxquelles la ville s'alimente.

Action des animaux. — La présence d'animaux domestiques

ou commensaux de l'homme constitue un facteur qui est loin d'être négligeable dans la salubrité des villes. Simplement par leur vie, ils contribuent, dans le même sens que l'homme, à la souillure générale du milieu, souvent au confinement et à l'encombrement quand ils vivent côte à côte avec les habitants, dans les mêmes locaux.

Ce contact intime, cette vie en commun de l'homme et des animaux domestiques, est plus fréquent à la campagne ; c'est peut-être un des côtés les plus particuliers de l'hygiène rurale. Des conditions analogues se rencontrent fréquemment aussi dans les villes, même les plus grandes. Ici, c'est au point de vue de l'homme seul que la question doit être envisagée ; la part qui revient en propre à l'hygiène des animaux domestiques, qui en ont une aussi, et importante pour nous, parce que, en somme, elle peut retentir sur l'homme lui-même par la contagion de certaines maladies, a été étudiée dans une autre partie de cet ouvrage (1).

Les animaux rejettent dans le milieu des déchets qui le souillent. Ces déchets sont de même nature et ont de semblables effets généraux que ceux de l'homme. Les matières fécales, urines, fumiers, sont bien souvent des causes d'insalubrité du milieu urbain, soit de la voie publique, soit des habitations. Ils agissent en développant des odeurs putrides, provenant des décompositions qui s'y passent, en attirant les mouches, les moustiques, et en favorisant leur pullulation ; on sait aujourd'hui que cette dernière cause peut servir puissamment à la dissémination de certains contages. Leurs infiltrations nuisent au sous-sol, viennent fréquemment infecter les puits.

Les écuries, vacheries, porcheries, clapiers, pigeonniers, chenils nuisent à la salubrité du milieu par leurs odeurs, leurs déchets, leurs bruits, à tel point que, dans bien des villes, on a été obligé de prendre des mesures de police sévères à leur égard.

Mais ce n'est pas tout. Bien des animaux domestiques peuvent transmettre à l'homme des parasites ou des contages. Les transmissions de gales, de trichophyties, de phtiriases diverses, très fréquentes, peuvent être regardées comme très secondaires ; ce sont plutôt des gênes, des incommodités, que de véritables maladies. D'autres parasites ou des contages sont plutôt du fait de l'alimentation : c'est la transmission de la tuberculose par le lait ou la viande d'animaux tuberculeux, celle des ténias par la viande de porc ou de bœuf, et la trichine par la viande de porc ; c'est le développement des infections alimentaires par les viandes provenant d'animaux malades. Mais il est des cas où le rôle actif de l'animal, comme transmetteur de contage, est beaucoup plus net. Le chien et le chat surtout, parfois même la souris et le rat, peuvent transmettre la rage. Le cheval peut communiquer la morve ; la vache et le mouton,

(1) Imbeaux et Rolants, *Hygiène rurale*, fasc. XIII du Traité d'hygiène, p. 167 et suiv.

le charbon. On a accusé les poules et les pigeons de donner la diphtérie ; il semble bien que la maladie diphtéritique dont ils sont souvent affectés n'a rien de commun avec la véritable diphtérie de l'homme, bien qu'elle puisse se communiquer exceptionnellement à lui. La psittacose est souvent donnée à l'homme par des oiseaux de volière. On a fait jouer à la souris de maison un rôle dans la transmission de la pneumonie. On sait quelle importance on attribue au rat dans la transmission de la peste ; pour certains, le surmulot jouerait le même rôle à l'égard de la suette miliaire. Les kystes hydatiques viennent d'œufs du ténia échinocoque expulsés avec les matières fécales du chien.

Enfin les animaux sont aussi une cause d'accidents dont on est obligé de tenir compte.

Telle est la part la plus importante du bilan fourni à l'insalubrité des villes par les animaux qui vivent autour de l'homme. Elle est digne d'attirer l'attention et de nécessiter des mesures particulières de protection. Elle varie naturellement avec l'importance et la nature de la population animale. Il est difficile de dire ce qui lui revient dans la morbidité et l'état sanitaire général ; les renseignements ne sont pas suffisants pour permettre d'étayer une opinion.

V. — LES DÉCHETS.

Les produits de déchet de la vie humaine et animale, ainsi que ceux du commerce et de l'industrie, sont une cause puissante d'insalubrité des agglomérations. On comprend de suite, d'ailleurs, que cette cause soit d'autant plus à redouter que l'accummulation des déchets est plus grande, c'est-à-dire que l'entassement des hommes et des animaux est plus dense. C'est donc dans les grandes villes et dans les quartiers les plus populeux que le problème de l'évacuation des immondices est le plus impérieux : là, il l'est d'autant plus que le grand air, le soleil et la lumière ne peuvent y agir au même degré qu'à la campagne comme agents désinfectants et susceptibles d'atténuer les inconvénients des dépôts malodorants et putrides.

Le danger inhérent aux substances de rebut dont il s'agit ici et à leur stagnation au sein des localités habitées est de deux sortes. En premier lieu, elles contiennent fréquemment des germes pathogènes, qui se maintiennent plus ou moins longtemps dans ce milieu et de là peuvent être disséminés ailleurs. Ces germes proviennent principalement des matières fécales, qui constituent une partie si importante des immondices, en sorte qu'on retrouve souvent dans celles-ci tous les parasites d'origine intestinale ; mais il en est aussi qui proviennent des poussières des habitations ou des rues et cours et, par suite, des crachats, des desquamations cutanées, etc., mêlées à ces poussières. Si les immondices sont liquides, les germes pathogènes qu'elles véhiculent menacent directement les eaux courantes, le sol et souvent par son intermédiaire les eaux souterraines ; si elles sont solides, les eaux de pluie ou d'arrosage qui les imbibent au moins par moments entraînent aussi le même danger, et de plus l'air peut être infecté par le vent, les mouches, la dissémination de poussières pendant les manipulations et le transport. Les immondices sont donc une grande source d'infection de l'eau, de l'air et du sol.

En second lieu, même en l'absence de germes directement nocifs, les substances de rebut, toujours très chargées en matières organiques facilement fermentescibles, resteraient encore une cause de gêne et de danger pour le voisinage. Cela tient précisément à cette fermentation qui ne tarde pas à s'y introduire et à dégager des gaz et des odeurs épouvantables, et peut-être aussi à cette putridité du milieu qui pourrait causer, dit Arnould, « une espèce d'intoxication massive et analogue à celle que connaissent les étudiants fréquentant les amphithéâtres d'anatomie et qui se traduit par des accidents gastro-intestinaux évidemment dus à l'absorption de toxines volatiles ». Sans aller toujours jusque-là, il est certain que la proximité d'immondices en voie de putréfaction, comme la malpropreté habituelle de l'habitation, met l'homme dans un état de moindre résistance qui en fait une proie facile pour les microbes pathogènes intercurrents. La saleté des villes, comme celle des individus, n'est pas sans doute une cause directe de maladie, mais toutes deux préparent le terrain à toutes les infections ; elles créent une prédisposition.

Ceci dit, les immondices à écarter au plus tôt et avant toute fermentation de la maison et de la ville comprennent :

1° **Les excreta humains, urines et matières fécales.** — Le cube des urines et matières fécales fourni journellement ou annuellement par la population est facile à connaître : Heiden l'évalue en moyenne comme suit par tête d'habitant, et il donne en même temps la teneur en substances diverses :

	POIDS FOURNIS PAR JOUR ET PAR TÊTE.			POIDS FOURNIS PAR AN ET PAR TÊTE.		
	Matières fécales.	Urines.	Ensemble.	Matières fécales.	Urines.	Ensemble.
	gr.	gr.	gr.	kil.	kil.	kil.
A l'état naturel........	133,0	1200,0	1333,0	48,50	438,0	486,5
Teneur en substances solides (sèches)........	30,3	63,0	93,3	11,0	23,0	34,0
Matières organiques....	25,8	50,0	75,8	9,4	18,2	27,6
Azote..............	2,1	12,1	14,2	0,8	4,4	5,2
Substances minérales...	4,5	13,0	17,5	1,6	4,8	6,4
Acide phosphorique....	1,64	1,8	3,44	0,9	0,66	1,26
Potasse..............	0,73	2,22	2,95	0,27	0,81	1,08

Cela ferait donc par 1 000 habitants un cube annuel de 486t,5, dont 11 tonnes de substances solides non dissoutes (à entraîner par des liquides quand on applique le « tout à l'égout »). Lehmann et Wolff donnent des chiffres voisins : 33t,17 de matières fécales et 428t,29 d'urine, soit ensemble 471t,46 pour 1 000 habitants, comprenant 37,6 p. 100 d'hommes adultes, 34,63 p. 100 de femmes, 14,06 p. 100 de petits garçons et 13,70 p. 100 de petites filles. Pettenkofer avait donné comme moyenne 33 à 37 tonnes de matières fécales et 430 tonnes d'urine. Letheby a donné, en outre, les différences suivant l'âge et le sexe, mais elles ne nous intéressent pas ici.

Ces matières sont éminemment dangereuses, putrescibles et malodorantes. A leur issue de l'intestin, les fèces contiennent, selon Gilbert et Dominici, de 67 000 à 80 000 germes par milligramme, tout prêts à pulluler dans le liquide ambiant (1), et parmi eux nous connaissons déjà les parasites intestinaux ou leurs œufs. L'urine de son côté subit très peu de temps après son émission la fermentation ammoniacale : de plus, elle peut véhiculer aussi des germes pathogènes (bacille typhique et bacille de la tuberculose notamment), et comme, ainsi que les crachats, elle est souvent projetée un peu partout dans l'intérieur des agglomérations, on comprend facilement combien elle arrive à infecter facilement le sol des rues et l'eau de la nappe souterraine et des puits. Il faut donc lutter énergiquement contre l'habitude encore très répandue qu'a certaine partie de la population d'uriner dans tous les coins ; on trouve en outre trop souvent encore dans certaines ruelles ou autres endroits écartés des matières fécales, déposées là subrepticement et oubliées par le service du nettoyage : c'est dans ce but qu'il faut multiplier les urinoirs et cabinets d'aisances publics et en assurer la propreté et la bonne évacuation.

2° **Les excreta animaux et fumiers.** — Les excréments des animaux sont généralement mélangés avec la paille qui leur sert de litière, et ce mélange forme le fumier ; les urines et les liquides qui s'écoulent du fumier constituent le purin.

L'utilisation de ces substances est étudiée au fascicule XIII du présent Traité (*Hygiène rurale*), ainsi que le moyen de les rendre inoffensives pour les paysans et cultivateurs qui les emploient : nous devons parler seulement ici du danger qu'elles créent pour les villes.

Ce danger est à peu près le même que celui qu'engendrent les excréments humains : il s'y ajoute même la crainte d'une autre maladie grave, dont on connaît les rapports avec la race équine, le *tétanos*. Il faut reconnaître d'ailleurs que, le plus souvent, dans les écuries ou sur les tas de fumier, des urines et matières fécales humaines se trouvent mêlées à celles des animaux ; des ordures de toutes

(1) La dessiccation produit au contraire une aseptisation et une désodorisation rapide : de là l'effet de la terre sèche, de la poudre de tourbe, des cendres, etc. employées dans les *earth-closets*.

sortes et de toutes provenances y sont aussi habituellement projetées, et ainsi se réunissent dans le fumier toutes les sources d'infections possibles. Heureusement, les microbes pathogènes ne vivent pas bien longtemps dans ce milieu qui devient le siège d'une fermentation active : ils n'en arrivent pas moins à produire la contamination du sous-sol et de la nappe souterraine, si d'une part le sol des écuries et celui des places à fumier n'est pas imperméabilisé, et si, d'autre part les fosses à purin n'existent pas ou ne sont pas étanches. Il suffit de voir stagner ou ruisseler le purin dans les traverses de la plupart de nos villages français et d'y voir séjourner les fumiers pour être fixé sur l'importance et l'étendue de cette cause de pollution.

Le fumier et notamment les crottins de cheval sont encore cause d'un autre danger : leur présence en effet favorise beaucoup le développement des mouches, qui vont y pondre leurs œufs. Il y a donc le plus grand intérêt à enfermer le fumier de cheval, ou si on ne le peut à en écarter les mouches, en l'arrosant de chlorure de chaux, de kérosine, etc. : nous avons déjà dit que les mouches transportent des parcelles fécales avec leurs pattes et, les déposant sur notre peau, sur notre nourriture, sur nos meubles, sont elles aussi, une cause sérieuse d'infection.

Enfin l'odeur que les fumiers en fermentation exhalent bientôt devient une incommodité telle qu'elle ne peut généralement être supportée dans les agglomérations urbaines. Aussi la plupart des villes prohibent-elles, au moins dans les quartiers denses, l'élevage de bien des animaux domestiques (vaches, porcs, poules, lapins, etc.); le cheval seul, qui malgré le développement des transports mécaniques est encore si utile pour véhiculer les personnes et les marchandises, doit être conservé : mais alors on impose aux propriétaires de chevaux l'obligation d'enlever les fumiers à l'état frais et de nettoyer les écuries au moins tous les huit jours. Quant aux crottins qui tombent dans les rues pendant le séjour qu'y font les attelages, ils sont inévitables, et il incombe au service de la voirie de les enlever tous les jours : il en est de même pour les excréments des chiens.

3° **Les eaux ménagères et les eaux de lavage du linge et des vêtements.** — Sous le nom d'eaux ménagères, on comprend : les eaux de cuisine, c'est-à-dire de lavage des légumes et de la vaisselle (lesquelles entraînent des résidus très fermentescibles d'aliments, des graisses, etc.); les eaux de toilette et de bains (lesquelles contiennent des particules épidermiques avec leurs microbes pathogènes, ainsi que beaucoup de savon); les eaux de lavage du linge (qui ont à peu près les mêmes propriétés que les précédentes, avec très souvent en plus des souillures fécales); enfin les eaux de lavage et de nettoyage des appartements (lesquelles ont récolté les poussières souvent si nocives de nos habitations).

Le volume des eaux usées de toutes ces provenances varie naturel lement beaucoup suivant les heures et les jours et aussi suivant les villes, les habitudes de la population et notamment la quantité d'eau dont elle dispose ; il y a, en effet, un rapport évident entre ce volume et celui que la distribution amène dans la cité, et comme, d'autre part, les déchets organiques entraînés dans l'efflux sont à peu près constants, il en résulte que cet efflux est d'autant moins chargé et par suite d'autant moins nocif que la distribution est plus abondante. Toutefois, quelque diluées qu'elles puissent être, les eaux ménagères restent toujours fermentescibles et, comme telles, ne devraient jamais être reçues dans les caniveaux, ni sur la voie publique : les rues où l'on voit des eaux grasses, savonneuses et chargées de détritus sortir de chaque maison, traverser les trottoirs et ruisseler dans les caniveaux ou fossés latéraux, présentent un aspect si répugnant qu'on ne peut plus actuellement le tolérer dans une ville digne de ce nom. Les ruisseaux qui reçoivent ces eaux sans épuration sont de leur côté gravement pollués, et il en est de même du sous-sol et de la nappe souterraine, quand on les déverse dans des puisards absorbants.

Il faut enfin appeler tout spécialement l'attention sur le danger que peuvent présenter les eaux des lavoirs publics ou privés, surtout en temps d'épidémie. Les contaminations spécifiques sont principalement à craindre avec les linges et vêtements, qui, ayant été souillés par les malades, sont apportés directement au lavoir et lavés sans avoir été préalablement lessivés, bouillis ou mis en contact prolongé avec un liquide antiseptique. Il faudrait évidemment exiger cette précaution de toute personne fréquentant le lavoir : en tout cas, les eaux sortant des lavoirs devront être surveillées, écartées des sources et des cours d'eau servant à l'alimentation, écartées des points où elles s'infiltreraient trop facilement dans le sol.

4° **Les eaux de lavage et d'arrosage des rues et des cours, et les eaux pluviales.** — Les chaussées et les cours reçoivent, comme nous le savons déjà, un grand nombre de corps étrangers et supportent en outre la boue ou la poussière, lesquelles sont constituées surtout par des substances minérales : lors donc que l'on arrose artificiellement leur surface ou que la pluie le fait naturellement, les eaux qui en résultent entraînent un mélange de ces deux sortes de corps. Le lavage et l'arrosage par temps sec, se faisant toujours — même ce qu'on appelle un lavage à grande eau — avec une quantité de liquide relativement faible, donnent un magma très chargé de ces corps et par suite très fermentescible (il se rapproche plutôt d'une véritable eau de lavage). Il en est de même des premières eaux de pluie : une averse tombant brusquement dans les rues et les cours y produit un formidable coup de balai, et les eaux de ruissellement voient s'augmenter très fortement leur teneur de matières en suspension.

Le tableau ci-dessous, donné par Rœchling, montre la composition des eaux ruisselant par la pluie sur les chaussées (en pavés de bois ou macadamisées) de Londres, ainsi que la différence qui en résulte dans la composition finale des eaux d'égout (efflux urbain) de la métropole anglaise, en temps de sécheresse ou en temps de pluie.

	MATIÈRES en suspension.		MATIÈRES dissoutes.		AZOTE.		CHLORE.
	Organiques.	Minérales.	Organiques.	Minérales.	Ammoniacal.	Organique.	
Eau de pluie ruisselant :	mgr.	mgr.	mgr.	mgr.	mgr.	mgr.	mgr.
1° Sur les chaussées pavées en bois..........	834,3	9 805,7	1 171,4	4 621,4	68,8	42,5	540,0
2° Sur les chaussées macadamisées...............	777,1	20 205,5	385,7	1 785,7	35,4	24,9	244,0
Composition de l'efflux urbain en temps de sécheresse....	212,0	179,0	276,0	571,0	45,1	5,5	150,0
Composition de l'efflux urbain par la pluie..............	514,0	1 828,0	631		74		»
Composition moyenne de l'année..................	258,0	354,0	645		80		»

La même influence de la pluie sur les eaux d'égout est signalée ailleurs : ainsi Weyl indique qu'à Francfort-sur-le-Mein, alors qu'on a par le temps sec 148 milligrammes de corps en suspension par litre et 858 milligrammes de matières dissoutes, on trouve, en temps de pluie, 1 000 milligrammes de corps en suspension (dont 797 milligrammes de substances minérales) et 488 milligrammes de substances dissoutes. Dans les villes des États-Unis, où la consommation d'eau est plus élevée qu'en Europe, l'influence de la pluie est encore marquée, mais un peu moins : ainsi à Columbus, où l'on dépense de 260 à 380 litres d'eau par tête et par jour, on trouve les compositions moyennes suivantes des eaux d'égout (système unitaire), toujours en milligrammes par litre :

EAU D'ÉGOUT de Columbus.	MATIÈRES en suspension.		MATIÈRES dissoutes.		AZOTE					CHLORE.	OXYDABILITÉ.	ACIDE CARBONIQUE LIBRE.
					ORGANIQUE.							
	Organiques.	Minérales.	Organiques.	Minérales.	En suspension.	Dissous.	De l'ammoniaque libre.	Des nitrites.	Des nitrates.			
Par temps très sec (moy. de 34 analyses).	98	106	109	743	7,7	4,6	16,7	0	0,1	66	59	38
Après une averse (moy de 10 analyses).	143	475	119	596	8,9	2,6	10,5	0,05	0,3	60	79	27
Moyennes générales de 282 analyses....	81	134	109	702	6,1	3,6	11,5	0,09	0,2	67	56	28

Cependant, et bien que nous n'ayons pas d'analyse à l'appui de cette opinion, nous pensons, si l'on a affaire à une pluie persistante, qu'il arrive un moment où la pollution des eaux de ruissellement des rues et des cours diminue et devient même assez faible ; il se passe ici quelque chose de semblable au lavage des toits, qui donne un premier flot très impur et ensuite seulement de l'eau propre capable d'être reçue dans les citernes. D'ailleurs une assez forte proportion des eaux de ruissellement d'une ville par une pluie prolongée provient précisément des toits et est relativement pure (45 p. 100, d'après Bretschneider, à Charlottenburg, auraient cette origine; 25 p. 100 viendraient des cours, 10 p. 100 des trottoirs généralement propres, et 20 p. 100 seulement des chaussées elles-mêmes). Il serait donc excessif de dire que les eaux pluviales dans les villes sont toujours et partout très nuisibles, et il a été reconnu que, le premier flot, qui est seul très souillé, une fois écoulé, le surplus des eaux de ruissellement pouvait être reçu sans grand inconvénient dans les rivières : aussi est-ce beaucoup plutôt, parce que l'inondation qu'elles produisent est incommode, que ces eaux doivent être enlevées de la surface des rues et des cours et évacuées souterrainement.

5° **Les eaux résiduaires industrielles.** — Elles varient énormément de volume et de composition, suivant la nature des industries, et il en sera parlé plus en détail au paragraphe suivant; mais il était nécessaire de les mentionner ici, parce qu'elles sont — au moins dans certaines villes — un terme constitutif très important de ce qu'on appelle en bloc l'*efflux urbain*, ou les eaux d'égout (le *sewage* des Anglais, les *Abwässer* des Allemands). Les autres termes sont précisément ceux énumérés ci-dessous [1°, 2°, 3°, 4° (1)], les excréments humains et animaux étant souvent mêlés (les liquides qui les véhiculent plus spécialement prennent le nom d'*eaux-vannes*) aux autres eaux de rebut. Il va sans dire que, si les eaux industrielles sont très abondantes relativement aux autres parties constituantes de l'efflux, et si elles contiennent de fortes proportions de certaines substances chimiques, la composition du mélange sera notablement modifiée par cet apport.

Eaux d'égout en général. — Il faut nous arrêter un instant à ce mélange si complexe qu'écoulent finalement les collecteurs d'une ville, et qui est l'ensemble des *immondices liquides* rejetés par elle au dehors. Il a une composition et un volume qui diffèrent d'une ville à l'autre, souvent (surtout dans les villes industrielles) d'un quartier à un autre, puis suivant les jours et même suivant les heures de la journée : on comprend de suite, du moins là où règne le *sys-*

(1) Il faut y ajouter encore, dans certaines villes où la nappe souterraine est voisine de la surface et a besoin d'être drainée, le produit de ce drainage, produit d'ailleurs généralement trop souillé pour pouvoir servir pour la boisson, mais relativement pur par rapport aux eaux d'égout.

tème unitaire, qu'une pluie intervenant augmente vite le volume de l'efflux, et nous venons de voir comment elle fait varier aussi la quantité et la nature des substances entraînées.

Il semblerait *a priori* que l'efflux dût être bien plus chargé en matières organiques et nuisibles dans les villes pratiquant le « tout à l'égout » que dans celles ne recevant dans les canaux que les eaux pluviales et ménagères. Il n'en est rien cependant, ainsi qu'on peut s'en rendre compte par le tableau de la page 127, qui donnera une bonne idée de la composition moyenne des eaux d'égout des villes européennes. Cette faible différence tient sans doute, d'une part, à la plus grande malpropreté des rues dans les villes non assainies et, d'autre part, à la moindre quantité d'eau dont on y dispose généralement : on sait, en effet, qu'une ville fait diminuer la teneur de son efflux en matières suspendues et dissoutes lorsqu'elle augmente les disponibilités de sa distribution (c'est ainsi que cette teneur totale serait passée pour Paris de 2gr,908 par litre en 1878, d'après Durand-Claye, à 1gr,273 au collecteur d'Asnières en 1899, d'après Bechmann), et quand on a adopté le « tout à l'égout », on a presque toujours renforcé la distribution.

Nous devrons renvoyer au fascicule XV du présent Traité pour l'étude des variations mensuelles, diurnes et horaires de la quantité et de la qualité des eaux d'égout. Le volume en temps sec a seul une certaine constance correspondant à peu près au volume d'eau introduite dans la ville par la distribution publique et les procédés (parfois très importants) utilisés par les particuliers pour se procurer de l'eau. Disons seulement que des observations faites en Allemagne ont permis d'évaluer à 7 p. 100 du débit journalier le débit de l'heure la plus chargée (et à 3 p. 100 celui de l'heure qui l'est le moins), et le maximum journalier estival à une fois et demie la moyenne annuelle : d'après cela, le débit horaire maximum serait de $7 \times 1,5 = 10,5$ p. 100 du débit journalier moyen, chiffre un peu plus fort que celui 1,5, adopté souvent en France. En temps de pluie et notamment de grandes averses, le volume à écouler n'a de limite que la portée même des collecteurs, et celle-ci ne peut jamais être assez grande pour évacuer toute la masse d'eau susceptible de tomber du ciel : il faut donc qu'on en évacue une bonne partie aux rivières soit directement, soit par *déversoirs*.

Dans le système *séparatif*, comme on ne reçoit pas du tout ou qu'on ne reçoit qu'une quantité limitée d'eaux pluviales dans le *réseau-vanne*, on a précisément cette constance dont il vient d'être parlé, et l'efflux de ce réseau est semblable à celui du temps sec des villes à système unitaire. L'efflux-vanne séparatif passe pour plus concentré, plus *fort* (au sens anglais de *strong*) que l'efflux unitaire; mais il y a lieu de penser que c'est seulement dans les villes qui consomment peu d'eau qu'il est concentré, à moins qu'on

Composition moyenne des eaux d'égout de différentes villes (en milligrammes par litre).

NOMS DES VILLES.	MATIÈRES EN SUSPENSION.			MATIÈRES DISSOUTES.											AZOTE TOTAL.
	MINÉRALES.	ORGANIQUES.	AZOTE contenu dans les matières organiques.	TOTAL.	MATIÈRES ORGANIQUES (perte au feu).	AZOTE DES MATIÈRES ORGANIQUES.	AZOTE AMMONIACAL.	ACIDE PHOSPHORIQUE.	POTASSE.	CHAUX.	MAGNÉSIE.	ACIDE SULFURIQUE.	CHLORE.	ACIDE NITRIQUE.	
I. — Villes pratiquant le « tout à l'égout ».															
16 villes anglaises (moyenne de 50 analyses)	241,8	205,1		722,0		22,1	55,2						106,6	0,03	77,3 (1)
Paris. Collecteur de St-Denis.	221,0				1518,0	140,0		40,0	89,0	484,0	56,0				140,0
Paris. Collecteur de Clichy.	652,0				733,0	43,9		17,0	35,0	403,0	18,0				
Cologne	86,5	214,6		891,9	229,0	55,0							140,0		
Danztig	226,0	356,0		683,0	161,0	11,6	53,2		44,0	111,0	14,0	24,0	70,0	0	64,8 (1)
Berlin (moyenne de 30 analyses(	382,6	701,9		1088,2	313,2	108,8		31,6	72,9	107,5	20,8	72,6	264,6	0	108,8 (1)
Breslau (moyenne de 72 analyses)	204,7	200,0		777,8	242,7	18,0	73,8	19,6	60,4	81,8	21,2	77,0	182,8		91,8
Halle (moyenne de 3 analyses).	188,8	405,2	38,1	2794,4	589,7	59,1	89,1	43,4	180,5	232,1		326,8	715,0		182,9
Francfort-sur-le-Mein	387,0	806,0	45,0	898,0	517,0	11,0	63,0			77,0		71,0	30,0		119,0
Moyenne (Paris excepté)	271,2	445,7	41,6	1161,5	364,7	24,4	66,9	25,6	89,5	121,7	18,7	114,3	252,3		107,4
II. — Villes ne recevant pas les matières fécales dans les égouts.															
16 villes anglaises (moyenne de 50 analyses)	178,1	213,0		824,0		19,7	44,8						115,4	0	64,5 (1)
Zurich (moyenne de 4 analyses).	36,1	91,5	14,5	480,0	182,2	18,5	8,8	8,5	89,2				22,7		131,3
Munich. Efflux du jour	49,0	31,0		381,0	160,0										
Munich. Efflux de la nuit	84,0	77,0		342,0	219,0										
Breslau	210,8			729,2	333,8	2,6	24,7						78,7		40,5 (1)
Dortmund (moy. de 7 analyses).	185,5	244.3	18,1	965,9	283,8	26,2	27,2	13,2	49,7	127,5	27,0	90,5	134,6		73,5
Ottensen	218,8	442,0	24,1	1817.2	367,2	20,7	47,6	23,1	81.2	147,2			628,1		92,4
Essen	105,2	213,4	19,3	843,2	229,6	12,2	38,1	13,1	65,0	76,8			234,0		69,6
Brunswick	447,5	635,0	54,5	857,5	390,0	92,5		42,2	29,4	122,5	32,4	89,2	213,1		147,0
Halle (moyenne de 5 analyses).	402,0	423,4	23,9	1633,0	329,0	21,3	67,8	27,6	176,0	275,2		354,8	209,1		112.9
Moyenne (excepté Zurich, Munich et Ottensen)	[illegible]	345,8	28,9	975,3	[illegible]	18,4	40,5	21,0	80,0	[illegible]	29,7	80,0	[illegible]		[illegible]

n'écarte du réseau-vanne (ce qui serait un tort, à notre avis) certaines eaux, comme celles des bains, des lavoirs, etc., produisant une dilution, et qu'on n'en fasse plus, comme dans le système Liernur primitif, qu'un procédé de vidange.

Hors d'Europe, la concentration des eaux d'égout dépend aussi essentiellement de la consommation d'eau. Si aux États-Unis, comme on l'a vu par l'exemple de Columbus, le *sewage* est d'ordinaire plus dilué qu'en Europe, c'est le contraire dans les pays chauds et secs, où il pleut rarement et où l'eau est parcimonieusement mesurée aux habitants. Ainsi, à Tunis, nous trouvons des eaux d'égout qui contiennent en moyenne 1 815 milligrammes par litre de matières en suspension, 2 122 milligrammes de matières dissoutes (non compris 1063 milligrammes de NaCl), avec 365 milligrammes d'azote total, 211 milligrammes d'ammoniaque.

A Blœmfontein (Orange), Ridcal a analysé, en 1901, un échantillon d'eau d'égout ne contenant pas moins de 52 560 milligrammes de résidu total, dont 42 120 de matières organiques correspondant à 11 312 milligrammes d'oxygène consommé, à 4 571 milligrammes d'azote organique et 5 376 milligrammes d'azote ammoniacal. Cependant G. Fowler dit que, en général, dans les villes de l'Inde, il y a moins d'azote que dans l'eau d'égout des villes d'Europe, et cela à cause de l'alimentation presque exclusivement végétale des habitants : ainsi dans une ville de l'Inde ne consommant que 23 litres d'eau par tête, le sewage, quoique très concentré, ne contient que $29^{mg},1$ d'azote ammoniacal, $61^{mg},9$ d'azote albuminoïde et $107^{mg},7$ d'azote organique (le tout pour un résidu sec de 2 560 milligrammes par litre).

Ceci dit, voyons quelle est la nocuité des eaux d'égout, tant pour la ville elle-même que pour le voisinage (notamment pour les localités d'aval), et comment l'apprécier. Nous savons déjà que cette nocuité provient, d'une part, des germes pathogènes qui peuvent se trouver dans l'eau d'égout et qu'on ne peut garantir pouvoir y détruire sûrement, d'autre part, des foyers de putridité que cette eau peut engendrer en fermentant. Comme il est long et compliqué de faire la recherche des parasites infectieux dans l'eau d'égout, on est conduit pratiquement à juger cette eau d'après sa *putrescibilité*, d'autant plus que c'est de ce caractère que dépend la formation de gaz et d'odeurs fétides, formation qui, pour être moins grave que la présence des pathogènes, n'en frappe pas moins beaucoup plus les intéressés. Or la putrescibilité est en quelque sorte proportionnelle à la quantité de matières organiques que les processus de décomposition doivent transformer, et elle est aussi fonction du temps depuis lequel ces matières sont attaquables : de là l'intérêt majeur qu'il y a : 1° à avoir des eaux d'égout aussi peu chargées que possible ; 2° à ce qu'elles arrivent hors ville, au lieu de leur traitement final, *à l'état frais*, c'est-à-dire avant fermentation.

La fermentation commence malheureusement très vite, et souvent, dans les grandes villes, exigeant pour certaines portions un long trajet, elle se fait en partie dans les égouts et les collecteurs mêmes. Il en résulte un dégagement de gaz (acide carbonique et oxyde de carbone, carbures d'hydrogène, sulfures d'hydrogène, de carbone et d'ammonium, amines et composés ammoniacaux, etc.), dont plusieurs sont des poisons violents et qui absorbent l'oxygène de l'air voisin : c'est ainsi que Duchâtelet aurait trouvé dans l'air d'un égout de Paris jusqu'à 3 p. 100 de H^2S, alors que la proportion d'oxygène dans cet air était à 13,8 p. 100. Il faut donc protéger la ville et les maisons elles-mêmes contre la pénétration de l'air des égouts, et cela d'autant plus que l'évacuation est plus longue : c'est ce que tendent à réaliser les *siphons* ou obturateurs hydrauliques des regards, tuyaux de chute, etc., et c'est aussi le but d'un bon système de ventilation des égouts ; mais on n'oubliera pas qu'une grande rapidité d'écoulement est encore le meilleur remède.

La quantité de matières organiques putrescibles constitue surtout une nuisance pour les voisins du débouché des collecteurs, les riverains d'aval du fleuve, lac ou littoral où ils se déversent, les usagers du même cours d'eau, etc. Mais comment l'évaluer ? La méthode le plus habituellement employée est encore la détermination de l'*oxydabilité*, c'est-à-dire de la quantité d'oxygène qu'il faut fournir à l'eau en l'empruntant au permanganate de potasse en liqueur acide pour oxyder les matières organiques ; malheureusement, on sait que l'indication n'est pas bien exacte, l'urée n'étant pas attaquée, d'autres corps ne l'étant qu'incomplètement et la réaction étant gênée par la présence des nitrites, des chlorures, des sels de fer et de manganèse. D'autres auteurs ont proposé le dosage de l'*azote organique*, la recherche de la quantité d'oxygène empruntée à une autre eau bien aérée, les résultats des épreuves de putréfaction à l'étuve à température constante (*incubator test*) pendant un temps déterminé, etc. (1) ; mais aucune de ces méthodes, pour les détails desquelles nous renvoyons au fascicule XV, ne donne non plus une idée parfaitement exacte de tous les corps qui forment en bloc la souillure d'une eau.

Le nombre des bactéries ne correspond pas non plus au degré de souillure : il n'en est plus ici comme des eaux potables, car il est de l'essence même des eaux d'égout de contenir des milliers ou plutôt des millions de germes par centimètre cube, puisque ces microbes, aérobies ou anaérobies, y viennent jouer le rôle de désintégration de la matière organique. Le nombre et la nature des germes d'une

(1) Voy. aussi la méthode de Boujean, in *Revue pratique d'hygiène municipale, Bulletin technique* (octobre 1908), et la méthode de Thumm, perfectionnée par Weldert et Käte Röhlich, in *Mitth. der K. Prüfungsanstalt für Wasser- und Abwässerbes*, Heft X, 1907.

telle eau à un moment donné ne peuvent donner une idée que de la phase où en est ce processus et non de l'insalubrité qui en résultera plus tard. Quoi qu'il en soit, et si difficile que puisse être la mesure de la nocuité de l'efflux d'une ville, elle n'en est pas moins évidemment très grande : il est clair qu'on ne doit pas abandonner cette masse d'eau souillée à l'écoulement naturel avant de l'avoir rendue inoffensive, avant de l'avoir *épurée*.

6° **Les ordures ménagères ou gadoues.** — Arrivons maintenant aux *immondices solides* qu'on rencontre dans les agglomérations et qui y constituent aussi une grave *nuisance*.

Une première fraction, qu'on appelle les *ordures ménagères* ou *gadoues*, est constituée : 1° par les résidus de cuisine, substances animales et végétales éminemment et rapidement putrescibles; 2° par les cendres, escarbilles et autres résidus des foyers domestiques, ainsi que par les débris de vaisselle, tous corps minéraux plus encombrants que dangereux; 3° par les balayures des appartements et souvent des cours, balayures qui peuvent contenir (surtout dans les maisons où il y a des malades infectieux) des germes pathogènes; 4° par des papiers, bouchons, débris de bois et de caisses d'emballage, etc., substances combustibles; 5° par des objets métalliques, tels que boîtes de conserves, ferraille, etc.; 6° enfin les déchets de certaines petites industries qu'on ne peut empêcher de se débarrasser ainsi. Le mélange de tout cela se fait, bien entendu, en proportion variable suivant les jours et les saisons, et plus encore suivant les habitudes des divers pays : ainsi, en hiver, il y a bien plus de cendres et, en été, beaucoup plus de débris de plantes et légumes verts; en Angleterre, où le charbon est bon marché et quelque peu gaspillé, le *refuse* contient une plus forte teneur en charbon qu'en France et est plus combustible; en Amérique, où ce sont les graisses que les ménagères et les industries gaspillent, on en trouve une grande proportion dans les gadoues, etc. Mais partout la caractéristique dudit mélange est d'être fermentescible et de devenir vite malodorant.

Le volume des ordures ménagères varie entre $0^{kg},5$ et 1 kilogramme par tête et par jour. Nous trouvons les chiffres suivants pour diverses villes : Paris, avec ses 782000 tonnes de gadoues par an (1 370 000 mètres cubes en 1907), donne $0^{kg},770$; Lille, $0^{kg},630$; Nancy, $0^{kg},800$; Zurich, $0^{kg},630$; Londres et la banlieue, $0^{kg},830$; autres villes anglaises réunies, $0^{kg},960$; Berlin, $0^{kg},477$ ($0^{kg},370$ pour l'été et $0^{kg},584$ pour l'hiver). A Bruxelles et à New-York, nous ne trouvons que des nombres comprenant en même temps les boues et poussières des rues, à savoir $1^{kg},220$ à Bruxelles et $1^{kg},470$ à New-York, chiffres sur lesquels les gadoues entrent environ pour moitié.

La densité des ordures est en moyenne de 0,600; les cendres

la rendent plus forte en hiver (0,657 à Paris en hiver, contre 0,486 en été).

Quant à la composition, voici quelques exemples donnant des moyennes, avec indication de la valeur des gadoues comme engrais. A Paris, la gadoue verte prise dans les tombereaux contient, d'après Girard et Müntz, 32,4 p. 100 de débris organiques grossiers, 59,3 p. 100 de parties fines passant à la claie et 8,3 p. 100 de pierres, verres, porcelaines, etc. Il y a 60,6 de débris grossiers et d'eau, et 39,4 p. 100 de matières sèches, se décomposant en 24,66 de matières minérales et 14,74 p. 100 de matières organiques. Comme substances fertilisantes, on trouve par tonne 3^{kg},70 d'azote, 4^{kg},10 d'acide phosphorique, 4^{kg},20 de potasse et 25^{kg},70 de chaux, ce qui donne une valeur de 8 fr. 90 la tonne avec les prix de 1 fr. 50 le kilogramme d'azote, 0 fr. 30 le kilogramme d'acide phosphorique, 0 fr. 50 le kilogramme de potasse et 0 fr. 01 le kilogramme de chaux. La gadoue verte des Halles, analysée par les mêmes auteurs, serait moins riche ; la gadoue noire prélevée à Gentilly ou à Bagneux (après six mois de dépôt) est, au contraire, un peu plus riche (11 fr. 20 la tonne) et se rapproche du fumier de ferme.

A Lille, les analyses faites par MM. Ladureau et Violette ont donné les résultats ci-dessous :

	GADOUE ANCIENNE.	GADOUE FRAÎCHE.
	p. 100.	p. 100.
Proportion d'eau	34,25	30,50
Matières organiques azotées et sels ammoniacaux	1,82	2,07
Matières organiques non azotées	16,93	16,43
Phosphate de chaux	1,06	0,88
Sels de potasse et de soude (solubles)	0,64	0,67
Carbonate et sulfate de chaux	5,35	1,24
Oxyde de fer, silice et silicates solubles	39,03	46,57
Magnésie	0,92	1,64
Totaux	100,00	100,00
Valeur de la tonne comme engrais	6^{fr},25	7^{fr},01

A Nancy, en faisant trier soigneusement 1 mètre cube de gadoues de la partie centrale de la ville en plein hiver, nous avons trouvé, sur un poids de 573 kilogrammes, 449 kilogrammes de cendres, escarbilles et poussières diverses, 30 kilogrammes de papier, 21^{kg},6 de débris de bois, laine de bois et paille sèche, 34^{kg},4 de paille humide, fumier et crottin, 26 kilogrammes de légumes et épluchures, 2^{kg},7 de chiffons, 2^{kg},6 d'os et débris animaux, 6^{kg},7 de fer, verre, poterie et corps divers.

A Bruxelles, Petermann, prélevant soigneusement un échantillon d'un tas de gadoues en train de se putréfier, a trouvé sur 1 000 kilogrammes :

	Kilos.	
Eau	41,96	
Matières organiques	228,78	avec $3^{kg},92$ d'azote.
Chaux	31,70	
Magnésie	7,44	
Potasse	3,09	
Soude	3,34	
Oxyde de fer et alumine	23,28	
Acide phosphorique	6,02	
Acide sulfurique	8,15	
Acide carbonique	4,90	
Chlore	0,53	
Matières insolubles (sable, silice, argile	640,81	
	1 000,00	

Ce qui donne la valeur de 10 fr. 12 pour la tonne (avec les mêmes bases que Girard et Müntz).

A Londres, un rapport de J. Russels nous apprend que, sur 100 en poids, le *refuse* contient 63,69 de cendres et escarbilles, 0,84 de charbon et coke, 19,51 de poussières, 4,28 de papier, 4,61 de débris de plantes et d'animaux, 0,48 d'os, 3,22 de paille et fibres de bois, 0,39 de chiffons, enfin 2,98 de débris de poterie, verre, fer et fer-blanc.

A Paddington (banlieue de Londres), on trouve, d'après Tomlinson, beaucoup plus de charbon non comburé, savoir : 52,6 p. 100 de cendres et escarbilles, 28,8 de charbon et coke, 0,15 de charbon fin, 14,20 de déchets organiques, 0,42 de chiffons, 0,25 d'os, 3,58 de verre, fer et poterie.

A Berlin, en avril 1895, Salkowski, criblant la gadoue avec un tamis de $8^{mm},5$ de maille et $1^{mm},5$ d'épaisseur de fil, la partage en *Feinmüll* (57 p. 100), qui passe, et en *Sperrstoff* ou *Siebrückstand* (43 p. 100), qui est retenu. L'analyse sommaire des deux tas et de la moyenne donne :

	FEINMÜLL (57 p. 100).	SIEBRÜCKSTAND (43 p. 100).	MOYENNE (proportionnelle).
	p. 100.	p. 100.	p. 100.
Eau hygroscopique	10,91	26,55	17,62
Eau et acide carbonique combinés	2,54	9,53	5,54
Matières organiques combustibles	13,27	10,20	11,94
Matières incombustibles	73,28	53,72	64,90
	100,00	100,00	100,00

Comme moyenne de trente échantillons, on a 50,16 p. 100 (en poids) de cendres et escarbilles ; 1,26 de charbon et coke, 0,17 de poussières, 32,54 de déchets organiques, 4,26 de papier, 0,40 de pailles et fibres de bois, 1,15 de chiffons, 0,53 d'os, et le reste, soit 8,53, de morceaux de verre, fer, poterie, etc.

Composition des gadoues et des boues de rues dans quelques villes allemandes.

VILLES.			COMPOSITION p. 100.									
			EAU.	MATIÈRES ORGANIQUES.	AZOTE.	MATIÈRES MINÉRALES.	OXYDE DE FER.	CHAUX.	MAGNÉSIE.	POTASSE.	ACIDE PHOSPHORIQUE.	SILICE ET ARGILE.
Berlin.	Gadoue (*Feinmüll*) presque verte		5,65	16,99	0,28	77,36	»	9,05	»	1,36	0,81	»
	— — d'un an		19,88	18,19	0,29	61,93	»	9,19	»	0,27	0.47	»
	Gadoue de 5 ans.	*Feinmüll*	25,27	15,80	0,25	58,93	»	9,30	1,28	0,28	0,41	»
		Sperrstoff	23,40	28,15	0,27	48,45	»	5,88	0,98	0,23	0,65	»
	Boue des rues		39,89	22,44	0,48	37,67	»	1,89	0,35	0,37	0,45	?
Brême : gadoue verte			1,62	17,64	0,46	80,74	»	»	»	0,10	0,02	»
Dresde.	Gadoue ancienne mêlée de boues de rues		30.20	9,51	0,33	60,29	1,61	1,05	0,18	0,33	0,46	51,59
	Boue de rues.	Pavées en asphalte	51,88	13,11	0,24	35,01	0,74	0,95	0,13	0,22	0,36	30,71
		Pavées en syénite	32,78	12.52	0,20	54,70	2,75	1,26	0,27	0,21	0,30	46,65
Münster.-i.-W : Gadoue verte mêlée de boue de rues			20,86	5,68	0,39	73,43	»	1,17	»	0,12	0,40	61,0

Höpfner trouve des chiffres assez semblables pour Elberfeld. Vogel, qui a mélangé des gadoues de Cologne, Hambourg et Kiel, trouve que le mélange se décompose en 60,22 p. 100 de fin (passant au tamis) et 39,78 de résidu grossier (retenu sur le tamis) : comme composition p. 100, il y aurait moyennement 15,64 p. 100 d'eau, 22,50 de matières combustibles et 60,80 de matières incombustibles. Enfin voici, d'après König, des analyses diverses qui sont intéressantes tant pour les boues des rues que pour les gadoues (Tableau page 133).

Les auteurs allemands évaluent la valeur de la tonne entre 2mks,50 et 9mks,20.

Ceci dit, chacun sait combien, au bout de quelques jours, le voisinage d'un tas d'ordures ménagères entré en fermentation est devenu intolérable : le souvenir des anciennes *voiries* (Montfaucon, Buttes-Chaumont, Bondy autour de Paris), où les dépôts de gadoues mêlées aux fumiers finissaient par former de véritables monticules empuantissant les quartiers environnants (1), suffit pour faire admettre par tout le monde les principes ci-après :

1° *L'enlèvement dans les maisons doit être très fréquent et autant que possible quotidien* : c'est le seul moyen d'éviter la fermentation, et il est bien certain que, si on n'enlève qu'une fois par semaine, comme dans nombre de villes anglaises, les matières sont déjà en putréfaction et dégagent à l'ouverture des boîtes une odeur nauséabonde.

2° *Les gadoues doivent être déposées dans des récipients métalliques, étanches et couverts, faciles à vider ou même à placer dans les voitures : elles ne doivent en aucune façon être déversées ni dans les cours, ni sur le sol des rues*. Ceci est la condamnation des fosses (*middens*) ; comme pour les matières fécales, les fosses fixes doivent disparaître, et un bon système d'évacuation des gadoues doit se rapprocher de celui des tonnes mobiles, avec tonnes de rechange et stérilisation des tonnes vides. Le mieux serait donc que le service qui vient prendre la boîte à ordures en ramène une autre appropriée et stérilisée (surtout en temps d'épidémie), et ainsi de suite.

3° *Les opérations de vidange et de transport doivent se faire sans soulever de poussière*. Pour cela, si on n'emmène pas les boîtes hermétiquement fermées, telles qu'on les prend dans les maisons, il faut tout au moins que la vidange se fasse dans des voitures fermées ; durant le transport, ces voitures doivent également être étanches et couvertes, sans quoi les poussières tombent ou sont soulevées par le vent.

4° *La collecte et le transport doivent être terminés de très bonne heure :*

(1) A Paris, les faubourgs Saint-Denis, Saint-Martin et du Temple se plaignaient amèrement des exhalaisons infectes de la voirie de Montfaucon ; les puits eux-mêmes étaient souillés. Cela dura jusqu'en 1848, époque où les bassins des Buttes-Chaumont furent supprimés.

avant neuf heures en été et dix heures en hiver dans les quartiers fréquentés. Il y aurait intérêt à faire ce service de nuit ; malheureusement cela obligerait les habitants à tenir les maisons ouvertes la nuit, ce qui est impraticable là où il n'y a pas de concierge, ou à laisser les boîtes toute la nuit dans les rues.

7° **Les boues et poussières des rues et des cours.** — Nous connaissons déjà les dangers des boues et poussières, soit dans les rues et places publiques même, soit ramenées dans les maisons par les habitants, par le vent, etc. ; nous venons de voir aussi, au paragraphe précédent, qu'elles sont souvent enlevées avec les gadoues et quels sont approximativement leur volume et leur composition ; enfin nous esquisserons plus loin les procédés les plus capables de les éviter. Nous ne nous arrêterons donc pas ici à leur sujet, si ce n'est pour insister sur ce que l'enlèvement de ces produits doit se faire sans disséminer la boue, ni faire voltiger la poussière, et aussi sans reporter la nuisance sur un autre service.

C'est ce dernier errement qui est pourtant suivi à Paris, où on projette dans les égouts les produits du balayage des chaussées entraînés par un lavage à grande eau : cela est peut-être très commode pour la propreté de la voie publique ; mais il ne faut pas oublier que le service des égouts doit retirer à grands frais les matières minérales et autres ainsi projetées, et qui sans cela encombreraient la Seine, colmateraient les champs d'épandage, obstrueraient les lits bactériens, etc. Le prix d'extraction de ces matières soit des égouts eux-mêmes, soit des chambres épuratrices paraît être beaucoup plus élevé que celui de l'enlèvement direct sur les chaussées mêmes : ce dernier reste donc le procédé vraiment général. On ne saurait d'ailleurs qu'approuver la pratique suivie à Londres, où des entrepreneurs spéciaux viennent enlever les crottins de chevaux pour ainsi dire au moment même de leur production : on retire ainsi une des parties les plus nuisibles et les plus désagréables de la masse.

8° **Les cadavres d'animaux.** — Trop souvent encore dans les villes, les cadavres des petits animaux morts, chiens, chats, oiseaux, rats, etc., sont jetés ou abandonnés sur la voie publique ; dans les campagnes, ils sont jetés sur le fumier, où ils pourrissent à leur aise. La plus élémentaire propreté exige que les rues et places soient débarrassées de ces charognes chaque jour dès le matin : s'il y a un service quotidien d'enlèvement des gadoues, ce service s'en charge du même coup, et ces cadavres suivent la destinée des gadoues. Quand la ville est traversée par un fleuve, celui-ci reçoit bien des fois les chiens et les chats crevés et les véhicule vers l'aval : c'est une pratique horrible et digne du moyen âge. Enfin, à Paris, on en jette un certain nombre à l'égout et les cadavres en état de décomposition plus ou moins complète, parfois même réduits à l'état de squelette par le processus des fosses septiques, se retrouvent aux grilles des chambres à sable : ne vaudrait-il pas mieux les incinérer ?

Les corps des chevaux morts vont aux *équarrissages* : ce sont là des établissements insalubres au premier chef, qui doivent dès lors être relégués loin des agglomérations et munis d'appareils de traitement convenables. Dans les campagnes, les bestiaux morts sont généralement enfouis, et, comme ils ont succombé souvent à des maladies infectieuses (morve, charbon, tuberculose, etc.), leurs cadavres risquent d'infecter le sol et les eaux souterraines : il faut donc exiger que l'enfouissement soit profond (2 à 3 mètres), sans danger pour les nappes aquifères, enfin que les corps soient couverts de substances désinfectantes (chlorure de chaux, chaux vive, sulfates de fer ou de cuivre, etc.). Le mieux serait de les faire bouillir avant tout dans une grande chaudière pleine d'acide sulfurique.

Quant aux déchets solides des abattoirs, substances également très dangereuses et très vite en putréfaction, nous ne voyons d'autre moyen pratique de les rendre inoffensives qu'en les traitant immédiatement dans l'abattoir même ou dans un équarrissage très voisin, soit par l'ébouillantage, soit par l'incinération.

9° **Les cadavres humains. Inconvénients des cimetières.** — Une loi inexorable nous force à nous séparer des restes mortels de nos proches, quand la mort les a frappés. Leurs cadavres, malgré tout le respect qu'on puisse leur porter, deviennent des objets de déchet (ce sont bien, hélas ! les déchets de la vie), qu'il faut évacuer avant que la putréfaction les ait rendus inapprochables et dangereux pour la santé des vivants ; l'évacuation doit être l'objet de plus de soins encore quand la mort est due à une maladie contagieuse et que le cadavre renferme des microbes redoutables.

En principe, l'éloignement du cadavre doit être rapide : la putréfaction commence deux ou trois jours après la mort, et de plus il est dans les villes bien des familles si étroitement logées qu'elles ne peuvent véritablement conserver le mort tant soit peu après le décès. D'un autre côté, l'ensevelissement trop prompt risque de ne pas reconnaître des cas de *mort apparente*, ou si l'on veut de *vie latente*, lesquels sont encore assez fréquents. Il y a donc une durée minima d'attente, fixée dans chaque pays par la loi (en France, elle n'est que de vingt-quatre heures et paraît trop courte) (1), et comme cette attente ne peut se faire toujours dans la maison du mort, on a institué dans la plupart des pays des *chambres mortuaires d'attente* ou *dépositoires*. Ces chambres mortuaires, installées dans les différents quartiers d'une ville, rendent de grands services, et leur usage est à recommander : la famille n'est plus encombrée par le cadavre, et de plus

(1) Elle est de trente-six heures en Belgique, de deux jours en Suisse et en Italie, de trois jours en Allemagne et Autriche, de quatre jours en Russie, Danemark et Angleterre ; les Grecs et les Romains gardaient jusqu'à neuf et dix jours les cadavres.

celui-ci, soumis à une surveillance constante et prolongée, n'est mis en bière qu'après un commencement de putréfaction, signe certain de la mort réelle. Londres possède ainsi 25 dépositoires, Berlin 26, Munich, 6, etc. ; il est à désirer que Paris suive prochainement cet exemple, comme le demandait déjà Devergie en 1870.

Les cadavres restent une gêne et un danger pour les vivants longtemps encore après la mort, — on peut dire même tant que la putréfaction n'est pas complètement terminée, — si on ne prend certaines précautions à leur égard. C'est ainsi que, à l'époque où l'on enterrait dans les églises et tout autour d'elles, c'est-à-dire souvent au milieu des villages et parfois en contre-haut, non seulement la population restait exposée aux miasmes cadavériques, mais les sources et les puits se trouvaient infectés par les eaux souterraines provenant du cimetière. C'est seulement en France le décret du 23 prairial an XII qui interdit (art. 1) les inhumations « en tout édifice clos et fermé où les citoyens se réunissent pour la célébration de leurs cultes, ainsi que dans l'enceinte des villes et bourgs ».

L'article 2 du même décret décide : « Il y aura hors de chacune de ces villes et bourgs, à la distance de 35 à 40 mètres au moins de leur enceinte, des terrains consacrés à l'inhumation des morts. » Les villages semblaient exclus de cette obligation, mais l'ordonnance du 6 décembre 1843 l'étendit enfin aux communes rurales. Quant aux maisons nouvelles, elles ne peuvent être édifiées, ni aucun puits foré à moins de 100 mètres des cimetières (décret du 7 mars 1808).

Les articles suivants du décret de prairial sont à citer en entier.

Art. 3. — « Les terrains les plus élevés et exposés au nord seront « choisis de préférence : ils seront clos de murs de 2 mètres au moins « d'élévation. On y fera des plantations, en prenant les précautions « convenables pour ne point gêner la circulation de l'air.

Art. 4. — « Chaque inhumation aura lieu dans une fosse séparée : « chaque fosse qui sera ouverte aura 1m,50 à 2 mètres de profondeur « sur 0m,80 de largeur et sera ensuite remplie de terre bien foulée.

Art. 5. — « Les fosses seront distantes les unes des autres de 0m,30 « à 0m,40 sur les côtés, et de 0m,30 à 0m,50 à la tête et aux pieds.

Art. 6. — « Pour éviter le danger qu'entraîne le renouvellement « trop rapproché des fosses, l'ouverture des fosses pour de nouvelles « sépultures n'aura lieu que de cinq en cinq années ; en conséquence, « les terrains destinés à former des lieux de sépulture seront cinq fois « plus étendus que l'espace nécessaire pour y déposer le nombre « présumé des morts qui peuvent y être enterrés chaque année. »

Il faut regarder ces prescriptions comme des minima. En ce qui regarde la surface, le Conseil d'État (avis du 29 novembre 1833) a décidé qu'il fallait aussi ajouter un excédent pour les épidémies éventuelles. Pour la situation et l'exposition des cimetières, l'article 3 est insuffisant, et rien ne peut suppléer à un examen judicieux sur place par des personnes compétentes, qui s'occuperont tant de la direction des vents dominants (afin que ceux-ci ne soufflent pas du cimetière vers l'agglomération) que de celle des eaux souterraines (afin que les eaux provenant du cimetière ne se mêlent pas à celles du sous-sol habité). Sous ce dernier rapport, un bon drainage des cimetières s'impose : on peut recommander aussi de les entourer d'un grand fossé périphérique d'au moins 3 mètres de profondeur, faisant l'office de collecteur ; on songera, bien entendu, à assurer l'évacuation convenable des eaux de colature. Enfin on ne négligera pas la nature même du terrain, certains terrains comme l'argile étant impropres à assurer une décomposition des corps suffisamment rapide pour répondre au renouvellement quinquennal.

En Angleterre, les prescriptions furent plus tardives, mais elles sont plus rigoureuses. C'est le *Burial Act., 1853*, qui prohibe les sépultures dans l'intérieur des villes, et un règlement de 1863 fixe la dimension des fosses pour adultes à 9 pieds sur 4, avec une profondeur telle que le cercueil soit en dessous de 4 pieds de la surface : l'espace entre deux fosses doit être d'au moins 1 pied. On ne peut rouvrir les fosses avant quatorze ans (huit ans pour les enfants au-dessous de douze ans). Enfin l'*Interments Act., 1879*, prescrit que tout nouveau cimetière doit être à 200 yards (183 mètres) de toute habitation et doit être entouré de murs de 8 pieds. Les caveaux maçonnés sont aussi soumis à une prescription : c'est que, dans les vingt-quatre heures après son dépôt, chaque cercueil y soit recouvert soit d'une dalle en pierre ou en ardoise (d'au moins 0m,05 d'épaisseur) soigneusement scellée, soit d'une couche de béton de ciment (d'au moins 0m,15).

En Autriche, c'est dès 1751 qu'on interdit l'enterrement dans les églises, et en Prusse en 1801. Dans le premier de ces pays, une ordonnance de Marie-Thérèse défendit de placer les cimetières dans les faubourgs habités. L'ordonnance prussienne du 18 mars 1859 fixa la distance de 200 mètres entre les nouveaux cimetières et les habitations. La période de relèvement des corps est généralement très longue : quinze ans à Hambourg et à Leipzig, vingt ans à Francfort, en Saxe et dans le Grand-Duché de Bade, trente ans dans la Hesse et quarante ans en Prusse.

INFLUENCE D'UNE MAUVAISE ÉVACUATION DES DÉCHETS SUR LA SANTÉ PUBLIQUE.

Il nous a été facile d'énumérer les substances usées et de déchet qui résultent de la vie d'une cité et qui doivent être rejetées promptement hors de son sein : il est beaucoup plus difficile, il est même impossible de préciser l'influence que la non-évacuation ou une mauvaise évacuation de ces substances produit sur la morbidité et la mortalité des habitants. Il faudrait, pour pouvoir le faire, comparer la situation sanitaire d'une ville telle qu'il y en avait tant autrefois, c'est-à-dire sans égouts et sans service d'enlèvement, ni de nettoyage, avec celle de la même ville assainie depuis plusieurs années, toutes autres choses étant restées égales d'ailleurs. Or c'est cette dernière condition qui manque à peu près partout, et cela pour cette raison que les villes n'ont pas porté seulement leurs efforts sur le point qui nous occupe, mais en même temps sur les eaux, sur l'habitation, sur l'alimentation, etc., et que la population elle-même a vu croître en tous sens son bien-être : bref, comme nous l'avons déjà dit à propos de la distribution d'eau, les effets de ces nombreuses améliorations simultanées restent confondus, et on ne peut guère dire quelle est la part de chacune.

Tout ce qu'on peut affirmer, c'est que les conséquences d'une bonne évacuation des immondices, — ou si l'on veut d'un bon état de propreté des villes et des maisons, ce qui est presque la même chose, — sont considérables. Suppose-t-on les choses remises au pis, on retombe sur la situation des villes du moyen âge ou même d'il y a cent ans, avec leurs cloaques en pleine rue, leurs fosses fixes et leurs puits infects, leurs voiries immondes aux environs immédiats, leurs cimetières près des églises et au milieu des maisons, enfin la misère d'une grande partie de la population. Les épidémies faisaient des ravages formidables dans un tel milieu, et, même en temps ordinaire, la mortalité était énorme (faut-il rappeler, par exemple, qu'à Vienne elle était de 80 p. 1 000 en 1800 et encore de 40,1 pour la période de 1851 à 1860 ; à Turin, de 67,36 p. 1 000 de 1801 à 1805, et de 31,55 de 1851 à 1855, etc. ?). Elle est d'ailleurs restée fort élevée dans les villes qui, comme Saint-Pétersbourg (près de 40 p. 1 000) n'ont pas encore réalisé leur assainissement.

Nous avons signalé précédemment le parallélisme indiqué par Weyl entre la diminution de la fièvre typhoïde à Berlin, Vienne et Munich et l'accroissement du nombre des maisons desservies par le « tout à l'égout » ; mais nous avons dû faire remarquer que l'amélioration du service des eaux devait revendiquer une bonne part dans ce progrès. On peut en dire autant de beaucoup d'autres villes.

A Bruxelles, cependant, où la distribution des eaux remonte à 1855 et où le réseau d'égouts n'a commencé à être établi qu'en 1875, on voit la mortalité se maintenir aux environs de 30 p. 1 000 jusqu'à cette dernière année et baisser presque de moitié depuis lors (31,1 de 1864 à 1868, 29,1 de 1869 à 1873, 25,7 de 1874 à 1878, 25,3 de 1879 à 1883, 23,9 de 1884 à 1888, 22,0 de 1889 à 1893, 19,4 de 1894 à 1900, 16,6 de 1901 à 1906, et seulement 15,3 en 1907) : on remarquera la chute brusque de la période de 1874-1878.

A Londres, nous trouvons de nombreuses doléances relatives aux cloaques et au mauvais drainage des divers quartiers, dans les rapports des *Medical Officers of Health* d'avant 1858, époque où le plan général des égouts dressé par Bazalgette, ingénieur du *Metropolitan Board of Works*, fut adopté et passa à exécution. Ainsi, pour le quartier de Saint-Georges-Martyr, on lit dans le rapport de 1850 : « Nous avons de très mauvais égouts, qui ne peuvent se décharger que pendant quatre heures à chaque marée et qui, pendant le reste du temps, sont des réservoirs d'eaux infectes stagnantes. Au moins cent cours, allées ou ruelles sont privées de drainage; beaucoup d'égouts n'ont pas une pente suffisante. Nous sommes une des plus pauvres paroisses et, comme elle est à un bas niveau, nous recevons des autres plus riches et plus élevées non seulement les plus tristes échantillons de l'humanité, mais encore les liquides et ordures qui en proviennent. L'air horriblement vicié de nos cours et de nos maisons favorise la phtisie. La mortalité de la paroisse est de 33,3 p. 1 000, soit de 10 p. 1 000 de trop par rapport à la moyenne de Londres. »

Nous trouvons en effet qu'en 1851 cette mortalité moyenne de la capitale anglaise est de 23,38 p. 1 000. En 1861, elle est de 23,10; en 1871, de 24,6 ; en 1881, de 21,3 ; en 1891, de 21,0, enfin en 1901, de 17,1. — La diminution de la fièvre typhoïde et autres maladies épidémiques est nettement attribuée à l'assainissement par le *Medical Officer of Health* de Whitechapel, qui écrit en 1861 : « Les cas de fièvre dans mon quartier sont passés de 1 929 en 1856 à 190 en 1860. Cette diminution doit être attribuée aux améliorations du réseau d'égouts dans le district, à l'aménagement du drainage de 2 172 maisons, à la suppression de 3 002 fosses fixes, au meilleur pavage des cours, à la bonne surveillance des maisons atteintes, à l'éloignement de 37 607 nuisances et à la suppression de plusieurs causes d'insalubrité provenant du commerce et de l'industrie. » Le rapport pour Shoreditch la même année s'exprime à peu près de même et signale que les maladies épidémiques et la mortalité n'ont pas diminué dans les quartiers qui n'ont pas été assainis.

A Paris, la mortalité, qui était aux environs de 31 p. 1 000 à la fin du XVIIIe siècle, était encore comprise entre 26 et 27 dans la période de 1860 à 1867. Ce n'est qu'après ce moment, ou pour mieux dire après les malheureux événements de 1870-1871, qu'une amélioration progressive se fait sentir tant pour la mortalité générale que pour la mortalité typhique (Voy. ce qui a été dit précédemment pour la fièvre typhoïde). Cela n'a rien d'étonnant si l'on pense que la dérivation de la Dhuis n'a commencé à fonctionner qu'en 1866, celle de la Vanne en 1874, celle de l'Avre en 1893, et que, d'autre part, si le décret-loi du 26 mars 1852 a prescrit la liaison des maisons à l'égout pour les eaux pluviales et ménagères, c'est seulement la loi du 10 juillet 1904 qui a rendu obligatoire le régime du « tout à l'égout », régime dont l'application n'est pas encore complète aujourd'hui.

VI. — LES INDUSTRIES ET COMMERCES.

L'industrie et le commerce, qui se sont développés si grandement au siècle dernier dans certaines villes et dans certaines régions, y apportent des causes d'insalubrité diverses : en premier lieu (et pour faire suite au chapitre précédent), ce sont les déchets liquides ou solides qui résultent des opérations industrielles et commerciales et qu'il faut bien évacuer quelque part ; en second lieu, les fumées, vapeurs ou gaz toxiques, odeurs et poussières, que ces opérations jettent dans l'atmosphère (nous y rattacherons aussi le *bruit* dans les villes) ; en troisième lieu, les dangers des échanges et transports d'objets manipulés soit d'un local dans un autre, soit plus spécialement d'une région ou d'un pays à un autre, ces dangers étant plus à craindre dans les ports de mer, où arrivent les vaisseaux et débarquent les denrées venant des pays exotiques ou contaminés.

1° **Eaux résiduaires et déchets industriels.** — Il est peu d'usines qui n'aient à rejeter des eaux souillées, et le propre de ces eaux par rapport aux eaux d'égouts proprement dites, c'est qu'elles contiennent généralement des substances chimiques, spécialement déterminées par la nature de chaque industrie. Bien que Fleck prétende que ces eaux et substances soient moins dangereuses pour la santé publique que les eaux vannes urbaines (elles sont en effet moins susceptibles de contenir des germes pathogènes), elles n'en constituent pas moins une gêne sérieuse, une *nuisance* pour le voisinage et notamment pour les autres usagers du cours d'eau auquel elles aboutissent fatalement tôt ou tard ; elles sont presque toujours en fermentation et malodorantes ; enfin leur teneur chimique rend souvent les rivières impropres non seulement à la boisson, mais encore à l'irrigation et à tout autre usage. Bref, l'*épuration* doit être la règle pour les eaux résiduaires, avant leur sortie de l'usine génératrice.

Composition des eaux résiduaires. — Il est bien difficile de parler d'une composition moyenne pour de telles eaux ; mais avec König (1) on peut les diviser en deux groupes, suivant qu'elles contiennent ou non une prédominance en matières organiques azotées. Celles où ces matières sont abondantes proviennent principalement (en outre des eaux vannes et ménagères des agglomérations) :

a. Des abattoirs, écorcheries, équarrissages, fabriques d'engrais ;

b. Des laiteries, fromageries, fabriques d'albumine, de colle et de gélatine ;

c. Des brasseries, distilleries, fabriques de vinaigre ;

d. Des sucreries et fabriques d'amidon ;

e. Des tanneries et corroieries ;

(1) Voy. Dr J. König, Die Verunreinigung der Gewässer, Springer, à Berlin, 1899.

f. Du lavage et foulage des laines, des tissages et filatures (chanvre, lin, soie);

g. Des papeteries, fabriques de cellulose, de couleurs et vernis;

h. Des savonneries, huileries, blanchisseries.

Au contraire, les industries suivantes donnent plutôt des eaux chargées de matières minérales :

a. Usines à gaz, usines à coke ;

b. Salines, soudières, fabriques de potasse ;

c. Traitement des minerais, fabriques de briquettes ou agglomérés ;

d. Industries métallurgiques, laminoirs, tréfileries ;

e. Dépôts de scories et résidus divers.

Le degré d'impureté, en ce qui regarde les substances organiques solubles, est indiqué par l'*oxydabilité*, c'est-à-dire par la quantité d'oxygène emprunté au permanganate de potasse pour oxyder ces substances, et aussi par la *perte au rouge* (celle-ci indiquant plus spécialement les matières difficilement oxydables, telles que l'urée, les graisses, l'albumine). Il est utile aussi de rechercher l'*ammoniaque* et l'*azote organique* : ce dernier représente les composés très putrescibles, et la première augmente avec le processus de la putréfaction elle-même, en sorte que, d'après Rolants, le rapport $\frac{\text{ammoniaque}}{\text{azote organique}}$, qui, à l'état frais, est à peine égal à 1/2, va en croissant et peut atteindre 7/1 dans une fosse septique. La connaissance du *carbone organique* est souvent aussi fort intéressante, et Phelps avait proposé une classification des eaux résiduaires d'après le rapport de ce carbone organique à l'azote total.

Les matières en suspension doivent aussi entrer en ligne de compte, car le *degré de concentration* correspond à la somme de toutes les impuretées véhiculées ou dissoutes. Les graisses ou huiles qui restent à la surface sont à examiner spécialement. Les substances minérales, d'ordinaire lourdes, se déposent en grande partie au repos en quatre ou cinq heures ; celles qui sont dissoutes sont assez bien indiquées en bloc par le *résidu fixe*. Leur nature varie, bien entendu, suivant les substances employées dans les opérations industrielles, et leur nocuité est très variable. Il est généralement utile de déterminer le chlore et les chlorures, soit qu'ils proviennent des résidus domestiques, soit plutôt que les eaux-mères de nombreuses industries emportent avec elles de fortes teneurs en chlorures de sodium, potassium, calcium, magnésium ou encore en hypochlorites. Enfin certaines eaux résiduaires sont très acides et peuvent, de ce fait, être corrosives pour les égouts eux-mêmes.

Afin de donner une idée d'ensemble de ce que sont les eaux résiduaires de diverses industries, nous avons dressé le tableau ci-après, d'après les nombreux exemples de König, en choisissant autant que possible parmi eux, pour chaque industrie, un type de concentration

Exemples de composition d'eaux résiduaires industrielles (en milligrammes par litre).

NATURE DES INDUSTRIES.	MATIÈRES EN SUSPENSION.			MATIÈRES DISSOUTES.									ACIDE
	Minérales.	Organiques.	Azote des matières organiques.	Minérales (résidu fixe).	Organiques (perte au rouge).	Azote des matières organiques.	Oxygène emprunté au permanganate en milieu acide.	Oxygène emprunté au permanganate en milieu alcalin.	Chaux (CaO).	Potasse (K^2O).	Chlore.	Acide sulfurique (SO^3).	phosphorique total (Ph^2O^5).
GROUPE I. — EAUX CONTENANT BEAUCOUP DE MATIÈRES ORGANIQUES AZOTÉES.													
Abattoirs	152,5	1101,5	87,7	600,0	1320,0	171,7	547,2	»	110,0	117,7	»	»	32,0
	278,0	11040,0	585,0	880,0	2560,0	427,5	1136,0	»	435,0	165,1	126,8	30,1	155,0
Laiteries, fromageries	196,0	369,0	18,0	712,0	123,0	40.0	156.0	116,0	183,0	68,0	157,0	133.0	17.0
	32,0	908,0	92,0	355,0	1517,0	74,0	672,0	396,0	78,0	38,0	46,0	43,0	57,0
Fabriques de margarine	15,0	30,0	»	377,5	117,5	»	16,0	32,0	127,5	»	113,3	52,3	»
	57,5	275,0	»	6268,0	600,0	»	120,0	112,0	152,5	»	3593,1	85,8	»
Huileries	41,4	540,9	»	5187,0		238,9	»	»	»	»	297,5	»	»
Tanneries et corroieries	408,0	955,2	»	1815,2	618,4	»	162,0	»	»	»	»	»	»
	103,5	91,0	15,0	1843,5	639,0	92,6	548,0	499,2	87,0	75,2	»	126,7	»
	1415,0	4548,0	»	»	5501,6	»	795,0	»	»	»	»	»	»
Peausseries et coloration des peaux (de mouton)	1843.8	6348,3	196,7	2074,8	2643,3	1[illegible]3,3	2167,0	»	»	231,1	»	939,0	56,3
Brasseries	135,0	362,5	43,5	8[illegible]5,0	345,0	14,1	172,8	»	»	»	»	»	14,0
	583,5	489,5	40,8	780,5	3462.0	144,0	920,0	»	»	108,6	»	144,6	116,8
Malteries	»	»	»	1392,0	808,0	»	»	»	200,0	439,0	143,0	199,0	43,0
Distilleries de grains (moyenne de 5 analyses)	252,0	223,9	»	393,4	420,6	36,3	176,5	185,3	170.4	37.3	»	58,7	17,4
Distilleries de vins (moyenne de 3 analyses)	»	»	»	677,2	678,8	»	152,0	»	»	»	»	»	»
Fabriques d'amidon de riz	48,0	117,6	10,5	1583.5	770,0	56,5	396,4	371,2	114,4	57,6	462,0	257,0	28,0
Fabriques d'amidon de blé	»	505,0	5,0	1682,0	36 3.5	737,2	1497,6	1356,8	»	518,6	»	»	465,5
Fabriques d'amidon de pommes de terre	»	»	»	723,8	1134,2	140,7	»	»	»	212,5	»	»	56,6
Sucreries	86,0	14,0	»	362,0	216,0	12,5	131.2	123,8	141,2	29,2	35,5	160.1	»
	106,0	85,0	7,7	422,1	229,3	30,1	230,1	231,6	162,9	28,0	80,2	32,8	4,7
	Après clarification.			»	531,8	101,5	»	»	269,9	53,5	112,9	19,2	8,0

Papeteries, cartonneries	232.4 15,0 254,0	515,0 312,5 2454,4	» » »	310,0 1715,0 6806,0	170,0 1975,0 5848,0	12,6 49,9 138,1	» 1222,4 1904,0	» 1388,8 1800,0	155,0 714,0 2180,9	» 154,0 1353,8	» » 1017,0	» 34,2 255,8	» » »
Fabriques de colle	73,3	306,0	22,5	4416,6	2303,3	73,1	281,0	»	2100,0	»	»	»	»
Lavage et tissage de laines, flanelles, tapis, etc. — *Un tissage*	883,0	120,0	11,1	615,6		»	268,6	»	162,5	»	10,6	25,7	»
Lavage et tissage de laines, flanelles, tapis, etc. — *Moyenne de 15 fabriques anglaises*	1024,0	3724,0	»	3370,0		200,1	»	»	Carbone organique. 647,8		219,4	Ammoniaque. 116 5	
Lavage et tissage de laines, flanelles, tapis, etc. — *Lavage de flanelles*	3460,0	17334,0	»	12480,0		1570,7	»	»	4463,5		1600,0	800,1	
Fabriques de coton (moyenne de 5 analyses)	70,0	190,0	»	502,0		4,0	»	»	42,4		48,6	1,2	
Fabriques de couleurs, de teinture et d'impression	34,2 936,0	113,0 239,5	» 22,4	369,0 2893,5	 2513,0	3,1 69,3	» 593,6	» »	2,1 29,0	 463,2	» »	0 4 231,2	 17,9
Fabriques d'alcaloïdes (moyenne de 3 analyses)	168,6	970,8	»	26217,3	770,4	»	696,0	»	»	»	»	»	»
Fabriques de tanin (moyenne de 3 analyses)	331,2	211,2	»	1311,9	804,1	»	119,3	»	»	»	»	»	»
Fabriques d'acide picrique et autres dérivés phénolés (moyenne de 2 analyses)	0	0	»	1403,0	672,0	»	212,0	»	»	»	»	»	»
Fabriques de produits photographiques (moyenne de 3 analyses)	314,5	322,6	»	1557,7	473,1	»	397,0	»	»	»	»	»	»

GROUPE II. — EAUX CONTENANT BEAUCOUP DE MATIÈRES MINÉRALES.

Usines à gaz	»	»	»	464,8	258,0	50,7	»	»	284,0	100,4	123,9	84,1	14,4
Usines de carbonisation	»	»	»	455,5	136,0	7,7	12,8	16,4	»	»	14,2	»	»
Ruisseaux à la sortie de charbonnages	31,0 »	» »	» »	3025,0 30185,0		» »	» »	» »	243,0 1516,0	» »	1439,0 16400,0	237,0 88,0	» »
Rivières après la traversée des salines, soudières, fabriques de potasse	» »	» »	» »	600,0 »	152,0 »	(soude 106,0) (magnésie 2112,0)			130,0 164,6	15,0 »	161,0 4096,4	132,0 453,2	» »
	309,6		»	18900,0		13,1	(carbone organique 205,4)				6993,0	»	»
Eau sortant des crassiers de laitier des hauts fourneaux	»	»	»	6594,0		(soufre 2028,0)			1198,0	1797,0	»	276,0	»
Eau sortant d'une tréfilerie	189,6		»	»	»	(oxyde de fer 2686,0)			4812,0	»	25,2	4146,0	»

faible et un de concentration maxima. Il s'agit des eaux telles qu'elles sortent d'une usine ou d'un groupe d'usines, et nonbien entendu des liquides résultant des lavages ou des manipulations de parties isolées de ces usines (ces liquides étant parfois beaucoup plus chargés).

Enfin on trouvera encore ci-dessous l'énumération des caractères principaux qui, d'après Rolants (1), affectent les eaux résiduaires des principales industries (classées ici par lettre alphabétique) :

Abattoirs, tueries, équarrisages, tripcries. — Excreta animaux, débris d'aliments, de viande, sang, parfois microbes pathogènes.

Acétylène (fabrication). — Hydrate de chaux, cyanures.

Acide pyroligneux (fabrication). — Crésol, goudrons, chlorure de calcium.

Acides minéraux (fabrication). — Eaux acidulées, sels métalliques.

Amidonnerie. — Matières organiques, débris de grains, gluten soluble, amidon, bisulfites.

Asphalte (fabrication). — Ammoniaque, phénols, crésols, etc.

Blanchiment. — Chlorures de chaux, de calcium, acides ou alcalis libres, acides gras.

Brasseries. — Matières organiques, débris de grains, acides organiques (lactique, acétique, butyrique), levures et bactéries.

Buanderies. — Savons, matières organiques, chlorures et carbonates alcalins.

Carbures métalliques (fabrication). — Résidus évacués dans les cours d'eau qui fournissent la force motrice, donnant au contact de l'eau de l'acétylène, des cyanures, phosphures, sulfures, chaux libre.

Chlorure de chaux (fabrication). — Chlorures de manganèse, fer, calcium, magnésium, aluminium, quelquefois de nickel et de cobalt, acide chlorhydrique, chlore, arsenic.

Colle, gélatine (fabrication). — Matières organiques très putrescibles.

Cuivre (laminoirs, tréfileries, etc.). — Acides libres, sulfate de cuivre, chlorure de calcium.

Distilleries d'alcool. — Eaux terreuses, matières organiques, vinasses (résidu de distillation).

Féculerie. — Matières organiques très putrescibles, débris de pulpe.

Galvanisation. — Acides libres, sels de calcium, magnésium, fer, zinc, quelquefois cyanure de potassium.

Glucoserie. — Matières organiques, noir animal.

Graisses et suifs, huiles animales (extraction). — Matières organiques très putrescibles.

Huiles végétales (extraction, épuration). — Matières organiques.

Laiteries, fromageries. — Petit-lait dilué, lactose, caséine, matières grasses, carbonates alcalins.

Malteries. — Matières organiques, poussières, débris de grains.

(1) ROLANTS, Analyse des eaux d'égout, Masson, édit., 1908.

Matières colorantes (fabrication). — Minérales : Sels de fer, manganèse, cuivre, zinc, plomb, chrome, cobalt, nickel, arsenic, mercure, acides libres ou alcalis, gaz toxiques. — Aniline. — Acides libres, acide sulfureux, phénols, naphtols et homologues, composés nitrés, acides sulfoniques.

Métallurgie. — Acides minéraux libres, sels métalliques, boues avec oxydes métalliques.

Mines de houille, anthracite, lignite. — Chlorure de sodium (quelquefois 4 à 6 p. 100) et autres chlorures, sulfate ferrique, acide sulfurique, poussières de charbon, boues argileuses.

Mines de pyrites. — Acide sulfurique libre, sulfates de fer, zinc, chaux, magnésie, chlorures alcalins.

Nitrocellulose, dynamite (fabrication). — Acides sulfurique et azotique, chaux.

Papeteries. — Lessives alcalines, chaux, alumine, couleurs minérales, sulfites et acide sulfureux libre, chlorure de chaux, cellulose, débris de chiffons, matières organiques, résines.

Paraffine (fabrication). — Huiles minérales, acides, alcalis.

Peignage de laines. — Matières organiques, matières grasses, savons, carbonates alcalins.

Poudrettes et autres engrais, préparés au moyen des matières animales. — Matières organiques putrides.

Rouissage du lin et du chanvre. — *Par séjour dans l'eau :* Matières organiques en putréfaction, acides organiques, acétique, propionique, butyrique. — *Par l'action des acides :* Eaux acides ou corrompues, très fermentescibles.

Salines. — Chlorure de sodium et autres chlorures, sulfate de chaux et de magnésie.

Savonneries. — Matières grasses, savons, lessives alcalines, chlorure de sodium, glycérine.

Soie (travail des cocons). — Matières organiques putrescibles.

Soude (fabrication). — *Procédé Leblanc :* Sulfures de calcium et de sodium, sulfite de chaux, sulfure de fer, chaux vive, arsenic, dans les boues soufre libre. — *Procédé à l'ammoniaque :* Chlorure de sodium en grande quantité, chlorure de calcium, sulfate et carbonate de chaux.

Sodium (préparation par courant électrique). — Cyanures, soude, ammoniaque.

Sucreries. — Eaux bourbeuses, matières organiques très fermentescibles.

Superphosphates (fabrication). — Chlorure de calcium, acides minéraux libres.

Tabac (traitement). — Nicotine, chaux, sels organiques, matières colorantes et odorantes.

Tanneries. — Matières organiques excrémentitielles, chaux, jus tannants épuisés, sels de chrome, d'arsenic, etc., chlorure de sodium, sulfures, quelquefois bacille charbonneux.

Teintureries. — Matières colorantes quelquefois toxiques et produits minéraux ou organiques précipités dans les boues.

Usines à gaz. — Ammoniaque et ses sels, cyanures, sulfures, sulfites, hyposulfites, sulfocyanates, chaux, phénols, goudrons.

Nocuité des eaux résiduaires industrielles. — Ces eaux et les substances qu'elles contiennent sont souvent soit dangereuses, soit simplement incommodes : 1° pour les ouvriers eux-mêmes dans l'intérieur de l'usine qui les produit ; 2° pour les habitations voisines de cette usine, ou même pour l'agglomération entière ; 3° pour la région avoisinante, et même pour des régions assez éloignées vers l'aval.

Dans l'intérieur de l'usine, où la question relève plutôt de l'hygiène industrielle, la nocuité des eaux provient surtout du défaut d'écoulement, de la stagnation prolongée, laquelle engendre la fermentation et la production de miasmes. La même cause étend ses effets au voisinage, et on comprend de suite combien il importe d'éviter que les eaux croupissent dans et autour des usines et d'exiger qu'elles soient évacuées au fur et à mesure de leur production : si elles doivent stagner, par exemple, pour se clarifier dans des bassins de sédimentation, il importe ou que ces bassins soient éloignés de toute habitation, ou qu'ils soient couverts (avec destruction des gaz produits).

Les eaux résiduaires peuvent aussi s'infiltrer dans le sol, et trop souvent les industriels cherchent à s'en débarrasser en les faisant pénétrer dans des *puits perdus*, *puisards*, *boit-tout*, etc. Il arrive toutefois que fréquemment leur espoir est trompé, parce que les matières en suspension bouchent vite les pores et fissures du sol et rendent le puits inabsorbant ; mais il arrive aussi qu'on contamine ainsi la nappe souterraine (soit la nappe phréatique, soit même parfois une nappe profonde), et qu'on peut gravement compromettre la pureté bactériologique ou chimique des puits et des sources d'eau potable dans un rayon plus ou moins éloigné (c'est ainsi que, dans les régions de salines et de soudières, les puits de certains villages sont devenus chargés de chlorures de sodium et de calcium et ont dû être abandonnés). Aussi, sans proscrire absolument le procédé d'évacuation souterraine par puits ou forages absorbants, ne peut-on l'accepter qu'à bon escient et après s'être assuré que la nappe absorbante ne concourt pas à l'alimentation en eau du pays.

Enfin, quand elles ruissellent, les eaux industrielles ne sont pas non plus sans danger, puisqu'en se mêlant aux ruisseaux et rivières elles modifient la composition de leurs eaux, parfois assez gravement pour les rendre tout à fait inutilisables. Chacun sait, par l'exemple de ce qui se passe dans les régions industrielles, comme le nord de la France, que les cours d'eau y deviennent vite des cloaques infects aux eaux noires ou diversement colorées, laissant surnager des graisses, déposer sur les rives des enduits répugnants, échapper des odeurs fétides : l'aspect du pays en est complètement changé et une grande partie de ses agréments sont perdus.

Il est donc de toute nécessité d'organiser la protection des rivières contre le déversement des résidus industriels non épurés, aussi bien que contre celui des eaux d'égout des villes à l'état brut. Il est vrai que, dans leur cours, les rivières, grâce à l'oxydation produite par le brassage avec l'air, grâce aux effets du soleil et de la lumière, grâce à la sédimentation qui se fait dans les parties tranquilles, jouissent d'un pouvoir d'auto-épuration très sérieux; mais ce pouvoir n'a que peu d'action sur certaines substances, comme les graisses, difficilement oxydables, et il n'en a pas du tout sur les composés minéraux stables, notamment sur le chlore et les chlorures.

Voici quelques exemples qui montreront jusqu'à quel point la traversée d'un groupe d'usines fait modifier l'eau d'une rivière.

En Angleterre, le Sankey-Brook, qui avant d'entrer dans le groupe industriel de Saint-Helens était très pur (31^{mgr},3 seulement de chlore par litre et pas du tout d'acide), contient à la sortie 1962^{mg},4 de chlore, 685^{mgr},1 d'acide libre et un poids total de substances dissoutes de 4072 milligrammes par litre.

En Allemagne, la Wipper, après avoir reçu l'Eine (laquelle sert d'évacuation aux eaux résiduaires des fabriques d'alcalis des environs d'Aschersleben), porte 4096^{mgr},4 de chlore par litre, 2172 milligrammes de magnésie et 453^{mgr},2 d'acide sulfurique. La Saale, après la traversée du groupe de Stassfurt, Mansfeld et Bernburg, est bien plus chargée encore et arrive parfois jusqu'à 15 grammes de chlorures par litre ; l'Elbe elle-même, malgré l'énorme masse d'eau qu'elle roule, arrive à contenir, après le confluent de la Saale, une quantité de chlore qui a varié en 1892 et 1893 entre 462 et 1714 milligrammes par litre, avec un résidu fixe compris entre 1042 et 3463 milligrammes, ce qui fait que la ville de Magdebourg a songé à renoncer à prendre son eau d'alimentation dans le fleuve!

En France, la Meurthe, à sa traversée des salines et soudières comprises entre Lunéville et Nancy, se charge aussi de sels : très peu minéralisée à Lunéville, on y a trouvé à Nancy 324 milligrammes de chaux, 265 milligrammes de soude et 1011 milligrammes de chlore. Mais, dans notre pays, le record est tenu par l'Espierre, à sa sortie des villes manufacturières de Roubaix, Tourcoing, Wattrelos et après réception des eaux résiduaires des nombreuses usines de lavage et peignage de laines de la région. Ces usines vident le matin leurs bâches, contenant l'*eau jaune*, laquelle vient modifier grandement la composition des eaux de ce véritable égout qu'est l'Espierre. Le mal est si fort qu'il a soulevé des difficultés diplomatiques avec la Belgique et que le Gouvernement français a dû construire en 1888 l'usine d'épuration de Grimonpont, usine ayant à traiter par jour 40000 mètres cubes d'eaux ayant la composition moyenne suivante :

Résidu sec	4gr,44	par litre.
Graisses	1gr,08	—
Autres matières organiques	1gr,14	—
Sulfate de soude	0gr,25	—
Chlorure de sodium	0gr,19	—
Carbonates alcalins	0gr,42	—
Carbonate de chaux	0gr,70	—
Silice, fer et alumine	0gr,6	—

Déchets solides. — Il est plus difficile encore de donner une idée d'ensemble de leur composition que pour les résidus liquides : elle varie essentiellement avec la nature de l'industrie et des corps mis en œuvre. On peut seulement les distinguer suivant que la matière organique, ou, si l'on veut, putrescible, y domine ou non, et pour cela la classification des industries reste à peu près la même que pour les eaux résiduaires; c'est encore naturellement l'odeur résultant de la putréfaction de ces dépôts de matières organiques qui les rend principalement intolérables.

Il peut cependant résulter un danger plus grand : 1° des matières telles que viandes, débris d'abattoir, sang, graisses, peaux, etc., qui peuvent contenir directement des germes pathogènes, ou encore telles que linges, habits, chiffons, tapis, tentures, etc., qui ont pu en recueillir dans nos maisons ou par contact avec des malades; 2° des substances toxiques proprement dites, qui restent mêlées aux dépôts et qui peuvent être amenées à causer des empoisonnements. Lorsque les dépôts forment des amoncellements dans les cours des usines ou dans le voisinage, la pluie, en les lixiviant, peut notamment entraîner les microbes et les corps toxiques en question, soit par ruissellement dans les cours d'eau, soit par infiltration dans la nappe souterraine et les puits : on retombe ainsi dans le cas des résidus liquides.

Certains dépôts volumineux, mais composés exclusivement de substances minérales insolubles, comme ceux qui proviennent des industries métallurgiques, ne présentent par eux-mêmes aucun danger pour la santé publique. Cependant, si l'on n'y prend garde, ils sont parfois placés si malencontreusement qu'ils peuvent former des barrages, empêcher ou modifier l'écoulement naturel des eaux, produire des marécages, etc. : cela est naturellement surtout à éviter dans les pays de moustiques.

Nous n'en dirons pas davantage ici au sujet des déchets industriels, la question restant pour chaque cas une question d'espèce et rentrant plus spécialement dans l'étude des *établissements classés* (1).

(1) Voy. plus loin l'article de M. Adam.

2° **Gaz ou vapeurs, fumées, poussières et odeurs industrielles.** — Il en est de même de la question des gaz ou vapeurs toxiques, des fumées, des odeurs et des poussières que dégagent certaines usines : tant qu'elles restent dans l'intérieur des usines, l'étude de ces émanations relève de l'hygiène industrielle (Voy. le fascicule VII du présent traité).

Malheureusement, ces *immondices aériennes* produites par l'industrie étendent souvent leurs effets nuisibles bien au delà de l'enceinte des établissements industriels : elles menacent tout le voisinage, des villes et des pays entiers, et c'est pourquoi nous devons en parler ici, renvoyant à la fin du volume (article de M. Adam) pour les prescriptions administratives édictées en vue de supprimer ou d'atténuer les inconvénients redoutés.

Fumées, acides et gaz de la combustion. — Les foyers industriels, ainsi d'ailleurs que les foyers domestiques, déversent, surtout s'ils sont mal conduits, des torrents de fumée dans l'atmosphère.

Ces fumées contiennent, outre la vapeur d'eau, des cendres et des particules de charbon entraînées et formant la *suie*, de l'oxyde de carbone, de l'acide carbonique, des carbures d'hydrogène, une quantité notable d'acides sulfureux et sulfhydrique [provenant du soufre (1) des charbons minéraux], etc. Ces derniers acides s'oxydent dans l'air et retombent avec l'eau de pluie sous forme d'acide sulfurique (2) ; quant aux particules solides, elles pénètrent partout, salissent tout, et même, en condensant l'humidité atmosphérique, elles contribuent à la formation des nuages et des brouillards, dont le type est le *fog english* (3).

Les inconvénients des fumées sont bien montrés par M. Ramsay dans sa conférence de 1896 au Congrès de Glasgow ; il écrit (4) :

« C'est là un des problèmes les plus pressants de notre époque, en ce siècle où les êtres humains, en raison des conditions économiques de nos manufactures, affluent dans les villes et nécessitent l'extension stupéfiante de celles-ci. Depuis nombre d'années, nous nous efforçons de vaincre les inconvénients et le danger d'une telle centralisation, et le régime des matières usées, l'alimentation en eau, les mesures de propreté sont autant de progrès très réels ; mais nous n'avons pas

(1) Il y a en moyenne 15 p. 1000 de soufre dans la houille.

(2) C'est cet acide dans l'eau de pluie qui corrode les statues de Londres et de la plupart des villes anglaises et les rend comme *lépreuses*.

(3) Aitken et Mascart ont en effet démontré que la condensation de la vapeur d'eau atmosphérique sous la forme des sphérules qui constituent le brouillard est grandement facilitée par la présence de corpuscules en suspension dans l'air, ces corpuscules devenant précisément le noyau central des sphérules. En outre, la fumée de houille enduirait chaque gouttelette d'une pellicule goudronneuse ou huileuse, qui rend plus difficile sa dispersion : la fumée rendrait donc le brouillard plus persistant (Voy. notamment : Les brouillards de Londres et la fumosité, in *Revue d'hygiène*, 1879, p. 413, et 1882, p. 201).

(4) *Journal of State medicine*, septembre 1896.

encore atteint les franges de ces manteaux sombres sur nos cités, qui nous cachent la lumière du soleil et qui sont à la fois un ennemi de la propreté et un véhicule des maladies.

« On peut ranger sous les trois chefs suivants le préjudice que nous cause la fumée :

« 1° Elle dépose dans nos maisons, sur nos vêtements, sur nos personnes, des résidus noirs qui nécessitent une grande dépense de travail et de savon.

« 2° Elle condense les vapeurs atmosphériques, les brouillards et la pluie ; elle rend notre climat plus froid, nos vies plus ou moins malheureuses et inconfortables.

« 3° Elle obscurcit la lumière du soleil et augmente le développement et la pullulation des bactéries, dont beaucoup sont pathogènes, et elle accumule dans l'atmosphère, sous forme de brouillards, l'élément qui est précisément capable d'absorber les rayons bleus, violets et ultra-violets que l'on a démontrés être destructeurs de bactéries. »

Et M. Ramsay rappelle les expériences qui ont mis en évidence le pouvoir bactéricide des rayons violets du spectre et des rayons voisins : il est certain, en outre, que la lumière solaire active les fonctions de la peau et des cellules et organes en général.

La question hygiénique se double du reste d'une question économique, car les particules du charbon qui s'en vont par la cheminée sont une perte sèche qui atteint par moments jusqu'à 15 à 20 p. 100 du combustible.

Aussi se préoccupe-t-on depuis longtemps de la *fumivorité* : en 1864, M. de Freycinet compte 150 procédés brevetés en usage en Angleterre, et depuis le nombre a dû augmenter, les concours d'appareils fumivores s'étant multipliés.

La plaie de la fumée est surtout grave en Angleterre, notamment aux environs des grands centres industriels. On s'en fera une idée par les quelques données suivantes :

Angus Smith (1) a trouvé en moyenne dans 1 mètre cube de l'air de Londres $1^{mgr},670$ d'acide sulfurique, et dans 1 mètre cube de l'air de Manchester $3^{mgr},772$ d'acide sulfurique, $0^{mgr},412$ d'acide chlorhydrique, $0^{mgr},093$ d'ammoniaque et $0^{mgr},160$ de composés nitrés.

Il a ensuite étudié la composition de l'eau de pluie, qui donne une bonne mesure des impuretés atmosphériques, et les principaux résultats de son étude sont figurés au tableau de la page 153 : les premières localités mettent en évidence la forte tension en NaCl provenant du voisinage de la mer et la pauvreté en acide sulfurique par suite de l'éloignement des usines et des grandes villes.

(1) Voy. son bel ouvrage: Air and rain. London, 1872.

Teneur de l'eau de pluie (en milligrammes par litre).

LOCALITÉS.		ACIDE chlorhydrique (en NaCl).	ACIDE sulfurique (en sulfates).	ACIDE libre (compté comme acide sulfurique).	ACIDE nitrique.	AMMONIAQUE.
Valentia (Irlande).......	Localités sans fumées.	48,61	2,73	0	0,370	0,180
Côte ouest de l'Angleterre (rase campagne).......		56,15	5,88	0	0,371	1,900
Intérieur de l'Angleterre (rase campagne)		3,99	5,52	0	0,749	1,070
Waterloo (près de Liverpool)...............		36,50	11,43	»	»	»
Côte ouest de l'Écosse (rase campagne).......		12,28	3,61	0,140	0,372	0,484
Côte est de l'Écosse (rase campagne)...........		12,91	7,66	2,440	0,476	0,992
Intérieur de l'Écosse (rase campagne)		3,37	2,06	0,314	0,305	0,532
Villes anglaises (moyenne)...		8,70	34,27	8,530	0,863	5,160
Londres..................		1,25	20,49	3,875	0,840	3,450
Saint-Helens (mines, produits chimiques)		9,53	33,19	3,980	1,413	4,560
Liverpool................		10,16	39,57	11,560	0,528	5,380
Runcorn (produits chimiques)...............		25,74	23,62	11,420	0,278	4,630
Manchester (1)...........		5,83	44,82	10,17	1,032	6,469
Newcastle-on-Tyne.......		8,11	44,44	»	»	»
Villes écossaises, excepté Glasgow (moyenne)......		5,86	16,50	3,160	1,164	3,820
Glasgow............		8,97	70,19	15,13	2,436	9,100

(1) La Commission spéciale de Manchester a mis en évidence l'acide sulfureux de l'air par un appareil spécial, composé d'un gazomètre aspirateur où l'air barbote dans de l'eau oxygénée qui transforme SO^2 en H^2SO^4, lequel est dosé par la baryte. Elle a trouvé ainsi 2mgr,99 de H^2SO^4 par mètre cube d'air de novembre à avril et seulement 1mgr,20 d'avril à novembre, la différence provenant en grande partie des fumées domestiques. En général, à Manchester, l'intensité de la lumière solaire serait réduite au tiers par les fumées.

Comme on le voit, la palme appartient sans conteste à Glasgow : le cercle d'usines qui entourent cette ville dans un rayon de 15 à 20 kilomètres la couronne d'un panache qui en proscrit pour ainsi dire à jamais le soleil !

En Allemagne, le mal (*die Rauchplague*) a augmenté avec le développement récent de l'industrie. En 1896, Ost et Wislicenus imaginèrent une méthode pour rechercher l'acide sulfureux dans l'air, au moyen de draps imbibés d'eau de baryte et exposés longtemps : ils montrèrent que cet acide peut se faire sentir à 8 et 10 kilomètres de la source des fumées (c'est-à-dire beaucoup plus loin que la suie). Précédemment, Reich avait étudié la nocuité de l'acide sulfureux : elle se fait sentir pour l'homme à partir de 1/10000, et on ne pouvait plus habiter dans le voisinage des *Freiberger Hütte*, où la teneur était de 4 à 5 p. 10000 ; la végétation meurt dans un air qui en contient 1/500000. Comme acide sulfurique, Freytag en a trouvé de 3 à 20 milligrammes par litre dans l'eau de pluie à Stolberg, près d'Aix-la-Chapelle, 88 milligrammes, dont 6 milligrammes d'acide libre, à Borbeck près d'Essen, 18 à 25 milligrammes, dont 2 à 5 milligrammes d'acide libre, à Hautmont, etc. La question avait été bien étudiée, mais surtout au point de vue de la végétation, dès 1883, par Schrœder-Reuss (1).

Le Congrès d'hygiène de Berlin de 1907 n'a pas manqué de s'occuper de la question. Nous ne pouvons que renvoyer à la lecture détaillée des rapports :

1° De Rübner, qui a imaginé une méthode pour apprécier par une sorte d'échelle de teintes la quantité de suie contenue dans l'air, et une autre méthode aussi pour la quantité d'acide sulfureux;

2° De Hartmann, qui indique plus spécialement les moyens techniques pour éviter les fumées;

3° D'Ascher, qui montre, par des statistiques et par des expériences sur les animaux, que la tuberculose et les maladies inflammatoires aiguës de l'appareil respiratoire sévissent davantage sur les populations industrielles que sur les rurales. Ainsi, chez les nourrissons et chez les vieillards des provinces silésiennes et rhénanes de la Prusse, où l'industrie s'est beaucoup développée, voyons-nous dans les trente dernières années la mortalité due aux inflammations aiguës des voies pulmonaires s'augmenter dans la proportion de 500 à 600 p. 100, tandis qu'elle a à peine varié dans les parties rurales du pays : comme la mortalité par fièvres éruptives a baissé, on en conclut qu'il s'agit d'une cause extérieure facilitant dans les villes et régions industrielles l'inflammation des poumons délicats. En Angleterre, les mineurs, les chauffeurs, les débardeurs et porteurs de charbon ont une mortalité par inflammations pulmonaires aiguës deux ou trois fois plus grande que la moyenne, et cela ne tient pas précisément à l'effet de la pneumoconiose accumulée à la longue, puisque cet effet se fait sentir chez les jeunes sujets. Inversement, les résultats de la lutte très active entreprise par la ville de Manchester contre la fumée n'ont pas tardé à se faire sentir : alors que le nombre des jours nuageux s'y est réduit depuis dix ans de un tiers, la mortalité par inflammations pulmonaires aiguës s'est réduite parallèlement de 5,04 à 4,28.

Le Dr Ascher cite ensuite les résultats des recherches d'anatomie pathologique : les poumons d'enfants seraient plus souvent le siège d'inflammation quand ils sont envahis par la poussière de charbon ; les lapins à qui on fait inspirer pendant quelques semaines des quantités modérées de fumée sont bien plus faciles à contaminer par la tuberculose que les autres; chez ceux à qui on fait respirer de l'air chargé d'acide sulfureux, on voit le processus s'aggraver très vite, etc. L'auteur rappelle enfin l'état de la lutte entreprise à Königsberg contre les fumées et montre par quelques chiffres et par des photographies leur importance dans cette ville, importance qui est d'ailleurs

(1) Voy. Schrœder-Reuss, Die Beschädigung der Vegetation durch Rauch und die Oberharzer Hüttenrauchschäden. Berlin, 1883.

beaucoup moindre que dans les villes anglaises. Il en est de même à Dresde, ville pour laquelle Renk a fait part au Congrès des études de l'Institut hygiénique sous ce rapport.

En France, le mal est resté moins grand qu'en Angleterre et qu'en Allemagne. Cependant chaque année le rapport de M. Adam, inspecteur des établissements classés de la Seine, signale de nombreuses plaintes contre les fumées à Paris et dans la banlieue. La question a été magistralement étudiée par Armand Gautier et Gréhant dans un rapport du 1er février 1901 au Conseil d'hygiène de la Seine. Il faudrait citer en entier ce rapport magistral (1) : ne pouvant le faire, nous en mettrons du moins sous les yeux du lecteur un résumé assez court, mais très substantiel, déjà donné par l'un de nous en 1902 :

Au nombre des importants problèmes que soulève l'hygiène des grandes cités, prend place la question des fumées ; il n'est que trop évident, en effet, qu'en se déversant continuellement dans l'atmosphère urbaine par les milliers de cheminées qui émergent d'une grande ville, ces fumées, en obscurcissant le ciel, diminuent l'éclairement et entravent l'action bienfaisante et antiseptique de la lumière.

La production des fumées constitue un danger plus direct encore par le dégagement dans l'air de gaz éminemment nocifs, tels que l'oxyde de carbone, l'acide sulfureux, etc., nuisibles aux hommes et aux végétaux, sans parler des objets inanimés.

La mesure de cette pollution de l'air respirable a préoccupé, à différentes reprises, les chimistes et les hygiénistes. Les premières analyses des gaz qui s'échappent des foyers d'appartement sont dues à Péclet (1827). Ebelmen, en 1844, appliqua à l'analyse des fumées une méthode assez précise, qu'il employait pour l'étude des gaz sortant des hauts fourneaux et des fours industriels. Des expériences en ce sens, longues et délicates, furent menées à bien, en 1870, par MM. Scheurer-Kestner et Meunier ; enfin, en Angleterre, de nombreuses et intéressantes analyses furent exécutées, en 1882, par une Commission chargée d'examiner les divers appareils, dits fumivores, exposés à South-Kensington, sous la direction de M. le professeur W. Chandler Roberts. Mais, de même que les méthodes expérimentées en Allemagne (méthode de Schwackhoeffer), toutes ces recherches portèrent sur le lieu même de production des fumées ou immédiatement à leur passage dans l'atmosphère. Elles ne sont donc plus utilisables pour le dosage ni pour la recherche qualitative des mêmes gaz, répandus, en proportion minime, dans l'air ; elles renferment, cependant, de précieux renseignements pour ce nouveau champ d'expériences, donnant un aperçu exact, quoique incomplet, de la combustion et permettant de se faire une idée des meilleurs modes de chauffage au point de vue de la fumivorité.

Le Conseil d'hygiène et de salubrité de la Seine, reprenant la question, nomma en 1890 une Commission composée de MM. L. Colin, Armand Gautier, Faucher, Michel Lévy, et présidée par M. Linder, à laquelle fut confié le soin de rechercher les moyens de diminuer les inconvénients du déversement des fumées dans l'atmosphère urbaine. Le problème était ardu, car les méthodes

(1) Il a été reproduit *in extenso* dans la *Revue d'hygiène*, février et mars 1901.

permettant de doser les produits gazeux de combustion mélangés à l'eau étaient entièrement à créer. C'est cependant cette tâche que A. Gautier, membre de l'Institut, entreprit en 1893 ; il vient d'en publier les résultats après sept années de recherches.

Il est facile de se faire une idée de l'importance des fumées, si l'on songe que, sur une surface de 8 000 hectares, Paris brûle annuellement 3 millions de tonnes de combustibles, soit 375 tonnes par hectare, c'est-à-dire environ 1 tonne par jour et par hectare, ou 100 grammes de bois et charbons divers, en vingt-quatre heures, par mètre superficiel.

La combustion de 74 grammes de carbone réel, contenus dans ces 100 gr. de combustible, donne lieu à une production d'acide carbonique et d'oxyde de carbone. Outre ces deux gaz, il se dégage encore de nos foyers de la vapeur d'eau, de l'hydrogène, de l'hydrogène sulfuré, des hydrocarbures divers tels que des phénols, de la benzine, du gaz des marais, de l'acétylène et enfin, quoique en faible proportion, des composés nitreux et même de l'acide cyanhydrique et des bases volatiles.

A. Gautier estime que, si quelques-uns de ces produits sont indifférents ou en trop faible quantité pour nous inquiéter, il n'en est pas de même des acides sulfhydrique et sulfureux, nuisibles à la respiration de l'homme et des plantes, lesquels, se transformant dans l'air en acide sulfurique, forment un véritable corrosif pour les pièces métalliques, les étoffes et les tentures des habitations.

En dehors de tous ces gaz, les fumées contiennent encore des parties goudronneuses, solides ou pâteuses, substances dans un état de division extrême, auxquelles elles doivent leur odeur, leur opacité et leur adhésivité. Parmi les principes constituant cette partie visible des fumées, les uns sont d'origine organique (hydrocarbures solides, goudrons, charbons très divisés, etc.), les autres d'origine minérale (sulfates, phosphates, carbonates, silicates terreux et alcalins, silice libre, etc.).

Malgré leur très minime masse, ces produits n'en représentent pas moins, pour Paris, le poids énorme de 160 000 kilogrammes de matières solides, qui se déposent, chaque année, sous forme d'enduits plus ou moins sales et adhérents aux maisons, tachant le linge et les objets de toutes sortes. La nuée que forment ces fumées et qui enveloppe Paris s'étend à 1 ou 2 kilomètres de ses dernières maisons.

A. Gautier, se préoccupant surtout, avec juste raison, du degré de nocuité de certains gaz contenus dans les fumées, s'est appuyé, tout d'abord, pour évaluer approximativement la pollution de l'air par ces gaz, sur les utiles renseignements fournis par les analyses des gaz issus des foyers industriels ou domestiques pris à la sortie des tuyaux de fumée, que nous avons rappelées plus haut. Mettant de côté comme fort dangereux le poêle mobile américain, chargé de coke ou d'anthracite, il conclut que, dans nos foyers, 100 volumes d'acide carbonique produits sont généralement accompagnés de $6^{vol},5$ d'oxyde de carbone ; cette proportion s'élève à $7^{vol},6$ dans les cheminées domestiques.

Les 100 grammes de combustible brûlés journellement à Paris, par mètre carré, donnent donc, en litres :

Acide carbonique	117,47
Oxyde de carbone	7,62

Après ces premiers calculs approximatifs de la pollution de l'air à Paris, l'auteur a recherché dans quelle mesure la réalité des faits et le dosage direct viennent les confirmer. Constatant la nécessité de distinguer, entre les produits gazeux mélangés à l'atmosphère de la cité, ceux qui proviennent des combustions, ceux qu'introduisent les exhalaisons et fermentations du sol et ceux qui peuvent préexister dans l'air lui-même, il s'est livré à de minutieuses recherches, à la campagne, à la montagne et à la mer, pour connaître en quelle proportion sont contenus dans l'air les gaz autres que ceux dont la présence y est normalement connue. Ces recherches lui ont permis de déterminer les quantités moyennes d'eau et d'acide carbonique contenues dans 100 litres d'air ramené à 0° et à 760 millimètres ; le tableau suivant les résume :

	Eau.	Acide carbonique.		Hydrogène.	Carbone.
	—	—		—	—
	milligr.	milligr.		milligr.	milligr.
Air des bois......................	30,51	22,43	répondant à	3,39	6,12
Air de la haute montagne à 2400 m.	21,60	4,37	—	2,40	1,19
Air de la mer à 40 km. des côtes...	15,57	0,04	—	1,73	0,00

Ainsi, à mesure qu'on se met à l'abri des fermentations et exhalaisons du sol, le carbone combustible de l'air disparaît peu à peu, tandis qu'une certaine quantité d'hydrogène, sensiblement constante, persiste, aussi bien dans l'air des hautes régions de l'atmosphère que dans celui qui est aspiré en pleine mer.

Ces nombres montrent que l'air des hauts sommets est presque dénué d'hydrocarbures, et que celui de la mer en est totalement dépourvu, mais que l'hydrogène s'y maintient.

A. Gautier estime que la majeure partie du carbone combustible trouvé dans l'air ordinaire peut être considérée comme provenant du gaz méthane dû aux fermentations vaseuses du sol, aux phénomènes ignés du noyau terrestre et même de la vie végétale ; dans cette hypothèse, il calcule la quantité moyenne de cet hydrocarbure CH^3, existant dans les différents airs, d'après le poids du carbone qu'il a obtenu, et trouve ainsi, par 100 litres d'air ramené à 0° et à 760 millimètres :

Air de la campagne ; air des bois.......	11,34 cm³	de méthane.
Air des montagnes......................	3,94	—
Oxyde de carbone......................	traces.	

En prenant comme type d'air sain et respirable celui de la campagne et des bois, on peut admettre que cet air contient les gaz accessoires suivants par 100 litres :

				Carbone.	Hydrogène.
				—	—
				milligr.	milligr.
Gaz des marais..........	11cc,34	répondant en poids	à	6,12	2,04
Hydrogène libre..........	19cc,45	—	—	0,00	1,73
Oxyde de carbone.........	nul	—	—	0,00	0,00

Il faut ajouter pour l'air des champs :

Acide carbonique.. 29cc,9

Ayant ainsi défini la composition moyenne des parties accessoires de l'air réputé sensiblement pur, A. Gautier procéda à l'examen de l'air de Paris. Ses expériences lui montrèrent que 100 litres d'air de la capitale, calculés sec à 0° et à 760 millimètres, donnent en moyenne :

Carbone combustible total	12mgr,29
Hydrogène	4mgr,32

C'est-à-dire que l'air de Paris contient, à l'état d'hydrocarbures provenant des combustions de toutes sortes et des fermentations du sol de la ville, deux fois plus de carbone que celui de la campagne et un excès de plus d'un tiers d'hydrogène.

En rapprochant ces chiffres du premier tableau que nous avons donné, on voit que les impuretés organiques, proportionnelles au carbone, sont à peu près entièrement absentes de l'air de la mer, qu'elles apparaissent dans l'air des hautes montagnes, s'accroissent dans celui des bois et des champs et arrivent à leur maximum dans l'air des villes.

Afin de pouvoir tirer des conclusions plus précises, A. Gautier recherchà directement, d'une façon spéciale, la présence de l'oxyde de carbone dans l'air de Paris.

Les intéressantes expériences de Gréhant (1), de Saint-Martin, Desgrez et Nicloux ont prouvé que les plus faibles doses de ce gaz (2 à 3 cent-millièmes par exemple) constituent un poison subtil, que le sang a la propriété de collecter, quelle que soit sa dilution dans l'air, et qu'il réagit défavorablement sur la santé, même après élimination lente. La recherche et le dosage des moindres traces de ce gaz étaient donc de toute utilité dans une semblable étude.

La méthode employée par A. Gautier, à cet effet, est basée sur la réduction de l'acide iodique par l'oxyde de carbone et le dosage de l'iode mis en liberté. Elle permet de doser l'oxyde de carbone à des dilutions excessives.

Des nombres obtenus en faisant passer jour et nuit, pendant plusieurs semaines, de 500 à 800 litres d'air, privé très exactement d'acide carbonique et d'eau, sur de l'anhydride iodique chauffé à 80°, il ressort que la quantité d'oxyde de carbone contenue dans l'atmosphère des rues de Paris oscille entre 0 et 9 volumes pour 1 million de volumes d'air. Cette importante variabilité tient à la nature des déménagements et des courants locaux. L'auteur a, cependant, été heureux de constater qu'au moment des plus mauvaises conditions, c'est-à-dire au moment du chauffage maximum et par un temps calme, le volume d'oxyde de carbone contenu dans l'air de Paris n'a pas dépassé la moyenne du demi-millionième. Devant les constatations des expérimentateurs précédemment cités, il n'ose pas cependant affirmer que cette minime proportion d'oxyde de carbone soit absolument inoffensive.

Laissant de côté l'azote, l'acide carbonique, les acides sulfureux et sulfurique, A. Gautier détermine alors la nature des gaz et des vapeurs combustibles introduits par les fumées dans l'air des rues de Paris ; il trouve que, par 100 litres ramenés à 0° et 760 millimètres, cet air contient :

Hydrogène libre	19,4 cc.
Gaz formène	12,1 —
Hydrocarbures aromatiques (benzine et analogues)	1,7 —
Oxyde de carbone, avec traces possibles d'hydrocarbures en C^nH^{2n} et C^nH^{2n-2}	0,2 —

(1) Voy. *Génie civil*, t. XXXII, n° 10, p. 165. — Voy. aussi *Comptes rendus de l'Académie des sciences*, 14 février et 7 mars 1898.

Ces proportions sont soumises, bien entendu, aux variations imposées par les courants, les jours et les lieux.

A. Gautier s'est occupé enfin des matériaux, condensables ou acides, des fumées. Considérant la répartition des fumées d'après l'enrichissement de l'air en acide carbonique, il évalue à 2 grammes environ par mètre carré la suie solide qui s'y répand annuellement, soit par jour 5mgr,48. Cette quantité, qui, soumise aux actions mécaniques des courants d'air et des vents, est répartie sur plus de 6 250 mètres cubes, représente à peine un millième de milligramme par mètre cube d'air. Bien que ces infimes proportions échappent au dosage direct dans l'air, leurs effets ne sont pas négligeables; les particules solides des fumées condensent, en effet, la vapeur d'eau autour d'elles et forment des brouillards qui diminuent la lumière, le plus puissant moyen d'assainissement des villes. Au dire de certains médecins anglais, les parties solides des fumées seraient des agents sensibles de propagation des maladies des organes respiratoires, de la tuberculose pulmonaire en particulier ; de plus, au point de vue esthétique, elles souillent les maisons et les monuments publics.

Voici la composition des suies produites par la houille :

Carbone impur	0,390
Hydrocarbures	0,123
Bases organiques diverses	0,020
Acide sulfurique	0,043
Acide chlorhydrique	0,014
Ammoniaque	0,014
Fer métallique et Fe^3O^4	0,026
Autres matières minérales	0,312
Eau et pertes	0,168
	1,000

Dues à la combustion du bois, elles possèdent une réaction fortement alcaline et contiennent, après dessiccation :

Matières charbonneuses	0,283
Matières solubles dans l'eau chlorhydrique	0,654
Cendres solubles dans l'eau acidulée	0,051
Eau	0,012
	1,000

A. Gautier évalue à 4 ou 5 grammes l'acide sulfurique contenu dans 100 gr. de suies solides et à 1gr,5 ou 2 grammes l'acide chlorhydrique. Ces quantités augmentent beaucoup avec les combustibles pyriteux : leur soufre passe à l'état d'acide sulfureux, qui, répandu dans l'air, se transforme en vapeurs sulfuriques bientôt condensées à la surface des objets, ou qui, restant en suspension dans l'atmosphère, sont absorbées par notre appareil respiratoire.

Les effets nuisibles des fumées, résultant du dégagement dans l'air de gaz éminemment nocifs et de gaz acides, montrent la nécessité de remédier à cet état de choses. Un progrès en ce sens a déjà été réalisé : le concours d'appareils fumivores institué par le Conseil municipal en juin 1894 a mis en évidence quelques appareils présentant, au point de vue de la fumivorité, un progrès marqué. L'ordonnance de police de 1898 qui a interdit, comme sanction à ce concours, de produire à Paris une fumée noire épaisse et longtemps prolongée, s'appuya sur des données plus précises ; d'ailleurs les conclusions de la Commission parisienne qui suivit ce concours furent analogues à celle d'une Commission d'études des procédés de fumivorité qui fonctionna à Berlin en 1874.

Enfin le Conseil municipal s'est de nouveau ému des inconvénients des fumées de Paris et, à la suite de sa délibération de novembre 1900, un arrêté préfectoral, du 12 février 1901, a institué une nouvelle Commission chargée de continuer à étudier la question des fumées.

Mais il ne faut pas perdre de vue, ainsi que le fait remarquer A. Gautier, que sur 3 000 000 de tonnes de combustibles divers brûlées annuellement à Paris, 2 300 000 au moins sont utilisées dans les foyers domestiques, c'est-à-dire que plus de 80 p. 100 des fumées qui nous incommodent sortent de nos appartements et de nos cuisines.

La fumivorité parfaite réalisée dans les foyers industriels ne serait donc qu'une solution incomplète du problème.

Néanmoins les travaux de la Commission sont limités aux fumées des usines; mais s'ils parviennent à mettre en évidence des moyens résolvant la question pour les cheminées d'usine, ils auront réalisé un grand pas dans la voie du progrès.

Gaz et vapeurs toxiques. — En dehors de ceux de la combustion, l'industrie émet aussi parfois certains gaz ou vapeurs nuisibles :

De l'acide sulfureux dans le grillage des pyrites, les fabriques d'acide sulfurique, le blanchiment, etc. (nous connaissons déjà sa grande nocuité) ;

De l'acide chlorhydrique et du chlore dans nombre d'industries chimiques, papeteries, blanchisseries : Lehmann a établi qu'une proportion de 1/20 000 de HCl dans l'air devient intolérable, et, dans l'intérieur des usines, on ne doit pas en tolérer plus de 1/100 000 ; quant au chlore, il est plus nuisible encore, aussi bien pour les plantes que pour l'homme et les animaux ;

Des composés nitreux, également très dangereux à respirer, puisque le bioxyde d'azote forme avec le sang un composé même plus stable que l'oxyde de carbone, et que l'acide hypoazotique a lui aussi une action néfaste sur le sang ;

Du sulfure de carbone, notamment dans la vulcanisation du caoutchouc ;

De l'acide sulfhydrique, dans les tanneries, raffineries, fabriques de bleu de Prusse, bronzage des métaux, etc. : il est toxique aux environs de 1/1000 ;

Des hydrocarbures et du gaz d'éclairage ;

De l'ammoniaque, qui devient toxique au-dessus de 1/2000 ;

Des vapeurs mercurielles, des vapeurs phosphorées, si éminemment toxiques ;

De l'acide fluorhydrique, également dangereux et très mal supporté par la végétation, etc.

Nous ne pouvons entrer ici dans le détail, et nous devons renvoyer pour la toxicité de ces corps et de leurs congénères au fascicule VII (*Hygiène industrielle*) du présent Traité (1). Il nous suffira de dire qu'ils doivent être entièrement captés dans l'usine génératrice elle-même, car, s'ils s'en échappent en quantité un peu sensible, ils sont capables de rendre les abords absolument inhabitables et d'y faire le désert.

Poussières industrielles. — Il en est de même des poussières. S'il s'en échappe des usines, elles sont toujours nuisibles pour le voisinage, soit qu'elles agissent seulement mécaniquement comme les parcelles de pierre, de minerai, de charbon, de ciment, de gypse, de farine, d'ambre, d'ivoire, d'os, etc., et les fibres de coton, laine, jute, lin, chanvre, etc., soit qu'elles véhiculent des germes dangereux, comme lorsqu'elles proviennent de l'effilochage de chiffons, linges ou vieux habits, soit enfin qu'elles se trouvent toxiques ou puissent le devenir par oxydation ou autre transformation, comme cela arrive pour les poussières métalliques (cuivre et bronze, zinc, plomb, arsenic) et les poussières basiques (chaux, baryte, strontiane), les poussières contenant des alcaloïdes, notamment le tabac. Il faut noter aussi que les poussières sont d'autant plus dangereuses que les particules qui les composent sont à angles plus aigus et sont par suite plus offensives pour les poumons : les parcelles métalliques sont pour cette raison fort à craindre.

Les poussières peuvent être emportées par le vent à d'assez grandes distances des usines : ainsi Freytag trouve encore d'importantes traces de cuivre et de zinc dans la neige et la pluie à 700 mètres des usines de Mansfeld. La végétation souffre souvent à cause d'elles dans un certain rayon alentour, et les bestiaux qui mangent l'herbe poussiéreuse peuvent, comme dans le Harz, autour des fabriques de plomb, en être malades ; les oiseaux eux-mêmes, près de ces fabriques, sont intoxiqués.

Odeurs industrielles. — Un des plus graves inconvénients des fumées et des poussières, c'est, avons-nous déjà dit, d'obliger les habitants à tenir fermées les fenêtres de leurs habitations, à se calfeutrer chez eux, — ce qui diminue leur capacité respiratoire et les prédispose aux maladies de l'appareil respiratoire et, à la longue, à un étiolement progressif.

C'est le même inconvénient qu'offrent surtout les mauvaises odeurs, soit qu'elles proviennent de la décomposition des matières organiques, des égouts, des vidanges, etc., soit qu'elles résultent des opérations industrielles diverses. On sait aujourd'hui, en effet, que les odeurs n'apportent pas à l'homme les germes des maladies

(1) Voy. aussi notamment les articles de Heinzerling, de Goldschmidt et de Saeger dans le volume VIII du Handbuch der Hygiène de Weyl, ainsi que l'ouvrage de Schrœder-Reuss, cité un peu plus haut.

infectieuses (qu'on attribuait jadis aux miasmes), mais elles n'en sont pas moins gênantes et d'autant plus insupportables qu'elles tombent directement sous nos sens. Aussi trouvons-nous que, parmi les plaintes occasionnées par les établissements classés du département de la Seine, près de la moitié sont motivées par l'odeur. Dans la nomenclature officielle des 400 établissements dangereux, incommodes ou insalubres :

218 sont portés pour l'odeur ;
113 pour le danger d'incendie ;
71 pour la fumée ;
65 pour les poussières et émanations nuisibles ;
32 pour l'altération des eaux ;
24 pour le bruit, etc.

Mais qu'est-ce qu'une odeur ? Comment mesurer les odeurs et comment apprécier leur nocuité ? Comment s'atténuent-elles avec la distance, par diffusion ou par déperdition, et encore avec le temps ? Enfin, comment les faire disparaître, les *traiter* ? Est-ce en les condensant dans de l'eau, en les brûlant dans un foyer, en les filtrant par la terre ou d'autres substances ?

Voilà une série de questions auxquelles la science ne sait encore guère bien répondre : elles ont cependant été étudiées avec une patience digne de tout éloge par A. Gérardin, ancien inspecteur des établissements classés de la Seine (1), qui essaie d'une part de doser les odeurs en établissant une échelle des *degrés ozométriques* (le degré ozométrique étant le poids d'acide oxalique qui produit le même effet sur le permanganate sulfurique que les matières organiques contenues dans 1 gramme de l'air odorant analysé), d'autre part de les capter et de les détruire.

Laissant de côté le point de vue théorique et revenant aux odeurs dans les villes, nous rappellerons que la question est étudiée à Paris depuis plus d'un siècle. Des rapports de 1787 et 1789 sur les exhumations du cimetière des Saint-Innocents, sur la voirie de Montfaucon, sur l'état de la Bièvre, sur l'éloignement des tueries de l'intérieur de Paris, etc., montrent quelles étaient alors les sources d'infection de l'air. Plus tard, les odeurs de Soufrice ou de Cornillet se font sentir dans un rayon de 6 kilomètres ; l'usine des vidanges de Nanterre empoisonne un cercle de 14 kilomètres de Saint-Germain à Paris, par certains vents (surtout par les brises du soir soufflant des coteaux vers le thalweg) ; enfin les odeurs de Bondy et d'Aubervilliers, suivant le trajet du canal de l'Ourcq et du canal de Saint-Denis, atteignaient l'Opéra et l'Élysée.

(1) Voy. ses communications des 23 et 27 février à la Société de médecine publique et de génie sanitaire, et aussi son mémoire : « Dangers et suppression des odeurs urbaines et industrielles », *in* Alimentation en eau et assainissement des villes du Dr Ed. Imbeaux. Bernard, éditeur, 1902.

C'est Verneuil (1) qui découvrit que la principale provenance de l'*odeur de Paris* qui régnait il y a quinze ans résidait dans les usines à superphosphates (il y en avait 11 à Aubervilliers, 2 à Saint-Denis, 3 à Ivry, 2 à Vitry et 1 à Paris même). Aujourd'hui, cette odeur a disparu grâce aux mesures qui furent prises dans ces usines et dont voici le résumé :

1° La condensation des vapeurs doit se faire entièrement, aussi bien pendant le malaxage (fabrication proprement dite) que pendant l'abatage des masses de superphosphates fabriqués.

2° Si le malaxage et l'abatage se font en même temps dans les différents appareils de l'usine, on aura deux séries distinctes d'appareils de condensation et d'aspiration, fonctionnant l'un sur les malaxeurs en marche, l'autre sur les fosses en abatage, pour que le tirage de l'un ne nuise pas au tirage de l'autre.

3° Ces mesures s'appliquent à toute fabrication de superphosphates; le traitement des os à l'air libre se trouve ainsi interdit partout.

De plus, un dispositif a été installé partout, permettant à l'usinier et à l'inspecteur de se rendre compte de la désodorisation des gaz : il ne peut plus y avoir de contestation, puisqu'il s'agit d'un simple fait facilement vérifiable.

L'odeur de Paris n'a donc plus heureusement qu'un intérêt historique, mais cet exemple est des plus intéressant pour montrer combien l'industrie, si on la laissait entièrement libre, pourrait avoir des conséquences étendues sur la pureté de l'atmosphère et la respirabilité de l'air.

Bruit dans les villes (2). — L'industrie est encore souvent coupable en produisant des bruits intenses et fort désagréables pour le voisinage : il est vrai que la grande circulation dans certaines rues a la même conséquence (surtout le passage des voitures pesamment chargées, les appels et signaux des voitures publiques, les cris des cochers et charretiers, etc.).

Ces bruits empêchent aussi l'ouverture des fenêtres et agissent dès lors, comme il a été dit précédemment, à l'encontre d'une bonne aération des appartements; de plus, certaines personnes se trouvent énervées par un perpétuel brouhaha ou par des bruits subits, et peuvent trouver là une cause aggravante de la neurasthénie. Il faut donc prendre des précautions et des mesures pour supprimer ou atténuer autant que possible :

1° Le bruit fait par les usines ;

2° Le tapage des rues fréquentées.

(1) Voy. Rapport de la commission des odeurs de Paris, 1896, par Le Roy des Barres, ainsi que les rapports annuels de M. Adam, inspecteur des établissements classés.

(2) Voy. pour plus de détails l'article de Pinkenburg, *Der Lärm in den Städten und seine Verhinderung*, in Handbuch der Hygiene de Weyl, 3e supplément, 1903.

Cependant on doit reconnaître que l'homme jouit sous ce rapport d'une grande accoutumance, car beaucoup de personnes arrivent à si bien s'habituer au bruit qu'elles n'y font plus la moindre attention et qu'il n'en résulte aucun dommage pour leur santé.

3° **Dangers des échanges et transports industriels et commerciaux.** — ***Dangers de transports de contages.*** — A côté des déchets proprement dits, de toutes sortes, dont la nature et les effets sur les agglomérations viennent d'être exposés, les industries et les commerces, qui s'exercent dans les villes, peuvent encore nuire à la salubrité générale de l'agglomération, en mettant en circulation des éléments divers de contages animés. Ces derniers occasionnent souvent, chez les habitants, des manifestations pathologiques variées, se traduisant même parfois par le développement de véritables épidémies.

Il est de ces contages qui sont apportés directement par l'homme et véhiculés, ou toujours ou le plus souvent, par lui, comme il a été dit précédemment (p. 115). Toutes les circonstances qui favoriseront l'affluence, en un point, des individus, et surtout de ceux particulièrement aptes à présenter les phénomènes morbides en question, pourront être considérées comme favorables à la transmission et à l'extension des affections qu'ils déterminent.

Or, les causes dont nous étudions l'influence, les opérations industrielles et commerciales, viennent ici en tout premier rang. Elles sont des plus puissantes, véritablement occasionnelles, pour attirer et réunir en un point donné, souvent, un très grand nombre d'individus, venant d'endroits très divers d'un même pays, ou de pays différents, même éloignés, pouvant transporter ainsi des affections qui sévissent dans leurs lieux d'origine. D'autant que le mode de vie de beaucoup de ces individus, qui rentrent dans la catégorie des ouvriers nomades, les expose à de nombreux dangers de la nature de ceux qui sont spécialement visés ici. Ce sont souvent des chemineaux, des travailleurs d'occasion, qui ne se privent pas de rester par moments en véritable état de vagabondage sur le *trimard*, fréquentant les asiles de nuit, les refuges de toute nature, souvent les pires de ces garnis urbains de toute dernière classe, dont le bilan d'insalubrité est si chargé (p. 75). Il faut faire une mention toute spéciale des dangers que font courir aux ports de mer les arrivées d'émigrants, souvent par convois importants, susceptibles de véhiculer des germes de maladies exotiques constituant un véritable danger pour la santé publique.

D'autres fois, ce sont les produits des échanges et du travail qui apportent avec eux des contages ou des causes de dissémination de contages. Ces contages, ils les reçoivent de contacts directs avec des individus en puissance d'infection ou de souillures par des produits divers, pathologiques ou autres, antérieurement contaminés.

Les dangers de cette dernière catégorie peuvent provenir d'objets manipulés soit dans la même ville, d'un local dans un autre, soit d'une ville à l'autre, dans la même région, ou dans des pays voisins dont les communications sont relativement faciles. Ils sont plus spéciaux et peut-être plus à craindre, à cause de la gravité et de la tendance épidémique de certaines des affections qui risquent d'être ainsi transportées, dans les villes ports de mer, où arrivent des navires amenant de nombreux individus, débarquant des cargaisons, venant de pays exotiques où sévissent les maladies contagieuses en question.

Les conditions sont assez différentes et ont, au point de vue de la salubrité générale des villes de diverses catégories, une importance assez grande pour que nous les envisagions séparément.

1° **Transports à l'intérieur.** — Le mouvement commercial et industriel crée de cette façon, dans les villes, de nombreuses causes d'insalubrité, dues, comme nous l'avons dit, à des transports de contages se faisant soit par les individus qu'il attire en des points déterminés, soit par les objets travaillés, très divers de nature et de destination, qui peuvent à un certain moment se charger de germes dangereux. Il y a à citer un très grand nombre de tels faits, montrant bien le rôle qu'ils peuvent jouer dans la constitution de l'état sanitaire des agglomérations.

TRANSPORTS DE CONTAGES PAR L'HOMME. — Nous avons déjà parlé des chemineaux et des vagabonds. C'est un danger constant de contamination pour les villes. Il est de nombreux exemples de maladies contagieuses variées qui se sont transmises, dans les villes, de leur fait, d'épidémies qui s'y sont étendues, ayant été apportées par eux. Toutes les maladies contagieuses peuvent être transportées de cette façon. Le typhus exanthématique et la variole ont jusqu'ici surtout attiré l'attention ; mais on peut être certain qu'ils peuvent tout aussi bien transporter la fièvre typhoïde, la scarlatine, la diphtérie et d'autres contagions.

Il y a, par exemple, des dangers très réels de transmission de la variole, à la suite d'arrivée d'ouvriers étrangers venant de pays où la vaccination est négligée ; il s'est développé, pendant ces dernières années, dans les nouveaux grands centres métallurgiques de Meurthe-et-Moselle et de Lorraine, plusieurs graves épidémies de variole importées par les ouvriers italiens. Des mesures toutes spéciales sont ici nécessaires.

A faire rentrer aussi dans cette catégorie le transport de l'ankylostome duodénal par des ouvriers atteints du parasite, malades ou simplement porteurs de vers, en apparence sains. C'est là le vrai danger d'extension de l'ankylostomiase, où doivent porter tous les soins. Des détails complets et d'un haut intérêt sont exposés dans le fascicule VII de ce Traité, par Courmont (*Hygiène industrielle, Maladies professionnelles infectantes*).

Bien que la preuve directe soit beaucoup plus difficile à faire, il est à penser que le paludisme peut, de la même façon, s'importer dans les villes. A la suite de l'arrivée, qui doit être si fréquente dans les centres industriels, d'ouvriers étrangers infectés, les Italiens principalement, dans le pays desquels sévit à un si haut point la malaria, les moustiques vecteurs du contage, les anophèles principalement, sont très facilement parasités et deviennent, à leur tour, infectants pour l'homme. Si les conditions de milieu sont propices pour la multiplication des moustiques, la maladie s'étend facilement.

On peut redouter, aujourd'hui que le choléra sévit en Russie depuis plusieurs années d'une manière assez tenace, que l'affection ne nous soit apportée par ces ouvriers agricoles, qui viennent en masse au moment des gros travaux, en Champagne et en Lorraine principalement. C'est un point à surveiller tout spécialement.

Transports de contages par les objets travaillés. — De ce fait, les dangers particuliers sont beaucoup plus fréquents qu'on le pense. Là se trouve certainement l'origine de bien des cas de contagion dont on ne découvre pas la cause. L'objet a été contaminé par des contacts qui ont eu lieu près ou loin. Dans la même ville, ou dans la même région, des maladies transmissibles peuvent facilement se communiquer ainsi. Il faut tenir pour certain, par exemple, que les ouvriers en chambre sont parfaitement aptes à transmettre bien des contages, dont ils sont souvent porteurs, ou des membres de leurs familles, en laissant sortir des objets qu'ils ont manipulés, ou qui, dans la promiscuité qui règne d'ordinaire chez eux, ont pu facilement se charger de germes infectants.

On a déjà vu (p. 74) dans quelles conditions particulièrement défectueuses s'effectue en général, dans les grandes villes surtout, le travail en chambre ; il est de nombreux cas où elles sont véritablement déplorables au point de vue que nous considérons ici, la transmission au dehors d'éléments contagieux. Beaucoup de données mises au jour sont concluantes. Les vêtements confectionnés, par exemple, paraissent être une cause puissante de dissémination. La transmission de bien des maladies infectieuses par les vêtements n'est plus à mettre en doute. Les poussières microbiennes qui se dégagent des vêtements souillés sont inhalées ou dégluties; ou bien, les étoffes recèlent des parasites, puces, poux, punaises, moustiques, qui ont pu s'infecter antérieurement sur le malade. La transmission, en tout cas, s'imagine aisément.

Dans les locaux où se pratique souvent le *sweating-system*, vivent des ouvriers dans des conditions toutes spéciales de misère et d'encombrement. Les mêmes conditions déplorables se rencontrent trop fréquemment aussi dans beaucoup de familles pauvres, où tout se passe dans l'unique pièce du logis. La tuberculose, la diphtérie, la fièvre typhoïde, les fièvres éruptives se rencontrent souvent dans ce milieu. Les vêtements travaillés séjournent dans le logement, sont placés sur les meubles, sur les lits mêmes, sont exposés aux poussières et à d'autres souillures, se contaminent forcément et peuvent, dès lors, faire courir de grands risques aux personnes qui les revêtiront peu de temps après, sans aucune précaution préalable. Des enquêtes faites de divers côtés montrent combien ce danger doit être réel.

On connaît depuis longtemps des cas de transmission de variole qui se sont passés de cette façon. La fille du ministre anglais Robert Peel contracta la variole en portant un habit d'amazone qui sortait de chez un tailleur dont un enfant avait la maladie (1). Lennon (2) cite le fait suivant : Un vêtement avait été fait à Cincinnati, dans une maison où il y avait trois cas de variole, et l'un des malades avait travaillé à ce vêtement à peine convalescent. Le vêtement fut envoyé et vendu à Dayton. Toute la famille de l'acheteur prit très vite la variole et la femme en mourut. D'après Fauquet (3), à la suite d'une épidémie de variole qui eut lieu à Chicago en 1894, dans les quartiers habités par les ouvriers en chambre, des centaines de cas sporadiques furent observés dans toute la région où sont vendus les objets fabriqués à Chicago.

De nombreux exemples de transmission de diphtérie par les vêtements souillés par des diphtériques ont été signalés. Les enquêtes des inspecteurs du travail, en Amérique, rapportent le fait d'un enfant convalescent de diphtérie couché sur des vêtements que sa mère avait terminés pour une grande maison de Boston.

La scarlatine doit se transmettre facilement de cette manière, d'autant mieux que son contage paraît se conserver longtemps dans les habits. Chantemesse cite des cas de transmission de scarlatine par des chaussures ayant été raccommodées par des jeunes aveugles dans l'institution desquels la maladie sévissait.

Des exemples de transmission de rougeole sont rares, mais se rencontrent quand même. Foerster cite le cas d'un enfant qui contracta la rougeole après avoir revêtu un costume fait par un tailleur dont le fils avait cette maladie. La faible résistance du contage rougeoleux explique le peu de durée de son activité et la rareté relative des cas de transmission indirecte.

On a d'excellentes raisons de suspecter certains commerces. Il n'est guère à douter, par exemple, que le commerce des vieux habits, que font les fripiers, les revendeurs, ne puisse disséminer dans la ville bien des maladies contagieuses, principalement la tuberculose,

(1) *The Lancet*, 1876, p. 175.

(2) *Report of the Committee on Manufactures on the Sweating-system*. Washington, 1893.

(3) Fauquet, Essai sur le travail en chambre considéré au point de vue sanitaire. Paris, 1899.

la diphtérie, la scarlatine, la variole, la fièvre typhoïde. Des mesures sévères, la désinfection en toute première ligne, s'imposent.

On connaît des faits certains de transmission d'influenza, et peut-être de scarlatine, dans des localités, éloignées même, indemnes jusque-là, par des envois de magasins dans le personnel desquels existaient ces affections.

Dans le même ordre d'idées, des denrées alimentaires commerciales peuvent être souillées par des germes typhiques, lorsqu'elles sont maniées par des *porteurs de bacilles*, même tout à fait sains en apparence, et transmettre alors, si elles sont consommées sans cuisson ultérieure, la fièvre typhoïde ou des affections paratyphiques. C'est ce qui peut arriver, pense-t-on, avec le lait, le beurre, la charcuterie et d'autres aliments préparés. Il y aurait une importance extrême à éloigner de tels commerces tous les individus dangereux ou même suspects de recéler du bacille d'Eberth ou des espèces paratyphiques.

2° **Transports exotiques, principalement dans les ports.** — Les villes maritimes sont certainement plus exposées. A côté des transports intérieurs de contages, qui peuvent s'y faire comme dans les autres, il faut en effet envisager les chances d'apport de maladies exotiques, qui les menacent d'autant plus que les relations avec les pays étrangers sont plus suivies, que leur trafic avec eux est plus intense.

Les navires amènent dans les ports des individus qui peuvent être en puissance ou en latence de contage. De tels individus sont facilement de petits foyers de contagion, pouvant s'étendre dans la ville et occasionner des épidémies. On a de nombreux exemples du fait.

Ce qui augmente de beaucoup le danger, c'est la promiscuité, la malpropreté, l'encombrement, dans lesquels vivent trop souvent les individus à suspecter. Les hôtels borgnes des ports, les restaurants de dernière catégorie, les maisons d'émigrants surtout, où l'on entasse, sans nul souci pour la salubrité publique ni pour leur propre santé, les individus que l'on transporte et héberge à bas prix, sont ici hautement suspects à bien des titres.

Bien des contagions urbaines peuvent venir de là, et le danger pour la collectivité s'augmente de ce fait que de tels individus peuvent transporter des affections aussi graves que le choléra, la peste, la fièvre jaune par exemple.

Ce n'est pas tout. Les objets transportés eux-mêmes, les marchandises ou ce qu'elles comportent avec elles, peuvent véhiculer des contages. Ce sont d'abord les ports, où on les débarque, qui sont exposés, puis ensuite les villes de l'intérieur par le commerce qui se fait.

Les marchandises à incriminer sont variées. Les contages qui peuvent être transportés de cette façon sont divers.

Récemment, Widal (1) a signalé à l'Académie de médecine deux cas de dysenterie bacillaire, rapidement mortels, transmis dans une famille, selon toute vraisemblance, par des tentures d'origine japonaise. On a rapporté à des tapis d'Orient de nombreux cas d'influenza déclarés à la suite d'arrivage de telles marchandises. D'autres contages peuvent se transporter de la même façon, et être des plus dangereux.

Les cargaisons peuvent transmettre la peste par les rats pesteux qu'elles contiennent, ou la fièvre jaune, en transportant au loin des stégomies infestées. Ce sont là plus que des vues théoriques, mais bien de véritables dangers pour les villes maritimes, dangers qui rendent urgentes des mesures spéciales de préservation.

Dangers autres que les contagions. — Les opérations de l'industrie et du commerce comportent souvent des risques pour le personnel qui les pratique ; ce sont les *risques professionnels*. Bien des ouvriers sont exposés à de véritables *maladies professionnelles* ou à des *accidents*.

Tout ceci vient encore grever le bilan sanitaire de l'agglomération et peut même avoir un effet marqué sur sa morbidité et sa mortalité générales.

Influence générale sur la santé urbaine. — Tout ceci concourt bien à démontrer l'influence réelle du commerce et de l'industrie sur la salubrité des villes. Dans la pratique, elle est, du reste, depuis longtemps admise. Ce qui le prouve bien, ce sont les mesures qui ont dû être prises depuis longtemps pour se protéger contre certains commerces ou certaines industries particulièrement nocives. Il a dû en être ainsi très tôt, même dans les grandes cités d'autrefois. C'est aussi les mesures beaucoup plus complètes, adoptées chez nous depuis un siècle, devenues absolument nécessaires par suite de l'extension des industries et de l'intensité toujours croissante de l'activité commerciale. L'étude de ces mesures fait l'objet d'un article spécial dans ce même fascicule (2).

Il est intéressant de chercher à voir, d'après les données que fournit la statistique, quelle influence peuvent avoir, sur les agglomérations particulièrement exposées, les conditions qui ont été précédemment étudiées.

Villes industrielles. — Les grandes villes industrielles présentent en général, à un haut degré, toutes les principales conditions d'insalubrité urbaine, misère, encombrement, malpropreté, habitations insalubres, alimentation facilement défectueuse, alcoolisme, débauche. On peut s'attendre à voir tout cela retentir nettement sur la morbidité et la mortalité.

(1) Widal, *Acad. de méd.*, 13 novembre 1906.
(2) Paul Adam, Établissements classés.

En 1873, Fonssagrives (1) était tout à fait affirmatif, s'appuyant surtout sur des données des statistiques anglaises. En comparant à Londres les quatre grandes villes manufacturières d'Angleterre, il relève les indications suivantes :

Mortalité générale en 1873.

Londres	27	p. 1000 habitants.
Birmingham	28	—
Leeds	31	—
Liverpool	34	—
Manchester	36	—

Le désavantage est bien nettement pour les villes industrielles. Et encore signale-t-on déjà en même temps une amélioration très sensible de l'état sanitaire de Birmingham, de Manchester et de Leeds. Si l'on prend comme point de comparaison une base moins chargée que Londres, les résultats sont encore plus différents. Un peu avant, d'après Percival (2), alors que la mortalité de la ville de Manchester était de 1 sur 28 habitants, elle n'était en moyenne que de 1 sur 53 habitants dans les petites localités des environs ; Villermé (3) trouve pour Leeds une mortalité de 37 p. 1000, quand la mortalité générale de l'Angleterre était seulement de 22,6 p. 1000.

Les conditions paraissent bien changées aujourd'hui. Les données suivantes, tirées de l'*Annual Report of the Registrar general*, semblent bien l'indiquer :

Mortalité pour 1000 habitants en 1907.

Angleterre	15,00
Londres	14,60
Birmingham	16,18
Bradford	14,75
Leeds	15,29
Manchester	18,07
Sheffield	17,06

Les différences sont devenues très peu marquées, nulles ou insignifiantes.

C'est aussi la conclusion qui s'impose à l'étude du tableau ci-après où figurent bon nombre de villes industrielles de France.

Si un certain nombre de ces villes présentent encore une mortalité relativement élevée, il en est, par contre, beaucoup d'autres où cette mortalité est normale, voire même réduite, et souvent bien au-dessous de la mortalité moyenne du pays.

(1) Fonssagrives, Hygiène et assainissement des villes, 1874, p. 507.

(2) Percival, Essai de médecine et de philosophie expérimentale.

(3) Villermé, Santé des ouvriers employés dans les fabriques de soie, de coton et de laine (*Ann. d'hygiène publ. et de méd. lég.*, 1839, t. XXI, p. 338).

VILLES INDUSTRIELLES.	ANNÉE 1895 (mortalité moy. de la France : 22,4).					ANNÉE 1905 (mortalité moy. de la France : 19,7).				
	NAISSANCES.		MORTALITÉ GÉNÉRALE pour 1000 habitants.	MORTALITÉ de 0 à 1 an.		NAISSANCES.		MORTALITÉ GÉNÉRALE pour 1000 habitants.	MORTALITÉ de 0 à 1 an.	
	Nombre absolu.	Pour 1000 habitants.		Nombre absolu.	Pour 100 enfants nés vivants.	Nombre absolu.	Pour 1000 habitants.		Nombre absolu.	Pour 100 enfants nés vivants.
Anzin	343	29,5	**21,5**	74	21,5	330	22,8	**14,5**	38	11,5
Armentières	904	31,4	**31,7**	271	29,9	657	22,3	**23,5**	110	16,7
Baccarat	124	21,6	**20,8**	18	14,5	122	17,4	**19,2**	30	24,5
Besançon	1051	18,5	**21,4**	186	17,6	1025	18,5	**22,3**	150	14,6
Blanzy						112	21,0	**15,0**	14	12,5
Briey	44	21,4	**28,2**	15	34,0	61	27,4	**29,2**	4	6,5
Cambrai	455	18,4	**19,2**	49	10,7	457	27,2	**18,9**	62	13,5
Carmaux	345	35,9	**20,4**	62	17,9	250	22,8	**20,0**	47	18,8
Le Cateau	220	20,7	**18,2**	31	14,0	202	19,1	**14,9**	25	12,3
Commentry	309	24,6	**17,4**	40	12,9	189	16,9	**14,8**	9	4,7
Le Creusot	779	27,4	**20,3**	102	13,0	652	21,3	**17,1**	68	10,4
Decazeville	268	30,1	**30,0**	66	24,6	366	31,7	**22,1**	81	21,0
Dombasle						162	29,2	**17,0**	23	14,2
Épernay	473	25,5	**23,0**	96	20,2	531	25,9	**21,2**	75	14,1
Firminy	395	27,2	**23,6**	72	18,2	418	24,7	**19,1**	75	17,8
Fougères	656	35,7	**31,0**	93	14,1	555	26,5	**25,1**	77	13,8
Fourmies	402	25,2	**18,1**	74	18,4	272	19,3	**17,7**	43	15,8
Guise	204	25,0	**28,6**	50	24,0	190	26,0	**21,9**	23	12,1
Halluin	711	48,3	**29,8**	210	29,5	522	31,4	**20.8**	134	25,6
Joeuf						256	48,3	**23,2**	34	13,2
Liévin	644	51,8	**19,0**	87	13,5	877	49,8	**16.8**	98	11,1
Lille	6170	30,7	**27,8**	1707	27,6	5448	25,8	**22,3**	1177	26,2
Limoges	1749	23,7	**25.5**	268	15,3	1758	20,9	**21,9**	273	15,5
Longwy	172	24,8	**18,9**	29	16,8	253	27,4	**17,4**	30	11,8
Lyon	8153	18,9	**21,2**	1019	12,4	8366	18,2	**20,1**	966	11,5
Mazamet	226	15,6	**19,7**	36	15,8	255	18,2	**17,2**	23	9,0
Mohon						140	27,5	**14,7**	21	15,0
Montataire	180	35,1	**28,3**	48	26,6	204	30,2	**17,8**	35	17,1
Monceau-les-Mines	652	33,4	**20,1**	112	17,1	500	17,4	**11,1**	59	11,8
Montluçon	699	24,5	**17.3**	72	10,3	555	15,8	**16,8**	51	9,1
Reims	2723	25,7	**26,1**	775	28,4	2404	22,2	**22,0**	461	19,1
Rethel	135	19,2	**23,9**	40	29,6	114	17,7	**23,8**	31	27,1
Revin						149	29,6	**21.6**	20	13,4
Roubaix	3522	30,5	**22,7**	841	23,8	2713	21,8	**16,7**	450	16,5
Saint-Etienne	3005	22,5	**22.1**	407	13,5	2872	19,6	**22,2**	381	13,2
Sedan	327	16,1	**20,9**	60	18,3	314	16,2	**21,0**	38	12,1
Thiers	362	21,7	**23,2**	40	11,0	342	19,4	**21,0**	46	13,4
Tourcoing	2237	34,2	**23,1**	485	21,7	1790	22,6	**14,6**	209	11,6
Troyes	1259	25,0	**27,0**	332	26,3	1055	19,8	**21,8**	179	16,9
Valenciennes	687	23,7	**23,4**	108	15,7	709	22,9	**19,7**	69	9,7
Villerupt						266	48,8	**24,0**	42	15,8

Les chiffres du tableau suivant montrent d'une façon bien nette, pour deux de nos grandes villes industrielles, Roubaix et Tourcoing, que, s'il existe une aggravation de la mortalité, elle est peu considérable, ensuite qu'elle peut fort bien faire défaut.

ANNÉES.	Roubaix.					Tourcoing.				
	Naissances.		Mortalité générale	Mortalité de 0 à 1 an.		Naissances.		Mortalité générale	Mortalité de 0 à 1 an.	
	Nombre absolu.	Pour 1000 habitants.	pour 1000 habitants.	Nombre absolu.	Pour 100 enfants nés vivants.	Nombre absolu.	Pour 1000 habitants.	pour 1000 habitants.	Nombre absolu.	Pour 100 enfants nés vivants.
1886	3587	35,9	**22,8**	793	22,1	1992	34,9	**22,7**	453	22,7
1887	3746	36,3	**22,0**	712	19,0	2045	34,9	**19,7**	352	17,2
1888	3711	34,8	**22,6**	816	21,9	2112	35,0	**23,1**	470	22,2
1889	3737	34,1	**21,0**	747	19,9	2198	35,5	**22,2**	407	18,9
1890	3710	33,1	**22,8**	752	20,2	2205	34.6	**27,3**	513	23,2
1891	3825	33,2	**21,9**	763	19,9	2185	33,3	**22,2**	393	17,9
1892	3670	31,1	**25,0**	882	24,0	2199	33,0	**25,8**	513	23,3
1893	3718	31,1	**21,5**	787	21,1	2239	32,5	**23,0**	522	23,3
1894	3793	31,3	**18,9**	675	17,8	2254	32,1	**20,9**	433	19,1
1895	3522	28,6	**22,7**	841	23,8	2237	31,2	**23,1**	485	21,6
1896	3825	30,8	**20,0**	748	19,5	2329	31,5	**18,9**	429	18,4
1897	3837	30,8	**19,5**	764	19,8	2290	30,7	**19,0**	461	20,2
1898	3729	29,9	**19,8**	797	21,3	2445	32,2	**18,7**	445	18,2
1899	3641	29,2	**19,2**	784	21,5	2302	30,0	**19,6**	453	19,6
1900	3554	28,5	**21,1**	857	24,1	2220	28,4	**20,1**	462	21,0
1901	3294	26,4	**17,8**	654	19,8	2210	27,8	**16,2**	342	15,4
1902	3210	26,0	**18,0**	631	19,6	2160	27,0	**17,1**	375	17,3
1903	3023	24,5	**16,9**	536	17,7	1966	24,5	**16,5**	317	16,1
1904	2820	23,0	**18,5**	566	20,0	1869	23,0	**17,2**	323	17,2
1905	2713	22,3	**16,7**	450	16,5	1790	22,0	**14,6**	209	11,6

Donc, à ce point de vue, les résultats d'aujourd'hui sont loin d'être aussi démonstratifs que les anciens cités par Fonssagrives. D'une façon générale, les données statistiques ne nous montrent pas une mortalité plus élevée dans les villes industrielles que dans les autres. Elles nous prouvent même que la mortalité y diminue d'une façon constante comme ailleurs. Cette diminution est même, dans bien des cas, très importante. Le fait est probablement dû à des causes diverses. Il y a d'abord à noter une grande diminution de la mortalité infantile, due certainement à des soins plus éclairés, à une alimentation meilleure, à une plus stricte surveillance du lait. Puis aussi, les ouvriers se nourrissent mieux qu'autrefois ; c'est une condition meilleure de résistance. Enfin, les villes ont fait quelque chose pour leur assainissement, certaines ont même fait beaucoup : installation d'égouts, amenée d'eaux potables, assainissement des habitations. C'est là qu'on doit trouver, en bonne partie, la raison de l'amélioration de leur état hygiénique. Il ne faudrait pas cependant être trop optimiste, en acceptant comme base absolue d'opinion les chiffres des statistiques. Il est des conditions spéciales qui influent certainement sur eux.

Ainsi, dans bien des centres industriels, tout particulièrement dans ceux où le travail est dur et pénible, industrie des houillères, des mines et de la grosse métallurgie du fer, beaucoup d'ouvriers, venus du dehors, de villes paisibles ou de centres ruraux, ne travaillent que jusqu'à un certain âge, cinquante à soixante ans, puis rentrent au pays natal s'y reposer et y mourir, grossissant ainsi certainement le taux de la mortalité rurale. De même pour la mortalité infantile : elle est en diminution assurément, mais, comme le montrent les tableaux ci-dessus, les naissances diminuent régulièrement dans ces mêmes centres d'une façon très notable, les chiffres sont même des plus inquiétants à ce point de vue; le taux du déchet étant très élevé, la diminution des naissances fait forcément baisser la mortalité générale; le bénéfice n'est donc réel qu'en partie. Malgré cela, il semble cependant qu'on puisse affirmer qu'il existe bien, au point de vue salubrité, une véritable amélioration dans beaucoup de villes industrielles.

Ports de mer. — Les industries spéciales qui s'exercent dans ces villes les mettent souvent sur le même pied que les villes industrielles. C'est ce qui se présente, par exemple, lorsqu'il existe dans ces villes des arsenaux maritimes ou de grands chantiers de construction de navires. D'autres industries, plus générales, peuvent aussi avoir une semblable influence. Mais à cela s'ajoutent certainement des chances spéciales d'insalubrité du fait du mouvement commercial. L'histoire des grandes maladies épidémiques le montre bien. La fièvre jaune a uniquement sévi, en Europe, dans certains ports, Cadix, Barcelone, Lisbonne, Saint-Nazaire et Brest. Les épidémies de choléra ont souvent débuté par des ports et y ont fait de grands ravages. Il en est de même de la peste, autrefois et même aujourd'hui.

Ainsi, Marseille a eu sept fois la fièvre jaune au XVIIIe siècle, dans l'espace de dix-neuf années. La peste l'a visitée vingt-cinq fois de 1348 à 1720, enlevant en 1416 le tiers de la population; le choléra huit fois depuis 1835.

Le tableau de la page 172 montre que, dans beaucoup de nos ports, la mortalité est toujours assez élevée, signe d'un état sanitaire laissant à désirer.

Il n'est cependant pas possible de dégager d'une façon précise la part qui peut être attribuée ici aux conditions spéciales que nous envisageons et ce qui est le fait de conditions plus générales. Beaucoup de ces villes sont en effet des types d'insalubrité où se constatent aisément, et souvent à un haut degré, de nombreuses causes d'insalubrité urbaines habituelles.

Il n'en est pas moins vrai que leur situation particulière leur crée des dangers spéciaux et nécessite, pour les défendre, des mesures toutes spéciales aussi.

VILLES MARITIMES.	ANNÉE 1895 (mortalité moy. de la France : 22,4).					ANNÉE 1905 (mortalité moy. de la France : 19,7).				
	NAISSANCES.		MORTALITÉ GÉNÉRALE pour 1000 habitants.	MORTALITÉ de 0 à 1 an.		NAISSANCES.		MORTALITÉ GÉNÉRALE pour 1000 habitants.	MORTALITÉ de 0 à 1 an.	
	Nombre absolu.	Pour 1000 habitants.		Nombre absolu.	Pour 100 enfants nés vivants.	Nombre absolu.	Pour 1000 habitants.		Nombre absolu.	Pour 100 enfants nés vivants.
Bordeaux..........	5290	20,9	**22,1**	730	13,8	4370	17,0	**19,7**	411	9,4
Brest..............	2060	26,9	**29,2**	415	20,1	1992	23,6	**23,0**	319	16,0
Calais.............	1751	30,7	**21,7**	336	19,1	1853	31,0	**19,1**	282	15,2
Cherbourg.........	829	21,3	**27,5**	165	19,9	929	21,6	**23,3**	130	13,9
Dieppe............	689	30,4	**34,7**	265	38,5	648	28,4	**25,0**	135	20,8
Dunkerque........	1234	30,4	**24,8**	372	30,1	1064	27,3	**20,5**	211	19,7
Le Havre..........	3608	31,0	**28,7**	779	21,5	3601	27,6	**23,8**	651	18,0
Marseille..........	11514	28,2	**28,5**	2038	17,7	11008	22,4	**22,4**	1704	15,4
Nantes............	2529	20,6	**24,1**	436	17,2	2230	16,8	**20,6**	263	11,3
La Rochelle.......	538	19,8	**26,0**	95	17,6	659	20,9	**21,6**	104	15,7
Saint-Nazaire......	841	27,3	**18,8**	113	13,4	848	23,7	**15,6**	68	8,0
Toulon............	2024	25,8	**26,3**	334	16,5	2260	22,1	**20,9**	292	12,9

II. — MESURES GÉNÉRALES D'ASSAINISSEMENT COMMUNAL

I. — GÉNÉRALITÉS.

Pour assurer la salubrité des agglomérations humaines, grandes ou petites, deux sortes de mesures sont à prendre : d'une part, des *mesures techniques*, capables de placer et de maintenir ces agglomérations dans les conditions d'hygiène voulues; d'autre part, des *mesures législatives et administratives*, obligeant les citoyens à respecter ces conditions et avec elles la santé de leurs semblables.

Les mesures de cette seconde catégorie sont du ressort du législateur et du juriste, et nous n'en parlerons qu'accessoirement ici. Elles seront étudiées plus loin, dans la quatrième partie de ce fascicule, par des compétences distinguées (1).

Les premières, au contraire, concernent l'hygiéniste et l'ingénieur. Ce sont celles que nous devons exposer dans un tableau d'ensemble, sorte de revue générale des armes dont dispose la science hygiénique moderne, la mettant à même, si toutefois on lui fournit les moyens financiers de les acquérir et de les mettre en œuvre, d'assurer aux groupements humains des conditions sanitaires vraiment convenables.

L'outillage et la manière de s'en servir étant connus, il n'appartient plus qu'aux municipalités et, au-dessus ou à défaut d'elles, aux pouvoirs centraux, de faire les sacrifices pécuniaires nécessaires à cette mise en œuvre et à sa continuité, ce en quoi les administrations ne feront que remplir le premier et le plus essentiel des devoirs à l'égard de leurs administrés, qui est de les faire vivre, *primum vivere*.

On a vu plus haut (p. 35) ce que l'on peut penser de la responsabilité des villes et des pouvoirs publics au point de vue sanitaire. Elle n'est plus à écarter d'emblée comme autrefois; on doit la discuter aujourd'hui, et il semble qu'on est dès lors bien près de l'admettre. C'est un complément nécessaire du nombre et de la complexité des restrictions légales opposées au principe du « laisser tout faire », si déplorable pour le bon état des agglomérations. Plus la société imposera d'obligations aux individus dans un but d'intérêt général, plus elle se trouvera dans la nécessité d'écarter tout ce qui peut nuire et altérer la santé dans l'exercice de ces obligations; lorsqu'elle ne le fait pas, sa responsabilité est certainement engagée. Elle doit surtout se garder dans les entreprises qu'elle dirige elle-

(1) A. Bluzet, Protection légale et administrative de l'hygiène et de la salubrité communales. — Paul Adam, Établissements classés.

même dans l'intérêt de la collectivité, telles que : amenées d'eaux potables, installations d'égouts, prophylaxie des maladies transmissibles; ce sont autant de graves responsabilités qu'elle assume.

Toutes ces mesures générales d'assainissement sont, du reste, des mesures de vraie et pure démocratie. Riches ou pauvres en profitent. Ces derniers même plus que les autres, parce que ce sont eux qui ont surtout besoin d'un milieu pur pour combattre les influences mauvaises qui agissent sur eux de tous côtés, dans un milieu auquel ils ne peuvent échapper. Ce sont eux qui souffrent le plus de l'encombrement, qui passent leur vie, travaillent dans un milieu encombré. Ce sont surtout leurs habitations qui ont besoin d'être assainies; c'est leur alimentation qui doit être surveillée et améliorée; c'est la promiscuité, si fréquente pour eux, physique et morale, qui doit être combattue; ils ont plus besoin qu'on leur fasse prendre des habitudes d'hygiène et de propreté, parce que leur éducation a moins été faite à ce point de vue. L'hygiène privée est peu de chose pour les classes pauvres; elles ne s'en soucient guère et, libres d'agir, s'en passent. Au contraire, elles bénéficient forcément de l'hygiène publique, qu'il faut alors leur distribuer aussi largement que possible.

En France, jusqu'à la loi du 15 février 1902, en fait d'assainissement communal, toute initiative était laissée au maire, la police sanitaire étant, de par la loi du 5 avril 1884 sur l'organisation municipale, une des attributions du pouvoir municipal, sous la simple surveillance de l'administration préfectorale, qui n'avait à intervenir que dans des cas presque exceptionnels. Mais les prescriptions sanitaires formulées dans cette loi étaient des plus vagues, se bornant (art. 97) à confier aux maires le soin *d'assurer la sûreté et la salubrité publiques, d'interdire de rien jeter qui puisse endommager les passants ou causer des exhalaisons nuisibles, d'assurer l'inspection sur la salubrité des comestibles exposés en vente, de prévenir, par des précautions convenables, et de faire cesser, par la distribution des secours nécessaires, les accidents et les fléaux calamiteux tels que... les maladies épidémiques ou contagieuses.*

De telles dispositions sont trop larges et trop peu précises pour être facilement appliquées; aussi sont-elles restées généralement inefficaces. Le manque de précision encourageait la négligence de beaucoup de maires; d'autres ne voulaient pas faire des dépenses qui n'étaient pas obligatoires. Chez ceux qui désiraient agir, on rencontrait forcément de grandes diversités d'opinions, qui empêchaient toute unité dans l'action; enfin, la jurisprudence était si restrictive qu'il devenait souvent impossible, avec la meilleure volonté, de défendre l'intérêt général.

A côté de ces dispositions, visant un but spécial et nettement déterminé, l'autorité municipale pouvait encore, au point de vue sanitaire, s'appuyer sur la loi du 13 avril 1850 sur les logements insalubres. Cette loi ne visait, il est vrai, qu'une seule catégorie d'insalubrité, l'insalubrité de l'habitation, et encore pour les *seuls logements et dépendances mis en location ou occupés par d'autres que le propriétaire, l'usufruitier ou l'usager* (art. 1er). C'était considérablement restreindre son action. Mais, de plus, il n'y avait aucune obligation édictée, la création de la commission des logements insalubres étant formellement laissée à l'appréciation du conseil municipal. En outre, la procédure imposée rendait très longues et très difficiles les voies d'exécution ; les pénalités obtenues étaient trop souvent dérisoires. Aussi l'application de cette loi a-t-elle été des plus limitée ; la commission des logements insalubres, cinquante années après son institution légale, n'a régulièrement fonctionné que dans cinq villes de France : Paris, Lille, Nancy, Le Havre et Roubaix. La loi du 13 avril 1850 a été abrogée par la loi du 15 février 1902, et la commission spéciale supprimée de ce fait, sauf pour la ville de Paris, où la commission des logements insalubres se trouve maintenue avec les attributions conférées aux commissions sanitaires de circonscription par la nouvelle loi.

Il est permis de regretter d'avoir vu disparaître une institution qui, régulièrement appliquée, a donné au point de vue de l'assainissement des grandes villes précitées de remarquables résultats. Le maintien à Paris de la commission des logements insalubres vient surtout de ce que la commission du Sénat, qui a eu à se prononcer, s'est trouvée, heureusement, très au courant de tout le bien que l'institution avait fait à la ville. Si cette commission avait voulu pareillement se documenter dans les autres villes où l'institution fonctionnait aussi avec toute la régularité désirable, elle aurait pu se convaincre que, là aussi, elle avait beaucoup réalisé pour l'amélioration de l'hygiène de la cité, ce qui devait plaider en faveur de l'utilité de l'institution et, peut-être, de son maintien. Les attributions de l'ancienne commission des logements insalubres ont été transportées aux commissions sanitaires de circonscription, dans des conditions qui seront exposées et discutées plus loin (1). Mais cette modification n'est pas à l'abri de tout reproche. La composition de ces dernières commissions est trop strictement limitée ; l'unité d'action est beaucoup moins assurée lorsqu'il y a plusieurs circonscriptions sanitaires, comme dans la plupart des grandes villes ; l'autorité municipale se trouve quelque peu dépossédée, l'union n'existe pas suffisamment entre le bureau d'hygiène, ce grand service où tout doit converger au point de vue sanitaire, et la commission qui doit s'en servir comme organe d'exécution. Il semble qu'il eût été préférable, pour les villes importantes au moins, de maintenir l'institution ancienne, en

(1) A. Bluzet, Protection légale et administrative de l'hygiène et de la salubrité communales.

cherchant à en supprimer les inconvénients, à étendre ses pouvoirs, à perfectionner la procédure, à compléter les manques, surtout à en édicter l'obligation, dotant ainsi toutes ces villes d'un organe excellent pour assurer l'assainissement de l'habitation. Du reste, le programme d'une telle action se trouve tout tracé par le règlement sanitaire communal.

L'article 1er de la loi du 15 février 1902 oblige le maire de chaque commune à déterminer, après avis du conseil municipal, les précautions et prescriptions nécessaires à la protection de la santé publique dans sa commune, et à les formuler dans un règlement sanitaire.

Les questions qui concernent l'élaboration des règlements sanitaires communaux et les voies d'exécution des prescriptions qui s'y trouvent formulées sont exposées et discutées avec détails plus loin. Nous devons nous borner ici à examiner quelle peut être la valeur des différentes prescriptions adoptées et le bénéfice que les villes peuvent espérer de leur application au point de vue de leur salubrité.

En principe, le règlement sanitaire communal doit viser toutes les causes d'insalubrité, toutes celles qui ont été étudiées dans les chapitres précédents. En fait, il en est qui ont été totalement passées sous silence. Certaines de celles-ci peuvent être l'objet d'une réglementation autre; ainsi, pour la question alimentation, le règlement ne s'occupe que de l'eau potable et laisse de côté le reste; mais les fraudes et délits en cette matière sont visés par la loi du 1er août 1905. Ce qu'il laisse de côté complètement, ce sont les véritables mesures sociales, les mesures préventives contre la misère, l'alimentation insuffisante, l'alcoolisme, la syphilis, d'autres maladies sociales. Il doit en tout cas édicter les mesures d'assainissement reconnues comme les plus propres à combattre les insalubrités dont il s'occupe. A proprement parler, pour la ville, ce règlement doit être un véritable Code de salubrité.

Mais il ne suffit pas de posséder de bons règlements, il faut qu'ils soient appliqués, et bien appliqués.

Or, au point de vue de l'application, la loi fait une différence trop grande entre les villes de 20 000 habitants et au-dessus et les autres, de population moindre.

Dans les premières, c'est un organisme spécialisé, le Bureau d'hygiène, qui est chargé de l'application des dispositions légales et réglementaires. En raison des conditions spéciales, très souvent favorables, dans lesquelles ces services s'organisent, on peut certainement espérer de bons résultats d'une telle action.

Dans les autres villes, toute latitude, ou à peu près, est laissée au pouvoir municipal. Il est à craindre que ce soit, avec bien peu de différences, laisser le tout en l'état antérieur. Avant la loi du 15 février

1902, les municipalités avaient la loi sur les logements insalubres, qui était une excellente chose, malgré ses imperfections et le peu d'étendue de son action. Qu'en ont-elles fait? On a vu tout à l'heure les piètres résultats qu'elle avait donnés, cinquante ans passés après sa promulgation. C'est la meilleure preuve de l'indifférence trop marquée, au point de vue des mesures hygiéniques, de la grande majorité des municipalités. C'est l'indice qu'il ne faut pas trop compter sur elles pour forcer les citoyens à se conformer à des obligations souvent ennuyeuses et dispendieuses, et qu'il faudrait bien trouver un autre moyen, simple, pratique et peu coûteux ; c'est nécessaire pour assurer partout l'application de la loi. Ce moyen pourrait se rencontrer dans l'association de communes, conformément à la loi du 22 mars 1890 sur les syndicats de communes, ou mieux dans la création de services sanitaires cantonnaux, d'arrondissement ou de préférence départementaux, fonctionnant, pour un territoire déterminé, dans le même sens que les bureaux d'hygiène des grandes villes. Il paraît bien nécessaire d'en arriver là pour obtenir des résultats généraux. Les dangers sont les mêmes pour tous ; il faut que tous puissent compter sur une protection réellement efficace.

Nous devons passer en revue les différentes mesures qui conduisent à l'assainissement des villes, c'est-à-dire toutes les mesures qui peuvent concourir à améliorer l'état hygiénique. L'ensemble constitue ce que l'on peut nommer la *défense sanitaire* d'une ville.

Il est de ces mesures qui sont déjà appliquées depuis plus ou moins longtemps ; nous essaierons de voir si l'état sanitaire s'est amélioré parallèlement. Ici, nous devons cependant répéter ce que nous avons dit à maintes reprises, que la question est à ce point complexe qu'il est des plus difficile, souvent complètement impossible, tant en matière de salubrité que d'insalubrité, de dégager d'une façon suffisamment nette l'action de l'un ou l'autre des facteurs qui ont à intervenir, pour pouvoir tirer des conclusions précises et lui attribuer, en bien comme en mal, une part d'influence assez précise pour être représentée par un chiffre.

C'est regrettable certainement de ne pouvoir être plus précis en pareille matière, surtout pour arriver à bien convaincre le public de la haute importance des mesures en question. C'est là le but auquel tous les efforts doivent tendre. Il faut arriver à persuader à tous que l'assainissement des villes est la partie la plus importante de l'hygiène publique. Il faut surtout convaincre les administrateurs de toute catégorie, pour qu'ils donnent tous leurs loisirs aux diverses questions qui s'y rattachent, qu'ils n'hésitent pas à y consacrer toute leur attention et à faire, en leur faveur, les dépenses nécessaires. La question financière est un gros point. Les mesures hygiéniques coûtent souvent très cher ; mais il ne faut pas oublier que l'argent dépensé pour elles est certainement productif ; il peut même rapporter beaucoup, en évitant des maladies, par conséquent en augmentant la somme de travail, en économisant des vies humaines, et la vie est un capital qui n'est véritablement pas à négliger. Il faut aussi persuader le public pour que, d'abord, il contribue entièrement, pour sa part, à faire ce qu'il faut, à prendre scrupuleusement les mesures et précautions qui sont nécessaires, puis aussi qu'il se soumette sans récriminer aux diverses charges imposées dans ce but par ceux qui le gouvernent; c'est son intérêt direct, c'est celui de la société qui est en jeu.

II. — LES PRINCIPALES MESURES D'ASSAINISSEMENT DES VILLES.

Les mesures d'assainissement doivent être adéquates aux causes d'insalubrité. Contre les différentes causes qui sont reconnues comme actives, il estnécessaire de réagir; il faut leur opposer des barrières, un ensemble de mesures permettant de lutter contre les dangers dont elles menacent l'agglomération, dangers résultant surtout, comme nous l'avons vu, de l'entassement des hommes sur un espace restreint.

Pour l'institution de telles mesures, le but auquel il faut tendre tout d'abord est de rapprocher le plus possible le milieu urbain du milieu naturel normal, pour y permettre, dans les limites que l'on peut atteindre, une *vie normale* pour l'habitant, en s'efforçant d'écarter les causes de souillures diverses et les conditions physiques défectueuses. Il faut ensuite veiller de très près aux conditions de salubrité de l'habitation, dont l'influence sur la santé est si grande; fournir à tous une alimentation convenable et de l'eau potable de qualité sûre; mettre les habitants à l'abri des dangers de contagion qui peuvent provenir de leurs semblables; enlever enfin les déchets et les immondices de toutes sortes, provenant de la vie ou de l'activité humaine, avant qu'ils n'aient pu constituer un péril ou une source d'inconvénients.

C'est là tout un programme de défense sanitaire communale, qui répond point pour point à l'étude des causes d'insalubrité exposées et étudiées précédemment. Nous suivrons dans son exposition le même ordre que celui qui a été adopté dans les première et deuxième parties (p. 36), l'indication des remèdes correspondant à celle des dangers à combattre. Nous allons donc étudier successivement les différents chapitres suivants :

I. Mesures générales d'assainissement du milieu urbain ;

II. Mesures générales d'assainissement de l'habitation ;

III. Mesures générales d'assainissement de l'alimentation, y compris l'eau ;

IV. Mesures générales d'assainissement relatives aux individus;

V. Mesures générales de traitement des déchets urbains;

VI. Mesures générales de protection contre les industries et commerces.

I. — MESURES GÉNÉRALES D'ASSAINISSEMENT DU MILIEU URBAIN.

Comme nous l'avons fait pressentir, l'homme n'a que peu d'action sur les conditions météorologiques, géologiques et topographiques d'une ville d'emplacement préalablement fixé : l'art ne peut en effet modifier ni le climat, ni la nature et les dispositions générales du terrain.

Il va sans dire que la considération de ces éléments ne devrait pas être négligée, s'il s'agissait de choisir un emplacement pour y fonder une ville nouvelle, ainsi qu'il arrive encore aujourd'hui dans ce que l'on appelle les *pays neufs* : en pareil cas, on évitera bien entendu, dans la mesure du possible, les régions à températures extrêmes, les grandes altitudes, les escarpements trop raides, les versants exposés aux vents humides ou désagréables et, par-dessus tout, les terres basses et marécageuses, le voisinage d'eaux stagnantes, de lagunes.

ASSAINISSEMENT DU SOL. — Sur l'emplacement existant ou définitivement choisi pour l'agglomération, l'homme ne peut plus se défendre contre les rigueurs de la température que soit individuellement par le choix judicieux de son vêtement, — question qui relève de l'hygiène privée, — soit en famille ou en groupe par les dispositions convenables de l'habitation, ce qui fait l'objet du paragraphe suivant. Il est un peu plus puissant pour modifier le sol : dans une certaine mesure, des déblais peuvent abaisser les parties hautes et des remblais rehausser les parties basses, combler les creux, faire disparaître les étangs et marais, apporter sur les alluvions et les vases des terres plus fermes ou plus perméables. Peu à peu, par suite des apports de matériaux soit pour les bâtisses, soit pour le revêtement des chaussées, le sol des anciennes villes s'est exhaussé pour ainsi dire de lui-même (1) ; on a ainsi un sol rapporté, souvent sur plusieurs mètres d'épaisseur, et cela constitue un avantage précieux dans les parties basses, qui sont de moins en moins exposées aux inondations des fleuves ou à la stagnation des eaux.

Sous le rapport de l'aménagement et du bon écoulement des eaux, l'art de l'ingénieur est d'ailleurs bien armé. Il doit intervenir : 1° pour assurer l'évacuation rapide des eaux de surface par la régularisation du lit des fossés, ruisseaux et rivières, leur encaissement

(1) Cet exhaussement est très sensible au voisinage des anciens monuments : les ruines de ceux de l'antiquité sont généralement enfouies sous la *poussière des siècles*, et le seuil de ceux du moyen âge, comme Notre-Dame de Paris, la cathédrale de Reims et autres, se trouve aujourd'hui en contre-bas de plusieurs marches des places avoisinantes.

entre des berges et des quais suffisamment élevés, la suppression des retenues inconsidérées faites parfois par les industriels, enfin la série d'opérations qu'on appelle le desséchement des marais; 2° pour abaisser, s'il y a lieu, et maintenir le niveau de la nappe souterraine à une hauteur suffisante en dessous de la surface, de manière à éviter ainsi une trop grande humidité dans les murs et une invasion de l'eau dans les caves : ce résultat s'obtient d'ordinaire par le drainage, mais il est bon d'ajouter que, dans les villes, le réseau d'égouts, aménagé en conséquence, s'il est nécessaire, réalise généralement ce drainage.

Nous n'entrerons pas ici dans les détails de cette double opération du desséchement des marais et du drainage : ils sont donnés par l'un de nous dans le tome XIII du présent Traité (Voy. *Hygiène rurale*, p. 13 à 51), en même temps que la législation française sur la matière. Rappelons seulement combien ce mode d'assainissement, en quelque sorte préalable, du sol est important, surtout dans les pays à malaria et à fièvre jaune : il doit s'étendre d'ailleurs bien au delà du territoire habité et créer autour de lui un cercle assaini — ou si l'on veut inhabitable aux moustiques — d'au moins une dizaine de kilomètres de rayon pour commencer. L'exemple des mesures si énergiques qu'ont prises les Américains, dès leur prise de possession de l'île, à Cuba et notamment à La Havane, mérite de servir de modèle.

Supposant réalisé cet assainissement d'ensemble, qu'on peut qualifier de régional, arrivons aux moyens de supprimer ou tout au moins de réduire les inconvénients résultant, pour l'intérieur des villes, de la circulation ainsi que de la contamination de la voie publique.

DIMINUTION DES ACCIDENTS DE LA CIRCULATION. — Nous avons signalé en premier lieu (p. 46) les dangers d'accidents si multipliés aujourd'hui par l'automobilisme. Ce n'est pas là de l'hygiène à proprement parler; mais cependant cette science est d'accord avec les exigences de la sécurité publique pour demander que la vitesse des véhicules reste modérée et d'autant plus faible qu'on traverse des rues et places plus fréquentées : cette réduction de la vitesse diminue aussi de beaucoup la quantité de poussière soulevée. Dans beaucoup de villes ou bourgs, des arrêtés municipaux (1) ont imposé une limite de vitesse, qui se fixe aux environs de 12 à 15 kilomètres à l'heure dans la traversée générale de l'agglomération, et peut descendre à 6 kilomètres aux carrefours fréquentés, au croisement des voies de tramways ou de chemins de fer, en temps de brouillard.

Un bon éclairage, tant de la voie publique que des véhicules eux-mêmes, est aussi un excellent préservatif des accidents durant la nuit.

(1) En dehors des pouvoirs des maires pour la traversée des centres habités, la circulation des automobiles est réglementée en France par le décret du 10 mars 1899, modifié par celui du 10 septembre 1901 et par l'arrêté ministériel du 12 mars 1908.

Enfin, faut-il le dire, c'est aux bonnes habitudes à faire prendre aux conducteurs des véhicules et à leur habileté professionnelle qu'il convient de demander la sécurité de la rue. Le public lui-même devrait aussi apporter plus d'attention dans sa tenue sur la voie publique : ainsi le piéton ne devrait jamais quitter le trottoir ou le refuge qu'après s'être assuré que la traversée est libre ; il devrait éviter tout stationnement sur la chaussée.

Bref, on ne doit pas oublier la règle que le trottoir appartient aux piétons et la chaussée aux véhicules, — ce qui suppose bien entendu que les Administrations ont fait le nécessaire pour doter les rues de trottoirs latéraux et, s'il y a lieu, de refuges médians convenables, et aussi qu'elles ont donné, lors de son établissement, une largeur suffisante à la voie.

DÉFENSE DE LA VOIE PUBLIQUE CONTRE LES GERMES PATHOGÈNES. — Dans cette défense, il y a aussi avant tout une question de bonne réglementation et de bonnes habitudes. En premier lieu, il faut que les habitants s'interdisent absolument de déposer leurs matières fécales et leurs urines dans les rues et places, carrefours, coins isolés, etc., ce à quoi ils arriveront en faisant usage de cabinets et d'urinoirs bien disposés tant dans les maisons qu'en certains points bien choisis et suffisamment nombreux au dehors. Il incombe donc à l'autorité municipale : 1° de poursuivre de peines sévères tous ceux qui souillent de leurs excréments et urines la voie publique; 2° de veiller à ce que toutes les maisons aient des cabinets convenables et convenablement proportionnés au nombre de leurs habitants permanents ou temporaires; 3° d'installer et de maintenir en parfait état de propreté un nombre suffisant d'urinoirs et de water-closets publics, pour que le passant ne soit jamais tenté de se soulager en dehors d'eux.

La question des lieux d'aisances publics sera reprise au fascicule XV du présent Traité, avec celle des égouts et vidanges. Disons seulement encore ici qu'il ne faut pas négliger, d'une part, d'en mettre à la disposition des femmes (auxquelles dans beaucoup de villes on a oublié de penser, notamment pour les urinoirs); d'autre part, d'en avoir un certain nombre de gratuits : il est hors de doute que, s'il faut payer, bien des gens chercheront ailleurs et opéreront en contrebande. Enfin il va sans dire que le service du nettoyage et de la voirie doit principalement porter son attention sur la bonne tenue de ces endroits, ainsi que sur l'enlèvement quotidien des matières fécales qui leur auraient échappé : les crottins de chevaux, les bouses de vaches, les excréments de chiens, etc., doivent de même être enlevés tous les jours.

L'interdiction de cracher sur le sol des rues, déjà appliquée dans quelques villes d'Allemagne et des États-Unis, devrait être générale ; il en est de même de l'interdiction de secouer linges et tapis par les fenêtres, de carder les matelas dans la rue, d'y projeter les balayures des cours et des maisons, d'y étaler le contenu des boîtes d'ordures ménagères, etc. Enfin les malades atteints de fièvres éruptives ne doivent pas être admis à circuler au dehors, tant qu'ils sont encore dans la période dangereuse de desquamation.

PROPRETÉ ET IMPERMÉABILISATION DE LA VOIE PUBLIQUE : DÉFENSE CONTRE LA BOUE ET LA POUSSIÈRE. — Nous avons vu précédemment combien il était important, d'une part, pour protéger la nappe souterraine, d'autre part pour éviter autant que possible la production de boue et de poussière, de rendre la surface des voies publiques imperméable, compacte et peu friable ; ensuite, lorsque la boue et la poussière se sont produites, il faut faire le nécessaire pour les écarter au plus tôt, les empêcher d'être rapportées dans les maisons, soulevées en l'air, etc. Les villes arrivent plus ou moins parfaitement à ce résultat : 1° en revêtant de matériaux convenables le sol des rues et places ; 2° en faisant sur ce sol diverses opérations (réparations, nettoyages, arrosages), le tout en se servant d'engins qui ne soulèvent pas la poussière, mais qui la recueillent convenablement.

Ces travaux de voirie se divisent donc en quelque sorte en travaux de premier établissement et travaux d'entretien et de propreté.

1° **Revêtement du sol et des voies publiques.** — Au point de vue qui nous occupe, il faut chercher pour ce revêtement les qualités suivantes : l'imperméabilité qui, associée à des déclivités convenables, assure l'évacuation des eaux ; l'imputrescibilité des matériaux, l'absence de rugosité (une surface lisse permettant un nettoyage facile et assurant un roulement doux et facile) ; enfin une très petite friabilité et un très faible coefficient d'usure, afin que les parcelles ne se détachent pas facilement pour former la boue et la poussière, et aussi que le renouvellement du revêtement ne s'impose qu'à de longs intervalles.

Les matériaux employés habituellement possèdent ces qualités à des degrés divers. Citons rapidement :

a. ***Asphalte et ses variétés*** (bitume naturel, bitume artificiel, asphalte armé, asphalte coulé (1), asphalte caoutchouté, carreaux d'asphalte comprimés à l'avance, etc.). — Il donne une surface absolument imperméable, lisse et très roulante, facile à balayer et à laver à grande eau : la pâte étant très compacte, la désagrégation de surface est très faible, et on a dès lors très peu de boue et de poussière (nous avons vu par l'analyse des boues de Dresde que les chaussées asphaltées donnent au minimum un tiers en moins de détritus siliceux que les pavés ordinaires). Bref, c'est l'idéal, dans les pays où la température reste assez modérée pour que le bitume ne fonde pas lors des grandes chaleurs ; malheureusement, exigeant une fondation de béton, ce revêtement coûte cher, et comme il n'est pas très résistant pour les

(1) L'asphalte coulé est une spécialité de chaussée américaine, formée d'une couche de béton bitumineux (*binder*) et par-dessus d'un mastic.

charrois, il est réservé d'ordinaire aux trottoirs et aux avenues de luxe.

b. **Pavé de bois.** — Il s'est développé surtout dans les grandes villes, c'est aussi un revêtement de luxe très coûteux. Le roulement y est très doux; mais, au point de vue hygiénique, la couche supérieure de bois a l'inconvénient de s'imbiber d'eau, de l'urine des chevaux, etc., et de se putréfier en donnant par les chaleurs une odeur forte. Avec des bois trop tendres, des parcelles ligneuses peuvent se détacher, être emportées par le vent et véhiculer des germes pathogènes : aussi ne faudrait-il admettre que des bois exotiques, très durs (en attendant qu'on ait trouvé un moyen de durcir par imprégnation (1) ou autrement les bois tendres de nos pays). Cependant à Paris on ne se sert guère que du pin des Landes, qu'on se borne à passer dans un bain chaud d'huile lourde (créosote).

c. **Pavés de pierre ou briques.** — Les pavés de pierre ou les briques, sur fondation de béton et avec joints maçonnés, forment un excellent pavage, bien imperméable, mais que la fondation rend encore trop coûteux : il est vrai qu'elle permet d'utiliser des pierres de petit échantillon (on arrive même jusqu'à un simple béton de pierres cassées).

d. **Pavage ordinaire.** — Le pavage ordinaire, c'est-à-dire formé de pavés de pierre (granit, porphyre, grès, calcaire dur) posés sur une couche de sable de $0^{m},20$ à $0^{m},25$ d'épaisseur, avec joints d'environ $0^{m},01$ de largeur remplis de sable damé, est la solution la plus répandue dans les villes. Moins parfaite que les précédentes, elle est néanmoins excellente, si l'on prend soin, par une bonne exécution (surtout par un damage soigné), d'assurer à la surface un bombement et une résistance convenables, de manière qu'il n'y ait pas de flaches et que les pavés ne s'enfoncent pas isolément dans leurs alvéoles : en fait, les joints se tassent assez pour que l'imperméabilité soit presque absolue. Malheureusement, ce pavage, surtout si les pavés sont gros et rugueux, donne naissance à un bruit intense au passage des véhicules.

e. **Pavage en cailloux.** — Signalons aussi le pavage très défectueux, mais encore très répandu dans les villes de France (surtout dans le Midi), qu'on obtient avec les cailloux de rivière, étêtés ou non, placés de champ : la marche sur ces cailloux est très pénible, et les joints y sont mal remplis.

f. **Empierrement ordinaire ou macadam.** — C'est un pis-aller, qui, bon pour les routes en rase campagne, devrait être proscrit dans l'intérieur des agglomérations : il manque en effet d'imperméabilité et il donne naissance, surtout si les matériaux sont tendres, à beaucoup de boue et de poussière. Il faut malheureusement s'en contenter souvent pour les rues les moins fréquentées, heureux encore quand des rues nouvellement ouvertes ne sont pas laissées à l'état de terrain

(1) Deux procédés d'imprégnation utilisant la pression ou le vide viennent d'être mis à l'étude à Paris : le procédé Managnan et le procédé Ruping.

naturel, creusé d'ornières profondes et souillé par toutes les immondices provenant des habitations riveraines. Le macadam exige d'ailleurs, pour être bien tenu, un entretien onéreux, qui se fait au mieux, comme on sait, au moyen de *rechargements généraux cylindrés* revenant à intervalles réguliers : la période d'aménagement doit naturellement être d'autant plus courte que l'usure est plus rapide, c'est-à-dire que la circulation est plus intense, les matériaux plus tendres, etc.

Avec une fréquentation très forte et des chargements lourds, le macadam cesse de pouvoir résister, et il faut en arriver au pavage, qui, s'il coûte cher de premier établissement, peut du moins résister longtemps et réduit les dépenses d'entretien annuel.

g. ***Macadam agglutiné ou imperméabilisé***. — On a cherché, dans ces dernières années, surtout en vue d'éviter la poussière produite par l'automobilisme, à superposer ou à incorporer au macadam des substances qui l'imperméabilisent et en même temps en retiennent les particules dans une sorte de magma agglutiné et cohérent : le récent Congrès international de la route (Paris, octobre 1908) a mis en lumière les efforts faits dans ce sens, déjà signalés d'ailleurs par les importants rapports de Schottelius (de Fribourg) et de Guglielminetti au Congrès d'hygiène de Berlin 1907.

Le premier et le plus simple de ces corps susceptibles d'agglutiner la poussière et en quelque sorte de la coller au sol, c'est l'eau. L'arrosage est certainement un remède universellement appliqué, mais son effet est beaucoup trop éphémère, et il faut le renouveler si souvent qu'il devient fort onéreux ; de plus, si on dépasse la dose, on produit de la boue, et même, si on projette trop violemment l'eau d'arrosage, on soulève la poussière.

Pour obtenir un effet plus durable, on a essayé, dès 1858, sur les conseils de Balard, à Paris (M. Darcel), à Montpellier, et à Lyon (M. Bonnet) d'ajouter à l'eau d'arrosage des chlorures ou même de l'acide chlorhydrique ; en 1868, l'Anglais Cooper prit un brevet dans ce sens, et le procédé s'est assez répandu en Angleterre, où il est connu sous le nom des *sels d'arrosage de Cooper* ou *chlorides*, ces sels proviennent généralement des résidus d'eaux mères de salines. (L'eau de mer a déjà, en raison de sa teneur en chlorures de sodium et de magnésium, de sérieuses propriétés agglutinantes, qui la font employer avantageusement dans les villes du littoral.) En 1902, W. Grout a repris la chose et dit avoir obtenu de bons résultats avec le chlorure de calcium sur les routes du district de Woodbridge ; mais des essais faits à Paris en 1907 comparativement avec les chlorures de calcium et de magnésium, tant sur trottoirs sablés que sur des chaussées à circulation moyenne, ne paraissent avoir donné que des résultats médiocres. Un certain nombre de produits déliquescents, notamment l'*aquifère* et l'*akonia*, ont été lancés dans le commerce.

Depuis 1903, où M. van Westrum a proposé d'ajouter à l'eau un produit spécial, la *westrumite*, composé d'huiles lourdes de pétrole émulsionnées et saponifiées par des eaux ammoniacales, un grand nombre de produits à base de goudrons de houille, de bitume ou de pétrole, ont été essayés avec plus ou moins de succès. Citons l'*odocréol*, la *rapidite bitumine*, le *pulvéranto*, l'*apulvite*, le *pulvivore*, l'*oléite*, l'*injectol*, le *poussiérol*, la *hacknite*, l'*erménite*, le *pulvicide*, etc. L'arrosage se fait soit au moyen de tonneaux ordinaires du service de la voirie, soit avec un appareil appelé *orifice mélangeur* et imaginé par M. Forestier, qui utilise la pression de l'eau à la distribution pour opérer automatiquement les mélanges aux dosages voulus. Tous ces mélanges ont malheureusement le même défaut : c'est le peu de durée de leur effet sur la route, voire même la perte totale de l'opération lorsqu'il survient une averse peu de temps après ; si le temps reste au beau, il faut renouveler plusieurs fois l'arrosage, ce qui devient très coûteux. Bref, le procédé paraît surtout bon pour obtenir un résultat provisoire, comme en vue d'une cérémonie, d'une course, etc., mais non une amélioration durable.

Le *pétrolage*, l'*huilage* et le *goudronnage* (à chaud ou à froid) ont une supériorité très marquée sous ce rapport de la durée de leur effet. Les premiers essais datent de 1896 et sont dus à M. Tardy, qui opérait à Oran avec de l'huile d'aloès, puis de l'huile de naphte ou mazout (1) ; en 1898, les Californiens opéraient à Los Angeles avec du pétrole brut renfermant 30 p. 100 d'asphalte et répandu à chaud (80°). En 1902, le Dr Guglielminetti fit son premier essai de goudronnage à Monaco ; MM. Deutsch à Saint-Germain, Le Gavrian, de Versailles, à Saint-Cyr, Heude dans la banlieue de Paris, M. Jeffreys près de Farnborough, enfin les ingénieurs de Genève firent aussi la même année des essais comparatifs de pétrolage et de goudronnage avec diverses substances. Depuis lors, la méthode du goudronnage est entrée en pratique dans toute l'Europe (le pétrolage n'y est guère acceptable en raison du prix trop élevé du pétrole brut, et aussi parce qu'il n'empêche pas la boue dans la saison humide) : le goudron de gaz est employé le plus souvent à chaud (de 70 à 80°), et un grand nombre de machines spéciales ont été imaginées tant pour chauffer le goudron que pour le répandre en couche mince et uniforme sur la surface (appareils Grillot, Durey-Sohy, Vinsonneau et Hédelinc, Lassailly, etc.) ; mais il peut aussi être employé à froid grâce à l'addition d'une huile lourde et fluide, et on ne peut dire encore aujourd'hui quel est le procédé qui l'emporte en avantages. Dans les deux cas, il est admis que, pour obtenir avec le goudronnage un bon résultat, il faut (Rapport de MM. Sigault et Le Gavrian au Congrès de la Route) :

(1) Le mazout ou astalki est un goudron provenant de la distillation du pétrole de Bakou : il sert au chauffage des chaudières dans le bassin de la mer Noire. On trouve aussi dans le commerce du mazout du Texas. Dans la région de Paris, l'arrosage au mazout revient aux environs de 0 fr. 20 le mètre carré.

« 1° Opérer sur une chaussée solide, bien sèche, de rechargement assez récent et surtout sans flaches ; sur une chaussée flacheuse, le goudron se maintiendra beaucoup moins longtemps, et, sur une chaussée humide au moment du répandage, il s'écaillera et disparaîtra rapidement ;

2° Avoir soigneusement débarrassé la chaussée des poussières et immondices qui la recouvrent, et avoir mis la mosaïque à nu de manière que la couche de goudron pénètre dans la chaussée et que la croûte superficielle s'y trouve pour ainsi dire ancrée ;

3° Opérer par un temps sec et si possible par un temps chaud ;

4° Laisser le goudron sécher assez pour que les roues des voitures ne l'enlèvent pas et n'écorchent pas l'enduit, ou le recouvrir d'une couche de sable avant de le livrer à la circulation. »

Les résultats par temps sec sont excellents, et même par temps pluvieux la boue est bien diminuée, pourvu toutefois que la circulation ne soit pas trop forte : avec un fort roulage, rien ne peut remplacer le pavage, et les avantages du goudronnage sont presque nuls ou du moins très vite disparus. Pour une application normale de 1kg,500 de goudron (supposé à 50 francs la tonne), par mètre carré, le prix de revient varie entre 0 fr. 09 et 0 fr. 15 par mètre carré.

Enfin on a cherché à consolider les chaussées et à les rendre moins friables en incorporant au macadam, lors de sa mise en place, soit du goudron, soit du mortier pour en faire un véritable béton, soit même un mélange de goudron et de chaux (1). Le goudron ordinaire, la *rapidite*, le *pulvéranto*, la *tarvia*, la *goudrogénite*, *le marbit*, etc., ont été ainsi employés soit en les étalant au fond de la forme, soit en les mélangeant avec les pierres du dehors et avant répandage de celles-ci : on cylindre ensuite sans eau, et on recouvre d'un enduit de goudron ou de la substance analogue, comme dans le goudronnage de surface. Ce *tarmacadam* donne de bons résultats, naturellement plus durables que le simple recouvrement de la surface. L'incorporation de chaux ou de ciment, dans la proportion de 25 à 40 p. 100 de matières pour 100 de pierres cassées, ne paraît pas au contraire avoir réussi : le liant est trop maigre, et la circulation désagrège vite les pierres. L'addition de bitume serait sans doute très avantageuse ; mais on voit qu'on se rapproche et comme complication et comme prix soit du pavage maçonné, soit de l'asphalte.

Ceci dit, il serait intéressant de voir comment les différentes villes ont recouru aux procédés ci-dessous : malheureusement une statistique un peu étendue est difficile à faire, et nous n'avons pu réunir que quelques grandes villes dans le tableau ci-dessous.

(1) Il paraît que les Chinois emploient depuis longtemps pour la confection de leurs chemins un mélange de gravier et d'argile agglutiné par des huiles minérales et formant une sorte de mortier : ils en seraient satisfaits.

Mode de revêtement des chaussées dans quelques grandes villes d'Europe.

		PARIS.	LYON.	MARSEILLE.	BORDEAUX.	BRUXELLES.	BERLIN.	HAMBOURG.	DRESDE.	FRANCFORT-SUR-LE-MEIN.	VIENNE.
		m².	m².	m².	m².	m².	m².	m².	m².	m².	m².
Surface des chaussées revêtues	en pavés de bois	2.060.960	12.583	5.964	très peu.	360.000	70.611	170.000	210.000	190 000	133.700
	en asphalte	414.180	3.817			210.000	1.338.400				171.000
	en pavés de pierre sur fondation de béton	428.740	»	»	»	»	»	200.000	»	100.000	27.100
	en pavés de pierre sur sable	5 195.120	780.129	402.353	1.439.116	749.908	4.050.782	1 000.000	780.000	500 000	4.162.000
	en petits pavés ou cailloux (mauvaise qualité)	»	676.242	20.755	»	»	950.000	1.780.000	680.000	500.000	»
	Total	8.099.000	1.472 771	429.072	1.439.116	1.319.908	6.409.793	3.150.000	1 670.000	1.290.000	4.493.800
Surface des chaussées macadamisées (non compris les chemins simplement en terre)	en macadam et goudronnées	300.000	»	»	30.000	»	214.651	120.000	1.500.000	1.040.000	250.000
	en macadam ordinaire	1 175.280	349.226	1.670.927	628 641	91.493					5.122.300
	Total	1.475.280	349.226	1.670.927	658.641	91.493	214.651	120.000	1.500.000	1.040 000	5.372.300
Surface totale des chaussées de toute nature		9.574.280	1.821.997	2.099.999	2.097 757	1.411.401	6.624.444	3.270.000	3.170.000	2.330.000	9.866.100
Proportion p. 100 des chaussées revêtues à la surface totale		84,6	80,8	20,5	68,7	93,5	96,7	96,3	52,7	55,4	45,6
Surface des trottoirs	en dalles de pierre ou ciment	650.920	8.420	»	709.436	»	»	»	»	»	2.255.900
	en asphalte	4.514.160	664.557	»		»	»	»	»	»	331.000
	en terre (sablés)	1.471.540	351.144	»	447.396	»	»	»	»	»	996.000
	revers pavés ou autres	588.440	»	»	»	»	»	»	»	»	»
	Total	7.225.060	1.024.221	801.000	1.156.832	»	»	»	»	»	3.582.900
Proportion p. 100 des trottoirs dallés et asphaltés		71,5	65,7	»	61,3	»	»	»	»	»	72.2

On y voit de très grandes inégalités entre les villes dans la proportion de leurs chaussées pavées, puisque Marseille n'en a que 20,5 p. 100, alors que Berlin en a 96,7 p. 100. Toutes les villes allemandes ne sont cependant aussi favorisées que la capitale : nous relevons en effet dans un graphique de 1903 (Exposition de Dresde), les proportions ci-après de chaussées pavées : Chemnitz, 18,8 p. 100; Augsbourg, 32,4; Brunswick, 47,2; Strasbourg, 48,9; Dusseldorf, 52,1; Stuttgart, 55,9 ; Aix-la-Chapelle, 70,7 ; Leipzig, 78,4 ; Halle 82,7; Hanovre, 89,2 ; Breslau, 90,0 ; Brême, 96,9 et Magdebourg, 97,7 p. 100. L'asphalte s'est en général beaucoup développé dans ces dernières années dans les villes allemandes.

A Paris, on remarquera le développement considérable du pavé de bois : sa surface est passée de 446900 mètres carrés en 1888 à 1165000 mètres carrés en 1898 et à 2060960 mètres carrés en 1908. L'asphalte a bien moins augmenté : 297800 mètres carrés en 1888 contre 414180 aujourd'hui. Ces augmentations ont été prises tant sur les pavages ordinaires, qui sont passés de 6330600 mètres carrés en 1888 à 5195120 mètres carrés en 1908, que sur les chaussées macadamisées (1521301 mètres carrés en 1888 contre 1475280 en 1908); il est vrai de dire que, sur ce dernier chiffre, 300000 mètres carrés sont aujourd'hui goudronnés. Enfin la situation des trottoirs est aussi donnée dans le tableau ci-dessus : on voit qu'il y en a 5165080 mètres dallés ou bitumés contre 2059980 mètres carrés en simples revers pavés ou en terre : cela fait une proportion de 71,5 p. 100 de trottoirs bien revêtus.

On ne saurait trop conseiller aux villes d'assurer à leurs rues, chaussées et trottoirs un bon revêtement. C'est d'ailleurs pour elles un placement de père de famille, car l'entretien des chaussées une fois pavées devient généralement moins onéreux (1); il ne faut pas oublier qu'à égalité de dépenses tout le profit est encore en faveur des rues pavées ou asphaltées, puisque le roulage y est bien plus facile, le bruit souvent moindre, enfin la boue et la poussière singulièrement atténuées.

2° **Entretien et nettoiement de la voie publique.** — Il ne suffit pas d'établir convenablement les rues et places publiques, il faut encore les entretenir en bon état de conservation et de propreté. Cet entretien se fait d'une part par des opérations qu'on peut appeler de grosses réparations et qui se renouvellent à intervalles plus ou moins éloignés; d'autre part, par les soins d'une toilette en quelque sorte journalière, tels que balayage, lavage et arrosage, ébouage ou époudrement.

(1) Voir sur ce sujet in *Annales des Ponts et Chaussées*, 1908, une étude de M. Heude, intitulée « Comparaison du pavage et de l'empierrement au point de vue du prix de revient annuel ». Au point de vue économique, la solution la plus avantageuse varie suivant les cas (prix de revient des matériaux) et suivant l'intensité de la circulation, mais, au point de vue hygiénique, l'avantage reste toujours au revêtement solide et imperméable.

Le gros entretien consiste :

a. ***Pour les pavages, en relevés à bout et repiquages***, c'est-à-dire en remaniements de surfaces plus ou moins étendues, qu'on refait sur une forme remise au gabarit et en réemployant les pavés, soit dans le même état s'ils ne sont pas usés, soit après retaillage (*ébarbage*, pour les pavés en bois). Naturellement un certain nombre de pavés sont mis au rebut, ce qui conduit à les remplacer par des neufs, ou encore à fournir entièrement de neuf la surface déficitaire.

b. ***Pour le macadam, en rechargements généraux cylindrés.*** Ces rechargements, qui ont remplacé à peu près partout en France les *emplois partiels* (ou par petites pièces isolées), se font successivement sur les diverses portions d'une route, suivant un aménagement dont la durée dépend naturellement de l'intensité de la circulation et de la nature des matériaux : certaines sections peu fréquentées en rase campagne peuvent n'être rechargées que tous les dix ans, alors qu'il faut faire un rechargement tous les ans et même deux fois par an dans des rues de villes très passagères. Le cylindrage (à vapeur ou quelquefois encore à chevaux) fait avec les pierres cassées cimentées par les *matières d'aggrégation* une sorte de mosaïque très solide au début et pouvant être facilement lavée à grande eau ou balayée ; la boue et la poussière n'y deviennent un peu épaisses que lorsque l'usure, l'écrasement et la désagrégation des morceaux commencent à se faire sentir, et c'est cela que retarde précisément le goudronnage de surface ou profond.

Le bon nettoiement quotidien n'est pas moins important pour l'hygiène dans l'intérieur des agglomérations. Nous avons déjà vu que c'est sur lui qu'on compte pour débarrasser promptement la voie publique des matières fécales et autres immondices qui y sont trop souvent encore indûment déposées ; c'est aussi lui qui doit enlever la boue, enlever ou agglutiner la poussière au fur et à mesure qu'elles se forment et qu'elles deviennent gênantes. Ces opérations doivent se faire aussi discrètement que possible et sans gêner sérieusement les habitants ; c'est dans ce but qu'un certain nombre de villes allemandes font leur toilette la nuit, ce qui les laisse dès le matin propres, arrosées fraîchement et débarrassées de ces équipes de travailleurs plutôt encombrantes pour la circulation. On ne saurait trop conseiller ce mode de faire : il n'est pas encore usité en France, mais il n'a contre lui que son coût plus élevé ; il est juste toutefois d'ajouter qu'il ne peut pas toujours suffire, car, par exemple, durant les chaleurs de l'été, il faut arroser deux ou plusieurs fois par jour.

L'opération la plus recommandable au point de vue hygiénique, aussi bien pour la boue que pour la poussière, serait le lavage à grande eau des rues et places, avec évacuation immédiate des produits par les caniveaux, ruisseaux et égouts. Malheureusement, la chose est impossible pour la généralité des rues d'une ville, à cause de l'énorme masse d'eau qu'elle exigerait, et aussi de l'encombrement qu'elle produirait dans les égouts; elle doit donc se limiter aux trottoirs et chaussées de luxe, telles que les chaussées en bois (1) et asphaltées, pour lesquelles ce lavage fréquent est même indispensable. Après l'épandage d'eau suffisamment abondant pour obtenir une boue liquide, celle-ci est poussée dans le caniveau soit au moyen de la raclette en caoutchouc, soit par une balayeuse à cheval ou automobile.

Sur les pavages ordinaires, le balayage de la poussière soit à la main avec les grands balais de bouleau ou avec les balais-brosses en piassava, soit avec les machines-balayeuses, est encore relativement facile, puisqu'on agit sur une surface résistante et qui ne se laisse pas désagréger (sauf un peu les joints); mais il importe qu'il ne fasse pas voler en l'air les parties les plus ténues de cette poussière, et dans ce but il faut le faire précéder d'un arrosage. L'arrosage, qui a d'ailleurs aussi pour autre but de rafraîchir, doit être suffisant pour agglutiner les particules poussiéreuses et les empêcher d'être soulevées par le vent, par le balai ou par le passage des roues; mais il ne doit pas aller jusqu'à produire de la boue, ce qui ferait retomber dans un autre mal : pour cela la quantité d'eau déversée doit rester généralement aux environs de 0l,500 par mètre carré (elle peut être portée à 1 litre sur un empierrement fortement chargé de poussière), et elle doit arriver sur la chaussée en gouttelettes semblables à la pluie (et non être projetée avec une force trop grande, capable de faire voler la poussière, comme le font certaines arroseuses à jet trop violent).

L'arrosage se fait soit à la main avec l'arrosoir ordinaire, ce qui est le cas pour les emplois partiels et les soins locaux sur certains points ; soit à la lance, — ce qui exige des prises d'eau sous pression, espacées de 30 à 50 mètres, et une limitation du débit (à environ 1 litre par seconde) ; soit avec des tonnes munies de rampes perforées, ou de boîtes cylindriques (système Plainchamp), avec un piston pour faire varier à volonté le nombre des orifices en service et par suite l'intensité de l'arrosage : il est bon d'adjoindre aux tonnes une pompe de compression assurant à l'eau une pression uniforme et par suite un débit toujours semblable. Les tonneaux d'arrosage ont une capacité variable depuis 1 000 jusqu'à 10 000 litres, suivant la puissance du moteur, et elles peuvent arroser une largeur qui va aussi de 3 ou 4 mètres jusqu'à 14 ou 15 mètres. Il était tout naturel dans les rues parcourues par un tramway à traction mécanique de

(1) Le pavé de bois serait très exposé à la pourriture si la boue qui se forme à la surface et qui y entretiendrait une humidité permanente n'était pas enlevée par un lavage très fréquent, rendant visibles les fibres du bois.

profiter tant de la voie que de la force motrice pour véhiculer l'eau d'arrosage : de là ces puissantes arroseuses qui sillonnent déjà dans bon nombre de villes le réseau des tramways et luttent utilement contre la poussière que soulèvent les cars à voyageurs. Enfin il existe aussi des arroseuses automobiles à vapeur ou à essence qui rendent d'excellents services.

L'idée d'associer dans une même machine l'arrosage préalable et le balayage subséquent est récente. Elle est réalisée dans un certain nombre de machines qui projettent l'eau réduite en gouttelettes ou pulvérisée en avant du balai-brosse; quelques-unes de ces machines ramassent même les produits, au moyen d'un élévateur qui va les déverser dans une caisse, le tout sans laisser échapper la poussière. Tels sont les systèmes Charlton (États-Unis), Donkers (Belgique), Salus, Weynand et Klein, Handel (Allemagne), Guerrini (maison Gola et Conelli à Milan), etc.; cette dernière est automobile et peut faire 22500 mètres carrés à l'heure à une vitesse de 12 à 15 kilomètres, ce qui est évidemment un résultat très remarquable.

Malheureusement, sur les empierrements, dès que la boue est un peu compacte, le balayage mécanique devient très difficile : il faut appuyer trop fortement sur le sol, et alors on arrache les matériaux et on désagrège la chaussée. On recourt alors, pour l'ébouage, plutôt à des raclettes ou rabots avec chevaux ou à l'ébouseuse Marmet, le char ébouseur Chardot, l'ébouseuse du « Progrès agricole et industriel de Chignat », etc., toutes portant des rangées de racloirs qu'on appuie plus ou moins fortement sur la chaussée et qui amènent la boue sur les côtés. Il reste encore à enlever ces cordons de boue et à les déposer au dehors : c'est aussi une opération coûteuse, car il faut les charger dans des *casseroles* et aller les vidanger dans des lieux de dépôt. Aussi est-ce surtout par la quantité de boue qu'il produit que l'empierrement est si inférieur au pavage.

Il nous reste un mot à dire des sommes, souvent considérables, bien que généralement encore insuffisantes, que les villes modernes consacrent annuellement au revêtement, à l'entretien, arrosage et nettoiement de la voie publique.

Paris, pour une surface totale de voies et places publiques de 16480670 mètres carrés, a dépensé depuis 1895 des sommes annuelles qui ont varié de 23239060 francs à 24990270 francs (avec un maximum exceptionnel de 26118020 francs pour l'année de l'Exposition 1900), non compris le traitement du personnel fixe (agents) qui s'élève à 1500000 francs, ni les dépenses trop variables d'une année à l'autre pour l'enlèvement des neiges et des glaces, ni enfin le coût d'enlèvement des ordures ménagères (lequel a été de 3781893 en 1907). Il ressort de là le prix moyen du mètre carré de 1 fr. 61 (soit 9 fr. 50 par habitant et par an).

Ce prix est fort variable suivant la nature des chaussées et suivant leur fréquentation : on peut admettre que le coût moyen d'entretien du macadam est de 2 fr. 57, celui du pavé de pierre de 0 fr. 73, du pavé de bois de 1 fr. 34 et de l'asphalte comprimé de 1 fr. 24 (1). Spécialement pour l'arrosage, on a dépensé en 1907 la somme de 901627 francs (soit par habitant 0 fr. 32), pour déverser 9202745 mètres cubes d'eau (soit 3 330 litres par tête).

Ajoutons que le prix est notablement moins élevé pour l'entretien des routes départementales et des chemins de grande communication du département de la Seine, en dehors de Paris (ce qui tient évidemment à ce que ces voies sont notablement moins fréquentées et moins bien soignées que la moyenne des rues de Paris). Il ressort pour les routes départementales à 0 fr. 64 le mètre carré de surface pavée (980524 mètres carrés) et à 0 fr. 83 le mètre carré de surface empierrée (313348 mètres carrés); pour les chemins de grande communication, les prix tombent à 0 fr. 54 pour les pavages (1288128 mètres carrés) et à 0 fr. 57 pour les empierrements (870340 mètres carrés).

A Lyon, pour 1821997 mètres carrés de chaussées des voies publiques urbaines, on dépense annuellement 716276 francs (dont 325933 francs pour le nettoiement et l'arrosage), soit seulement 0 fr. 30 en moyenne par mètre carré et 1 fr. 52 par tête : l'entretien des trottoirs asphaltés coûte 112400 francs (0 fr. 19 par mètre carré).

Marseille dépense encore moins : elle ne consacre annuellement que 445 000 francs à l'entretien de ses chaussées pour 2 099 999 mètres carrés (soit seulement 0 fr. 21 par mètre carré et 0 fr. 86 par tête) et 7 000 francs à celui des trottoirs; l'arrosage des voies publiques coûte 30 000 francs, moyennant quoi, grâce au canal, on peut déverser 30 000 000 de mètres cubes par an, correspondant au chiffre colossal de 57 mètres cubes par tête.

A Bordeaux, la dépense annuelle, chaussées et trottoirs, est de 463 186 francs pour une surface de rues à peu près égale à celle de Marseille, ce qui donne des chiffres à peu près semblables par mètre carré.

La ville de Bruxelles, qui a un service de nettoiement de la voie publique très bien organisé, et comprenant l'enlèvement et l'incinération des gadoues, a dépensé en 1906 d'une part 248 365 fr. 74 pour l'entretien proprement dit des pavages, asphalte, macadam; d'autre part, 704 782 fr. 23 pour le nettoiement (balayage et arrosage), l'enlèvement des neiges, la collecte et l'incinération des ordures ménagères. Sur ce dernier chiffre, le balayage était prévu à 333485 francs,

(1) M. Tur, dans son rapport au Congrès de la Route, estime que les crédits sont notoirement insuffisants et que ces chiffres devraient être relevés : pour le pavé de bois, il faudrait une moyenne de 2fr,45 par mètre carré et par an; et pour l'asphalte environ 2 francs. Sur ces chiffres, le nettoiement proprement dit coûte de 0fr,75 à 0fr,80.

l'arrosage à 18071 francs, l'enlèvement des neiges à 34000 francs, l'enlèvement des immondices à 128590 francs, leur embarquement et transport par eau à 17575 francs et leur incinération à 87889 francs. Il en résulte une dépense totale de 4 fr. 75 par tête et par an pour tous ces services réunis.

A Londres, il est difficile de donner des chiffres, parce qu'il y a dans le *County* de Londres, vingt-neuf *municipal boroughs* opérant pour les rues isolément et sans s'occuper des voisins. La population de ces vingt-neuf boroughs était, en 1901, de 4536541, et il y avait pour leur territoire une surface totale de voies publiques de 9509 acres (38480000 mètres carrés). Or, pour l'entretien de cette énorme surface, nettoiement, arrosage, on a dépensé en 1905 la somme globale de 2109240 livres sterlings (53153000 francs), soit 1 fr. 40 en moyenne par mètre carré et 11 fr. 70 par tête, chiffres assez voisins de ceux de Paris.

A Berlin, nous voyons croître le crédit affecté annuellement aux 6624444 mètres carrés de chaussées, presque toutes pavées ou asphaltées, de 2172802 marks en 1896 à 5131310 marks en 1906 (non compris l'enlèvement des neiges), soit en moyenne 1 franc par mètre carré et 3 fr. 05 par tête ; l'arrosage représente sur ce dernier chiffre environ 0 fr. 40 par tête, correspondant à un déversement de 630 litres en moyenne.

Pour d'autres villes allemandes, on trouvait à l'Exposition de Dresde (1903) les chiffres de 2 fr. 75 pour Wiesbaden, 2 fr. 50 pour Francfort-sur-le-Mein, de 2 fr. 25 pour Dresde, etc., jusqu'à 0 fr. 75 pour les villes les plus pauvres ou les plus économes, par tête et par an. Weyl estime que, dans les grandes villes allemandes, le volume de boue et de poussière qu'il faut enlever annuellement des voies publiques varie de 13 à 25 litres par mètre carré de chaussée ou de 90 à 140 litres par habitant.

Comme on le voit, les conditions des différentes villes, les ressources pécuniaires qu'elles peuvent affecter à la voie publique, leurs exigences au sujet de sa propreté et de son bon état d'entretien, sont trop variables pour qu'on puisse fixer une règle précise : sous ce rapport, comme pour beaucoup d'autres, chaque ville doit employer au mieux l'argent dont elle peut disposer pour cette important service.

II. — MESURES GÉNÉRALES D'ASSAINISSEMENT DE L'HABITATION.

L'assainissement de l'habitation est, sans conteste, le point le plus important de l'hygiène urbaine et doit avoir le premier rang dans les mesures à prendre pour assurer la salubrité des villes.

On l'a compris depuis longtemps. Antérieurement à la loi du

15 février 1902, la législation sanitaire urbaine s'occupait surtout de l'habitation : il a été parlé précédemment de la loi sur les logements insalubres du 13 avril 1850 (p. 176). Cette loi était toutefois insuffisante et d'une portée trop limitée; elle ne visait que les immeubles occupés en location, ne faisant rien pour les logements habités par les propriétaires, usufruitiers ou usagers; de plus, la procédure prescrite imposait une trop grande lenteur pour arriver à la suppression des insalubrités reconnues. Sous ce rapport, les prescriptions de la loi du 15 février 1902 peuvent être considérées comme marquant un véritable progrès. L'article 1er oblige le maire à déterminer par arrêté, portant règlement sanitaire, *les prescriptions destinées à assurer la salubrité des maisons et de leurs dépendances, des voies privées closes ou non à leurs extrémités, des logements loués en garni et des autres agglomérations, quelle qu'en soit la nature, notamment les prescriptions relatives à l'alimentation en eau potable ou à l'évacuation des matières usées.* Pour en assurer l'exécution, la loi formule un certain nombre de mesures (mesures sanitaires relatives aux immeubles, articles 11 à 18), pouvant permettre une action efficace; il est nécessaire de se rendre compte de leur importance et de chercher à déterminer les effets réels que peut produire leur application.

I. — CARACTÈRES GÉNÉRAUX DE L'HABITATION SALUBRE.

Avant tout, il faut se faire une idée exacte des conditions que doit remplir une habitation pour pouvoir être considérée comme salubre. On peut les formuler de la façon suivante : *L'habitation doit être propre, pas trop humide, aérée, ensoleillée, de température convenable, de composition et de dimensions proportionnées au nombre des habitants, munie d'eau de bonne qualité, pourvue de moyens d'éloigner les immondices de telle sorte que le milieu n'en souffre pas, enfin ne recéler en elle aucune cause de maladie pour les habitants.* Nous allons étudier successivement ces différentes conditions, en restant exclusivement au point de vue général de la salubrité de l'agglomération.

Les données qui vont suivre visent surtout les habitations ordinaires dites particulières. Il y sera ajouté quelques détails plus spéciaux aux habitations collectives.

1° MOYENS GÉNÉRAUX D'ASSURER LA PROPRETÉ DE L'HABITATION

Comme pour les individus, comme pour les villes, la propreté est pour l'habitation la première et la plus importante condition de la salubrité.

La propreté agit ici en supprimant des déchets, dont certains peuvent être directement nocifs comme véhicules d'éléments de contages, et aussi en éloignant des produits qui, par leur altération, développent des odeurs putrides, désagréables, pouvant même agir défavorablement sur l'organisme, l'affaiblir, le rendre plus propre à subir diverses actions nuisibles, ainsi que les expériences l'ont démontré pour certaines infections. Elle agit aussi par son retentissement sur la propreté individuelle, si utile pour le bon fonctionnement de l'organisme. Enfin elle supprime, ou empêche de pulluler des parasites variés, poux, puces, punaises, autres insectes piqueurs, dont le rôle paraît important aujourd'hui dans la transmission de bien des contages.

Malheureusement, sauf pour l'extérieur et pour le cas d'insalubrité notoire, il paraît difficile d'intervenir par une réglementation effective. Beaucoup de règlements sanitaires de villes comportent des mesures destinées à assurer la propreté des façades. C'est déjà quelque chose, à la condition que ces prescriptions soient appliquées. Mais c'est tout à fait insuffisant ; ce qui importe le plus, c'est la propreté intérieure. Il est difficile d'y parvenir avec la réglementation française actuelle, d'autant plus que la loi laisse aux maires le soin de l'appliquer. En réalité, les règlements sanitaires communaux glissent rapidement sur cette question. Dans le modèle A, il est simplement dit à l'article premier : *Les revêtements intérieurs seront maintenus en état de propreté parfaite* ; et à l'article 52 : *Les façades sur rue, sur cour ou sur courette seront maintenues en état de propreté, ainsi que le sol des cours et courettes. Les parois des allées, vestibules, escaliers et couloirs à usage commun seront lessivées ou blanchies à la chaux au moins tous les cinq ans. Les murs, les plafonds et les boiseries des cabinets d'aisances à usage commun seront lessivés ou blanchis à la chaux chaque année.* Dans le modèle B du règlement sanitaire applicable aux communes rurales, il n'est fait mention nulle part de la question de propreté, et cependant bien des habitations rurales sont manifestement malpropres et insalubres de ce fait seul.

En tout cas, cette réglementation, lorsqu'elle existe, est beaucoup trop vague, trop peu précise et ne facilite guère une intervention. Il faudrait mieux; toutefois, on doit reconnaître la difficulté qu'il y a d'y parvenir, en voulant respecter toutes les libertés établies. Il faut plutôt, peut-être, chercher à faire passer dans les mœurs, partout, les soins d'une minutieuse propreté. Les règlements serviraient moins ici que la persuasion. On peut beaucoup attendre de l'éducation, et il faut alors bien se souvenir que cette question est certainement liée d'une façon intime à celle de la propreté corporelle, à l'habitude à prendre de limiter les souillures. L'exemple, l'émulation peuvent beaucoup; c'est la raison de l'importance de l'institution des prix de propreté pour les logements ouvriers. Ce qu'il faut surtout chercher à faire, c'est l'éducation de la femme ; c'est elle qui est tout ici, principalement dans la classe ouvrière ; ce doit être le but de grands efforts, de tous côtés, aux écoles primaires d'abord, puis, si elles existent, aux écoles ménagères, si utiles pour les populations pauvres des villes.

Mais il faut aussi que l'habitation soit construite et aménagée dans des conditions qui facilitent son maintien en état de propreté, et ce devrait être là une grave préoccupation pour le constructeur dans les logements de la classe moyenne et de la classe ouvrière principalement.

Ce que l'on doit rechercher, c'est d'avoir des revêtements convenables et une bonne évacuation de tous les déchets et immondices.

Les revêtements, d'une manière générale, doivent être difficiles à salir et en tout cas faciles à approprier. Il faut un sol bien imperméable et supportant facilement les lavages ou balayages fréquents. A écarter de suite les sols perméables, la terre battue par exemple. Les planchers en bois sont les plus habituels; il les faut en bois dur, bien joints pour éviter le plus possible les fissures, réceptacles de poussières variées. On les lave ou on les cire à l'encaustique; le mieux, pour éviter toute fissure et ses dangers, serait de les imperméabiliser en entier, à l'aide de l'un des procédés qui ont été proposés, mais que la dépense, assez élevée, empêche de passer dans la pratique courante. La mosaïque et le carrelage forment des parquets très faciles à approprier, mais trop coûteux et d'ailleurs souvent trop froids. Le linoléum, très facile à entretenir propre, forme d'excellents revêtements.

Pour les murs, il faut chercher des enduits d'où l'on enlève facilement les poussières et qui ne s'imprègnent pas d'humidité ni d'odeur. C'est, au mieux, la peinture à l'huile ou les vernis, plus habituellement les papiers, qui doivent être lisses, compacts, pour être aisément essuyés, ou de préférence lavables, tels les papiers vernissés, surtout les papiers entoilés du type du produit *Salubra*. La peinture à la colle, le badigeonnage au lait de chaux constituent aussi de bons revêtements; difficiles à entretenir par essuyage, ils ont par contre l'avantage d'être très bon marché et faciles à renouveler souvent, le badigeonnage au lait de chaux surtout, qui a en plus une action microbicide marquée.

A recommander aussi, pour enlever les poussières des tapis et des meubles poreux, même qui ont pénétré profondément, les différents systèmes d'aspiration par le vide, qui prennent beaucoup de vogue aujourd'hui.

Les mesures de propreté doivent viser les déchets de toutes sortes, mais particulièrement les déchets corporels et les immondices qui interviennent souvent dans les contagions. La propreté des cabinets d'aisances, urinoirs, est un facteur essentiel; celle des éviers, vidoirs, est importante également. Il est spécialement question de ces points plus loin.

2° MOYENS GÉNÉRAUX DE PROTECTION CONTRE L'EXCÈS OU LE DÉFAUT D'HUMIDITÉ.

Dans l'habitation, l'humidité vient du sol et de l'atmosphère, mais d'ordinaire, dans nos pays, surtout du sol.

Le rôle du sol à ce point de vue a été exposé précédemment dans ses grandes lignes (p. 42) et en détail dans le fascicule II de cet ouvrage (1). Son influence est considérable sur la salubrité de l'habitation. Cependant aucune mesure réglementaire n'est prévue ; tout est laissé à l'appréciation des autorités sanitaires. Pour éviter l'action trop directe du sol, le modèle A du règlement sanitaire interdit (art. 4) l'*habitation de jour et de nuit dans les caves* et (art. 5) l'*habitation de nuit dans les sous-sols*. C'est là, en effet, que l'action du sol se fait le mieux sentir ; le principal danger est l'humidité, puis, mais secondairement, la difficulté d'aération et de ventilation.

Mais cette influence du sol, dans laquelle l'humidité importe tout spécialement, ne se fait pas seulement sentir dans les caves et sous-sols, très fréquemment aussi dans les rez-de-chaussée, qui peuvent se trouver en contact direct avec le sol, insuffisamment protégés de son influence, ou rendus humides par les murs pénétrés assez haut par l'humidité du sol.

Le contact direct est absolument à éviter ; il faut interposer des caves ou tout au moins des entrevous assez hauts et bien ventilés. Le modèle A du règlement sanitaire prescrit même (art. 6), dans ce cas, des mesures d'isolement : *Le sol et les murs des locaux du rez-de-chaussée seront séparés des caves ou des terre-pleins par une couche isolante imperméable placée en contre-haut du sol extérieur*. De même le modèle B, pour les agglomérations rurales (art. 3) : *Le sol du rez-de-chaussée, s'il n'est pas établi sur caves, devra être surélevé de 30 centimètres au moins au-dessus du niveau extérieur ; quand il repose immédiatement sur terre-pleine, le dallage, le carrelage, ou le parquet, devra être placé sur une couche de béton imperméable. Le sol en terre battue est interdit.*

Si le sol est trop humide et peut communiquer son humidité aux murs, il est nécessaire d'y remédier, en lui soustrayant de l'eau par un drainage qui abaisse la nappe souterraine, d'empêcher l'eau de mouiller la surface en instituant des revêtements protecteurs divers, par exemple ceux qui ont été décrits par l'un de nous dans le fascicule VII de cet ouvrage (2).

L'humidité provenant de l'atmosphère sera écartée dans la mesure du possible, en protégeant l'intérieur par une bonne couverture, des fermetures soignées, des murs d'une épaisseur suffisante, couverts

(1) De Launay, Ogier, Bonjean et Martel, *Le sol et l'eau*.
(2) Imbeaux et Rolants, *Hygiène rurale*, p. 150.

de bons revêtements, par des moyens convenables d'évacuation des eaux pluviales, etc. Cependant, dans certains pays (1), l'humidité de l'air est naturellement si grande qu'il faut des procédés spéciaux pour lutter contre elle ; dans nos pays, au contraire, grâce au chauffage de l'hiver, l'air des habitations est généralement trop sec. Voyons donc rapidement comment l'homme se comporte vis-à-vis de l'humidité *atmosphérique naturelle* ou *artificielle* et comment il faut la corriger dans les appartements.

L'organisme humain, bien qu'il excrète une certaine quantité d'eau par la peau et en évacue d'autre part avec l'air expiré (lequel sort généralement saturé), jouit d'une assez grande indépendance vis-à-vis de cette humidité (comme d'ailleurs vis-à-vis de la température). Il paraît cependant y avoir un optimum, entre 50 et 60 p. 100, chiffre correspondant à l'humidité d'une belle journée de printemps de nos pays pendant laquelle nous nous trouvons si bien à l'aise. Mais l'humidité relative peut descendre jusqu'à 30 et même 25 p. 100 sans grand inconvénient : toutefois, déjà vers ces limites, on a intérêt à humidifier l'air, qui, trop sec, dessèche les muqueuses, pousse à la soif, etc.

En sens inverse, le degré d'humidité qu'on peut supporter dépend principalement de l'élévation de la température. D'après Rübner, qui a beaucoup étudié ces questions, un air immobile ayant de 80 à 90 p. 100 d'humidité relative, devient très pénible à supporter vers 25° : il provoque un sentiment d'angoisse (2), une augmentation du nombre des respirations, ainsi que de la température rectale, et une soif vive. Cette soif provient bien plus du besoin de se rafraîchir que de la nécessité de remplacer l'eau éliminée, car cette élimination ne se fait précisément plus bien : ainsi Rübner et Lewaschew ont montré qu'à 23° un homme pesant 58 kilogrammes et au repos, éliminait par heure 72^{gr},82 de vapeur d'eau dans de l'air très sec à 7 p. 100 d'état hygrométrique, tandis qu'il n'éliminait guère que 18^{gr},70 dans l'air à 84 p. 100. Le séjour prolongé de l'Européen dans un climat chaud et humide, dans une mine ou dans un atelier présentant les mêmes conditions, conduit rapidement à l'anémie ; la nutrition se fait mal, on en dort plus, et, au bout de quelque temps, il faut retourner dans un lieu ou climat plus propice.

(1) L'état hygrométrique ou humidité relative de l'air extérieur varie énormément suivant les régions : de 20 à 25 p. 100 dans les déserts, il passe aux environs de 80 p. 100 dans les climats tempérés (ainsi, à Paris, il oscille autour de ce chiffre, avec un minimum de 69 p. 100 en avril, et un maximum de 89,2 p. 100 en décembre) ; mais il dépasse ce chiffre et est voisin de la saturation dans certaines régions tropicales, notamment sur les mers chaudes, et là où, comme au voisinage de Terre-Neuve, deux courants d'air, l'un froid et l'autre chaud, se rencontrent.

(2) C'est la sensation qu'on éprouve quand on entre dans une serre, où l'air est presque saturé et la température élevée.

Au contraire, dans un air sec, Haldane a montré (1) que l'homme pouvait subir des températures élevées. Ainsi on vit beaucoup mieux dans les déserts à 45° ou même 50° de chaleur sèche qu'à 25° ou 30° avec la chaleur humide des pays tropicaux. Haldane a cherché la limite et a établi : 1° que l'homme peut séjourner plusieurs heures, immobile et le torse nu, sans symptômes pathologiques marqués, tant que la température du thermomètre *mouillé* reste en dessous de 31 à 32° ; avec un bon courant d'air, on peut aller à 2° au-dessus ; 2° si l'homme travaille modérément, la température critique s'abaisse à 26 ou 27° (air immobile). Quand on veut passer outre, la température rectale s'élève, et si elle monte à plus de 2° au-dessus de la normale diurne, le pouls devient fréquent, la dyspnée très marquée au moindre effort, le malaise prononcé ; dans les mines de Cornouailles, où le thermomètre mouillé varie entre 30 et 38°, les chevaux meurent souvent du *coup de chaleur*, et les hommes doivent travailler très peu et aller souvent se repossr sous la manche à air. On peut juger par là de l'intérêt qu'il y a à ventiler et à assécher les mines chaudes et humides.

Nous venons de voir que l'homme souffre de la chaleur humide principalement parce qu'elle empêche l'évaporation cutanée de se faire convenablement : c'est pourquoi aux températures élevées l'air sec lui paraît moins chaud. Le Dr Smith (de New-York) a mis le fait en évidence dans l'hiver 1902-1903 pour nos appartements : ayant maintenu deux chambres semblables l'une dans un état hygrométrique de 25 p. 100 et l'autre de 60 p. 100, il fit constater par de nombreux visiteurs que la seconde était la plus facile à chauffer et qu'il paraissait y faire très bon à 18° 1/3, chaud à 20° et très chaud à 21°, tandis que, dans la première, il ne semblait pas encore faire trop chaud à 22° 2/3 et qu'il semblait y faire froid à 18 ou 19°. On peut tirer de là une conséquence sur l'utilité d'humidifier les appartements chauffés : on peut alors diminuer la température à maintenir et économiser de 10 à 15 p. 100 de charbon.

Toutefois, l'humidité de l'air ambiant favorise la perte de chaleur du corps par rayonnement et conduction, et, si cet effet est faible et annihilé par le précédent aux températures élevées, il n'en est pas de même au-dessous de 15° dans les pays froids. C'est encore Rübner qui a calculé que la perte de chaleur variait de 0,32 p. 100 par chaque degré d'humidité en plus ou en moins, en sorte que le passage de l'état hygrométrique de 22 à 35 p. 100 entraîne une variation de la perte de chaleur de 9 à 14,5 p. 100. Cet effet serait dû à ce que la peau pénétrée d'humidité deviendrait meilleure conductrice de la chaleur. Aux basses températures, la perte de chaleur est rendue considérable par l'humidité, tandis que le froid sec est bien plus facilement supportable : ainsi, en Sibérie, au milieu de l'hiver, on

(1) Voy. son remarquable rapport au Congrès de Berlin, 1907.

supporte plus facilement 40° qu'au printemps une température bien moins basse, mais accompagnée d'humidité.

En outre, les froids humides amènent souvent du brouillard, c'est-à-dire une condensation de gouttelettes d'eau, qui sont absorbées avec les particules solides, poussières, microbes, etc., autour desquelles elles se sont constituées : on s'en protégerait comme des poussières, ainsi que nous le verrons à propos des impuretés de l'atmosphère. Enfin une autre raison encore paraît rendre l'atmosphère humide moins salubre que les temps secs : c'est que la sécheresse, surtout un peu prolongée, est très nuisible aux microbes, tandis que l'humidité favorise leur pullulation.

Ceci dit, s'il n'est pas possible à l'homme de modifier l'humidité dans le milieu extérieur et de s'y soustraire quand il est en dehors de chez lui, il n'en est pas de même heureusement pour l'intérieur des habitations, ateliers, etc. Tout d'abord le chauffage (1) de nos demeures en hiver y assure l'asséchement de l'air, souvent dans une proportion trop forte : ainsi pendant l'hiver 1904-1905, Carpenter, étudiant l'humidité de son appartement chauffé par des radiateurs à vapeur, a trouvé qu'elle variait de 18 à 35 p. 100 (l'air du dehors avait de 60 à 80 p. 100), semblable ainsi à celle des déserts. Il convient donc souvent d'humidifier nos appartements chauffés l'hiver, surtout si ce chauffage se fait par calorifère à air chaud (envoyant de l'air trop sec, si l'appareil n'est pas muni d'un humidificateur spécial), par poêles en fonte, ou par radiateurs à vapeur ou à eau chaude, n'assurant pas un apport suffisant d'air extérieur humide.

Le moyen le plus simple de rendre l'air moins sec est donc, dans nos pays, d'ouvrir les fenêtres et de ventiler. Un autre, très simple aussi, consiste à placer dans les appartements, notamment sur les poêles et radiateurs, des vases remplis d'eau ou même d'en faire bouillir, afin de la faire évaporer : cependant le degré d'humidité obtenu ainsi n'est pas toujours très grand. Il dépend de beaucoup de circonstances (étanchéité des ouvertures, conditions météorologiques extérieures, vent,), etc. ; ainsi Oldacre, en évaporant 1 litre un tiers d'eau par heure pendant vingt-quatre heures dans une chambre ordinaire, n'a pas pu y élever l'humidité relative de plus de 5 p. 100, ni dépasser 52 p. 100 ; Bishop (2), dans une pièce de 1000 pieds cubes (28 mètres cubes) à 19° et 34 p. 100 d'humidité a pu élever

(1) Cela se comprend facilement. Si par exemple, on porte à 18° de l'air qui était préalablement à 5° et à 80 p. 100 d'humidité et contenait comme tel $6^{gr},7 \times \frac{80}{100}$ de vapeur d'eau par mètre cube, on voit que la saturation exigerait alors $15^{gr},2$, et que dès lors l'état hygrométrique va passer de 80 à $\frac{6,7 \times 80}{15,2 \times 100} = 35$ p. 100. Ce chiffre doit même être diminué pour tenir compte de la dilatation.

(2) Voy. in *Enginering News*, 15 septembre 1904 : The humidity of the air of our homes.

cette dernière de 8 p. 100, en évaporant par heure 0l,600, la température, au dehors étant 8°, l'humidité 49 p. 100 et le vent assez fort (27 kilomètres à l'heure); une autre fois, il a pu élever l'humidité de 15 p. 100 en partant de 42 p. 100, mais au dehors il y avait 85 p. 100 à 0° et un vent moindre (21 kilomètres). Il faut en outre tenir compte de ce que la vapeur d'eau va se condenser sur les vitres : pour cela Bishop a trouvé qu'il y avait ruissellement sur les vitres d'une chambre tenue à 21° si l'humidité y dépassait 50 p. 100 pour 0° de température extérieure, 37 p. 100 pour — 10° au dehors, 70 p. 100 pour + 10° etc., le vent n'existant pas; si, au contraire, le vent souffle et refroidit les croisées, la condensation commence plus tôt.

En résumé, il serait excessif et d'ailleurs difficile dans nos habitations de chercher à arriver à une humidité égale à celle du dehors, et on peut se tenir entre 35 et 60 p. 100. Mais il est des industries qui exigent davantage. Pour les filatures et tissages notamment, il faut un air chaud et humide, ce qui avait même fait autrefois choisir certaines régions (Flandre, Normandie, Angleterre). Ailleurs on est obligé d'humidifier artificiellement l'air des ateliers; mais ces questions relèvent de l'hygiène industrielle et ont été étudiées en détail dans le tome VII, qui lui est consacré (1).

Le problème inverse, qui consiste à dessécher dans les appartements un air trop humide naturellement, se pose seulement dans les pays chauds, et il est facile de comprendre qu'il est intimement lié au problème de la réfrigération, que nous traitons un peu plus loin. Mais il se produit ici une difficulté : si on abaisse de plusieurs degrés la température d'une chambre où l'air était saturé, il est clair qu'il va déposer une partie de l'eau qu'il contenait sur les murs et les objets, ainsi devenus ruisselants. Pour éviter ce grave inconvénient, il faut envoyer un volume d'air froid notablement en dessous de la saturation, calculé de telle sorte qu'il absorbe l'humidité de l'air de la pièce, sans amener le mélange au-dessous du point de rosée; nous verrons un exemple de ce genre dans le projet du professeur von Linde pour la réfrigération de l'hôpital allemand de Togo. Comme on l'a vu plus haut, l'assèchement n'est pas moins intéressant que l'abaissement de température.

3° 4° ET 5° MOYENS GÉNÉRAUX D'ASSURER CONVENABLEMENT LA VENTILATION, LA THERMALITÉ, ET LA LUMINOSITÉ DES HABITATIONS.

Rappelons tout d'abord que les trois problèmes dont il s'agit ici sont liés entre eux et doivent être résolus simultanément. On ne peut concevoir en effet la fourniture d'*air neuf* à l'intérieur de nos

(1) Voy. fasc. VII, p. 218 et suivantes.

maisons sans s'occuper de la température, et inversement un système de chauffage ou de réfrigération reste fort imparfait s'il n'est pas combiné avec le renouvellement de l'air. De même l'orientation des bâtiments, le nombre et les dimensions des ouvertures, qui assurent l'ensoleillement et l'éclairage naturel, influent grandement sur la thermalité.

Techniquement, ce triple problème se précise comme suit :

1° Assurer le renouvellement de l'air des locaux de manière que tout le temps où ils sont occupés il n'y ait jamais plus de 1 p. 1000 d'acide carbonique (ni qu'on n'approche pas de 1 p. 100 000 d'oxyde de carbone), et cela sans que les courants d'air incommodent les personnes, ni soulèvent les poussières ou les microbes (ce qui exige une vitesse ne dépassant pas 0m,50 et peut-être même 0m,25 par seconde) : pour des pièces constamment occupées, la condition ci-dessus exige une rentrée d'air neuf de 32 à 38 mètres cubes par heure et par personne adulte (1), avec un espace calculé à raison de 16 mètres cubes au moins par tête (ce qui suppose que l'air se renouvellera trois fois par heure).

2° Assurer en toute saison une température appropriée au séjour de l'homme et au genre d'occupations qu'il exerce dans les différentes pièces : savoir, comme il a été dit précédemment : en hiver, 17 à 18° dans les bureaux et ateliers à travail musculaire peu actif, 12 à 14° dans les ateliers proprement dits, 8 à 12° dans les chambres à coucher ; en été, 20 à 25° au maximum partout, et également dans les pays tropicaux pour la nuit dans les chambres à coucher.

3° Assurer pendant toute l'année (ou du moins onze mois sur douze dans nos climats) l'accès direct des rayons solaires à toute pièce habitable, — ce qui conduit à donner aux rues et cours une largeur d'au moins une fois à une fois et demie la hauteur des maisons, à orienter convenablement les façades, à supprimer les courettes fermées et toute habitation dans les sous-sols. Quant aux fenêtres, elles doivent partir du plafond pour s'arrêter au voisinage du plancher et avoir comme surface le tiers (ou au moins le quart) de celle de la pièce à éclairer.

Lorsqu'il s'agit d'une maison isolée, les habitants réduits à leurs propres forces s'en tiennent d'ordinaire à une solution rudimentaire, inspirée par les circonstances : si on ne peut demander à la collectivité aucun service comme chauffage, éclairage, force motrice, etc., il faut bien y pourvoir individuellement. En revanche, on n'est pas

(1) Cette exigence est un minimum absolu : bon nombre d'hygiénistes prennent aujourd'hui pour limite de la quantité de CO^2, 0,6 p. 1 000 au lieu de 1, ce qui porte l'exigence d'air neuf à 60 mètres cubes par tête et par heure. Aux États-Unis, où l'usage des ventilateurs est de plus en plus répandu ; on adopte généralement le chiffre minimum de 50 mètres cubes. Voir d'ailleurs pour le calcul de la viciation de l'air et du cube des locaux les pages 144 et suivantes du fascicule VII du présent Traité (*Hygiène industrielle*).

gêné par les voisins pour l'orientation de la maison, et l'aération naturelle est facile et généralement suffisante.

Il n'en est plus de même dès qu'il y a agglomération. Alors il faut tout d'abord que les maisons ne se nuisent pas les unes aux autres, ce qu'on obtiendra d'une part en déterminant les dispositions techniques appropriées et, d'autre part, en édictant des prescriptions réglementaires pour les faire appliquer : en d'autres termes, il est nécessaire de restreindre la liberté de chaque propriétaire, même sur son terrain, pour qu'il respecte l'intérêt hygiénique de tous. D'un autre côté, l'association d'un certain nombre d'individus a de grands avantages économiques pour desservir simultanément les besoins dont nous nous occupons : elle permet même, comme pour l'alimentation en eau et l'évacuation des matières et eaux usées, des solutions d'ensemble tout à fait inabordables pour une famille isolée.

Si donc nous construisions une ville de toutes pièces, nous voudrions y voir non seulement une distribution d'eau d'ensemble et un réseau d'égouts général, mais encore des systèmes de chauffage et, pour les villes à climat chaud, de réfrigération, d'éclairage, voire même de ventilation en commun. L'idéal ne serait-il pas que d'une ou plusieurs usines centrales, placées de manière à ne produire en ville ni fumée, ni odeur, parte une distribution de chaud ou de froid, de lumière, de force motrice, etc., desservant tous les immeubles? Quelle économie et quelle simplification si on pouvait du même coup supprimer toutes les cheminées! Quel bien-être et quelle bonne hygiène pour tous, mais tout principalement, il faut le reconnaître, pour les petits logements et la classe ouvrière.

Cet idéal serait complètement réalisé si on avait l'électricité à très bas prix : un simple abonnement à un secteur électrique permet déjà d'éclairer les appartements, de les chauffer et de faire cuire les aliments, d'actionner un ventilateur qui envoie de l'air neuf, enfin d'actionner une machine frigorifique qui peut rafraîchir cet air ou encore assurer la conservation des denrées alimentaires.

Chauffage. — Malheureusement, pour le chauffage des appartements, l'électricité, si elle doit être produite par la combustion du charbon, est généralement beaucoup trop coûteuse. Dans les radiateurs électriques, le kilowatt-heure donne bien 859 calories, mais on sait que les meilleures usines ne rendent guère en énergie électrique que 5 p. 100 de l'énergie totale correspondant à la puissance calorifique du charbon consommé, et il faut encore perdre là-dessus 10 à 20 p. 100 pour le transport à distance. Le chauffage électrique n'utilise donc que 4 p. 100 environ de la puissance calorifique du charbon, ce qui le fait alors revenir à quinze ou vingt fois plus cher que le chauffage par la vapeur ou l'eau chaude : il n'est donc économiquement pratique que si l'électricité est produite à vil prix grâce à des forces naturelles.

Présentement, c'est en effet à la vapeur ou à l'eau chaude qu'on s'adresse d'ordinaire pour le chauffage d'ensemble d'une ville, d'un quartier ou d'un groupe d'immeubles. Plus de 200 villes américaines ont aujourd'hui un système de chauffage central, généralement exploité par des compagnies, qui sont chargées souvent en même temps de l'éclairage électrique. En Europe, la ville de Dresde a groupé de la sorte les palais et immeubles administratifs du centre pour les chauffer et éclairer grâce à une même usine : on peut citer aussi le sanatorium d'Eglfing (Bavière), qui chauffe 38 bâtiments séparés, par une canalisation de 2500 mètres de longueur. En France, nous ne connaissons pas encore d'exemples de ce genre; mais à la réunion de Lyon (1907) de l'Association des ingénieurs, architectes et hygiénistes municipaux, A. Rey a montré ce qu'on pourrait faire dans deux quartiers de Paris pour chauffer ensemble : 1° neuf bâtiments de l'État situés dans le VIIe arrondissement dans un cercle de 1 kilomètre de diamètre ; 2° neuf autres immeubles municipaux, situés dans un même cercle, au XIVe arrondissement (1).

C'est la vapeur qui est la plus employée pour le chauffage central : cependant l'eau chaude (2) a dans ces derniers temps des partisans très convaincus qui s'appuient sur le grand avantage résultant d'un plus facile emmagasinement de la chaleur et de moindres pertes en route. Nous donnerons une idée de ces pertes de chaleur dues au transport par le petit tableau ci-dessous, dressé d'après les ingénieurs américains Green et Woodbridge, pour des quantités de chaleur comparables :

Pertes de chaleur par heure et par 100 mètres de longueur de conduites isolées convenablement.

DIAMÈTRE DES TUYAUX.	VAPEUR avec un débit de 68 kil. à la minute.		EAU CHAUDE (à 65°,5) avec un débit de 230 litres à la minute.
	Pression initiale par centim. carré.	Perte de chaleur en calories.	Perte de chaleur en calories.
4 pouces = 0m,101	3k,163	5116	3016
5 — = 0m,127	1k,758	5906	3586
6 — = 0m,153	0k,759	6289	»
7 — = 0m,178	0k,442	7104	4126
8 — = 0m,203	0k,260	7900	4665
9 — = 0m,229	0k,105	8659	5223
10 — = 0m,254	0k,070	9562	5831

(1) Voy. *Technique sanitaire*, septembre-octobre, 1907.

(2) Il va sans dire qu'il n'y a pas à hésiter à s'en servir quand, comme dans la ville de Boïse (Idaho), on a des forages profonds qui donnent une grande quantité d'eau au voisinage de 100° : il n'y a qu'à en faire la distribution.

On voit par là l'énorme avantage des conduites d'eau chaude et aussi, quand on recourt à la vapeur, de la haute pression sur la basse. Avec l'eau chaude, l'isolation des conduites n'a pas besoin d'être aussi parfaite, les joints d'expansion aussi nombreux ; de plus, la pression est bien plus régulière, la chaleur plus uniforme et plus facilement réglable.

Il faut naturellement deux conduites, une d'aller de vapeur ou d'eau chaude, l'autre de retour pour l'eau de condensation ou l'eau refroidie ayant cédé sa chaleur. Toutefois si l'on opère avec la vapeur de condensation ou d'échappement (après qu'elle a servi dans les moteurs), on peut éviter la conduite de retour en jetant l'eau à l'égout : cette vapeur à très faible pression ne peut atteindre de grandes distances, et il vaut mieux alors lui faire céder sa chaleur à de l'eau chaude qu'une pompe peut envoyer à plusieurs kilomètres.

Il appartient aux spécialistes de choisir dans chaque cas entre les deux véhicules du calorique et de dresser le projet de l'installation d'ensemble. Arrivée dans les bâtiments à desservir, la vapeur ou l'eau chaude est utilisée soit directement par des radiateurs placés dans chaque pièce, soit indirectement, c'est-à-dire associée à la ventilation et employée à chauffer en dehors des pièces de l'air qui y est insufflé, soit enfin suivant un procédé mixte, appelé encore *direct-indirect*, qui comporte à la fois des radiateurs dans les chambres et un courant d'air chauffé par eux. On se retrouve en d'autres termes dans le même cas qu'un immeuble possédant individuellement un calorifère à vapeur ou à eau. Nous ne saurions recommander, comme il a déjà été dit, que les systèmes associant la ventilation au chauffage, c'est-à-dire les deux derniers ; les radiateurs directs qui chauffent l'air sans le renouveler sont inadmissibles dans les habitations collectives, et tout au plus tolérables chez des particuliers soigneux, sur l'assiduité desquels il faut compter pour ouvrir les fenêtres et ventiler suffisamment.

Les calorifères à air chaud, c'est-à-dire où l'air est chauffé directement par un foyer, doivent aussi être en général pourvus d'une ventilation mécanique, la différence de température de l'air ne lui permettant pas toujours de se propager comme il le faudrait et notamment d'atteindre une distance horizontale supérieure à 12 ou 15 mètres. Ces calorifères, qui ne peuvent guère servir que pour un seul immeuble, présentent souvent d'autres inconvénients ou dangers : l'air arrive trop chaud ou avec trop de vitesse dans les pièces (rappelons que cette vitesse ne doit pas dépasser 0m,50 par seconde) ; il est trop sec ; il peut avoir une mauvaise odeur par suite du grillage des poussières (on remédierait à ces deux défauts, d'une part en ajoutant un *humidificateur*, d'autre part en filtrant l'air entrant pour le débarrasser des poussières) ; enfin il est toujours à craindre que des fissures du ciel ou des parois du foyer ne laissent passer des gaz de la combustion qui puissent se mélanger à l'air distribué.

Le chauffage des appartements au moyen du gaz a le sérieux avantage de dispenser des manipulations du combustible et des cendres, des soins au feu et de la fumée ; mais il donne naissance à des produits de combustion abondants et nocifs, dont l'évacuation a besoin d'être rigoureusement assurée ; il n'en est pas toujours ainsi, et, sans compter que les fuites de gaz sont dangereuses par elles-mêmes, on complique ainsi le problème de la ventilation.

Quant au chauffage individuel de chaque pièce d'un appartement, on a le choix, quand on est obligé d'y recourir, entre les poêles, qui ont un bon rendement calorifique (85 et même 90 p. 100), mais qui ne ventilent pas, et les cheminées qui, elles, assurent un afflux d'air plus que suffisant (95 à 135 mètres cubes d'air par kilogramme de bois brûlé, et de 200 à 300 mètres cubes par kilogramme de houille), mais ont un rendement détestable : ce dernier descend en effet à 13 p. 100 de la chaleur contenue dans la houille et à 6 ou 7 p. 100 de celle contenue dans le bois brûlé. Il faut ajouter que ces systèmes primitifs obligent à une main-d'œuvre continuelle pour la surveillance et l'entretien du feu, et exposent au dégagement dans les pièces de gaz nuisibles, fumées, etc.

Réfrigération. — Comme on l'a vu déjà page 161 et suivantes du tome VII du présent Traité, à propos du rafraîchissement des ateliers, la ventilation naturelle ou artificielle, en envoyant de l'air pris au dehors dans les pièces habitées, ne peut y produire un rafraîchissement sérieux que lorsque la température extérieure est sensiblement au-dessous de celle à maintenir dans les pièces ; encore faut-il d'énormes masses d'air pour produire un maigre résultat. En général, il faut donc refroidir préalablement l'air qu'on introduit, et cela peut se faire soit au moyen de l'eau (par contact si on dispose d'eau fraîche, ou encore en partie par évaporation si l'état hygrométrique le permet, ainsi qu'il est expliqué page 165, tome VII), soit au moyen des machines frigorifiques.

Ces dernières constituent un procédé devenu pratique, et on sait qu'à ce jour une quinzaine de villes des États-Unis (1) ont une distribution de froid, partant d'une ou plusieurs usines centrales et aboutissant chez les abonnés à des chambres froides pour la conservation de la viande et autres denrées alimentaires : rien n'empêche de refroidir ainsi l'air envoyé dans les appartements et de rafraîchir ceux-ci durant les grosses chaleurs de l'été ou même constamment dans les villes tropicales. La réfrigération est surtout nécessaire dans les salles où s'entassent beaucoup de personnes, théâtres, ateliers, etc.

Le transport du froid peut se faire de deux manières : soit par

(1) Citons notamment Boston, Philadelphie, New-York, Saint-Louis, Norfolk, Kansas-City, Atlantic-City, Los Angeles, etc.

détente directe, c'est-à-dire en envoyant de l'ammoniaque liquide sous pression se détendre dans le réfrigérant de l'abonné, ce qui exige trois conduites, celle d'aller (*liquid line*), celle de retour du gaz (*vapor line*), et celle destinée à maintenir le vide dans le serpentin de détente de l'abonné (*vacuum line*) ; soit par l'emploi de *saumure*, c'est-à-dire d'un liquide incongelable refroidi au-dessous de 0° et

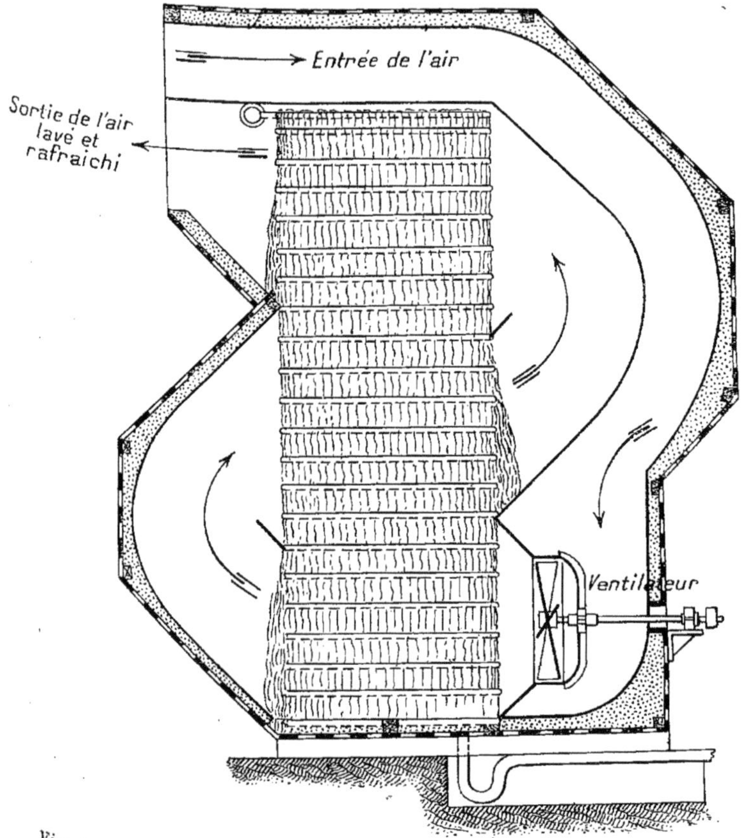

Fig. 6. — Rafraîchissement et lavage de l'air par une double traversée d'eau en pluie.

refoulé par des pompes chez les usagers, ce qui n'exige que l'emploi d'une conduite d'aller et d'une conduite de retour, conduites qu'il faut d'ailleurs isoler très soigneusement. Ce second procédé est le plus avantageux, surtout pour refroidir l'air envoyé par un ventilateur dans les salles et passant préalablement par un *frigorifère* : ici bien entendu la réfrigération est forcément liée à la ventilation.

Il va sans dire qu'un immeuble peut avoir séparément son système de réfrigération, avec ses machines à froid propres. Ainsi, dès 1901, la National Hannover Bank et le Stock Exchange à New-York ont été munis d'appareils ramenant l'air à 20° (avec 50 p. 100 d'humidité) quand la température extérieure atteint 31°; en 1904, le nouveau théâtre de la ville à Cologne comporte une machine de 50000 frigories à l'heure qui empêche la température de dépasser 22°. Dans une maison particulière, il est d'ailleurs très pratique d'actionner la machine à froid par le courant électrique de la distribution urbaine : on peut à volonté fabriquer de la glace, avoir une armoire froide pour les denrées alimentaires et envoyer de l'air refroidi dans les appartements par des gaines convenablement disposées et recevant d'ailleurs l'air chaud en hiver. Quelques précautions sont à prendre, notamment pour éviter de trop violents courants d'air froid et aussi des condensations de vapeur d'eau sur les parois des pièces (si on dépassait le point de rosée).

On évite ces inconvénients et on assure en même temps la purification de l'air, en le mettant en contact non plus avec les serpentins ou la saumure, mais, comme on l'a fait récemment à la Deutsche Bank, à Berlin, avec de l'eau à 12° tombant en pluie ou en rideau et traversée par le courant d'air (fig. 00). Si on dispose d'une quantité suffisante d'eau fraîche (un puits à la Deutsche Bank), on n'a pas besoin de machine à froid : autrement la machine pourra être employée utilement à refroidir à un degré convenable l'eau qui tombe pour rafraîchir l'air et qui pourrait faire un cycle fermé. La traversée de l'air au travers des rideaux ou des gouttelettes d'eau le filtre en quelque sorte et, d'après les expériences de Stetefeld, le débarrasse des poussières, germes et moisissures qu'il contenait : il y a donc là un procédé fort intéressant dans la lutte contre les impuretés de l'atmosphère.

Les lignes qui précèdent étaient écrites quand, au Congrès du froid (Paris, octobre 1908) le professeur von Linde fit une conférence sur ce sujet : ses idées concordent entièrement avec celles ci-dessus. Le célèbre professeur a dressé les plans des installations à faire dans ce but à l'hôpital allemand de Togo (Afrique occidentale); toutes les pièces de l'établissement doivent recevoir mécaniquement de l'air neuf, rafraîchi, séché et amené au degré d'humidité voulu. Les calculs sont faits sur les bases suivantes : une pièce de 1250 mètres cubes de capacité est supposée recevoir par heure deux fois son volume d'air neuf pris au dehors, c'est-à-dire à 29° et 80 p. 100 d'humidité. On amène ces 2500 mètres cubes à 16°, ce qui leur fait perdre 23kg,46 d'eau et demande 24000 frigories (10000 pour le rafraîchissement et 14000 pour le desséchement) : étant données les pertes par les murs, portes et fenêtres, et aussi par les habitants (25 personnes apportant chacune de la chaleur et de la vapeur d'eau à raison de 60 grammes par homme et par tête), on compte gagner 4° sur 29, soit arriver à maintenir 25°. L'air saturé à 16°, amené à 25°, aura 59 p. 100 d'humidité et pourra par conséquent en enlever à celui de la pièce : il suffira qu'en définitive on ne dépasse pas 67 p. 100. L'air rafraîchi sera introduit par de nombreuses ouvertures faites au plafond, de manière qu'il arrive sans vitesse sensible et sans inconvénient : on peut concevoir qu'il s'épanche dans tout l'espace creux au-dessus du plafond, entre lui et le plancher.

Ventilation. — Elle est *naturelle*, c'est-à-dire que l'air se renouvelle sans le secours de machines, en passant de lui-même par les orifices, conduits, fissures, pores et interstices des parois de nos appartements, ou *artificielle*.

La ventilation naturelle se fait : 1° par les interstices des portes et des fenêtres (une fenêtre supposée fermée permet encore le renouvellement en une heure de moitié du volume d'une pièce ordinaire de 60 à 70 mètres cubes); 2° par l'ouverture intermittente de ces baies (la fenêtre ouverte renouvelle de 40 à 50 fois à l'heure l'air de la pièce); 3° par la cheminée, véritable gaine verticale allant du bas de la pièce au-dessus du toit et permettant, au moins à certains moments, à l'air chaud, moins lourd, de s'élever et de s'évacuer au dehors (on admet qu'une cheminée de 3 décimètres carrés de section renouvelle une fois par heure l'air d'une pièce de 100 mètres cubes); 4° par des orifices pratiqués spécialement et qui sont soit des gaines verticales (semblables aux cheminées), soit des trous percés horizontalement dans les murs extérieurs. Si on suppose l'atmosphère immobile, les mouvements de l'air résultent alors exclusivement des différences de température entre le dedans et le dehors : ces différences changeant de grandeur et de sens très fréquemment, on comprend de suite combien la ventilation naturelle reste précaire et aléatoire. Quand il y a du vent, elle est sans doute activée; mais les choses se modifient encore suivant le sens et l'intensité de ce vent.

C'est ainsi qu'en hiver on doit disposer les orifices comme l'indique le schéma 1 de la figure 9, parce que l'air froid du dehors, qui entre en haut, tend à tomber vers le plancher en se diffusant dans l'air plus chaud de la pièce; en vertu de la composante de ce mouvement et de sa vitesse d'entrée, il tend à gagner l'orifice de sortie placé dans le bas, à l'opposé; mais il arrive, si la vitesse est mal proportionnée, que le courant d'air n'atteint pas toujours toutes les parties de la pièce et qu'il y a un coin où le renouvellement se fait mal ou pas du tout. Cela résulte des expériences de Briggs, qui, avec de la fumée, a déterminé sur un modèle de salle d'école au sixième la distribution de l'air dans les diverses parties de la salle pour les différentes combinaisons et hauteurs de l'entrée et de la sortie. Si maintenant la même disposition était adoptée en été, l'air plus chaud du dehors n'aurait alors aucune tendance à entrer dans la pièce : il faut dans ce cas modifier les ouvertures suivant le schéma 2 de la figure 9, mais il y a encore une partie de la pièce qui échappe au renouvellement.

Pour que le mélange d'air neuf se fasse partout, il faut supposer l'entrée en haut et la sortie en bas du même côté (schéma 3); mais

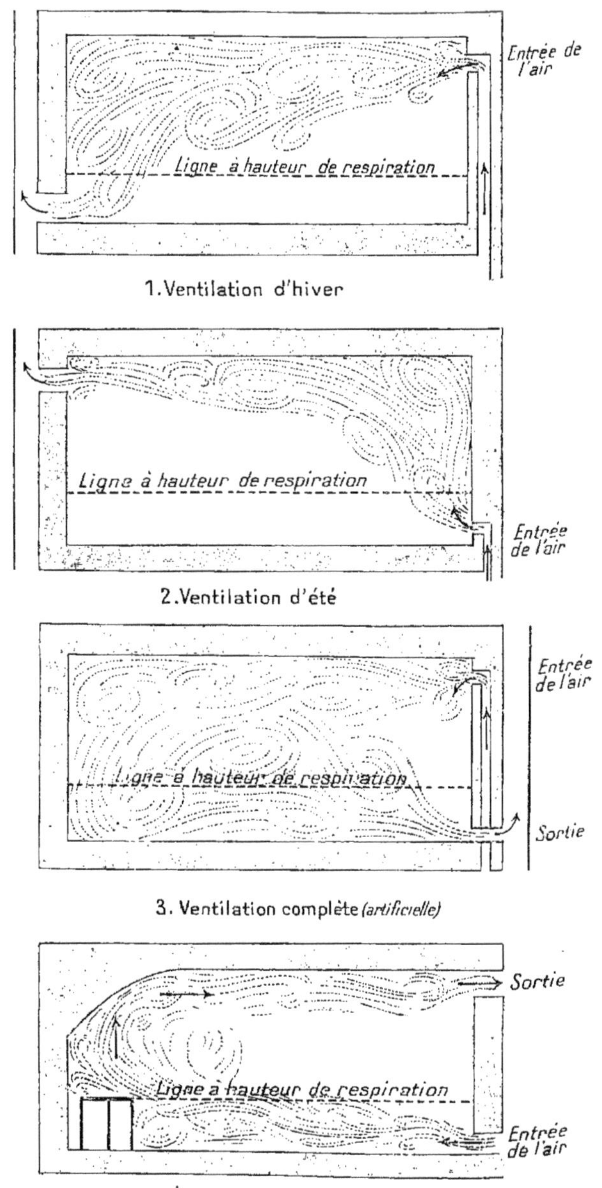

Fig. 7. — Effets de la ventilation sur le renouvellement de l'air.

alors un tel mouvement ne se produit généralement, du moins au complet, que s'il y a une insufflation artificielle qui oblige l'air d'atteindre la paroi opposée. Enfin il faut signaler encore une disposition du plafond (schéma 4) qui facilite la ventilation naturelle. C'est le plafond courbe sur lequel se réfléchit le courant d'air chaud qui monte et qui se retourne pour aller horizontalement gagner l'orifice d'évacuation situé en haut. Cette disposition suppose l'entrée d'air par le bas et dans la pièce une cause de réchauffement (poêle en hiver, etc.) : cette cause pouvant manquer en été, le procédé n'est pas sûr non plus à cette époque.

Bref, la meilleure ventilation naturelle est encore l'ouverture fréquente et prolongée des fenêtres, — ce qui malheureusement amène beaucoup de froid en hiver et trop de chaleur en été, — et si possible l'ouverture simultanée de baies sur deux parois opposées. La fenêtre suffit quand on a affaire à des gens soigneux et à une maison particulière peu encombrée; mais trop souvent on ne peut pas compter sur les habitants pour ouvrir en temps utile, etc'est pourquoi la ventilation artificielle et permanente devient seule rationnelle lorsqu'il s'agit d'immeubles habités collectivement ; rappelons qu'il y a lieu dès lors de la lier au chauffage et au besoin à la réfrigération.

Une première tentative de ventilation artificielle consiste à profiter des cheminées pour les munir au sommet de capes utilisant l'influence du vent et produisant un tirage en conséquence; mais il n'y a pas toujours du vent. Un second moyen consiste, l'été, à y faire fonctionner spécialement un appareil de chauffage (généralement un bec de gaz) pour produire aussi un tirage : on a intérêt alors à dédoubler le tuyau, en consacrant le tuyau central à l'évacuation des produits de la combustion et la gaine qui l'enveloppe à l'écoulement de l'air chauffé faisant appel à celui de la pièce. Mais on conçoit qu'en définitive il est peu avantageux de dépenser du combustible l'été et qu'il vaut mieux purement et simplement, quand on le peut, recourir à une force motrice actionnant un ventilateur. Les ventilateurs *hélicoïdaux* et les ventilateurs *centrifuges*, agissant soit par appel, soit par propulsion, qui sont si faciles à actionner aujourd'hui par l'électricité, sont de beaucoup les plus usités et ont à peu près partout détrôné les *ventilateurs hydrauliques* (1).

Quant à l'origine de l'air qu'on doit envoyer, dans les pièces habitées, par ces ventilateurs, on n'a pas d'ordinaire le moyen d'aller le chercher bien loin de la maison, et l'idée d'amener artificiellement dans les villes l'air des montagnes et des forêts est restée à l'état d'utopie. Habituellement on aspire l'air dans une cour ou un jardin : il faut éviter l'air qui serait déjà chargé de poussières comme celui des rues, et, si on ne peut faire autrement, il faudrait alors le filtrer ou le laver, comme il a été dit précédemment, par de l'eau en pluie ou en rideau.

Dans certains établissements, comme les salles d'opérations chi-

(1) Se reporter, pour les détails sur les ventilateurs, aux pages 154 et suivantes du tome VII du présent Traité (*Hygiène industrielle*).

rurgicales, les laboratoires de bactériologie, les fabriques de levures, les chambres froides des brasseries et des abattoirs, il y a un grand intérêt à filtrer l'air, afin qu'il n'apporte aucun germe avec lui. Il existe dans ce but un assez grand nombre de systèmes plus ou moins parfaits, qui, comme les filtres Möller, font passer l'air au travers d'ouate, de coton, de laine, de bois, etc., et le débarrassent ainsi d'une partie des poussières et microbes en suspension. Il est plus sûr de se servir d'un véritable filtre à sable, et on prendra comme exemple le filtre double (à coke et à sable) réalisé pour la salle d'opérations de l'hôpital Saint-Georges, à Hambourg, et décrit par Ruppel dans son rapport au Congrès d'hygiène de Berlin (1907). L'air aspiré par un ventilateur traverse d'abord une couche de $0^m,35$ d'épaisseur de morceaux de coke; puis, après s'être échauffé l'hiver sur des radiateurs, il est refoulé du même coup dans une caisse où il doit traverser une couche de $0^m,20$ de sable fin, supportée par une épaisseur égale de gravier plus gros, reposant lui-même sur une plaque de tôle perforée.

On peut songer aussi que, dans l'avenir, on pourra renouveler l'atmosphère des habitations au moyen de l'air ou de l'oxygène liquide que l'industrie arrive déjà à fabriquer facilement, le purifier au moyen de l'ozone, etc. Signalons déjà, en ce qui regarde l'ozone, les appareils Ellworthy-Kölle (de Stuttgart) et de la société « Sanitas-Ozone » (à Paris), qui permettent de purifier l'air d'une chambre par ce moyen.

Aération des villes : espaces libres, ensoleillement, orientation des rues et des maisons. — Il ne suffit pas d'assurer la ventilation de l'intérieur des maisons, il faut aussi que la ville elle-même soit suffisamment aérée. Pour cela, il faut que les espaces libres, constitués par les parcs et jardins publics (ici les arbres ont l'avantage d'absorber l'acide carbonique et de restituer à l'atmosphère l'oxygène), les places et rues, enfin les cours des maisons et les jardins particuliers occupent une surface suffisante. Ces espaces ont été appelés à juste titre les *poumons* de la ville : c'est par eux que l'air de la campagne s'y répand et que les vents peuvent pénétrer et balayer l'air corrompu. Toutefois, il faut encore pour cela que les rues soient convenablement orientées pour être facilement parcourues par les vents et que les maisons ne soient pas trop élevées.

D'ailleurs le véritable réservoir d'air pour la généralité des habitations des villes, c'est la rue : les autres espaces libres, places, squares, jardins, etc., n'interviennent que d'une façon secondaire, sauf pour les maisons en bordure ou très voisines. Aussi les préoccupations des administrateurs et des hygiénistes doivent-elles avant tout viser la rue, qui doit être très large, convenablement orientée, et longuement ensoleillée; ce sont les conditions avant tout nécessaires, avec la propreté, pour y maintenir l'atmosphère dans un état de pureté suffisante.

Ces exigences doivent se traduire dans les règlements de voirie des villes, et elles doivent être d'autant plus strictes que la ville est plus grande ou que son centre est plus éloigné de la masse d'air pur périphérique. Dans les grandes villes, il devient nécessaire d'établir des réserves intérieures de distance en distance. Malheureusement, en France, on ne l'a pas toujours compris, et bien des villes, Paris en tête, ont laissé non seulement les propriétaires couvrir presque tout leur terrain de bâtisses inconsidérées, mais encore ont consenti elles-mêmes à la diminution progressive des espaces libres leur appartenant. C'est ainsi que tout récemment M. Hénard, comparant sous le rapport des parcs et squares intérieurs Paris, Berlin et Londres, a montré que pour une surface de 7 800 hectares, qui est celle de Paris, notre capitale ne possède plus que 46 parcs d'une surface d'ensemble de 263 hectares, tandis que la capitale allemande en possède 20 occupant 554 hectares et la capitale anglaise 200 avec 752 hectares; aussi M. Hénard conjure-t-il la Ville de Paris de ne pas faire une faute irréparable en vendant pour bâtir les terrains des fortifications, mais bien d'imiter Vienne et Hambourg et de transformer ces terrains en squares et promenades.

New-York, en 1900, avec 3 400 000 habitants, couvrait 79 802 hectares, dont 2 800 de squares et parcs.

Pour citer l'exemple des villes moyennes, nous dirons encore que Cologne, qui en 1903 contenait 401 000 habitants, avec une surface de territoire de 11 110^{ha},86, possède :

	66	parcs ou jardins publics de plus de 5 hect., ensemble.....	233^{ha},99
	25	— de moins —	71^{ha},46
Total :	91		234^{ha},70

correspondant à une surface de parc de 5^{mq},8 par tête. Il faut ajouter que le Rhin occupe 377 hectares qui doivent aussi compter comme espace libre. Ainsi Cologne a, sans le Rhin, une surface de parcs presque égale à celle de Paris, et cela pour un nombre d'habitants d'environ un septième !

A Nancy, pour un territoire de 1 405 hectares et 110 570 habitants, il y a trois parcs faisant ensemble 42^{h},17, soit 4^{mq} par tête.

Il est juste de tenir compte de la situation de la périphérie à l'extérieur de la ville et des facilités qu'elle offre pour le renouvellement de l'air. Sous ce rapport, Paris redevient un peu plus favorisé que Londres, grâce au voisinage des bois de Boulogne et de Vincennes, qui ont respectivement 750 et 730 hectares; mais Berlin l'est encore bien davantage avec les forêts de Spandau et de Grünwald (plus de 5 000 hectares), et Vienne, dans son immense territoire de 17 812 hectares, ne compte pas moins de 3 311 hectares de véritables forêts (non compris les 979 hectares de ses 157 parcs ou jardins publics intérieurs et les 1 720 hectares dont 1174 en forêts, qui font l'objet de l'acquisition du 24 mai 1905 pour la nouvelle promenade extérieure, acquisition qui a coûté 46 millions de francs).

En ce qui regarde les terrains des particuliers, nous avons cherché en vain, dans la loi du 15 février 1902 et les modèles de règlements sanitaires communaux qui lui ont fait suite, une prescription limitant le droit de construction à une fraction de la surface : on s'est contenté dans les villes (modèle A) d'exiger pour les cours une superficie d'au moins 30 mètres carrés et une profondeur d'au moins 4 mètres. Cela ne vaut pas, on le comprend, le règlement du 15 août 1896 de Berlin ; celui-ci exige qu'un tiers au moins de la surface du terrain reste sans être bâti, que les cours aient au moins 80 mètres carrés, qu'enfin les six premiers mètres touchant à la rue une fois bâtis, le reste de la profondeur du terrain ne puisse l'être, suivant les cas, que dans une proportion variant de sept à cinq dixièmes. La hauteur des maisons est limitée à 22 mètres. Dans les faubourgs, cette limite est abaissée à 18 mètres (quatre étages) ; en revanche, les petites maisons à un étage (moins de 9 mètres de hauteur) pourront s'étendre sur les 7/10 du terrain, étant entendu que les cours auront au moins 9 mètres de large.

A Cologne, une ordonnance du 20 février 1896, complétée par celle du 15 octobre 1905, établit 4 zones. Dans la première, on n'admet pas plus de quatre étages, dans la deuxième 3 et dans les deux autres 2, avec des hauteurs maxima respectives de 20 mètres, 15 mètres et 11 mètres, toutefois ; dans la quatrième zône, cette dernière hauteur peut être augmentée quand la largeur de la rue dépasse 2 mètres, en raison de cet accroissement de largeur même. Dans la première zone, on doit laisser non bâtie une surface variant entre 20 et 35 p. 100 de la surface du terrain ; dans la deuxième, de 35 à 50 p. 100 ; dans la troisième, 50 p. 100, et dans la quatrième, 60 p. 100 (sauf pour les immeubles aux angles de deux rues, où la proportion est abaissée de 10 p. 100). Enfin dans la quatrième zone, deux bâtisses voisines doivent être séparées par un espace libre d'au moins 10 mètres.

A Vienne, à la suite d'une décision du 24 mars 1893, la ville est divisée, non compris les bois et jardins publics, en quatre zones. Dans la première, comprenant l'ancienne ville, étendue jusqu'à la ceinture (Gürtellinie), les maisons peuvent avoir au maximum quatre étages au-dessus du rez-de-chaussée et 25 mètres de hauteur (sans que le plancher du dernier étage puisse être à plus de 20 mètres du point le plus élevé de la chaussée) ; les chambres habitables doivent présenter au moins 3 mètres de hauteur sous plafond ; on ne peut bâtir aucune usine ou fabrique ; enfin les cours doivent avoir au moins 12 mètres, et on doit laisser au moins 15 p. 100 de la surface totale d'un immeuble sans être bâtie. Dans la deuxième zone, qui s'étend en demi-cercle autour de la première avec des prolongements le long des grandes voies allant vers le dehors, mêmes conditions, sauf que le nombre des étages est réduit à trois et la hauteur des appartements à 2m,60. Dans la troisième et la quatrième, deux étages seulement; mais la quatrième, comprenant les faubourgs du sud de la ville et deux bandes le long du Danube, est la seule où l'établissement d'usines et fabriques soit permis (ajoutons que, dans certaines parties de cette zone, les bâtiments industriels ne peuvent être plus de deux l'un derrière l'autre, avec un maximum de 15 mètres de profondeur chacun, et celui d'arrière ne peut avoir sa façade à moins de 30 mètres de la rue).

Cet éloignement des industries du centre de la ville est une excellente précaution (que Londres et les villes anglaises peuvent envier); mais nous estimons comme le Dr Goldemund que la réserve de 15 p. 100 de la surface d'un immeuble à laisser non bâtie est insuffisante. On l'a compris à Vienne, et des prescriptions plus récentes (28 mars 1899 et 11 juin 1901) ont ordonné, dans nombre de quartiers neufs, de laisser des jardins en avant des maisons (la profondeur en peut être fixée d'avance et même atteindre dans certains cas jusqu'à 50 mètres), et de ne les clore que par des grilles à jour avec un mur de base de moins de 1m,50 de hauteur. Sauf dans certaines parties de la ville limitativement désignées, on exige que les maisons ne soient pas contiguës et qu'il soit laissé de chaque côté un espace libre d'au moins 3 mètres de large (1); toutefois deux maisons voisines peuvent être accolées, pourvu qu'elles ne forment pas plus de 36 mètres de largeur de façade ensemble, et on doit alors laisser à chaque extrémité du groupe de 3 à 6 mètres de longueur libre, suivant que la façade a moins de 15 mètres, ou de 15 à 30 mètres. Ces règles contribueront puissamment à assurer l'accès de l'air et de la lumière dans la ville et les habitations.

A Copenhague, on est plus difficile encore pour la mise en valeur des terrains. Dans une première zone, on ne peut bâtir que sur un cinquième de la surface et à une distance de 12m,60 de l'axe de la rue : les maisons ne peuvent servir d'habitation qu'à une famille. Dans une seconde zone, on peut bâtir sur un quart du terrain, placer la façade à 9m,40 du milieu de la rue et établir deux étages servant d'appartements. Enfin dans les troisième et quatrième zones, on peut construire sur un tiers de la surface, à 9m,40 de l'axe de la rue, et avec deux ou trois étages habitables. La hauteur des maisons ne doit pas dépasser une fois un quart la largeur de la rue, ni le maximum de 18 mètres. Dans les quartiers neufs, le règlement de 1875 exige qu'on ne prenne de jours qu'à une distance de la limite séparative avec la propriété voisine de 2 mètres plus un quart de la hauteur de la maison : même distance entre deux maisons bâties dans le même terrain.

(1) Cependant les terrains qui, avant le 3 mars 1899, n'avaient que moins de 10 mètres de longueur de façade sur la rue peuvent être bâtis sur toute cette façade.

A Amsterdam, enfin, toute propriété doit laisser un quart de sa superficie sans être bâti ; de plus, la ville a dressé un plan réservant pour l'avenir de grands espaces libres.

Après les questions de réglementation que nous venons de traiter,

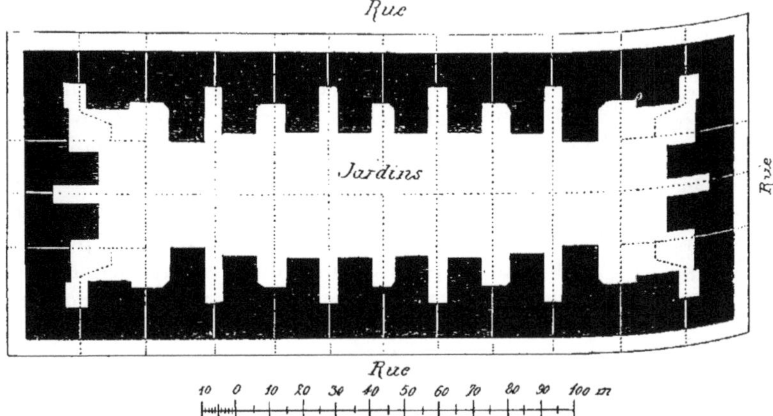

Fig. 8. — Plan d'un îlot de maisons, d'après Nussbaum.

il reste encore à parler des dispositions des maisons, cours et jardins dans les îlots, puis de l'orientation des rues et des maisons elles-mêmes. Pour le premier point, il faut chercher à réunir les espaces libres des immeubles contigus pour en faire un vaste espace bien accessible à l'air ; les conseils donnés par Nussbaum à ce sujet

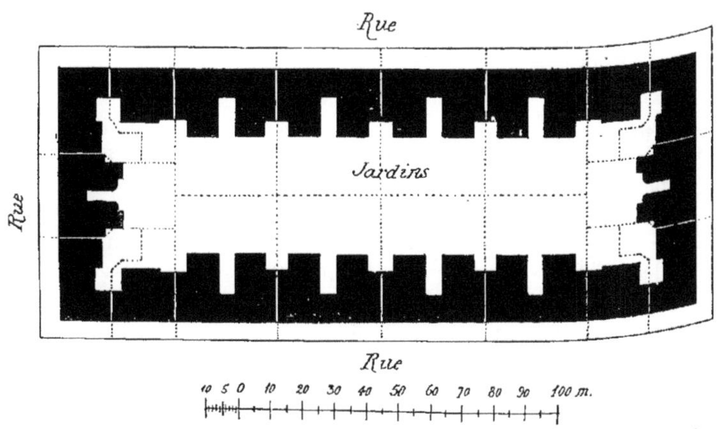

Fig. 9. — Autre disposition d'un îlot de maisons, d'après Nussbaum.

paraissent excellents, et on peut adopter l'une ou l'autre des deux dispositions figurées ci-dessous (fig. 10 et 11) (1). Sur la rue, on peut

(1) Voy. « Das Wohnhaus » de Nussbaum, 1896, dans *Handbuch der Hygiene* de Weyl, Bd IV, 25 Lieferung.

conseiller aussi le boulevard à redans (fig. 12) de M. Hénard, qui donne des jardinets clos par des grilles en avant des immeubles, en même temps qu'un grand développement de façades et une grande facilité pour les baies, fenêtres et ouvertures. Enfin la distribution par îlots hexagonaux (fig. 13), recommandée autrefois par Badoureau et tout récemment par Müller (1), a aussi de sérieux avantages.

L'orientation des maisons et des rues est souvent commandée par des considérations indépendantes de l'hygiène. Quand on est libre pour une maison seule, l'orientation la plus recommandable paraît être de tourner les façades principales sensiblement vers le nord et vers le sud, les pignons regardant l'est et l'ouest. « On reçoit ainsi, dit Arnould, le plus de soleil possible en hiver et le moins possible en été, règle qui vaut pour les pays chauds, où il s'agit surtout d'éviter un trop grand échauffement, comme pour les pays septentrionaux, où

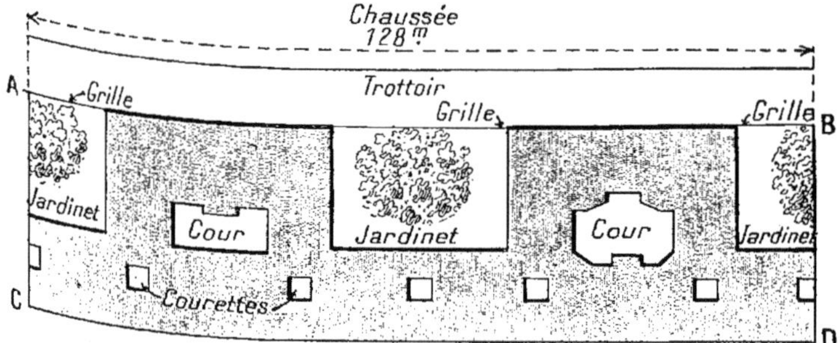

Fig. 10. — Boulevard à redans (d'après M. Hénard).

Surface totale ABCD = 4 480mq.
Surface bâtie = 3 077mq.
Jardinets, 1 120mq. Cours, 225mq. Courettes, 58mq.
Développement de la face antérieure : 208mq.

l'on éprouve pendant la majeure partie du temps le besoin de recueillir du calorique ».

Pour les rues, la direction à donner, quand on peut la choisir, est une question plus complexe : elle dépend surtout du climat et des vents dominants. Si ces vents fréquents sont violents, froids et désagréables, il faudra éviter de donner aux rues principales une direction parallèle à la leur ; si, au contraire, le calme est habituel et qu'on ait intérêt, comme dans les ports de mer des pays chauds pour la brise, à attirer les vents légers et frais, on tracera les rues dans le sens même de ces vents. L'idéal est évidemment de ventiler, mais sans que le vent soulève la poussière ou incommode les passants : c'est dans chaque cas une question d'espèce.

Enfin il convient de dire encore un mot ici de l'intérêt considérable

(1) Voy. l'article de Badoureau dans la *Revue scientifique*, 15 avril 1882, et celui de Muller dans *Œster. Wochenschrift. f. Baudienst*, Heft VI, 1908.

qu'il y a pour les villes, surtout pour celles qui s'accroissent vite, d'avoir des plans d'extension et d'alignement arrêtés, avec le pouvoir d'empêcher les particuliers de bâtir à leur guise et en violation de ces plans. Malheureusement la législation française ne permet pas cela : les villes ne peuvent jusqu'ici exproprier que les surfaces nécessaires à l'assiette même des rues qu'elles vont construire, et elles ne peuvent exiger que les propriétaires bâtissent suivant certaines conditions, ni même suivant un alignement donné, tant du

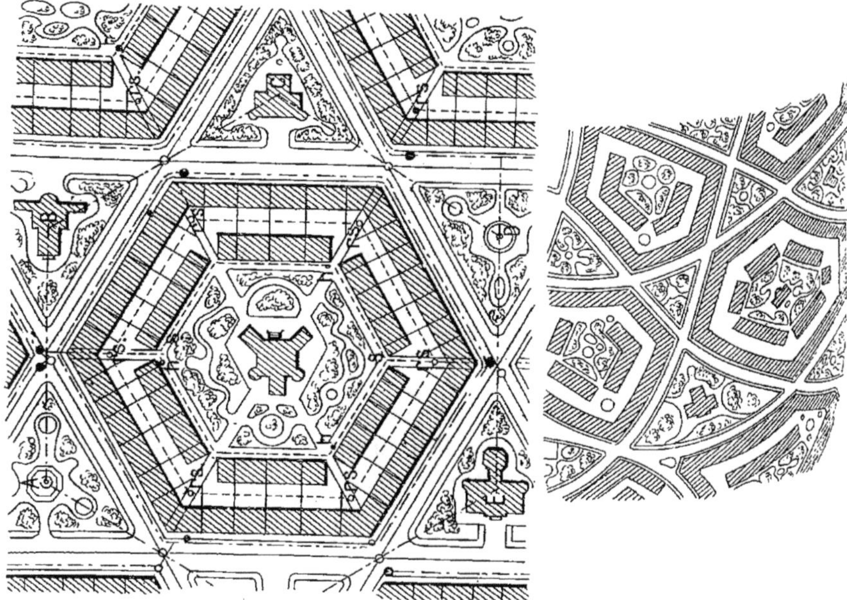

Fig. 11. — Distribution horizontale des îlots de maisons.

moins qu'elles n'ont pas acquis le sol de la rue future. C'est là une grande lacune de notre législation, et la ville de Nancy, par exemple, en a souffert par suite de son rapide accroissement depuis 1870 : c'est ce qu'on y a appelé la *plaie des rues particulières*, rues tracées trop souvent sans plan et sans l'équipement voulu, et en présence desquelles la ville n'avait d'autre pouvoir que d'ordonner une fermeture aux deux bouts.

Une tentative vient d'être faite en vue de remédier à cette lacune. Le 12 janvier 1909, M. le député Charles Beauquier (du Doubs) déposait sur le bureau de la Chambre un projet de loi ainsi conçu :

Proposition de loi ayant pour objet d'imposer aux villes l'obligation de dresser des plans d'extension et d'embellissement. — Article premier. — Dans un délai de cinq ans à dater de la promulgation de la présente loi, toute commune urbaine de plus de 10 000 habitants sera tenue d'établir un plan d'extension et d'embellissement.

Art. 2. — Le plan déterminera les emplacements des jardins publics, squares, parcs et espace libres, fixera la largeur des voies, leur direction, le mode de construction des maisons et, d'une façon générale, établira toute servitude hygiénique ou artistique en vue de l'embellissement et de l'assainissement de la ville.

Art. 3. — Ce plan, dressé par les soins des services municipaux, sera soumis à l'approbation du bureau départemental d'hygiène et de la Commission des sites et monuments naturels, institués dans chaque département en vertu de la loi du 21 avril 1906. En outre, il appartiendra à chacun de formuler les observations et oppositions qu'il jugera convenables. A cet effet, il sera ouvert pendant un délai d'un an à la mairie de la commune intéressée un registre public où ces observations seront consignées.

Le plan définitivement dressé sera reconnu d'utilité publique par décret du Conseil d'État.

Art. 4. — Si, pour une cause quelconque, dans le délai imparti par l'article 1er de la présente loi, une municipalité n'avait point établi de plan d'extension et d'embellissement, il en serait dressé un, sur l'initiative du préfet du département. Ce plan serait rendu public par les moyens indiqués à l'article 3 et signifié à la municipalité.

Art. 5. — Le plan établi est exécutoire pendant une durée de trente années, renouvelable. Toute modification pourra y être apportée suivant les formes prescrites à l'article 3.

Dans l'exposé des motifs, M. Beauquier cite la législation étrangère sur le sujet : inutile de dire qu'elle est bien plus pratique et plus avancée que la législation française (Loi prussienne de juillet 1875 modifiée par la loi du 15 juillet 1907, en Allemagne; Commons Act 1876 et London Acts de 1872, 1877 et 1878, en Angleterre); une loi de 1883 en Autriche rend obligatoire l'échange de certaines parcelles pour arriver à l'aménagement des nouveaux quartiers. En Belgique, une loi de 1836 permet aux villes d'établir des plans d'extension et de les faire rendre exécutoires par le roi; en Hollande une loi de 1902 rend ces plans obligatoires pour toutes les villes; il en est de même en Suède depuis la loi du 8 mai 1874; en Suisse, Berne, Zurich, Lausanne, Genève et Fribourg ont des plans très bien faits et des règles très strictes pour la mise en valeur des terrains à bâtir. Enfin il n'est pas jusqu'aux villes du Japon et du Transvaal qui ne soient armées des pouvoirs voulus sous ce rapport.

Moyens d'éviter le surpeuplement de l'habitation. — On a vu (p. 61) les dangers de l'encombrement, du surpeuplement et son influence néfaste tant sur la santé des individus que sur la salubrité des villes. Ils sont tels, qu'au point de vue social il paraît nécessaire d'intervenir. On a bien essayé de faire quelque chose dans les règlements sanitaires communaux; on s'est occupé des dimensions des pièces habitables, de leur aération, même de l'éclairage et du chauffage, comme le montrent les articles suivants du modèle A :

Art. 2. — Toute pièce pouvant servir à l'habitation, soit de jour, soit de nuit, c'est-à-dire toute pièce dans laquelle le séjour peut être habituel de jour ou de nuit, aura une capacité d'au moins 25 mètres. Elle sera aérée et éclairée directement sur rue ou sur cour par une ou plusieurs baies. L'ensemble de celles-ci présentera une surface d'au moins 2 mètres carrés et au moins 1 mètre carré en plus pour chaque fois 30 mètres cubes. Ces dimensions pourront avoir une superficie de $1^m,50$ par chaque fois 20 mètres cubes pour les pièces habituelles de l'étage le plus élevé.

Art. 3. — Les jours de souffrances ne pourront jamais être considérés comme baies d'aération.

Art. 7. — Dans les bâtiments, de quelque nature qu'ils soient, destinés à l'habitation de jour ou de nuit, la hauteur des pièces ne sera pas inférieure aux dimensions suivantes, mesurées sous plafond : $2^m,80$ pour le rez-de-chaussée et l'étage situé au-dessous, $2^m,60$ pour les autres étages.

Art. 8. — A l'étage le plus élevé du bâtiment, la hauteur minima de $2^m,60$ sera mesurée à la partie la plus haute du rampant. Toute chambre lambrissée aura au moins une surface de plafond horizontal d'au moins 2 mètres. La partie lambrissée comprendra une couche de matériaux protégeant l'occupant, autant que possible, contre les variations atmosphériques.

Art. 12. — Les cours sur lesquelles prennent jour et air des pièces pouvant servir à l'habitation, soit de jour, soit de nuit, auront une surface d'au moins 30 mètres carrés.

Art. 13. — Les cours, dites courettes, sur lesquelles sont exclusivement aérées, éclairées des pièces qui ne peuvent être destinées à l'habitation auront une surface de 15 mètres carrés au moins.

Art. 15. — Les vues directes prises dans l'axe de chaque baie des pièces servant à l'habitation de jour et de nuit et donnant sur des cours ne seront pas inférieures à 4 mètres.

Art. 16. — Au dernier étage des bâtiments, les pièces servant à l'habitation de jour ou de nuit peuvent exceptionnellement prendre jour et air sur des courettes.

Le règlement sanitaire modèle B est, sur ces points, plus concis :

Art. 5. — Toute pièce servant à l'habitation de jour et de nuit sera bien éclairée et ventilée. Elle sera haute au moins de $2^m,60$ sous plafond et d'une capacité d'au moins 25 mètres cubes. Les fenêtres ne mesureront pas moins de $1^m,5$ superficiel.

Dans ces prescriptions, qui ne sont du reste applicables qu'aux maisons nouvelles, seules assujetties à l'obtention du permis de construction, il n'est tenu aucun compte du nombre des habitants que ces pièces peuvent renfermer, et c'est là le grand point dans la question encombrement. Ce nombre devrait être limité en raison du cubage de la pièce et des facilités de ventilation. Il faudrait alors un service de vérification, qui, chez nous, se heurterait à bien des difficultés. Cependant il existe ailleurs; en Amérique, la loi fait pénétrer les inspecteurs de la salubrité dans les ménages ; en Allemagne, il existe dans bien des villes un service municipal d'inspection des logements;

en Angleterre, l'assainissement des logements insalubres dispose de moyens d'action très énergiques. En France, les seules mesures prises, à ce point de vue, sont des mesures de police concernant les logements garnis, et encore les garnis collectifs de la dernière catégorie; il en sera parlé plus loin à propos de l'assainissement des habitations collectives.

Une telle réglementation est particulièrement difficile à instituer pour les petits logements, les seuls, à peu près, où il y aurait intérêt et bien souvent urgence à intervenir. C'est là où le surpeuplement est le plus prononcé, où l'encombrement fait le plus de victimes. Les ressources restreintes, souvent le grand nombre d'enfants, créent des situations déplorables et difficiles à résoudre. Le véritable remède, le seul à entrevoir, est la construction, sur une échelle véritablement proportionnée aux besoins, d'habitations à bon marché réellement hygiéniques. C'est en particulier, pour les grandes villes, le seul moyen de remédier aux dangers de ces quartiers pauvres, à population très dense, où l'on a vu que la mortalité était si grande (p. 64 et suiv.). Cette question des habitations à bon marché sera étudiée avec tous les détails que comporte son importance dans un autre fascicule de cet ouvrage (1).

L'eau dans l'habitation. — Il faut être très bref ici; la question de l'eau, capitale pour la salubrité d'une ville, étant exposée plus loin, quelques mots suffiront pour montrer son rôle dans l'habitation.

L'article 1er de la loi du 15 février 1902 met le maire de chaque commune dans l'obligation de déterminer *les prescriptions relatives à l'alimentation en eau potable des maisons.* Il est possible aujourd'hui d'obliger les propriétaires à fournir l'eau dans leurs maisons. Sous le rapport de la salubrité, la question de l'eau prime les autres dans la maison, sans conteste ; sans eau, pas de propreté, conséquemment pas d'hygiène et pas de santé. Les règlements sanitaires communaux modèles sont très nets sur ce point, le modèle A surtout, pour les villes :

Art. 23. — Dans les agglomérations pourvues d'une distribution publique d'eau potable, les habitations en bordure des rues parcourues par une canalisation lui seront reliées par un branchement spécial. Celui-ci desservira, autant que possible, les différents étages en cas de locations multiples de ces immeubles, ou tout au moins l'usage de l'eau potable sera assuré à tous les locataires.

Art. 24. — Dans les cas où un immeuble est, en outre, desservi par une canalisation d'eau non potable, cette canalisation sera rendue distincte par une couche de peinture de couleur déterminée, et il n'existera aucune communication dans les maisons entre les deux réseaux de distribution.

Art. 25. — S'il n'existe pas dans l'agglomération de distribution publique

(1) Voy. fasc. XX, *Hygiène sociale.*

d'eau potable, toutes les maisons seront néanmoins pourvues d'eau de lavage.

ART. 26. — Tout appareil de puisage ou de prise d'eau sera établi de telle sorte qu'il ne devienne pas une cause d'humidité pour la construction.

ART. 27. — Les réservoirs d'eau potable auront leurs parois formées de matières qui ne puissent être altérées par les eaux. Le plomb en sera exclu.

Ils seront hermétiquement clos à leur partie supérieure, de façon que les poussières, liquides ou toutes autres matières étrangères n'y puissent pénétrer.

Ils seront soustraits au rayonnement solaire et éloignés des conduits d'évacuation des eaux ménagères et des matières usées. Leur partie inférieure sera munie d'un robinet de nettoyage.

Ils seront tenus en état constant de propreté.

ART. 28. — Aucun puits ne pourra être utilisé pour l'alimentation privée ou publique, s'il n'est situé à une distance convenable des cabinets et fosses d'aisances, des fumiers et dépôts d'immondices.

ART. 29. — Les parois des puits seront étanches. Ils seront fermés à leur orifice et protégés contre toute infiltration d'eaux superficielles par l'établissement d'une aire en maçonnerie bétonnée, large d'environ 2 mètres, hermétiquement rejointe aux parois des puits et légèrement inclinée du centre vers la périphérie.

ART. 30. — Les puits seront tenus en état constant de propreté. Il sera procédé, en outre, à leur nettoyage ou à leur désinfection, sur injonction du maire, après avis conforme du bureau d'hygiène ou de l'autorité sanitaire, dans les conditions prévues à l'article 12 de la loi du 15 février 1902.

ART. 31. — Les puits hors d'usage seront fermés et ceux dont l'usage est interdit à titre définitif seront comblés jusqu'au niveau du sol.

ART. 32. — En cas d'usage de l'eau de citerne pour l'alimentation, les parois de cette citerne et les tuyaux d'amenée seront imperméables.

L'orifice des citernes sera clos, et l'eau ne pourra y être puisée qu'à l'aide d'une pompe ou d'un robinet siphoné, suivant le cas. Des dispositions seront prises pour que les premières eaux de pluie ne soient pas versées dans les citernes.

Il y a surtout de grandes précautions à prendre dans les maisons lorsqu'il existe une double distribution. L'eau seconde, l'eau de lavage, ne doit pas être mise facilement à la portée de la main, de façon à ne pas inciter à s'en servir pour la boisson, distribuée au robinet par exemple ; elle doit s'écouler simplement par des bouches de lavage, ou desservir directement les appareils de chasse.

Moyens généraux d'assurer l'évacuation des immondices de l'habitation. — Ici aussi, nous serons brefs, la question étant traitée plus loin avec les déchets des villes (1).

La meilleure solution est l'éloignement immédiat, qui ne laisse pas les immondices séjourner dans l'habitation et nuire à son état de salubrité. Quand la conservation est forcée, elle doit être d'aussi

(1) Voy. aussi fasc. XIV de ce *Traité d'Hygiène*.

courte durée que possible, avec toutes précautions prises pour éviter les dangers ou les inconvénients qui peuvent se produire.

Le tout à l'égout, système unitaire, séparatif ou mixte, est le procédé de choix pour les matières fécales, urines, eaux de toilette et ménagères. La séparation de la maison d'avec l'égout doit être parfaitement assurée par l'interposition d'un siphon de rue et d'un siphon à tous les appareils de la canalisation, éviers, cuvettes, vidoirs, baignoires, postes d'eau, appareils de cabinets d'aisances, etc.

Le système séparatif et ses diverses variétés (systèmes Liernur, Berlier, Shone, Chappée, etc.) doivent toujours prendre les eaux ménagères, avec les urines et matières fécales, car ces eaux sont vite une cause d'infection.

Lorsqu'il n'existe pas de canalisation urbaine permettant l'évacuation, on est forcé de recourir à l'accumulation des immondices, pour les matières fécales et les urines au moins. Les eaux ménagères sont alors d'habitude déversées devant chaque maison, gagnant le caniveau de la rue, après de fréquentes stagnations sur le sol, ce qui peut exposer à des dangers, ou bien sont dirigées vers des puits absorbants, solution souvent plus menaçante encore, à cause de la contamination du sol et de sa nappe souterraine, au détriment de la qualité de l'eau des puits voisins.

L'accumulation des immondices se fait dans des fosses fixes ou mobiles.

Pour ne pas nuire à la salubrité de l'habitation, les fosses fixes doivent être parfaitement étanches, faciles à vider, bien ventilées ; les appareils qui s'y déversent doivent être munis de systèmes d'obturation remplissant au mieux leur rôle.

Il ne semble pas que les fosses dites épuratrices, du type de la fosse Mouras, puissent bien convenir pour le service des agglomérations. Il faut quand même une canalisation pour en éloigner l'efflux. Il vaut mieux alors un système général de canalisation et une épuration en bloc, en un point suffisamment distant des habitations pour qu'elles n'en subissent pas les inconvénients.

Les fosses ou tinettes mobiles de divers types peuvent répondre à des besoins spéciaux, mais présentent trop d'ennuis, comme entretien et remplacement, pour être d'un emploi à généraliser dans une ville ; les odeurs qui s'en dégagent à certains moments, les souillures qui en proviennent lorsque le fonctionnement est défectueux, constituent une menace pour la salubrité de l'habitation qui les emploie.

Quel que soit le système d'évacuation des immondices qui fonctionne, les cabinets d'aisances doivent être l'objet de soins particuliers. Ceci est surtout important pour les cabinets d'habitations ouvrières. Trop souvent les cabinets sont collectifs, un servant à plusieurs ménages à la fois ; ils sont alors la plupart du temps d'une saleté repoussante. Il faut un cabinet d'aisances par logement. Cette obligation est, du reste, édictée par les règlements sanitaires communaux ; voici ce que dit le modèle A :

Art. 36. — Dans toute maison, il y aura, par appartement, quelle qu'en soit l'importance, à partir de trois pièces habitables (non compris la cuisine), un cabinet d'aisances installé dans un local éclairé et aéré directement.

Un évier ou un poste d'eau sera annexé à ce cabinet toutes les fois que la canalisation le permettra. Cet évier ou ce poste d'eau comportera un robinet d'amenée pour l'eau de lavage et un vidoir pour l'évacuation des eaux usées.

Art. 37. — Il sera établi, également et dans les mêmes conditions, pour le service des pièces habitables louées isolément ou par groupe de deux, un cabinet d'aisances par cinq pièces habitables et un poste d'eau autant que possible par dix pièces habitables.

L'installation doit faciliter les soins de propreté et assurer une bonne ventilation pour faire disparaître les odeurs et un éclairage suffisant pour que les souillures se voient facilement. Le règlement modèle A prévoit ces conditions :

Art. 39. — Les cabinets d'aisances seront munis de revêtements lisses et imperméables, susceptibles d'être facilement lavés ou blanchis à la chaux. Ils seront suffisamment éclairés et aérés ; leur baie d'aération sera installée de telle sorte qu'elle puisse rester ouverte en permanence.

Art. 40. — Les cabinets d'aisances installés dans les maisons ne communiqueront directement ni avec les chambres à coucher, ni avec les cuisines. En aucun cas, ils n'y prendront air ni lumière.

Les ordures ménagères doivent être évacuées tous les jours ; leur séjour prolongé, développant facilement des odeurs putrides, peut porter préjudice à la salubrité de l'habitation. Le mieux est de les renfermer dans une boîte métallique bien close jusqu'à l'heure indiquée pour l'enlèvement par le service municipal. Pour les maisons à nombreux logements, le système de vidoirs spéciaux par étages, et amenant les ordures dans un grand récipient situé dans la cour, au rez-de-chaussée, système très usité à New-York, est bien préférable aux boîtes particulières, qui séjournent dans des logements souvent trop petits et menacés déjà de confinement. On a beaucoup prôné aussi la destruction, par ménage, des gadoues dans les foyers. C'est très bien en théorie, mais ce n'est possible qu'avec des foyers qui brûlent très bien et ont un puissant tirage, par conséquent difficile à recommander d'une façon quelque peu générale.

Il faut aussi des précautions spéciales pour les immondices animaux. En particulier, les fumiers doivent être enlevés assez souvent pour ne pas constituer une gêne ; ils doivent être collectés de façon à ne pas nuire, en particulier par leurs infiltrations qui peuvent infecter le sol et la nappe des puits.

Art. 50. — Les écuries et étables auront leur sol imperméable. Elles seront convenablement éclairées et aérées. Si leur aération exige des conduits spéciaux, ceux-ci s'élèveront au-dessus du point le plus élevé de la construction.

Les fumiers et purins seront déposés et recueillis sur des emplacements ou dans des fosses étanches; ils seront enlevés aussi fréquemment que possible.

Le lavage du linge sale est une cause puissante d'insalubrité pour l'habitation, en raison de la dissémination possible de certains contages, puis de l'humidité très grande qui se dégage pendant les opérations, surtout le séchage. Ceci devient très important dans les petits logements et occasionne, lorsque les opérations sont fréquemment répétées, la production d'une humidité dangereuse. Aussi, dans les maisons à nombreux ménages, l'installation d'une buanderie et de séchoir à usage commun et réglementé est-elle une excellente mesure.

Désinfection de l'habitation. — On a vu précédemment l'influence très grande de l'habitation dans la transmission des maladies contagieuses (p. 71). Aussi l'application de la désinfection est-elle une mesure d'assainissement de la plus haute importance. Elle est exigée dans le cas de l'une des maladies transmissibles dont la déclaration est obligatoire, dans le cours de la maladie d'abord, puis après transport, guérison ou décès. Voici ce que prescrit, à ce sujet, le modèle A de règlement sanitaire communal :

Art. 62. — Le nettoyage de la pièce et des objets qui la garnissent se fera exclusivement pendant toute la durée de la maladie, à l'aide de linges, étoffes, tissus ou substances imprégnés de liquides antiseptiques.

Art. 64. — Les locaux occupés par le malade seront désinfectés aussitôt après son transport en dehors de son domicile, sa guérison ou son décès.

L'exécution de cette prescription pourra être constatée par un certificat délivré aux intéressés sur leur demande. Ce certificat ne mentionnera ni le nom du malade, ni la nature de la maladie; il désignera les locaux désinfectés.

Elle est tout à fait à recommander, en outre, pour les maladies transmissibles à déclaration facultative, tout principalement la tuberculose, où elle devrait toujours être prescrite et exécutée d'une façon complète, puis secondairement la grippe.

Enfin on doit considérer la désinfection comme mesure de salubrité générale et y recourir alors même qu'il n'existe que de simples doutes sur la salubrité d'un logement. Il serait toujours prudent, par exemple, de n'entrer dans un logement qui a déjà été habité, à plus forte raison où il s'est produit un décès dû à une cause quelconque, qu'après désinfection du local et exiger alors du propriétaire le certificat prévu par l'article 64 qui vient d'être cité.

Cette désinfection doit naturellement être sérieusement faite, opérée par l'un des procédés légalement autorisés, par un service officiel, bureau d'hygiène municipal ou service départemental suivant le cas, au tout au moins sous son contrôle direct, comme la loi le prescrit pour les désinfections obligatoires.

Il peut y avoir grand intérêt pour le public à connaître les maisons dans lesquelles existent des cas de maladies contagieuses. On peut penser, en effet, que bien des contagions s'opèrent à la suite de la simple pénétration dans des locaux où se trouvent des malades. Il est des pays où la loi prescrit, à la porte de ces maisons, l'*affichage*, dans des formes déterminées, des cas d'affections transmissibles sévissant sur les habitants, pour prévenir le public du danger. C'est une mesure excellente en soi certainement, dont on peut tirer profit pour la prophylaxie, mais qui, à l'heure présente au moins, ne paraît pas devoir être acceptée facilement en France, à cause des nombreuses susceptibilités qu'elle peut éveiller, principalement au point de vue économique et commercial. Plus tard, quand l'éducation sanitaire sera plus avancée, on peut espérer arriver à la mettre en pratique.

II. — MESURES SPÉCIALES DE PROTECTION DE L'HABITATION.

Pour assurer l'exécution des conditions requises pour la salubrité de l'habitation, de celles imposées par la loi et les règlements divers surtout, il est nécessaire de pouvoir disposer de moyens d'information et d'action suffisants. Nous allons passer en revue ceux qui semblent particulièrement devoir être utiles.

Permis de construire. — L'obligation du permis de construire a été instituée en France par la loi du 25 février 1902, pour les villes de 20000 habitants au moins, dans la forme suivante :

Art. 11. — Dans les agglomérations de 20000 habitants et au-dessus, aucune habitation ne peut être construite sans un permis du maire, constatant que dans le projet qui lui a été soumis les conditions de salubrité prescrites par le règlement sanitaire prévu à l'article 1er sont observées.

Cette obligation du permis de construire est ainsi définie dans sa forme par le modèle A de règlement sanitaire :

Art. 51. — A dater de la publication du présent règlement, aucun immeuble destiné à l'habitation de jour et de nuit ne pourra être construit s'il ne satisfait pas aux prescriptions qui précèdent.

Les mêmes dispositions seront applicables aux grosses réparations.

Les propriétaires, architectes ou entrepreneurs présenteront à cet effet et avant tout commencement de travaux, un ou plusieurs plans en double exemplaire. Il en sera donné récépissé.

Si les prescriptions réglementaires sont observées, l'autorisation sera délivrée dans le plus bref délai possible. Un double du permis et des plans sera conservé à la mairie.

Si des modifications sont reconnues nécessaires, ou s'il y a lieu de refuser l'autorisation, la décision sera notifiée dans un délai de vingt jours.

C'est évidemment un excellent moyen de s'assurer, avant toute exécution, que les prescriptions réglementaires doivent réellement être observées, que l'habitation satisfera par conséquent aux mesures hygiéniques exigées.

Seulement, en réalité, la mesure ne s'applique qu'aux constructions nouvelles. L'article 51 du règlement sanitaire assimile les grosses réparations aux constructions neuves, étendant ainsi, d'une façon heureuse, le moyen d'action d'une telle mesure. Les habitations qui ne rentrent pas dans la catégorie de celles qui sont visées restent toujours soumises au contrôle et à l'intervention de l'administration dans la forme ordinaire, en conformité avec le règlement sanitaire de la localité.

Il en est de même aussi pour les immeubles destinés à l'habitation dans toutes les communes de moins de 20000 habitants.

Pour ces dernières, la mesure si utile du permis de construire peut du reste être prise soit pour une commune déterminée par un article du règlement sanitaire qui lui est propre, soit pour toutes les communes d'un département, par arrêté préfectoral. On ne peut qu'approuver hautement de telles mesures, surtout la dernière, en raison des bons effets que l'on peut attendre de l'application bien dirigée de la délivrance d'une pareille autorisation.

A côté du permis de construire, il faudrait exiger un *permis d'habiter*, qui n'est que le complément obligé de la première mesure. Une telle obligation permettrait d'abord de vérifier si toutes les conditions réglementaires, figurant dans les pièces apportées à l'appui de la demande en autorisation de construire, ont bien été observées ; elle s'opposerait en outre à une occupation trop hâtive de locaux, dans des conditions, d'humidité surtout, qui nuisent si souvent à la santé des premiers occupants.

Dossier sanitaire (Casier sanitaire). — C'est une mesure excellente, qui reste malheureusement facultative. Elle consiste essentiellement dans l'établissement et la tenue à jour d'un dossier spécial pour tout immeuble de la commune (1). Sont réunis dans ce dossier toutes les indications, tous les renseignements propres à aider à la détermination des causes d'insalubrité. On peut prendre comme modèle l'organisation de Paris, où chaque maison a un dossier comprenant :

1° Une chemise portant l'indication de l'arrondissement, du quartier, de la rue et du numéro de l'immeuble ;

2° Un plan au 2/1000 de la maison, avec l'indication des canalisations, fosses, puits, puisards, fontaines, fosses à fumier ;

(1) Juillerat, Le casier sanitaire des maisons, Paris, 1905.

3° Une feuille de description de l'immeuble ;

4° Une feuille indiquant les décès par maladies transmissibles survenus dans la maison, avec leur date (l'indication des décès doit être complétée par l'indication des cas, pour les maladies à déclaration obligatoire ou facultative) ;

5° Une feuille indiquant les désinfections opérées, leur date et leur cause ;

6° Une feuille indiquant les mesures prescrites par les commissions sanitaires diverses qui ont eu à intervenir et la suite donnée.

7° Une feuille mentionnant les recherches d'ordre scientifique intéressant l'hygiène, qui auraient pu être faites dans l'immeuble.

8° Enfin, tous les résultats des enquêtes qui auraient pu être faites dans un but de salubrité.

Pour les constructions nouvelles, dans les villes où existe l'obligation du permis de construire, les pièces exigées pour son obtention forment déjà une excellente base de constitution de ce dossier.

Inspection de la salubrité de l'habitation. — Il est des pays où ce service est bien organisé et fonctionne au grand bénéfice de l'hygiène. En Amérique, en Angleterre, en Allemagne, les inspecteurs de la salubrité pénètrent dans les habitations pour voir si les conditions exigées sont remplies, et proposent les mesures qui leur paraissent nécessaires à prendre.

C'est le seul moyen de pouvoir se rendre compte si un immeuble, établi dans de bonnes conditions de salubrité, ne se trouve pas modifié sous ce rapport par l'usage qui en est fait.

Une inspection soignée peut faire reconnaître dans une ville un grand nombre d'habitations réellement insalubres, sur lesquelles l'attention n'a pas été attirée parce qu'il ne s'y est produit aucun fait de nature à les faire suspecter.

Certificat de salubrité. — L'idée de délivrer aux maisons salubres un certificat constatant qu'elles remplissent les conditions requises à ce titre est certainement à préconiser. Il faut s'efforcer de la faire passer dans l'application. Un tel certificat serait pour des locataires une référence de tout premier ordre. Les pouvoirs publics qui le décerneraient ne sortiraient pas plus de leur rôle qu'en exerçant leur contrôle sur les objets d'alimentation. Son établissement constituerait un réel progrès au point de vue sanitaire.

Des dispositions légales entrent, d'ailleurs, déjà dans cette voie, en établissant pour les habitations à bon marché, qui peuvent jouir de faveurs administratives spéciales, concours pécuniaires, exonérations d'impôts par exemple, l'obligation de fournir un certificat de salubrité délivré par le Comité départemental de patronage. La loi du 12 avril 1906 dit dans son article 5 :

Les Comités de patronage certifieront la salubrité des maisons et logements qui doivent bénéficier des avantages de la loi. S'ils refusent ce certificat, ou s'ils négligent de le délivrer dans les trois mois de la demande qui leur en sera faite, les intéressés pourront se pourvoir devant le ministre du Commerce, de l'Industrie et du Travail, qui statuera, après avis du préfet et du Comité permanent. Ils pourront soumettre à l'approbation du ministre du Commerce, de l'Industrie et du Travail, des règlements indiquant les conditions que devront remplir les constructions pour être agréées.

D'autre part, le paragraphe 2 de l'article 59 du décret du 10 janvier 1907 édicte :

Elle (la demande d'exonération) devra être appuyée dans un délai qui ne pourra dépasser trois mois à dater de l'achèvement de la construction, du certificat de salubrité prévu par le dernier paragraphe de l'article 5 de la loi.

C'est une mesure qu'on aurait grand intérêt à généraliser pour la salubrité de l'habitation.

Interdiction d'habitation. — C'est une mesure grave, à laquelle il faut cependant recourir dans certains cas. Par exemple, quand les causes d'insalubrité d'une habitation sont telles que l'on reconnaît qu'il est impossible d'y remédier ; ou bien quand un propriétaire s'obstine à ne pas faire les modifications qui lui ont été imposées à la suite d'une enquête régulière.

La loi du 15 février 1902 prévoit l'application de cette mesure dans l'article 12 ainsi conçu :

Lorsqu'un immeuble, bâti ou non, attenant ou non à la voie publique, est dangereux pour la santé des habitants ou des voisins, le maire ou, à son défaut, le préfet invite la Commission sanitaire à donner son avis : 1° sur l'utilité et la nature des travaux ; 2° sur l'interdiction d'habitation de tout ou partie de l'immeuble jusqu'à ce que les conditions d'insalubrité aient disparu.

L'arrêté portant interdiction d'habiter devra être revêtu de l'approbation du préfet.

Cette interdiction peut être totale ou partielle, dans ce dernier cas portant soit sur l'habitation de nuit, soit sur l'habitation de jour.

Le même article et les articles suivants règlent les questions de procédure et d'exécution qui seront exposées et discutées dans la dernière partie de ce volume.

Destruction d'habitation. — C'est une mesure très grave qui, généralement, n'est appliquée que dans des cas exceptionnels. On y a eu recours, par exemple, à la suite de la constatation d'un ou plusieurs cas de maladies transmissibles très menaçantes, la peste principalement. Il est arrivé alors aux autorités de prescrire la destruction par le feu de l'immeuble contaminé après évacuation faite avec toutes les précautions nécessaires en pareil cas. Il peut en être de même pour des immeubles de très peu de valeur, des baraques, où se constate un foyer dont on peut craindre l'extension, pour la variole notamment. Il faut naturellement indemniser les possesseurs. Quand il s'agit d'immeubles menaçant ruine et compromettant la sécurité de la voie publique, il existe une procédure spéciale, à laquelle les maires et, à leur défaut, les préfets doivent recourir.

A Londres, des démolitions de quartiers entiers, dûment reconnus comme insalubres, se font sur l'ordre du Conseil de comté, qui cherche à traiter à l'amiable avec les propriétaires pour leur acquisition et recourt à l'expropriation lorsqu'il ne réussit pas. Le terrain déblayé est mis en vente au prix habituel du quartier, avec obligation de se conformer aux clauses d'un cahier des charges que l'État impose dans ce cas au Conseil de comté.

Expropriation pour causes d'insalubrité. — La loi du 13 avril 1850 sur les logements insalubres prévoyait (art. 13) la nécessité pour les communes d'avoir à recourir à l'expropriation pour cause d'insalubrité de logements dans certains cas déterminés. La loi du 15 février 1902 reproduit exactement ces prescriptions dans son article 18 :

Lorsque l'insalubrité est le résultat de causes extérieures et permanentes, ou lorsque les causes d'insalubrité ne peuvent être détruites que par des travaux d'ensemble, la commune peut acquérir, suivant les formes et après l'accomplissement des formalités prescrites par la loi du 3 mai 1841 (1), la totalité des propriétés comprises dans le périmètre des travaux.

Actuellement, la procédure imposée rend difficile cette opération; Jules Siegfried a déposé à la Chambre une proposition de loi tendant à faciliter de beaucoup pour les communes l'expropriation pour cause d'insalubrité ou d'assainissement.

Des détails très complets sur la question, au point de vue légal et administratif, seront donnés plus loin, dans la quatrième partie de ce volume.

III. — MESURES PROPRES AUX HABITATIONS COLLECTIVES.

On a vu que les habitations collectives pouvaient être insalubres par elles-mêmes, pour les personnes qui les habitent, et en plus nuire réellement à la salubrité générale de la ville (p. 20). Il est nécessaire de prendre des mesures à cet égard, surtout pour celles de diverses catégories particulièrement dangereuses. Ce sont ces dernières qui seront uniquement visées ici ; les autres ressortissent des données précédemment exposées pour les habitations particulières. Les habitations collectives dont il doit être question ici sont

(1) Loi du 3 mai 1841 sur l'expropriation pour cause d'utilité publique.

les hôtels et garnis, les hôpitaux, les casernes, les prisons, les refuges et asiles de nuit, les écoles, les ateliers.

A côté des mesures tout à fait spéciales à ces établissements, il va sans dire qu'il faut leur faire l'application des moyens généraux dont on dispose pour assurer la salubrité des habitations ordinaires. Les règlements sanitaires communaux y pourvoient, mais en partie seulement, en déterminant par exemple des conditions spéciales pour l'installation et le nombre des cabinets d'aisances (modèle A) :

Art. 38. — Dans les établissements à usage collectif, le nombre des cabinets d'aisances sera déterminé en prenant pour base le nombre des personnes appelées à faire usage des cabinets et la durée de séjour de ces personnes dans lesdits établissements.

Ils règlent aussi, dans une certaine mesure, mais d'une manière un peu trop générale, les questions d'alimentation en eau, de tenue en bon état de propreté, d'éloignement des immondices :

Art. 75. — Les prescriptions des articles qui précèdent sont applicables aux administrations publiques ainsi qu'aux édifices publics.

Hôtels et garnis. — L'installation des hôtels proprement dits doit être faite en vue d'obtenir facilement une très grande propreté des locaux et d'assurer surtout l'enlèvement complet ou la désinfection des souillures diverses pouvant contenir des agents de contage et transmettre dès lors aux occupants ultérieurs des maladies dont des précédents étaient atteints. Il faut un nettoyage soigné des vases et ustensiles divers, des couvertures et tapis de lit, des tapis de pied. Le mieux est d'éviter l'emploi des tapis poreux, absorbant les poussières, des rideaux épais, au lit surtout; recourir le plus possible aux revêtements lisses et imperméables, le linoléum surtout. Il va sans dire que tout usage de linge ayant servi doit être formellement prohibé, surtout les garnitures de lit, qui ne doivent jamais servir à plusieurs individus et être soumises chaque fois à un lessivage sérieux à chaud, et non simplement mouillées pour leur donner l'aspect lavé.

On ne peut qu'applaudir aux efforts faits à ce point de vue depuis plusieurs années par le Touring-Club ; le public en profite déjà dans bien des endroits.

C'est surtout dans les hôtels d'ordre inférieur et les garnis d'ouvriers que le danger de contamination est grand. C'est là que des précautions devraient être rigoureusement imposées et une stricte surveillance établie. Tout ceci fait partie, d'ordinaire, dans les grandes villes, des mesures de police, mais reste quand même dans les attributions du Bureau d'hygiène. Les ordonnances de police règlent les mesures d'ordre et de salubrité qui concernent ces établissements, limitant le nombre des habitants à admettre pour éviter l'encombrement, prescrivant les soins de propreté nécessaires aux locaux, le nombre et la nature des cabinets d'aisances, l'évacuation des immondices, l'approvisionnement en eau, visant enfin le cas d'apparition de maladies contagieuses. A Paris, un service spécial d'inspecteurs de la salubrité des garnis est chargé de s'assurer que les conditions exigées sont remplies (1).

On a voulu, pour la prophylaxie des maladies transmissibles, faire quelque chose pour les petits centres. L'article 20 du modèle B de règlement sanitaire communal formule ainsi une disposition qui vise certainement les hôtels et garnis d'ordre inférieur :

> Indépendamment de la déclaration imposée aux médecins par l'art. 5 de la loi du 15 février 1902, pour les maladies transmissibles ou épidémiques, les hôteliers et logeurs sont tenus de signaler immédiatement à la mairie tout cas de maladie qui se produirait dans leur établissement, ainsi que le nom du médecin qui aurait été appelé pour le soigner.

C'est une prescription qui peut paraître bizarre, pouvant faire intervenir inconsidérément un tenancier dans un cas délicat et créer aisément des conflits avec les médecins.

Hôpitaux. — Ce sont surtout des mesures de discipline à imposer au personnel et de changement de vêtements pour éviter des transmissions fâcheuses, qui sont encore trop souvent observées. Malgré tous les soins, il peut encore cependant sortir quelque chose. La transmission de contages par des individus sains en apparence, mais en réalité infectés, semble bien difficile à éviter tout à fait. On ne peut d'ailleurs trop conseiller à chaque hôpital de désinfecter lui-même les déjections de tous ses malades, ainsi que tous les linges, objets de pansements, etc. ; il peut le faire très soigneusement.

Casernes. — L'autorité militaire prend aujourd'hui elle-même les plus grandes précautions pour ne pas infecter le milieu urbain. Il lui reste beaucoup à faire pour mettre les casernements, surtout les anciens, en bon état hygiénique. On ne peut que l'encourager à porter tous ses efforts de ce côté ainsi que sur l'alimentation en eau, l'évacuation et le traitement des eaux usées des casernes, camps, etc.

Prisons. — Les plus grandes précautions doivent être prises pour que ces établissements ne nuisent point au voisinage. Il faut veiller aussi à maintenir les locaux pénitenciaires dans un état de salubrité *suffisant* ; de là à en faire des modèles du genre, il y a un abîme. Le luxe de certaines prisons est d'une véritable immoralité

(1) Voir l'Ordonnance du Préfet du police du 19 octobre 1908 concernant les logements loués en garnis.

en face de tant d'hôpitaux, de tant de casernes, de tant d'ateliers meurtriers.

Refuges et asiles de nuit. — Ici, l'attention doit toujours être en éveil. Il y faut éviter l'encombrement et la promiscuité, mettre en pratique une très grande propreté, propreté de linge et propreté corporelle, par les bains-douches par exemple, faire une désinfection soignée des vêtements, etc.

Écoles. — Toutes les mesures doivent tendre à combattre les conditions défectueuses du milieu, au premier rang desquelles se trouve trop souvent l'encombrement. Ce sont en somme celles qui sont propres à assurer la salubrité des habitations ordinaires, en tenant compte surtout d'une large aération et d'une bonne ventilation des grands locaux à usage collectif, surtout de ceux où le séjour doit être plus long, salles de classes ou d'études et principalement dortoirs. L'entente devrait toujours être complète et assurée entre les autorités scolaires et les services sanitaires des différentes villes pour éviter, lors de renvois ou de licenciements pour raison sanitaire, de créer des importations de contages. C'est là un point fort important qui mériterait d'être réglé.

Ateliers. — Les établissements industriels qui peuvent nuire au milieu, être la cause d'insalubrités, sont l'objet d'une réglementation spéciale qui sera exposée et discutée dans la dernière partie de ce volume (1). L'hygiène de ceux qui y travaillent font l'objet d'importantes prescriptions des lois des 12 juin 1893 et 11 juillet 1903.

Reste le travail en chambre, dont on a vu précédemment (p. 79) l'influence désastreuse sur la santé des ouvriers et sur la salubrité du milieu urbain. Une réglementation sérieuse et une stricte surveillance sont absolument nécessaires à établir; il faut poursuivre l'assainissement de ces petits ateliers, qui constituent, pour les villes, des sources de dangers.

III. — MESURES GÉNÉRALES RELATIVES A L'ASSAINISSEMENT DE L'ALIMENTATION.

Il faut assurer aux villes un approvisionnement suffisant et une bonne répartition d'aliments sains et d'eau pure. Les mesures à prendre pour y arriver sont d'autant plus complexes que l'agglomération est plus peuplée et que la quantité des produits qui doivent servir est dès lors plus grande. Nous étudierons successivement les mesures qui concernent l'alimentation proprement dite et celles spéciales à l'alimentation en eau.

(1) Voy. Paul Adam, Établissements classés.

I. — ALIMENTATION PROPREMENT DITE.

L'influence de l'alimentation sur l'état sanitaire des villes doit apparaître comme très grande. Nous avons essayé précédemment (p. 80) d'en faire ressortir l'importance, tout en reconnaissant la difficulté qu'il y a, dans bien des cas, de pouvoir préciser suffisamment.

Assurer, dans de bonnes conditions, l'alimentation des habitants est, sans conteste, un des devoirs principaux des administrations du pays et, pour une ville, de la municipalité. On le reconnaît partout, bien qu'on soit peut-être moins disposé à agir, pour ce point de vue spécial, que pour d'autres éléments de salubrité générale. Les communes se préoccupent souvent aujourd'hui d'assurer à leurs habitants un logement salubre; il faut qu'elles songent aussi à leur assurer une alimentation convenable en quantité et en qualité (p. 86).

C'est surtout pour la classe ouvrière que la question a une importance très grande. La dépense de la nourriture, dans un ménage ouvrier de grande ville, absorbe de 50 à 75 p. 100 de la dépense totale. D'après Picquet (1), sur seize familles ouvrières de Rouen, prises au hasard, la moyenne serait de 60 p. 100 d'après les données suivantes que fournissent leurs budgets :

Logement	15	p. 100
Vêtements	16	—
Nourriture	61	—
Chauffage et divers	8	—

Cette dépense de nourriture se répartirait ainsi :

Pain	33	p. 100
Épicerie	24	—
Boissons, légumes et divers	16	—
Viande	14	—
Lait	13	—

Le plus grand minimum est la bonne moitié de la dépense totale du ménage. Les variations dépendent un peu des habitudes, mais surtout du prix, souvent différent, des substances alimentaires dans la ville.

L'idéal est l'alimentation à bon marché, saine et suffisante pour tous. Il faut arriver à assurer à tous une ration minima suffisante. Si l'on ne meurt plus qu'exceptionnellement aujourd'hui de famine ou de faim aiguë, il est navrant de voir encore, à une époque où les grandes idées humanitaires sont si en honneur, des hommes et des enfants mourir de faim lente, d'alimentation insuffisante. Il serait grand temps de prendre des mesures efficaces.

(1) Picquet, Sur l'alimentation de l'ouvrier au début du xxe siècle (*Congrès international d'hygiène alimentaire*, Paris, 1905).

Pour arriver au but, il est nécessaire de satisfaire à un certain nombre de conditions :

1° Il faut mettre à la portée de chacun des quantités suffisantes des divers produits alimentaires indispensables, c'est l'*approvisionnement alimentaire* ;

3° Les prix de ces aliments doivent être modérés, pour que les petites bourses puissent être satisfaites; on y arrive par la *réglementation des cours*;

3° Les substanees alimentaires, offertes au public, doivent avoir les qualités voulues; il faut des mesures de *vérification des aliments*;

4° Le public doit savoir comment il doit et peut s'alimenter rationnellement ; il faut faire son *instruction* à cet égard.

1° **Approvisionnement alimentaire**. — L'approvisionnement convenable des villes est un problème complexe, d'autant plus difficile à résoudre, avons-nous dit, que la ville est plus grande. On peut s'en rendre compte par les données sur la consommation de quelques grandes villes, qui ont été citées plus haut (p. 81).

Il fut un temps où l'État et la commune devaient s'occuper de nourrir le peuple, à certains moments au moins. Si ces temps sont changés, cela ne veut pas dire que les administrations doivent aujourd'hui se désintéresser de la question; il lui reste encore beaucoup à faire. Il faut que la ville possède toujours des quantités suffisantes des divers aliments pour que la consommation de tous les habitants soit assurée, et que la pénurie ou la rareté des aliments, de ceux essentiels au moins, n'entraîne pas une élévation des prix prohibitive, partiellement au moins, pour les petites bourses. Le devoir des municipalités est d'assurer l'approvisionnement en prenant les mesures nécessaires, qui sont surtout l'établissement de marchés bien installés capables d'attirer le vendeur, l'installation des divers commerces s'occupant des produits variés de l'alimentation. Elles peuvent favoriser l'installation des industries alimentaires, faciliter les arrivages qui rendent l'offre plus abondante, supprimer les trop nombreux intermédiaires qui grèvent les produits de frais ne profitant ni au producteur, ni au consommateur ; prendre des mesures ou s'associer à celles que prennent d'autres autorités pour conserver de grandes quantités de grains et farines, etc.

2° **Réglementation des cours**. — C'est en assurant l'approvisionnement alimentaire que l'on fait s'établir les cours. L'influence du bon marché des vivres est très grande sur l'alimentation de la classe populaire, la plus nombreuse des habitants, très grande sur son bon état hygiénique, on l'a vu page 83. Il est nécessaire de s'efforcer de l'assurer, dans les meilleures conditions possibles, variables naturellement suivant les ressources et les disponibilités du milieu.

L'approvisionnement a une très grande influence sur les cours;

l'abondance de l'offre tend certainement à faire baisser les prix, c'est l'effet général de toute concurrence. Mais il faut aller plus loin; la vente des aliments de première nécessité doit pouvoir être réglementée, s'il en est besoin. Il faut que l'administration des villes se réserve la possibilité d'intervenir lorsque les prix du pain, de la viande, du lait deviennent trop élevés, de les taxer à un taux déterminé et ceci pour écarter le danger plus menaçant de l'alimentation trop réduite, insuffisante, qui ferait spécialement pâtir la classe ouvrière. Il faut qu'elle puisse s'opposer à des ententes commerciales trop préjudiciables aux prix, à des accaparements de spéculation opérés uniquement dans le but d'élever le prix de vente au consommateur. Dans cet ordre d'idées, la commune peut et doit même aller, s'il le faut, jusqu'à s'instituer fournisseur. Ce n'est, du reste, que suivre un exemple donné depuis longtemps par d'anciennes cités (voy. p. 80). En outre, en installant, dans ses marchés, des ventes à la criée bien réglementées, une ville peut faciliter l'arrivage de denrées alimentaires et leur vente à des prix réduits qui fait certainement baisser le cours ordinaire de leur marché.

3° **Vérification des aliments.** — L'importance d'une surveillance étroite de tout ce qui peut entrer dans l'alimentation n'échappe à personne. Il est du devoir de l'État et des municipalités de s'entendre pour arriver à organiser la défense contre les maladies d'origine alimentaire, intoxications ou contagions, et contre les fraudes qui peuvent être directement nuisibles pour la santé du consommateur ou diminuer la valeur nutritive du produit, en y introduisant une certaine quantité de substances inertes ou moins actives.

Au point de vue physiologique et hygiénique, on doit reconnaître comme véritable infraction aux règlements établis, entraînant à une responsabilité pénale, tout fait de vendre ou mettre en vente, sciemment ou non, des produits alimentaires qui ne répondent pas d'une façon complète, comme quantité et comme composition, au produit naturel ou fabriqué dans des conditions reconnues comme normales. Ce mot d'infraction doit évidemment être pris dans une acception très large; l'altération est certainement comprise dans les limites ainsi visées.

C'est surtout dans l'alimentation à bon marché qu'un tel danger se rencontre. Les bas prix ne sont souvent obtenus, dans les ménages ou les restaurants à bon marché, que par l'achat de produits de qualité médiocre ou inférieure, falsifiés, même nuisibles. C'est surtout ici que la surveillance doit être active et sévère.

Pour arriver à remplir les conditions demandées, les pouvoirs publics sont armés: mais le sont-ils assez? Le sont-ils d'une façon assez explicite?

Tout d'abord, on doit faire remarquer qu'il existe sous ce rapport, surveillance et répression des fraudes, des différences très grandes, capitales même, entre diverses catégories de produits alimentaires. Tandis que la consommation de certains d'entre eux est soumise à une réglementation sévère et régulièrement exercée, beaucoup d'autres échappent à tout contrôle ou presque.

Le point de vue hygiénique intervient-il ici ? On est forcé de reconnaître que ce n'est souvent que secondairement ou même pas du tout. C'est ainsi que la réglementation de la vente des beurres et des vins a surtout été instituée dans un but économique, pour protéger la production. Si les viandes sont souvent soumises à un contrôle sévère et régulier, si l'eau de boisson fait l'objet d'enquêtes sérieuses avant de pouvoir servir à l'alimentation publique, quantité d'autres produits alimentaires ne sont aucunement surveillés; ou bien l'on ne s'en occupe que si l'attention vient à être attirée sur eux par des accidents observés chez les consommateurs ou des changements par trop manifestes dans leurs propriétés.

Et encore cette ferme volonté de réprimer les fraudes se faisant ou pouvant se faire sur certains produits, peut-elle dépasser le but au point de vue de l'hygiène sociale et faire tenir en suspicion et amoindrir la consommation de produits alimentaires, en apparence secondaires, qui ne jouent pas dans l'alimentation populaire le rôle qu'ils pourraient jouer. Comme exemples typiques, il n'y a qu'à citer la viande de cheval et la margarine, de prix relativement modérés et de grande valeur au point de vue nutrition, dont l'écoulement et l'utilisation sont rendus difficiles par des mesures restrictives très secondaires ou nulles au point de vue hygiénique. Pour le physiologiste et l'hygiéniste, les substitutions que l'on pratique à leur aide, ne peuvent pas présenter plus d'intérêt que la substitution du coton à la laine dans une étoffe.

Jusqu'en 1905, ce qui faisait loi sur la question, c'était l'article 423 du Code pénal, que complétaient et amélioraient la loi du 27 mars 1851 et celle du 5 mars 1855. Il était nécessaire de faire la preuve de la mauvaise foi du vendeur, ce qui permettait d'ergoter et trop souvent de le faire profiter d'un doute, et n'avait rien à faire au point de vue sanitaire. De plus, ce n'était que le délit consommé que l'on pouvait punir, et non la tentative ; or l'intérêt véritable de l'hygiène est surtout de prévenir les accidents possibles.

Chose qui peut étonner, la loi du 14 février 1902, relative à la protection de la santé publique, est absolument muette sur la question de l'alimentation, sauf en ce qui concerne l'eau potable. Elle s'en rapporte entièrement à l'organisation antérieure, certainement incomplète et défectueuse. Les règlements sanitaires communaux les modèles au moins, passent tout à fait sous silence la question de l'alimentation ordinaire. Il n'en est fait mention, dans une certaine catégorie des règlements édictés, que dans la liste des attributions des bureaux d'hygiène imposés aux villes de plus de 20 000 habitants où l'on voit alors figurer l'inspection de denrées alimentaires de diverses sortes.

Pour Paris, l'article 23 de la même loi, modifié par la loi du 7 avril 1903, comprend dans les attributions du préfet de police « l'application des lois et règlements concernant la vente et mise en vente des denrées alimentaires falsifiées ou corrompues ».

La loi du 1er août 1905, *sur la répression des fraudes dans la vente des marchandises et des falsifications des denrées alimentaires et des produits agricoles*, remédie en partie aux lacunes de l'ancienne législation. Elle punit la tentative de fraude; les pénalités sont plus élevées; la prison, en particulier, est imposée, si la substance falsifiée ou corrompue est nuisible à la santé de l'homme ou des animaux. Dans tous les départements, des agents sont agréés pour procéder au prélèvement de tout produit alimentaire suspect; le service de la répression des fraudes est organisé sous la dépendance du Ministère de l'agriculture.

C'est un progrès; mais ce n'est pas encore suffisant. Il est, par exemple, indispensable que les pénalités soient modifiées de telle façon que les fraudeurs n'aient plus intérêt pécuniaire à frauder, même en supportant des amendes trop souvent dérisoires. Ce qu'il faut maintenant, c'est faire appliquer la loi. Chose plus difficile. C'est une organisation nouvelle à créer presque partout.

La législation fondamentale dont nous venons de parler se trouve étendue et complétée par d'autres dispositions qui peuvent certainement être regardées comme précieuses, mais n'ont cependant pas la force de dispositions légales et, d'autre part, dépendent par trop de conditions locales ou particulières pour être d'une application générale et régulière. C'est ici que nous voyons surtout intervenir l'autorité municipale.

Doivent être considérées comme telles les dispositions de l'arrêté du 18 décembre 1848 sur l'organisation des conseils d'hygiène publique et de salubrité, portant que les conseils d'arrondissement peuvent être spécialement consultés sur.... 8° la qualité des aliments, boissons, condiments, livrés au commerce. Ces dispositions sont attribuées aux commissions sanitaires par l'article 21 de la loi du 15 février 1902, avec cependant l'obligation, plus stricte pour les pouvoirs compétents, imposée par le remplacement du terme *peuvent être consultés* par celui *doivent être*.

La loi du 5 avril 1884 sur l'organisation municipale (art. 197), attribue à la police municipale l'inspection sur la salubrité des comestibles mis en vente. L'article 99 donne aux préfets le droit de prendre à ce sujet les mesures nécessaires, dans les cas où les autorités municipales n'y auraient pas pourvu.

Voyons comment, en fait, s'exercent les surveillances nécessaires pour assurer les sages dispositions prescrites par la loi. Il est évident que nous ne pouvons pas exposer ici les procédés de vérification à mettre en œuvre. Ils ont été étudiés et discutés dans le fascicule IV de cet ouvrage (1) auquel nous renvoyons.

Le service départemental de répression des fraudes, dont il vient d'être parlé, porte surtout ou même exclusivement son attention sur certains points, les vins, le lait, le beurre, les matières sucrées, le café, les alcools, les farines peut-être encore; il opère dans toutes les communes du département.

Vient en plus, pour les villes l'organisation municipale proprement dite.

On a reconnu très tôt l'obligation d'une stricte surveillance de certaines catégories d'aliments, dont il paraissait tout à fait nécessaire de réglementer la vente et la consommation, à cause des dangers qui pouvaient résulter de l'usage de ces produits lorsqu'ils sont de mauvaise qualité ou altérés. Un arrêt du Parlement en date du 29 mars 1551 oblige les bouchers à ne fournir, sous peine de punitions corporelles, dans leurs établissements, que des viandes *fraîches et nettes*. En 1559, un arrêt de même origine ordonne aux jurés bouchers de bien et dûment visiter les bêtes et de ne permettre qu'aucune bête morte ou malade ne soit vendue et débitée au peuple; pareillement les chairs trop gardées et indignes d'entrer au corps humain. C'est, ainsi établi, le principe de l'inspection des viandes par des personnes compétentes, consacré par des dispositions ultérieures et l'origine réelle de notre système de surveillance actuel.

Pendant longtemps, chaque boucher sacrifiait pour son compte, chez lui, dans sa *tuerie particulière*, les animaux devant desservir sa clientèle. Le contrôle devenait par là très difficile à exercer, souvent illusoire; il n'existait aucunement dans les petits centres.

On doit voir sur ce point un progrès très sérieux dans la création d'*abattoirs*, établissements municipaux communs à tous les bouchers de la ville, où le contrôle sanitaire peut facilement s'exercer. Les premiers ont été créés à Paris par un décret du 9 février 1810.

De suite a été spécifié avec raison que la création d'un abattoir dans une commune devait entraîner la suppression immédiate des tueries particulières. De cette façon, tout se trouve concentré au même endroit, sous une surveillance compétente, un vétérinaire en étant de fait toujours chargé.

La création d'abattoirs s'est étendue. La plupart des villes d'un peu d'importance en ont établi. Il faut que cela se complète, que l'on arrive à la suppression totale des tueries particulières, qui, la plupart du temps, ne sont pas du tout surveillées. D'après des données récentes, il n'existe en France que 912 abattoirs publics, dont 808 sont plus ou moins régulièrement inspectés, tandis que les 104 autres sont privés de toute inspection vétérinaire. On voit qu'il reste

(1) ROUGET et DOPTER, *Hygiène alimentaire*.

encore énormément à faire à ce point de vue, surtout si on compare notre pays à l'Allemagne. Bien des centres importants, qui n'en ont pas, devraient en être pourvus. Les petites agglomérations peuvent profiter des facilités que leur offre la loi du 22 mars 1890 permettant les syndicats de communes pour ces organisations sanitaires, et obtenir ainsi des solutions tout à fait satisfaisantes avec des sacrifices pécuniaires relativement faibles.

Mais il faut en outre que nos abattoirs se perfectionnent. En France, ils sont presque tous établis sur les types anciens et sans frigorifiques. Très peu sont construits d'après des données qui concordent avec les vues nouvelles en matière sanitaire. Aussi les considère-t-on avec raison comme des établissements insalubres au premier chef, souillant le milieu ambiant par les odeurs qui s'en dégagent et les déchets qui en sortent. Le vrai but à atteindre est de construire des établissements ne nuisant en rien au voisinage, ne l'incommodant même pas. Dans bien des pays, en Allemagne, en Angleterre, aux États-Unis, on obtient de tels résultats par l'application stricte des données et des méthodes nouvelles. Ils sont tout aussi faciles à obtenir en France, mais il faut y tenir la main et faire sans hésiter les sacrifices nécessaires. On a aujourd'hui toutes les indications voulues pour bien faire, et des exemples sont faciles à trouver pour se convaincre (1).

On doit fortement engager les villes, grandes ou petites, à améliorer dans ce sens leur situation.

Donc, l'inspection des viandes peut se faire dans les abattoirs d'une façon tout à fait satisfaisante. De ce côté, on peut être rassuré.

Toutefois, ce n'est pas tout sur ce sujet. On amène, dans les villes, des viandes, dites *viandes foraines*, provenant d'animaux abattus au dehors, le plus souvent dans les villages environnants, comptant sur une vente plus facile et surtout plus rémunératrice, ou venant de pays étrangers grands producteurs.

Ces viandes, qui proviennent presque toujours d'animaux abattus dans des tueries particulières et qui n'ont été soumises à aucun contrôle, doivent naturellement être soigneusement vérifiées avant de pouvoir êtres livrées à la consommation. Pour cela, dans bien des villes, il existe aujourd'hui une réglementation sévère qui peut donner toute garantie. Il est nécessaire d'insister pour que pareille surveillance soit installée partout et étendue, afin de ne pas voir rentrer sous une forme ce qui a été précédemment refusé dans des conditions différentes.

A cette inspection des viandes foraines doit se joindre une sur-

(1) Voy. surtout Piettre, *Police sanitaire des animaux* (Traité d'hygiène, fasc. XIV, p. 214 et suiv.). — De Loverdo, Martel et Mallet, Construction, agencement, inspection et administration des abattoirs, 2 vol., Paris, 1906. — De Loverdo, Le froid artificiel, ainsi que les rapports et discussions du Ier *Congrès international des industries frigorifiques*, Paris, octobre 1908). — Mesnager, Les abattoirs modernes, Paris, 1907.

veillance sérieuse des produits similaires, très divers, qui sont offerts à la consommation sur les marchés des villes. Les volailles, le gibier, les poissons, les crustacés doivent être inspectés tout aussi soigneusement que les viandes; leurs altérations, leurs maladies peuvent être regardées comme souvent aussi dangereuses pour l'homme.

On sait la consommation considérable de lait qui se fait dans nos pays, et chacun a présents à l'esprit — on y insiste de tous côtés — les dangers réels que peuvent faire courir au consommateur les laits de mauvaise qualité, surtout lorsqu'ils doivent servir à l'alimentation de malades, de débilités, et principalement de jeunes enfants. L'énorme mortalité qui sévit en bien des villes sur les nourrissons provient en très grande partie de ce fait. La réglementation doit ici être très rigoureuse, la surveillance constante et la répression très sévère. On ne devrait tolérer nulle part la mise en vente, sous le nom de lait, d'un produit autre que le liquide provenant intégralement de vaches saines, sans la moindre soustraction de composants et sans la moindre addition de produits étrangers. C'est la seule chose acceptable. Il y va de la vie des enfants et de l'avenir de nos races.

La question du lait est assez importante pour les agglomérations, grandes villes et agglomérations industrielles populeuses surtout, pour que la manière d'agir soit exposée plus complètement; ce qui sera fait plus loin.

Les œufs, les graisses animales et végétales doivent être sérieusement contrôlés. Il en est de même des légumes, des fruits, jouant un si grand rôle dans l'alimentation; particulièrement des champignons dont les espèces toxiques occasionnent trop souvent des accidents redoutables.

Tout ceci doit constituer le service urbain d'inspection des halles et marchés, mais s'étendre aussi à tous les endroits de la ville où de tels produits sont mis en vente; car, en fait, beaucoup des produits alimentaires signalés, et en plus toute une série d'autres, sont toujours mis en vente par bien des commerçants des villes sans être l'objet d'aucune surveillance. Et il en est ainsi souvent pour des aliments de première nécessité, les farines et le pain par exemple, dont on ne s'occupe que si l'attention vient à être attirée sur eux, pour des raisons tout à fait accidentelles ou à la suite d'apparition de troubles déterminés par leur consommation.

Il en est de même pour beaucoup trop d'autres produits qui tiennent une bonne place dans l'alimentation. Il n'est possible ici que de citer les principaux, sans entrer dans des détails qui auraient cependant un grand intérêt. C'est par exemple le vin, les alcools et liqueurs, la glace, les épices, pâtisseries, sucreries, pâtes alimentaires et bien d'autres. L'attention doit être spécialement attirée sur ces points.

C'est ici que peut très utilement intervenir un rouage fort important d'une bonne gestion sanitaire, le laboratoire municipal, devant se charger des études chimiques et biologiques nécessaires pour mener à bien l'entreprise. C'est le complément obligé d'un bureau d'hygiène bien installé.

Certes, il n'est pas donné à toutes les villes de pouvoir faire les sacrifices nécessaires à une installation des plus complètes. Mais il est des accommodements variés. Pour compléter leur bureau d'hygiène et remplir l'office d'un laboratoire municipal, les villes peuvent s'adresser à des services divers d'universités ou d'écoles, où elles auront grande chance de rencontrer les différentes compétences voulues. Ailleurs, il deviendra possible d'organiser le service en faisant appel au concours de médecins, de pharmaciens, de vétérinaires.

Enfin c'est le cas, pour les petits centres qui ne peuvent faire facilement les frais d'une organisation suffisante, de s'associer pour faire une organisation commune, de se syndiquer dans ce but, comme le permet la loi du 22 mars 1890 sur les syndicats de communes. C'est ce qui peut faciliter de beaucoup l'extension des mesures sanitaires les plus importantes des bureaux d'hygiène, des abattoirs, des amenées d'eau potable, des installations de désinfection principalement. Il est urgent d'éclairer l'opinion sur ce point.

Mais il paraîtrait préférable de confier les travaux, les plus délicats au moins, à des services importants bien dirigés et bien outillés. La meilleure solution et la moins dispendieuse serait la création d'instituts régionaux complets à ce point de vue ; il n'est pas à recommander d'éparpiller des dépenses, qui deviennent alors insuffisantes ou même dérisoires et de ce fait inefficaces.

4° **Instruction du public.** — Les aliments salubres étant obtenus en quantité suffisante et à prix modéré, il faut encore que le public sache en faire un usage convenable, sache s'alimenter d'une façon rationnelle. Or, combien, sous ce rapport, les fautes sont nombreuses et importantes !

Le public de toutes les classes ne *sait* pas se nourrir. Il faut absolument le lui apprendre.

Dans les classes aisées, ce qui est surtout à craindre, c'est le danger d'une *alimentation excessive*, qui conduit à toute une série de maladies de la nutrition ; dans les classes pauvres, c'est l'*alimentation insuffisante*, qui ruine l'organisme et le prédispose à toutes les attaques (p. 88). Des faits de cette dernière catégorie ont été particulièrement bien mis en lumière, dans ces dernières années, par les belles enquêtes de Landouzy et des frères Labbé (1) et dans le livre de Jean Lahor et

(1) Landouzy, H. et M. Labbé, Enquête sur l'alimentation d'une centaine d'ouvriers et d'employés parisiens ; ce qu'elle est : irraisonnée, insuffisante, insalubre, dispendieuse ; ce qu'elle pourrait être : raisonnée, suffisante, salubre, économique. Paris, 1906. — M. Labbé, Régimes alimentaires, 1910.

Lucien Graux (1), d'une si grande portée sociale. Ils montrent bien que l'ouvrier et surtout l'ouvrière, dont l'alimentation est si souvent irrationnelle et défectueuse (p. 87), peuvent, tout en ne dépensant pas plus, en faisant un choix plus judicieux des aliments, se nourrir d'une façon beaucoup plus profitable pour eux.

Il faut enseigner au public le moyen de faire une alimentation profitable, véritablement *rationnelle*; lui apprendre quels sont les aliments les meilleurs pour une utilisation réelle; le détourner de ceux qui sont insuffisants ou inutiles, parfois même dangereux.

Une telle éducation doit se faire à différents degrés. Elle peut se faire à l'école d'abord, où des exemples judicieusement choisis renseignent facilement sur la valeur des divers aliments. Elle doit se compléter et surtout devenir pratique pour les filles, puisque c'est la femme qui, dans toutes les classes, règle tous les détails des choses domestiques (2). C'est là la raison d'être et la grande importance de l'*enseignement ménager*. A l'école ménagère, la femme apprendra à bien faire avec une dépense faible; elle y apprendra l'art de faire les combinaisons d'aliments profitables, de préparer la nourriture d'une façon agréable, tout en restant économique.

La propagation de telles idées doit se faire par des conférences, surtout destinées au public spécial qui peut le plus en avoir besoin. Elle devrait aussi se faire par la presse ; la diffusion et l'influence du journal étant si grande, cela serait peut-être la meilleure façon d'arriver au but d'une manière réellement profitable. L'instruction hygiénique du peuple fournit peut-être un des plus beaux rôles de la grande presse.

5° **Mesures spéciales aux grands aliments**. — La crise de l'alimentation étant très aiguë dans les grandes villes, principalement pour la classe ouvrière, il faut des mesures spéciales et énergiques pour la conjurer. Si tout ce qui concerne la nourriture est digne d'attirer l'attention, combien l'intérêt devient plus grand lorsqu'il s'agit des aliments indispensables, fondamentaux, qui doivent être considérés comme formant la base de toute alimentation dans l'état actuel de notre façon de vivre : le pain, la viande, le lait.

La question du pain. — Le pain, cet aliment de tous, devrait être accessible pour tous, en quantité suffisante et de qualité convenable.

Nous avons vu précédemment (p. 83) l'influence du prix du blé sur d'importants facteurs sociaux, principalement sur la natalité et la mortalité, aussi sur certains points de la mortalité générale, qui est loin d'être sans influence sur la salubrité publique. Assurément il agit sur la morbidité, bien que les statistiques ne permettent guère de le démontrer péremptoirement, à cause de leur grande complexité.

(1) Jean Lahor et Lucien Graux, L'alimentation à bon marché, saine et rationnelle, Paris, 1908.

(2) Fénelon, Éducation des filles.

La cherté du blé doit donc être évitée à tout prix, surtout dans une démocratie, où se devrait reconnaître le *droit au pain* pour chacun. C'est là l'affaire des mesures économiques du pays, de son agriculture, de ses relations avec les pays étrangers grands producteurs de blé (Russie, Amérique).

Mais les villes doivent toujours se réserver la possibilité d'agir sur le prix du pain, dans les circonstances qui peuvent imposer une action. Un moyen général est de favoriser le commerce du blé, l'offre ayant toujours une action régulatrice sur les prix. Pour éviter l'influence, qui pourrait être par trop fâcheuse pour les prix, des variations trop grandes des récoltes, il est bon de prévoir la conservation de la durée d'une année à l'autre au moins, dans les années d'abondance ou même simplement normales.

C'est l'histoire ancienne, mais se renouvelant toujours, des vaches grasses et des vaches maigres. Les anciens le faisaient avec leurs *greniers d'abondance*; on fait encore aujourd'hui de telles réserves dans les places fortes, ou dans des régions menacées de guerre.

L'établissement de boulangeries coopératives peut aussi avoir de bons effets, en livrant du pain à un prix un peu inférieur à celui du commerce ordinaire.

Mais le moyen extrême doit être la possibilité d'imposer une taxation du prix du pain, lorsqu'une situation exceptionnelle se présente.

Enfin la commune peut, à la rigueur, devenir une coopérative générale, en instituant une boulangerie communale qui tout au moins agit comme régulateur du prix. Cela s'est vu souvent, dans des circonstances un peu exceptionnelles, il est vrai, années de disette ou temps de guerre. Cela se fait encore aujourd'hui, en Italie, par exemple, à Palerme et à Catane, en donnant, dit-on, de beaux résultats. Une autre raison, tout hygiénique aussi, qui vient militer en faveur de semblables institutions, est qu'elles peuvent servir à combattre l'insalubrité réelle de la boulangerie ordinaire, que tous sont forcés d'avouer, et favoriser l'établissement de boulangeries modèles, mécaniques, seules réellement hygiéniques.

La question de la viande. — La viande est, dans l'état actuel de nos mœurs, nécessaire à l'alimentation du travailleur. Il s'en consomme plus dans les villes que dans les campagnes, bien qu'aujourd'hui, dans beaucoup de régions, le taux de sa consommation, qui avait autrefois des écarts considérables, se rapproche beaucoup et tende à s'égaliser. Habituellement, c'est un aliment de prix élevé, difficile à se procurer en quantité suffisante pour une ration normale avec les petits budgets. Le prix fait naturellement diminuer la consommation, si les salaires ne s'élèvent pas.

Aussi, dans les villes, de grands efforts doivent être faits pour obtenir le bas prix des viandes; ces efforts doivent forcément être aidés par le gouvernement, la ville ne pouvant rien contre des droits généraux élevés ou prohibitifs.

Les prix de la viande sont hauts depuis bon nombre d'années. Aussi la consommation de la viande ne semble pas augmenter; elle serait plutôt en baisse dans les grandes villes, comme le démontrent les chiffres suivants :

Consommation moyenne de la viande de boucherie à Paris.

	Kilogr. par tête.
Moyenne de la période 1881-1885	77
— — 1886-1891	78,1
— — 1891-1896	74,2
— — 1896-1900	73,6

Consommation moyenne de la viande de boucherie à Berlin.

	Kilogr. par tête.
Année 1894	75,32
— 1895	73,58
— 1896	76,56
— 1897	75,[illegible]6
— 1898	74,51
— 1899	76,64
— 1900	80,98
— 1901	80,38
— 1902	75,09
— 1903	77,54

Cela ne serait pas si mauvais signe, si l'ouvrier savait faire son menu, manger d'une façon quelque peu rationnelle. Mais il ne le sait guère, nous l'avons vu, s'en rapporte à ses goûts, souvent tout à fait déplorables sous ce rapport. Et puis il y a encore cette grande question de l'alcoolisme, capitale dans la classe ouvrière ; on épargne le plus possible sur la viande, partie chère de l'alimentation, pour pouvoir plus consacrer à la boisson.

Les données suivantes, qui concernent deux de nos grandes villes industrielles, Roubaix et Tourcoing, sont intéressantes sous ce rapport (1).

(1) Ces renseignements, ainsi que ceux de la page 172, concernant les deux villes en question, sont dus à l'obligeance de M. Nourtier, ingénieur de Roubaix-Tourcoing qui les a fait relever pour nous. Nous l'en remercions vivement.

Consommation de la ville de Roubaix.

Proportion pour 1 000 habitants.

ANNÉES.	VIN (Hectolit.).	CIDRE (Hectolit.).	BIÈRE (Hectolit.).	ALCOOL (Hectolit.).	VIANDES FRAICHES (Kilogr.)	POISSONS (Kilogr.)
1886.........	132	6,0	1 800	56	47 000	4 495
1887.........	138	2,8	1 940	58	48 800	5 450
1888.........	140	3,4	1 920	57	49 100	5 030
1889.........	144	4,9	1 980	58	49 400	4 420
1890.........	151	3,8	2 140	58	46 000	4 620
1891.........	145	3,9	1 980	56	44 800	4 660
1892.........	144	1,9	1 950	60	45 800	4 650
1893.........	162	6,0	2 420	63	47 000	4 860
1894.........	172	6,3	2 450	60	45 100	5 500
1895.........	178	4,1	2 610	61	44 100	4 950
1896.........	232	5,8	2 950	65	47 600	5 720
1897.........	182	4,3	2 780	63	47 300	5 550
1898.........	166	4,2	2 830	64	47 400	5 260
1899.........	164	3,6	2 910	66	49 500	5 510
1900.........	158	7,7	2 800	69	49 300	4 950
1901.........	172	11,5	2 740	48	46 900	4 830
1902.........	176	8,2	2 900	44	49 000	6 500
1903.........	164	7,1	3 050	42	47 300	6 490
1904.........	151	3,9	3 100	41	47 000	6 300
1905.........	175	8,5	3 200	40	48 800	7 200

Consommation de la ville de Tourcoing.

Proportion pour 1 000 habitants.

ANNÉES.	VIN (Hectolit.).	CIDRE (Hectolit.).	BIÈRE (Hectolit.).	ALCOOL (Hectolit.).	VIANDES FRAICHES (Kilogr.)	POISSONS (Kilogr.)
1886..... 1887..... 1888..... } moyenne	110	2,1	1 470	54	43 100	2 740
1889.........	120	4,8	1 780	55	44 600	2 380
1890.........	117	3,4	1 780	53	42 400	2 360
1891.........	112	3,0	1 710	54	40 800	2 300
1892.........	121	2,0	1 690	57	41 500	2 080
1893.........	127	3,9	1 740	57	42 200	2 110
1894.........	142	4,8	1 870	56	41 500	2 370
1895.........	144	2,7	1 960	54	40 500	2 150
1896.........	146	3,8	1 940	58	44 200	2 820
1897.........	154	2,7	2 210	58	43 600	3 060
1898.........	137	2,0	2 300	62	44 800	3 020
1899.........	144	3,9	2 500	50	44 700	2 760
1900.........	130	6,7	2 470	59	44 600	2 680
1901.........	145	6,5	2 420	43	43 900	2 850
1902.........	142	3,1	2 500	41	45 000	3 480
1903.........	141	4,0	2 020	39	44 300	3 560
1904.........	122	4,0	2 640	39	43 000	3 620
1905.........	141	5,8	2 600	38	42 400	3 800

Les tableaux de consommation de Paris et de Vienne, qui figurent pages 81 et 82, fournissent encore des renseignements importants du même ordre.

Les mesures à prendre, qui peuvent conduire au résultat cherché, sont d'ordres divers. Il y a lieu, tout d'abord, de favoriser le plus possible les apports, pour augmenter l'offre, par l'établissement de marchés à bestiaux bien conditionnés, l'installation de moyens de transports faciles et économiques. Il faut aussi encourager et chercher à développer l'élevage régional des animaux de boucherie, les frais de transport d'endroits éloignés suffisant à grever sensiblement le prix de l'animal. Il faut songer à favoriser l'apport de viandes de pays étrangers, où la denrée est moins chère, surtout de celles des grands pays d'élevage, où la viande est à très bon marché. Cela est indissolublement lié à l'aménagement des grands navires et des wagons frigorifiques, apportant dans nos villes d'Europe des viandes congelées venant d'Amérique ou d'Australie, dans des conditions de conservation parfaite.

Enfin, l'apport ne suffit pas, il faut assurer la conservation pour donner le temps nécessaire à l'écoulement d'un approvisionnement. C'est là qu'intervient la nécessité des installations de frigorifiques, soit particuliers, soit plutôt établis en annexe de l'abattoir municipal, des marchés et des gares et ports d'arrivée.

L'organisation de boucheries à la criée fonctionnant en conformité d'un règlement imposé par l'autorité municipale peut faire beaucoup pour la vente à bon marché.

Le développement de boucheries coopératives peut donner aussi de bons résultats.

Dans des circonstances graves, une ville peut même trouver avantage à installer une ou plusieurs boucheries communales. Toutes doivent, dans leur règlement de police municipale, se réserver la possibilité d'agir directement ou de pouvoir établir une taxation des prix des viandes, lorsque ceux-ci s'élèvent assez pour tendre à devenir prohibitifs pour les bourses de la classe ouvrière.

Il est encore d'autres moyens qui peuvent rendre de très grands services pour l'alimentation à bon marché. C'est, par exemple, la consommation de viandes autres que les viandes de boucherie ordinaire, surtout de viande de cheval, et l'utilisation de viandes de qualité inférieure, ou même nuisibles, très souvent rejetées de la consommation.

Consommation de la viande de cheval. — L'emploi de la viande de cheval dans l'alimentation populaire de nos pays n'a été, pendant longtemps, que tout à fait exceptionnel; c'était une mesure d'extrême nécessité, à laquelle on n'avait recours qu'en cas de disette absolue, pendant une famine ou un siège. L'usage ne s'en est quelque peu étendu à Paris qu'à la suite de l'ordonnance du préfet de police du 9 juin 1866, autorisant l'établissement dans Paris de boucheries consacrées exclusivement à la vente de viande de cheval, dans des conditions de surveillance rigoureuses. Ce n'est qu'après, et bien lentement, que pareil usage s'est étendu à d'autres grandes villes et à des centres industriels.

La valeur alimentaire de la viande de cheval n'est plus à mettre en doute aujourd'hui ; elle peut, sur tous les points, être mise en parallèle avec les viandes de boucherie ordinaires. Son utilisation dans la consommation ne peut être qu'encouragée ; c'est un excellent moyen de tirer parti, pour l'alimentation publique, à un prix inférieur, de viandes de qualité suffisante, qui, autrefois, étaient détruites ou transformées en produits de faible valeur. Elle permet d'augmenter la quotité de viande disponible et favorise souvent notablement la consommation de la viande pour les petites bourses. C'est un résultat important au point de vue de l'alimentation générale.

La consommation s'en est rapidement accrue. Les chiffres suivants le prouvent.

Nombre des chevaux livrés à la consommation à Paris.

	Abattoirs publics.	Tuerie de Pantin.
Année 1866 (2e trimestre)	902	
— 1867	2 609	
— 1869	2 622	
— 1870 (1er trimestre)	1 904	
— 1870 (2e trimestre)	64 362	
— — siège		
— 1871 (1er trimestre)		
— — commune		
— 1871 (1er trimestre)	1 863	
— 1872	5 034	
— 1875	6 448	
— 1878	10 800	
— 1888	13 215	
— 1898	15 669	6 603
— 1900	19 085	7 041
— 1905	41 486	11 559

Le nombre de boucheries hippophagiques de Paris a été en progression continuelle ; il y en avait 48 en 1874, en 1904 leur chiffre était de 212.

Le même mouvement de progression ne s'observe cependant pas partout, comme le montrent les chiffres du tableau suivant, indiquant le nombre des chevaux livrés à la consommation dans différentes villes.

	1887.	1895.	1898.	1900.	1902.	1904.
Marseille	2 188	4 233	4 866	4 657	5 052	5 468
Nancy	350	»	1 930	1 977	2 465	2 445
Bordeaux	509	2 488	2 677	2 982	3 037	1 968
Lyon	3 291	1 830	2 580	2 405	1 863	1 645
Troyes	917	998	965	1 035	1 256	1 310
Reims	1 027	952	1 031	1 017	1 160	1 217
Saint-Etienne	490	521	310	297	336	365

A Berlin, la consommation de la viande de cheval est relativement peu élevée :

	1890-91.	1899.	1901.	1902.
Chevaux abattus	8 471	10 037	12 929	12 703

Elle est plus importante à Vienne :

	1882.	1890.	1892.	1903.
Chevaux abattus	1 122	7 000	18 209	25 000

A Copenhague, c'est surtout l'introduction du cheval comme viandes foraines qui domine :

	1897.	1898.	1899.	1900.	1901.	1902.
Chevaux abattus aux abattoirs	394	483	364	321	326	425
— introduits en viandes foraines.	»	2 760	3 335	4 163	4 495	4 778
Totaux		3 243	3 699	4 484	4 821	5 203

L'hippophagie est très développée en Russie, dans bien des villes d'Italie; tout à fait répudiée par contre en Espagne, en Grèce, en Roumanie, en Écosse et en Angleterre.

A vrai dire, la viande de cheval ne peut qu'exceptionnellement être mise en parallèle rigoureux avec la viande d'un véritable animal de boucherie, bœuf ou mouton par exemple. Sauf les cas, assez rares, d'accidents qui forcent à abattre des animaux jeunes en très bon état de viande et de graisse, le cheval de boucherie est d'ordinaire un animal déjà âgé, qui a beaucoup travaillé, chez lequel les muscles sont fatigués et la graisse plutôt rare. On ne peut pas parler de ces animaux dits étiques, que refusent toujours les vétérinaires inspecteurs consciencieux; aujourd'hui, l'abattoir hippophagique n'est plus une succursale du clos d'équarrissage.

Pour l'alimentation à la viande crue, l'usage de la viande de cheval met à l'abri du ténia, dont le cysticerque est assez fréquent dans la viande de bœuf; d'un autre côté, le cheval est bien rarement tuberculeux. Ce sont là des avantages réels; ils ne suffisent pas cependant pour déterminer à faire l'élevage du cheval dans le but unique de la boucherie (1).

L'hippophagie doit s'en tenir à fournir un complément de viande à la consommation et surtout à lui fournir de la viande à un prix notablement inférieur à celui de la viande de boucherie vraie. C'est là son utilité véritable et tout à fait estimable pour la classe ouvrière.

Cette dernière condition, la plus importante, est loin d'être remplie aujourd'hui dans bien des villes. A la suite de la hausse croissante des prix des viandes de boucherie et des demandes toujours plus grandes, les prix de la viande de cheval se sont élevés, et aujourd'hui il n'y a souvent qu'une différence minime avec la viande de bœuf de moyenne catégorie. C'est ce qui en restreint certainement l'usage.

(1) S. Bernheim et P. Rousseau, Le cheval aliment, Paris, 1908.

Pour être utile, l'hippophagie doit rester dans le rôle modeste dévolu à la basse boucherie (Moreau) (1).

Consommation de la viande de chien. — Le chien est un animal de boucherie courante en Chine et d'autres pays d'Extrême-Orient. Pendant longtemps, sa viande n'a été consommée en Europe que par grande exception. On en mange aujourd'hui d'assez grandes quantités en Allemagne et un peu en Belgique ; elle est mise en vente dans des boucheries canines. Elle est surtout consommée dans les restaurants ouvriers ; son prix est de 0 fr. 75 à 1 franc le kilogramme. Voici quelques chiffres indiquant le nombre de chiens abattus et vérifiés par les services publics :

	1884.	1894.	1899.	1900.	1904.
Chemnitz	214	186	243	300	338
Dessau	»	»	»	249	284

En 1908, d'après une statistique publiée par l'Office sanitaire impérial de Berlin, les services publics ont eu à examiner 6 805 chiens destinés à la consommation ; dans ce nombre, le royaume de Saxe figure pour 3 682 chiens abattus, et cela spécialement dans les districts industriels de Chemnitz et de Leipzig. Cette même statistique évalue à plus de 10 000 les chiens abattus sans contrôle officiel.

Utilisation des viandes de qualité inférieure ou déclarées mauvaises. — Les règles de l'inspection sanitaire des viandes font souvent rejeter de la consommation publique des viandes qui n'ont pas les qualités voulues pour être reconnues bonnes, sans toutefois pouvoir être considérées comme nuisibles pour le consommateur.

D'un autre côté, des viandes malades, provenant d'un animal en bon état, ou en état relativement bon, sont impitoyablement saisies et détruites, alors que traitées de certaines façons, par des procédés absolument sûrs, stérilisées à une chaleur suffisante par exemple, elles pourraient parfaitement servir à l'alimentation.

Tout ceci supprime une quantité très notable de viande dans les villes, alors qu'il y a tant d'individus qui se privent de cet aliment, même de dernière catégorie, faute de ressources suffisantes.

C'est le cas, par exemple, des viandes trop maigres, des viandes dites trop jeunes, saisies et détruites pour cette seule raison, alors qu'elles ont une valeur alimentaire très appréciable et en tout cas ne sont pas nuisibles ; aussi celui des viandes provenant d'animaux morts accidentellement.

C'est le cas de bien des bêtes saisies pour tuberculose, qui peuvent avoir une belle apparence, de la belle viande et de la belle graisse, même avoir été primées dans un concours d'animaux gras, comme on l'a vu ; aussi des bêtes atteintes d'affections ne semblant pas se trans-

(1) Moreau, L'hippophagie (*Bull. de la Soc. nationale d'acclimatation*, 1908).

mettre à l'homme, comme la péripneumonie bovine, le rougel du porc.

Par contre, des viandes infectées par le Bacillus enteritidis doivent toujours être rejetées de la consommation, d'une façon absolue, à cause de la résistance à la chaleur des toxines qu'y a produit le microbe.

En Allemagne, en Autriche, en Suisse, en Belgique, il existe, annexé à l'abattoir, un étal de *basse boucherie* (Freibank), où se vendent à un prix taxé administrativement les viandes fraîches de moindre valeur, ou les viandes cuites provenant du stérilisateur officiel.

En France, sauf quelques très rares exceptions, on est réfractaire à cette institution, qui ne peut que rendre de grands services, on doit le reconnaître, à l'alimentation populaire.

La question du lait. — Le lait tient une place importante dans l'alimentation. C'est pour tous un aliment de tout premier ordre ; c'est le seul qu'on doive donner aux enfants du premier âge ; il est indispensable aux vieillards, aux débilités, aux malades.

La consommation en est générale. La question de l'approvisionnement en lait, dans les grandes villes, est un véritable problème social qui doit attirer toute la sollicitude des administrateurs et des hygiénistes. On s'en rendra compte par les quelques données suivantes. Paris consomme environ 830000 litres de lait par jour, soit $0^{l},32$ par tête d'habitant ; Lyon, 160000 litres, soit $0^{l},30$ par habitant ; Bordeaux, 100000 litres pour 260000 habitants, soit $0^{l},30$ par tête. Berlin consomme 650000 à 700000 litres par jour, soit $0^{l},30$ par habitant ; sur cette quantité, 100000 litres sont fournis par les nourrisseurs de la ville même, 200000 par la plus grande des sociétés coopératives laitières, la Milch-Centrale. Stockholm, la ville du monde où l'on trouve, dit-on, le meilleur lait, est aussi celle où la consommation est le plus élevée, $0^{l},63$ par tête d'habitant. On peut dire que la consommation moyenne en lait dans les villes, comptée en litres, est représentée par un chiffre égal au moins au cinquième, souvent au quart ou au tiers du chiffre de la population.

La consommation de mauvais lait tient de beaucoup le premier rang dans les causes de la mortalité infantile : la statistique de Berlin pour 1903 montre qu'il est mort six fois moins (exactement 5 86) d'enfants nourris exclusivement au sein que d'enfants soumis à l'alimentation au lait de vache ou à des produits dérivés : d'après ces mêmes données, sur deux enfants de moins d'un an nourris au lait de vache, un meurt dans l'année. C'est la mauvaise qualité du lait qui est incriminée ici. Et c'est principalement sur les enfants pauvres que porte cette mortalité, les riches pouvant mieux se défendre, d'abord en conservant plus facilement à l'enfant le lait de sa mère, tandis que l'ouvrière, devant travailler, se soustrait fréquemment à ce devoir, ou en lui donnant une nourrice mercenaire, ou en achetant à prix élevé du lait de toute première qualité.

Les mesures à prendre pour assurer la consommation et la quantité du lait, dans les villes, sont de divers ordres. Il faut assurer l'approvisionnement et la vente à des prix modérés, et dans des conditions convenables, et pour cela il est nécessaire d'améliorer les conditions techniques et économiques de production. Il faut assurer la qualité par une réglementation bien établie, une surveillance suivie d'une répression sévère des délits. Enfin, il est nécessaire de faire l'éducation des consommateurs, surtout des mères au point de vue mortalité infantile, et mettre à la disposition de celles de ces dernières qui sont dans le besoin du lait qui ne nuise pas à l'enfant.

Il faut d'abord bien s'entendre sur ce que c'est que le lait. On peut s'en rapporter à cette définition du Congrès de Bruxelles de 1903 : Le lait est le liquide provenant de la traite entière d'une vache saine. D'après cela, il ne faudrait pas tolérer la vente sous le nom de lait, même avec un qualificatif ajouté, comme lait écrémé, d'un produit autre que le lait pur, le lait complet, le lait entier, provenant directement de la traite, sans la moindre soustraction de composants, sans la moindre addition de substances étrangères, eau, bicarbonate de soude, composés antiseptiques. Le lait écrémé, dont on inonde les villes aujourd'hui, au grand détriment de l'alimentation, n'est plus du lait, mais ne devrait être considéré que comme un sous-produit de laiterie, pouvant rendre de grands services comme produit alimentaire, mais ne devant jamais pouvoir remplacer le lait lorsqu'il est nécessaire d'utiliser dans leur totalité les qualités de cet aliment primordial ; on pourrait bien, pour ce sous-produit, être aussi rigoureux que pour la margarine, produit qui n'offre pas les mêmes dangers pour la santé publique, et interdire de mettre en vente, dans le même local ou simultanément, du lait pur, le seul lait, et du lait manipulé et appauvri.

Il faut donc s'occuper du lait complet. Il doit être en quelque sorte normal, c'est-à-dire renfermer une quantité suffisante de ses composants essentiels. Ces derniers peuvent varier dans d'assez notables limites. La race, l'âge de la vache y sont pour quelque chose; son alimentation y est pour beaucoup, et c'est là un facteur qui est dans la main du laitier. Il peut, avec une alimentation très aqueuse et des conditions physiques déterminées, faire donner beaucoup plus de lait à ses vaches, mais au détriment de sa composition, de sa richesse en beurre surtout. Il faut reconnaître qu'au point de vue final il n'y a pas grande différence à mettre dans la vache l'eau qui ne fait qu'y passer par le lait ou à mettre cette eau dans le lait ; à part la question importante d'apport par l'eau de certaines souillures qui peuvent nuire, c'est aussi délictueux et aussi répréhensible. Il serait donc bien nécessaire, pour le lait, de fixer des minima de composition, sur lesquels les tribunaux pourront s'appuyer et en dessous desquels le produit ne pourrait être livré à la consommation, au moins comme lait pur.

Le lait destiné à la consommation doit répondre à plusieurs conditions :

1° Il doit être sain, exempt de microbes dangereux, dépourvu de substances nuisibles ;

2° Il doit être bien conservé ;

3° Il doit être pur, complet, ni écrémé, ni mouillé ;

4° Il doit être vendu à prix assez modéré pour pouvoir être véritablement un aliment démocratique.

Pour empêcher que le lait, aliment de premier ordre, ne devienne une cause de dangers, il est nécessaire, surtout dans les grandes villes et dans les villes à population ouvrière nombreuse, d'organiser aussi complètement que possible le *contrôle du lait*, portant sur la production, la manutention, la vente et la consommation de ce produit.

Les conditions voulues pour la production du lait, d'une façon qui réponde entièrement aux exigences de l'hygiène, sont exposées dans un autre fascicule de cet ouvrage (1).

Reste la question de manutention, de transport et de vente. Ici, tous les soins doivent converger pour maintenir le lait le plus intact possible ; ce qui est surtout nécessaire, c'est une propreté minutieuse de tout et le maintien à une température assez basse pour ne pas permettre le développement des ferments divers qui peuvent altérer le produit.

Pour que tout se passe d'une façon satisfaisante, il faut un contrôle sévère et une surveillance constante. Les villes doivent toutes les instituer.

Mais ils sont surtout nécessaires pour le lait destiné à l'alimentation des jeunes enfants. Il y aurait peut-être lieu pour lui d'instituer une réglementation spéciale, d'établir une catégorie de *lait pour enfants*, devant seul être employé dans l'alimentation des nourrissons, obtenu alors dans des conditions imposées au producteur par les règlements, de qualité fréquemment vérifiée. Un tel lait devant coûter forcément plus cher, la ville doit s'entendre avec le vendeur pour qu'il soit accessible alors à toutes les bourses ; il faut que, pour la classe ouvrière au moins, il ne soit pas vendu plus cher que le lait ordinaire. C'est une simple affaire de subvention communale, et certainement un des meilleurs modes d'assistance.

La ville peut même aller plus loin. Elle peut créer des laiteries et même des vacheries municipales. A Cologne, il existe un Institut municipal de stérilisation du lait destiné aux nourrissons, sous l'influence duquel la mortalité infantile diminue (2). Plusieurs villes anglaises possèdent des vacheries modèles. Lyon a installé une vacherie municipale dans le parc de la Tête-d'Or. Dans beaucoup de villes de France et dans diverses agglomérations ouvrières, des

(1) PIETTRE, fasc. XIV : Contrôle sanitaire du lait, p. 412.
(2) CLEVISCH, Hygiène générale et appliquée, t. I, 1907, n° 4, p. 150.

Œuvres du bon lait, des Gouttes de lait s'occupent de fournir du lait sûr aux enfants pauvres qui en ont besoin. On a même prôné la régie du lait par la commune (1).

Mais il est nécessaire de faire parallèlement encore autre chose. Toutes ces bonnes mesures, la fourniture d'un lait irréprochable, sont souvent, dans le peuple, rendues inefficaces par l'ignorance des mères, qui ne se doutent pas des soins minutieux à donner au lait ou aux vases qui doivent le contenir, ni des exigences d'une bonne alimentation infantile. Cette ignorance des mères est un important facteur de mortalité infantile; il faut aussi songer à la combattre. On peut y arriver par l'enseignement dans les écoles, surtout écoles primaires, ou écoles ménagères, et par l'institution si utile des consultations de nourrissons.

La France perd chaque année environ 120 000 nourrissons, et dans ce chiffre le tribut des grandes villes et des villes industrielles est énorme; on peut s'en rendre compte en se reportant aux tableaux des pages 66 à 69, 171 et 172; il y meurt 15 p. 100 des enfants de zéro à un an. Cette mortalité infantile est de 12 p. 100 en Angleterre et seulement de 8 p. 100 en Suède, 7 p. 100 en Norvège, pays où l'on veille beaucoup plus sur le lait. La majeure partie de ces décès proviennent d'une alimentation mauvaise. En présence d'une natalité désespérément décroissante chez nous, il est nécessaire de faire diminuer une mortalité infantile aussi élevée. Or, on peut espérer agir très efficacement par l'éducation des mères et une sérieuse réglementation de la vente du lait.

6° **Quelques mesures particulières.** — ***Les restaurants à bon marché.*** — L'institution de restaurants à bon marché, convenablement installés et dirigés, peut rendre, dans les villes populeuses surtout, de très grands services à la cause de l'alimentation ouvrière.

De tels restaurants populaires sont nombreux dans les grandes villes de l'étranger, trop rares malheureusement en France, où ne se rencontrent pas assez les initiatives courageuses qui poussent à les établir. L'importance de telles institutions est du même ordre que celle des habitations à bon marché. Comme ces dernières, les moyens d'alimentation à bon marché ont un intérêt social considérable, et les restaurants populaires à bon marché en sont un des meilleurs. Ils peuvent, c'est démontré, constituer, comme les habitations à bon marché, un placement financier avantageux, ce qui ne peut que favoriser l'afflux des capitaux dans de telles entreprises, chose infiniment désirable.

Sous des noms divers, *restaurants à bon marché*, *restaurants économiques*, *restaurants populaires*, *cuisines populaires*, *etc.*, ces ins-

(1) Ensch, Les régies alimentaires devant l'hygiène publique. La régie du lait (*Revue d'hygiène*, t. XXVII, 1905, p. 872).

titutions donnent, dans des conditions d'aménagement qui peuvent et doivent être très convenables, — et ceci a une grande importance dans la vie de l'ouvrier, — une nourriture irréprochable au point de vue de la qualité, bien confectionnée et convenablement servie, à des prix très modérés, minimes même dans bien des cas, toujours notablement inférieurs aux prix habituels des restaurants ordinaires.

Outre cela, il faut, pour attirer l'ouvrier, soigner tous les détails de l'installation ; les salles doivent être propres, vastes, claires et gaies, bien éclairées, décorées agréablement, même avec art, on en sait aujourd'hui l'importance. De tels établissements, en sus de l'avantage qu'ils offrent pour la nourriture, peuvent faire beaucoup contre le cabaret, par conséquent contre l'alcoolisme; c'est un côté dont il faut tenir compte en appréciant leur rôle social, l'intérêt qu'ils présentent pour la salubrité générale des villes.

On trouvera, sur cette question, des détails qui entraînent la conviction dans le livre de Jean Lahor, dont il a déjà été parlé, livre qui est véritablement une bonne œuvre (1).

L'assistance alimentaire gratuite. — Il faut songer aussi à ceux qui sont dénués de toutes ressources pour bien des causes, trop nombreux, hélas ! dans les grandes villes, ne pouvant même pas s'offrir le plus modique repas ! A ceux-là, la société doit momentanément au moins l'assistance alimentaire.

Il ne devrait plus être permis, à une époque humanitaire comme la nôtre, de voir des gens mourir de faim, même lente, ou bien une alimentation insuffisante ou par trop défectueuse être une cause de débilitation et de dégénérescence de la race. C'est ce qui est encore malheureusement trop fréquent dans les villes.

Ce qui a été fait autrefois, et très largement, il faut le reconnaître, par la charité religieuse, la distribution gratuite d'aliments aux pauvres, la société doit aujourd'hui le reprendre pour elle, en le considérant comme un de ses devoirs les plus impérieux.

La question est des plus complexe et difficile et ne semble pas près, aujourd'hui, de recevoir une solution normale. Il faut s'en tenir à des palliatifs ; encore est-il nécessaire que ces palliatifs soient au moins strictement suffisants.

Dans les grandes villes surtout, où la misère est plus aiguë, beaucoup d'œuvres, publiques ou privées, religieuses ou laïques, s'occupent de donner à manger aux nécessiteux. On ne peut qu'encourager les bonnes volontés, d'où qu'elles viennent, et s'efforcer, en présence de la tâche à accomplir, d'en susciter de nouvelles. Mais il est nécessaire de dire qu'une entente générale de ces initiatives est des plus désirable, indispensable pour obtenir une bonne répartition des ressources et pour en tirer tout le profit qu'elles comportent.

(1) Jean Lahor et Lucien Graux, L'alimentation à bon marché, saine et rationnelle, Paris, 1908.

II. — ALIMENTATION EN EAU.

L'alimentation en eau est aujourd'hui, tant au point de vue économique qu'au point de vue hygiénique, un problème si important pour les agglomérations que peu de villes, voire même de bourgades, ont pu s'en tenir comme au moyen âge aux puits creusés dans leur intérieur ou aux rivières qui les traversent. Même dans la plupart des pays civilisés, des mesures législatives permettent actuellement d'obliger une commune à se pourvoir d'eau potable de bonne qualité et en quantité suffisante (en France, art. 9 de la loi du 15 février 1902), et les propriétaires de maisons, dans les rues parcourues par une conduite, à y relier leurs immeubles (art. 23 du règlement sanitaire, type A). Les gouvernements et les administrations provinciales viennent généralement en aide aux communes qui entreprennent des travaux d'adduction d'eau potable, en leur allouant une subvention ou en prenant à leur charge une part de la dépense : en France, ces subventions imputées sur les fonds du Pari mutuel sont réservées aux communes pauvres (centime inférieur à 1000 francs), et on trouvera à la fin du présent volume les règles appliquées par le ministère de l'Agriculture pour leur attribution. L'alimentation en eau des communes rurales est d'ailleurs étudiée plus spécialement au fascicule XIII du présent Traité (*Hygiène rurale*).

Pour les villes, grandes ou petites, le problème est généralement plus difficile, — et d'autant plus que l'agglomération étant plus grande ne peut plus trouver autour d'elle, à bonne portée, les volumes d'eau qui lui sont nécessaires. Aussi, au point de vue technique, la meilleure solution de ce problème n'est-elle pas toujours évidente.

Cette solution dépend de nombreuses conditions régionales et locales, naturelles, techniques et financières, et on ne devra se décider en faveur d'un projet qu'après avoir mis en parallèle ses avantages et ses inconvénients économiques et hygiéniques avec ceux des autres projets admissibles.

Le problème est à deux termes; il faut :

1° Déterminer le volume d'eau de qualité voulue qui est nécessaire pour satisfaire tous les besoins;

2° Trouver ces quantités, puis mettre l'eau à la disposition des intéressés dans des conditions convenables.

Les besoins à desservir sont eux-mêmes variables suivant les villes, suivant les habitudes de la population, les modes de délivrance de l'eau, l'importance de l'industrie, l'étendue des jardins à arroser, l'existence du Tout-à-l'égout, le climat, etc.; de plus, les divers usages de l'eau n'exigent pas les mêmes qualités. L'eau destinée à la boisson et aux besoins domestiques (*service privé*) doit être absolument et constamment pure, *immaculée* et *immaculable*, et en outre être fraîche; mais il n'en faut pas une bien grande quantité : de 50 à

60 litres par habitant et par jour. L'eau d'arrosage des rues et des jardins, l'eau de lavage des water-closets et des égouts, l'eau des fontaines monumentales et des pièces d'eau des parcs, l'eau destinée à combattre l'incendie, en un mot l'eau du *service public*, ou simplement l'*eau de service*, n'a pas besoin de la même pureté bactériologique ni de la même fraîcheur; enfin l'eau industrielle se contente des mêmes conditions que l'eau de service, pourvu que sa minéralisation et sa dureté ne soient pas trop grandes. Au total et en fait, la consommation varie de 100 à 750 litres par tête et par jour, les chiffres les plus élevés s'appliquant aux villes des États-Unis, où les Américains reconnaissent eux-mêmes un gaspillage énorme (absence de compteurs) : en moyenne, une distribution de 200 à 300 litres est très convenable.

Une agglomération tant soit peu importante ne peut pas souvent trouver une pareille quantité d'eau potable sur son territoire (d'autant que la nappe souterraine est généralement polluée en grand dans le voisinage des habitations et qu'on ne peut compter sur elle, du moins pour la boisson), et il faut qu'elle fasse des recherches au dehors et souvent au loin. Il arrive même qu'il est parfois impossible, économiquement parlant, de trouver une quantité d'eau pure assez grande pour satisfaire tous les besoins, et on est conduit alors à séparer en deux réseaux, qui doivent rester absolument distincts, l'eau de boisson et l'eau de service : c'est ce qu'on appelle la *double distribution*.

On a fait à ce système, au point de vue hygiénique, le reproche d'exposer la population, surtout la partie ignorante et peu soigneuse, à boire l'eau impure ou de deuxième catégorie : à cela on peut répondre que cette eau ne doit pas en principe être mise à la disposition du public par les procédés de puisage habituels, et qu'en tout cas on s'efforcera de faire l'éducation des usages sous ce rapport. Nous croyons donc que, là où de sérieuses difficultés s'élèvent pour l'eau unique, on devra examiner comparativement la solution de la double alimentation et voir si le coût du second réseau n'est pas compensé et au delà par l'économie résultant d'une provenance plus commode ou de l'absence de traitement préalable.

Il arrive, du reste, souvent que la question n'est plus entière. Par exemple, une ville a déjà de l'eau de source convenable pour la boisson et les usages domestiques, mais en quantité bien insuffisante pour les autres besoins et notamment pour l'industrie qui s'y développe : elle aura à choisir entre une adduction de nouvelles sources à réunir au réseau unique et la création d'un service d'eau de deuxième catégorie à emprunter à la rivière voisine et à distribuer par un nouveau réseau indépendant du premier. Ce second réseau pourra d'ailleurs rester, au début du moins, incomplet, ne desservir que les quartiers industriels etc., ce qui permettra à la ville d'échelonner la dépense. Si les sources manquent ou sont trop coûteuses à amener, s'il faut recourir à des machines élévatoires pour les utiliser, etc., nul doute que la double distribution s'impose.

Inversement, une ville n'a que de l'eau de rivière brute, et elle veut avoir une eau plus pure : devra-t-elle tout filtrer et garder le réseau unique, ou aura-t-elle avantage à ne filtrer qu'une fraction et à créer pour cette fraction un réseau spécial ? C'est à ce dernier parti que s'est arrêtée momentanément la ville de Nantes (sauf plus tard à arriver à tout filtrer), tandis que les villes anglaises et américaines ont presque toujours envisagé la filtration de toute la consommation.

On peut également être amené à des solutions intermédiaires. Ainsi la ville de Nancy avait un réseau alimenté, quoique pauvrement, par des sources des environs : quand elle fit en 1879 une large distribution d'eau de Moselle filtrée naturellement dans les graviers de la vallée, elle voulut garder ses eaux de sources à cause de leur fraîcheur et de leur limpidité. Mais celles-ci disparurent en partie (1894) par suite des exploitations minières ou furent contaminées par l'extension de la ville; on ne renonça pas alors à l'eau de première catégorie, mais on en chercha de nouvelle sous la forêt de Haye, en se donnant pour programme d'alimenter au moins toutes les bornes-fontaines publiques en eau de pureté et fraîcheur irréprochables. Aujourd'hui que ce programme est à peu près accompli, il y a environ 300 bornes-fontaines où les habitants viennent puiser pour la boisson, et l'expérience a montré que dans ces conditions 30 litres par tête et par jour suffisent : l'eau de Moselle, à raison de 250 à 350 litres, satisfait tous les autres besoins.

En tout cas, une étude détaillée des ressources de la région, tant en eaux souterraines qu'en eaux de surface, s'impose. Au point de vue quantitatif, cette étude est du ressort de la météorologie, de l'hydrologie et de la géologie, tandis que la qualité de l'eau de chaque provenance s'établit par une série d'analyses chimiques, biologiques et bactériologiques : les méthodes et procédés de cette double étude sont exposés longuement dans le fascicule II du présent Traité. On obtiendra ainsi le bilan des différentes eaux disponibles, en débit et en qualité : bien entendu, si celle-ci n'est pas convenable, on devra compter la corriger (épuration chimique et purification bactériologique, filtration ou stérilisation), car nous n'admettons pas qu'une municipalité distribue une eau dangereuse en laissant aux usagers, trop souvent incapables ou insouciants, le soin de la purifier. Les procédés de purification sont aussi exposés au fascicule II par Ogier et Bonjean.

Pour le choix entre les eaux souterraines et les eaux de surface, on s'est demandé longtemps — surtout en France — si ces dernières pouvaient être admises pour la boisson, et on se demande encore si certaines eaux de surface (eaux de lacs ou de barrages-réservoirs, eaux de ruisseaux des montagnes) peuvent être admises à l'état brut. La réponse est que bien certainement toute eau de surface soigneusement filtrée (au point de vue bactériologique) ou stérilisée, peut être livrée à la consommation, et l'opinion qui prévaut aujourd'hui, notamment aux États-Unis, c'est qu'on ne doit distribuer pour la boisson aucune eau de surface qui n'ait été ainsi purifiée bactériologiquement. Sans doute, il est excellent de protéger les lacs et rivières, par exemple, en acquérant tout le périmètre alimentaire et en y faisant le désert (comme on le fait souvent en Angleterre), ou en imposant par des règlements sévères le maintien de la propreté du bassin (comme on le fait aux États-Unis), ou enfin en instituant un contrôle médical qui poursuive la désinfection des selles des typhiques et cholériques (comme essaie de le faire la Ville de Paris pour le bassin alimentaire de ses sources); mais ces mesures paraissent pouvoir donner difficilement toute sécurité. Elles constituent ce que Cartwright a appelé récemment (1) une *première ligne de défenses*; mais l'ennemi, c'est-à-dire le microbe, peut assez facilement franchir cette première ligne, et il convient de lui en opposer une seconde, la filtration ou un mode de stérilisation (chaleur, ozone, peroxyde de chlore, etc.).

Il ne faut pas oublier, du reste, que certaines eaux souterraines, sources ou nappes peu profondes, n'offrent pas non plus toute sécurité au point de vue hygiénique : ces eaux auront donc besoin des mêmes mesures de protection, voire même parfois de filtration ou stérilisation, que les eaux de surface. Cependant, il est permis de dire qu'en général les eaux souterraines, surtout si elles sont profondes et bien captées, ont sur les autres l'avantage d'une plus grande pureté et celui d'une plus grande fraîcheur. Aussi elles donnent souvent la meilleure solution pour les villes de faible ou moyenne importance; pour les grandes villes, il est plus rare d'en trouver un volume suffisant pour satisfaire tous les besoins, et on est plus souvent conduit, si on les utilise, à les réserver pour l'eau de boisson (ou de première catégorie) avec double distribution.

Il reste bien entendu, d'ailleurs, que, dans chaque solution, il faut se préoccuper du niveau auquel les eaux pourront être amenées en ville. On sait qu'il est nécessaire de disposer dans la distribution d'une pression convenable, qui paraît pouvoir être fixée entre 20 et 40 mètres; s'il fallait relever une eau pour l'amener en ville et lui donner la pression voulue, le coût de l'usine élévatoire, ainsi que ses frais d'exploitation et d'entretien capitalisés, devraient entrer en ligne de compte. Il en est de même naturellement du coût d'établissement et de fonctionnement des usines de filtration ou de stérilisation. Enfin il est évident qu'à égalité de dépense et même malgré une certaine différence on donnera la préférence au projet qui évite

(1) Cartwright, M. I. C. E. Discours présidentiel à l'Association des élèves de l'Institut des Ingénieurs Civils, à Manchester, 1904.

les complications, qui donne de l'eau de meilleure qualité ou à plus haute pression, qui ménage mieux l'avenir, etc.

En définitive, les différentes solutions entre lesquelles on pourra avoir à hésiter nous paraissent pouvoir se grouper comme suit :

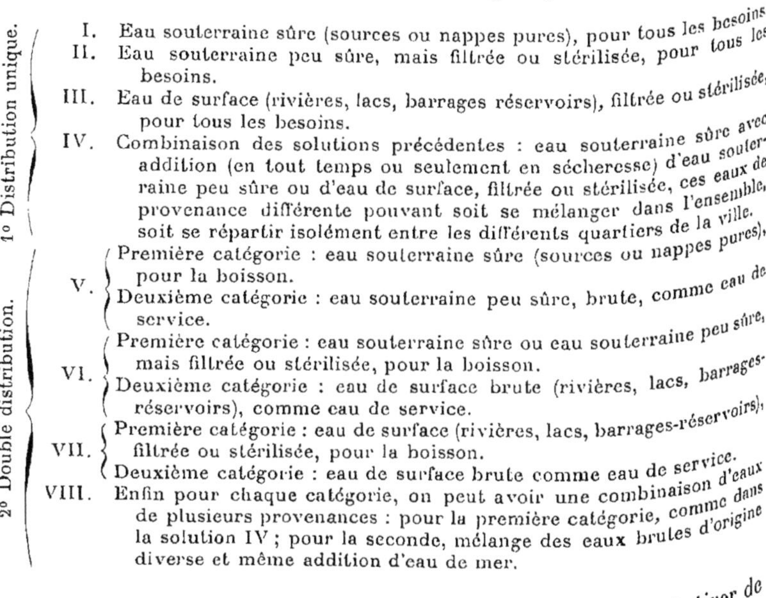

1° Distribution unique.

I. Eau souterraine sûre (sources ou nappes pures), pour tous les besoins.
II. Eau souterraine peu sûre, mais filtrée ou stérilisée, pour tous les besoins.
III. Eau de surface (rivières, lacs, barrages réservoirs), filtrée ou stérilisée, pour tous les besoins.
IV. Combinaison des solutions précédentes : eau souterraine sûre avec addition (en tout temps ou seulement en sécheresse) d'eau souterraine peu sûre ou d'eau de surface, filtrée ou stérilisée, ces eaux de provenance différente pouvant soit se mélanger dans l'ensemble, soit se répartir isolément entre les différents quartiers de la ville.

2° Double distribution.

V. Première catégorie : eau souterraine sûre (sources ou nappes pures), pour la boisson.
Deuxième catégorie : eau souterraine peu sûre, brute, comme eau de service.
VI. Première catégorie : eau souterraine sûre ou eau souterraine peu sûre, mais filtrée ou stérilisée, pour la boisson.
Deuxième catégorie : eau de surface brute (rivières, lacs, barrages-réservoirs), comme eau de service.
VII. Première catégorie : eau de surface (rivières, lacs, barrages-réservoirs), filtrée ou stérilisée, pour la boisson.
Deuxième catégorie : eau de surface brute comme eau de service.
VIII. Enfin pour chaque catégorie, on peut avoir une combinaison d'eaux de plusieurs provenances : pour la première catégorie, comme dans la solution IV ; pour la seconde, mélange des eaux brutes d'origine diverse et même addition d'eau de mer.

Enfin, nous pensons qu'on peut résumer les conclusions à tirer de ce qui précède dans les propositions qui suivent et que nous espérons pouvoir être acceptées de tous les ingénieurs comme de tous les hygiénistes :

I. L'hygiène permet d'utiliser pour l'alimentation des agglomérations soit les eaux souterraines, soit les eaux de surface ou de ruissellement, pourvu qu'avant distribution on soit assuré que l'eau mise à la disposition du public a gardé ou reconquis une pureté absolue (nous entendons par là l'absence certaine de tout germe dangereux et de toute substance nocive) ; les eaux souterraines ont toutefois habituellement l'avantage de rester fraîches en été.

II. Seules peuvent être distribuées et consommées sans précautions spéciales les eaux des nappes souterraines profondes auxquelles les terrains sus-jacents assurent une filtration naturelle parfaite (ces eaux sont prélevées soit aux sources ou émissions naturelles des nappes, soit artificiellement par puits profonds, puits artésiens, forages, galeries captantes) : l'expérience de plusieurs années, appuyée d'analyses nombreuses et jointe à la connaissance géologique des terrains, est nécessaire pour affirmer que la filtration naturelle est parfaite.

III. Les eaux des nappes souterraines peu profondes ou auxquelles les terrains traversés n'assurent pas une bonne filtration, doivent être l'objet d'une *protection efficace*.

Le meilleur mode pour réaliser cette protection consiste pour les villes à acquérir en entier les bassins alimentant les sources, puits, drainages, et à les maintenir déserts ou boisés. Quand on ne peut le faire, il faut assurer le respect des nappes souterraines par des règlements sévères (1), par une bonne évacuation des matières fécales et des eaux usées ou douteuses, par la désinfection immédiate des selles, urines, linges et autres objets véhiculant les germes pathogènes, etc.; en un mot empêcher l'apport de ces germes dans la région intéressée et leur passage dans les eaux. Si une telle protection ne peut être réalisée sûrement, l'eau devra être filtrée bactériologiquement ou stérilisée avant d'être livrée à la consommation.

IV. Si on recourt aux eaux de surface, il faut tout d'abord leur assurer la pureté la plus grande possible, *en protégeant*, comme il vient d'être dit (§ III), les eaux courantes dans toute l'étendue des bassins utilisés : il y aura aussi intérêt à laisser déposer ces eaux assez longtemps dans de vastes réservoirs.

Toutefois, comme l'efficacité de cette protection est difficile à rendre absolue, il y aura lieu de filtrer bactériologiquement ou de stériliser, avant de les livrer à la consommation, toutes les eaux de surface ou du moins, en cas de double distribution, la fraction qui est destinée à la boisson et aux usages domestiques.

V. La distribution d'eau une fois réalisée, comme les conditions primordiales peuvent se modifier à tout instant, une surveillance constante des eaux et de leur qualité devra être organisée et fonctionner régulièrement : on fera ainsi de nombreuses analyses, de fréquentes explorations du bassin alimentaire et visites des ouvrages; enfin on suivra attentivement l'action de l'eau sur la santé de la population, c'est-à-dire la marche de la mortalité et de la morbidité par les maladies d'origine hydrique. Bref, l'attention du directeur d'un service d'eau doit toujours être en éveil.

Pour ce qui regarde les modes d'adduction, d'élévation, d'emmagasinement et de distribution et vente de l'eau, on se reportera aux traités spéciaux sur la matière, celle-ci relevant plus particulièrement de l'art de l'ingénieur : MM. Putzeys traitent d'ailleurs ce sujet en détail au fascicule XV du présent ouvrage. Nous nous bornerons à indiquer ici, par des tableaux statistiques, comment ce grand service public fonctionne présentement dans les principales villes des pays civilisés, notamment en France, Belgique, Suisse, Angleterre, Allemagne, États-Unis.

Dans ces tableaux, le signe (*d*) à la suite du nom de la ville indique

(1) En France, l'article 10 de la loi du 15 février 1902 prévoit l'organisation de la protection des eaux souterraines en quantité et en qualité : malheureusement la protection des eaux courantes est encore bien mal assurée.

Situation de l'alimentation en eau des principales villes de France en 1908.

(D'après la deuxième édition de l'Annuaire des Distributions d'eau.)

NOMS DES VILLES.	NOMBRE D'HABITANTS (Recensement de 1906).	MODE D'EXPLOITATION de la distribution d'eau.	PROVENANCE DE L'EAU.	MODE D'ÉPURATION de l'eau potable.	MODE D'ADDUCTION ou d'élévation.	CONSOMMATION MOYENNE par tête et par jour.	PRIX DE VENTE DE L'EAU aux abonnés (calculé pour 1 m³ par jour).	CAPITAUX ENGAGÉS (jusqu'en 1908) en milliers de francs.
						Litres.	Centimes.	
Ajaccio (d)	22 264	V C	Sources. Rivière.	» Décantation.	G G	9 183	» 20	?
Albi	23 303	V	Puits filtrants.	»	H	154	17,2	971
Amiens	90 920	V	Sources et puits artésiens.	»	H et V	77	30	?
Angers	82 935	V	Galeries filtrantes.	»	V	127	18	1 800
Angoulême	37 507	V	Sources.	Filt. somm.	H et V	133	15	510
Arcachon	9 279	C	Lac.	cant n.	V	780	30	?
Aurillac (d)	17 772	V	Sources. Rivière.	» »	G G	62 85	» 12	335
Auxerre	20 935	V	Sources et galerie filtrante.	»	H	215	25	500
Avignon	48 312	V	Puits captant.	»	V	113	10,9	?
Bar-le-Duc	17 307	V	Sources.	»	V	105	28	677
Bayonne et environs	35 876	C	—	»	G	195	30	2 500
Beaune	13 540	V	—	»	H et V	214	15	301
Besançon	56 318	V	—	»	G et V	490	19	3 300
Bordeaux	251 947	V	—	»	V	176	22	16 180
Boulogne-sur-Mer	51 201	C	—	»	G	137	16,4	»
Bourg	20 045	V	—	»	G	280	15	400
Bourges	44 133	V	Nappe souterraine.	»	V	136	16,4	1 400
Brest	85 294	V	Sources.	»	H et V	25	61,6	1 000
Caen	44 442	V	—	»	G	200	28	2 000
Calais	59 627	C	Sources et forages.	»	V	[illegible]	20 à 60	3 052
Cannes (d)	29 365	C	Sources. Ruisseau.	» »	G G	» 340	» 5,6	?
Chartres	23 219	V	Rivière.	Ozonisation.	V	108	20	1 500
Châteauroux	25 437	V	Sources.	»	V et M	179	25	300
Cherbourg	43 837	V	Rivière.	Filt. à sable.	H et V	114	33	1 190
Clermont-Ferrand (d)	58 363	V	Sources. —	» »	G G	107 41	25 »	1 500
Dieppe	23 629	V	—	»	V	490	13	1 201
Digne	7 456	V	—	»	G et H	260	25	175
Dijon	74 113	V	—	»	G	190	35	?
Dunkerque et environs	66 433	C	Forages.	»	V	60	49,5	2 200
Elbeuf et Caudebec-lès-Elbeuf	18 729	C	Sources.	»	V	77	21,1	?
Epinal	29 058	V	—	»	G	172	15	960
Foix	6 750	V	—	»	G	170	»	80
Gap	10 823	V	Sources et drainages.	»	G	75	5	?
Grenoble	73 022	V	Sources.	»	G	1 080	5,5	2 909
Langres	9 803	V	—	»	V	51	41	»
La Rochelle	83 858	V	Puits captants.	»	V	205	25	1 534
Le Havre	132 430	V	Sources.	»	G et V	115	38,3	6 864
Le Mans	65 467	V	Rivière.	Filt. à sable.	H et V	145	22	?
Lille (d)	205 602	V	Sources et puits. Rivière.	» »	V V	120 40	28 3 (i)	5 370 836
Limoges	88 597	V	Sources et drainages.	»	G	90	21,9	2 854
Lorient	46 403	V	—	»	V	103	19	1 953
Lyon	472 114	V	Galeries et puits filtrants.	»	V et E	183	22	22 000
Mâcon	19 059	V	Sources et puits filtrants.	»	V	158	30	?
Marseille	517 498	V	Rivière.	Décantation.	G et H	2 300	12,5	52 000
Mont-de-Marsan	11 298	V	Sources.	»	H et M	45	20	174
Montélimar	13 554	V	—	»	G	385	11,5	394
Montluçon (d)	34 251	V	— Rivière.	» »	G V	72 109	» 13,5	890
Montpellier	77 114	V	Sources.	»	G	328	30	?
Morlaix (d)	15 984	C	Galeries captantes. Rivière.	» »	G V	144	41	?
Nancy (d)	110 570	V	Galeries captantes et sources. Galerie filtrante.	Filt. à sable. »	G H et E	40 350	» 15	7 000
Nantes (d)	133 247	V	Rivière. —	Filt. à sable. »	V	115	42,5	5 785
Nevers	27 030	C	Sources et puits filtrants.	»	G et V	72	30	?
Nice (d)	134 232	C	Sources et drainages. Rivière.	Ozonisation. »	G et V H	150 600	27,4 13,7	?

Situation de l'alimentation en eau des principales villes de France, Belgique et Suisse en 1908.

(D'après la deuxième édition de l'Annuaire des Distributions d'eau.)

NOMS DES VILLES.	NOMBRE D'HABITANTS (Recensement de 1906).	MODE D'EXPLOITATION de la distribution d'eau.	PROVENANCE DE L'EAU.	MODE D'ÉPURATION de l'eau potable.	MODE D'ADDUCTION ou d'élévation.	CONSOMMATION MOYENNE par tête et par jour.	PRIX DE VENTE DE L'EAU aux abonnés (calculé pour 1 m³ par jour).	CAPITAUX ENGAGÉS (jusqu'en 1908) en milliers de francs.
						Litres.	Centimes.	
Nîmes	80 184	V	Galerie filtrante.	»	V	254	20	7 000
Orléans	68 614	V	Puits filtrants.	»	V	105	27	3 145
Paris (*d*)	2 763 393	V et C	Sources et rivières filtrées.	Filt. à sable.	G et V	140	35	300 000
			Rivières.	»	V et G	240	16,4	
Banlieue de Paris. Réseau de la Comp. gén. des Eaux	1 120 177 (136 comm.).	C	Rivières. Marne et Seine	Filt. à sable.	V	110	22 à 45	Capital : 40 000
			Rivières. Oise	»				
Banlieue de Paris. Réseau de la Comp. des Eaux de la Banlieue	166 628 (8 villes).	C	Rivière (Seine).	Filt. à sable.	V	112	22 et 28	3 800
Pau	35 044	V	Sources.	Filt. à sable.	G	257	14	1 700
Périgueux	31 361	V	—	»	H et V	275	10	1 467
Perpignan	38 898	V	Galerie filtrante.	»	G	350	22	?
Poitiers	39 302	V	Sources.	»	H et V	100	8,8	3 650
Reims	109 859	V	Puits captants.	»	V	182	27	3 500
Rennes	75 640	C	Drainages.	»	G	160	27,4	5 135
Rochefort	36 694	V	Galeries captantes.	»	V	80	24,7	1 526
Rouen (d)	118 459	C	Sources.	»	V	130	24,3	?
			Rivière.	»	V	50	10,9	
Saint-Brieuc	23 041	V	Sources et drainages.	»	G	61	24,3	863
Saint-Etienne	146 788	V	Sources et barrages-réservoirs.	»	G	185	27,4	22 130
Saint-Malo (d)	10 647	V	Drainages.	»	G et V	54	50	834
			Etangs.	»	V	40	30	

	Saint-Nazaire (d)	*35 762*	*V*	*Ruisseaux et bar-réservoir.* *Eau de mer.*	*Filt. à sable.* »	*V* *V*	*30* *20*	*100* »	?
	Tarbes	*25 869*	*V*	*Galerie filtrante.*	»	*V*	*208*	*16.4*	*523*
	Toul (d)	*13 663*	*V*	*Drainages.* *Rivière.*	» *Dégrossissage.*	*G et E* *H, V et E*	*60* *220*	*25* *12*	*1.367*
	Toulon	*103 549*	*C*	*Puits et sources.*	»	*G, H et V*	*115*	*16,5*	?
	Toulouse	*149 438*	*V*	*Galeries filtrantes.*	»	*H, V et E*	*268*	*25*	7 500
	Tours	*67 601*	*V*	*Rivière.*	»	*H et V*	*177*	*12*	3 613
	Trouville	6 401	C	Sources.	»	G	140	50	950
	Troyes et Sainte-Savine	59 974	V	—	»	G	250	18	5 645
	Valence	28 112	V	Galeries captantes.	»	G	310	11,6	1 540
	Versailles	54 820	État	Puits et forages, et étangs.	»	H, V et E	200	27,4	?
	Vichy	15 315	V	Galerie filtrante.	»	V	240	10	1 430
Algérie.	Alger	154 049	V	Sources et forages.	»	G et V	91	33	?
	Bône	42 934	V	Sources.	»	G	167	35	3 500
	Constantine	58 435	V	Sources et lacs.	»	G	137	33	?
	Oran	106 517	C	Sources et forages.	»	V	160	27,4	?
	Philippeville	26 050	V	Sources et ruisseaux.	»	V	60	35	?
	Tlemcen	39 757	V	Sources.	»	G	66	27,4	270
Tunisie.	Sousse et le Sahel	75 000	C	Galeries filtrantes.	»	G	65	40	7 250
	Tunis	200 000	C	Sources.	»	G	100	30	22 250
Belgique.	Anvers	310 903	C	Rivière.	Filt. à sable.	V	60	?	?
	Arlon	11 333	V	Sources.	»	H et V	32	30	400
	Bruxelles	317 115	V	Sources et galeries captantes.	»	G, V et M	110	45 à 225	22 223
	Agglomération bruxelloise	399 843 (19 commun.)	Cie intercommunale.	Sources, puits et galeries.	»	G et V	83	45 à 22	11 000
	Charleroi et banlieue	147 148	C	Sources et galeries.	»	H et V	51	25	?
	Gand	164 117	V	Galeries captantes.	»	V	20	40	2 200
	Liége	173 939	V	—	»	G et V	113	20	1 756
	Ostende	42 419	V	Canal.	Dégrossissage et peroxyde de chlore.	V	50	45 à 25	?
	Verviers et environs	48 756	V	Barrage-réservoir.	»	G	745	20	13 200
Suisse.	Bâle	115 500	V	Sources, bar-rés. et puits filtrants.	»	G, V et M	145	15	6 000
	Berne	75 000	V	Sources.	»	G	260	10	?
	Fribourg	19 450	V	Sources, puits filtrants et rivières.	Filt. à sable.	H	330	11,5	?
	Genève	116 445	V	Lac.	»	H	344	11 à 18	10 850
	Lausanne	54 460	V et C	Sources.	»	G	225	8 à 15	?
	Lucerne	36 533	V	—	»	G et M	275	15	2 480
	Neuchatel	23 041	V	—	»	H	650	20	2 900
	Zurich (d)	165 000	V	— Lac.	» Filt. à sable.	G H	113 272	11,5 9 à 15 (i)	3 400 14 237

qu'il y a une double distribution, et la première ligne se rapporte à l'eau de boisson. Pour la colonne 3, la lettre V indique que la ville gère elle-même la distribution d'eau (en régie); la lettre C qu'il y a concession à une Compagnie.

Pour la colonne 6, G = gravité, H = élévation par machines hydrauliques, V = élévation par machines à vapeur, M = élévation par moteurs à gaz (ou à pétrole plus rarement), E = élévation par moteurs électriques.

Enfin, dans la colonne 8, le signe (*i*) indique le prix pour l'eau industrielle, quand il y a un prix spécial pour elle.

France. — En résumé, sur les 643 communes de plus 5 000 habitants existant en France, on en trouve :

1° 139, soit 21 p. 100, qui n'ont pas fait d'adduction d'eau et n'ont dès lors que des puits, généralement très nombreux, avec parfois quelques sources nées et utilisées sur place et des citernes (rares). Il est juste de dire que 22 de ces villes ont étudié un projet d'alimentation en eau, en sorte qu'on peut espérer que d'ici quelques années le nombre sera réduit à 117; en outre, il faut remarquer que dans ce nombre sont comprises 30 communes du Finistère, de la Loire-Inférieure et du Morbihan, dont la population est très disséminée et qui ne sont pas des villes à proprement parler.

2° 504 qui ont fait une ou plusieurs adductions d'eau; mais sur ce nombre, 25 ne donnent pas de concessions aux particuliers et n'ont que des fontaines ou appareils de puisage publics.

Parmi les 479 villes qui distribuent l'eau à domicile, 317 administrent leur service d'eau elles-mêmes (en régie), et 162 ont concédé la distribution temporairement à des Sociétés ou à des particuliers (plus rare); des 162 villes ayant concédé la distribution, il faut distinguer les 47 villes de la Seine et de Seine-et-Oise qui sont desservies par la Compagnie générale des eaux et les 8 villes qui le sont par la Compagnie de la Banlieue de Paris, en sorte que pour le reste de la France il n'y a plus qu'une centaine de services concédés.

Provenance de l'eau. — Sans parler des puits ordinaires particuliers qui sont encore très nombreux partout (les puits publics sont devenus rares et tendent à disparaître des villes où il y a une distribution) et sont notamment la règle dans les 139 communes privées de distribution d'eau centrale, on rencontre 387 villes qui n'ont de l'eau que d'une seule provenance (ce qui ne veut pas dire qu'il n'y ait pas parfois plusieurs origines et plusieurs adductions d'eau d'une même nature); 52 qui ont des eaux de provenance double ou multiple, mais les mélangent dans une même distribution; enfin 40 qui séparent les eaux de provenance différente dans deux réseaux juxtaposés et les font servir les unes à la boisson et les autres au lavage, arrosage, besoins industriels, etc. (*double distribution*). Disons tout de suite que, parmi ces villes à double distribution, une seule (Saint-

Nazaire) se sert de l'eau de mer pour l'arrosage, une (Clermont-Ferrand) d'eau de source pour le lavage et l'arrosage, 3 d'eau de barrage-réservoir, 1 d'eau d'étang, 3 d'eau de galeries ou puits filtrants, et toutes les autres d'eau de rivière brute pour le même service.

Les eaux souterraines alimentent le plus grand nombre des villes : 255 ont capté et amené des sources : sur ce nombre, 2 villes (Dinard et Nice), ozonisent l'eau de leurs sources et drainages, et 3 (Granville, Châteaudun et Nancy) filtrent au sable leurs eaux de sources; 37 ont fait des drainages (peu profonds); 65 ont recours à des puits artésiens ou à des puits profonds, et 12 ont fait des galeries captantes (profondes). Le procédé des galeries et puits filtrants établis sur le bord des rivières, — procédé qui est intermédiaire entre le captage des eaux souterraines et la prise des eaux de surface, puisqu'il donne souvent un mélange des apports de la nappe souterraine et de l'eau de la rivière filtrée naturellement dans les graviers, — a été appliqué par 57 villes. Enfin 16 villes ont créé des barrages-réservoirs (lacs artificiels), 8 s'adressent aux lacs et étangs et 145 aux rivières; sur ce dernier nombre, 73 filtrent l'eau au sable plus ou moins parfaitement (parmi elles, 47 du groupe de la région parisienne alimentée par la Compagnie générale des eaux) et 8 du groupe de la même région alimentée par la Compagnie des eaux de la banlieue; 2 (Chartres et Cosne) stérilisent par l'ozone; et si des autres on défalque celles qui ont la double distribution, on trouve que 34 villes sont réduites à boire de l'eau de rivière brute (quelquefois clarifiée ou dégrossie).

Adduction et élévation de l'eau. — On trouve 195 villes qui ne recourent à aucune machine élévatoire et où la gravité seule suffit. Les 284 autres doivent relever tout ou partie de l'eau distribuée et recourent pour cela soit exclusivement, soit simultanément aux machines ci-après :

70 aux machines hydrauliques,
226 aux machines à vapeur,
23 aux moteurs à gaz,
1 aux moteurs à pétrole,
1 aux moulins à vent,
21 aux machines électriques. La force brute des machines installées pour relever l'eau s'élève au total d'environ 34 000 chevaux-vapeur.

Principales nappes aquifères. — Elles sont indiquées par le tableau ci-contre :

Tableau des nappes aquifères de France et de la composition chimique de leurs eaux.

	TERRAINS CONTENANT LES NAPPES.	NOMBRE DE VILLES alimentées.	NOMBRE D'ANALYSES.	COMPOSITION CHIMIQUE MOYENNE.								
				DEGRÉ hydrotimétrique total.	DEGRÉ hydrotimétrique permanent.	RÉSIDU fixe à 110°.	CaO.	MgO.	NaCl.	SO^3.	AzO^3H.	SiO^2.
Terrains primaires.	I. Granit, gneiss, roches primitives.........	49	35	5°,8	4°,1	101	19,4	9	40,1	11,8	14,2	13,6
	II. Roches volcaniques (trapp, laves, basaltes, etc.)...........	6	4	8	2,5	82,1	29	26,5	10,2	7,5	traces.	22,9
	III. Schistes primaires (cambrien, silurien, dévonien)..........	15	7	8,9	2	153,1	32.2	13	32,2	7,5	8,3	18,5
	IV. Calcaires dévoniens.	5	1	29	7	221	138	19,2	138	34,3	traces.	traces.
	V. Calcaires carbonifères..............	2	pas d'analyse									
Trias.....	VI. Grès permien, vosgien, bigarré.......	7	21	5,4	2,6	10,6	25,2	5,7	3,8	3,7	0,2	5,5
	VII. Muschelkak.........	3	11	27,2	7	315	137	23	10	28	3	—
	VIII. Keuper et calcaire dolomitique (Keupérien)............	3	20	38,3	20,8	469	151	62	17,9	37,7	traces.	traces.
Lias......	IX. Grès rhétien et infraliasique (sinémurien).	4	7	28,9	9,6	411	128	29	13,7	36	—	—
	X. Calcaire liasique....	3	17	30	5	388	138	19,2	15	20	—	—

Oolithe...	*XI. Bajocien*	*32*	*73*	*23,5*	*7,4*	*270*	*116*	*8,6*	*14,6*	*16,9*	—	—
	XII. Bathonien	*3*	*32*	*22,6*	*5,6*	*252*	*119*	*8*	*20,4*	*13,7*	*7*	*12,6*
	XIII. Corallien et astartien.	*14*	*25*	*24,7*	*5,8*	*328*	*127*	*12*	*9,8*	*19*	*traces.*	*traces.*
	XIV. Portlandien, virgulien et jurassique supérieur	*18*	12	20,2	5,5	285	93,7	16,5	20,7	19,5	6,8	8,2
Crétacé...	XV. Néocomien et urgonien.	19	15	20,3	7,9	250	105	7,8	37	40,2	2,8	10,8
	XVI. Sables verts et gaize.	4	4	20,8	9,5	300	107	10,5	29,4	27,3	—	—
	XVII. Craie moyenne ou glauconieuse (cénomanien)	5	7	25,6	7,7	364	111	20,9	42,9	23,6	29,2	16,3
	XVIII. Craie supérieure (turonien et sénonien).	61	62	25,9	6,5	350	119	12,2	37,7	9,5	15,9	16,5
Éocène...	XIX. Sables landéniens et sables de Bracheux.	3	6	22,8	—	184	73,5	23,4	27	31,8	15,3	13,6
	XX. Sables yprésiens ou du Soissonnais	6	3	35,6	21,5	421	140	24,6	27	72,4	—	—
	XXI. Calcaire grossier (lutétien) et sables de Beauchamp	8	3	29,8	9,6	332	116	36,1	25,2	25,1	7,7	19,9
Oligocène.	XXII. Sables de Fontainebleau et calcaire lacustre	9	12	28,3	14,4	373	111	28	32,3	16,7	22,4	14,8
	XXIII. Calcaires de Beauce (aquitanien)	11	3	29,3	13,5	443	147	20	36,4	34,8	10	14
	XXIV. Miocène et pliocène (Mollasse et faluns).	6	7	22,3	4,3	258	75,6	5,6	23,5	26,5	—	—
	XXV. Alluvions quaternaires	52	Très variable.									

On voit la prédominance des eaux de la craie (61 villes pour la craie sénonienne ou turonienne) et des eaux des calcaires (67 villes pour le calcaire jurassique et 19 pour le calcaire néocomien); les eaux du granit sont toutefois très répandues aussi (49 villes).

Composition et qualité de l'eau. — La composition chimique dépend de la nature des terrains traversés; de là une composition moyenne pour les eaux d'une même nappe indiquée par le tableau ci-dessus (d'après un certain nombre d'analyses, dont quelques-unes s'appliquent à des villes plus petites ou à des villages). On y voit nettement la teneur en sels alcalino-terreux (CaO et MgO), très faible dans le granit, les roches volcaniques, les schistes primaires, les grés vosgien et permien, s'élever notablement dans les terrains calcaires et crayeux et sur les marnes. Toutefois, en raison de la diversité des couches de même âge dans un pays aussi étendu que la France, ces moyennes ne donnent qu'une indication très générale.

Quant à la qualité bactériologique, elle est extrêmement variable. En principe, on doit condamner pour la boisson l'eau des puits creusés dans l'intérieur des villes et l'eau de rivière brute; quant aux eaux de rivières filtrées, elles peuvent être bonnes, mais certaines installations de filtrage ne sont pas encore conduites assez scientifiquement et assez rigoureusement. Les eaux de surface peuvent être très complètement stérilisées par l'ozone. Les sources trop superficielles et les drains donnent de l'eau douteuse, si la surface n'est pas soigneusement protégée : les sources profondes, les puits artésiens et les galeries captantes donnent une eau potable de toute confiance, pourvu encore que le terrain soit un bon filtre, ou que la protection de la surface y supplée. On peut aussi stériliser par l'ozone ou filtrer soigneusement au sable les eaux souterraines, qui resteraient sans cela de qualité douteuse.

Modes de distribution. — Les fontaines publiques à écoulement continu, qui perdent inutilement l'eau une partie de la journée et toute la nuit, deviennent de plus en plus rares et sont remplacées par les bornes-fontaines intermittentes. Pour les abonnements particuliers, les compteurs se multiplient de plus en plus, tandis que le robinet libre et le robinet de jauge, qui donnent lieu aussi au gaspillage, tendent à disparaître. Les prix d'abonnement sont très variables : depuis 0 fr. 055 le mètre cube, comme à Grenoble, jusqu'à 0 fr. 50, 0 fr. 60, 0 fr. 70 et même 1 franc; la moyenne paraît s'établir aux environs de 0 fr. 25 à 0 fr. 30.

Quantités disponibles. — Ces quantités sont aussi très variables d'une ville à une autre, et souvent dans une même ville d'une saison à une autre, suivant le débit des sources. Si on totalise les débits moyens disponibles pour les 504 villes qui ont une distribution d'eau, on trouve un volume quotidien moyen de 188 litres par tête et par jour. Certaines villes sont bien en dessous de cette moyenne et n'ont que quelques litres en sécheresse par tête et par jour : le maximum est pour Grenoble, qui, comme Rome, dispose de plus de 1 000 litres par tête et par jour.

Dépenses faites pour premier établissement. — Nous avons pu relever les dépenses faites dans 418 des villes alimentées ; elles se montent à 999 859 500 francs, soit au chiffre rond de un milliard. Notons sur ce chiffre qu'environ 20 000 000 ont été dépensés du 1er janvier 1903 au 1er janvier 1908. En arbitrant approximativement d'après l'importance des travaux les dépenses des 86 autres villes, nous avons trouvé environ 50 000 000 francs, ce qui donne pour les 504 villes une dépense totale de 1 050 000 000 francs (y compris les 195 750 000 francs dépensés par Louis XIV pour les eaux de Versailles). Cela fait pour le nombre d'habitants alimentés, une dépense de 80 francs par tête, et pour le volume d'eau moyen obtenu, une dépense de 431 francs par mètre cube par jour. Il est clair que la dépense varie beaucoup d'une ville à l'autre, suivant que les conditions sont plus ou moins favorables.

Pour citer les dépenses de quelques grandes villes, nous trouvons : Paris, environ 300 000 000 de francs ; Marseille, 52 000 000 de francs ; Lyon, 22 000 000 de francs ; Bordeaux, 16 180 000 francs ; Toulouse, 7 500 000 francs ; Lille, 6 200 000 francs ; Roubaix-Tourcoing, 13 660 000 francs ; Nantes, 5 785 000 francs ; Rennes, 5 135 000 francs ; Saint-Étienne, 22 130 000 francs (y compris la dérivation de Lignon) ; Nancy, 8 500 000 francs ; Reims, 3 500 000 francs ; Calais, 3 500 000 francs ; Clermont-Ferrand, 1 500 000 francs.

Algérie. — En laissant de côté les oasis, nous ne trouvons que 38 villes ayant plus de 5 000 habitants, et toutes sans exception ont fait des travaux d'adduction et de distribution d'eau : toutefois, 4 ou 5 n'ont que des fontaines publiques et ne donnent pas d'abonnements aux particuliers. Oran a concédé sa distribution d'eau à une Compagnie ; toutes les autres font le service en régie.

On trouve 9 villes qui ont la double distribution ; mais pour Alger et Mustapha, cela se borne à élever de l'eau de mer pour l'arrosage des rues et le lavage des égouts ; Saint-Denis-du-Sig possède à la fois de l'eau de sources pour la boisson et de l'eau de rivière grossièrement filtrée au sable pour les services publics.

La grande majorité des villes s'adressent aux sources (23 villes, dont 2 (Batna et Sidi-Bel-Abbès) les captent au moyen de drains assez étendus), 5 ont des puits artésiens. Comme eau de surface, Constantine mêle l'eau des lacs de Djebel-Ouach aux sources d'Ain-Fesguia ; Orléansville et Philippeville mêlent de l'eau de ruisseaux à celle de leurs sources, et Laghouat n'a que de l'eau de ses canaux ou séguias, qu'on puise à bras d'homme.

Peu de villes ont eu besoin de recourir à une élévation mécanique : nous n'en trouvons que 9 utilisant ensemble environ 900 chevaux-vapeur. Sur ce nombre, 2 seulement ont des machines hydrauliques et 2 des machines électriques ; toutes les autres recourent à la vapeur, mais on trouve en outre un moulin à vent à Sfax et un moteur à pétrole à Sousse.

Les nappes aquifères auxquelles ressortent les sources et les puits appartiennent aux terrains jurassique, crétacé et tertiaire (surtout au miocène et au pliocène) : cependant le littoral contient des bandes de gneiss, quartzites, phyllades, etc., donnant naissance à de petites sources, auxquelles recourent Bône et Philippeville. Nous trouvons que 5 villes s'alimentent aux nappes des calcaires jurassiques, 7 à celles du crétacé et 15 à celles du tertiaire.

Les eaux sont beaucoup plus minéralisées qu'en France, celle des terrains tertiaires surtout (chlorures et sulfates) ; elles sont aussi très souvent défectueuses au point de vue bactériologique, soit que les terrains filtrent mal, soit souvent aussi que la protection tant des sources que des aqueducs soit tout à fait insuffisante. L'Algérie et la Tunisie sont très touchées par la fièvre typhoïde, du moins pour la population d'origine européenne.

Le prix de l'eau en abonnement se tient aux environs de 0 fr. 30 (rarement au-dessous de 0 fr. 20) le mètre cube.

La quantité disponible pour les 38 villes ensemble, environ 1 000 000 d'habitants, serait moyennement de 165 000 mètres cubes par jour, si on comptait en entier les 60 000 mètres cubes des sources de Bougie ; mais comme une très faible partie de ces sources (moins de 1 000 mètres cubes) est seulement utilisée, il convient de les défalquer et de ne tabler que sur 100 000 mètres cubes par jour, ce qui correspond à 100 litres par tête et par jour. Ce chiffre est notablement inférieur à celui de la France, ce qui s'explique par les difficultés plus grandes rencontrées en Algérie.

Il reste à rappeler l'alimentation si intéressante des oasis : Ouargla, Timmimoum, Oued-Rir et Touggourt. A Ouargla, il y a, outre 600 puits ordinaires, 225 puits jaillissants indigènes et 32 forages artésiens qui donnent 40 000 mètres cubes par jour ; à Oued-Rir, il n'y a pas moins de 600 puits artésiens indigènes et 234 français donnant ensemble 492 000 mètres cubes par jour. L'eau de ces puits est malheureusement très chargée en sels minéraux.

Tunisie. — Sur les 17 villes de ce pays qui ont une distribution d'eau, Tunis, Sousse et Bizerte l'ont concédée à des Sociétés d'exploitation. Tunis a dépensé 22 500 000 francs et songe encore à faire une nouvelle adduction d'eau de sources : 11 villes s'adressent à des sources, 1 à des puits artésiens, Sousse à des galeries filtrantes dans le lit du Merguellil, et à de l'eau de mer pour l'arrosage et le lavage des égouts (dépense 7 250 000 francs) ; Sfax va amener des sources de Sbeïtla, ce qui coûtera près de 10 000 000 francs. On trouve 4 villes qui élèvent l'eau mécaniquement.

Quant aux nappes aquifères, elles sont à peu près distribuées comme en Algérie : le jurassique et le crétacé dominent et donnent lieu à de belles sources dans les calcaires.

Belgique. — Sur 241 villes et communes de plus 5 000 habitants, nous en trouvons 166 qui n'ont pas de distribution d'eau ; mais, sur ce nombre 38 sont sur le point d'être alimentées, soit qu'elles s'adressent sous peu à des villes voisines, soit qu'elles soient sur le point d'exécuter un projet d'adduction ; il ne restera donc bientôt que 128 villes sans distribution, presque toutes situées dans la partie basse du pays. Parmi les 95 villes pourvues d'une distribution actuellement, 1 ne donne pas d'abonnements aux particuliers ; 13 font partie de l'agglomération bruxelloise alimentée par la Compagnies intercommunale des eaux (eau du Bocq) ; 3 autres, également voisines de Bruxelles, sont alimentées par les eaux de cette villes ; 6, y compris Charleroi, sont desservies par la Société des eaux de l'arrondissement de Charleroi (sources d'Aiseau) ; enfin 3 autres (Anvers, Louvain, Namur) ont concédé leur distribution à des Compagnies concessionnaires ; les 69 qui restent distribuent en régie.

On ne trouve pas de ville qui ait la double distribution, si ce n'est Spa, qui utilise 400 mètres cubes par jour d'eau du lac de Warfaaz pour les services publics, et Ougrée, qui a de l'eau de puits abyssins pour la boisson et de l'eau de ruisseau pour la voirie ; mais 15 villes mélangent des eaux de deux ou plusieurs provenances. Il y a 41 villes qui ont capté et dérivé des sources, 9 qui pompent dans des puits ordinaires, 15 qui ont fait des drainages peu profonds, et seulement Dinant et Jumet qui ont des galeries filtrantes, Hal et Tubize des puits filtrants dans les berges d'un cours d'eau. Mais la Belgique est le pays des captations d'eaux profondes en galeries de mine : on trouve 29 villes qui ont ainsi des galeries captantes plus ou moins développées, et 6 qui ont des puits artésiens. Comme eaux de surface, Ensival, Ypres et Verviers avec Andrimont (célèbre barrage de la Gileppe qui a coûté 5 000 000 de francs) ont seules des barrages-réservoirs ; Anvers et Blankenberghe filtrent de l'eau de rivière ; Ostende, qui prend l'eau du canal de Bruges, a essayé successivement tous les moyens (le dernier est le peroxyde de chlore) pour la stériliser ; enfin, Bruges et trois autres plus petites utilisent de l'eau de rivière brute.

En ce qui regarde l'élévation de l'eau, 41 villes n'ont besoin que de la gravité : 11 ont des machines hydrauliques, 29 des machines à vapeur, 6 des moteurs à gaz et 2 des moteurs électriques. Le nombre des chevaux-vapeur installés pour cette élévation est d'environ 2 600.

Les quantités disponibles sont faibles : pour les 95 villes alimentées on ne trouve qu'un volume quotidien moyen d'environ 90 litres par tête et par jour (moitié du chiffre trouvé en France). Cette pauvreté tient en partie aux difficultés considérables qu'oppose la nature, notamment pour le nord-ouest du pays, la plaine flamande (éocène). Comme pour le nord de la France, cette région n'a pas de sources, et il faut que les villes aillent chercher l'eau profonde à grands frais : de là le grand nombre de galeries captantes et de puits profonds qui vont atteindre les nappes des sables éocènes (laekenien, bruxellien, yprésien, landénien), ou plus bas celles de la craie, ou plus bas encore celles du calcaire carbonifère. Il n'en est pas de même pour la partie sud-est, occupée par le massif primaire schisteux de l'Ardenne ; ici les sources sont nombreuses, mais, comme en Bretagne, elles sont souvent peu abondantes (sauf les sources vauclusiennes des calcaires). On comprend donc la pauvreté des débits obtenus.

La qualité est généralement bonne, ce qui tient à la profondeur des eaux captées, à la nature des sables qui les filtrent (région flamande) et à la nature montagneuse et boisée du sol (région ardennaise).

Les dépenses n'ont été que rarement relevées ; citons 21 223 121 francs pour Bruxelles et les 3 communes suburbaines qui lui sont restées fidèles ; 11 000 000 de francs pour les seize autres communes voisines qui ont amené les eaux du Bocq. Gand, 2 200 000 francs ; Jumet, 1 732 500 francs ; Laeken, 1 300 000 francs ; Liége, 6 295 600 francs ; Mons, 1 330 000 de francs ; Tournai, 1 330000 francs ; et Verviers, 13 200 000 francs. Si on totalise les dépenses pour les 22 villes qui les ont fait connaître, on trouve que le prix moyen du mètre cube d'eau par jour y est de 422 francs et que la dépense par tête d'habitant a été de 42 francs, soit notablement moins que celle qui a été faite en France.

Enfin on trouve 78 localités de 2 500 à 5 000 habitants qui ont une distribution d'eau, et environ 507 communes de moins de 2 500 habitants qui en sont également pourvues : cela fait un total de 680 communes belges ayant une distribution d'eau (2 628), lesquelles, d'après la statistique officielle, se répartissent comme suit entre les provinces :

NOMS des PROVINCES.	NOMBRE DE COMMUNES ayant une distribution d'eau.	NOMBRE de communes alimentées par		NOMBRE de communes.	
		Eaux souterraines et de sources.	Eaux de surface.	desservies par simple gravité.	recourant à des machines élévatoires.
Province d'Anvers	2	1	1	0	2
— du Brabant	42	42	»	18	24
— de la Flandre occidentale.	6	4	3	2	5
— de la Flandre orientale.	5	4	1	4	1
— du Hainaut	54	54	»	33	21
— de Liége	187	178	9	174	13
— du Limbourg	8	7	1	3	5
— du Luxembourg	206	206	»	220	6
— de Namur	170	166	4	138	32
Total	680	662	19	573	109

Allemagne. — On trouve tous les détails de l'alimentation en eau des villes allemandes dans le grand ouvrage de Grahan, *Die stadtische Wasserversorgung in Deutschem Reiche*, qui a fini de paraître en 1902. Grahn a étendu ses recherches à toutes les localités de plus de 2000 habitants : il y en avait au recensement de fin 1895 dans l'empire allemand 3122, sur lesquelles 1157 seulement, soit 37 p. 100, avaient fait des travaux d'adduction et distribution d'eau. Mais, sur ces 3122 communes, 1495 ne sont pas des villes à proprement parler : les 1627 autres se décomposent comme suit :

Sur 341 villes	de plus de 10 000 habitants,	297, soit 86 p. 100,	ont une distribution d'eau.
372 —	de 5 000 à 10 000	—	228, soit 59	—	—
479 —	de 3 000 à 5 000	—	219, soit 45	—	—
435 —	de 2 000 à 3 000	—	133, soit 30	—	—
1 627 villes	de plus de 2 000 hab.,	dont 877,	soit 54,5 p. 100,	ont une distribution d'eau.	

Si on s'en tient, comme nous l'avons vu pour la France, aux villes de plus de 5000 habitants, on voit que, sur les 713 villes en question, 525 ont une distribution d'eau et 188, soit 26 p. 100, en sont encore privées.

On voit nettement par là : 1° que ce sont les villes les plus importantes qui sont le plus fréquemment desservies, la proportion pour 100 des villes alimentées allant en décroissant avec le nombre des habitants ; 2° que les provinces du sud (Bavière, Grand-Duché de Bade, Wurtemberg et Alsace-Lorraine) ont fait plus de travaux d'adduction que les provinces du nord et de la Prusse proprement dite. Cela tient, d'une part, aux facilités beaucoup plus grandes qui se présentent dans la région du sud (tandis que les grandes plaines diluviales du nord sont pauvres en ressources aquifères faciles à utiliser) (1); d'autre part, aux subventions importantes que ces États donnent pour les travaux d'adduction d'eau et à l'activité remarquable des services spéciaux qu'ils ont créés pour étudier et exécuter les projets : le K. b. Wasserversorgungsbur, bureau de Munich, dirigé par Mr Brenner, est sous tous les rapports un modèle.

Quant à la provenance de l'eau, nous n'avons que la répartition des 298 villes de plus de 15000 habitants. Sur ce nombre, 2 seulement en sont réduites à l'eau de rivière brute, 1 la clarifie et 20 la filtrent au sable (suivant les règles de Koch) ; 166 villes recourent aux sources ou nappes souterraines; enfin 22 n'ont que des puits ordinaires. Les autres villes ont des eaux de plusieurs provenances, qui sont distribuées séparément, savoir (en outre des puits ordinaires):

49	villes ont de l'eau de rivière	brute	et de l'eau de sources;	
7	—	—	filtrée	—
1	—	—	clarifiée	—

(1) On sait que les eaux souterraines plus ou moins profondes qu'on y rencontre sont généralement chargées de sels de fer : cela a conduit bon nombre de villes à faire l'opération aujourd'hui courante de la *déferrisation*.

Situation de l'alimentation en eau des principales villes allemandes en 1903.
(D'après le tableau dressé par Grahn à la suite de l'Exposition de Dresde.)

NOMS DES VILLES.	NOMBRE D'HABITANTS (Recensement de 1900).	MODE D'EXPLOITATION de la distribution d'eau.	PROVENANCE DE L'EAU.	MODE D'ÉPURATION de l'eau potable.	MODE D'ADDUCTION ou d'élévation.	CONSOMMATION MOYENNE par tête et par jour.	PRIX DE VENTE DE L'EAU aux abonnés.	CAPITAUX ENGAGÉS (jusqu'en 1903) en milliers de francs.
						Litres.	Centimes.	
Aachen	135 235	Toutes ces villes sont propriétaires de la distribution d'eau et l'exploitent elles-mêmes.	Galeries captantes.	»	V	78	12,5 à 18,5	4 888
Augsburg	89 109		Puits filtrants.	»	H et V	246	3,7 à 37,5	3 750
Barmen	141 947		— Barrage-réservoir.	» Filt. s.	V G	193	8,7 à 15	4 540
Berlin (1)	1 884 151		Puits tubulaires et profonds.	Défer.	V	78	18	68 927
Braunschweig	128 177		—	Défer.	V	76	12,5	4 097
Bremen	163 418		Rivière.	Filt. s.	V	98	15 à 18,5	6 961
Breslau	422 738		— Puits tubulaires.	Filt. s. Défer.	V V	83	12,5 à 18,5	8 895
Chemnitz	209 584		Puits filtrants. Barrage-réservoir.	» Filt. s.	V G	43	12,5 à 56	6 646
Cottbus	39 327		Puits tubulaires.	»	V	47	15 à 22,5	1 341
Dantzig	140 539		Puits profonds.	Défer.	M	33	25 à 50	2 500
Darmstadt	72 019		Puits tubulaires.	»	E	94	21 à 27	3 627
Dortmund avec Hörde, Schwerte et 18 localités voisines	142 418		Galerie et puits filtrants.	»	V	250	6 à 12,5	8 835
Dresden	395 349		—	»	V et E	105	13 à 15	15 200
Düsseldorf	213 767		Puits filtrants et tubulaires.	»	V	107	2,5 à 15	4 811

Duisburg	*92 929*	Toutes ces villes sont propriétaires de la distribution d'eau et l'exploitent elles-mêmes.	*Puits filtrants et tubulaires.*	»	V	*135*	*6.8 à 12,5*	*2 445*
Essen	*118 863*		*Galerie filtrante.*	»	V	*144*	*10 à 12,5*	*5 099*
Frankfurt-a-M (d)	*288 489*		*Sources et puits tubulaires.* *Rivière.*	» »	G V	*235*	*18,5 à 31*	*25 604*
Fürth	54 142		Puits tubulaires.	»	M	60	15	1 140
Göttingen	30 234		Sources et puits filtrants.	»	G et M	50	22,5 à 28	732
Guben	33 096		Puits tubulaires.	»	M	22	15 à 25	575
Hambourg	705 738		Rivière (Elbe). Forages.	Filt. s. Défer.	V V	174	12,5	36 431
Hannover (d)	235 666		Galerie et puits filtrants. Rivière.	Défer. Défer.	V V	92	21 à 25	11 146
Kiel	107 938		Puits filtrants et tubulaires.	Défer.	V	62	29	3 765
Köln	372 229		—	»	V	122	6 à 18,5	12 224
Leipzig	455 089		Puits tubulaires.	Défer.	V et M	68	20 à 27,5	14 066
Mannheim	140 384		Puits filtrants et tubulaires.	»	V	85	7,5 à 25	4 122
Metz	58 424		Sources.	»	G	131	13,5 à 27,5	4 600
München	499 959		—	»	G	203	6	20 380
Münster	63 776		Puits filtrants.	»	V et M	82	8,5 à 17,5	851
Nürnberg	261 022		Puits tubulaires.	»	G et V	74	12,5 à 25	6 000
Plauen	73 891		Sources. Barrage-réservoir.	» Filt. s.	G G	30	25	2 857
Solingen	45 249		Barrage-réservoir.	Filt. s.	H	55	13,5 à 27,5	1 315
Spandau	65 014		Puits tubulaires.	»	V	44	18,5	1 312
Stralsund	31 083		Lac.	Filt. s.	V	73	15 à 25	1 125
Strassburg	150 268		Puits filtrants.	»	V	105	18,5	5 171
Stuttgart (d)	176 318		Sources. Rivière.	» Filt. s.	G H et V	106	2,5 à 37,5	8 338
Würzburg	75 497		Galerie et puits filtrants.	»	H et V	230	7 à 8,5	3 822
Zwickau (d)	55 825		— Sources.	Défer. »	H et V G	67	17,5 à 50	3 127

(1) Il existe dans la banlieue de Berlin deux Compagnies d'eau : la Compagnie de Charlottenburger Wasserwerke, qui alimente Charlottenburg, Rixdorf, Schöneberg, Friedenau, Wilmersdorf, Steglitz, Gross-Lichterfelde, Zehlendrof, Mariendorf, Tempelhof, Dalhem, Wannsee et Grünewald, soit 350 000 âmes, et distribue 21 500 mètres cubes par jour d'eau extraite d'une série de 138 puits profonds (déferrisation et filtrage), et la Compagnie de la banlieue est de Berlin qui alimente Boxhagen, Rummelsburg, Friedrichsfelde, Lichtenberg-Friedrichsberge, Oberschöneweide et Karlshorst, soit environ 50 000 âmes, au moyen de 4 puits forés à Karlshorst (1 460 mètres cubes par jour).

On remarquera enfin que, sauf les deux compagnies de la banlieue de Berlin, à peu près toutes les villes allemandes sont propriétaires et gérantes de leur distribution d'eau.

Suisse. — La Suisse a 43 villes de plus de 5 000 habitants ; toutes ont une distribution d'eau et donnent des abonnements aux particuliers.

Parmi elles, 4 ont concédé la distribution à des concessionnaires (à Lausanne, il y a à la fois des concessionnaires et une distribution municipale en régie).

Trois villes (Zurich, Lausanne et Neuchâtel) ont la double distribution; l'eau du lac distribuée à Zurich pour le lavage et l'industrie est même filtrée au sable. Six autres villes ont de l'eau de deux provenances, mais la mélangent dans un même réseau : Bâle mêle à ses eaux de sources de l'eau d'un barrage-réservoir et surtout l'eau de 6 puits filtrants foncés dans les graviers de la vallée de la Wiese; Saint-Gall y joint de l'eau du lac de Constance, prise à 46 mètres de profondeur et filtrée au sable; enfin Lucerne, Burgdorf, Frauenfeld, Thun et quelques autres pompent, mais en cas de besoin seulement et pour compléter le débit des sources, de l'eau de puits creusés dans les alluvions des vallées.

Grâce à la situation topographique du pays, 40 villes ont de l'eau de sources et 30 sont desservies exclusivement par la gravité. Il n'y a pas de drainages, ni de puits artésiens. La ville du Locle a fait une belle galerie captante dans le calcaire œningien; La Chaux-de-Fonds, Vevey-Montreux et Olten ont fait aussi des tronçons de galeries pour mieux capter des sources. Quatre villes s'adressent aux lacs: Genève seule n'a que de l'eau de lac brute pour la boisson ; enfin il n'y a que Fribourg qui se contente d'eau de rivière simplement dégrossie pour tous les usages, alors que Neuchâtel ne s'en sert que pour le lavage.

Comme élévation, 8 villes ont des machines hydrauliques, 3 des machines à vapeur, 2 des moteurs à gaz, 1 à pétrole et 1 à benzine, enfin 8 des machines électriques. Les machines en service représentent 10 000 chevaux-vapeur environ.

Les villes étant généralement situées dans la partie basse de la Suisse et dans le Jura, et non dans le massif granitique alpin, les sources et nappes aquifères qui les alimentent proviennent soit des calcaires jurassiques, soit plus souvent des eaux retenues dans les terrains morainiques au-dessus de la molasse tertiaire (miocène principalement) qui forme le substratum d'une partie de la Suisse centrale.

Le prix des abonnements particuliers ne dépasse pas 0 fr. 30 le mètre cube, et il est le plus souvent de 0 fr. 10 à 0 fr. 15. Malgré la situation favorable, les dépenses faites ont été assez fortes :

Zurich a dépensé 17 637 000 francs pour avoir 45 000 mètres cubes d'eau par jour ;

Genève a dépensé 10850000 francs pour 41800 mètres cubes;
Bâle, 6000000 de francs pour 16400 mètres cubes;
Lucerne et La Chaux-de-Fonds, chacun 2400000 francs;
Neuchâtel, 2900000 francs;
Winterthur, 1667000 francs;
Lugano, 1200000 francs.

Cela donne en tout, pour 28 villes comprenant 750500 habitants, une dépense de 53242000 francs, soit une moyenne de 70 francs par tête, voisine du chiffre trouvé en France.

La moyenne des quantités disponibles se rapproche de celle de la France.

Angleterre. — D'un tableau beaucoup plus complet et comprenant les 152 distributions d'eau des villes anglaises de plus de 30000 habitants, nous déduisons que moitié (à peu de chose près) s'adressent aux eaux souterraines et moitié aux eaux de surface. Les principales nappes utilisées sont celles de la craie et des grès, le *new red sandstone* notamment : ces nappes sont assez souvent artésiennes et un peu plus de 20 villes ont fait des forages avec succès; une vingtaine aussi ont creusé de grands puits, 2 seulement des galeries captantes (*tunnels*), et une trentaine captent des sources.

Pour les eaux de surface, la filtration au sable est la règle (83 villes) la plus habituelle ; cependant 7 villes reçoivent l'eau de lacs ou barrages-réservoirs et 30 de l'eau de ruisseaux ou de rivières à l'état brut. Il est juste de dire que plus de la moitié de ces 30 dernières villes recueillent des eaux de montagne, dans des régions à peu près inhabitées et incultes, et qu'elles y assurent une bonne protection de la surface.

Situation de l'alimentation en eau des principales villes d'Angleterre en 1903.

(D'après « The Waterworks Directory and Statistics », 1903).

NOMS DES VILLES ou des COMPAGNIES CONCESSIONNAIRES.	NOMBRE D'HABITANTS de la région desservie. (Recensement de 1901).	MODE D'EXPLOITATION de la distribution d'eau.	PROVENANCE DE L'EAU.	MODE D'ÉPURATION de l'eau potable.	MODE D'ADDUCTON ou d'élévation.	CONSOMMATION MOYENNE par tête et par jour.	PRIX DE VENTE de l'eau aux abonnés (1).	CAPITAUX ENGAGÉS (jusqu'en 1903) (en livres sterling).
						Litres.	Centimes.	
Aberdeen	155 000	V	Riv. Dee.	»	V et H	204,4	16,2 à 4,6 (*i*)	313 366
Ashton-u-Lyne et environs	140 000	V	Ruisseaux.	»	G	90,9	46,3 à 23,1	748 777
Belfast	360 000	V	—	Fil. s.	G	149,9	23,1 à 12,7	»
Birkenhead et Claughton	104 920	V	Puits et forages.	»	V	154,5	27 à 19,9	»
Birmingham et 17 villes et villages	775 502	V	Puits et bar.-rés.	»	V et G	127,2	42,9 à 13,8	6 630 288
Blackburn et 4 villages	130 000	V	Rivières.	»	G	113,6	13,8 à 4,6 (*i*)	657 279
Bolton et 8 villes et villages	237 159	V	Rivières et bar.-rés.	Fil. s.	G	122,7	20,8 à 13,8 (*i*)	854 827
Bournemouth et environs	85 920	C	Puits et forages.	»	V	104,5	55,4 à 27,7	436 008
Bradford et 23 villes et villages	450 000	V	Sources et ruisseaux.	»	G	204,4	20,8 à 16,2 (*i*)	2 808 008
Bristol et district	353 374	C	Sources et puits profonds.	»	G	99,9	40,6 à 13,8	178 733
Cardiff et environs	190 000	V	Ruisseaux et bar.-rés.	Fil. s.	G et V	113,6	40,6 à 13,8 (*i*)	1 230 000
Darlington et environs	46 000	V	Rivière Tees.	»	G	95,4	27,7 à 9,2	104 290
Derby et 4 villages	129 500	V	Galerie filtrante.	»	G	99,9	27,7 à 10,4 (*i*)	364 000
District du Middle Ward du Lancashire	176 000	V	Sources et ruisseaux.	Fil. s.	G	104,5	13,8	»
Dublin et 10 villes et villages	333 300	V	Rivière Vartry.	Fil. s.	G	163,5	13,8 à 9,2	720 000
Dundee et 5 villages	202 000	V	Ruisseaux et bar.-rés.	»	G	227,1	13,8 (*i*)	919 529
Edinburgh et Leith	435 500	V	Sources et ruisseaux.	»	G	184,0	13,8	2 014 261
Glasgow et 31 villes et villages	1 075 735	V	Lac Katrine.	»	G	254,4	9,2 (*i*)	3 933 151
Halifax et 13 villages	224 933	V	Sources et ruisseaux.	»	G	68,1	18,5 à 13,8	»
Hastings	75 000	[illegible]	Puits profonds.	»	V	72,1	27,7	74 518
Huddersfield et 20 villes et villages	152 000	V	Barr.-réservoirs.	»	G	118,1	16,2 (*i*)	1 548 024
Hull et 4 villages	[illegible]	V	Puits profonds.	»	V	[illegible]	13,8 (*i*)	[illegible]
[illegible]	[illegible]	V	Ruisseaux et bar.-rés.	Fil. s.	[illegible]	[illegible]	[illegible]	[illegible]

Liverpool, Bootle, Leigh, Hindley, Garston Prescot, Chorley, etc..	*850 000*	V	*Loc. et bar.-rés.*	*Fil. s.*	G	*142,6*	*20,8 à 13,8 (i)*	»
London et banlieue (2) Chelsea (Cie)..... — *Anciennes compagnies aujourd'hui rachetées et remplacées par le métropolitain Water Board.*	*282 464*					*183,1*	*27,7 à 13,8*	*1 318 590*
East London (Cie).	*1 460 000*					*136,9*	*20,8 à 13,8 (i)*	*3 733 306*
Grand Junction (Cie)	*462 497*					*181,7*	*25,4 à 13,8*	*1 685 250*
Kent (Cie).........	*538 300*					*147,6*	*23,1*	*990 000*
Lambeth (Cie).....	*800 000*					*168,5*	»	*2 302 895*
New-River (Cie)...	*1 273 462*					*141,3*	»	*4 227 958*
Southwark et Vauxhall (Cie)........	849 000	V	*Eau de la Tamise et de la Lee, filtrée au sable ; sources et puits dans la craie et les alluvions.*	Fil. s.	V	170,4	27,7 à 13,8	3 475 217
West - Middlesex (Cie).............	638 938					151,7	25,4 à 13,8	1 794 474
Total..............	6 304 655					154,5		19 527 690
Manchester, Salford et 24 autres localités..................	1 082 000	V	Sources, lac et bar.-rés.	»	G	131,7	55,4 à 11,5	6 359 645
Newcastle et Gateshead et 21 villes et villages....................	485 000	C	Ruisseaux et bar.-rés.	Fil. s.	G	172,2	32,4 à 11,5	2 316 965
Northampton et 4 villages........	120 000	V	Puits profonds et ruisseaux.	Fil. s.	G	71,3	40,6	»
Nottingham et 20 villages........	301 000	V	Puits profonds.	»	V	90,9	23,1 à 13,8	951 209
Oldham et 7 villages..............	223 000	V	Sources et ruisseaux.	»	G	102,2	55,4 à 13,8 (i)	934 974
Paisley et 11 villages............	101 000	V	Ruisseaux et bar.-rés.	Fil. s.	G	315,7	10,4	»
Plymouth et 10 villes et villages..	132 326	V	—	»	G	209,0	4,6 (i)	»
Pontypridd et 4 villages.........	100 000	C	Rivières.	»	G	113,6	40,6 à 13,8	207 000
Portsmouth et 11 villages........	200 000	C	Sources.	»	G	184,4	40,6 à 18,5	535 637
Preston, Langridge et environs...	125 000	V	Sources et ruisseaux.	»	G	168,1	40,6 à 13,8	455 740
Ramsgate et 4 villages..........	35 000	V	Sources.	»	G	154,5	34,6 à 27,7 (i)	131 078
Richmond.......................	32 000	V	—	»	G	149,9	40,6 à 13,8	104 212

(1) L'eau pour les usages domestiques se paie d'ordinaire dans les villes anglaises par une taxe annuelle fixée généralement de 5 à 7 p. 100 du revenu imposable ou de la valeur locative de chaque immeuble ; les prix de la colonne ci-après s'appliquent à l'eau délivrée au compteur, et le signe (i) fait savoir quand ils ne s'appliquent qu'à l'eau pour l'industrie.

(2) Pour Londres, le Métropolitan Water Board a dérivé du 1er avril 1906 au 1er avril 1907 en moyenne de la Tamise................ 617 000 mètres cubes par jour.
— — — — — en moyenne de la Lee.................... 172 500 —
— — — — — en moyenne des sources et puits.......... 232 680 —

Soit pour une population desservie estimée à 6 893 780 habitants, un total moyen de.............................. 1 022 180 —

Ou en moyenne 149 litres par tête ou par jour. Il y a 1 054 077 branchements; les taxes ne sont pas encore uniformisées. Comme capital, le Métropolitan Water Board a assumé une dette totale de 31 149 005 £ vis-à-vis des compagnies rachetées, non compris une somme de 11 624 948 £ représentant les emprunts de ces compagnies non amorties et dont le Board s'est chargé, soit un total de 42 773 953 £.

Situation de l'alimentation en eau des principales villes d'Angleterre en 1903 (*Suite*).
(*D'après « The Waterworks Directory and Statistics », 1903.*)

NOMS DES VILLES ou des COMPAGNIES CONCESSIONNAIRES.	NOMBRE D'HABITANTS de la région desservie (Recensement de 1901).	MODE D'EXPLOITATION de la distribution de l'eau.	PROVENANCE DE L'EAU.	MODE D'ÉPURATION de l'eau potable.	MODE D'ADDUCTION ou d'élévation.	CONSOMMATION MOYENNE par tête et par jour.	PRIX DE VENTE de l'eau aux abonnés.	CAPITAUX ENGAGÉS jusqu'en 1903 (en livres sterling).
						Litres.	Centimes.	
Rochdale	100 000	V	Ruisseaux.	»	G	86,3	27,7 à 13,8	»
Sheffield et 12 villes et villages	429 552	V	Ruisseaux et bar.-rés.	»	G	122,7	23,1 à 13,8	2 890 456
South Essex avec 21 villes et villages	146 000	C	Sources.	»	G	90,9	23,1 à 18,5	317 500
South Staffordshire avec environ 50 villes et villages	585 175	C	—	»	V	89,0	»	1 279 580
Staffordshire Potteries avec les villes et villages	280 000	C	Sources et puits.	»	V	90,9	18,5 à 6,9	»
Stockport et 10 villes et villages	135 000	V	Forages et ruisseaux.	Fil. s.	V	102,2	tarif décroissant	»
Stockton, Middlesborough, Thornsby, etc.	220 000	V	Rivière et bar.-rés.	»	G	236,2	40,6 à 18,5	1 865 000
Swansea et District	110 000	V	Rivière.	»	G	131,7	34,6 à 13,8	578 015
Tendring Hundred avec 20 villes et villages	153 000	C	Puits profonds.	»	V	9,0	»	87 990
Wakefield et 10 villes	138 090	V	Ruisseaux et bar.-rés.	Fil. s.	G	81,8	»	837 172
Weardale et Consett et 8 villes et villages	292 310	C	—	»	G	97,2	»	960 985
Wolverhampton et 8 villes et villages	136 000	V	Puits profonds.	»	V	99,9	37 à 13,8	»

(1) L'eau pour les usages domestiques se paie d'ordinaire dans les villes anglaises par une taxe annuelle fixée généralement de 5 à 7 p. 100 du revenu imposable ou de la valeur locative de chaque immeuble ; les prix de la colonne ci-après s'appliquent à l'eau délivrée au compteur, et le signe (1) fait savoir quand ils ne s'appliquent qu'à l'eau pour l'industrie.

États-Unis. — Si maintenant on veut avoir une bonne idée d'ensemble de l'alimentation en eau des États-Unis, on jettera un coup d'œil sur le petit tableau ci-après :

Sur les 1524 villes de plus de 3000 habitants, il n'y en a pas plus de 46 qui n'ont pas de distribution d'eau ; sur ce nombre, 6 seulement ont plus de 5000 habitants (dont 2 ont déjà de l'eau pour l'incendie et l'arrosage). On comprendra l'activité des villes américaines si nous disons qu'il n'existait aucune distribution d'eau au XIXe siècle et que les quatre cinquièmes au moins des 1478 distributions citées datent d'après 1880, soit des vingt-deux dernières années.

Contrairement à ce qui se passe en Europe, la concession de la distribution à des Compagnies privées est fréquente ; on trouve 708 compagnies de ce genre, soit près de moitié du nombre de villes.

La nécessité de relever l'eau mécaniquement est aussi plus fréquente qu'en Europe ; 1214 villes, soit plus des quatre cinquièmes, recourent aux machines élévatoires, et, à cette occasion, nous devons signaler un mode d'élévation assez fréquent aux États-Unis, c'est le mode par émulsion au moyen de l'air comprimé (*air-lift pump*).

En ce qui regarde la provenance de l'eau, on sait que les Américains ont commencé à courir au plus pressé, c'est-à-dire aux rivières et aux lacs ; aussi l'utilisation des sources naturelles et des eaux souterraines est moins habituelle qu'en Europe. Toutefois, il est juste d'ajouter que le forage des puits artésiens ainsi que celui des puits tubulaires (*driven well*) a pris un très grand développement, surtout dans le groupe des États du Centre-Nord (230 villes recourent aux puits artésiens ou forages profonds, dont 87 dans le groupe précité). Alors que 741 villes recourent aux eaux souterraines, 918 s'adressent aux eaux de surface, savoir : 189 aux lacs (si nombreux dans certaines régions et principalement dans le Centre-Nord et dans la Nouvelle-Angleterre), 54 aux barrages-réservoirs (ou lacs artificiellement créés par un barrage) et 975 aux fleuves, rivières et ruisseaux.

Mais si, au début, les Américains buvaient l'eau de surface sans la filtrer, ils font depuis quelques années de très sérieux efforts pour la purifier, et ils se préoccupent de satisfaire à toutes les exigences de l'hygiène moderne. En 1902, on trouve déjà 311 villes qui font de l'épuration, 140 utilisent les filtres mécaniques, dits aussi filtres rapides ou américains (la plupart de ces installations appartiennent à des Compagnies), 22 ont des filtres à sable ou filtres lents comme ceux de Londres et de Hambourg, 14 ont des galeries filtrantes le long des berges des cours d'eau et 11 des cuvelages filtrants (*filter crib*) sous le lit des rivières ; 63 font de la simple sédimentation. Depuis 1902, plusieurs grandes villes ont exécuté ou décidé la filtration. Le principe de la double distribution se répand sur les 37 villes qui ont plus de 100000 habitants, 18 traitent séparément une partie de leurs eaux, ou sont sur le point de le faire. Aucune ville ne stérilise par l'ozone.

Situation de l'alimentation en eau des principales villes des États-Unis.
(*D'après The Municipal year book, 1902, par M. N. Baker.*)

NOMS DES VILLES.	NOMBRE D'HABITANTS (Recensement de 1902).	MODE D'EXPLOITATION de la distribution d'eau.	PROVENANCE DE L'EAU.	MODE D'ÉPURATION de l'eau potable.	MODE D'ADDUCTION ou d'élévation (1).	CONSOMMATION MOYENNE par tête et par jour.	PRIX DE VENTE DE L'EAU aux abonnés.	CAPITAUX ENGAGÉS (jusqu'en 1900) en milliers de dollars.
						Litres.	Centimes.	
Baltimore	525 000	V	Rivière et barrage-réservoir.	»	G et P	431,5	»	12 906
Boston et district	874 200	V	Lac et rivière.	»	G	464,4	26	24 452
Buffalo	360 000	V	Rivière.	»	P	1 226,4	8,2 à 4,1	8 155
Chicago	2 250 000	V	Lac.	»	P	601,8	13,7 à 11	23 934
Cincinnati	345 400	V	Rivière.	Fil. Amér.	P	471,6	27,4 à 11	9 088 (sans les filtres)
Cleveland	424 000	V	Lac.	»	P	624,5	6,8	7 324
Détroit	327 000	V	Rivière.	»	P	594,2	9,6	6 121
Fall river	108 700	V	Lac.	»	P	131,8	38,4 à 12,2	2 281
Indianopolis	200 000	C	Galerie et puits filtrants.	»	P	295,2	27,4 à 6,8	?
Louisville	241 000	V	Rivière.	Fil. Amér.	P	260,4	20,6 et au-dessous	6 000
Milwaukee	368 000	V	Lac.	»	P	306,6	»	4 634

Newark	*260 000*	*V*	*Rivière.*	*»*	*G*	*378,5*	*20,6 et au-dessous*	*6 838*
New-York (Manhattan seul)(2).	*2 091 000*	*V*	*Rivière et barrage-réservoir.*	*»*	*G*	*511*	*17,8*	*75 000*
Paterson	*109 000*	*C*	*Rivière.*	*Filt. Amér.*	*P*	*344,4*	*»*	*?*
Philadelphia	*1 349 500*	*V*	—	*Fil. à sable.*	*P*	*881,8*	68,5 et au-dessous	28 000 (sans les filtres)
Pittsburg	260 000	C	—	Fil. à sable.	P	931,1	27,4 et au-dessous	7 500 (sans les filtres)
Providence	198 400	V	—	Filt. Amér.	P	219,5	»	6 119 (sans les filtres)
San-Francisco	343 000	C	Rivières et barrage-réservoir.	»	G et P	246	53,4 et au-dessous	16 000
Saint-Louis	650 000	V	Rivière.	Sédim.	P	507,2	41,1 à 13,7	13 345
Toledo	140 000	V	—	Fil. à sable.	P	265	13,7 à 5,5	1 600
Washington	279 000	V	—	Fil. à sable.	G et P	757	variable	9 700 (sans les filtres)
Worcester	124 300	V	Barrage-réservoir.	»	G	246	34,2 et au-dessous	2 697
			Canada.					
Montréal	216 000	C	Rivière.	»	P	314,1	41,1 à 20,6	8 600
Ottawa	44 000	C	—	»	P	757	11	1 568
Québec	63 000	C	Lac.	»	G	643,4	»	2 250
Toronto	181 000	C	—	»	P	378,5	11	?

(1) Le Municipal year book ne faisant pas connaître la nature de la force motrice, nous avons dû nous borner à indiquer surtout quand l'eau est relevée mécaniquement (P = *pumping* et G = gravité).

(2) On sait que New-York a adopté dans ces dernières années le colossal projet d'adduction des eaux des Catskill Mountains (sept grands barrages-réservoirs sont prévus sur les affluents du haut Hudson) : toute l'eau doit être filtrée au sable à Stormville.

Alimentation en eau des villes des États-Unis de plus de 3 000 habitants (1902).

	GROUPES D'ÉTATS (1).								
	NOUVELLE-ANGLETERRE.	MILIEU.	SUD-ATLANTIQUE.	CENTRE-SUD.	CENTRE-NORD.	NORD-OUEST.	SUD-OUEST.	PACIFIQUE.	ENSEMBLE DES ÉTATS-UNIS.
Nombre total des villes de plus de 3 000 habitants	234	337	116	97	382	155	132	71	1 524
Nombre de villes. I. N'ayant pas de distribution d'eau	8	2	9	4	10	5	7	1	46
Nombre de villes. II. ayant une distribution d'eau. *a* Exploitée par la ville (en régie)	140	131	62	37	237	84	52	27	770
Nombre de villes. II. ayant une distribution d'eau. *b*. Concédée à une compagnie	83	188	43	54	123	63	69	38	661
Nombre de villes. II. ayant une distribution d'eau. *c*. Mixte (régie et concession à la fois)	3	16	2	2	12	3	4	5	47
ENSEMBLE	226	335	107	93	372	150	125	70	1 478
Adduction et élévation.									
Nombre de villes N'utilisant que la gravité	72	107	6	8	7	14	16	34	264
Nombre de villes Ayant des machines élévatoires	154	228	101	85	365	136	109	36	1 214
Provenance de l'eau.									
Nombre de villes ayant de l'eau de deux ou plusieurs provenances	12	47	12	4	32	17	16	12	152
Nombre de villes utilisant des									
Eaux souterraines. peu profondes (2). Sources naturelles	29	69	30	11	23	12	14	12	200
Eaux souterraines. peu profondes (2). Puits ordinaires et tubulaires (*open and driwen Wells*)	31	42	11	5	131	47	27	10	304
Eaux souterraines. profondes. Puits artésiens et puits profonds	2	25	27	25	87	29	21	14	230
Eaux souterraines. profondes. Galeries captantes (tunnels)	2	»	»	»	2	»	»	3	7
ENSEMBLE	64	136	68	41	243	88	62	39	741

Eaux de surface.	Lacs et étangs	91	16	5	1	58	8	4	6	189
	Barrages-réservoirs	21	10	1	3	6	3	9	1	54
	Rivières et ruisseaux (y compris galeries filtrantes, etc.)	92	220	48	51	100	69	59	36	675
	Ensemble	204	246	54	55	164	80	72	43	918
Nombre de villes procédant à l'amélioration des eaux de surface par (16 villes emploient deux procédés).	a. Filtres mécaniques (rapides)	11	28	24	13	30	27	2	5	140
	b. Filtres à sable (lents)	6	12	»	»	3	1	»	»	22
	c. Galeries filtrantes	1	1	»	1	5	3	2	1	14
	d. Cuvelages filtrants (sous le lit des rivières) [filter crib]	»	7	»	»	3	1	»	»	11
	e. Bassins de sédimentation	»	4	3	10	10	25	10	1	63
	f. Aération	»	2	1	»	2	»	»	2	7
	g. Epuration chimique (softening plant)	»	2	»	»	»	»	»	»	2
	h. Procédés non indiqués	15	15	3	1	11	11	9	3	68
	Ensemble	33	71	31	25	64	68	23	12	327 (3)

(1) Nous rappelons que les États de la Nouvelle-Angleterre sont : Maine, New-Hampshire, Vermont, Massachusetts, Rhode-Island et Connecticut.
— du Milieu sont : New-York, New-Jersey, Pennsylvania, Delaware, Maryland et Columbia.
— du Sud-Atlantique sont : Virginia, N. Carolina, S. Carolina, Georgia et Florida.
— du Centre-Sud sont : Alabama, Mississipi, Louisiana, Tennesse et Kentucky.
— du Centre Nord sont : Ohio, Indiana, Michigan, Illinois et Wisconsin.
— du Nord-Ouest sont : Iowa, Minnesota, Kansas, Nebraska, S. Dakota, N. Dakota, Wyoming et Montana.
— du Sud-Ouest sont : Missouri, Arkansas, Texas, Indian Ter., Oklahoma, Colorado et New-Mexico.
— du Pacifique sont : Washington, Oregon, California, Arizona, Nevada, Utah, Idaho et Alaska.

(2) Il n'y a pas de drainages.

(3) Se rapportant à 311 villes.

IV. — MESURES GÉNÉRALES D'ASSAINISSEMENT RELATIVES AUX INDIVIDUS.

C'est la réunion d'un grand nombre d'individus en un espace restreint qui est la plus grande cause de l'insalubrité des villes. C'est donc l'homme que doivent viser principalement les mesures d'assainissement à appliquer.

L'assainissement du milieu urbain proprement dit et celui de l'habitation peuvent déjà faire disparaître bien des insalubrités qui proviennent du fait même de l'homme. Il en est d'autres qui lui sont plus spéciales et qui doivent alors faire l'objet de mesures s'y rapportant plus directement. Nous avons vu (p. 115) que l'homme pouvait agir sur ses semblables, dans une agglomération, d'abord en leur transmettant des éléments de contages qu'il transporte, soit qu'il joue un rôle véritablement actif, étant malade ou infecté et réellement producteur de contages, soit qu'il reste seulement passif, porteur inerte de microbes venant d'autres individus ou du milieu; ensuite en les soumettant à des influences morales ou sociales.

Pour préserver la collectivité, il est donc nécessaire de prendre des mesures visant les dangers qui la menacent de ce fait, dangers qui peuvent être ou la transmission de maladies contagieuses, ou le développement de telles de ces maladies sociales que nous avons vu (p. 116) nuire d'une façon si manifeste à l'hygiène et à la salubrité des villes. Nous étudierons successivement :

I. Les moyens de lutte contre les maladies transmissibles;

II. Les moyens de lutte contre les maladies sociales autres que les maladies transmissibles.

I. — MOYENS DE LUTTE CONTRE LES MALADIES TRANSMISSIBLES.

Depuis que les travaux de Pasteur ont permis de se faire une idée exacte des effets et de la transmission des contages, il est devenu possible d'organiser la lutte contre les germes pathogènes avec une efficacité réelle. On a pu espérer les atteindre dans leur origine, dans leur source, chercher à les détruire en employant des moyens que l'expérience biologique démontre être efficaces, entrevoir même la possibilité de faire disparaître les maladies qu'ils occasionnent, maladies dès lors *évitables*, suivant le terme heureux qui a été employé.

Certes, il ne faut pas trop s'illusionner sur ce point; la disparition de ces maladies sera forcément longue, difficile à obtenir. Mais, raisonnablement, il est possible d'en concevoir la réalisation. C'est déjà beaucoup. Toutefois, ce beau résultat est sous la dépendance directe de l'efficacité des moyens employés et de leur bonne application, c'est-à-dire de l'organisation convenable de la société. Il est nécessaire que chacun soit bien convaincu de ce principe, et tout particulièrement ceux à qui incombent les charges des différents pouvoirs qui ont à intervenir dans cette question, administrations d'État et administrations municipales. Il n'est pas téméraire aujourd'hui d'affirmer qu'en bien des cas il a été possible d'éviter, grâce aux mesures prises, le développement ou l'extension de ces maladies contagieuses.

Les données suivantes montrent que pour Paris il y a beaucoup à faire sous ce rapport.

		Fièvre typhoïde.	Diphtérie.	Variole.	Scarlatine.	Rougeole.
1895.	Cas déclarés.	1 389	4 327	542	3 279	»
	Décès.......	271	435	17	178	679
1896.	Cas déclarés.	1 243	3 741	551	3 284	»
	Décès.......	262	444	22	170	658
1897.	Cas déclarés.	1 342	2 768	484	1 794	»
	Décès.......	249	298	12	65	821
1898.	Cas déclarés.	1 288	2 551	321	3 887	»
	Décès.......	256	259	5	138	876
1899.	Cas déclarés.	4 329	2 996	256	5 060	»
	Décès.......	803	339	4	208	909
1900.	Cas déclarés.	4 922	2 967	1 617	3 838	»
	Décès.......	912	294	215	172	854
1901.	Cas déclarés.	1 955	4 878	2 888	3 082	»
	Décès.......	363	736	418	115	545
1902.	Cas déclarés.	2 183	5 630	855	3 474	»
	Décès.......	359	709	88	132	675
1903.	Cas déclarés.	2 045	4 653	547	3 592	»
	Décès.......	298	399	21	137	446
1904.	Cas déclarés.	2 635	3 707	822	3 265	8 548
	Décès.......	353	260	65	76	586
1905.	Cas déclarés.	2 071	3 052	887	2 952	8 564
	Décès.......	240	204	117	43	424

Les mesures en question ne produisent les effets que l'on est en droit d'attendre d'elles que si elles sont bien appliquées, et leur application est d'autant plus facile qu'on s'y prend plus tôt; cela se conçoit aisément. A la base de tout ce système se trouve donc la connaissance hâtive des cas sur lesquels les efforts doivent porter.

Il est avant tout nécessaire que ceux qui ont à intervenir, le médecin et l'autorité sanitaire, représentée dans le fait par le maire ou son bureau d'hygiène et à défaut par le préfet, soient fixés très tôt sur la présence et la nature du danger, de manière à lui opposer des mesures efficaces.

Il importe que le médecin reconnaisse au plus tôt la nature d'un mal qui peut être une menace pour la salubrité publique, d'où grande importance d'un *diagnostic précoce*. Il faut que les pouvoirs publics en soient à leur tour informés aussitôt que possible par une *déclaration précise*. Il peut même être bon que le public sache que dans telle maison se trouve un malade atteint d'une affection contagieuse, pour ne pas s'exposer mal à propos à la contracter; on peut le prévenir par l'*affichage*. Il est très bon qu'ensuite une *enquête* puisse se faire pour chercher à mettre en lumière les causes de la contagion. Dès qu'un cas de maladie contagieuse est déclaré, il est nécessaire de faire un *isolement* convenable du malade, de détruire les contages qu'il émet, par la *désinfection* de tout ce qu'il a pu contaminer. Comme excellents moyens de défense, dans des cas déterminés, on doit employer la *vaccination* ou l'*immunisation*; pour d'autres maladies, faire de la *prophylaxie thérapeutique*, ou employer des moyens de *défense mécanique* reconnus aptes à servir. On peut aussi avoir recours à des réglementations spéciales telles que les *mesures de police sanitaire des animaux* ou la *surveillance de la prostitution*. On retire de très grands avantages de certaines mesures de traitement rationnel et d'éducation hygiénique des malades, que réalise l'institution des *dispensaires*, des *sanatoria*, des *hôpitaux spéciaux*. Nous allons passer en revue tous ces différents moyens d'action.

Quand on songe combien est grande la dissémination probable de bien des germes contagieux, on peut facilement se convaincre de la très grande difficulté, de l'impossibilité même dans bien des cas, d'arriver à les atteindre tous et à les détruire. Ceux que l'on peut ainsi supprimer, par l'application stricte des mesures de prophylaxie, ne doivent être considérés que comme une partie seulement, peut être même minime, de leur ensemble. Ainsi le bacille de la tuberculose est certainement disséminé en quantité dans le milieu extérieur, par les tuberculeux non soigneux principalement, même par les tuberculeux soigneux, enfin par ces nombreuses tuberculoses non dépistées que nous coudoyons à tout instant dans la vie courante. De même pour le bacille de la fièvre typhoïde, que peuvent répandre bien des typhiques insuffisamment surveillés, et aussi des malades atteints de fièvre typhoïde légère, de forme ambulatoire, ou regardée comme embarras gastrique, puis tous les *porteurs de bacilles*, sains, convalescents ou guéris. De tels germes doivent certainement être considérés comme très répandus, peut-être même comme ubiquitaires. Il est bien difficile de pouvoir les atteindre partout où ils se trouvent, avec les moyens de prophylaxie que l'on emploie contre eux.

Est-ce à dire alors que ces mesures de prophylaxie soient inutiles? Non certainement. En les appliquant d'une façon rationnelle, on arrive toujours à supprimer bien des chances de contagion; mais surtout ce que l'on détruit, dans les conditions où l'on agit, ce sont des éléments de contage très frais, ceux qui viennent directement du malade; ceux-là, on a toutes raisons pour penser qu'ils sont plus actifs, plus virulents et menacent conséquemment plus le voisinage.

1° **Diagnostic précoce.** — Contre les maladies transmissibles, il est d'un grand intérêt de pouvoir agir aussi tôt que possible. Dès que la maladie est reconnue, le médecin peut mettre en œuvre de suite les différents moyens de prophylaxie permettant de chercher à s'opposer à son extension; il peut en outre employer tôt les méthodes de traitement qui ont de la valeur, et souvent d'autant plus de valeur qu'elles sont appliquées de bonne heure, la thérapeutique spécifique principalement.

Les données qui permettent un diagnostic précoce sont ou des signes cliniques, ou des résultats de méthodes de recherches expérimentales. Le médecin doit s'attacher à rechercher les signes cliniques précoces qui peuvent lui faire reconnaître les diverses affections contagieuses; Grancher surtout a mis cette méthode en valeur pour le dépistage de la tuberculose. Pour les méthodes expérimentales de diagnostic, s'il ne peut pas les mettre en pratique lui-même, ce qui est le cas de beaucoup le plus fréquent, il doit chercher à se faire renseigner de suite par un des services compétents. Les méthodes qui peuvent servir à ce but sont des méthodes bactériologiques ou biologiques. A citer surtout, comme rendant de bons services, le diagnostic précoce du choléra par l'examen microscopique et la mise en culture des selles; la recherche du bacille de Lœffler pour la diphtérie; celle du bacille de la peste par l'examen microscopique du produit des suppurations, du sang, des crachats, de l'urine même, la mise en culture et l'inoculation aux animaux; le diagnostic de la fièvre typhoïde par la mise en culture du sang ou des selles, par l'agglutination, par la séro-réaction éberthienne; celui de la dysenterie, par la culture des selles et la séro-réaction; celui de la méningite cérébro-spinale, par la recherche du méningocoque dans le liquide de ponction lombaire ou dans le mucus du naso-pharynx; de même ordre, l'ophtalmo-réaction ou la cuti-réaction pour la tuberculose, la recherche du bacille de Koch dans les crachats, du gonocoque dans des exsudats variés, du spirochète de Schaudinn pour la syphilis.

Il ressort de là l'importance très grande qu'il y a pour la salubrité générale à disposer d'un nombre suffisant de services et de laboratoires aptes à fournir aux médecins et aux administrateurs des renseignements capables de les guider.

2° **Déclaration.** — Comme l'a dit dans son rapport au Sénat l'éminent rapporteur de la loi du 30 novembre 1892 sur l'exercice de la médecine, le Professeur Cornil, il est impossible d'organiser l'hygiène dans une ville, dans une commune, si la municipalité, si le bureau d'hygiène, qui la représente, ne sont pas prévenus, au début d'une épidémie, de chaque fait de maladie contagieuse qui se présente dans la ville ou dans la commune. Il faut connaître le mal dès son apparition, sa localisation dans telle maison, dans tel quartier, pour y porter un remède efficace.

C'est ce qui motive la *déclaration obligatoire* des cas de maladies contagieuses les plus dangereuses pour les agglomérations urbaines.

telle qu'elle a été formulée d'abord dans la loi du 30 novembre 1892, puis, plus complètement, dans celle du 15 février 1902, complétée par le décret du 10 mars 1903. Cette déclaration est véritablement la base de l'organisation efficace de la lutte contre les maladies transmissibles.

La déclaration est formulée ainsi qu'il suit par la loi du 15 février 1902 :

Déclaration des cas de maladies.

ART. 4. — La liste des maladies auxquelles sont applicables les dispositions de la présente loi sera dressée, dans les six mois qui en suivront la promulgation, par un décret du président de la République, rendu sur le rapport du ministre de l'Intérieur, après avis de l'Académie de médecine et du Comité consultatif d'hygiène publique de France. Elle pourra être revisée dans la même forme.

ART. 5. — La déclaration à l'autorité publique de tout cas de l'une des maladies visées à l'article 4 est obligatoire pour tout docteur en médecine, officier de santé ou sage-femme qui en constate l'existence. Un arrêté du ministre de l'Intérieur, après avis de l'Académie de médecine et du Comité consultatif d'hygiène publique de France, fixe le mode de la déclaration.

La désignation des maladies à déclarer est établie par le décret du 10 février 1903 :

ARTICLE PREMIER. — La liste des maladies auxquelles sont applicables les dispositions de la loi du 15 février 1902 est fixée ainsi qu'il suit, en vertu des articles 4, 5 et 7 de ladite loi.

Première partie : Maladies pour lesquelles la déclaration et la désinfection sont obligatoires :

1° La fièvre typhoïde ;
2° Le typhus exanthématique ;
3° La variole et la varioloïde ;
4° La scarlatine ;
5° La rougeole ;
6° La diphtérie ;
7° La suette miliaire ;
8° Le choléra et les maladies cholériformes ;
9° La peste ;
10° La fièvre jaune ;
11° La dysenterie ;
12° Les infections puerpérales et l'ophtalmie des nouveau-nés, lorsque le secret de l'accouchement n'a pas été réclamé ;
13° La méningite cérébro-spinale épidémique.

Deuxième partie : Maladies pour lesquelles la déclaration est facultative :

14° La tuberculose pulmonaire ;
15° La coqueluche ;
16° La grippe ;

17° La pneumonie et la broncho-pneumonie ;
18° L'érysipèle ;
19° Les oreillons ;
20° La lèpre ;
21° La teigne ;
22° La conjonctive purulente et l'ophtalmie granuleuse.

Il reste à discuter la question de la personne qui doit faire cette déclaration. Les vrais responsables paraîtraient devoir être seuls en jeu, le chef de famille ou son remplaçant, les logeurs, chefs d'établissements et autres. La loi l'impose au médecin d'une façon formelle ; il est par conséquent nécessaire qu'il se sente absolument lié par cette obligation. Il doit du reste se convaincre que, dans la déclaration de tous les cas des affections contagieuses en question, se trouve la pierre angulaire de tout le système de prophylaxie dont on peut espérer tant de bien et, dès lors, se comporter en conséquence. Quelles que puissent être, à son point de vue individuel, les suites à en résulter, il doit s'en tenir à la conception élevée du rôle social qu'on attend de lui et se conformer aux devoirs qui lui sont imposés ; sa situation morale ne pourra certainement qu'y gagner.

Il est permis cependant de faire à cette manière de procéder des objections sérieuses. La plus importante de toutes est celle qui vise la violation du secret médical, secret qui peut être imposé à la conscience du médecin par la volonté du malade.

D'un autre côté, la déclaration doit être maintenue d'une façon formelle, et on peut considérer comme nécessaire que le médecin intervienne directement dans l'acte. La forme cependant pourrait être modifiée. Il semble que tous les intérêts seraient conciliés en agissant de la façon suivante : le médecin remettrait au chef de famille ou à la personne responsable une feuille remplie par lui, portant les indications voulues et énonçant l'obligation pour cette personne de faire la déclaration, avec les pénalités encourues au cas d'abstention, en insistant lui-même sur l'obligation de déclarer ; puis il adresserait en même temps, aux autorités sanitaires spécifiées, un simple avis qu'une déclaration doit être adressée par M. X..., sans rien préciser sur la nature de la maladie. De cette façon, le secret médical ne sera pas violé, puisque c'est l'intéressé même qui fait la véritable déclaration ; l'autorité pourrait agir au cas d'abstention, et le médecin serait tenu d'intervenir.

En raison du grand rôle que jouent, dans les villes, l'habitation et la promiscuité dans la transmission de la tuberculose, principalement dans la classe pauvre, on peut regretter que l'on ait laissé, en France, cette affection dans la classe des maladies à déclaration facultative. La déclaration obligatoire faciliterait singulièrement la lutte contre son extension, si inquiétante dans bien des grands centres, elle rendrait possible une surveillance plus étendue et partant plus efficace ; elle permettrait une désinfection régulière de ce qui a pu être contaminé, une action suivie contre les logements suspects, surtout les maisons à tuberculose (p. 71), les ateliers, les bureaux meurtriers ; elle procurerait à bien des malades les soins et l'éducation des dispensaires.

L'obligation de la déclaration de la tuberculose, tuberculose pulmonaire et laryngée au moins, existe dans beaucoup de pays. En Allemagne, elle est imposée en cas de décès et quand un malade quitte son logement. En Angleterre, le gouvernement vient de prendre tout récemment une décision en vertu de laquelle les médecins des pauvres sont tenus de faire, dans les quarante-huit heures, la déclaration officielle des cas de tuberculose qu'ils auront l'occasion de diagnostiquer.

En plus des mesures de prophylaxie qu'on peut alors appliquer, la déclaration permet d'accumuler dans les dossiers sanitaires des maisons (p. 227) des renseignements qui peuvent être très utiles, à un moment donné, montrant celles qui sont particulièrement frappées, attirant l'attention sur leur insalubrité et suscitant des mesures spéciales, interdiction d'habitation, expropriation pour cause d'insalubrité, etc., dont il a été parlé précédemment (p. 229).

3° **Affichage.** — Il peut y avoir grand intérêt pour le public à connaître les maisons dans lesquelles existent des cas de maladies contagieuses. On peut penser, en effet, que bien des contagions se font par la simple pénétration dans des locaux où se trouvent des malades ou qui ont été contaminés par eux. Il est des pays où la loi prescrit, à la porte de ces maisons, l'*affichage*, dans des formes déterminées, des cas d'affections transmissibles sévissant sur les habitants, pour prévenir le public du danger. C'est une mesure excellente en soi certainement, dont on peut tirer profit au point de vue de la prophylaxie, mais qui, à l'heure présente au moins, ne paraît pas devoir être acceptée facilement en France, à cause des nombreuses susceptibilités à divers points de vue, surtout au point de vue économique et commercial, qu'elle pourrait éveiller. Plus tard, quand l'éducation sanitaire sera plus avancée, il faut espérer qu'on pourra parvenir à la mettre en pratique.

En Hollande, l'article 20 de la loi du 4 décembre 1872, complétée par la loi du 21 juin 1901, prescrit au bourgmestre, dans les cas de variole, scarlatine et diphtérie, aussitôt l'avis de la maladie, de faire procéder de suite à l'apposition, à la porte de la maison habitée par la malade, d'un écriteau indiquant la nature de la maladie.

En Allemagne, la loi du 30 juin 1900 (1) permet l'affichage dans les cas de lèpre, choléra, typhus, fièvre jaune, peste et variole ; dans bien des villes allemandes, les règlements laissent, sous ce rapport,

(1) Voy. plus loin, p. 297, le paragraphe 5 de l'article 14 de cette loi.

toute latitude aux administrations municipales. Il en est de même au Canada (loi d'hygiène de Québec 1901, art. 55). Dans certaines villes de Norvège, on met sur la porte du logement d'un contagieux une pancarte le signalant comme dangereux. Aux États-Unis, l'affichage des cas de maladies contagieuses est imposé dans beaucoup d'États de la Confédération; il se fait très régulièrement à New-York par exemple. L'affiche, la *quarantine card*, portant en grosses lettres le nom de la maladie, est mise en évidence à la porte de la maison et doit y rester pendant tout le temps jugé nécessaire par le bureau de santé (1).

4° **Enquête.** — A la suite de la déclaration, une enquête sur le cas signalé ne se fait d'ordinaire que dans des conditions réellement exceptionnelles, quand la maladie attire spécialement l'attention, ou qu'il y a un certain nombre de cas qui se sont produits ensemble ou successivement. Et cependant l'enquête s'impose, pouvant fournir des éléments sérieux pour la prophylaxie. En Allemagne, où le service médical officiel est plus étendu, elle se fait d'une façon régulière dans bien des villes.

5° **Isolement.** — Dès qu'un cas de maladie contagieuse est connu, la première chose à faire est de l'isoler le plus complètement possible. L'*isolement* de tels malades est du reste une pratique reconnue comme nécessaire depuis fort longtemps. La loi du 15 février 1902 ne fait absolument pas mention de l'isolement des malades atteints d'affections transmissibles ; elle s'en remet entièrement aux règlements sanitaires communaux. Il se trouve réglementé, bien que d'une façon très vague, par les articles 55 et 56 du règlement sanitaire municipal, modèle A :

Isolement.

ART. 55. — Tout individu atteint d'une des maladies prévues aux articles qui précèdent sera isolé de telle sorte qu'il ne puisse propager cette maladie par lui-même ou par ceux qui sont appelés à le soigner.

L'isolement sera pratiqué soit à domicile, soit dans un local spécialement aménagé à cet effet, soit à l'hôpital.

ART. 56. — Jusqu'à la disparition complète de tout danger de transmission, on ne laissera approcher du malade que les personnes appelées à le soigner. Celles-ci prendront des précautions convenables pour éviter la propagation du mal.

Cet isolement peut être pratiqué soit à domicile, soit dans un local spécial, soit à l'hôpital.

Il semble que l'administration municipale n'ait pas à intervenir, directement au moins, dans l'isolement familial dont le médecin serait seul juge. C'est lui qui, en conscience, doit le prescrire et le régle-

(1) Sanitary legislation in the United States, Providence, 1906.

menter rigoureusement; d'autant plus que, même dans le public éclairé, on a souvent tendance à l'enfreindre par indifférence ou ignorance de son importance réelle.

Pour les affections très contagieuses, à tendance épidémique marquée, l'isolement familial, à part des cas particuliers où il est fort bien pratiqué, est très difficile à réaliser d'une manière satisfaisante. Il serait certainement à désirer que l'on pût recourir, comme on le fait dans certains pays, à l'*isolement obligatoire*, qui devrait alors s'opérer dans des conditions à l'abri de tout reproche. Il devrait aussi en être de même dans tous les cas où les logements trop exigus ne peuvent permettre une séparation assez complète du malade et des individus sains. C'est encore ici que les conseils du médecin doivent suppléer à l'obligation légale; son devoir strict est de faire aussi entrer en ligne de compte les considérations sociales, sans s'en tenir seulement aux considérations particulières.

En Allemagne, la loi du 30 juin 1900 (1), sur la prophylaxie de la lèpre, du choléra, du typhus, de la fièvre jaune, de la peste et de la variole, rend l'isolement obligatoire pour les malades et les suspects:

Art. 14. — L'isolement pourra être rendu obligatoire pour les malades et même pour les suspects.

Cet isolement sera absolu; exception sera faite pour le médecin, le prêtre. Cependant en certains cas, des personnes de la famille et des officiers ministériels pourront être admis près du malade pour affaire urgente; mais les personnes ainsi autorisées devront se conformer aux prescriptions indiquées par le médecin.

Si ces mesures d'isolement prescrites par les médecins ne peuvent être efficacement prises au domicile même du malade, celui-ci pourra être transporté dans un hôpital ou dans tout autre local isolé.

Les mêmes mesures pourront être prises à l'égard des suspects; mais ceux-ci ne devront pas être isolés dans le même local que les malades.

Le domicile ou le logement des malades pourra être signalé à l'attention publique par des marques apparentes.

Les personnes concourant au traitement des malades pourront être astreintes au même isolement.

Cette loi a été complétée par celle du 20 février 1904 (2) pour la prophylaxie du choléra :

Ch. II. — Les malades atteints de choléra seront isolés.

Les personnes suspectes seront isolées si le médecin du district le juge nécessaire et quand la surveillance médicale pendant cinq jours à partir du dernier contact a été insuffisante ou n'a pu être effectuée.

Seront considérés comme suspects les individus atteints de symptômes voisins de ceux du choléra; cette suspicion cessera après deux examens bactériologiques négatifs des selles pratiqués à un jour d'intervalle.

(1) *Reichs. Gesetzblatt*, 1900.
(2) *Reichs. Gesetzblatt*, 1904, n° 9.

Tout individu, sain en apparence, mais présentant du bacille du choléra dans ses selles, sera considéré comme malade et isolé comme tel.

Pour isoler les contagieux, les communes devraient posséder des locaux spéciaux, destinés à être affectés aux malades atteints de la seule affection qui est en cause. La prosmiscuité des malades atteints d'affections différentes est absolument à repousser; c'est un danger nouveau pour les malades de chaque catégorie.

Ces locaux peuvent être des salles séparées d'un hôpital, ce qui n'est admissible que lorsqu'il s'agit d'affections peu transmissibles, ou des locaux complètement isolés. Ces derniers sont la plupart du temps des pavillons d'isolement annexés aux hôpitaux, devant être alors aussi séparés et distincts que possible des autres services, même comme service et personnel, ou des hôpitaux spéciaux. Dans ce genre, l'hôpital Pasteur est un excellent modèle que l'on hésite malheureusement trop à suivre à cause de la grande dépense que nécessite une telle installation; une description détaillée en a été donnée par son éminent directeur L. Martin dans une autre partie de cet ouvrage (1); les résultats obtenus sont cependant des plus encourageants, et ici le capital vie humaine doit être pris en grande considération.

Lorsqu'il s'agit d'isoler des groupes de personnes, surtout assez nombreux, ces moyens peuvent être insuffisants. En outre, une ville peut avoir à se protéger entièrement de groupements voisins, d'une région voisine, ou seulement de l'une de ses parties, atteints d'affections épidémiques. Il faut mettre en œuvre des moyens plus puissants, recourir à ceux qui peuvent être employés pour la défense d'un pays contre une contagion extérieure, c'est-à-dire établir des quarantaines ou plutôt des postes sanitaires installés aux différentes voies d'accès, où une surveillance médicale sérieuse soit exercée et les dispositions nécessaires rigoureusement prises.

Le *transport* des malades atteints d'affections transmissibles, à l'hôpital ou dans les locaux spéciaux, expose souvent à une dissémination de germes pathogènes dans le milieu urbain et peut être ainsi une cause de contagion. Aussi doit-il être réglementé d'une façon spéciale. La meilleure manière d'agir est certainement d'user d'une voiture aménagée à cet effet, devant être aisément désinfectée par un moyen sûr après chaque voyage, comme l'indique l'article 57 du règlement sanitaire municipal, modèle A. Ceci ne peut cependant guère se faire que dans les villes qui disposent de ressources suffisantes. Ailleurs, il faut bien se servir de ce que l'on trouve; seulement, il devient absolument nécessaire de soumettre à une désinfection sérieuse les véhicules ayant servi, ce qui présente bien souvent de réelles difficultés.

(1) L. Martin, *Hygiène hospitalière*, fasc. VIII du Traité d'Hygiène.

Le même règlement sanitaire municipal, modèle A, interdit à juste titre aux personnes atteintes de l'une des maladies transmissibles visées de pénétrer dans une voiture affectée aux transports en commun, ou, s'il s'agit d'un transport par chemin de fer, exige des précautions spéciales, l'affectation au malade d'un compartiment isolé et la désinfection ultérieure de ce compartiment avant de le remettre en circulation. Nombre de cas de contagion doivent provenir de ces voitures publiques, où l'on rencontre très souvent, dans les villes, des malades se rendant aux services hospitaliers ou des convalescents encore contagieux. Souvent des malades qui se rendent à l'hôpital en omnibus, en tramway ou même en chemin de fer peuvent ignorer la nature de l'affection dont ils sont atteints; il est difficile pour eux de se conformer aux prescriptions administratives. En tout cas, lorsqu'il y a lieu, l'initiative principale revient, encore ici, au médecin, qui doit faire à ce sujet des recommandations détaillées et exprimer des avis très catégoriques.

Les mesures d'*isolement scolaire* doivent être très rigoureusement observées dans les villes, où elles jouent un grand rôle dans la prophylaxie de certaines maladies transmissibles; elles seront exposées avec détails dans le fascicule VI de cet ouvrage.

6° **Désinfection.** — Le malade étant, plus ou moins longtemps, suivant l'affection, une source de contages, il est nécessaire de chercher à détruire les germes pathogènes qui peuvent en provenir, pour les empêcher de se répandre dans le milieu extérieur et y exercer peut-être leur action nuisible. Il faut de ce fait exercer une surveillance étroite sur lui et mettre en œuvre, pour arriver au résultat voulu, les divers procédés de *désinfection* efficaces.

Ces germes peuvent être véhiculés par des produits très divers. Les crachats, différents mucus, la desquamation épidermique, le sang, le pus, les matières fécales, les urines peuvent, suivant le cas, être particulièrement dangereux et dès lors étroitement surveillés. Tout ce qui risque d'être souillé par eux, par conséquent tout ce qui vient à toucher le malade ou même à en approcher, doit être considéré comme suspect et traité comme dangereux.

La loi du 15 février 1902 réglemente ainsi la désinfection :

Art. 7. — La désinfection est obligatoire pour tous les cas des maladies prévues à l'article 4; les procédés de désinfection devront être approuvés par le ministre de l'Intérieur, après avis du Comité consultatif d'hygiène publique de France.

Les mesures de désinfection sont mises à exécution, dans les villes de 20 000 habitants et au-dessus, par les soins de l'autorité municipale, suivant des arrêtés du maire, approuvés par le préfet, et, dans les communes de moins de 20 000 habitants, par les soins d'un service départemental.

Les dispositions de la loi du 21 juillet 1856 et des décrets et arrêtés ultérieurs, pris conformément aux dispositions de ladite loi, sont applicables aux appareils de désinfection.

Un règlement d'administration publique, rendu après avis du Comité consultatif d'hygiène publique de France, déterminera les conditions que ces appareils doivent remplir au point de vue de l'efficacité des opérations à y effectuer.

Les règlements sanitaires communaux doivent donner des indications plus détaillées ; voici ce que dit le modèle A à ce propos :

Désinfection.

ART. 59. — Il est interdit de déverser aucune déjection ou excrétion (crachats, matières fécales, etc.), provenant d'un malade atteint d'une affection transmissible, sur les voies publiques ou privées, dans les cours, dans les jardins ou sur les fumiers.

Ces déjections ou excrétions seront recueillies dans des vases spéciaux ; elles seront désinfectées et exclusivement projetées dans les cabinets d'aisances.

ART. 60. — Pendant toute la durée d'une maladie transmissible, les objets à usage personnel ou domestique du malade et des personnes qui l'assistent, de même que les objets contaminés ou souillés, seront désinfectés.

ART. 61. — Il est interdit, sans désinfection préalable, de jeter, secouer ou exposer aux fenêtres aucun linge, vêtement, objet de literie, tapis ou tenture ayant servi au malade ou provenant des locaux occupés par lui.

ART. 62. — Le nettoyage de la pièce et des objets qui la garnissent se fera exclusivement pendant toute la durée de la maladie, à l'aide de linges, étoffes, tissus ou substances imprégnés de liquides antiseptiques.

ART. 63. — Il est interdit d'envoyer, sans désinfection préalable, aux lavoirs publics ou privés ou aux blanchisseries, des linges et effets à usage, contaminés ou souillés.

Dans le cas où le lavage de ces objets y aurait été néanmoins pratiqué, le propriétaire du lavoir ou de la blanchisserie tiendra l'établissement fermé jusqu'à ce que l'assainissement et la désinfection prescrits par l'autorité sanitaire aient été effectués.

Il est également interdit d'envoyer, sans désinfection préalable, aux établissements industriels qui pratiquent le cardage ou l'épuration proprement dite, des matelas, literies et couvertures ayant servi à des malades atteints de maladies transmissibles.

ART. 64. — Les locaux occupés par le malade seront désinfectés aussitôt après son transport en dehors de son domicile, sa guérison ou son décès.

L'exécution de cette prescription pourra être constatée par un certificat délivré aux intéressés sur leur demande. Ce certificat ne mentionnera ni le nom du malade, ni la nature de la maladie ; il désignera les locaux désinfectés.

Sortie des malades.

ART. 65. — Après guérison, le malade ne sortira qu'après avoir pris les précautions convenables de propreté et de désinfection.

Dans le cas où le malade soigné dans un établissement hospitalier sortirait de cet établissement, pour quelque motif que ce soit, avant que tout danger de contamination ait disparu pour les personnes avec lesquelles il pourrait se trouver en contact, l'avis doit en être immédiatement donné au maire par le médecin traitant ou le chef de service responsable. Cet avis, formulé dans les mêmes conditions que la déclaration de maladie, doit indiquer le domicile ou le lieu auquel le malade sortant a déclaré se rendre.

Art. 66. — Les enfants ne pourront être réadmis à l'école, soit publique, soit privée, qu'après un avis favorable du médecin traitant et l'autorisation du médecin-inspecteur de l'école.

Refuges et asiles.

Art. 67. — Dans les établissements publics ou privés recueillant, à titre temporaire ou permanent, des personnes sans asile, les vêtements et effets à usage de celles-ci seront aussitôt désinfectés.

La désinfection du matériel et des locaux de ces établissements sera pratiquée chaque jour, pour toute la partie du matériel ayant servi aux réfugiés et des locaux qu'ils ont occupés.

Procédés de désinfection.

Art. 68. — La désinfection sera pratiquée, soit par les services publics, soit par les particuliers, dans les conditions prescrites par l'article 7 de la loi du 15 février 1902, notamment en ce qui concerne l'approbation préalable des procédés par le ministre de l'Intérieur.

Dans les villes ayant 20 000 habitants, le service de désinfection est compris dans les attributions du bureau d'hygiène municipal ; dans les autres communes, il relève du service départemental.

La désinfection est un puissant moyen de lutte contre l'extension des maladies transmissibles. On est bien obligé d'en convenir. Mais il faut donner au mot désinfection son sens complet. L'opération de la désinfection doit viser ici la destruction de tous les germes dangereux qui peuvent être contenus dans le milieu, ceux que peut émettre le malade soit dans le cours de son affection, soit après sa guérison ou son décès, et ceux qui ont pu être disséminés dans le milieu extérieur par des circonstances variées, malade non reconnu ou mal soigné, individus atteints légèrement échappant à l'observation du médecin, même individus sains contagifères, porteurs de bacilles par exemple, apport par des objets divers.

La désinfection pendant le cours de la maladie n'est pas la moindre partie de l'opération complète; ce serait plutôt celle à laquelle il faut attribuer l'importance la plus grande. C'est à ce moment en effet que le malade émet le plus de germes et que ces germes sont souvent le plus virulents et conséquemment le plus dangereux. Mais c'est aussi la partie la plus difficile à mettre en pratique, par les services de désinfection au moins, surtout parce qu'elle exige des efforts soutenus, une collaboration de tous les instants. Au domicile du malade, les précautions à prendre sont difficiles à imposer ; il est encore plus difficile d'en surveiller l'exécution stricte dans le courant de la maladie. De telles prescriptions font l'objet des articles 59, 60, 61, 62 et 63 du modèle A de règlement sanitaire municipal, cités plus haut (p.300). A vrai dire, c'est une série de mesures générales, données plutôt sous forme de conseils relatifs aux précautions à prendre contre les déjections ou excrétions, le nettoyage de la chambre du malade, les objets ayant pu lui servir. Le rôle du médecin traitant est de préciser tout cela, sans crainte de donner beaucoup d'explications, d'entrer dans les détails les plus minutieux ayant souvent une importance qui n'est pas soupçonnée par le public. C'est plutôt à lui que devrait revenir entièrement la direction complète de cette phase de l'opération, la désinfection en cours de maladie, à charge par exemple de se conformer à des indications qui pourraient faire l'objet de règlements spéciaux.

La désinfection finale, après guérison ou décès, est plus facile à instituer et à mener à bien ; dans cette opération, il y a beaucoup moins à tenir compte de conditions particulières.

Il est en outre prudent de recourir à une désinfection préventive quand on se sert d'objets ou que l'on use de locaux qui peuvent être suspectés de contamination, comme des vêtements ayant déjà servi, ou des logements ayant été habités antérieurement. Beaucoup de transmissions de contages sont réalisées de ce fait.

Dans les villes, la désinfection peut être pratiquée soit par des services publics, communaux ou départementaux, soit par des particuliers, mais toujours, pour en assurer les résultats, à l'aide de procédés qui doivent avoir reçu l'approbation du ministre de l'Intérieur après avis du Conseil supérieur d'hygiène publique, devant donner toute garantie. C'est le bureau d'hygiène, dans les villes qui en possèdent, le service départemental pour les autres agglomérations, qui doivent assurer le service public de désinfection.

Dans de tels services, devant gagner et emporter la pleine confiance du public, tout doit être organisé de la façon la plus sérieuse et la plus complète ; rien ne doit être fait à peu près.

Un service public de désinfection, dans une ville, doit comprendre une station fixe de désinfection ou un appareillage mobile, où l'on traite tous les objets retirés des maisons devant être désinfectées, et une équipe de désinfection, se transportant à domicile pour opérer la désinfection des locaux principalement et l'apport aux appareils des objets souillés.

La station doit comprendre des appareils permettant de désinfecter en profondeur. On peut employer la chaleur humide pour les objets pouvant supporter ce traitement ; une chambre à désinfection chimique par les vapeurs ou les gaz ; des cuves à trempage pour la désinfection à l'aide de solutions antiseptiques.

Les appareils utilisant l'action de la chaleur sont des étuves de l'un ou l'autre des modèles éprouvés, étuves à vapeur fluente ou à vapeur sous pression, ou étuves utilisant l'action combinée d'une chaleur humide modérée et de l'aldéhyde formique. Dans la chambre à désinfection, qu'il est bon de pouvoir porter à une température de 75 à 80°, à l'aide de tuyaux de vapeur, on emploie comme produit actif soit de préférence l'aldéhyde formique, soit l'acide sulfureux, dans des conditions bien précisées actuellement.

Il faut que l'installation soit à l'abri de toute critique. Il ne doit surtout pouvoir y avoir aucun contact d'objets souillés avec les objets déjà désinfectés. Le transport des objets souillés, du domicile à la station, doit se faire dans une voiture spéciale ; celui des objets désinfectés, de la station au domicile, dans une voiture particulière également. Le local où l'on apporte les objets souillés, le côté des appareils par où on les dispose, doivent être tout à fait séparés du côté de l'appareil par où ils sortent, du local où ils arrivent et sont manipulés après désinfection. Pour les étuves, il est facile de remplir ces conditions en installant la cloison fixe à cheval sur l'appareil et l'encastrant complètement. Le personnel doit être double si c'est possible, une équipe manipulant uniquement les objets souillés, une autre les objets désinfectés. Sinon, après avoir manié les objets contaminés et avant de toucher ceux désinfectés, les employés devront s'astreindre à prendre de minutieuses précautions, lavage de la figure et surtout des mains au savon puis à l'aide d'une solution antiseptique, revêtement d'un surtout de toile parfaitement désinfecté au préalable. Lorsqu'on désinfecte à domicile à l'aide d'une étuve mobile, les opérations sont bien simplifiées, les précautions nécessaires au transport se trouvant supprimées.

La désinfection du logement porte sur les locaux qui ont été occupés ou contaminés par le malade et différents objets, surtout meubles, ornements, etc., qui ne peuvent être soumis à l'étuve. Le personnel qui l'opère doit être soumis à des précautions spéciales, pour ne pas se contagionner d'abord, ensuite pour ne pas disséminer de contages au dehors. Ces précautions seront d'autant plus rigoureuses que la transmission sera plus à craindre, des plus sévères, par exemple, dans le cas de peste, de variole, de choléra. Les employés doivent, avant d'entrer, revêtir des vêtements spéciaux, facilement désinfectables, les couvrant entièrement, sauf le visage et les mains ; les chaussures même seront remplacées ou recouvertes par d'autres faciles à désinfecter d'une façon sûre. Le tout sera quitté avant de sortir, enfermé dans un sac imperméable et désinfecté en même temps que le reste ; ils devront également alors se laver les mains et le visage à des solutions désinfectantes. Il peut même être nécessaire de leur faire prendre, pendant l'opération, des précautions spéciales pour préserver les mains et le visage, surtout le nez et la bouche, à l'aide de masques.

La désinfection des locaux peut employer des désinfectants gazeux. C'est surtout à l'aldéhyde formique que l'on a recours, appliquée d'après l'un ou l'autre des procédés ayant reçu l'approbation ministérielle, en s'astreignant à remplir scrupuleusement les conditions d'emploi nécessaires pour obtenir de bons résultats; on peut aussi utiliser les solutions antiseptiques, seules ou concurremment avec le moyen précédent, en pulvérisations ou en lavages.

Le métier de désinfecteur est un métier délicat à remplir. Il est nécessaire que le désinfecteur soit très méticuleux et absolument consciencieux, qu'il n'omette rien des instructions qu'on lui donne, qui doivent être très détaillées et très complètes. Ce n'est qu'à cette condition qu'on peut avoir véritablement confiance dans l'opération. Pour le remplir, on ne peut pas prendre n'importe qui; il faut de plus un apprentissage sérieux. Aussi serait-il grandement à désirer qu'il se créât des écoles de désinfecteurs, où un stage et une éducation suffisants pourraient apprendre tout ce qu'il est nécessaire de connaître et de mettre en pratique. Il faut que toutes les opérations de la désinfection s'exécutent d'une façon parfaite, pour ne pas donner au public une sécurité trompeuse ou alors ébranler la confiance dans l'emploi forcé de mesures sanitaires qui ont déjà largement fait preuve de leur valeur dans la lutte contre les maladies contagieuses.

La sortie du malade, après guérison, ne doit se faire qu'après lui avoir fait prendre les précautions convenables de propreté et de désinfection (Voy. p. 300, art. 65). C'est un point qu'il est bien difficile, dans nos mœurs, de réglementer d'une façon absolue. Du reste, on doit reconnaître que la désinfection du corps est bien difficile à obtenir; on ne peut guère affirmer actuellement pouvoir désinfecter sûrement la peau, les fosses nasales, la gorge, même la bouche, où se nichent si fréquemment des germes pathogènes. Encore ici, apparaissent la grande importance et la rigueur des conseils du médecin traitant. Toutefois, des règlements municipaux sévères doivent protéger l'école, où les malades ne pourront rentrer qu'après tout danger disparu, après avis du médecin traitant et du service médical scolaire municipal, comme le prescrit l'article 66 du modèle A du règlement sanitaire municipal.

Il faut enfin considérer comme des procédés particuliers de désinfection les opérations spéciales telles que la *dératisation*, qui permet de détruire les rats suspects de véhiculer le contage de la peste, ou la *désinsection* amenant la mort des insectes pouvant transmettre diverses infections à l'homme, les stégomies par exemple, capables de transporter la fièvre jaune. Ce sont surtout les villes maritimes qui peuvent bénéficier de leur application et doivent dès lors se préoccuper de les mettre en œuvre.

On peut se faire une idée de l'importance des opérations du service de désinfection d'une grande ville d'après les données établies par A.-J. Martin (1) pour Paris.

Depuis la création du Service municipal de désinfection, le nombre des désinfections s'est élevé aux chiffres suivants :

En 1889 (sept mois)	78	désinfections.
1890 —	652	—
1891 —	4 139	—
1892 —	10 464	—
1893 —	34 803	—
1894 —	37 816	—
1895 —	38 646	—
1896 —	36 547	—
1897 —	36 156	—
1898 —	50 015	—
1899 —	64 100	—
1900 —	63 224	—
1901 —	57 766	—
1902 —	59 493	—
1903 —	56 197	—
1904 —	63 544	—
1905 —	58 470	—

Ne sont pas comprises dans ces chiffres les désinfections faites chaque jour pour les asiles de nuit municipaux, soit plus de 50 000 opérations chaque année.

Parmi les 58 470 désinfections effectuées en 1905, on en a compté :

13 043	faites	en cours de maladie ;
9 886	—	après décès ;
11 624	—	après transport à l'hôpital ;
9 357	—	après guérison ;
14 560	—	par mesure d'hygiène.

Les demandes ou déclarations adressées au service, pendant cette même année, se sont réparties de la manière suivante :

5 845	provenant	des mairies ;
1 446	—	des médecins traitants ;
20 735	—	des particuliers ;
2 438	—	des hôpitaux ;
10 388	—	de la préfecture de police ;
10 325	—	des ambulances ;
2 376	—	des écoles ;
4 917	—	des autres services municipaux.

Au point de vue de la cause, ces désinfections se décomposaient comme il suit :

(1) A.-J. Martin, La défense sanitaire de la ville de Paris (*Revue d'hygiène*, XXIX, 1907, p. 1).

6 099 pour la fièvre typhoïde ;
2 572 — la variole ;
6 407 — la rougeole ;
7 238 — la scarlatine ;
518 — la coqueluche ;
4 202 — la diphtérie ;
10 571 — la tuberculose ;
20 863 — des causes diverses (mesures de salubrité, etc.).

A Cologne, le chiffre des opérations a progressé de la façon suivante (1) :

ANNÉES.	DÉSINFECTIONS à la vapeur.	DÉSINFECTIONS d'appartements.	ANNÉES.	DÉSINFECTIONS à la vapeur.	DÉSINFECTIONS d'appartements.
1890	117	»	1899	769	574
1891	195	»	1900	623	536
1892	266	22	1901	676	1 763
1893	407	73	1902	697	1 905
1894	520	177	1903	665	1 344
1895	771	429	1904	675	1 745
1896	751	360	1905	730	2 169
1897	680	279	1906	784	3 025
1898	759	361	1907	784	4 015

A l'Institut municipal de désinfection de Hambourg, il a été procédé en 1906 aux chiffres d'opérations suivants :

Désinfections faites à l'Institut........................... 8 639
— de logements........................... 5 294
— de navires........................... 252
— d'écuries........................... 120
Dératisations de navires........................... 192

7° **Vaccination.** — L'obligation de la vaccination antivariolique existe depuis bien des années dans certains pays ; ils en ont largement bénéficié pour la morbidité et la mortalité par variole. L'exemple de la Bavière est des plus convaincant :

Décès par variole de 1871 à 1880 : 9566 ; moyenne annuelle : 956,6
— de 1881 à 1890 : 279 ; — 27,9
— de 1891 à 1900 : 19 ; — 1,9
— de 1901 à 1908 : 8 ; — 1

Le nombre annuel des cas de variole a été de même en décroissant ; ce nombre, qui était encore de 243 en 1877, n'a plus dépassé 45 depuis. Ces résultats sont manifestement les conséquences du zèle employé par les services publics pour multiplier les vaccinations et revaccinations.

En face de ces résultats, il peut être bon de placer ce qui s'observe à Paris pour la même maladie :

(1) Czaplewski, Die Desinfektionsantalt der Stadt Cöln nebst Desinfektorenschule. *Desinfektion*, II, p. 57.

Années.	Cas de variole déclarés.	Décès par variole.	Années.	Cas de variole déclarés.	Décès par variole.
1895	542	17	1902	855	88
1896	551	22	1903	547	21
1897	484	12	1904	822	65
1898	321	5	1905	887	117
1899	256	4	1906	262	9
1900	1 617	215	1907	285	45
1901	2 888	418	1908	157	4

La loi du 15 février 1902 a rendu la vaccination obligatoire en France :

Art. 6. — La vaccination antivariolique est obligatoire au cours de la première année de la vie, ainsi que la revaccination au cours de la onzième et de la vingt et unième année.

Les parents ou tuteurs sont tenus personnellement de l'exécution de ladite mesure.

Un règlement d'administration publique, rendu après avis de l'Académie de médecine et du Comité consultatif d'hygiène publique de France, fixera les mesures nécessaires pour l'application du présent article.

Dans les villes qui possèdent un Bureau d'hygiène, la vaccination rentre dans les attributions de ce service ; dans les autres, elle relève du service départemental.

Mortalité par variole *pour 100 000 habitants de quelques grandes villes d'Europe : période 1868 à 1898.*

ANNÉES.	BERLIN.	MUNICH.	LONDRES.	VIENNE.	PARIS.
1868	17,6	1.2	19,1	49,4	33,2
1869	30,2	0,6	8,7	54,0	35,9
1870	22,4	16 5	30,2	47,9	521,2
1871	632,6	89,0	242,2	75,8	149,3
1872	138,6	61,5	53,8	526,9	5,6
1873	11,2	2,8	3,4	219,8	0,9
1874	2,5	1,1	1,7	142,7	2,4
1875	5,2	0	1,3	120,0	12,7
1876	1,8	1,0	20,8	179,6	18,8
1877	0,4	0	71,0	87,2	6,9
1878	0,8	0,9	38,8	79,0	4,1
1879	0,8	0	12,1	48,9	43,1
1880	0,8	0	12,5	73,9	103,5
1881	4,7	10,3	61,8	124,0	46,5
1882	0,4	2,9	11,0	109,1	29 4
1883	0,3	0	3,4	9,7	21,3
1884	1,6	0	22,3	12,4	3,6
1885	0 4	5,4	22,0	113,7	7,8
1886	0,1	0,8	0,6	26,2	9,0
1887	0,1	0,4	0,2	8,2	17,2
1888	0,1	0,4	0,2	8,0	11,0
1889	0,1	0,4	0,02	1,6	5,7
1890	0,2	0	0,1	6,4	3,4
1891	0,3	0	0,2	25,3	1,6
1892	0	0,5	1,0	1,2	1,7
1893	0	0	4,8	2,5	10,6
1894	0	0	2,4	1,2	7,1
1895	0;3	0	1,3	0,2	0,7
1896	0	0	0,2	0,1	0,9
1897	0,1	0	0,4	0	0,4
1898	0	0,2	0,02	0	0,2

On peut beaucoup espérer de cette obligation pour la prophylaxie de la variole dans notre pays, surtout dans quelques-unes de nos grandes villes, qui en subissent trop souvent des manifestations épidémiques. La vaccination et la revaccination doivent, là, faire l'objet de tous les efforts. Dans ces centres et dans les agglomérations industrielles, il faut veiller tout spécialement sur l'arrivée d'ouvriers étrangers, les Italiens principalement, qui l'ont trop souvent apportée en France. Il est nécessaire d'exiger d'eux, lors de leur arrivée ou de leur embauchage, un certificat de vaccination assez récent, ou de les obliger à se laisser vacciner.

Mortalité par DIPHTÉRIE *pour 100000 habitants dans quelques grandes villes: période 1880-1905.*

ANNÉES.	NEW-YORK.	LONDRES.	BERLIN.	MUNICH.	COLOGNE.	VIENNE.	TURIN.	PARIS.	NANCY.	MARSEILLE.	LYON.
1880........	101	29,4	129	160	57	83	104,3	92	11	»	»
1881........	264	35,2	156	169	53	73	167,3	90	29	»	»
1882........	184	44,2	181	110	45	70	158,1	100	75	»	»
1883........	125	45,4	243	113	37	48	129,3	79	23	»	»
1884........	136	43,1	215	75	19	45	90,3	85	24	»	»
1885........	158	39,7	154	68	44	60	86 6	73	10	»	»
1886........	188	34,2	126	86	53	70	83,2	67	17	»	»
1887........	206	36,5	112	75	48	58	83,2	70	14	»	»
1888........	167	43,9	79	36	57	65	90,5	75	29	»	»
1889........	146	43,1	88	141	38	63	56,4	73	36	»	»
1890........	110	45,1	107	104	70	65	39,7	70	15	»	»
1891........	118	44,0	66	96	90	95	48,8	63	15	186,5	60,0
1892........	123	52,5	85	83	120	112	41,2	59	26	141,0	64,0
1893........	145	80,1	95	66	170	112	43,0	51	50	89,6	50,8
1894........	158	66,0	81	73	135	114	40,6	40	57	82,5	25,5
1895........	105	56,7	59	51	54	47	22,0	17	23	29,9	16,0
1896........	91	63,0	33	44	44	40	25,7	18	7	33,7	11,5
1897........	81	52,0	32	42	45	37	12,5	12	7	12,0	13,1
1898........	46	40,8	38	41	50	32	14,4	10	17	13,8	9,6
1899........	53	45,0	37	23	31	29	12,7	13	12	17,4	9,6
1900........	62	36,0	30	22	12	18	11,0	11	7	22,3	13,0
1901........	58	35,0	26	20	27	22	12,0	24	6	15,0	18,8
1902........	53	26,0	11	12	30	25	7,7	20	19	13,0	25,9
1903........	56	17,0	12	13	28	24	7,7	15	12	11,8	15,0
1904........	57	16,0	17	15	28	21		9	5	11,8	18,5
1905........	38	12,2	15	15	22	13		6	7	14,2	9,8

Les résultats que l'on retire de cette prophylaxie sont bien mis en évidence par la comparaison des chiffres du tableau suivant, qui donne la mortalité par variole dans certaines villes d'Europe. A Berlin et à Munich, l'obligation de la vaccination date de 1874. A Londres, la vaccination était obligatoire depuis longtemps, mais souvent irrégulièrement faite. A Vienne, il n'y avait pas d'obligation, mais de simples mesures administratives pour favoriser l'opération. En France, l'obligation n'a été édictée qu'en 1902.

8° **Immunisation.** — On met en œuvre diverses méthodes d'immunisation comme traitement de plusieurs affections transmissibles, principalement la diphtérie, la rage, le tétanos, la dysenterie, la méningite cérébro-spinale, la peste, les infections à streptocoques.

L'emploi du sérum antidiphtérique, qui s'est généralisé à partir de 1895, a fait baisser partout la mortalité par diphtérie dans des proportions notables. On en voit la preuve dans les chiffres du tableau de la page 307.

Cette diminution de mortalité est générale, mais présente toutefois des différences suivant les pays, comme le montrent bien les chiffres du tableau suivant établi pour les grandes villes de plusieurs pays d'après des données de Weissenfeld (1) et de Dovertic (2) :

Mortalité moyenne par DIPHTÉRIE *pour 100 000 habitants, dans les villes des pays suivants, pour la période 1889-1899.*

ANNÉES.	ALLEMAGNE.	AUTRICHE.	BELGIQUE.	FRANCE.	HOLLANDE.	SUÈDE.	SUISSE.	ANGLETERRE.
1889..........	109	71,1	38,7	65,8	»	63	59,6	25,8
1890..........	101	73,5	37,1	61,1	»	77	76,5	24,2
1891..........	85	88,3	33,1	60,5	49,5	64	82	21,4
1892..........	97	94,9	26,5	54.2	44,6	87	52	25,5
1893..........	126	95.6	40,3	54,8	40,5	100	102	43,1
1894..........	102	102,0	45,9	40,7	33,1	45	80	37,9
1895..........	54	62,8	28,6	19,5	14,5	45	34	35,2
1896..........	43	49,2	15,9	18,5	24,7	26	33,7	38,6
1897..........	35	46,9	13,1	12,5	22,4	27	29,7	31,4
1898..........	34	38 5	14,1	12,2	17,1	22	37,1	30,9
1899..........	32	»	»	»	»	67	»	»

On utilise aussi l'immunisation pour la prophylaxie, comme moyen préventif.

Des faits nombreux montrent qu'on peut tirer bon profit, dans la lutte contre la diphtérie dans les familles, les écoles, les agglomérations ouvrières denses, en général partout où l'on ne peut pas compter sur l'isolement parfait d'un malade, de l'emploi des propriétés immunisantes du sérum antiphtérique, avec cette restriction seulement que l'immunité obtenue n'est que passagère, durant trois semaines ou un mois environ. On fait intervenir dans un but analogue le sérum antipesteux.

A mentionner aussi comme pouvant servir dans des cas spéciaux l'immunisation antityphique et les méthodes de Haffkine d'immunisation anticholérique et antipesteuse.

9° **Prophylaxie thérapeutique**. — Dans cette ordre d'idées, on ne

(1) WEISSENFELD, Die Veränderungen der Sterblichkeit an Diphterie und Scharlach. *Centralbl. für allg. Gesundheitspflege*, 1900, p. 318.

(2) DOVERTIC, Beiträge zur Kenntniss der Veränderungen der Sterblichkeit an Diphterie und Scharlach. *Ibid.*, 1901, p. 29.

peut que mentionner les bons effets obtenus par la prophylaxie quinique pour la malaria (1).

10° **Défense mécanique et destruction des moustiques.** — La protection des habitations par le grillage des ouvertures et des individus par des toiles ou des vêtements appropriés joue actuellement un très grand rôle dans la prophylaxie de la malaria et de la fièvre jaune. Il en est de même de la destruction des moustiques à l'état larvaire ou à l'état parfait. Les mesures de cette catégorie sont exposées avec détails dans une autre partie de cet ouvrage (2).

Comme exemple très probant de l'efficacité de cette catégorie de mesures, on peut citer la diminution considérable de la fièvre jaune à La Havane depuis que les Américains ont pris des mesures rigoureuses d'assainissement et en particulier de lutte contre les moustiques. En 1907, entre autres, on a nettoyé 176396 mètres de fossés, canaux, ruisselets, etc., pétrolisé 413266 amas d'eaux stagnantes dans le district urbain. En 1876, on avait relaté 1619 décès dus à la fièvre jaune, 1882 en 1896. La campagne contre les stégomies a commencé en 1900. Il n'y a pas eu un seul décès signalé de 1902 à 1904. En 1905, une petite épidémie fut occasionnée par l'arrivée de passagers venant de La Nouvelle Orléans, par suite de négligence du service de la quarantaine. En 1906, on signale 12 décès sur 71 malades ; en 1907, un seul décès et 7 malades sur 71 malades.

11° **Police sanitaire des animaux.** — On a vu (p. 118) que le rôle que peuvent jouer les animaux dans la transmission à l'homme d'affections contagieuses est loin d'être négligeable. Il est du devoir des administrations de prendre à ce point vue des mesures de protection spéciales.

La prophylaxie de la rage est prescrite par la loi municipale du 5 avril 1884 (art. 98, § 6) et la loi du 21 juin 1898 sur le Code rural. D'autres mesures spéciales sont prises pour préserver l'homme de la morve, du charbon, de la fièvre aphteuse, de la tuberculose, d'origine animale. Elles sont exposées en détails dans une autre partie de cet ouvrage (3).

12° **Surveillance de la prostitution.** — Les maladies vénériennes entrent pour une part notable dans la morbidité et la mortalité urbaines.

D'après Fernet (4), en ce qui concerne la syphilis, elle apparaîtrait comme cause principale de la mort, dans les services généraux des hôpitaux de Paris, dans 2,22 p. 100 des décès ; Audry (5) donne 2,26 p. 100 pour les hôpitaux de Toulouse. D'après Fernet, chez les aliénés, la syphilis interviendrait dans 30 à 40 p. 100 des décès ; dans

(1) Voy. Hygiène coloniale, fasc. XI.
(2) Hygiène coloniale, fasc. XI, p. 104 et suiv.
(3) PIETTRE, Police sanitaire des animaux, fasc. XIV, p. 211.
(4) FERNET, De la mortalité par alcoolisme et par syphilis. *Soc. méd. des hôp.*, 18 oct. 1907.
(5) AUDRY, Essai sur la mortalité de la syphilis acquise. *Semaine médicale*, 26 juin 1907.

la mortalité infantile des services d'accouchements, elle occasionnerait de 15 à 20 p. 100 des décès et dans les deux années qui suivent la naissance plus de 10 p. 100 des cas de mort. Des chiffres donnés à l'étranger sont plus élevés encore (1).

L'influence de la blennorragie est loin d'être négligeable. Elle occasionne, dans la classe ouvrière principalement, de nombreuses affections gynécologiques qui concourent principalement à la diminution de la natalité ; elle est une cause puissante d'ophtalmies et de cécité.

Des mesures de protection sérieuses sont surtout nécessaires dans les villes, où le danger est bien plus grand qu'à la campagne. La meilleure de ces mesures est une surveillance sévère de la prostitution.

13° **Dispensaires, sanatoria, hôpitaux spéciaux.** — C'est dans la lutte contre la tuberculose que de telles institutions donnent principalement de bons résultats. Leur installation et leur fonctionnement sont très bien exposés dans une autre partie de cet ouvrage (2).

II. — MOYENS DE LUTTE CONTRE LES MALADIES SOCIALES AUTRES QUE LES MALADIES TRANSMISSIBLES.

A l'égard de telles causes morbides, le danger des villes, des grandes et principalement des très grandes, est si menaçant qu'il devient une nécessité urgente de chercher à le conjurer. Il faut qu'on y prenne des mesures en conséquence, et aux maux sociaux on ne peut opposer que des mesures sociales.

Ici, nous devons être très brefs ; la question doit seulement figurer dans ce fascicule uniquement dans le but de donner un programme complet d'assainissement des villes et d'exposer les mesures dont elles peuvent disposer. Elle est plutôt du ressort direct de l'Hygiène sociale, à laquelle est réservé le fascicule XX de cet ouvrage.

Les mesures sociales de prophylaxie sont d'ordre très varié ; c'est la conséquence de la multiplicité des causes qui interviennent et de la diversité des facteurs contre lesquels on doit agir.

Ce qu'il faut surtout combattre, c'est d'abord la *misère*, avec son imposant cortège morbide : l'insuffisance ou la défectuosité de l'alimentation, le taudis meurtrier, l'exaltation des penchants mauvais et des tares pathologiques ; puis l'*alcoolisme*, ce ver rongeur de la

(1) Blaschko, Der Einfluss der Syphilis auf die Lebensdauer. *Berichte der IVer internat. Kongresse für Versicherungsmedicin*, Berlin, 1906. — Ueber die Haüfigkeit des Trippers in Deutschland. *Zeitschr. z. Bekämpfung der Geschlechts-Krankheiten*, 1907, VI, 1.

(2) *Hygiène hospitalière*, par le Dr Louis Martin (Hospitalisation des tuberculeux, p. 130).

société actuelle, tuant parents et enfants, prédisposant pour de dangereuses maladies.

En même temps, il faut aider au relèvement du niveau matériel, qui influe d'une façon si marquée sur le niveau moral, en encourageant ou suscitant les bonnes volontés, en mettant en œuvre des mesures d'*aide financière* ou de *prévoyance*, en développant l'*éducation hygiénique* et l'*instruction* du peuple.

Lutte contre la misère. — On fait agir les œuvres d'assistance, surtout les œuvres d'assistance générale, assistance médicale et hospitalière, bureaux de bienfaisance, sociétés charitables d'ordre et de but très divers. Ou bien on institue des œuvres d'assistances spéciales : assistance des mères pour favoriser la natalité, assistance des nouveau-nés pour lutter contre la mortalité infantile, gouttes de lait, œuvres du bon lait, consultations de nourrissons, assistance des enfants et des orphelins, œuvres de relèvement pour adultes, assistance par l'habitation et par le jardin, assistance par le travail.

Lutte contre l'alcoolisme. — Tout le monde reconnaît l'intérêt capital d'un tel sujet. L'alcoolisme a certainement une part énorme dans la morbidité et la mortalité urbaines. Fernet (1), s'appuyant sur des données recueillies dans les hôpitaux de Paris, dit que, dans les services généraux, l'alcoolisme est la cause principale de la mort dans 10,20 p. 100 des décès et la cause adjuvante dans 23,61 p. 100; dans les services d'aliénés, toujours d'après lui, il interviendrait comme cause d'aliénation et de mort dans la moitié des cas environ.

Les rapports de l'alcoolisme et de la criminalité sont évidents. On n'a que trop d'exemples sous les yeux de son influence sur la misère.

La descendance des alcooliques est atteinte dans sa quantité et sa qualité. La mortalité infantile est énorme dans leurs familles; parmi les enfants qui vivent, il y a une forte proportion de malingres, d'idiots, d'épileptiques, de nerveux, de prédisposés pour le vice et même pour le crime.

Les mesures de prophylaxie que l'on peut conseiller sont nombreuses et paraissent devoir être efficaces.

Mais leur application se heurte, dans la pratique, à de très nombreuses difficultés.

Les unes sont des mesures administratives, telles que la diminution du nombre des débits, l'abolition du privilège des bouilleurs de cru, l'établissement de fortes taxes sur les alcools, la prohibition même de certains produits particulièrement nocifs, celle de l'absinthe particulièrement qui est réclamée aujourd'hui comme une

(1) *Loc. cit.*

véritable mesure de salut public. D'autres sont des mesures d'exemple et d'encouragement à éviter la consommation de l'alcool, telles les associations de tempérance et celles d'abstinence, un peu trop absolues pour avoir une action qui se généralise tant soit peu, dans certains pays au moins. Il y a enfin l'éducation du peuple, qui, dans ce but, doit déjà se faire dès l'école, pour chercher à préserver la jeunesse, et se continuer partout où il est possible de prêcher la bonne parole.

Il y a ensuite l'offre plus facile, dans de bonnes conditions de qualité et de prix, de boissons inoffensives, café, chocolat, thé, boissons gazeuses, et aussi, mais secondairement, de vin et de bière, boissons qui ne peuvent être dites hygiéniques que quand la consommation en est limitée.

Puis, et peut-être surtout, l'amélioration de l'habitation, l'établissement des jardins ouvriers, l'amélioration de l'alimentation, l'installation de restaurants à bon marché gais, agréables, où l'ouvrier n'est pas exposé à la tentation du cabaret ou du bar.

Mesures d'aide financière ou de prévoyance. — Ce sont là des mesures surtout d'ordre économique, mais qui peuvent avoir une action efficace sur la salubrité en augmentant ou assurant des ressources à la classe ouvrière, comme l'institution des mutualités, des caisses d'épargne, des assurances de différents ordres; ou en facilitant en même temps la possession d'un logement vraiment salubre, comme l'ensemble des règlements qui s'occupent de la question des habitations à bon marché.

Mesures d'éducation hygiénique et d'instruction. — Un homme instruit en vaut deux, dit un vieux proverbe. C'est bien vrai au point de vue que nous considérons, où interviennent tant de facteurs dangereux mais évitables. On commence à se rendre compte de la haute portée des mesures de cette catégorie. On peut beaucoup espérer, en matière d'hygiène, de la diffusion dans le peuple, non pas seulement dans les classes inférieures, mais aussi dans les classes supérieures, des méthodes d'éducation morale et d'éducation physique. Cette éducation spéciale doit naturellement se faire dès l'école et marcher de pair avec l'instruction proprement dite, qui, du reste, peut avec le plus grand profit, y prendre des exemples typiques et convaincants.

En résumé, pour lutter avantageusement contre les maladies sociales de cette dernière catégorie, il semble que l'on doive surtout demander l'amélioration de la situation dans l'avenir à deux grands moyens, la *lutte contre le paupérisme* et l'*éducation du peuple*

V. — MESURES GÉNÉRALES D'ÉLOIGNEMENT ET DE TRAITEMENT DES DÉCHETS URBAINS.

Nous ne pouvons bien entendu qu'indiquer ici les diverses solutions capables de débarrasser les agglomérations de leurs déchets. La description détaillée de ces procédés faisant l'objet du fascicule XV du présent traité, le lecteur n'a besoin de trouver ici qu'une vue d'ensemble, lui permettant de s'orienter déjà vers les solutions acceptables et de savoir choisir entre elles.

1° **Matières fécales et eaux usées : égouts et vidanges.** — Tant que la maison reste isolée, elle doit pourvoir individuellement au service de l'évacuation de ses déchets (1) : il n'en est plus de même quand il y a agglomération, les immeubles réunis ayant tout avantage à s'associer pour faire en commun un service devenu d'ailleurs bien vite indispensable.

Il faut donc condamner tout d'abord dans les villes le système d'*évacuation individuelle* (qui est plutôt l'absence de tout système); on ne peut laisser à chaque maison le soin de se débarrasser de ses immondices, parce que non seulement elle s'infecterait elle-même, mais aussi parce qu'elle infecterait bien vite les immeubles voisins, le quartier, la ville entière. Il faut condamner du même coup et pour la même raison tous systèmes qui *conservent* un temps appréciable les matières et eaux usées dans les maisons : leur fermentation, qui ne tarde pas à se produire, devient une source de danger, de mauvaise odeur et d'ennui pour la maison et le voisinage. Les *fosses fixes* généralement mal étanches (dangereuses dès lors pour la nappe souterraine), mal aérées, et qu'on ne vide qu'à de longs intervalles par une opération épouvantable, sont donc condamnées ; il en est de même des *tinettes filtrantes* (système diviseur), qui retiennent les parties solides des matières fécales et, évacuant les liquides à l'égout, ont à la fois tous les inconvénients des deux systèmes, sans avoir les avantages du « tout à l'égout ».

Ainsi, pour l'évacuation, le principe qui domine tout se résume en deux termes : 1° les produits de déchet doivent être éloignés de la maison sitôt leur formation et en tout cas avant qu'ils aient pu entrer en fermentation; 2° ces mêmes produits doivent également être éloignés de l'agglomération au plus vite, et toujours avant d'avoir pu devenir nocifs. Une fois cet éloignement réalisé et la ville débarrassée, le voisinage resterait infecté, si l'on ne prenait des mesures en conséquence : le *traitement* des eaux vannes et usées s'impose alors souvent, et le principe ici est évidemment que ces matières ne doivent nuire en rien à personne.

(1) Voy. les procédés à mettre en œuvre dans ce cas au fascicule XIII, Hygiène rurale, p. 184 et suiv.

Il appartient à l'autorité municipale de présider à l'installation et au fonctionnement du *système d'évacuation générale*, c'est-à-dire desservant le groupe entier. D'ordinaire, les immondices liquides sont évacuées par le moyen d'une ou plusieurs *canalisations*, la pesanteur ou l'action de machines élévatoires attirant les eaux sales au dehors de la cité ; mais les systèmes se distinguent suivant que les matières fécales sont mêlées ou non aux eaux d'égout proprement dites. Quand ces matières restent *séparées*, si on ne veut pas qu'elles deviennent un foyer d'infection dans la maison, il faut soit qu'on les désinfecte aussitôt leur production (désinfection chimique, combustion, stérilisation par la vapeur), soit qu'on les enlève très fréquemment (tonnes mobiles, tonnes de Heidelberg, *Abfuhrsystem*). Ce dernier système, qui s'est maintenu dans quelques villes, notamment en Allemagne, peut être excellent à condition que les récipients soient toujours hermétiquement clos et reliés de même aux tuyaux de chute, qu'on remplace chaque jour la tinette de chaque maison par une tinette stérilisée, enfin que la vidange et les manipulations se fassent loin de toute habitation.

Le procédé universellement recommandé aujourd'hui pour l'évacuation des matières fécales consiste, chacun le sait, à les entraîner par l'eau dans une canalisation : c'est le « *tout à l'égout* » (la *Schwemmcanalisation* des Allemands et le *water-carriage* des Anglais). On a discuté longuement pour savoir si l'on devait toujours recevoir les matières dans le même réseau d'égouts que les eaux pluviales (*système unitaire*), ou si, dans certains cas, il n'y avait pas avantage à avoir deux réseaux : l'un le *réseau-vanne*, pour les urines, les matières fécales, les eaux ménagères et parfois les premières eaux de lavage des chaussées et des petites pluies ; l'autre le *réseau pluvial*, pour les eaux de pluie ou leur fraction la plus importante (*système séparatif*). Les partisans des deux systèmes se sont mis d'accord, et le Congrès d'hygiène de Bruxelles de 1903 a voté la résolution ci-dessous :

« Les systèmes séparatif, unitaire ou mixte peuvent être utilement employés, selon les circonstances. Ce n'est qu'après une étude comparée, après avoir soigneusement mis en balance les avantages et les inconvénients des divers systèmes pour le cas particulier soumis à son examen que l'ingénieur sanitaire pourra prétendre formuler des conclusions fondées. »

Ainsi, pas plus ici que pour la question de l'eau unique ou de la double distribution, il n'y a de règle absolue. On peut cependant baser son choix sur les considérations suivantes :

1° Au point de vue de la protection des cours d'eau, le déversement des eaux pluviales isolées dans le séparatif est tout au moins aussi admissible que celui du mélange qui passe en grande averse par les déversoirs unitaires : sous ce rapport, la combinaison la plus parfaite est un système mixte consistant à admettre dans le réseau-vanne séparatif le produit des petites pluies ou *pluies ordinaires* (chambre régulatrice de Richert, déversoir-intercepteur ou collecteur d'interception de Bateman, etc.).

2° Pour l'évacuation proprement dite, l'unitaire reste le plus parfait, en raison de sa simplicité et de sa facilité de nettoyage et d'entretien, partout où les pentes sont suffisantes et où le fonctionnement se fait par la seule gravité. Inversement, le séparatif est plus avantageux, en raison du petit volume du sewage, là où la pente fait défaut et où il faut y suppléer soit par l'aspiration (systèmes Liernur, de Levallois-Perret, Chappée), soit par des relèvements mécaniques (pompes, éjecteurs Shone). D'après cela, on pourra avoir avantage à diviser parfois une ville en plusieurs zones et à desservir les plus basses par le séparatif et les autres par l'unitaire (Naples, Zurich, Cologne).

3° Le séparatif sera d'autant plus économique que son réseau pluvial pourra rester plus rudimentaire, c'est-à-dire que la ville sera moins exigeante pour couvrir à l'origine d'amont les égouts pluviaux (les caniveaux représentent les parties à ciel ouvert de ce réseau), et qu'elle présentera plus de facilités pour leur débouché rapide dans le fleuve ou la mer.

4° Enfin le séparatif donne un sewage qui, par son faible volume, sa qualité et sa constance, est beaucoup mieux adapté que celui de l'unitaire à l'extraction des matières utiles et à l'épuration, notamment à l'épuration agricole, chimique ou bactérienne.

Ce dernier point nous ramène à la question du traitement des eaux d'égout. Rares sont en effet les villes qui peuvent tout déverser directement en mer ou dans un grand fleuve, et même plusieurs de celles qui avaient cru pouvoir le faire ont dû y reconnaître après coup de graves inconvénients (les plages fréquentées sont souillées, et les établissements ostréicoles sont contaminés et perdus). Assez rarement aussi, on peut se contenter d'une simple *épuration mécanique* (sédimentation, décantation et clarification) ou *mécanico-chimique* (nombreux ingrédients chimiques ajoutés), cette épuration ne suffisant pas à empêcher la putréfaction ultérieure. Aussi doit-on souvent choisir entre l'*épandage agricole* et la *méthode biologique*, cette dernière, née il y a peu d'années en Angleterre, ayant rapidement conquis le monde.

L'épuration par le sol n'est pas applicable partout : elle exige des surfaces considérables (il est vrai que la *filtration intermittente* permet de les réduire notablement, mais alors elles deviennent improductives), ne s'accommode vraiment bien que des terrains sablonneux, et enfin ne va pas sans gêner la culture à certaines époques de l'année. Au contraire, le traitement bactérien ne demande qu'un espace très restreint et n'est pour ainsi dire pas influencé par les saisons : il peut donc facilement s'installer n'importe où, et on a en outre l'avantage de pouvoir pousser l'épuration jusqu'au degré voulu et de proportionner ainsi le travail au résultat final qu'on désire obtenir; en revanche, le procédé demande une surveillance assidue. Rappelons que la désintégration des matières organiques subit dans ce traitement deux phases : la phase de fermentation anaérobique ou d'*hydrolyse*, qui se passerait surtout dans le *septic tank*, et la phase d'oxydation ou aérobique ou de *nitrification*, qui se fait dans les *lits de contact*, plutôt dans les *percolateurs* à action continue qui tendent à les remplacer. Les applications anglaises, les expériences du Dr Calmette à Lille et celles de la ville de Columbus ne laissent aucun doute sur l'efficacité du procédé et sur le mode de travail de ses parties constituantes. Quoi qu'il en soit, le choix entre les systèmes sera encore une question d'espèce et dépendra des circonstances locales.

Il va sans dire que, dans le cas d'évacuation séparée des matières fécales, celles-ci doivent être traitées dans des *usines de transformation*, qui seront établies et exploitées de façon à ne pas sérieusement incommoder le voisinage.

Nous voudrions maintenant passer en revue, comme nous l'avons fait pour l'alimentation en eau, la manière dont s'assainissent les principales villes des pays civilisés, les sommes qu'elles ont consacrées et consacrent encore annuellement à l'évacuation de leurs eaux vannes et usées, le mode de traitement de cet efflux urbain, etc. Malheureusement les documents sont bien moins complets et bien plus difficiles à réunir que pour les eaux potables, et notre esquisse sera dès lors bien imparfaite.

France et Algérie-Tunisie. — Il nous faut déplorer tout d'abord combien on a peu fait dans notre pays pour les égouts et l'assainissement des villes : c'est dire qu'il reste énormément à faire.

De l'enquête faite par l'un de nous pour l'établissement de la deuxième édition de l'*Annuaire des distributions d'eau*, il résulte que, sur les 643 communes de France de plus de 5 000 habitants, 320 (soit moitié) n'ont aucun égout ; 257 ont des égouts pluviaux, c'est-à-dire ne recevant pas (du moins officiellement, car il existe souvent des déversements clandestins) les matières fécales et formant un réseau généralement ancien, fort incomplet et défectueux (égouts le plus souvent à radier plat, de hauteur faible et insuffisante pour la visite et le nettoyage) ; enfin 66, soit seulement 10 p. 100, appliquent le « tout à l'égout », mais plus ou moins complètement, toutes ayant encore (même Paris) des fosses fixes, des tinettes mobiles, etc.

Ajoutons que du groupe de ces dernières villes, 4 seulement (Cannes, Toulon, Trouville et Levallois-Perret) appliquent le système séparatif ; toutes les autres ont le système unitaire. Outre Paris, Saint-Denis et quelques localités de la banlieue desservies soit par le réseau de Paris, soit par celui du département de la Seine, ce sont : Aix-les-Bains, Albertville, Ambert, Annonay, Aurillac, Bagnères-de-Bigorre, Bayonne, Bastia, Belfort, Bourg, Boulogne-sur-Mer, Bressuire, Chambéry, Châteaurenard, Chazelles-sur-Lyon, Dijon, Dôle, Évian, Grasse, Grenoble, Lens, Lorient, Lourdes, Lunéville, Le Mans, Marseille, Montpellier, Montbrison, Morez, Moulins, Monaco (éjecteurs Shone), Nancy, Nantes (partie), Narbonne, Nice, Pontarlier, Reims, Rennes, Saint-Affrique, Saint-Dié, Saint-Étienne, Tarbes, Thiers, Toul, Verdun, Vesoul, Vitry, Vitré.

Enfin Biarritz, Privas, Oullins et Saint-Malo vont exécuter un projet d'assainissement approuvé (système séparatif), et les villes de Lyon, Lille, Toulouse, Aix-en-Provence, Dinard, Saint-Enogat, Hyères, Valenciennes, Montbéliard étudient un projet.

En ce qui regarde l'épuration des eaux d'égout, Paris et Reims appliquent seules l'épandage agricole en grand ; 27 autres villes irriguent des prairies ; Aubagne, Rambouillet, Toulon font de l'épuration biologique ; Marseille, Nice, Cannes, Monaco déversent en mer ; enfin les autres villes jettent leurs eaux dans les cours d'eau sans épuration (1).

En Algérie et Tunisie, la situation n'est pas meilleure. On trouve cependant une douzaine de villes qui ont un réseau d'égouts assez complet et appliquent le « tout à l'égout » : Saïda, Saint-Denis-du-Sig font de l'épandage et Tunis étudie un projet d'épuration agricole. Quelques villes (Sousse, Sfax) pompent de l'eau de mer pour le nettoyage des égouts.

Allemagne.— Pour l'empire allemand tout entier, on voyait en 1900, à l'Exposition du *K. Gesundheitsamt* à Paris, que sur 260 villes de plus de 1000 habitants :

36 avaient le « tout à l'égout » unitaire complet, sans plus aucune fosse fixe ou tonne mobile ;

95 avaient également le « tout à l'égout » (10 en séparatif), mais les fosses et tonnes y coexistaient ;

94 n'étaient canalisées que partiellement ;

31 n'avaient que des fosses fixes ;

1 que des tonnes mobiles ;

11 à la fois des fosses et des tonnes.

Sur les 225 villes ayant des égouts, 21 traitaient l'efflux par épandage agricole et 64 par des installations de simple clarification.

Depuis lors, de grands progrès ont été faits, et en 1907 le Dr Hermann Salomon, dans son ouvrage *Die städtische Abwasserbeseitigung in Deutschland*, peut établir la situation sous ce rapport des localités de plus de 1 000 habitants.

En nous en tenant à celles de plus de 5000, nous avons formé le tableau ci-après :

(1) Notons qu'il y a un assez grand nombre d'établissements, hospices, etc., qui épurent biologiquement leurs eaux usées. Tourcoing et Trouville épurent ainsi l'une 400, l'autre 200 mètres cubes par jour.

Situation des villes allemandes (de plus de 5 000 habitants) pour l'assainissement en 1907.

		Alsace-Lorraine.	Bade (Grand-Duché).	Bavière.	Prusse.	Saxe (Royaume).	Würtemberg.	Autres États.	Empire allemand tout entier.
Nombre de villes de plus de 5 000 habitants		27	19	57	442	63	30	81	719
Nombre de villes.	Entièrement canalisées et desservies par le « tout à l'égout »	3	4	9	146	8	1	62	193
	Partiellement canalisées et partiellement desservies par le « tout à l'égout »	6	1	7	35	6	1	7	63
	N'ayant qu'un réseau pluvial.	9	12	17	60	14	21	18	151
	Villes sans canalisation ou à canalisation très incomplète. — Ayant un projet prêt à être exécuté	6	2	9	112	1	4	4	138
	Villes sans canalisation ou à canalisation très incomplète. — N'ayant pas de projet	3	»	15	89	34	3	30	174
I. — Réseau d'égouts.									
Nombre des villes du tableau I qui ont le	Système unitaire	9	5	14	95	14	2	23	162
	Système séparatif	»	»	»	57	»	»	2	59
	Partie syst. unitaire et partie syst. séparatif	»	»	2	29	»	»	4	35
II. — Épuration du sewage.									
Nombre des villes du tableau I qui épurent par :	Épandage agricole (1)	»	1	»	41	»	»	5	47
	Filtration intermittente	»	1	1	2	»	»	»	4
	puration biologique	1	»	1	32	1	»	3	38
	Épuration méc. chimique	»	»	»	6	1	»	1	8
	Épuration mécanique (2)	1	2	1	75	2	»	9	90
	Appareils épuratoires de maison	»	»	»	2	1	2	2	7
	Pas d'épuration	7	1	13	23	9	»	9	62

(1) Parmi ces 47 villes, 6 ne font que de l'irrigation de prairies.
(2) Parmi ces 90 villes, 11 se bornent à se servir de grilles et râteaux.

On voit par là que les 256 villes qui appliquent le « tout à l'égout » donnent une proportion de $\frac{256}{719} = 36$ p. 100, qui passera prochainement à $\frac{394}{719} = 55$ p. 100 (quand les 138 villes qui ont des projets d'assainissement tout prêts les auront exécutés).

C'est surtout depuis 1890 et plus spécialement encore depuis 1900 que les villes allemandes ont fait de grands efforts pour s'assainir. Nous trouvons en effet les nombres ci-après :

		1890-94 (5 ans).	1895-99 (5 ans).	1900-04 (5 ans).	1905-07 (3 ans).	TOTAL (18 ans).
Nombre de localités qui se sont assainies	complètement.......	58	65	74	67	264
	partiellement........	39	59	88	53	239

et, sur les 256 villes qui pratiquent le « tout à l'égout », il n'y en avait que 43 d'assainies avant 1890, tandis que 116 ont réalisé leur assainissement de 1900 à 1907.

Il est facile de reconnaître que le système séparatif ne s'est développé que dans ces dernières années : des 59 villes qui l'ont adopté exclusivement, 57 appartiennent à la Prusse, et il faut reconnaître que la plupart sont des localités d'importance secondaire. Il n'en est pas de même des 35 villes qui sont canalisées partie en unitaire et partie en séparatif, et dont un bon nombre sont très peuplées : le séparatif convient spécialement à certains quartiers.

Pour ce qui est de l'épuration du sewage, les plus récents efforts se sont portés sur l'épuration biologique, dont 38 villes de plus de 5000 habitants sont actuellement dotées ; plusieurs autres font des essais ou vont exécuter un projet. Des localités plus petites, au nombre d'une quarantaine, ont égalcment des installations. Sur 77 installations biologiques, il y en a 31 à lits de contact (dont 16 sans fosses septiques préalables, quelques-unes d'entre elles faisant de la clarification mécanique à leur place) et 36 à lits percolateurs (dont 25 sans fosses septiques).

Il y a toujours bon nombre de villes (90 parmi celles qui ont le « tout à l'égout », mais il faudrait y ajouter celles qui clarifient les eaux usées du réseau pluvial) qui font une clarification mécanique : cela comprend soit un simple tamisage (grilles, râteaux, etc.), soit en outre une sédimentation dans des bassins ou des puits, soit enfin une addition supplémentaire de substances susceptibles de favoriser la précipitation (brai de charbon dans le *Kohlebreiverfahren*, bouillie de tourbe ou de lignite dans le procédé Rothe-Röckner). L'addition de substances agissant chimiquement (chaux notamment) reste peu fréquente.

Enfin il faut ajouter que plusieurs villes qui n'ont pas le « tout à l'égout » n'en enlèvent pas moins très soigneusement les matières fécales au moyen de tonnes mobiles, hermétiquement closes, et remplacées dans des maisons par des tonnes propres, voire même stérilisées. On peut citer ainsi : Augsbourg, Emden, Greifswalde, Heidelberg, Karlsruhe, Stuttgard, Weimar.

Angleterre. — C'est certainement le pays qui a le plus fait sous le rapport des égouts et de l'épuration des eaux d'égout, et il y a bien peu d'agglomérations qui ne soient drainées convenablement.

En 1900, d'après Broom et Moore, il n'y avait plus que 24 villes (dont 15 villes à population ouvrière, la plupart dans le Lancashire) qui appliquaient encore en grand le système des fosses fixes (elles avaient généralement pour excuse que l'eau y était rare) et 4 seulement (Darwen, Hull, Rochdale et Warrington) qui appliquaient celui des tonnes mobiles. Toutes les autres avaient le « tout à l'égout » : parmi elles, 70 environ ont le système séparatif (Croydon, Dudley, Hormslow, Leicester, Oxford, Reading, Sutton, Wimbledon, Wolverhampton sont parmi les plus importantes, et en outre il faut citer Aldersoht, Eastbourne, Darlaston, Dorking, Felixstowe, Fenton, Hasting, Heatley, Hampton, Henley, Heston et Isleworth, Ipswich, Leyland, Lowestoft, Norwich, Oldham, Preston, Southampton, Southewold, Stafford, Staines, Stockport, Teddington, Wallingford, Warrington et quelques autres qui ont des éjecteurs Shone).

Pour l'épuration du sewage, les rivières de l'Angleterre sont trop petites et les villes trop rapprochées et trop peuplées pour qu'un traitement ne se soit pas imposé de bonne heure ; aussi est-ce la patrie de l'épandage agricole et des procédés biologiques, et aussi (bien que plus anciennement) de la clarification mécanique et de la précipitation chimique. Les villes anglaises se partagent entre ces divers procédés. Dès 1878, sur 462 villes de plus de 5000 habitants, on en compte 39 épurant mécaniquement, 18 chimiquement et 64 par épandage agricole : le nombre de ces dernières a sensiblement augmenté et se rapproche à présent d'une centaine. Citons, parmi elles, Aldershot, Banbury, Blackburn, Bedford, Birmingham, Burton-on-Trent, Chorley, Cheltenham, Crewe, Croydon, Derby (West), Doncaster, Édimbourg, Leamington, Merthyr-Tydfil, Nordwood, Norwich, Nottingham, Oxford, Penrith, Preston, Reading, Tunbridge-Wells, Warwick, Wigan, Wimbledon, Wolverhampton, Wrexham, etc.

Quant aux procédés biologiques qui se sont développés depuis une douzaine d'années dans bon nombre de villes, et pour lesquels la période des essais n'est pas partout finie, il faudrait un volume entier pour en retracer l'historique en Angleterre. Ce sujet sera repris en détail au fascicule XV, et ici nous ne ferons que nommer en courant les villes ci-après les plus connues par leurs installations ou par leurs essais : Accrington, Birmingham, Caterham-Barracks, Chorley, Hendon, Heywood, Horfield, Leeds, Lichfield, Manchester, Oldham, Salford, Sutton, Swinton, Tripton, Wealdstone, York, etc. Parmi ces villes, il en est qui sont très industrielles et où le problème se complique par suite de la nature des eaux résiduaires reçues dans les égouts ; c'est là un problème tout spécial qui va être abordé par les études futures de la Royal Commission du Sewage de 1898

(Voy. ses six premiers rapports si intéressants et si pleins d'enseignements).

États-Unis. — Comme pour les eaux, les villes des États-Unis ont fait récemment de grands progrès pour l'établissement de réseaux d'égouts : elles restent en retard sur l'Angleterre pour l'épuration du sewage ; mais le besoin s'en fait moins sentir, étant donnée la dimension des fleuves qui le reçoivent.

Voici la situation d'après le *Municipal Year book* en 1902 :

	GROUPES D'ÉTATS.								
	NOUVELLE-ANGLETERRE.	MILIEU.	SUD-ATLANTIQUE.	CENTRE-SUD.	CENTRE-NORD.	NORD-OUEST.	SUD-OUEST.	PACIFIQUE.	ENSEMBLE DES ÉTATS-UNIS.
Nombre total des villes de plus de 3 000 habitants	234	337	116	97	382	155	132	71	1524
Nombre de villes. I. N'ayant pas d'égouts	75	95	46	42	77	35	47	11	428
II. Ayant des égouts. a. Appartenant à la ville et exploités par elle	155	229	69	51	302	116	70	57	1049
b. Appartenant à une compagnie concessionnaire	4	13	1	4	3	4	15	3	47
Ensemble	159	242	70	55	305	120	85	60	1096
Systèmes d'égouts. (Un certain nombre de villes ont plusieurs systèmes simultanés).									
Nombre de villes ayant des a. Égouts sanitaires seulement	42	58	26	25	47	41	49	30	318
b. Égouts pluviaux seulement	6	10	1	4	11	2	2	3	39
c. Égouts sanitaires et pluviaux combinés (système unitaire)	94	151	23	17	193	58	22	20	578
d. Égouts sanitaires et pluviaux séparés (deux réseaux)	36	48	20	16	72	25	13	12	242
Purification du sewage.									
Nombre de villes qui épurent le sewage par : a Épandage agricole	2	1	»	»	2	2	6	9	22
b. Filtration intermittente	18	2	»	»	3	»	2	»	25
c. Filtration ordinaire	»	3	1	»	1	»	»	»	5
d. Épuration bactérienne (*septic tank* avec ou sans lits de contact)	1	2	»	1	13	3	»	2	22
e. Précipitation chimique	2	4	»	»	3	»	»	1	10
f. Simple sédimentation	1	»	»	»	1	»	2	»	4
g. Autres procédés	»	1	1	»	3	1	1	»	7
Ensemble	24	13	2	1	26	6	11	12	95

On voit par ce tableau qu'il n'y a plus que 428 villes qui n'ont pas d'égouts, soit un peu plus de un quart (alors qu'en France c'est la moitié des villes de plus de 5 000 habitants qui n'ont pas d'égouts). Parmi ces 428 villes, 8 seulement ont plus de 20 000 habitants [savoir : Baltimore, Md. ; New-Orléans (1), La ; Allentown, Pa ; Topeka, Kan ; Gloucester, Mass ; Warwick, R. I. ; Columbia, S. C. ; Shenandoah, Pa]. Sur les 1 096 villes desservies par des égouts, 47 réseaux appartiennent à des Compagnies et tous les autres aux villes elles-mêmes. On trouve 39 villes qui n'ont que des égouts pluviaux, 318 qui n'ont que des égouts sanitaires, 578 qui ont le « tout à l'égout » unitaire et 242 qui ont le double réseau séparatif ; cela fait en réalité 242 + 218 = 560 villes où l'évacuation de matières fécales se fait séparément. Enfin, 95 seulement parmi les villes assainies épurent le sewage, savoir : 22 par épandage, 25 par filtration intermittente, 22 par *septics tanks* et lits bactériens, 10 par précipitation chimique, 5 par filtrage au sable et 4 par simple sédimentation. Ajoutons que le nombre des villes qui épurent a notablement augmenté depuis 1902.

Un certain nombre de villes ont des procès pour avoir souillé l'eau des fleuves et des rivières par le déversement d'un sewage brut ou mal purifié ; sur 66 villes ainsi attaquées, 29 ont été condamnées et 15 acquitées ; les autres procès étaient encore pendants.

Depuis 1902, une concession (*Comittee on Uniform Sewerage statistics*) s'efforce d'établir la situation des villes des États-Unis sous le rapport qui nous occupe. Malheureusement ses premiers rapports (1906, 1907 et 1908) ne portent que sur une cinquantaine de villes, et il n'est pas possible, pour le moment, d'en tirer une vue d'ensemble plus précise que la précédente.

Autres pays. — Dans les autres pays, l'assainissement des villes est encore généralement bien en retard. Cependant il nous faut citer les efforts récents de l'Italie (Rome et Milan sont complètement canalisées en unitaire, Turin en séparatif avec deux réseaux à directions perpendiculaires, Naples suivant un système mixte avec égouts à double lumière dans les quartiers bas et moyens, etc.), de l'Argentine (Buenos-Ayres a un double réseau d'égouts très bien aménagé), et du Brésil (Rio-de-Janeiro, Santos et quelques autres villes viennent d'exécuter d'importants projets).

2° **Gadoues, fumiers, boues des villes, etc.** — L'enlèvement des immondices solides sitôt leur production ne s'impose pas moins impérieusement que pour les eaux vannes et usées.

En ce qui regarde les fumiers, nous avons déjà dit (p. 122) qu'il fallait autant que possible dans l'intérieur des villes : 1° prohiber les écuries et l'élevage de tous animaux autres que les chevaux ;

(1) Baltimore et New-Orléans ont des égouts pluviaux qui ont coûté cher, et ces villes font de sérieux efforts en vue du « tout à l'égout ». New-Orléans avait même concédé, il y a une dizaine d'années, le sewage, mais la compagnie a fait faillite après avoir construit quelques milliers d'égouts.

2° obliger les propriétaires de chevaux à enfermer le fumier, ou à l'arroser de substances éloignant les mouches, pendant le temps où il est conservé ; 3° les obliger enfin à l'enlever au moins tous les huit jours, et cela sans en répandre sur la voie publique. Généralement, vu sa valeur vénale, le fumier est enlevé directement par les intéressés ; toutefois, il convient que le propriétaire qui ne saurait comment s'en débarrasser puisse le faire prendre chaque matin ou chaque semaine par le service d'enlèvement des gadoues. Dans les villages, tout dépôt de fumier comme tout écoulement de purin sur la voie publique devrait être rigoureusement poursuivi ; l'aménagement rationnel des fumiers et des écuries est décrit au fascicule XIII (*Hygiène rurale*).

Les boues et poussières des rues doivent en être enlevées fréquemment et, avons-nous dit, suivant un mode qui ne les projette ou dissémine pas : cela fait partie de l'entretien et du nettoiement de la voie publique, question qui a été esquissée ci-dessus (p. 190 et suiv.). Ajoutons seulement, comme destinée finale, que ces boues et poussières peuvent être employées à constituer des remblais ou des dépôts, ou encore être répandues dans les champs cultivés : lorsque les gadoues sont elles-mêmes incorporées au sol, elles peuvent y être mêlées.

Nous avons donné (p. 134) les règles qui doivent présider à l'enlèvement des ordures ménagères dans les villes. C'est là un important service qui est fait soit directement par la ville (en régie), soit par un concessionnaire, lequel généralement a alors la libre disposition des gadoues. Rappelons que cet enlèvement doit, autant que possible, être quotidien, qu'il doit être terminé de très bonne heure le matin, ou mieux encore être fait de nuit ; enfin que les ordures placées dans des boîtes métalliques fermées doivent être soit emmenées dans ces boîtes elles-mêmes (système Koprophor, système Röhrecke), soit déversées sans disséminer de poussières ni débris dans des voitures également métalliques (ou du moins doublées intérieurement d'une feuille métallique), hermétiquement closes, faciles à nettoyer, etc.

Les types de voitures répondant à ces conditions sont nombreux, et nous ne pouvons les décrire ici (le fascicule XV du présent Traité doit d'ailleurs entrer dans les détails sur ce sujet). Il faut recommander celles où la vidange des boîtes se fait en quelque sorte en vase clos ; mais cela oblige le plus souvent à avoir des récipients spéciaux : telles sont les voitures Kinsbrunner (*Staubschutz Gesellschaft*, à Berlin), certains types de la maison Christian Schäfer de Cassel, les voitures Ochsner (Zurich), les voitures Eger, où le couvercle des récipients se démasque en même temps qu'un volet du couvercle de la voiture qui lui correspond. Dans le système Lehbach (*Salubrita Gesellschaft*, à Cologne), les types ordinaires de la maison Schäfer, le tombereau Roux (de Lyon), etc., la forme des boîtes reste libre : la vidange se fait, grâce à un volet mobile ou à un couvercle en éventail, sous un toit ou un dôme qui ne laisse ouvert en avant qu'un petit espace par où la poussière puisse s'échapper. Moins bons sont évidemment les tombereaux dont le couvercle doit être entièrement levé pendant le remplissage, au moins sur la partie de la voiture où on déverse : la poussière n'est plus retenue. Enfin l'esthétique et l'hygiène condamnent toutes deux les grands tombereaux non couverts en usage à Paris et dans presque toutes les villes de France.

L'automobilisme a cherché, dans ces dernières années, à rendre des services dans la collecte et le transport des ordures ménagères, et des essais ont été faits dans ce sens à Paris et à Londres : différents types de camions, les uns à vapeur, les autres à pétrole ou à essence, figuraient à l'Exposition automobile (poids lourds) de 1908 à Paris. Jusqu'ici ces tentatives n'ont pas complètement réussi, économiquement parlant : cela tient aux nombreux arrêts que les camions doivent faire pour recueillir le contenu des boîtes, arrêts qui utilisent fort mal le moteur et le mécanicien. Il semble que la traction automobile ne deviendrait avantageuse que si les arrêts étaient diminués, par exemple si on n'avait qu'à charger des caisses préparées d'avance (comme dans le système des boîtes interchangeables), ou encore si le trajet à faire hors ville était long.

Mais alors on se trouve conduit à l'idée d'utiliser le réseau de tramways, ce qui donne un procédé de traction généralement très bon marché et conduisant souvent loin dans la banlieue. La difficulté résulte de la quasi-impossibilité d'intercaler ces transports dans le service diurne et de l'obligation dès lors de les faire de nuit, ce à quoi bien des villes ne peuvent se résoudre. De plus, il faut amener sur le réseau les gadoues des rues non desservies par lui et là les transborder dans les cars spéciaux roulant sur rails ; on pourrait pour cela établir en des points convenablement choisis des stations de transbordement couvertes et opérant sans dégager de poussières, analogues, par exemple, à celles où l'Association des propriétaires berlinois charge les gadoues des voitures ordinaires en wagons de chemins de fer (1). Quoi qu'il en soit, ces solutions paraissent encore du domaine de l'avenir : il en est de même de celle assez séduisante qui consisterait à projeter toutes les gadoues dans les égouts, sauf à les retirer du collecteur à son extrémité pour les incinérer : ce serait un « tout à l'égout » amplifié ; mais la plupart des canaux actuels ont-ils une vitesse suffisante pour l'entraînement complet de ces corps solides ?

La collecte faite, la destinée finale des gadoues constitue un nou-

(1) Voy. l'article de Weyl, Ueber Müllentladestellen in Wohquartieren. *Deutsche Vierteljahrschrift für öff. Gesundheitspflege*, Bd. XXXVIII, 1906, Heft 2 ; et aussi l'article de Thiesing, Beiträge zur Frage der Müllbeseitigung. *Archiv für Volkswohlfahrt*, décembre 1907 et janvier 1908.

veau et dernier problème à résoudre : il faut en effet chercher à utiliser les substances si disparates contenues dans les ordures ménagères ou à les détruire, et cela sans gêner ni incommoder en rien le voisinage. Pour une bonne utilisation, il faut commencer par la séparation ou triage des objets rencontrés, les uns comme les chiffons et les os, le fer et le verre, etc., ayant encore une certaine valeur par eux-mêmes, les autres comme les débris d'aliments et de légumes n'en ayant que comme engrais, les derniers enfin n'en ayant aucune et n'étant qu'une cause d'encombrement. En ce qui regarde l'hygiène, ce sont d'une part les substances fermentescibles et, d'autre part, les matières inertes qu'il faut distinguer et séparer, les dernières n'étant pour ainsi dire pas nuisibles, tandis que les premières deviennent très vite insupportables.

Où le triage doit-il être fait ? Le mieux serait évidemment, comme on l'a imposé dans certaines villes étrangères [New-York, Boston, Philadelphie et bon nombre d'autres villes en Amérique, Potsdam et Charlottenburg (1) en Allemagne], qu'il fût fait dans les maisons elles-mêmes. C'est le système de la tripartition (*Dreiteilungsverfahren*) : dans une première boîte, on met les cendres et les balayures des maisons et des cours ; dans une seconde les restes d'aliments et, en général, toutes matières fermentescibles ; enfin dans la troisième (elle peut être un sac), les débris de vaisselle, verre, fer, bois, papiers (2), etc. Il est alors facile de réunir les cendres aux boues et poussières de routes pour les mettre simplement en dépôt ; de brûler ou de broyer la seconde catégorie, à moins qu'on ne préfère en nourrir des porcs; enfin de trier les objets de la troisième pour brûler ceux qui sont combustibles et utiliser les autres au mieux. Malheureusement, c'est là un système compliqué qu'il serait bien difficile de faire exécuter par nos ménagères françaises : la complication se retrouve aussi d'ailleurs dans l'enlèvement, car, à Charlottenburg, il faut deux voitures différentes, l'une prenant les cendres et l'autre les débris alimentaires, cette dernière recevant en outre dans des sacs placés au-dessus les objets de la troisième catégorie.

En France, en Angleterre, et dans beaucoup de villes des autres pays, on s'en est tenu au mélange général de toutes les ordures, et c'est de ce mélange qu'il faut se débarrasser. Quelques villes maritimes, comme Liverpool, ont essayé de précipiter le tout en mer ; mais outre que ce n'est pas là une solution générale, il a fallu y renoncer le plus souvent, parce que les courants ramenaient quantité de

(1) La tripartition a été ordonnée à Charlottenburg par un règlement du 2 juillet 1906, appliquée depuis le 1er avril 1907. A Potsdam, on ne fait que deux catégories.

(2) Le mélange des papiers aux ordures est souvent une cause de malpropreté, ces papiers volant aux environs des boîtes. Aussi, dans certaines villes des États-Unis, les papiers doivent-ils être séparés et enlevés à part : à certains jours, une voiture spéciale prend les paquets de papiers dans les maisons qui se signalent par un écriteau.

détritus sur les côtes, ce qui soulevait des plaintes nombreuses. Aussi est-ce par l'incorporation au sol que la plupart des villes ont cherché tout d'abord à se débarrasser des gadoues, ce qui était d'ailleurs d'autant plus indiqué que les agriculteurs voisins venaient les chercher eux-mêmes comme engrais et les payaient assez cher. Mais il est arrivé en bien des points, tant par suite de l'accroissement du volume des ordures que de la saturation des terrains les plus rapprochés et de l'accroissement progressif des distances et des frais de transport, que cette utilisation agricole de la gadoue brute est devenue de plus en plus difficile : les exigences des cultivateurs sont devenues de plus en plus grandes, et il a fallu chercher autre chose.

On a bien tenté d'élargir le cercle d'utilisation en transportant la gadoue, soit par bateaux, soit par chemin de fer, soit sur les réseaux des tramways suburbains : c'est ainsi que Paris expédie environ 150000 tonnes par voie de fer et près de 100 000 par chalands sur la Seine ou les canaux; de même, Marseille expédie la plus grande partie de ses gadoues par chemin de fer dans la plaine de la Crau pour la fertiliser. Mais toutes les villes n'ont pas une banlieue agricole susceptible d'utiliser beaucoup de gadoues, ou des emplacements capables de les recevoir longtemps en dépôt, et il faut songer bien souvent aussi à une autre solution.

Il faut reconnaître d'ailleurs que l'assimilation de la gadoue brute par le sol n'est pas des plus facile, certains corps même organiques plus ou moins volumineux mettant longtemps à se décomposer. De là est venue l'idée de hâter cette assimilation et d'augmenter en même temps la valeur marchande des ordures comme engrais, en les réduisant en fines brindilles et en poudre par le *broyage*. Vers 1900, Tenin et Pioger appliquèrent les premiers cette idée dans une petite usine à la gare de Saint-Ouen-les-Docks (au nord de Paris) : ils passèrent la main à la *Société des engrais complets*, qui a fondé deux autres usines semblables, l'une à Issy-les-Moulineaux, qui dessert l'ouest de Paris, et l'autre à Romainville, qui dessert la Brie et la Champagne. Dans ces usines, un triage préalable se fait au moyen de toiles sans fin, qui portent la gadoue et la font passer entre deux haies de chiffonniers chargés d'en retirer les objets utilisables, soit pour la revente, soit pour la combustion. Après le broyage, la matière a l'aspect d'un terreau mélangé de brins de paille et de débris de papier : l'odeur qu'elle répand est faible et reste longtemps supportable, l'opération ayant eu pour effet de faire pénétrer l'oxygène dans la masse et d'activer les combustions; bref, il suffit d'asperger les wagons chargés de gadoue broyée avec un lait de chaux pour que leur transport se fasse sans inconvénient.

On est allé plus loin dans cette voie, et aujourd'hui, dans l'usine qui vient d'être mise en service à Toulon, on stérilise pour ainsi dire la gadoue broyée. C'est une nouvelle société, dite *Société des engrais organiques*, qui opère de la sorte : succédant à la *Salubrité urbaine*, elle traite à Vitry-sur-Seine la gadoue de quatre arrondissements de Paris et évacue son produit, le *poudro*, dans l'Orléanais, la Sologne et la Champagne (vignes et betteraves). Le broyeur Schœller qu'elle emploie est d'un autre type que celui de Tenin et Pioger. A l'usine de Toulon, les matières combustibles séparées par le triage préliminaire sur toile sans fin ou rejetées par les tambours produisent la force motrice nécessaire au fonctionnement de l'usine et à la stérilisation du poudro; celle-ci se fait par son passage dans deux tours successives, où il rencontre, marchant en sens inverse, les gaz du foyer qui le portent dans la première tour à 160° et qui achèvent de l'assécher dans la seconde à 100°. La matière n'est plus finalement qu'une poudre noirâtre qu'on ensache et qui reste sans odeur. Cela paraît une solution excellente : elle va être appliquée, par la même société à Marseille et à Nancy, à Molenbeek-Saint-Jean (près Bruxelles).

Deux autres procédés permettent enfin aux villes de détruire les gadoues: l'*incinération* et la *réduction*. Ici il n'est plus guère question d'utilisation proprement dite, bien que, dans l'incinération, on obtienne une certaine garantie de force motrice sous forme habituellement d'électricité, et que dans la réduction on récupère les graisses et conserve aux tourteaux une certaine valeur comme engrais. L'idéal serait qu'on pût retrouver dans les cendres non seulement les phosphates et les composés potassiques, mais encore la substance fertilisante la plus précieuse, l'azote : des essais faits dans ce but par Damour (1) on peut tirer espoir qu'on pourra trouver un gazogène capable de réaliser ce problème, c'est-à-dire de détruire hygiéniquement les gadoues, tout en conservant leur valeur totale comme engrais.

En attendant, le nombre des fours à incinérer s'est multiplié, notamment en Angleterre, où plus de cent villes recourent aujourd'hui à ce procédé (le premier *destructor* date de 1870 et fut installé par Mead, mais ce n'est qu'à la suite des essais de la ville de Leeds en 1876 que l'incinération entra dans la pratique). Ils doivent répondre aux conditions suivantes fixées par Macadam : 1° brûler la partie combustible des gadoues, sans émission d'odeur ou de gaz nuisibles : le résidu ne doit dès lors plus contenir de carbone et les gaz doivent être complètement brûlés ; 2° laisser sur les grilles une bonne cendre, brillante et claire, sans mauvaise odeur ; 3° produire finalement une scorie vitrifiée, inodore, utilisable pour l'empierrement des routes, la fabrication du ciment, etc.

Les fours à incinérer les gadoues se divisent en deux groupes : ceux à combustion lente et ceux à haute température et tirage forcé. Mais le premier groupe ne comprend plus que le *destructor Fryer* et

(1) Aux frais de la Société d'encouragement pour l'industrie nationale.

son similaire américain, le *cremator Thackeray* ; la température ne s'y élève qu'à 320°, mais Jones y a ajouté à Ealing un *fume-cremator* (sorte de second four placé après les cellules et où les gaz achèvent de se brûler en passant sur du coke en combustion sur une grille), où elle atteint 685°. Ce type de four très répandu au début ne s'est guère maintenu qu'à Ealing (depuis 1887), et, dans les autres villes anglaises qui l'avaient adopté, il a été remplacé depuis par un des suivants. En Amérique, on le trouve encore à Montréal et San-Francisco.

Dans le second groupe, citons — mais bien entendu sans pouvoir les décrire — le système *Horsfall* (1) (en Angleterre : Accrington, Ashton-on-Lyne, Batley, Blackpool, Bradford, Bury, Beckenham, Chesterfield, Dublin, Édimbourg, Folkestone, Grimsby, Hull, Leamington, Leeds, — à Londres même les usines de Saint-Luke, de Fulham et de Strand Board of Works, — Lowestoft, Manchester, Newcastle-on-Tyne, Norwitch, Oldham, Paisley, Ramsgate, Salisbury, Saint-Helier, Sheffield, Swansea, Southport, Stourbridge, West-Hartlepool, Westminster et quelques autres ; Monaco ; en Belgique, Bruxelles ; en Allemagne, Hambourg ; en Suisse, Zurich ; en Russie, Saint-Pétersbourg ; ailleurs Le Caire, Para, Pernambuco, Singapour, Durban, Blœmfontein, Lorenzo-Marques, etc.) ;

Le système *Meldrum*, que la ville de Paris est en train d'appliquer aux usines de broyage d'Issy et de Romainville (pour éviter leur encombrement par les stocks de gadoue brute ou broyée), et qui existe déjà en Angleterre, à Blackburn, Burton-on-Trent, Chatham, Darwen, East Ham, Eccles, Hereford, Holyhead, Ipswich, Lancaster, Nelson, Preston, Radcliffe, Rochdale, Smethwick, Stoke-on-Trent, Walker-on-Tyne, Weymouth, Woolwich, etc. ;

Le système *Beaman et Deas* (Bangor, Bolton, Canterbury, Colne, Dewsbury, Fletwood, Kingston-on-Thames, Saint-Helens, Stratford, Tiverton, Wandsworth en Angleterre ; Christchurch en Nouvelle-Zélande, et Toowoomba en Australie ;

Le système *Heenan et Froude*, qui vient d'être adopté par Rouen et Le Havre, et qui est déjà appliqué en Angleterre à Birmingham, Barrow-in-Furness, Clydebamk, Gloucester, Lifford, Mansfield, Northampton, King's Norton, Rathmines, Rawenstall, Staylybridge, Stoke-Newington, Wimbledon ;

Le *Sterling refuse destructor* (Acton, Aston-Manor, Barry, Bermondsey, Elstree, Frederiksberg, Gravesend, Hackney, Heston, Morecambe, etc.) ;

Le *Torquay destructor* (ancien *Perfectus*), construit par Goddard, Massey et Warner, est appliqué à Bournemouth, Birkenhead, Glasgow, Gowan, Hornsey, Hyde, Hartlepool, Kensington, Newcastle-on-Tyne, Royton, Saint-Georges, Winchester, et aux Indes à Madras ;

(1) Une grosse amélioration a été apportée par l'addition du *tub-feed*, qui assure le chargement automatique et sans laisser échapper ni poussière, ni gaz, ni fumée.

Le système *Manlove, Alliot and C°* (Brentford, Cambridge, Great Yarmouth, Lambeth, Leicester, Newmarket, Nottingham, Rhyl, Stafford, Shoreditch, Southampton, Wakefield, Whitechapel, Winchester, Wolverhampton, York, etc.);

Le système *Herbertz* (*Müllverbrennungsgesellschaft*, à Cologne), qui est appliqué en Allemagne à Kiel, Francfort-sur-le-Main, et à Brünn (Autriche) sous le nom de la firme *Custodis*;

Les systèmes américains *Brownlee* (Terre-Haute), *Davis* (Trenton et Lancaster), *Dixon* (Atlanta, Cambden, Dayton, Jacksonville, Joliet, Memphis, York, Fort Wayne, Wilmington, Bridgeport), *Decarie* (Minneapolis), *Engle* (Evansville, Grand Rapids, Lowell, Milwaukee, Portland, Norfolk, Richmond), *Smith* (Atlantic City, Muncie, Waterbury, Wheeling), *Mckay* (Yonkers), *Rider* (Allegheny) et quelques autres aux États-Unis.

Tous ces systèmes cherchent aujourd'hui à utiliser la chaleur produite pour obtenir de la vapeur et, par suite, de la force motrice transformée d'ordinaire en électricité. Nous ne pouvons entrer ici dans cette question de l'utilisation de la chaleur, pas plus que dans les prix de revient de l'incinération dans les installations ci-dessus citées.

Les procédés de *réduction*, qui sont exclusivement américains, sont employés dans un peu plus de vingt villes des États-Unis et notamment dans les plus grandes villes (où, comme nous savons, on fait la tripartition). Ils sont de deux sortes : ceux où la vapeur seule est utilisée pour extraire la graisse et ceux où on se sert de l'huile de naphte. Les premiers sont le système *Arnold* (Boston, New-York, Philadelphie, Washington, Érié, Reading, Utica), le système *Chamberlain* (Cincinnati, Columbus, Cleveland, Detroit, Indianopolis), et le système *Holthaus* (Syracuse). Les systèmes du second groupe sont appliqués : le système *Merz* à Buffalo, Paterson, Pittsburg et Saint-Louis; le système *Simonin*, qui n'a pas réussi à Providence, à Cincinnati et à la Nouvelle-Orléans.

Nous compléterons la statistique des villes des États-Unis sous ce rapport en disant qu'en 1902, sur les 1 524 villes de 3 000 habitants, 97 seulement ont des installations d'incinération ou de réduction, savoir : 75 pour l'incinération et 22 pour la réduction, ces dernières étant presque toutes de très grandes villes (15 des villes de plus de 100 000 âmes). Les autres villes se débarrassent des gadoues comme elles peuvent, les unes en les enterrant et les employant comme engrais, d'autres en les précipitant dans quelque rivière, d'autres encore les donnent comme nourriture aux porcs (Worcester a même dans ce but une écurie porcine municipale) ; un certain nombre enfin (107) en brûlant au grand air la partie combustible. Ajoutons encore que les 97 villes précitées sont très inégalement réparties dans l'Union : la plupart sont dans la Pensylvanie (14 villes), l'Indiana (12), l'Ohio (11), New-York et Texas (chacun 6), Illinois (5). Enfin on signalait des projets pour une usine de réduction à York (Pa) et à Baltimore et pour des usines d'incinération dans 8 villes.

En regard de cette statistique et surtout de la magnifique situation des villes anglaises relevée un peu plus haut, on ne peut que constater combien nos villes françaises sont en retard. En dehors de Paris et de Toulon, nous ne trouvons de projet à l'étude qu'à Rouen, Le Havre et Saint-Étienne (incinération), Marseille et Nancy (broyage et incinération partielle) : en 1908, Lyon avait ouvert un concours, mais nous ne sachions pas qu'on y ait pris encore une décision.

Cependant le service d'enlèvement des gadoues est devenu très onéreux pour les villes. On s'en fera une idée d'après les sommes suivantes dépensées annuellement pour cet objet :

Paris en 1907 : 3 781 893 fr. 47 pour un volume de 1 369 997 mètres cubes d'ordures ; — Marseille : 456 248 francs pour 219 000 mètres cubes (y compris leur transport en Crau) ; — Lyon : 312 346 francs pour environ 200 000 mètres cubes ; Nancy : 90 000 francs pour 55 000 mètres cubes ; Lille : 52 000 francs seulement ; Saint-Étienne, 80 000 francs ; Clermont-Ferrand, 80 000 francs, etc.

3° **Cadavres d'animaux**. — Nous n'avons que peu à dire à ce sujet (en outre de ce qui a été dit page 135). Les cadavres des petits animaux domestiques suivant le plus souvent le sort des gadoues, ceux des grands doivent aller aux équarrissages, tandis que les déchets de viandes et les viandes malsaines doivent être traités dans les abattoirs mêmes.

Les procédés de destruction (enfouissement, incinération, traitement chimique) sont décrits en détail au fascicule XIV du présent Traité (p. 321 et suiv.) : le lecteur voudra bien s'y reporter.

4° **Cadavres humains : cimetières, crémation**. — Les principales prescriptions qui régissent l'établissement et l'aménagement ultérieur des cimetières dans les pays civilisés ont déjà été données ci-dessus (p. 136 à 138). Il ne nous reste à signaler que les efforts faits pour arriver à une destruction plus rapide et plus hygiénique des corps que celle qui résulte de l'enfouissement habituel.

En premier lieu, nous citerons le système Coupry, dit *cimetière de l'Avenir*, appliqué par lui à Nantes et à Saint-Nazaire (1).

Il part de ce principe qu'on doit faciliter et hâter autant que possible la marche et l'achèvement du processus de décomposition, lequel est retardé par tout obstacle empêchant l'air de circuler librement dans le sol autour du cadavre et par toute substance antiseptique gênant la vie parasitaire. Ainsi les bières imperméabilisées,

(1) Voy. : 1° l'article de Brouardel et du Mesnil, Des conditions d'inhumation dans les cimetières, réforme du décret de prairial sur les sépultures. *Annales d'hygiène publ. et de méd. lég.*, 1892 ; 2° l'article du Dr Le Goïc, intitulé : Installation à Saint-Nazaire du *Cimetière de l'Avenir*, système Coupry, (*Annales d'hygiène pub. et de méd. lég.*, déc. 1900.

les substances pulvérulentes (imbibées ou non de liquide antiseptique), la compacité et l'imperméabilité du sol, enfin et surtout le niveau trop élevé de la nappe souterraine (dans laquelle les cadavres sont parfois plongés) sont autant de causes qui prolongent la durée de la désintégration cadavérique et peuvent même l'arrêter complètement (en maintenant les corps à l'état de *gras de cadavre*) : il en résulte que certains sols sont tout à fait impropres aux inhumations. Pour y remédier, Coupry draine et aère le terrain. Le compartiment à aménager est tout d'abord entouré d'un mur périphérique maçonné, descendu à 0m,30 en contre-bas du fond des fosses, de manière à écarter les eaux venant de l'extérieur (on les écoule par un drain en dehors du mur) ; il est ensuite divisé pour former les fosses. Au fond de chacune de celles-ci, on dispose quatre murettes en pierres sèches de 0m,10 de hauteur, laissant entre elles un vide en forme de croix; ce vide est prolongé suivant les branches de la croix par un tuyau en poterie traversant le massif de terre qui sépare deux fosses contiguës et établissant ainsi une communication souterraine en réseau continu. Les tuyaux débouchent dans un aqueduc collecteur, qui évacue leurs eaux; mais Coupry propose, d'une part, de ne les déverser dans les égouts de la ville qu'après filtration et, d'autre part, de mettre, en outre, le collecteur en communication avec un foyer qui brûlerait les gaz du réseau souterrain (cette partie de ses propositions n'a pas été exécutée). Enfin le vide en croix au fond des fosses étant recouvert par des ardoises ou des dalles, on remplit toute la surface inférieure des tombes d'une couche de 0m,10 d'escarbilles, et c'est sur cette couche qu'on pose le cercueil. On a ainsi un sol asséché et aéré en permanence, et les résultats constatés à Nantes et à Saint-Nazaire sont de tous points excellents; grâce à ce système, on peut utiliser tous les terrains pour les sépultures.

Au lieu de l'inhumation proprement dite, on enferme également les cercueils dans des caveaux ou cases en maçonnerie, qu'on mure hermétiquement. Ce procédé, acceptable pour les familles riches qui peuvent consacrer une place définitive à chaque mort, a l'inconvénient d'empêcher l'aération et, par suite, de retarder beaucoup la consomption des corps, en sorte qu'il ne se prête pas à des concessions temporaires.

Aussi le Dr Lavagna, au Congrès de médecine de 1900, a-t-il proposé d'assurer la ventilation et la dessiccation de ses *cryptes monolithes*. Ces cryptes seraient entièrement bâties dans le sol, construites en béton de ciment, sans joints ni soudures, et recouvertes par des voûtes en béton surmontées d'une chape en asphalte : les cases réservées aux concessions perpétuelles pourraient être murées immédiatement sur le cadavre et laissées telles; mais les cases des concessions temporaires devant être utilisées après un certain temps à de nouvelles sépultures seraient spécialement ventilées et chauffées pour réaliser la *dessiccation thermique* (1). Cette dessiccation serait obtenue par un envoi d'air chaud, amené d'un appareil de chauffage central par des tuyaux débouchant dans chaque case à l'entrée, tandis que l'air vicié s'écoulant par un orifice dans le haut et au fond de la case irait se brûler dans le foyer même. La température à maintenir serait de 60° (il est clair qu'on empêche la putréfaction), et l'on pourrait ainsi exhumer le cadavre complètement desséché au bout de deux ans, ce qui — ajoute l'auteur — permettrait de traiter beaucoup de cadavres dans un très petit espace. Reste à se débarrasser de ces momies desséchées : Lavagna les jetterait dans une fosse commune ou les brûlerait dans un four crématoire voisin. Pourquoi vraiment ne pas s'adresser tout de suite à ce foyer?

La *crémation* est d'origine ancienne : les Grecs, les Romains, les Mexicains, les Hindous (2) l'employaient, mais le christianisme la fit supprimer; elle ne reparut qu'en l'an VII sous la Révolution (rapport de Cambry). Nous ne pouvons faire ici l'historique de cette résurrection du procédé (3).

La lutte pour obtenir la liberté de la crémation fut vive, et la plupart des congrès d'hygiène émirent des vœux, fortement motivés, en sa faveur : le Congrès de 1900 n'a pas fait exception (rapport de Salomon), certains pays comme la Hollande et l'Autriche-Hongrie n'ayant pas alors encore conquis cette liberté (4). En France, c'est la loi du 15 novembre 1887, suivie du décret du 27 avril 1889 réglementant les divers modes de sépulture, qui a permis l'incinération, et il y a aujourd'hui des fours crématoires à Paris, Rouen, Reims et Lyon. L'Italie, qui est la terre classique de la crémation, a vingt-sept fours; l'Angleterre, cinq (5); l'Allemagne, six; la Suisse et la Suède, chacune deux; les États-Unis, vingt; enfin on sait que la crémation est fort répandue au Japon et s'y pratique suivant les procédés modernes (rien qu'à Tokio, il y a sept fours et 42 p. 100 des morts sont incinérés).

Toutefois nous devons reconnaître qu'en Europe et même en Italie les progrès se sont ralentis et que la situation paraît rester stationnaire, ce qui tient sans doute à l'opposition que les religions chrétienne et israélite font au procédé.

Au point de vue technique, il ne faut pas oublier que l'incinération

(1) L'idée est sans doute imitée de l'habitude qu'on avait anciennement à Palerme de garder ainsi les cadavres desséchés des notables : on y montre encore de ces momies comme un objet de curiosité.

(2) Les Hindous riches, seuls, étaient brûlés, tandis que les cadavres des pauvres étaient jetés dans les fleuves : c'était compter un peu trop sur la puissance auto-épuratrice des cours d'eau.

(3) On le trouvera ainsi que la bibliographie complète dans les ouvrages ci-après (2): G. SALOMON, La crémation en France, Paris, 1890; M. DE CRISTOFORIS, Étude pratique sur la crémation moderne, Milan, 1890; D. DONGHI, « Cimiteri e crematoi ». Extrait du *Manuale de l'Architette*, Turin, 1896.

(4) Voy. un article de SANDER dans *Vierteljahrschrift für ger. Medizin*, 3, Bd. XX.

(5) En Angleterre, c'est l'act de 1902 sur la crémation qui l'a réglementée : il est entré en vigueur le 1er avril 1903.

rapide et complète des cadavres humains constitue un problème des plus difficiles, et que, si on est arrivé à le réaliser en une heure, c'est grâce aux efforts persévérants et acharnés des Gorini, Polli, Betti, Siemens et autres expérimentateurs : la longue narration des expériences, des succès et des déceptions de Gorini est très suggestive et montre bien la difficulté à vaincre (1).

Les appareils crématoires se divisent en trois groupes : les appareils à distillation (en quelque sorte en vase clos, avec utilisation dans le foyer des gaz produits), les appareils à combustion avec flamme entourant le cadavre (la flamme est produite soit directement par le combustible, soit par les gaz d'un gazogène), enfin les appareils agissant seulement sur le cadavre par la haute température à laquelle l'air environnant est porté. (Il faudrait y ajouter le fameux *liquide plutonique* de Gorini, qui dissolvait les cadavres.)

Les appareils du premier groupe sont peu employés, la durée de l'opération y étant très longue et le coût élevé. L'appareil Betti et Terruzi, installé à Milan en 1887, exigeait cinq heures et a été remplacé par celui de Gorini. A Washington et à Philadelphie, il existe deux fours, l'un du Dr Lemoyne, l'autre du Dr Opdytse, avec cornue en fonte, qu'on porte au rouge blanc (avec évacuation directe du gaz dans la cheminée), qui demandent six heures et ne laissent encore retirer les cendres que le lendemain.

L'appareil de combustion avec flamme comprend : le système *Gorini*, qui est en somme un fourneau à bois et à réverbère, dont la flamme vient lécher le cadavre placé sur une grille (Milan, Turin, Rouen, Lodi, Crémone, Varèse, Tokio); le système *Venini*, qui est à gazogène (Brescia, Padoue, Udine, Come, Vérone, Bologne, Novare, Mantoue, Florence, Pise, Copenhague, Albany, Buffalo, Saint-Louis, Montevideo, etc.); le système *Müller et Fichet* et le système *Toisoul et Fradet* à coke, tous deux appliqués au Père-Lachaise à Paris, et tous deux avec un récupérateur très développé; le système *Toisoul et Fradet* au gaz d'éclairage (Reims, Rouen et Lyon); le système *Spasciani-Mesmer* (Venise, Livourne et le nouveau temple crématoire de Milan); le système *Klingenstierna*, à coke et à gazogène (Stockholm, Gothembourg, Heidelberg, Offenbach).

Le troisième groupe (appareils à air chaud) comprend les systèmes *Siemens* (Gotha); *Bourry* (Zurich); *Schneider* (Hambourg); enfin le système *Freigang*, qui a l'avantage de permettre d'incinérer plusieurs cadavres à la fois ainsi que de faire suivre rapidement une opération d'une autre, ce qui serait précieux en temps de guerre ou d'épidémie.

La question des urnes cinéraires et des columbariums, qui se lie à celle des fours crématoires, ne présente aucune difficulté au point de vue hygiénique.

(1) Voy. son beau livre : La purificazione dei Morti médiante il fuoco, Milan, 1876.

VI. — MESURES GÉNÉRALES DE PROTECTION DES VILLES CONTRE L'INDUSTRIE ET LE COMMERCE.

Comme nous l'avons déjà dit, le meilleur moyen de protéger les agglomérations contre les conséquences nuisibles ou désagréables des établissements industriels, c'est d'éloigner ceux-ci des centres habités, de les obliger à s'installer assez loin et dans une direction convenable (du côté opposé aux vents dominants), pour que les habitations n'aient pas à en souffrir. Tout au moins doit-on protéger certains quartiers et reléguer l'industrie dans certains autres : c'est ce que nous avons vu réglementé pour la ville de Vienne (p. 247). Mais, si l'on peut écarter ainsi les industries futures, il faut bien vivre avec les industries existantes et s'arranger pour qu'elles causent le moins de gêne possible, en d'autres termes, prendre les mesures capables de remédier à leurs inconvénients.

Comme les causes d'insalubrité elles-mêmes (p. 141), ces mesures se divisent en trois catégories.

I. — MESURES D'ENSEMBLE CONTRE LES EAUX RÉSIDUAIRES ET DÉCHETS INDUSTRIELS.

Les eaux résiduaires industrielles, de composition très variées comme nous l'avons vu plus haut, vont soit directement aux cours d'eau avoisinants, soit au réseau d'égouts de la ville, qui se charge alors de les évacuer, voire de les épurer avec le sewage ordinaire.

Dans le premier cas, il est de toute évidence qu'avant leur sortie de l'usine on doit exiger une épuration suffisante des eaux résiduaires pour que les cours d'eau récepteurs ne soient pas sensiblement pollués : c'est là le but de la réglementation spéciale pour la protection des cours d'eau qui sera donnée plus loin par M. Bluzet. On sait, en outre, qu'en Angleterre, pour défendre certaines rivières plus gravement menacées par le développement de l'industrie dans leur bassin, on a institué des commissions de surveillance : telles sont les « Thames Conservancy Board », « River Lee Conservancy Board » et « River Medway Conservancy Board », qui sont déjà anciennes (1857 et 1858) ; puis créées sous l'empire de la loi *The Rivers pollution prevention Act. 1876* et du *Local Government Act. 1888*, les « Mersey and Irwell Joint Committee », « West-Riding of Yorkshire Rivers Board », « Ribble Watershed Joint Committee ». Des mesures spéciales ont été prises aussi dans les bassins des rivières Aire, Calder et Darwen, et on peut dire aujourd'hui que, dans les régions industrielles anglaises, où le mal était si grand jadis, les rivières sont vraiment revenues à un état satisfaisant. On n'en sera pas étonné si l'on jette les yeux sur le petit tableau suivant, qui montre l'activité des trois dernières commissions citées ci-dessus :

	West-Riding of Yorkshire Rivers.	Mersey and Irwell Watershed.	Ribble Watershed.	TOTAL.
Surface du territoire surveillé (en kilomètres carrés)	7 148	18 000	1 400	10 250
Nombre d'habitants de ce territoire.	2 750 000	2 550 000	1 000 000	6 300 000
Nombre d'installations d'épuration pour le sewage urbain	331	90	76	497
Nombre d'installations d'épuration spéciales aux eaux résiduaires industrielles	750 (environ).	416	69	835

Comme nous l'avons déjà vu pour les eaux d'égout des villes, la France est malheureusement bien en retard sur l'Angleterre (et aussi sur l'Allemagne, que nous savons avoir fait des efforts considérables dans ces dernières années) pour les mesures d'épuration des eaux usées industrielles et pour la protection des cours d'eau. La législation française à ce sujet est vague ou surannée [ordonnance du 8 août 1669, art. 42; arrêt du Conseil du 24 juin 1777, art. 4, pour les cours d'eau navigables; arrêtés préfectoraux pris dans tous les départements à la suite de la circulaire du ministre de l'Agriculture du 1er juin 1906 pour les rivières et ruisseaux non navigables, principalement l'art. 12; art. 25 de la loi de 1829 sur la pêche pour tout ce qui pourrait nuire aux poissons; législation sur les établissements classés (1)], et la répression est insuffisante (la plupart du temps simple amende de 5 francs que l'industriel préfère payer même plusieurs fois que de changer son installation). Cependant il faut reconnaître que les ministères des Travaux publics et de l'Agriculture sont devenus très exigeants pour autoriser les déversements d'efflux urbain ou industriel dans les cours d'eau. Pour les petites rivières et ruisseaux, une Commission a été nommée récemment au ministère de l'Agriculture pour fixer les mesures propres à assurer la conservation (en qualité et quantité) de leurs eaux, autrement dit pour préciser les conditions d'application de l'article 12 des règlements préfectoraux précités. Il y a donc lieu d'espérer que la question va faire prochainement un pas très sérieux.

Quant au problème technique de l'épuration des eaux résiduaires industrielles, il faut dire de suite qu'il est plus difficile à résoudre que pour les eaux vannes et ménagères de l'efflux urbain proprement

(1) La loi du 15 février ne vise que la protection des eaux potables.

dit (le mélange est aussi plus difficile à épurer que ce dernier seul). Cela tient :

1° A ce que les eaux industrielles arrivent en quantités fort irrégulières : d'où grand intérêt à régulariser leur débit par la création de bassins régulateurs ;

2° A ce que ces eaux sont souvent à une température élevée;

3° A ce qu'elles sont aussi généralement très chargées de matières en suspension et parfois de graisses (1), ce qui montre aussi la grande utilité des bassins de sédimentation ;

4° Enfin et surtout en ce que ces eaux sont très souvent soit fortement acides, soit fortement alcalines : cette condition oblige généralement à un traitement chimique ayant pour but de les neutraliser : la neutralisation préalable est d'ailleurs souvent indispensable si l'on veut recourir ensuite à l'épuration biologique.

Cette neutralisation dépend, bien entendu, essentiellement de la composition chimique des eaux résiduaires, composition qu'il faut commencer par bien connaître et qui résulte elle-même de la nature des substances traitées et des réactifs qui leur sont appliqués. Nous ne pouvons ici entrer dans les détails, ce qui exigerait la description des diverses opérations chimiques industrielles : nous citerons seulement les principaux ingrédients qui sont employés (2). Ce sont, pour les eaux savonneuses, alcalines et graisseuses : l'alun de fer (sulfate double d'alumine et de fer), les sulfates ferrique et ferreux, l'acide sulfurique, le férozone ou polarite (composé de fer et d'alumine à propriétés très oxydantes) ; pour les eaux acides, c'est la chaux qui est le précipitant habituel (mais elle ne convient pas autrement), et on peut lui mélanger du sulfate ferreux ou ferrique, ou encore de l'alun de fer ; enfin, pour l'extraction des graisses, on peut utiliser, en dehors de l'acide sulfurique, la benzine, l'huile de naphte, la centrifugation, etc. Les quantités de réactifs doivent être convenablement calculées ou fixées par expérience, cela va sans dire.

Après cette opération de neutralisation et de précipitation, il faut retenir le plus possible les corps en suspension : ce sont alors les grilles, tamis et râteaux ; puis les bassins de décantation en forme de bassins plats avec chicanes, ou des puits cylindriques ou troncodiques ; enfin les procédés d'extraction, de compression et de dessiccation des boues, — le tout comme pour les eaux d'égout ordinaires. En dernier lieu, l'effluent dégrossi sortant des bassins de précipi-

(1) En général, l'extraction de substances utiles des eaux résiduaires n'est pas rémunératrice ; tout au plus peut-elle se soutenir dans quelques cas comme dans le lavage des laines, celui des charbons, les papeteries, l'attaque des métaux. Les richesses contenues dans ces eaux ont, dit un Anglais, la valeur de l'or au fond de la mer : il est trop coûteux de l'en tirer.

(2) En Angleterre, alors que l'épuration chimique pour les eaux vannes des villes ordinaires a perdu beaucoup de terrain, il y a moitié des villes industrielles qui traitent chimiquement leur sewage par addition d'un des réactifs ci-dessus.

lation ne sera pas imputrescible (il contient encore toute la matière organique dissoute), et, avant de le rejeter dans une rivière ordinaire (1), il faut encore le traiter soit par l'épandage agricole, soit par la filtration intermittente, soit enfin par les procédés d'oxydation biologique (avec ou sans fosses septiques préalables). Ici encore, nous retombons dans les méthodes applicables au sewage urbain simple.

Le second cas que nous avons indiqué est celui, très fréquent d'ailleurs, où les industriels déversent tout simplement leurs eaux résiduaires dans le réseau d'égouts de la ville qu'ils habitent. Cela est très commode pour l'industrie, mais cela ne va pas sans de sérieux inconvénients pour les villes, qui, ayant plus de dépenses pour l'établissement (il faut quelquefois faire des égouts spéciaux pour les eaux industrielles) et l'entretien de leurs égouts et, comme nous l'avons vu, plus de difficultés pour l'épuration du mélange, sont en droit d'imposer aux industriels des conditions et des taxes spéciales. Par exemple, comme conditions techniques, il faut que les eaux à leur entrée dans l'égout ne soit point trop chaudes (pas plus de 49° d'après les Anglais ; pas plus de 30° à Paris, sans quoi elles développent des vapeurs qui rendent la visite des canaux presque impraticable), ne soient pas acides (sans quoi elles attaquent les mortiers et les maçonneries), enfin qu'elles n'aient pas des variations de débit trop grandes ou du moins imprévues ; il faut aussi qu'elles n'apportent pas trop de matières en suspension, et, si ces conditions ne sont pas remplies, la ville doit exiger une épuration dans l'usine préalablement au déversement. Il va sans dire qu'une ville est toujours en droit de refuser en général les eaux industrielles ou en particulier certaines eaux trop mauvaises dans ses égouts.

La manière de faire à ce sujet diffère beaucoup d'une ville à l'autre. Les villes industrielles anglaises acceptent le plus souvent le mélange : Manchester, Bradford, Failsworth, Tadcaster demandent une redevance ; Leeds, Liversedge, Brighouse, Halifax, Keighley, Pudsey, etc., exigent un dégrossissage préalable suivant un projet présenté par l'industriel et approuvé par la ville, conformément à un règlement officiel ; d'autres villes, comme Birmingham, Colne, Rochdale, laissent les anciennes usines déverser sans conditions, mais imposent généralement aux nouvelles, outre l'obligation de ne pas dépasser un maximum de débit, celle d'avoir des bassins de décantation capables de contenir soit une fois, soit deux fois l'apport journalier ; quelques-unes, comme Leicester et Blackburn, se contentent d'exiger des tamis et des grilles à l'entrée des eaux industrielles dans l'égout ; enfin d'autres (Nottingham, Accrington-Church,

(1) Nous disons avec intention une rivière ordinaire, parce, s'il s'agissait d'un grand fleuve à débit énorme par rapport à l'afflux industriel, on pourrait souvent, comme on le fait en Allemagne, admettre le déversement après le dégrossissage précité.

Hendon, Hyde, Devizes, Salford) n'imposent ni conditions ni redevance. Il y a en outre des villes, comme Bradford, où les industries sont traitées différemment d'un quartier à un autre, ou encore suivant la nature ou la quantité de leurs eaux.

En présence de ces divergences, la *Royal commission on sewage disposal*, qui a déjà étudié la question des *Trade's effluents* dans son troisième rapport (1903) (1), s'est prononcée pour l'uniformisation. Elle estime qu'il y a lieu, pour les villes, de réunir les eaux industrielles dans leurs égouts, mais en exigeant une épuration préalable, ou sinon en imposant une taxe spéciale (elle va même jusqu'à inviter les villes à se charger de l'enlèvement, aux frais des usiniers, des boues provenant de cette épuration). C'est ainsi que certaines villes viennent d'être forcées par des lois récentes (Halifax et Heckmondwicke en 1905, Huddersfield et West-Riding en 1906) à recevoir les eaux industrielles épurées au préalable ; à Bradford, on a imposé à quarante usines des taxes élevées (0 fr. 092 par mètre cube aux usines de lavage et teinture de draps, et le double à celles de lavage et peignage de laine, alors que la redevance pour les eaux vannes et ménagères n'est que de 0 fr. 046).

En Allemagne, où on est moins exigeant qu'en Angleterre pour le degré d'épuration à obtenir avant déversement du sewage dans les cours d'eau, on l'est moins encore pour les conditions imposées aux industriels. Ainsi les règlements de beaucoup de villes (2) se contentent d'exiger le refroidissement des eaux chaudes et la neutralisation des eaux acides ou fortement alcalines ; quelques autres exigent des « Fettfänge » ou appareils à retenir les graisses pour certains établissements ; ailleurs, comme à Breslau, Charlottenburg, Chemnitz, Cöln, Frankfurt-a-Main (3), les permissions sont toujours révocables (ce qui empêche sans doute les industriels de commettre des abus, mais les laissent dans une situation bien précaire).

En France, il n'y a pas de règle précise. Les villes qui ont le « tout à l'égout », comme Paris, Saint-Étienne, Nancy, ne font en général pas de difficultés pour accepter les eaux des industries, au moins de celles d'importance moyenne, situées dans leur intérieur ; le plus souvent, d'ailleurs, les villes ont couvert et englobé dans le réseau d'égouts les ruisseaux (la Bièvre à Paris, le Furan à Saint-Étienne), sur les bords desquels les usines s'étaient établies en grand nombre et où elles déversaient leur effluent. Beaucoup de nos villes industrielles

(1) Cette commission a d'ailleurs remis cette année même à l'étude cette importante question.

(2) Voy. les textes de ces règlements pour dix-neuf villes dans l'Annexe III du 11e cahier des *Mittheilungen aus der k. Prüfungsanstalt für Wasserversorgung und Abwässerbeseitigung*.

(3) Dans ces deux dernières villes, il intervient généralement un contrat entre la ville et l'industriel demandeur ; mais la ville se réserve de pouvoir à tout moment augmenter ses exigences.

(Lyon, Lille, Rouen) ne sont pas encore canalisées, et la Deule à Lille peut servir de type pour montrer ce que devient un cours d'eau, véritable égout à ciel ouvert, recevant des eaux résiduaires en abondance : il faudra bien que cet état de choses cesse un jour, et on devra se préoccuper dans les projets d'assainissement de ces villes du sort des eaux industrielles.

La question s'est cependant posée nettement pour trois de nos villes manufacturières : nous voulons parler de Roubaix, Tourcoing et Wattrelos, et de la fameuse usine de Grimonpont, dont nous avons déjà parlé pages 149 et 150. Cette usine, qui a coûté 700 000 francs de premier établissement, n'a guère traité jusqu'ici que par la chaux. L'eau de l'Espierre, décantée préalablement dans deux bassins de 25 ares chacun, entre dans l'usine grâce à un barrage, pour tomber tout d'abord dans le puisard des pompes, où elle se mêle au lait de chaux. La fabrication du lait de chaux est ingénieuse, mais assez compliquée : le lait de chaux, repris par des pompes centrifuges dans un réservoir inférieur, est envoyé dans un bac appelé distributeur, d'où on règle son écoulement dans le puisard d'après le volume et la nature de l'eau à traiter. Les pompes principales, centrifuges également et au nombre de quatre, refoulent le mélange dans une série de vingt bassins de précipitation : les dix-huit anciens ont 8 mètres de large, 20 mètres de long et $1^{m},60$ de profondeur et les deux bassins nouveaux 20 mètres de large, 50 mètres de long et 2 mètres de profondeur. Ces bassins ont une pente longitudinale de $0^{m},01$ par mètre vers l'évacuation et des pentes transversales plus fortes vers l'axe du bassin : la décantation est continue. La boue est reprise avec des pompes centrifuges et, pour partie, envoyée à six filtres-presses, pour partie répandue sur des bassins qui couvrent $3^{ha},5$ et où l'essorage se fait par évaporation naturelle. Le tourteau pressé ou essoré contient 60 p. 100 d'eau (1) et représente 5 kilogrammes par mètre cube d'eau traitée : il contient environ 30 p. 100 de matières grasses, qui permettent de le brûler dans de petits fours verticaux et de réduire son volume au cinquième.

On emploie de 1 à 3 kilogrammes de chaux par mètre cube. La dépense est alors moyennement de 0 fr. 032 par mètre cube; mais l'épuration est très imparfaite, l'eau sortant étant alcaline, jaune verdâtre, prête à entrer en putréfaction (résidu, 1 350 milligrammes; azote ammoniacal, 25; azote albuminoïde, 12,24; CaO, 129; NaCl, 187; H^2SO^4, 237 milligrammes par litre).

On a essayé à Grimonpont trois autres procédés; mais, soit à cause de la dépense élevée, soit pour d'autres raisons, aucun n'a encore absolument réussi à résoudre économiquement le problème.

(1) La chaux ayant saponifié les graisses, ce tourteau est impropre à l'agriculture.

Tels sont les procédés Gaillet (au lait de chaux ou au perchlorure de fer), Houzeau (mélange de sulfate ferreux, de sulfate ferrique et de sulfate d'albumine), Boblique (au phosphate de soude ferrugineux obtenu par la fusion des nodules ardennais avec du fer), Buisine (1) (au sulfate ferrique), et Delattre (2) (à l'acide sulfurique et à la benzine). Ces deux derniers avaient donné lieu à de grandes espérances, et une convention avait même été passée avec la maison Delattre en 1902, mais celle-ci n'a pu tenir ses engagements.

Enfin, en terminant, nous donnerons une idée de l'importance que peuvent prendre les eaux résiduaires industrielles par rapport au sewage urbain, en indiquant dans le petit tableau ci-dessous, pour quatorze villes anglaises (les seules où nous ayons pu parfaitement la trouver) la proportion de ces eaux dans le mélange total : on verra en regard la nature des industries et le mode d'épuration.

Éloignement des déchets solides. — Nous serons très brefs

(1) Note de M. Buisine à l'*Académie des sciences*, 31 octobre 1892. En présence des sels alcalins et alcalino-terreux, le sulfate ferrique précipite du peroxyde de fer qui fixe les sulfures et fait sédimenter les corps étrangers et même les microbes. Pour les eaux de l'Espierre, on employait 1 kilogramme en moyenne de sulfate ferrique obtenu en traitant les pyrites grillées par l'acide sulfurique : après avoir fait une bouillie épaisse, le tout est chauffé à 150° et donne une masse sèche et pulvérulente qui, reprise par l'eau, forme la liqueur ferrique. Le kilogramme de sulfate revient à environ 0 fr. 05. Les matières grasses sont enlevées par le sulfure de carbone, qui, après traitement, laisse une poudrette titrant 3 p. 100 d'azote. On pourrait aussi les distiller par la vapeur d'eau surchauffée.

(2) Voici un aperçu du procédé Delattre, tel qu'il fonctionnait à l'usine de cette maison à Dorignies-lès-Douai : Les eaux sortant des citernes de décantation sont amenées dans un grand réservoir en maçonnerie où se fait l'acidulation par H^2SO^4 : pour faciliter cette opération importante, l'eau rencontre, avant d'arriver au réservoir, une grande nappe d'acide qui coule sur une plaque de verre, et en outre la conduite porte des chicanes pour assurer le mélange. L'acide employé est étendu d'eau à 20 ou 22° B., dans des bacs doublés de plomb avec agitateurs. La seconde partie de l'opération consiste dans la neutralisation de l'acide en excès par un lait de chaux : l'eau sortant par un déversoir du réservoir d'acidulation rencontre un lait de chaux préparé dans une cuve circulaire et va de là dans un nouveau réservoir spécial, où la neutralisation s'achève et au sortir duquel elle est limpide et peut être déversée à la rivière.

Pour récupérer les graisses, on arrête l'entrée de l'eau et on décante la partie claire du réservoir d'acidulation : une vanne placée au fond fait écouler les boues dans un puisard profond, d'où une pompe les amène successivement dans deux monte-jus. Un jet de vapeur arrive dans le monte-jus et élève la température à 80°. Les boues d'écoulement du second monte-jus sont envoyées au filtre-presse : dans leur passage dans cet appareil, elles entraînent 40 à 50 p. 100 des graisses dans une citerne, où on n'a plus qu'à les recueillir par décantation, puis à les épurer à l'acide et à les laver à l'eau pure pour pouvoir les livrer au commerce. Les toiles des filtres-presses retiennent des tourteaux dont on extrait encore 20 à 25 p. 100 de graisses par la benzine : ces tourteaux broyés sont introduits dans une série de cylindres de 2 mètres de haut et 1 mètre de large, où s'effectue un épuisement méthodique par un passage successif de la benzine pure allant des tourteaux les plus épuisés vers les nouveaux; un jet de vapeur vaporise la benzine qui reste à imprégner les tourteaux, tandis que la benzine chargée de graisse va à la distillation et se régénère. Les tourteaux dégraissés forment un bon engrais. On extrait ainsi à Dorignies 520 tonnes de graisses par an (valant 120 à 150 francs la tonne), et on revend également l'acide sulfurique à l'état de vitriol.

NOMS DES VILLES.	NOMBRE D'HABITANTS (approximatif).	PROPORTION des eaux industrielles dans l'efflux total.	NATURE des principales industries.	MODE D'ÉPURATION de L'EFFLUX TOTAL.
Rochdale.....	75 090	p. 100 7	Lavage de laines, tanneries, savonneries, fabriques de colle et graisses.	Traitement chimique par l'acide sulfurique et l'alun de fer, puis épandage agricole ou doubles lits de contact biologiques.
Swinton	20 000	17	Lavage de laines, tanneries, blanchisseries, teintureries.	Traitement chimique par la chaux et le sulfate ferrique, puis doub'es lits de contact biologiques.
Salford........	250 000	21	Blanchisseries, teintureries, brasseries et usines métallurg.	Traitement chimique par la chaux et le sulfate ferreux, puis filtres et lits percolateurs biologiques.
Blackburn.....	130 000	20	Beaucoup de brasseries et quelques blanchisseries.	Fosses septiques (capacité : 1,4 fois le volume quotidien), puis doubles lits de contact et lits percolateurs biologiques (1).
Hyde.	34 000	25	Lavage de laines, blanchisseries, teintureries, fabriques de chapeaux.	Fosses septiques (capacité : 2 fois le volume quotidien), puis lits percolateurs biologiques et à la suite bassin de clarification.
Guildford	17 000	35	Brasseries.	Précipitation chimique à l'alun de fer, puis épandage agricole.
Leeds..	440 000	36	Lavage de laine et teintureries.	Fosses septiques (capacité : 1 fois le volume quotidien), puis lits percolateurs ou épandage agricole.
Queensbury ...	6 500	43	Lavage de laines (40 %) et brasseries (3 %).	Précipitation chimique à l'alun de fer, puis filtration intermittente.
Pudsey........	15 000	44	Lavage de laines et tanneries.	Précipitation chimique par la chaux, puis épandage agricole ou lits de contact biologiques.
Bradford......	300 000	50	Id., et brasseries en plus.	Traitement chimique, principalement à l'acide sulfurique, puis épandage agricole ou lits percolateurs biologiques.
Wakefield.....	43 009	50	Id., et produits chimiques en plus.	Fosses septiques (capacité : 0,60 du volume quotidien), puis filtration intermittente.
Lichfield	8 000	55	Brasseries (exclusivement).	Traitement chimique à l'alun de fer et ensuite à la chaux, puis lits percolateurs biologiques en coke.
Rothwell......	12 000	66	Id.	Traitement chimique au lait de chaux et à l'alun de fer, puis épandage agricole.
Burton-on-Trent.	51 000	75	Presque rien que des brasseries.	Précipitation chimique par la chaux, puis épandage agricole.

(1) En outre, une partie du sewage est traitée chimiquement, puis envoyée à des champs d'épandage.

au sujet des résidus solides du commerce et de l'industrie. Ceux qui proviennent des fabriques ou magasins de denrées alimentaires (ou plus généralement des matières facilement putrescibles) doivent être enlevés tous les jours et peuvent suivre dès lors le sort des ordures ménagères. C'est pourquoi avec raison, à Paris et dans beaucoup d'autres villes, on admet dans les boîtes à ordures tous les résidus du négoce relatif à l'alimentation : il va sans dire toutefois que, si les volumes à enlever dépassent une certaine limite, l'entrepreneur de l'enlèvement a légitimement droit à une rémunération spéciale (que prévoient d'ailleurs les règlements municipaux). On admet généralement aussi que les déchets inoffensifs des petites industries diverses des ateliers familiaux, etc., doivent être également enlevés avec les gadoues, et ici aussi le volume est limité (2 décalitres par exemple) : au-dessus, c'est une affaire à débattre entre l'industriel ou le commerçant et l'entrepreneur du service, une question de prix de transport.

Certains objets que nous avons signalés comme pouvant contenir des germes pathogènes (linges, habits, tapis, chiffons, tentures, etc.) devraient passer à la désinfection avant d'entrer en circulation. Les substances toxiques doivent être surveillées de très près (jamais mises à la portée du public) ; c'est l'affaire de l'inspection des établissements classés, comme d'ailleurs la surveillance en général de tous les dépôts industriels.

Quant aux amoncellements volumineux de résidus inertes que la grande industrie fait parfois et qui vont jusqu'à changer l'aspect d'un pays, l'hygiène est d'accord avec l'esthétique pour demander que les autorités ne laissent pas aller les choses aussi loin. Les dépôts ne doivent pas modifier le régime des vents et des eaux, empêcher l'air et le soleil d'arriver aux habitations, contenir des poussières susceptibles d'être emportées par le vent, enfin supprimer les arbres et la verdure, c'est-à-dire la beauté et le charme d'une vallée entière. La question n'est malheureusement pas simple, parce qu'elle se double d'une question économique et qu'on ne peut non plus, par des exigences disproportionnées, ruiner l'industrie.

II. — MESURES D'ENSEMBLE CONTRE LES GAZ OU VAPEURS. FUMÉES, POUSSIÈRES ET ODEURS INDUSTRIELLES.

Le problème est à deux termes : 1° les opérations industrielles doivent être conduites de manière que les *immondices aériennes* produites par elles ne se répandent pas dans les ateliers, — ce qui est du ressort de l'hygiène industrielle ; 2° leur évacuation dans l'atmosphère, si elle est nécessaire, ne doit en rien nuire au voisinage, ce qui exige d'ordinaire des soins spéciaux tels que la fumivorité, la concentration des vapeurs, la captation des poussières, la destruction des odeurs, etc. C'est ce second terme qui nous intéresse ici : de même que les industriels ont trop souvent la tendance de rejeter leurs eaux résiduaires directement dans les rivières ou dans la mer, de même ils ont tout naturellement celle de souiller l'atmosphère (1), vaste mer aérienne qui baigne leurs usines. C'est aussi le rôle de l'inspection des établissements classés, d'une part, de prescrire les mesures propres à empêcher cette souillure de l'atmosphère; d'autre part, de surveiller le fonctionnement des appareils et de réprimer les contraventions.

Fumées, acides et gaz de la combustion. — La question devant être reprise en détail au fascicule XV, nous ne pouvons que citer les principaux moyens de débarrasser les villes des fumées industrielles. (On n'oublie pas qu'il faut aussi les protéger contre les fumées et gaz des foyers domestiques et que l'un des meilleurs moyens d'y réussir est de répandre de plus en plus le chauffage central, ainsi que le chauffage de la cuisine au gaz ou à l'électricité.)

1° La suppression des petits foyers industriels, notamment de ceux de l'intérieur des villes, leur remplacement étant aujourd'hui si facile par un abonnement à un réseau de distribution d'énergie;

2° L'éloignement que nous avons déjà tant recommandé et qu'on a vu prescrire à Vienne, hors de la ville ou du moins dans les quartiers excentriques, des établissements industriels ;

3° Pour ceux qu'il faut tolérer en ville et pour tous en général, l'emploi de combustibles de bonne qualité, ne contenant que peu de soufre, et autant que possible l'emploi de coke et d'anthracite ;

4° La bonne disposition des foyers industriels et des grilles, leurs dimensions suffisantes et surtout la hauteur assez grande de la cheminée, assurant une combustion complète et un bon tirage ;

5° La bonne direction et la surveillance du feu, notamment le chargement fréquent (automatique si possible) et par petites quantités à la fois, ce qui dépend surtout de l'habileté professionnelle et de la diligence du chauffeur (d'où l'importance des écoles professionnelles de chauffeurs);

6° Enfin l'emploi obligatoire d'appareils fumivores ou plus généralement l'obligation de capter et de détruire les fumées.

On peut arriver à précipiter les fumées comme les poussières, ainsi que l'a montré l'expérience de Gérardin, de 1894 (le déversement d'acide chlorhydrique dans le carneau d'une cheminée a fait cesser aussitôt la fumée noire) : cette précipitation pourrait s'obtenir par injections de vapeur dans la cheminée; mais il faut que les fumées soient refroidies préalablement aux environs de 60°. On a cherché davantage du côté de la fumivorité, et déjà, en 1864, de Freycinet ne

(1) D'autant plus que, comme l'extraction des substances utiles des eaux résiduaires, la récupération de celles qui s'échappent dans l'atmosphère est, à quelques rares exceptions près, beaucoup plus coûteuse que la valeur des produits retrouvés.

signalait pas moins de cent cinquante brevets pris en Angleterre à ce sujet.

La Commission nommée en 1901 par le Préfet de la seine a entrepris de patientes recherches sur les moyens de réaliser la fumivorité : elle a recommandé d'ores et déjà deux systèmes, basés tous deux sur l'envoi au-dessus du combustible d'un supplément d'air à l'aide de jets de vapeur empruntée au générateur. On peut ainsi réduire les fumées dans la proportion de 68 p. 100 et éviter les fumées noires et prolongées, tandis que l'économie de charbon s'élève de ce fait à 11 p. 100.

Gaz et vapeurs toxiques. — Ici, avons-nous dit page 158, c'est d'une captation absolue dans l'usine même qu'il s'agit. Cette opération se fait souvent par l'eau, dans des chambres où celle-ci tombe en pluie, en sens contraire du courant gazeux qu'elle refroidit et dissout ; d'autres fois on introduit des substances capables de réagir chimiquement (comme les vapeurs d'essence de térébenthine sur les vapeurs de phosphore dans les fabriques d'allumettes), ou on fait barboter les gaz dans des solutions absorbantes. Tout ceci a précisément été étudié au fascicule VII, auquel le lecteur devra se reporter.

Poussières industrielles. — Il en est de même pour ce paragraphe, les poussières ne devant pas non plus sortir de l'usine.

Déjà, en 1890, de Freycinet écrivait qu'il fallait, pour empêcher les poussières de se dégager au dehors : 1° fermer les ouvertures des ateliers de broyage ou les munir de toiles à mailles très fines ; 2° clore hermétiquement tous les appareils dans lesquels la poussière est engendrée et véhiculer mécaniquement tous les produits pulvérulents (chaînes à godet, trémies, etc.) ; 3° envoyer les poussières résiduaires dans des chambres spéciales munies de chicanes, où la précipitation peut se faire par injection de vapeur. Aujourd'hui, il faut encore citer les appareils centrifugeurs, dits *cyclones*, et les filtres à air proprement dits. Ces derniers sont plus parfaits que les cyclones, lesquels laissent échapper les particules les plus fines : nous citerons seulement le filtre Beth (de Lubeck), le filtre Fiechter (de Bâle), qui servent couramment dans l'industrie métallurgique. Enfin on peut aussi songer soit à un filtre à sable, comme celui de l'hôpital de Hambourg précédemment décrit (p. 212), — filtre qui a en outre l'avantage de désodoriser l'air avant de le rejeter dans l'atmosphère, — soit à un véritable lavage de l'air par traversée d'eau en pluie ou en rideau, comme l'indique la figure 6 (p. 207) et comme le conseille Stetefeld (p. 208).

Odeurs industrielles. — A. Gérardin a conseillé aussi, pour désodoriser l'air, de le faire passer dans un filtre à sable et a appliqué le système avec succès à une mégisserie de Choisy-le-Roi. On sait aussi que les odeurs se condensent comme les vapeurs et les poussières dans des chambres où on injecte de la vapeur d'eau. Enfin on se reportera à la page 161 pour voir la manière dont on est venu à bout des *odeurs de Paris*.

Bruit dans les villes. — C'est aussi l'inspection des établissements classés qui a à examiner les mesures pour empêcher certaines usines de faire trop de bruit et d'assourdir le voisinage.

Quant au bruit qui provient d'une circulation très intense, on l'atténue singulièrement aujourd'hui : 1° en revêtant convenablement les rues très fréquentées soit en bois, soit en asphalte ; 2° en faisant adopter le plus possible les roues caoutchoutées pour les voitures; la diminution des cris et vociférations est une question de police et de bonnes habitudes de la population.

Enfin, pour les personnes qui ne pourraient supporter le bruit de leur quartier, il leur reste la ressource d'en changer, celle de se boucher les oreilles avec de la cire comme Ulysse devant les sirènes, ou encore de s'armer de l'*antiphone* de Plessner (1) ... ou tout simplement de patience.

III. — MESURES D'ENSEMBLE CONTRE LES DANGERS POUVANT RÉSULTER DES ÉCHANGES ET TRANSPORTS INDUSTRIELS ET COMMERCIAUX.

On a vu (p. 161) que le mouvement industriel et commercial crée dans les villes de nombreuses causes d'insalubrité, au premier rang desquelles on doit placer la possibilité de transmission de contages divers. Ces contages peuvent provenir de causes différentes. Tout d'abord, en importance, se place la transmission par l'homme ; après vient celle qui se fait par des conditions de milieu se trouvant sous la dépendance des opérations commerciales ou industrielles. Ce qui véhicule alors de tels contages et peut les apporter à l'agglomération, ce sont les objets très divers, simplement transportés et trafiqués ou réellement travaillés ; dans ce dernier cas, il faut alors faire une part spéciale des conditions dans lesquelles s'exécute le travail. Ou bien ce peut être des causes indépendantes des objets de négoce, s'y trouvant mêlées d'une façon toute fortuite, telles que la présence, dans des marchandises, de rats qui peuvent transmettre la peste, de stégomies infestées qui peuvent donner la fièvre jaune, d'autres insectes piqueurs qui peuvent transporter d'autres infections. Il faut aussi songer à la transmission possible de contages par les animaux dont s'occupe le commerce et qu'il transporte souvent en très grand nombre et dans des conditions trop fréquemment fort défectueuses.

On conçoit que les mesures à prendre pour parer aux dangers réels qui

(1) Ce petit instrument est une boule en gomme assez dure à laquelle se visse une pièce métallique : la boule se met dans le conduit auditif et la pièce de support se règle pour prendre appui contre les parois de la cavité de la conque.

de ce fait menacent les villes, doivent être de catégories variées. Elles doivent tout d'abord viser la transmission par la circulation de l'homme, tout particulièrement ici des ouvriers. Elles doivent, en second lieu, s'occuper des objets travaillés ou qui sont l'objet de négoce. Il est des conditions particulières qui exigent des mesures toutes spéciales; c'est surtout le cas des villes ports de mer ou de celles qui possèdent des gares de transit importantes. Il est ensuite nécessaire de prendre des mesures générales pour protéger les agglomérations urbaines des dangers pouvant résulter des industries et commerces qui menacent réellement le voisinage. Enfin la protection contre l'apport de contages par les animaux du commerce exige des précautions en rapport avec les dangers.

1° **Mesures à prendre contre la transmission de contages par les individus.** — Le danger de transport de contages par les ouvriers, par les chemineaux principalement, est très grand pour les villes (p. 163). Il est absolument nécessaire, pour leurs administrations, de prendre de bonnes mesures en conséquence. En première ligne, se trouve la surveillance rigoureuse des personnes de cette catégorie, surveillance qui ne peut évidemment être au début que policière, sauf indications spéciales, mais doit devenir médicale au moindre doute et à la première menace. Ici, l'importance est très grande de pouvoir établir un diagnostic précoce; il faut en favoriser la possibilité en apportant des facilités pour les visites médicales dans les lieux voulus, hôpitaux, hospices dispensaires, bureaux de police, asiles, refuges, lieux divers d'assistance, etc. L'enquête après constatation, qui devrait se faire dans tous les cas (p. 295), rendrait bien souvent des services signalés. Ces mesures permettent de prendre très tôt les dispositions voulues, surtout l'isolement, la désinfection, la vaccination. Il faut que le médecin s'attache à dépister de telles affections, les rechercher alors qu'elles peuvent seulement être soupçonnées. Il faut même qu'il y songe alors qu'aucun symptôme morbide ne se montre, comme dans le cas, qui doit être si fréquent, de ces porteurs de contages, sains en apparence, pouvant véhiculer et transmettre des affections dangereuses, les *porteurs de bacilles* pour la fièvre typhoïde, le choléra, la méningite cérébro-spinale, le typhus exanthématique très probablement, et encore d'autres affections microbiennes, puis les *porteurs de vers* pour l'ankylostomiase. C'est là que la sagacité de l'hygiéniste a beau champ pour s'exercer; mais il lui faut faire toutes les recherches nécessaires pour arriver au résultat, en particulier les recherches bactériologiques et microscopiques, des examens de sang, de selles, de mucus, etc. ; ce sont souvent elles seules qui pourront assurer son diagnostic.

2° **Mesures à prendre contre la transmission de contages par les objets travaillés ou trafiqués.** — C'est assurément une cause importante d'infection (p. 164). Il faudrait exiger la désinfection des objets qui ont été manipulés par des ouvriers atteints de maladies transmissibles, ou même qui ont séjourné dans des logements habités par eux. C'est particulièrement nécessaire pour les vêtements confectionnés dans ces conditions et pour tout ce qui concerne le travail en chambre ou les ateliers occupant des ouvriers atteints d'affections contagieuses. C'est là toute une réglementation nouvelle à faire, particulièrement délicate et difficile à mettre en pratique régulière, pouvant seule donner les résultats voulus et une sécurité assurée.

Il est tout à fait indispensable particulièrement d'imposer la désinfection des habits usagés que mettent en vente les fripiers ou les revendeurs; il y a là une cause certaine de transmission de bien des maladies contagieuses. Les règlements de plusieurs villes la rendent d'ailleurs obligatoire pour ces commerçants avant toute mise en vente. C'est à imposer partout.

3° **Mesures spéciales aux ports et aux gares de transit.** — Ici, le danger est certainement plus grand, Il est constitué par l'affluence d'individus, l'arrivée de cargaison très variées, provenant de pays divers, souvent de régions contaminées. De plus, la menace est alors fréquemment grave; c'est le danger du choléra, de la fièvre jaune, de la peste.

Les individus que l'on vise sont souvent dans des conditions spéciales, qui font qu'il y a plus de risques d'apport, de transmission et d'extension des contages.

Aussi les villes de cette nature doivent-elles être protégées tout spécialement. Les divers pays ont édicté à leur égard des mesures sanitaires très complètes, qui sont exposées dans d'autres parties de cet ouvrage (fascicule XVII).

Ce sont surtout les ports de mer qui sont l'objet d'une réglementation sanitaire rigoureuse. Les mesures admises doivent être appliquées d'une façon formelle pour les navires ayant des malades à bord ou simplement provenant de régions contaminées. Il peut y avoir danger sans que rien n'attire l'attention, à cause du transport de germes par des individus sains en apparence, des animaux en apparence inoffensifs, ou même des objets divers. C'est là que doivent intervenir les examens raisonnés, les mesures de dératisation, de désinsection, de désinfection de tout ce qui peut être suspecté; ces mesures sont exposées et discutées dans d'autres parties de ce Traité. On doit reconnaître que de telles villes forment un milieu tout spécial au point de vue sanitaire, exigeant des mesures très particulières pour leur protection d'abord, puis pour celle du pays tout entier.

Les gares de transit qui sont établies dans les villes des régions frontières se trouvent dans des conditions similaires. Le trafic y amène souvent des quantités d'étrangers et un apport de marchandises variées. Il y faut instituer des mesures semblables de protection sanitaire; on doit y exercer une surveillance sévère, qui, lorsque les indications sont suffisantes, doit être médicale. On sait y pratiquer l'isolement rigoureux des malades et des suspects, la désinfection de tout ce qu'ils ont pu contaminer. C'est particulièrement à imposer lors de l'arrivée ou du passage d'émigrants, surtout nombreux, voyageant en convoi, séjournant souvent dans des conditions par trop défectueuses et très dangereuses pour la ville; c'est là qu'il faut absolument disposer de moyens suffisants d'isolement et imposer la pratique d'un examen médical sérieux avec la mise en action de toutes les mesures voulues pour les malades et les suspects. Il y a lieu aussi de veiller sur les marchandises suspectes, sur les animaux transportés, et de chercher à se protéger d'influences dangereuses par l'usage des méthodes sûres de désinfection.

4° **Mesures générales concernant les industries et commerces qui peuvent nuire à la salubrité.** — Les mesures de cette catégorie font l'objet de dispositions légales qui diffèrent suivant la nature des établissements considérés et les inconvénients qu'ils peuvent occasionner. Elles sont exposées plus loin avec tous les détails que comporte une question intéressant à un haut point la salubrité des villes (1).

5° **Mesures spéciales aux animaux.** — Elles font l'objet de prescriptions complètes relevant de la police sanitaire vétérinaire exposée en détails dans un autre fascicule de ce Traité (2).

LA VILLE HYGIÉNIQUE MODÈLE.

Nous voici arrivés au terme de cette étude des causes d'insalubrité des agglomérations humaines (plus particulièrement des villes) et parallèlement des remèdes à y apporter. Il ne nous a pas été possible, sans doute, de démêler exactement l'influence de chacune de ces causes prise isolément; mais nous espérons l'avoir fait comprendre, et en tout cas, avoir donné au lecteur une idée très nette de leur effet global. Or l'homme peut agir efficacement sur la plupart de ces causes, et on peut dire aujourd'hui que la situation sanitaire d'une ville est la résultante des efforts que ses administrateurs et ses habitants ont faits et font encore pour y améliorer les conditions hygiéniques de l'existence.

En fait, l'amélioration est pour ainsi dire générale depuis un demi-siècle dans les villes des pays civilisés : elle a seulement été plus ou moins grande suivant les villes, ou plutôt, comme nous le disions

(1) Piettre, Police sanitaire des animaux, fasc. XIV.
(2) Paul Adam, Établissements classés.

ci-dessus, suivant les efforts qu'elles ont faits. *Grosso modo*, il semble que la fraction commune de l'amélioration constatée dans les villes européennes résulte des plus grandes facilités de vie des habitants et tout spécialement de la classe ouvrière, tandis que la partie variable dépendrait surtout des progrès plus ou moins grands de l'hygiène publique dans chaque agglomération. C'est partout en effet, en Europe, que, dans la seconde moitié du siècle dernier, la misère a diminué, l'alimentation du peuple a été meilleure, les conditions de logement, de vêtement, de travail, etc., plus favorables; au contraire, il y a de grandes différences entre les villes en ce qui regarde le degré d'assainissement qu'elles ont réalisé (voirie, eaux, égouts, éloignement des déchets, mesures de désinfection, etc.).

C'est donc dans cette différence d'activité et de soins intelligents de la part des municipalités, — et disons-le aussi, dans la différence des dépenses faites, — qu'il faut chercher principalement la raison de l'inégalité de la mortalité générale qu'on trouve actuellement s'étager pour les villes d'Europe entre 35 ou 40 p. 1 000 (Saint-Pétersbourg) et 14 ou 15 p. 1 000 (Bruxelles, Copenhague, Stockholm). Pour nos villes françaises, où il reste beaucoup à faire pour l'assainissement urbain et pour l'habitation, mais où en revanche l'alimentation et les autres conditions matérielles de la classe pauvre se sont bien améliorées, le tableau de la page 110 nous montre que la mortalité en 1906 varie entre 15,5 (Vincennes) et 26,4 (Rouen) et s'établit en moyenne pour les 56 villes considérées à 20,27 p. 1 000, en gain de plus de un quart sur la mortalité de 1886 (26,40).

Il est donc des villes, même en France, qui ont encore à gagner 10 p. 1000 sur leur mortalité générale, et beaucoup d'autres qui doivent gagner aussi une fraction moins importante sans doute, mais encore très notable. Il sera facile à chacune de faire en quelque sorte son examen de conscience (c'est d'ailleurs le rôle de son Bureau d'hygiène) et de voir en quoi ses installations sanitaires sont restées insuffisantes ou franchement défectueuses. Ce serait faire injure aux municipalités que de craindre qu'elles n'aient pas à cœur d'apporter au plus tôt les remèdes propres à atteindre le but, savoir : rendre impossible à l'avenir le développement de toute maladie contagieuse, épidémique ou endémique, et assurer à la population des conditions de vie normale qui ne permettent pas à la mortalité de dépasser 17 p. 1 000. La poursuite de ce but, qui est du devoir strict des administrations municipales, doit être placée au-dessus de toute question de discussion politique, au-dessus de toute question d'argent. *Primum vivere*, disaient les anciens, et tout le monde doit être d'accord quand il s'agit d'économiser des vies humaines : les dépenses faites pour les travaux sanitaires sont un capital-argent qui se transforme en un capital-vie.

Pourtant, il peut arriver que certaines municipalités, ignorantes ou indifférentes, ou même impuissantes, négligent le grand devoir dont nous venons de parler. Il appartient alors à l'État, tuteur des villes, de le leur rappeler et au besoin de leur imposer d'office les travaux ou les mesures indispensables. C'est ce qu'a prévu — un peu timidement sans doute — l'article 9 de la loi française du 15 février 1902 : lorsque, pendant trois années consécutives, le nombre des décès dans une commune a dépassé le chiffre de la mortalité moyenne de la France, le préfet charge le Conseil départemental d'hygiène de faire une enquête sur les conditions sanitaires de la commune et d'indiquer les travaux d'assainissement qui paraissent nécessaires à entreprendre; le maire est alors mis en demeure d'en faire dresser le projet, faute de quoi un décret ordonne lesdits travaux et détermine les conditions d'exécution. Une application retentissante de cet article a été faite en 1908 à la ville de Privas, à qui l'exécution d'un réseau d'égouts, avec épuration subséquente des eaux usées, et l'amélioration de ces eaux d'alimentation, ont été imposées.

On peut donc espérer que, grâce à leurs propres efforts et, en cas de besoin, grâce à l'intervention de l'autorité supérieure et aux subventions de l'État (pour les communes trop pauvres), on verra toutes les villes achever ou entreprendre l'œuvre de leur assainissement. Sans doute, elles n'arriveront pas à faire table rase du passé, et longtemps encore elles subiront les inconvénients résultant de rues trop étroites et d'habitations mal comprises; mais enfin, peu à peu, elles s'achemineront vers un état meilleur, vers l'idéal, — idéal que l'on peut concevoir comme le type de la ville hygiénique, et que l'on chercherait à réaliser si on avait à en bâtir une de toutes pièces.

Cette Salente hygiénique, qu'on nous permette en terminant de l'esquisser à grands traits, telle que nous la rêvons pour l'avenir.

Nous la voyons bâtie sur un versant modérément incliné, ou, si elle est traversée par un fleuve, sur les deux versants opposés, mais en évitant les parties submersibles et en laissant de larges espaces libres de chaque côté du cours d'eau. Les rues principales y sont larges (leur largeur doit égaler au moins la hauteur maxima des maisons) et orientées de manière a être facilement parcourues par les vents dominants (par conséquent, dans nos pays, elles seront de préférence orientées du nord-est au sud-ouest). Les maisons, peu hautes et peu larges, ont leurs façades opposées sur deux rues semblables parallèles orientées pour permettre l'insolation la meilleure et la plus prolongée. Du soleil et de l'air en abondance partout. De distance en distance, des rues perpendiculaires à la direction principale assurent la communication ; enfin certains îlots sont réservés soit pour l'emplacement des monuments publics, soit comme squares, jardins, emplacements de jeux, etc., ce qui n'empêche pas la ville de disposer à sa périphérie de grands parcs, voire même de véritables forêts, facilement accessibles.

Les rues et places sont partout revêtues d'asphalte ou de pavés de bois ; la boue et la poussière restent à peu près inconnues et le bruit est lui-même très assourdi, les voitures publiques roulant électriquement sur les rails et les autres ayant leurs roues caoutchoutées (en attendant que la circulation se fasse par aéroplanes). Tous les matins ou mieux toutes les nuits, la toilette de la voie publique est faite soigneusement et consiste principalement en un lavage à grande eau. Naturellement aucune parcelle de matière fécale humaine n'est déposée en rue ; on n'y urine en aucun coin et on n'y crache pas : des urinoirs et des water-closets publics sont convenablement disposés et espacés pour ôter aux passants toute tentative d'opérer ailleurs. L'éducation spéciale et en outre, s'il en est besoin, les sanctions pénales suffisantes, leur font du reste éviter avec soin même toute apparence de souillure. Les gadoues sont collectées tous les jours dans les boîtes fermées, emportées telles, ou versées dans des voitures également couvertes et emmenées au dehors pour y être incinérées ou broyées.

Les industries ne peuvent s'établir dans l'intérieur de la ville, mais seulement à une assez grande distance à la périphérie et du côté opposé aux vents dominants (pour que la fumée ne soit pas ramenée d'ordinaire vers la ville). C'est là aussi que s'établissent les usines des services municipaux, usines à gaz, usines électriques, usines de chauffage central et de distribution de froid à domicile, abattoirs et frigorifiques, etc. Les maisons, recevant du dehors soit par l'électricité, soit par la vapeur, soit par le gaz, le moyen de se chauffer et de faire la cuisine, n'ont plus besoin de cheminées. La ventilation est partout facilement assurée, grâce à la force motrice distribuée à chaque immeuble : enfin il n'y a ni encombrement, ni surpeuplement dans les habitations maintenues toujours en très grand état de propreté.

Grâce aux soins de la municipalité, aux magasins de réserve, au bon aménagement des marchés et des abattoirs, l'approvisionnement en denrées alimentaires est facile ; l'arrivée de ces denrées, surtout de celles de première nécessité, est abondante et leur conservation surveillée convenablement. L'inspection des substances comestibles, celle des viandes et du lait surtout, est constamment vigilante. Enfin la municipalité veille à ce que les prix restent modérés.

Tout particulièrement, la ville a porté son attention sur son alimentation en eau. L'eau de boisson y est abondante, fraîche et de pureté absolue, soit qu'elle provienne de sources des montagnes, de puits artésiens ou simplement profonds, soit qu'on ait purifié de l'eau de rivière, de lacs ou de barrages-réservoirs. Si on recourt à la double distribution, l'eau de service ne sera pas mise à la disposition du public : il est vrai que, dans notre ville idéale, celui-ci est censé parfaitement éduqué et, par conséquent, ne se tromperait pas.

Un réseau d'égouts bien établis évacuera aussitôt les matières fécales, les urines, les eaux ménagères et industrielles, bref les eaux de toutes sortes, y compris les eaux pluviales, du moins lorsqu'elles deviennent gênantes. Cet efflux urbain sera emmené loin de la ville, et là il sera épuré, soit par le sol, soit par les procédés biologiques : finalement, l'eau purifiée pourra rentrer sans inconvénient dans la circulation générale.

Dès qu'un cas de maladie infectieuse sera signalé, — et il ne pourra tarder à l'être dans une ville où tous les médecins et tous les chefs de famille feront scrupuleussment leur devoir de déclaration, — des mesures d'isolement et de désinfection seront prises et étoufferont en quelque sorte sur place ce commencement d'incendie : l'éclosion de toute épidémie sera impossible.

Enfin, si les malades ne menacent pas les vivants de la contagion, les morts eux-mêmes ne seront plus ni une gêne ni un danger. Les cimetières seront remplacés par des columbariums, installés dans des jardins fleuris, et où chaque famille conservera pieusement les cendres refroidies et tout à fait inoffensives de ses défunts !

Si, dans cette ville de l'avenir, il est fait des progrès parallèles dans l'ordre moral et social, si les fléaux de l'humanité, la misère, la débauche, l'alcoolisme ont fortement rétrogradé devant la valeur morale croissante du peuple, si enfin l'éducation pousse les générations futures toujours vers plus de science, et plus de conscience, plus de beauté et de bonté, notre Salente hygiénique sera une cité de l'âge d'or : on n'y mourra plus que de vieillesse avancée !

PROTECTION LÉGALE ET ADMINISTRATIVE DE L'HYGIÈNE ET DE LA SALUBRITÉ COMMUNALES

LOIS, DÉCRETS, RÈGLEMENTS RELATIFS A L'HYGIÈNE ET A LA SALUBRITÉ COMMUNALES

PAR

ALBERT BLUZET,

Docteur en droit,
Inspecteur général des services administratifs du ministère de l'Intérieur,
Membre du Conseil supérieur d'hygiène publique.

PLAN. — La plupart des mesures d'hygiène publique, — par cela même qu'elles ont naturellement pour objet la protection sanitaire, soit de la population en général, soit des individus en particulier, — bénéficient, dans une plus ou moins large mesure, à la commune, en tant que groupement élémentaire de population et d'individus.

Mais on ne saurait envisager d'une manière aussi compréhensive la protection légale et administrative de l'hygiène et de la salubrité communales, sans s'exposer à évoquer une partie des questions qui ont déjà fait ou feront l'objet d'une étude approfondie dans un autre volume du présent *Traité*.

C'est donc uniquement des prescriptions légales ou réglementaires et des mesures sanitaires *spécialement applicables à la commune*, c'est-à-dire dont la responsabilité et la charge incombent plus particulièrement à son administration ou à ses habitants, que nous nous occuperons ci-après.

Pour préciser, la loi du 15 février 1902 formule certaines prescriptions dont la mise en œuvre est confiée aux autorités départementales, ou qui visent d'une façon générale l'ensemble du territoire plutôt que les communes entre lesquelles il est réparti. Telles sont la déclaration des maladies transmissibles (art. 4 et 5), l'obligation de la vaccination (art. 6) et de la désinfection (art. 7), l'assainissement des immeubles insalubres (art. 11 à 17), la constitution et le fonctionnement des assemblées sanitaires (art. 20 et 21), etc. Les dispositions qu'elle contient à cet égard sont étudiées dans les volumes consacrés respectivement à la *Prophylaxie générale* (fasc. XVI et XVII), à l'*Hygiène de l'habitation* (fasc. V) et à l'*Administration sanitaire* (fasc. XIX).

Par contre, la même loi formule des prescriptions spéciales en vue de la protection de l'hygiène et de la salubrité des *communes* : telles sont celles qui ont trait à la réglementation sanitaire communale (art. 1, 2 et 3); au contrôle de la salubrité et à l'assainissement d'office des communes (art. 9); à la protection, à l'usage et à l'acquisition des sources d'eau potable (art. 10); à l'expropriation pour cause d'insalubrité (art. 18); à l'institution de bureaux municipaux d'hygiène (art. 19, § 2); à la situation particulière de Paris et du département de la Seine (art. 22, 23 et 24); aux sanctions des interdictions protectrices de la salubrité communale (art. 27, 28, 29 et 30). Ce sont ces diverses dispositions qui feront, concurremment avec tous autres textes d'objet analogue, la matière des développements qui vont suivre.

Quant aux *divisions du sujet*, le plan le plus simple nous paraît être celui qui envisagerait successivement :

1° Les *prescriptions et mesures administratives de l'ordre sanitaire* se référant à ces différents points et spécialement à la réglementation sanitaire communale; à l'alimentation en eau potable et à l'évacuation des matières usées (au point de vue exclusivement administratif); à la propreté et à la salubrité de la voie publique; à l'expropriation pour cause d'insalubrité ; au contrôle de la salubrité et à l'assainissement d'office des communes ;

2° Les *organes d'exécution* des prescriptions et mesures sanitaires dans la commune (bureaux municipaux d'hygiène; situation spéciale de Paris et des communes du département de la Seine; etc.).

Tel est l'ordre que nous suivrons pour cette étude.

I. — PRESCRIPTIONS ET MESURES ADMINISTRATIVES APPLICABLES A LA PROTECTION SANITAIRE DES COMMUNES.

I. — RÉGLEMENTATION SANITAIRE COMMUNALE.

C'est pour la plus grande partie dans la loi du 15 février 1902 que se trouvent formulées aujourd'hui les règles essentielles de la protection sanitaire des communes.

Les trois premiers articles de cette loi sont consacrés à la réglementation sanitaire communale et sont ainsi conçus :

Article premier. — Dans toute commune, le maire est tenu, afin de protéger la santé publique, de déterminer, après avis du conseil municipal et sous forme d'arrêtés municipaux portant règlement sanitaire :

1° Les précautions à prendre, en exécution de l'article 97 de la loi du 5 avril 1884, pour prévenir ou faire cesser les maladies transmissibles visées à l'article 4 de la présente loi, spécialement les mesures de désinfection ou même de destruction des objets à l'usage des malades ou qui ont été souillés par eux, et généralement des objets quelconques pouvant servir de véhicule à la contagion ;

2° Les prescriptions destinées à assurer la salubrité des maisons et de leurs dépendances, des voies privées, closes ou non à leur extrémité, des logements loués en garni et des autres agglomérations, quelle qu'en soit la nature, notamment les prescriptions relatives à l'alimentation en eau potable ou à l'évacuation des matières usées.

Art. 2. — Les règlements sanitaires communaux ne font pas obstacle aux droits conférés au préfet par l'article 99 de la loi du 5 avril 1884.

Ils sont approuvés par le préfet, après avis du Conseil départemental d'hygiène. Si, dans le délai d'un an à partir de la promulgation de la présente loi, une commune n'a pas de règlement sanitaire, il lui en sera imposé un, d'office, par un arrêté du préfet, le Conseil départemental d'hygiène entendu.

Dans le cas où plusieurs communes auraient fait connaître leur volonté de s'associer, conformément à la loi du 22 mars 1890, pour l'exécution des mesures sanitaires, elles pourront adopter les mêmes règlements, qui leur seront rendus applicables suivant les formes prévues par ladite loi.

Art. 3. — En cas d'urgence, c'est-à-dire en cas d'épidémie ou d'un autre danger imminent pour la santé publique, le préfet peut ordonner l'exécution immédiate, tous droits réservés, des mesures prescrites par les règlements sanitaires prévus par l'article premier. L'urgence doit être constatée par un arrêté du maire, et, à son défaut, par un arrêté du préfet, que cet arrêté soit spécial à une ou plusieurs personnes ou qu'il s'applique à tous les habitants de la commune.

Ces articles appellent une étude approfondie.

PRINCIPE DE LA RÉGLEMENTATION SANITAIRE COMMUNALE. — La législation administrative de la France a toujours considéré le pouvoir réglementaire, en matière sanitaire, comme un attribut de l'autorité municipale ; cependant cette notion a quelque peu évolué.

Le décret du 14 décembre 1789, relatif à la constitution des municipalités, classait la police sanitaire parmi les attributions propres des pouvoirs municipaux, c'est-à-dire parmi celles qui s'exercent non sous l'autorité, mais sous la simple surveillance de l'administration supérieure, et qui ne sont soumises en conséquence à aucune ratification ni approbation.

L'article 5 du titre II de la loi des 16-24 août 1790 énumérait d'ailleurs comme suit les objets confiés aux corps municipaux dans le domaine de la réglementation sanitaire : 1° ce qui intéresse la sûreté et la commodité du passage dans les rues, quais, places, voies publiques, ce qui comprend l'interdiction de rien jeter qui puisse causer des exhalaisons nuisibles ;.... 4° l'inspection sur la salubrité des comestibles vendus sur la voie publique ; 5° le soin de prévenir par des précautions convenables et celui de faire cesser, par la distribution des secours nécessaires, les accidents et les fléaux calamiteux, tels que les incendies, les épidémies, les épizooties, en provoquant aussi, dans ces deux derniers cas, l'intervention des administrations de département et de district.

La loi de 1837 maintint au maire, presque dans les mêmes termes, les mêmes attributions. Toutefois les arrêtés du maire devaient, d'après les dispositions de cette loi, être immédiatement adressés au sous-préfet, et le préfet pouvait en annuler ou en suspendre l'exécution ; le contrôle de l'autorité sur l'usage des pouvoirs sanitaires municipaux se trouvait ainsi rendu plus effectif et plus précis.

Lors de l'élaboration de la loi du 5 avril 1884, M. de Marcère, dans son rapport à la Chambre des députés, rappela que le maire était investi du soin d'assurer « l'ordre, la salubrité, la viabilité », mais il déclara que cette attribution avait à ses yeux « un caractère mixte » ; pour lui, ce n'était ni une fonction propre à l'autorité municipale, ni une fonction déléguée par l'État ; c'était à la fois l'une et l'autre.

Le principe de cette distinction se retrouve, quoique non exprimé, dans les articles 90, 91 et 92 de la loi elle-même, dont le premier vise les attributions que le maire exerce « sous le contrôle du conseil municipal et la surveillance de l'administration supérieure » (attributions propres), le second celles qu'il exerce simplement « sous la surveillance de l'administration supérieure » (attributions mixtes), le troisième celles dont il est chargé sous l'autorité de l'administration supérieure » (attributions déléguées).

La police municipale fait partie du deuxième groupe, et nous ne pouvons mieux faire que de citer les articles qui lui sont relatifs :

ART. 91. — Le maire est chargé, sous la surveillance de l'administration supérieure, de la police municipale, de la police rurale et de l'exécution des actes de l'autorité supérieure qui y sont relatifs.

ART. 97. — La police municipale a pour objet d'assurer le bon ordre, la sûreté et la salubrité publique. Elle comprend notamment :

1° Tout ce qui intéresse la sûreté et la commodité du passage dans les rues, quais, places et voies publiques, ce qui comprend le nettoiement, l'éclairage, l'enlèvement des encombrements, la démolition ou la réparation des édifices menaçant ruine, l'interdiction de rien exposer aux fenêtres ou aux autres parties des édifices qui puisse nuire par sa chute, ou celle de ne rien jeter qui puisse endommager les passants ou causer des exhalaisons nuisibles ;

2° Le soin de réprimer les atteintes à la tranquillité publique ;

3° Le maintien du bon ordre dans les endroits où il se fait de grands rassemblements d'hommes, tels que foires, marchés, réjouissances et cérémonies publiques, spectacles, jeux, cafés, églises et autres lieux publics ;

4° Le mode de transport des personnes décédées, les inhumations et exhumations, le maintien du bon ordre et de la décence dans les cimetières, sans qu'il soit permis d'établir des distinctions ou des prescriptions particulières à raison des croyances ou du culte du défunt ou des circonstances qui ont accompagné sa mort ;

5° L'inspection sur la fidélité du débit des denrées qui se vendent au poids ou à la mesure, et sur la salubrité des comestibles exposés en vente ;

6° Le soin de prévenir, par des précautions convenables, et celui de faire cesser, par la distribution des secours nécessaires, les accidents et les fléaux calamiteux, tels que les incendies, les inondations, les maladies épidémiques ou contagieuses, les épizooties, en provoquant, s'il y a lieu, l'intervention de l'administration supérieure ;

7° Le soin de prendre provisoirement les mesures nécessaires contre les aliénés dont l'état pourrait compromettre la morale publique, la sécurité des personnes ou la conservation des propriétés ;

8° Le soin d'obvier ou de remédier aux événements fâcheux qui pourraient être occasionnés par la divagation des animaux malfaisants ou féroces.

Ce texte, qui reproduit d'ailleurs en grande partie les textes antérieurs, ne faisait que confirmer le maire dans son rôle d'organe principal de la réglementation sanitaire de la commune.

Les actes qu'il accomplissait à ce titre étaient régis, aux termes de l'article 95 de loi, par des règles identiques à celles que formulait la loi de 1837 :

« Les arrêtés pris par le maire sont immédiatement adressés au sous-préfet, ou, dans l'arrondissement chef-lieu du département, au préfet.

Le préfet peut les annuler ou en suspendre l'exécution.

Ceux de ces arrêtés qui portent règlement permanent ne sont exécutoires qu'un mois après la remise de l'ampliation constatée par les récépissés délivrés par le sous-préfet ou le préfet.

Néanmoins, en cas d'urgence, le préfet peut en autoriser l'exécution immédiate (Art. 95, loi du 5 avril 1884).

C'est en présence de ces textes que se trouvaient les législateurs de 1902.

Ils ont sanctionné à leur tour le principe de la compétence du maire pour l'exercice du pouvoir de réglementation en matière sanitaire, mais leur intervention eût été inutile s'ils s'en étaient simplement tenus là. Et ce qui la rendait précisément nécessaire, c'est que, pour des raisons diverses, la législation de 1884 n'avait pas donné sur ce point les résultats qu'on pouvait en attendre, comme le ministre de l'Intérieur s'en est expliqué dans l'importante circulaire qu'il a adressée aux préfets, le 30 mai 1903, pour l'exécution des articles 1, 2 et 3 de la loi de 1902. Après avoir rappelé l'article 97 de la loi du 5 avril 1884, cette circulaire s'exprimait ainsi :

L'expérience a montré l'inefficacité de cette disposition. Lorsqu'il eût fallu protéger la santé publique par des actes ayant le caractère communal, le maire ne le faisait pas, ces actes devant entraîner des dépenses qui n'étaient pas obligatoires, et qu'il ne tentait même pas de proposer au conseil municipal. Quant aux mesures qu'il eût été utile d'imposer aux individus et à la propriété privée, elles se heurtaient à une jurisprudence si restrictive que la défense de l'intérêt général était impossible. L'article 97 créait donc au maire des obligations qu'il était dans l'impuissance d'exécuter. Il était nécessaire que le législateur renouvelât et précisât l'expression de sa volonté.

Aussi, tout en proclamant une fois de plus le principe, la loi de 1902 a-t-elle entouré l'exercice du pouvoir réglementaire des maires, pour ce qui concerne l'hygiène et la salubrité communales, de précautions diverses.

D'abord, elle a prescrit obligatoirement aux maires d'en faire usage.

Puis elle a institué toute une procédure destinée à le régulariser et à l'éclairer, procédure qui implique l'avis du conseil municipal et du conseil départemental d'hygiène pour aboutir à l'approbation du préfet.

En même temps, — ayant ainsi assuré et garanti son bon fonctionnement, — elle en a déterminé l'objet avec une ampleur et une précision nouvelles.

Qu'est devenu, dans ce système, le caractère des attributions réglementaires du maire à cet égard? Attributions *propres*, *mixtes* ou *déléguées*? — La question serait quelque peu oiseuse, si elle n'avait pour but de nous éclairer sur les tendances générales — bien que peut-être non expressément formulées — de la législation nouvelle.

Et l'on ne peut nier, en effet, que la nécessité de l'approbation préfectorale pour les règlements sanitaires communaux n'incline fortement le caractère des attributions réglementaires du maire en matière sanitaire vers celui d'attributions *déléguées*, et la notion même de la réglementation sanitaire vers celle d'une réglementation non pas de simple intérêt local, mais d'*intérêt général.*

Le sens de cette évolution est trop conforme à ce que nous savons de la solidarité sanitaire de toutes les parties du territoire pour que — sans y insister davantage — nous n'ayons pas cru devoir cependant la signaler.

OBLIGATION POUR LES MAIRES DE PRENDRE DES ARRÊTÉS PORTANT RÈGLEMENT SANITAIRE. — Le maire « *est tenu* », aux termes de l'article 1er de la loi, de déterminer, dans les conditions et limites fixées par ce texte, les précautions et prescriptions nécessaires à la protection de la santé publique dans la commune.

Il ne doit donc plus y avoir en France *une seule commune dépourvue de règlement sanitaire*, et, par suite, privée de protection légale contre les causes d'infection ou d'insalubrité.

Certains adversaires de la loi avaient proposé, au cours de son élaboration, de limiter aux communes atteignant un certain chiffre de population l'obligation du règlement sanitaire. Mais le président du Conseil Waldeck-Rousseau et le commissaire du Gouvernement Brouardel s'y opposèrent énergiquement. « Ce sont, disait le premier, les petites communes qui ont, plus encore que les grandes, besoin d'être ramenées à l'observation et au sentiment de certaines règles de la santé publique. » Et Brouardel ajoutait : « Nous sommes solidaires les uns des autres, sur toute l'étendue du territoire, et si, à côté d'une grande ville où l'on prend des mesures, où l'on fait de grandes dépenses pour assainir, il se trouve des localités où l'on méconnait les lois de l'hygiène, cette grande ville sera par solidarité, par contact en quelque sorte, victime de la négligence de sa voisine. »

D'après l'article 2 (§ 2) de la loi, c'était *dans le délai d'un an* à partir de sa promulgation que les maires devaient avoir pris leur règlement sanitaire. Passé ce délai, la sanction de l'obligation consistait dans le droit pour le préfet d'en imposer un d'office à la commune intéressée, le conseil départemental d'hygiène entendu.

La circulaire du 30 mai 1903 a d'abord prescrit aux préfets de ne pas se montrer rigoureux dans l'application du délai prévu. Le point de départ en était considéré comme prorogé, en principe, jusqu'au jour où les municipalités se trouvaient saisies des instructions ministérielles, et mises en mesure par ce fait de manifester soit leur intention d'appliquer la loi, soit un mauvais vouloir ou une indifférence dont il serait nécessaire d'avoir raison.

« C'est seulement, disait la circulaire, au cas où vous rencontreriez de la part d'un magistrat municipal une résistance ou un mauvais vouloir évidents que vous feriez usage du droit qui vous est reconnu par le paragraphe 2 de l'article 3, *in fine*, et qui, au cas où une commune n'aurait pas de règlement sanitaire dans le délai d'un an à partir de la promulgation de la loi, vous permet de lui en imposer un d'office, le conseil départemental entendu.

Bien que l'article 2 de la loi du 15 février 1902 ne le rappelle pas expressément, votre intervention pour imposer d'office à une commune un règlement sanitaire devra être précédée, comme le prévoit la loi municipale dans son article 99, d'une mise en demeure préalable. »

Mais ce libéralisme n'excluait pas la ferme volonté d'assurer l'exécution des prescriptions légales.

L'expérience ne tarda pas à montrer, en effet, que l'utilité de la réglementation prescrite n'était pas également comprise sur tous les points du territoire, et que l'apathie ou l'indifférence de certaines administrations municipales entraînaient de fâcheux retards dans la promulgation des arrêtés sanitaires.

Les inconvénients d'une telle lenteur, qui ajournait indéfiniment la réalisation de mesures ordonnées par la loi, et dont pouvait dépendre à de certains moments la santé et la vie des individus, ne pouvaient manquer d'apparaître.

On en connaît déjà plus d'un exemple, qu'il n'est pas superflu de rappeler.

Dans une grande ville de l'Ouest, dont le maire n'avait pas encore pris son règlement sanitaire au commencement de l'année 1905, éclate à ce moment une violente épidémie de fièvre typhoïde. L'opinion s'émeut et réclame des mesures de défense immédiates. Le maire improvise tout aussitôt un arrêté sanitaire, et réclame du préfet l'approbation d'urgence, que ce dernier ne croit pouvoir lui refuser, tout en formulant des réserves. Mais ni le conseil municipal, ni le conseil départemental d'hygiène n'avaient pu être consultés, — malgré les termes impératifs de la loi, — dans un aussi court délai. Aussi s'aperçut-on, quand il fallut passer à l'exécution, que cet arrêté « impromptu » était nul et sans valeur, comme ayant été pris en violation des formes prévues par la loi ! Et la protection sanitaire de la localité ne put être assurée comme elle aurait dû l'être, s'il eût existé un règlement sanitaire régulier.

Dans une petite ville du Midi, à une date plus récente encore, une femme atteinte de la variole s'enfuit de l'hôpital où elle était soignée; elle va chez elle, contamine sa fillette, qu'il faut conduire à l'hôpital à son tour, et elle y rentre elle-même avec son enfant; mais presque aussitôt elle s'enfuit de nouveau, et, se trouvant d'ailleurs en pleine période éruptive et contagieuse, elle prétend reprendre son genre de vie antérieur, parcourt les boutiques et se rend à plusieurs reprises dans un chantier occupant de nombreux ouvriers, où travaille son mari. — Que faire ? — Le maire télégraphie au ministre de l'Intérieur qui signale la possibilité d'appliquer d'office, vu l'urgence, dans les conditions de l'article 3 de la loi, les mesures qui ont dû être prescrites par le règlement sanitaire en ce qui concerne l'isolement des malades contagieux. Mais le règlement sanitaire n'existait pas ! Il n'avait pas été pris jusqu'alors ! Et, faute de pouvoir appliquer les mesures envisagées, la population restait sans défense, — et l'administration municipale extrêmement embarrassée, est-il besoin de le dire? — devant la circonstance imprévue qui venait de se produire ! Les choses s'arrangèrent, — nous ne savons exactement au prix de quelles conséquences pour la santé publique, — mais la nécessité du règlement sanitaire avait été suffisamment démontrée.

Pour prévenir le retour de faits analogues, qui n'auraient pas manqué de se perpétuer, le ministre de l'Intérieur tint heureusement la main à l'accomplissement par les maires et par les préfets des devoirs qui leur incombaient à cet égard, et une lettre ministérielle fut spécialement adressée dans le cours du mois de janvier 1906 à tous les départements dont la totalité des communes ne se trouvaient pas à ce moment en règle avec la loi.

Cette lettre, relative « à l'élaboration des règlements sanitaires municipaux et aux mesures à prendre pour en réaliser dans le moindre délai l'adoption définitive », était ainsi conçue :

Monsieur le préfet, j'ai fait procéder à l'examen attentif des comptes rendus qui m'ont été adressés sur le fonctionnement des services d'hygiène publique dans les départements pendant les deuxième et troisième trimestres 1905.

Cet examen m'a permis de relever, en ce qui concerne l'état d'élaboration des règlements sanitaires communaux prévus par l'article premier de la loi du 15 février 1902, qui ont déjà fait l'objet des observations contenues dans ma lettre du 31 mai 1905, quelques retards ou lacunes sur lesquels j'appelle à nouveau votre attention.

Quels que soient les motifs du retard, j'estime que le moment est venu d'y mettre un terme, plus de deux années s'étant écoulées actuellement depuis l'envoi de mes instructions relatives à l'élaboration des arrêtés sanitaires communaux et des règlements modèles préparés par le Comité consultatif d'hygiène publique de France.

Je vous invite en conséquence, à procéder, conformément à l'article 2 de la loi du 15 février 1902, à l'égard de chacune des municipalités retardataires, c'est-à-dire à leur adresser d'urgence une mise en demeure tendant à la présentation du règlement, et, si cette mise en demeure n'est pas suivie d'effet dans le délai d'un mois, à leur imposer d'office un règlement sanitaire par arrêté spécial (et non collectif) après avis du Conseil d'hygiène départemental.

D'autre part, une partie seulement des règlements qui vous ont été présentés ont reçu votre approbation jusqu'à ce jour.

Ce fait peut provenir d'un retard émanant soit de la sous-préfecture ou de la commission sanitaire compétente, soit du conseil d'hygiène départemental, soit de vos propres bureaux. Dans l'un ou l'autre cas, je vous prie de donner des instructions pour que l'examen des règlements présentés soit désormais conduit aussi rapidement que possible. Pour les règlements dont le rejet vous serait proposé par le conseil départemental, vous auriez à examiner si vous ne devriez pas procéder immédiatement par voie de mise en demeure et d'imposition d'office, comme il est dit ci-dessus.

Mon but est d'obtenir que toutes les communes de France soient en possession, dans le plus bref délai, de l'arrêté sanitaire dont l'obligation résulte de la loi sur la protection de la santé publique.

Je vous recommande particulièrement de faire le nécessaire à cet égard en ce qui concerne votre département, conformément aux instructions qui précèdent, et de me faire part de leur exécution dans le compte rendu du fonctionnement des services d'hygiène pendant le quatrième trimestre 1905, pour lequel des formules imprimées vous ont été adressées dernièrement.

Certaines municipalités préférèrent, comme le prévoyait la lettre ministérielle, — de crainte de heurter les habitudes des populations et d'en porter la responsabilité au point de vue électoral, — se voir imposer des règlements d'office. Mais, quoi qu'il en soit, à l'heure actuelle, l'élaboration de la réglementation sanitaire peut être considérée comme entièrement parachevée.

DROIT POUR LE PRÉFET DE PRENDRE DES RÈGLEMENTS SANITAIRES POUR L'ENSEMBLE DU DÉPARTEMENT OU POUR PLUSIEURS COMMUNES. — En outre de la faculté qui lui appartient d'imposer d'office un règlement sanitaire à une commune, aux lieu et place du maire défaillant, le préfet conserve le pouvoir réglementaire que lui reconnaît l'article 99 de la loi du 5 avril 1884, dès qu'il s'agit de l'ensemble du département ou de plusieurs communes.

Le premier paragraphe de l'article 2 de la loi de 1902 stipule que « les règlements sanitaires communaux ne font pas obstacle aux droits conférés au préfet par l'article 99 de la loi du 5 avril 1884 », et ce dernier texte est comme suit : « Les pouvoirs qui appartiennent au maire en vertu de l'article 91 ne font pas obstacle au droit du préfet de prendre pour toutes les communes du département ou pour plusieurs d'entre elles, et dans tous les cas où il n'y aurait pas été pourvu par les autorités municipales, toutes mesures relatives au maintien de la salubrité, de la sûreté et de la tranquillité publiques. Ce droit ne pourra être exercé à l'égard d'une seule commune qu'après une mise en demeure au maire restée sans résultat. »

Les dispositions combinées de ces deux articles, dit la circulaire aux préfets du 30 mai 1903, confirment votre droit de prendre en tout état de cause des arrêtés de salubrité, visant soit plusieurs communes de votre département, soit toutes les communes, et ce procédé pourra être employé notamment lorsqu'il sera reconnu nécessaire, pour combattre une cause d'insalubrité commune à toute une région, de formuler, pour cette partie du territoire, une réglementation uniforme.

PROCÉDURE D'ÉLABORATION DU RÈGLEMENT SANITAIRE COMMUNAL. — Contrairement aux arrêtés ordinaires, qui sont pris par le maire seul et ne peuvent qu'être annulés ou suspendus par le préfet (art. 95 de la loi du 5 avril 1884), les arrêtés sanitaires doivent être pris après avis du conseil municipal (art. 1er), et sont ensuite subordonnés à l'approbation du préfet, sur l'avis du Conseil départemental d'hygiène (art. 2).

La circulaire du 30 mai 1903 a posé les règles qui doivent être suivies en ce qui concerne ces avis et cette approbation :

Dans la pratique, les maires devront donc, après avoir dressé leur projet de règlement sanitaire, le soumettre à l'examen du conseil municipal, qui pourra soit l'approuver, soit le désapprouver, soit y demander diverses modifications. L'avis défavorable émis ou les modifications demandées par le conseil municipal ne sont d'ailleurs pas obligatoires pour le maire, qui reste libre de maintenir son texte primitif ou de ne le modifier que dans la mesure qu'il juge utile, la loi exigeant à cet égard l'avis, et non l'approbation, du conseil. La délibération prise par l'assemblée communale devra être transmise au sous-préfet ou au préfet, en même temps que l'arrêté lui-même, et pourra être prise en considération dans la suite de l'instruction.

La loi donne mandat au Conseil départemental d'hygiène de formuler un avis touchant l'approbation de l'arrêté du maire. Faut-il en conclure que cette assemblée doit être saisie directement de tous les règlements émanant des diverses communes du département ? Cette manière de procéder aurait le grave inconvénient de créer un encombrement aussi contraire à la bonne expédition des affaires qu'à leur sérieux examen. D'autre part, il y aurait grand intérêt à ce que les commissions sanitaires fussent associées à ce travail. Il conviendra donc de faire préalablement examiner par chacune de ces commissions les arrêtés pris dans les communes de sa circonscription. MM. les sous-préfets centraliseront les arrêtés, en dirigeront l'examen par les commissions sanitaires qu'ils président, et vous les transmettront avec leurs propositions. Vous recevrez ainsi des dossiers régulièrement constitués, déjà examinés, et classés comme suit : 1re catégorie : arrêtés à adopter; 2e catégorie : arrêtés à modifier ; 3e catégorie : arrêtés à rejeter. Dès lors le conseil départemental pourra former rapidement son opinion sur chacun des cas.

Les avis du conseil départemental seront : ou favorables à l'approbation ; ou favorables sous réserves ; ou défavorables. Dans ces deux derniers cas, vous userez de votre influence auprès des maires pour les amener à vous présenter un nouveau texte, qui sera soumis à la même procédure que le premier, mais dont l'examen sera sans doute beaucoup plus rapide.

La méconnaissance des règles posées par la loi, au point de vue de la procédure d'élaboration des règlements sanitaires communaux, entacherait gravement la validité de ces derniers, et l'on doit considérer qu'il s'agit là de formalités substantielles, à défaut desquelles les arrêtés pris irrégulièrement seraient inopérants et dépourvus de sanctions.

Plusieurs décisions de jurisprudence ont déjà statué dans ce sens. L'une émane du tribunal civil de Lisieux (jugement du 14 février 1906) (1). Elle rappelle en premier lieu le principe que les tribunaux

(1) Voy. le texte complet de ce jugement dans la *Revue pratique d'hygiène municipale*, année 1906, p. 507. Berger-Levrault, Paris.

civils ont le droit « de rechercher si les actes administratifs ou les actes relatifs à leur exécution ne sont pas contraires aux lois, s'ils sont revêtus des formes légales, si les fonctionnaires publics sont investis d'attributions régulières et s'ils sont toujours restés dans les limites de leurs attributions » ; et, en second lieu, décide que l'inobservation des prescriptions de l'article 2 de la loi du 15 février 1902, en ce qui concerne l'avis à donner par le Conseil départemental d'hygiène sur les règlements sanitaires communaux, rend inopérants les arrêtés préfectoraux d'approbation intervenus au sujet de ces règlements.

« Attendu, dit le jugement à cet égard, que l'article 2 de la loi du 15 février 1902 impose aux maires des communes l'obligation d'établir, sous forme d'arrêtés municipaux et après avis du conseil municipal, des règlements sanitaires pour protéger la santé publique de leur commune; que l'article 2 de cette même loi dispose que ces arrêtés municipaux seront approuvés par l'autorité préfectorale, après avis du Conseil départemental d'hygiène ;

« Attendu que l'avis préalable de ce conseil constitue une formalité substantielle de la validité de l'arrêté préfectoral d'approbation ; que ce point de droit ne saurait faire doute ; qu'en effet la circulaire ministérielle du 30 mai 1903 adressée aux préfets contient le passage suivant : « Les avis du « Conseil départemental seront ou favorables à l'approbation, ou favorables « avec réserve ou défavorables ; dans ces deux cas, vous userez de votre « influence auprès des maires pour les amener à présenter un nouveau texte, « qui sera soumis à la même procédure que le premier, mais dont l'examen « sera sans doute plus rapide » ;

« Attendu qu'il ressort avec évidence de cette circulaire que l'arrêté préfectoral d'approbation ne peut être que la sanction de l'avis favorable du Conseil départemental d'hygiène ;

« Attendu que les arrêtés préfectoraux des 14 novembre 1903 et 26 juin 1902 ne font nulle mention d'un avis du Conseil départemental d'hygiène du Calvados ; que, dans ces conditions, le tribunal a demandé qu'il lui fût justifié des avis du Conseil ; qu'il ressort des documents produits par la préfecture que le premier règlement sanitaire de Lisieux a été remis au Conseil départemental dans la séance du 26 octobre 1903, et qu'avant de donner son avis le Conseil a nommé une commission de trois de ses membres pour étudier le règlement qui lui était remis ; que ni cette commission, ni le Conseil départemental n'ont encore formulé d'avis ; que bien plus les modifications apportées par M. le maire de Lisieux aux articles 118 et 194 du règlement n'ont jamais été soumises au Conseil, ainsi qu'il appert d'une lettre de M. le préfet en date du 9 de ce mois ;

« Attendu que ces inobservations des prescriptions de la loi du 15 février 1902 rendent inopérants les arrêtés préfectoraux ci-dessus visés ; qu'il s'ensuit que les arrêtés municipaux des 15 août 1903 et 31 mai 1905 sont demeurés des actes administratifs qui ne pouvaient être mis en vigueur et dont l'exécution ne pouvait légalement être poursuivie (1)....

(1) Il s'agissait d'une action en dommages-intérêts dirigée contre un inspecteur

Une autre décision dans le même sens fut rendue par le tribunal correctionnel de Versailles, le 26 mai 1906, sur appel formé devant lui contre une condamnation prononcée par le tribunal de simple police de Saint-Germain-en-Laye, pour infraction au règlement sanitaire pris par le maire de cette ville. Le jugement dont il était appelé fut mis à néant, pour le motif qu'un règlement sanitaire est dépourvu de sanction pénale lorsque, contrairement à la loi du 15 février 1902, il n'a pas été précédé de l'avis du Conseil départemental d'hygiène Voici d'ailleurs le texte de cette décision :

Le Tribunal,

Attendu que L. est appelant et poursuivi et a été condamné pour avoir contrevenu à l'arrêté de M. le maire de la ville de Saint-Germain-en-Laye, en date du 29 décembre 1903, portant règlement sanitaire municipal ;

Mais attendu qu'aux termes de l'article 471, § 15, du Code pénal, l'infraction aux règlements administratifs ou municipaux n'est punissable qu'autant que ceux-ci ont été légalement faits ;

Or, attendu qu'aux termes de l'article 2 de la loi du 15 février 1902, relative à la protection de la santé publique, les règlements sanitaires communaux sont approuvés par le préfet, après avis du Conseil départemental d'hygiène ; qu'en outre il est disposé par l'article 21 de la loi du 15 février 1902 susvisée, que les conseils d'hygiène départementaux et les commissions sanitaires doivent être consultés sur les règlements sanitaires communaux ;

Or, attendu que rien, soit dans le texte de l'arrêté municipal du 29 décembre 1903, soit dans une autre pièce du dossier, ne démontre qu'il ait été satisfait au prescrit des articles 2 et 21 de la loi du 15 février 1902 ; que, dès lors, et sans qu'il y ait lieu de statuer sur les autres moyens présentés par L., celui-ci ne saurait être astreint par une sanction pénale à l'exécution de l'arrêté dont il s'agit ;

Par ces motifs,

Met à néant le jugement dont est appel ; décharge L. de toutes les condamnations contre lui prononcées, et le renvoie des fins de la poursuite sans dépens.

On voit par ce double exemple l'importance qui s'attache à la stricte observation des règles formulées par la loi pour l'élaboration de la réglementation sanitaire communale.

Il faut ajouter que *cette remarque ne s'applique pas seulement aux arrêtés municipaux d'une portée générale* qui ont dû être pris, sur l'ensemble des matières prévues à l'article 1er de la loi du

sanitaire et contre la ville de Lisieux, dont il était le préposé, à raison de saisies de viandes prétendues abusives. Le tribunal, bien que saisi d'un déclinatoire de compétence du préfet du Calvados, basé sur le caractère prétendument *administratif* des actes accomplis, se déclara compétent pour le motif que l'inspecteur sanitaire avait engagé sa responsabilité personnelle, notamment en procédant en vertu d'*actes administratifs imparfaits*.

15 février 1902 à titre de première application de cette loi, mais aussi à *tous les arrêtés modificatifs ou complémentaires* qui pourront intervenir désormais *sur les mêmes matières*.

Les règles formulées n'ont pas seulement en vue *un règlement sanitaire pris une fois pour toutes*, mais le texte de la loi porte : « Dans toute commune, le maire est tenu, afin de protéger la santé publique, de déterminer, après avis du conseil municipal, et sous forme d'*arrêtés municipaux* (*au pluriel*) portant règlement sanitaire : 1° les précautions à prendre.... » ; 2° les prescriptions destinées....

Toutes les fois donc que le maire exercera son pouvoir réglementaire sur un objet rentrant dans les précautions ou les prescriptions énumérées par les paragraphes 1 et 2, il devra prendre l'avis du conseil municipal et soumettre son arrêté à l'approbation du préfet, qui provoquera l'avis du Conseil départemental d'hygiène. Faute d'observer ces formalités, l'acte réglementaire serait, comme nous venons de le voir, dépourvu de toute validité et partant de toute sanction.

Faculté d'adoption de règlements sanitaires identiques pour les communes qui se seront constituées en syndicats dans le but d'exécuter les mesures sanitaires. — Le dernier paragraphe de l'article 2 de la loi de 1902 prévoit que, dans le cas où plusieurs communes auraient fait connaître leur volonté de s'associer conformément à la loi du 22 mars 1890 sur les syndicats de communes (1) pour l'exécution des mesures sanitaires, elles pourront adopter les mêmes règlements, qui leur sont rendus applicables suivant les formes prévues par la dite loi.

(1) Texte de la loi du 22 mars 1890 sur les syndicats de communes :

Article unique. — Il est ajouté à la loi du 5 avril 1884 un titre ainsi conçu :

TITRE VIII. — DES SYNDICATS DE COMMUNES.

Art. 169. — Lorsque les conseils municipaux de deux ou de plusieurs communes d'un même département ou de deux départements limitrophes ont fait connaître, par des délibérations concordantes, leur volonté d'associer les communes qu'ils représentent en vue d'une œuvre d'utilité intercommunale, et qu'ils ont décidé de consacrer à cette œuvre des ressources suffisantes, les délibérations prises sont transmises par le préfet au ministre de l'Intérieur, et, s'il y a lieu, un décret rendu en Conseil d'État autorise la création de l'association, qui prend le nom de syndicat de communes.

D'autres communes que celles primitivement associées peuvent être admises, avec le consentement de celles-ci, à faire partie de l'association. Les délibérations prises à cet effet par les conseils municipaux de ces communes et des communes déjà syndiquées sont approuvées par décret simple.

Art. 170. — Les syndicats des communes sont des établissements publics investis de la personnalité civile.

Les lois et règlements concernant la tutelle des communes leur sont applicables.

Dans le cas où les communes syndiquées font partie de plusieurs départements, le syndicat ressortit à la préfecture du département auquel appartient la commune siège de l'association.

Art. 171. — Le syndicat est administré par un comité....

La mise en œuvre de la nouvelle législation sanitaire fournira sans doute aux municipalités l'occasion de faire usage de la loi de 1890, notamment en matière de travaux d'assainissement tels qu'adduction d'eaux, construction de réseaux d'égouts, etc., travaux que la réunion des communes en syndicats permettra souvent de réaliser à moindres frais et dans de meilleures conditions.

La circulaire du 30 mai 1903 a invité les préfets à diriger dans cette voie les municipalités qui manifesteraient le désir de la suivre et à signaler à celles qui seraient à même d'en profiter les avantages qu'elles pourraient en retirer.

OBJET DU RÈGLEMENT SANITAIRE COMMUNAL. — D'après les dispositions de l'article 1er de la loi du 15 février 1901, qui sont fondamentales à cet égard, les règlements sanitaires doivent déterminer :

1° Les précautions à prendre en exécution de l'article 97 de la loi du 5 avril 1884 pour prévenir ou faire cesser les maladies transmissibles, visées à l'article 4 de la présente loi, spécialement les mesures de désinfection ou même de destruction des objets à l'usage des malades et qui ont été souillés par eux, et généralement des objets quelconques pouvant servir de véhicule à la contagion.

Art. 172. — La commune siège du syndicat est fixée par le décret d'institution, sur la proposition des communes syndiquées.

Les règles de la comptabilité des communes s'appliquent à la comptabilité des syndicats.

. . . .

Art. 177. — Le budget du syndicat pourvoit aux dépenses de création et d'entretien des établissements ou services pour lesquels le syndicat est consitué.

Les recettes de ce budget comprennent :

1° La contribution des communes associées. Cette contribution est obligatoire pour lesdites communes pendant la durée de l'association et dans la limite des nécessités du service telle que les délibérations initiales des conseils municipaux l'ont déterminée. Les communes associées pourront affecter à cette dépense leurs ressources ordinaires ou extraordinaires disponibles. Elles sont, en outre, autorisées a voter, à cet effet, cinq centimes spéciaux;

2° Le revenu des biens, meubles ou immeubles, de l'association;

3° Les sommes qu'elle reçoit des administrations publiques, des associations, des particuliers, en échange d'un service rendu;

4° Les subventions de l'État, du département et des communes;

5° Les produits des dons ou legs.

Copie de ce budget et des comptes du syndicat sera adressée chaque année aux conseils municipaux des communes syndiquées.

Les conseillers municipaux de ces communes pourront prendre communication des procès-verbaux des délibérations du comité et de la commission de surveillance.

Art. 178. — Le syndicat peut organiser des services intercommunaux autres que ceux prévus au décret d'institution, lorsque les conseils municipaux des communes associées se sont mis d'accord pour ajouter ces services aux objets de l'association primitive. L'extension des attributions du syndicat doit être autorisée par décret rendu dans la même forme que le décret d'institution.

Art. 179. — Le syndicat est formé soit à perpétuité, soit pour une durée déterminée par le décret d'institution.

. . . .

2° Les prescriptions destinées à assurer la salubrité des maisons et de leurs dépendances, des voies privées, closes ou non à leurs extrémités, des logements loués en garni et des autres agglomérations, quelle qu'en soit la nature, notamment les prescriptions relatives à l'alimentation en eau potable ou à l'évacuation des matières usées.

Il en résulte, comme nous l'avons déjà dit plus haut, une double conséquence : d'une part l'arrêté sanitaire pris à titre de première application de la loi doit réglementer les divers points inclus dans ces définitions d'ordre général ; d'autre part, dans l'avenir, tous les arrêtés municipaux dont l'objet rentrera dans les mêmes catégories de mesures devront être soumis aux formalités spéciales d'avis compétents et d'approbation préfectorale, que nous avons déjà envisagées.

Il est bien évident que la généralité des formules de l'article 1er laisse toute latitude aux autorités municipales pour modeler le détail des prescriptions édictées sur les besoins réels de chaque localité.

Le principe qui domine l'application de l'article 1er de la loi, comme toute cette matière, c'est en effet celui de la *variabilité* des règlements sanitaires suivant les nécessités locales. Il était impossible au législateur de déterminer expressément les conditions de la salubrité dans chaque commune, et le rapporteur de la loi à la Chambre, M. Langlet, le disait nettement dans son rapport :

« Partout, les principes qui doivent permettre à l'homme de vivre dans de bonnes conditions de salubrité sont les mêmes, mais les applications doivent varier avec les conditions locales innombrables. Aussi a-t-on pensé qu'il vaudrait mieux laisser à la commune la liberté de faire son règlement sanitaire comme elle fait ses arrêtés de police, mais en rendant le règlement sanitaire obligatoire. »

Les règlements sanitaires doivent, notamment, être différents, suivant qu'il s'agit des petites ou des grandes communes. M. Waldeck-Rousseau, président du Conseil, s'exprimait ainsi à cet égard dans la séance du Sénat du 20 décembre 1900 : « J'ai hâte de dire que, dans les communes de 500 ou de 1 000 habitants, où l'agglomération est souvent peu considérable par suite de la dispersion de la population, lorsqu'il s'agira de prescrire certaines mesures nécessitées surtout par l'agglomération des habitants, il est clair que ce seront des mesures en quelque sorte élémentaires... »

Cette distinction a été spécialement retenue par le ministère de l'Intérieur et le Conseil supérieur d'hygiène.

Il avait été spécifié, en effet, dans les travaux préparatoires de la loi, que « des instructions ministérielles, déterminées sur l'avis du Comité consultatif d'hygiène publique de France », seraient adressées aux municipalités en vue de les diriger dans la rédaction de ces règlements. L'Administration a invité le Comité consultatif à en établir *deux modèles destinés, le premier aux villes* (*règlement modèle* A), *le second aux communes rurales* (*règlement modèle* B).

Les règlements modèles ont été élaborés et transmis par le ministre aux préfets comme annexes de la circulaire du 30 mai 1903. Ils ne constituent d'ailleurs, ainsi qu'avaient soin de le spécifier les instructions ministérielles, que des *moyens de travail* mis à la disposition des administrations communales, et la forme n'en est nullement obligatoire. A chaque municipalité a été laissé le soin d'adapter aux circonstances locales les prescriptions qui s'y trouvent formulées, ou d'adopter, si elle le préférait, le texte même du modèle.

« Aucune n'oubliera toutefois, disait la circulaire, que l'*objet* de certaines dispositions est essentiel et ne saurait être passé sous silence dans la réglementation à faire, sans que celle-ci cessât d'être conforme à la loi. Le texte de l'article premier est à cet égard explicite. L'arrêté qui négligerait de donner satisfaction à une partie quelconque de ce texte exposerait la municipalité à la sanction établie par l'article 2, lequel autorise le préfet à imposer d'office à la commune une réglementation conforme à la loi. »

La forme même des règlements modèles s'inspire de la pensée qui a inspiré ce dernier paragraphe, et comprend, à l'image de l'article 1er de la loi, deux divisions essentielles, ou, si l'on veut, deux groupements essentiels de dispositions : d'une part, la *salubrité*; d'autre part, la *prophylaxie*. Cette distinction, nettement établie, dans le règlement modèle A, existe également, bien que moins apparente, dans le règlement modèle B.

Le modèle A est applicable aux villes, bourgs ou agglomérations urbaines. Adopté par le Comité supérieur d'hygiène publique de France sur le rapport du Dr A.-J. Martin, il comprend quatre titres — visant : 1° la salubrité ; 2° la prophylaxie des maladies transmissibles ; 3° les dispositions générales ; 4° les pénalités ; — et que la circulaire du 30 mai 1903 analyse dans les termes suivants :

« Sous le titre I, sont rangées tout d'abord les prescriptions relatives à la salubrité des habitations, notamment au point de vue de l'aération et de l'éclairage, et les règles particulières applicables aux pièces destinées à l'habitation, aux caves, aux sous-sols, aux rez-de-chaussée et étages, à la hauteur des maisons, aux cours et courettes, aux escaliers et au chauffage. Les dispositions relatives à l'alimentation en eau et à l'évacuation des matières usées viennent ensuite; elles sont des plus importantes pour l'assainissement général du territoire. Elles visent notamment la distribution des eaux de boisson ou de lavage, la surveillance des puits et des citernes, les précautions à prendre pour combattre les causes d'humidité, les règles à suivre pour assurer la bonne évacuation des résidus de la vie, l'étanchéité des fosses d'aisances, l'interdiction des puits et puisards absorbants. Enfin l'un des derniers articles du titre I traite du permis de construction rendu obligatoire par l'article 11 de la loi pour les immeubles nouveaux, dans les villes de plus de 20 000 habitants.

« Le titre II est relatif à la prophylaxie des maladies transmissibles. Il vise notamment l'isolement et le transport des malades, la désinfection des locaux ainsi que celle des objets souillés et des déjections ou excrétions, la sortie des malades après guérison, les refuges et asiles, les procédés de désinfection, les précautions à prendre à l'égard des cadavres de personnes décédées de maladies contagieuses.

« Le titre III réunit sous le titre de « dispositions générales » des prescriptions relatives à la surveillance des eaux de boisson distribuées dans les cafés et restaurants, à l'installation des lavoirs, à l'utilisation des matières de vidange dans la culture, à l'application du règlement aux établissements collectifs et aux services ou édifices publics, ainsi qu'au délai accordé pour l'exécution de certaines des injonctions formulées.

« Enfin le titre IV rappelle, par un article unique, les pénalités qui constituent la sanction du règlement, conformément au titre IV de la loi. »

Voici le texte de ce règlement :

A

Règlement sanitaire municipal applicable aux villes, bourgs ou agglomérations.

TITRE I. — SALUBRITÉ.

Règles générales de salubrité des habitations.

ARTICLE PREMIER. — Les habitations seront aérées et éclairées largement. Leurs revêtements intérieurs seront maintenus en état de propreté parfaite. Elles seront munies de moyens d'évacuation des eaux pluviales, des eaux ménagères et des matières usées.

Pièces destinées à l'habitation.

ART. 2. — Toute pièce pouvant servir à l'habitation soit de jour, soit de nuit, c'est-à-dire toute pièce dans laquelle le séjour peut être habituel de jour ou de nuit, aura une capacité d'au moins 25 mètres.

Elle sera aérée et éclairée directement sur rue ou sur cour par une ou plusieurs baies. L'ensemble de celles-ci présentera une surface d'au moins 2 mètres carrés, et au moins 1 mètre carré en plus pour chaque fois

30 mètres cubes. Ces dimensions pourront avoir une superficie de 1m,50 par chaque fois 20 mètres cubes pour les pièces habitables de l'étage le plus élevé.

Art. 3. — Les jours de souffrance ne pourront jamais être considérés comme baies d'aération.

Caves.

Art. 4. — Les caves ne pourront servir à l'habitation de jour ou de nuit. Elles seront toujours ventilées par des soupiraux communiquant avec l'air extérieur.

Il est interdit d'ouvrir une porte ou trappe de communication avec une cave dans une pièce destinée à l'habitation de nuit.

Sous-sols.

Art. 5. — Les sous-sols destinés à l'habitation de jour auront chacune de leurs pièces aérée et éclairée au moyen de baies ouvrant sur rue ou sur cour et ayant les dimensions indiquées à l'article 2.

L'habitation de nuit est interdite dans les sous-sols.

Rez-de-chaussée et étages.

Art. 6. — Le sol et les murs des locaux du rez-de-chaussée seront séparés des caves ou des terre-pleins par une couche isolante imperméable placée en contre-haut du sol extérieur.

Art. 7. — Dans les bâtiments, de quelque nature qu'ils soient, destinés à l'habitation de jour ou de nuit, la hauteur des pièces ne sera pas inférieure aux dimensions suivantes, mesurées sous plafond : 2m,60 pour le sous-sol ; 2m,80 pour le rez-de-chaussée et l'étage situé immédiatement au-dessus ; 2m,60 pour les autres étages. La profondeur des pièces habitées ne pourra dépasser le double de la hauteur de l'étage.

Art. 8. — A l'étage le plus élevé du bâtiment, la hauteur minima de 2m,60 sera mesurée à la partie la plus haute du rampant. Toute chambre lambrissée aura une surface de plafond horizontal d'au moins 2 mètres. La partie lambrissée comprendra une couche de matériaux protégeant l'occupant, autant que possible, contre les variations atmosphériques.

Hauteur des maisons.

Art. 9. — La hauteur des maisons, mesurée, sur le point milieu de la façade, entre le niveau du trottoir ou le revers du pavé au pied de cette façade et la ligne de faîte de l'immeuble, n'excédera pas les dimensions suivantes, en rapport avec la largeur réglementaire de la voie :

Voies de moins de 12 mètres.....	Hauteur de 6 mètres augmentée d'une dimension égale à la largeur de la voie.
Voies de 12 à 15 mètres..........	Hauteur de 19 mètres.
Voies de 15 mètres et au-dessus..	Hauteur de 20 mètres.

Pour le calcul de la cote de hauteur, toute fraction de mètre de la voie sera comptée pour 1 mètre.

Art. 10. — Lorsque les voies sont en pente, la façade des bâtiments en bordure sera divisée, pour le calcul de la hauteur, en sections ne pouvant dépasser 30 mètres. La cote de hauteur de chaque section sera prise au point milieu de chacune d'elles.

Art. 11. — Pour les bâtiments compris entre des voies d'inégales largeurs ou de niveaux différents, la hauteur de chacune des façades sur rue ne pourra dépasser celle qui est fixée en raison de la largeur ou du niveau de la voie sur laquelle elle s'élève.

Cours et courettes.

Art. 12. — Les cours sur lesquelles prennent jour et air des pièces pouvant servir à l'habitation soit de jour, soit de nuit, auront une surface d'au moins 30 mètres carrés.

Art. 13. — Les cours, dites courettes, sur lesquelles sont exclusivement aérées et éclairées des pièces qui ne peuvent être destinées à l'habitation, auront une surface de 15 mètres carrés au moins.

Art. 14. — Il est interdit de placer des combles vitrés au-dessus des cours ou des courettes, à moins qu'il ne soit établi à la partie supérieure de ces cours ou courettes, ainsi qu'à leur partie inférieure, des prises d'air assurant une ventilation efficace dans toute la hauteur.

Art. 15. — Les vues directes prises dans l'axe de chaque baie des pièces servant à l'habitation de jour et de nuit et donnant sur des cours ne seront pas inférieures à 4 mètres.

Art. 16. — Au dernier étage des bâtiments, les pièces servant à l'habitation de jour ou de nuit peuvent exceptionnellement prendre jour et air sur des courettes.

Escaliers.

Art. 17. — Les escaliers seront aérés et éclairés dans toutes leurs parties.

Chauffage.

Art. 18. — Dans toute pièce habitable contenant une cheminée, celle-ci sera pourvue d'une prise d'air d'amenée de l'air extérieur.

Art. 19. — Les fourneaux de cuisine, fixes ou mobiles, brûlant du bois, du charbon, du coke, du gaz ou des combustibles liquides, seront surmontés d'une hotte raccordée sur un conduit de fumée. Dans le cas contraire, ils devront être efficacement ventilés. Les clefs destinées à régler le tirage de ces conduits de fumée ne pourront jamais être installées de façon à fermer complètement la section de ces conduits.

Art. 20. — Les tuyaux de fumée s'élèveront à 0m,40 au moins au-dessus de la partie la plus élevée de la construction.

Art. 21. — Les prises d'air des calorifères ne pourront se faire qu'à l'extérieur.

Art. 22. — Les appareils de chauffage seront construits et installés de telle sorte qu'il ne s'en dégage, à l'intérieur des pièces habitables, ni fumée ni aucun gaz pouvant compromettre la santé des habitants.

Alimentation d'eau.

Art. 23. — Dans les agglomérations pourvues d'une distribution publique d'eau potable, les habitations en bordure des rues parcourues par une canalisation lui seront reliées par un branchement spécial. Celui-ci desservira, autant que possible les différents étages en cas de locations multiples de ces immeubles, ou tout au moins l'usage de l'eau potable sera assuré à tous les locataires.

Art. 24. — Dans le cas où un immeuble est, en outre, desservi par une canalisation d'eau non potable, cette canalisation sera rendue distincte par une couche de peinture de couleur déterminée, et il n'existera aucune communication dans les maisons entre les deux réseaux de distribution.

Art. 25. — S'il n'existe pas dans l'agglomération de distribution publique d'eau potable, toutes les maisons seront néanmoins pourvues d'eau de lavage.

Art. 26. — Tout appareil de puisage ou de prise d'eau sera établi de telle sorte qu'il ne devienne pas une cause d'humidité pour la construction.

Art. 27. — Les réservoirs d'eau potable auront leurs parois formées de matières qui ne puissent être altérées par les eaux. Le plomb en sera exclu.

Ils seront hermétiquement clos à leur partie supérieure, de façon que les poussières, les liquides ou toutes autres matières étrangères n'y puissent pénétrer.

Ils seront soustraits au rayonnement solaire et éloignés des conduits d'évacuation des eaux ménagères et des matières usées. Leur partie inférieure sera munie d'un robinet de nettoyage.

Ils seront tenus en état constant de propreté.

Art. 28. — Aucun puits ne pourra être utilisé pour l'alimentation privée ou publique, s'il n'est situé à une distance convenable des cabinets et fosses d'aisances, des fumiers et dépôts d'immondices.

Art. 29. — Les parois des puits seront étanches. Ils seront fermés à leur orifice et protégés contre toute infiltration d'eaux superficielles par l'établissement d'une aire en maçonnerie bétonnée, large d'environ 2 mètres, hermétiquement rejointe aux parois des puits et légèrement inclinée du centre vers la périphérie.

Art. 30. — Les puits seront tenus en état constant de propreté. Il sera procédé, en outre, à leur nettoyage ou à leur désinfection, sur injonction du maire après avis conforme du bureau d'hygiène ou de l'autorité sanitaire, dans les conditions prévues à l'article 11 de la loi du 15 février 1901.

ART. 31. — Les puits hors d'usage seront fermés et ceux dont l'usage est interdit à titre définitif seront comblés jusqu'au niveau du sol.

ART. 32. — En cas d'usage de l'eau de citerne pour l'alimentation, les parois de cette citerne et les tuyaux d'amenée seront imperméables.

L'orifice des citernes sera clos et l'eau ne pourra y être puisée qu'à l'aide d'une pompe ou d'un robinet siphoné, suivant le cas. Des dispositions seront prises pour que les premières eaux de pluie ne soient pas versées dans les citernes.

Évacuation des eaux pluviales.

ART. 33. — Des chéneaux et gouttières étanches de dimensions appropriées recevront les eaux pluviales à la partie basse des couvertures, de façon à les diriger rapidement, sans stagnation, vers les orifices des tuyaux de descentes.

ART. 34. — Il est interdit de projeter des eaux usées, de quelque nature qu'elles soient, dans les chéneaux et gouttières.

ART. 35. — Dans les maisons en bordures de rues munies d'égouts, le sol des cours et courettes sera revêtu en matériaux imperméables avec des pentes convenablement réglées pour diriger les eaux pluviales sur les orifices d'évacuation (entrées d'eau).

Les entrées seront munies d'une occlusion hermétique et permanente et raccordées sur les conduits d'évacuation.

Évacuation des eaux et matières usées.

ART. 36. — Dans toute maison, il y aura, par appartement, quelle qu'en soit l'importance, à partir de trois pièces habitables (non compris la cuisine), un cabinet d'aisances installé dans un local éclairé et aéré directement.

Un évier ou un poste d'eau sera annexé à ce cabinet toutes les fois que la canalisation le permettra. Cet évier ou ce poste d'eau comportera un robinet d'amenée pour l'eau de lavage et un vidoir pour l'évacuation des eaux usées.

ART. 37. — Il sera établi, également et dans les mêmes conditions, pour le service des pièces habitables louées isolément ou par groupe de deux, un cabinet d'aisances par cinq pièces habitables, et un poste d'eau autant que possible par dix pièces habitables.

ART. 38. — Dans les établissements à usage collectif, le nombre des cabinets d'aisances sera déterminé en prenant pour base le nombre des personnes appelées à faire usage des cabinets et la durée de séjour de ces personnes dans lesdits établissements.

ART. 39. — Les cabinets d'aisances seront munis de revêtements lisses et imperméables, susceptibles d'être facilement lavés ou blanchis à la chaux. Ils seront suffisamment éclairés et aérés ; leur baie d'aération sera installée de telle sorte qu'elle puisse rester ouverte en permanence.

Art. 40. — Les cabinets d'aisances installés dans les maisons ne communiqueront directement ni avec les chambres à coucher, ni avec les cuisines. En aucun cas ils n'y prendront air ni lumière.

Art. 41. — Dans les agglomérations pourvues d'un réseau d'égouts susceptible de recevoir des matières de vidanges, les habitations des rues desservies par ce réseau y seront reliées par des conduites convenablement établies. Les cabinets d'aisances seront munis d'une cuvette avec occlusion hermétique et permanente; des dispositions y seront prises pour assurer le lavage complet de cette cuvette.

Art. 42. — Lorsque les conduits d'évacuation des matières usées aboutissent à des fosses ou à des tinettes, les cabinets d'aisances pourront être simplement munis d'un vase étanche à occlusion permanente inodore.

Les fosses d'aisances seront rigoureusement étanches.

Art. 43. — Les conduits et canalisations destinés à recevoir les matières des cabinets d'aisances auront leurs revêtements intérieurs lisses, imperméables. Ils seront installés de telle sorte qu'aucune matière n'y puisse séjourner. Les joints seront hermétiques.

Les canalisations seront munies de tuyaux dits d'évent. Ceux-ci seront prolongés au-dessus des parties les plus élevées de la construction; ils seront établis de manière à ne jamais déboucher soit au-dessous, soit à proximité des fenêtres ou des réservoirs d'eau.

Art. 44. — Lorsque les conduits des cabinets d'aisances sont reliés à des égouts publics, chacun d'eux aura à son pied une occlusion hermétique et permanente, disposée de telle sorte qu'aucun reflux de l'air de l'égout ne puisse se faire dans l'habitation.

Art. 45. — Il est interdit de déverser directement ou indirectement dans les cours d'eau aucune matière excrémentitielle.

Art. 46. — Les conduits d'évacuation des éviers, lavabos, vidoirs, bains, etc., s'il existe des égouts publics, seront indépendants de ceux des cabinets d'aisances, et leur raccord avec l'égout sera établi comme pour ces derniers.

Art. 47. — Tous ouvrages appelés à recevoir des matières usées, avec ou sans mélange d'eaux pluviales, d'eaux ménagères ou de tous autres liquides, tels qu'égouts, conduits, tinettes, fosses, puisards, etc., auront leurs revêtements intérieurs lisses et imperméables.

Leurs dimensions seront proportionnées au volume des matières qu'ils reçoivent. Leurs communications avec l'extérieur seront établies de telle sorte qu'aucun reflux de liquides, de matières ou de gaz nocifs ne puisse se produire dans l'intérieur des habitations.

Art. 48. — Il est interdit de jeter, dans les ouvrages destinés à la réception ou à l'évacuation des eaux pluviales, des eaux ménagères et des matières usées, des objets quelconques capables de les obstruer.

Art. 49. — Les puits et puisards absorbants seront interdits.

Art. 50. — Les écuries et étables auront leur sol imperméable. Elles seront convenablement éclairées et aérées. Si leur aération exige des conduits spéciaux, ceux-ci s'élèveront au-dessus du point le plus élevé de la construction.

Les fumiers et purins seront déposés ou recueillis sur des emplacements ou dans des fosses étanches ; ils seront enlevés aussi fréquemment que possible.

Permis de construction (1).

Art. 51. — A dater de la publication du présent règlement, aucun immeuble destiné à l'habitation de jour et de nuit ne pourra être construit s'il ne satisfait pas aux prescriptions qui précèdent.

Les mêmes dispositions seront applicables aux grosses réparations.

Les propriétaires, architectes ou entrepreneurs présenteront à cet effet et avant tout commencement de travaux un ou plusieurs plans en double exemplaire. Il en sera donné récépissé.

Si les prescriptions réglementaires sont observées, l'autorisation sera délivrée dans le plus bref délai possible. Un double du permis et des plans sera conservé à la mairie.

Si des modifications sont reconnues nécessaires, ou s'il y a lieu de refuser l'autorisation, la décision sera notifiée dans un délai de vingt jours.

Entretien des habitations.

Art. 52. — Les façades sur rue, sur cour ou courette seront maintenues en état de propreté, ainsi que le sol des cours et courettes.

Les parois des allées, vestibules, escaliers et couloirs à usage commun seront lessivées ou blanchies à la chaux au moins tous les cinq ans.

Les murs, les plafonds et les boiseries des cabinets d'aisances à usage commun seront lessivés ou blanchis à la chaux chaque année.

Titre II. — Prophylaxie des maladies transmissibles.

Maladies transmissibles.

Art. 53. — En vertu de l'article 4 de la loi du 15 février 1902 et conformément à l'article 1er du décret du 10 février 1903, les précautions à prendre pour prévenir ou faire cesser les maladies transmissibles dont la déclaration est obligatoire sont déterminées, notamment en ce qui concerne l'isolement du malade et la désinfection, dans les conditions ci-après.

Art. 54. — Les mêmes mesures sont applicables en cas de l'une des maladies énumérées dans la deuxième partie de l'article 1er du décret précité du 10 février 1903, sur la demande des familles, des chefs de collectivités publiques ou privées, des administrations hospitalières ou des bureaux d'assistance, après entente avec les intéressés.

(1) Dans les agglomérations de 20 000 habitants et au-dessus, aucune habitation ne peut être construite sans un permis du maire (Art. 11 de la loi du 15 février 1902).

Isolement.

Art. 55. — Tout individu atteint d'une des maladies prévues aux articles qui précèdent sera isolé de telle sorte qu'il ne puisse propager cette maladie par lui-même ou par ceux qui sont appelés à le soigner.

L'isolement sera pratiqué soit à domicile, soit dans un local spécialement aménagé à cet effet, soit à l'hôpital.

Art. 56. — Jusqu'à la disparition complète de tout danger de transmission, on ne laissera approcher du malade que les personnes appelées à le soigner. Celles-ci prendront des précautions convenables pour éviter la propagation du mal.

Transport des malades.

Art. 57. — Le transport du malade sera autant que possible effectué par une voiture spéciale désinfectée après le voyage.

Dans les cas où, à défaut de voiture spéciale, il sera fait usage d'une voiture publique ou privée, ce véhicule devra être désinfecté immédiatement après le transport, sous la responsabilité de ses propriétaire et conducteur, qui pourront exiger un certificat de désinfection.

Art. 58. — Il est interdit à toute personne atteinte d'une des maladies transmissibles visées aux articles 53 et 54 de pénétrer dans une voiture affectée au transport en commun.

S'il s'agit de transport par chemin de fer, le chef de gare devra être prévenu à l'avance pour permettre l'application de l'article 60 du règlement sur la police des chemins de fer, modifié par décret du 1er mars 1901.

Désinfection.

Art. 59. — Il est interdit de déverser aucune déjection ou excrétion (crachats, matières fécales, etc.) provenant d'un malade atteint d'une affection transmissible, sur les voies publiques ou privées, dans les cours, dans les jardins ou sur les fumiers.

Ces déjections ou excrétions seront recueillies dans des vases spéciaux ; elles seront désinfectées et exclusivement projetées dans les cabinets d'aisances.

Art. 60. — Pendant toute la durée d'une maladie transmissible, les objets à usage personnel ou domestique du malade et des personnes qui l'assistent, de même que les objets contaminés ou souillés, seront désinfectés.

Art. 61. — Il est interdit, sans désinfection préalable, de jeter, secouer ou exposer aux fenêtres aucun linge, vêtement, objet de literie, tapis ou tenture ayant servi au malade ou provenant des locaux occupés par lui.

Art. 62. — Le nettoyage de la pièce et des objets qui la garnissent se fera exclusivement, pendant toute la durée de la maladie, à l'aide de linges, étoffes, tissus ou substances imprégnés de liquides antiseptiques.

Art. 63. — Il est interdit d'envoyer, sans désinfection préalable, aux lavoirs publics ou privés ou aux blanchisseries, des linges et effets à usage, contaminés ou souillés.

Dans le cas où le lavage de ces objets y aurait été néanmoins pratiqué, le propriétaire du lavoir ou de la blanchisserie tiendra l'établissement fermé jusqu'à ce que l'assainissement et la désinfection prescrits par l'autorité sanitaire aient été effectués.

Il est également interdit d'envoyer, sans désinfection préalable, aux établissements industriels qui pratiquent le cardage ou l'épuration proprement dite, des matelas, literies et couvertures ayant servi à des malades atteints de maladies transmissibles.

Art. 64. — Les locaux occupés par le malade seront désinfectés aussitôt après son transport en dehors de son domicile, sa guérison ou son décès.

L'exécution de cette prescription pourra être constatée par un certificat délivré aux intéressés sur leur demande. Ce certificat ne mentionnera ni le nom du malade, ni la nature de la maladie ; il désignera les locaux désinfectés.

Sortie des malades.

Art. 65. — Après guérison, le malade ne sortira qu'après avoir pris les précautions convenables de propreté et de désinfection.

Dans le cas où le malade soigné dans un établissement hospitalier sortirait de cet établissement, pour quelque motif que ce soit, avant que tout danger de contamination ait disparu pour les personnes avec lesquelles il pourrait se trouver en contact, l'avis doit en être immédiatement donné au maire par le médecin traitant ou le chef de service responsable. Cet avis, formulé dans les mêmes conditions que la déclaration de maladie, doit indiquer le domicile ou le lieu auquel le malade sortant a déclaré se rendre.

Art. 66. — Les enfants ne pourront être réadmis à l'école, soit publique, soit privée, qu'après un avis favorable du médecin traitant et l'autorisation du médecin-inspecteur de l'école.

Refuges et asiles.

Art. 67. — Dans les établissements publics ou privés recueillant, à titre temporaire ou permanent, des personnes sans asile, les vêtements et effets à usage de celles-ci seront aussitôt désinfectés.

La désinfection du matériel et des locaux de ces établissements sera pratiquée chaque jour, pour toute la partie du matériel ayant servi aux réfugiés et des locaux qu'ils ont occupés.

Procédés de désinfection.

Art. 68. — La désinfection sera pratiquée soit par les services publics, soit par les particuliers, dans les conditions prescrites par l'article 7 de la loi du 15 février 1902, notamment en ce qui concerne l'approbation préalable des procédés par le ministre de l'Intérieur.

Art. 69. — Les appareils de désinfection employés dans la commune à la désinfection obligatoire sont soumis à une surveillance permanente exercée par le bureau d'hygiène (1).

L'emploi de ces appareils sera suspendu, à titre temporaire ou définitif, s'il est établi qu'ils ne fonctionnent plus dans les conditions prévues par le certificat de mise en service ou que les détériorations constatées ne permettent plus leur fonctionnement normal.

Cadavres.

ART. 70. — Les cadavres des personnes mortes de maladies transmissibles seront isolés le plus promptement possible.

Les dispositions nécessaires seront immédiatement prises pour assurer la mise en bière et l'inhumation, en exécution du décret du 27 avril 1889.

TITRE III. — DISPOSITIONS GÉNÉRALES.

ART. 71. — Une surveillance spéciale est exercée, au point de vue de la qualité de l'eau potable, sur les établissements ouverts au public, tels que cafés, restaurants ou débits. L'usage de toute eau reconnue malsaine est interdit par arrêté du maire. Les puits ou citernes dont l'eau servant d'eau potable serait reconnue malsaine seront immédiatement fermés.

ART. 72. — Les lavoirs seront largement aérés. Les revêtements de leurs parois seront lisses et imperméables ; le sol aura des rigoles d'écoulement.

Leurs bassins seront étanches, tenus avec la plus grande propreté, vidés, nettoyés et désinfectés au moins une fois par mois.

ART. 73. — Si les matières de vidange sont utilisées pour des cultures, elles seront recueillies et transportées dans des récipients clos jusqu'à leur dépôt sur les terrains auxquels elles sont destinées.

ART. 74. — Il est interdit de déverser des matières de vidange et des eaux d'égout sur des champs où sont cultivés à ras du sol des légumes et des fruits destinés à être consommés crus.

ART. 75. — Les prescriptions des articles qui précèdent sont applicables aux établissements collectifs ou publics, aux administrations publiques, ainsi qu'aux édifices publics.

ART. 76. — Pour l'exécution des prescriptions formulées par les articles 23 et 25 (alimentation en eau), 41 (évacuation des matières usées), 42 (fosses d'aisances) et 48 (puits et puisards absorbants), il sera accordé un délai maximum de. . . . . à partir de la publication du présent règlement.

TITRE IV. — PÉNALITÉS.

ART. 77. — Les contraventions aux dispositions du présent règlement seront poursuivies conformément à l'article 27 de la loi du 15 février 1902 et

(1) Cet article ne devra être inséré au règlement que dans les communes ayant 20000 habitants, et, conséquemment, possédant un bureau d'hygiène. Dans les autres communes, le contrôle devra être organisé par l'arrêté départemental.

passibles des pénalités prévues tant par cet article que par l'acide 471 du Code pénal, sans préjudice de l'application des articles 28, 29, 30, ainsi que des contraventions dites de grande voirie qui leur seraient applicables.

Le modèle B, élaboré par le Conseil supérieur d'hygiène sur le rapport du professeur Cornil, est applicable aux communes ou parties de communes rurales. Les dispositions en sont sommaires, et l'honorable rapporteur s'exprimait à leur sujet dans les termes suivants : « Pour les communes purement rurales, dont la population est disséminée dans des fermes ou métairies isolées, et où la population agglomérée n'est représentée que par quelques maisons bâties le long d'une route ou d'un chemin vicinal, un grand nombre des prescriptions indispensables à formuler dans les villes n'ont pas d'utilité. Si le ministère de l'Intérieur adressait aux municipalités des petites communes, comme modèle unique de règlement sanitaire municipal, celui qui s'applique si bien aux grandes villes, le maire et son conseil pourraient être embarrassés. C'est pour leur venir en aide, pour mettre en relief les prescriptions hygiéniques les plus simples et surtout celles qui s'adaptent le mieux à la vie des champs que nous avons proposé et présenté au Comité un projet de règlement sanitaire minimum. »

Le règlement modèle B présente en effet un minimum de dispositions essentielles visant notamment : les habitations en vue de leur assurer une aération convenable, un éclairage suffisant, une protection efficace contre l'humidité, etc. ; les eaux d'alimentation, en vue de garantir les sources, puits ou citernes, contre toutes les causes de pollution ; les écuries ou étables, les celliers, pressoirs et cuvages, les fosses à fumier et à purin, les mares et routoirs, en vue d'en combattre l'insalubrité si fréquente; les vidanges et gadoues, les cabinets et fosses d'aisances, les animaux morts, en vue de rappeler les règles à défaut desquelles ils constitueraient un danger. A l'égard des maladies transmissibles, il formule un ensemble de prescriptions concernant l'isolement des malades et la désinfection. Il doit d'ailleurs être rapproché d'autres dispositions qui le complètent ou lui servent de base, telles que celles du code rural relatives à la police sanitaire, telles encore que celles existant ou à intervenir touchant l'hygiène scolaire, la police des inhumations et des cimetières, la vaccination et les procédés de désinfection, etc.

Son texte est ainsi libellé :

B

Règlement sanitaire municipal applicable aux communes ou parties de communes rurales.

Habitations.

ARTICLE PREMIER. — Dans les constructions neuves, les parois construites en pierre, brique ou bois seront enduites ou tout au moins badigeonnées à l'intérieur à la chaux. Les constructions en pisé ne pourront être élevées que sur une fondation hourdée en chaux hydraulique jusqu'à 30 centimètres au-dessus du sol.

Art. 2. — La couverture et la sous-couverture à paille des maisons, granges, écuries et étables sont interdites.

Art. 3. — Le sol du rez-de-chaussée, s'il n'est pas établi sur caves, devra être surélevé de 30 centimètres au moins au-dessus du niveau extérieur ; quand il repose immédiatement sur terre pleine, le dallage, le carrelage, ou le parquet devra être placé sur une couche de béton imperméable. Le sol en terre battue est interdit.

Cuisines.

Art. 4. — La cuisine, pièce commune, doit être largement pourvue d'espace, d'air et de lumière.

Tout foyer de cuisine doit être placé sous une hotte munie d'un tuyau de fumée montant de 40 centimètres au moins au-dessus de la partie la plus élevée de la construction.

La cuisine sera munie d'un évier.

Chambres à coucher.

Art. 5. — Toute pièce servant à l'habitation de jour et de nuit sera bien éclairée et ventilée. Elle sera haute au moins de $2^{m},60$ sous plafond, et d'une capacité d'au moins 25 mètres cubes. Les fenêtres ne mesureront pas moins de $1^{m},5$ superficiel.

Art. 6.— Les cheminées, fours et appareils quelconques de chauffage seront aménagés de façon à ce qu'il ne s'en dégage à l'intérieur de l'habitation ni fumée ni gaz toxique, et seront pourvus de tuyaux de fumée élevés de 40 centimètres au moins au-dessus du faîte de la maison.

Art. 7. — L'habitation de nuit est interdite dans les caves ou sous-sols.

Eaux d'alimentation.

Art. 8. — Les sources seront captées soigneusement et couvertes.

Art. 9. — Les puits seront fermés à leur orifice ou garantis par une couverture surélevée. Leur paroi de pierre ou brique sera hourdée en mortier de chaux hydraulique ou de ciment. Elle devra surmonter le sol de 50 centimètres au moins et être couverte d'une margelle en pierre dure.

Les puits seront protégés contre toute infiltration d'eaux superficielles par l'établissement d'une aire en maçonnerie bitumée large d'environ 2 mètres, hermétiquement rejointe aux parois des puits et légèrement inclinée du centre vers la périphérie.

Ils seront placés à une distance convenable des fosses à fumier et à purin, des mares et des fosses d'aisances. L'eau sera puisée à l'aide d'une pompe ou avec un seau qui restera constamment fixé à la chaîne.

Ils seront nettoyés ou comblés si l'autorité sanitaire le juge nécessaire.

Art. 10. — Les citernes destinées à recueillir l'eau de pluie seront étanches et voûtées. La voûte sera munie à son sommet d'une baie d'aérage; on ne devra pratiquer aucune culture sur la voûte. Le niveau d'eau sera maintenu à une hauteur convenable par un trop-plein. Les citernes seront munies d'une pompe ou d'un robinet. Elles seront précédées d'un citerneau destiné à arrêter les corps étrangers, terre, gravier, etc.

Art. 11. — Le plomb est exclu des réservoirs destinés à l'eau potable.

Écuries et étables.

Art. 12. — Le sol des écuries et étables devra être rendu imperméable dans la partie qui reçoit les urines; celles-ci devront s'écouler par une rigole ayant une pente suffisante.

Les murs des écuries et étables seront blanchis à la chaux. La hauteur sous plafond des écuries destinées aux espèces chevaline et bovine sera au moins de $2^{m},60$.

Elles seront bien aérées.

Celliers, pressoirs et cuvages.

Art. 13. — Les celliers, pressoirs et cuvages seront bien éclairés et aérés.

Fosses à fumier et à purin.

Art. 14. — Les fumiers seront déposés sur un sol imperméable, entouré d'un rebord également imperméable.

Les fosses à purin posséderont des parois et un fond étanches, bétonnés ou cimentés.

Les fosses à fumier et à purin seront placées à une distance convenable des habitations.

Les fosses à purin dont l'insalubrité serait constatée par la commission sanitaire seront supprimées.

Mares.

Art. 15. — La création de mares ne peut se faire sans une autorisation spéciale.

Les mares et les fossés à eau stagnante seront éloignés des habitations; ils seront curés une fois par an ou comblés s'ils sont nuisibles à la santé publique. Il est défendu d'étaler les vases provenant de ce curage auprès des habitations.

Routoirs.

Art. 16. — Les routoirs agricoles ne seront jamais établis dans les abreuvoirs ou lavoirs. Ceux qui seraient une cause d'insalubrité pour les habitations seront supprimés.

Vidanges, gadoues, etc.

Art. 17. — Les dépôts de vidanges, gadoues, immondices, paille, balles, euilles sèches en putréfaction, marcs de raisin, sont interdits s'ils sont de nature à compromettre la santé publique. Il est également interdit de déverser les vidanges dans les cours d'eau.

Cabinets et fosses d'aisances.

Art. 18. — Les cabinets et fosses d'aisances seront établis à une distance convenable des sources, puits et citernes.

Animaux morts.

Art. 19. — Il est interdit de jeter les animaux morts dans les mares, rivières, abreuvoirs, gouffres et bétoires ou de les enterrer au voisinage des habitations, des puits ou des abreuvoirs.

Maladies transmissibles. — Déclaration.

Art. 20. — Indépendamment de la déclaration imposée aux médecins par l'article 5 de la loi du 15 février 1902 pour les maladies transmissibles ou épidémiques, les hôteliers et logeurs sont tenus de signaler immédiatement à la mairie tout cas de maladie qui se produirait dans leur établissement, ainsi que le nom du médecin qui aurait été appelé pour le soigner.

Isolement.

Art. 21. — Tout malade atteint d'une affection transmissible sera isolé autant que possible, de telle sorte qu'il ne puisse la propager par lui-même ou par les personnes appelées à le soigner.

Jusqu'à la disparition complète de tout danger de contagion, on ne laissera approcher du malade que les personnes qui le soignent. Celles-ci prendront toutes les précautions pour empêcher la propagation du mal.

Désinfection.

Art. 22. — Il est interdit de déverser aucune déjection (crachats, matières fécales, matières vomies, etc.) provenant d'un malade atteint de maladie transmissible, sur le sol des voies publiques ou privées, des cours, des jardins, sur les fumiers et dans les cours d'eau.

Ces déjections, recueillies dans des vases spéciaux, seront enterrées profondément, mais seulement après avoir été désinfectées à la chaux vive.

Art. 23. — Pendant toute la durée d'une maladie transmissible, les objets à usage personnel du malade et des personnes qui l'assistent, de même que tous objets contaminés ou souillés, seront désinfectés.

Les linges et effets à usage contaminés ou souillés seront désinfectés avant d'être lavés et blanchis. L'immersion, pendant un quart d'heure, des linges dans l'eau en ébullition constitue un bon procédé de désinfection.

Art. 24. — Les locaux occupés par le malade seront désinfectés (1) après sa guérison ou son décès.

(1) La désinfection sera faite soit par le service départemental, soit par la commune ou l'hôpital le plus voisin possédant un service de désinfection, soit par l'industrie privée.

Art. 25. — Lorsque le malade sera guéri, il ne sortira qu'après avoir pris les précautions convenables de propreté et de désinfection. Les enfants ne pourront être réadmis à l'école qu'après un avis favorable du médecin traitant ou du médecin-inspecteur de l'école.

Comme nous l'avons dit plus haut, les règlements modèles n'étaient, dans la pensée du Conseil supérieur d'hygiène et du ministre de l'Intérieur, que des moyens de travail mis à la disposition des municipalités.

Dans un assez grand nombre de communes, ils ont été adaptés d'une manière ingénieuse aux circonstances locales, et parfois les conseils départementaux d'hygiène ou les commissions sanitaires ont pris l'initiative de signaler dans ce but les principales modifications ou additions jugées utiles. Dans d'autres localités, de beaucoup les plus nombreuses, le texte des règlements modèles a été accepté purement et simplement, et sa ratification par le conseil municipal a permis de constater qu'il répondait en somme aux besoins locaux. Enfin on ne peut se dissimuler que, dans certains départements, une proportion appréciable de municipalités ont, soit par apathie, soit par négligence, soit pour dégager leur responsabilité à l'égard des électeurs, mis la préfecture dans l'obligation d'imposer d'office le règlement sanitaire, conformément à l'article 2.

Ce vaste travail, auquel aucune commune de France n'est finalement restée étrangère, malgré les défaillances locales que nous venons de signaler, a donné des résultats très intéressants.

D'utiles modifications, d'importantes additions ont été apportées dans de nombreuses communes, aux règlements sanitaires modèles.

Tout d'abord, l'ordre des titres a fréquemment été renversé, en vue de faire passer les prescriptions relatives à la prophylaxie des maladies transmissibles avant celles qui concernent la salubrité des habitations. L'ordre des matières qui en est résulté est d'ailleurs celui de l'article 1er de la loi, et, pour notre part, nous n'hésiterons pas à le préférer.

En outre, un grand nombre de prescriptions ont été précisées ou ajoutées, en ce qui concerne notamment :

l'isolement des malades contagieux, le contrôle de la désinfection, l'interdiction de cracher à terre dans les lieux publics, le transport du linge sale, le battage des tapis et tentures, le cardage des matelas;

la propreté des rues, le balayage, l'enlèvement des ordures ménagères, le nettoyage des ruisseaux, l'arrosage;

la visite des fosses d'aisances, la réglementation et le transport des vidanges, ainsi que leur emploi pour la culture;

la salubrité des denrées alimentaires, l'hygiène des locaux, où se débitent des objets de consommation, celle des établissements de coiffeurs, de bains, etc.

Nous croyons intéressant, pour compléter, à l'égard de ces différents points, les indications de rédaction fournies par les règlements modèles, de reproduire ci-après les extraits les plus saillants des arrêtés sanitaires qui les ont abordés.

En ce qui concerne d'une façon générale la ***propreté et l'hygiène de la voie publique***, le règlement de la ville de MOISSAC (Tarn-et-Garonne), ville de 8 400 habitants, contient les dispositions suivantes, qui visent notamment (art. 2) l'obligation de mettre les ordures ménagères dans des boîtes ou récipients spéciaux :

ARTICLE PREMIER. — Il est enjoint à tous les habitants de balayer ou faire balayer complètement, chaque jour, la voie publique au-devant de leurs maisons, boutiques, cours, jardins, passages et autres emplacements.

Le balayage sera fait jusqu'au ruisseau dans les rues à chaussée fendue, dans les rues à chaussée bombée et sur les quais jusqu'au milieu de la chaussée.

Le balayage sera également fait sur les places, boulevards et promenades jusqu'aux ruisseaux des chaussées.

Dans les rues à chaussée bombée, chaque propriétaire ou locataire doit tenir libre le cours du ruisseau au-devant de sa maison ; dans les rues à chaussée fendue, il y pourvoira conjointement avec le propriétaire ou locataire qui lui fait face.

Les boues et immondices provenant du balayage des rues, places, boulevards, etc., seront mises en tas à environ 0m,50 du ruisseau et dans le sens de la pente dudit ruisseau.

Nul ne pourra pousser les boues et immondices devant la propriété de ses voisins.

Le balayage devra être fait avant le passage du tombereau d'enlèvement, qui commence son service à six heures du matin du 1er avril au 30 septembre et à huit heures du matin du 1er octobre au 31 mars.

Il est complètement interdit de déposer et de jeter sur la voie publique, à n'importe quelle heure de jour ou de nuit, les résidus quelconques du ménage, ou les produits du balayage et raclage des jardins provenant des propriétés privées et des établissements publics.

ART. 2. — A partir de la date du présent arrêté, les propriétaires ou locataires seront tenus de déposer chaque matin, au-devant de leur habitation, un ou plusieurs récipients suffisants pour contenir les résidus du ménage.

Le dépôt de ces récipients devra être effectué, une demi-heure au moins avant le passage du tombereau, qui doit commencer son service aux heures prescrites.

Les récipients devront être rentrés à l'intérieur des habitations un quart d'heure au plus après le passage du tombereau d'enlèvement.

Chaque récipient ne pourra dépasser le poids de 15 kilogrammes.

Les récipients seront munis d'une anse ou de deux poignées.

Il est interdit aux habitants de verser leurs résidus de ménage ailleurs que dans les récipients.

Il est interdit de verser dans les récipients :

1° Les terres, gravois, décombres et débris de toute nature provenant de l'exécution de travaux quelconques ou de l'entretien des cours et jardins ;

2° Les résidus et déchets de toute nature, provenant de l'exercice de commerce ou d'industrie quelconque.

Sont seules exceptées de cette interdiction les ordures ménagères provenant des établissements de consommation.

Il est expressément interdit de verser, dans les récipients, les objets suivants dont l'administration assure l'enlèvement, mais qui doivent être déposés dans des récipients spéciaux, savoir :

Les débris de vaisselle, verre, poterie, etc., provenant des ménages.

Il est interdit aux chiffonniers et à toute personne de répandre les ordures sur la voie publique.

Il est expressément défendu de déposer dans les rues, places, boulevards, quais et en général sur aucune partie de la voie publique, de la paille, du papier, des coquilles d'huîtres, des cendres, des résidus de fabrication de commerce de fruiterie et autres résidus analogues, ainsi que de la plume. Ces objets devront être portés directement aux voitures de nettoiement lors de leur passage.

Il est interdit de déposer sur aucune partie de la voie publique des pierres, terres, sables, gravois, décombres et autres matériaux.

Dans le cas où des réparations à faire dans l'intérieur des maisons nécessiteraient le dépôt momentané de terres, sables, gravois et autres matériaux sur la voie publique, ce dépôt ne pourra être fait qu'avec l'autorisation préalable du maire.

La quantité des objets déposés ne devra jamais excéder le chargement d'un tombereau, et leur enlèvement complet devra toujours être effectué avant la nuit ; si, par suite de force majeure, cet enlèvement n'avait pas été opéré complètement, les terres, sables, gravois, décombres et autres matériaux devront être suffisamment éclairés pendant la nuit.

Sont formellement exceptés de la tolérance les terres, moellons, briques ou autres objets, provenant des fosses d'aisances ; ces débris devront être immédiatement emportés, sans pouvoir jamais être déposés sur la voie publique.

En cas d'inexécution, il sera procédé d'office et aux frais des contrevenants, soit à l'éclairage, soit à l'enlèvement des dépôts, en outre des pénalités édictées.

Art. 3. — Il est défendu de jeter des eaux sur la voie publique ; ces eaux devront être portées au ruisseau pour être versées de manière à ne pas incommoder les passants.

Il est expressément défendu de jeter ou déposer sur la voie publique et dans les égouts des urines, des boues et immondices, des matières fécales, en général tout corps ou matière pouvant salir la voie publique, incommoder les passants, obstruer ou infecter lesdits égouts.

Ceux qui transporteront des terres, sables, décombres, gravois, mâchefer, fumier et autres objets qui seront de nature à salir la voie publique ou à incommoder les passants, devront charger leurs voitures de manière que rien ne s'en échappe et ne puisse se répandre sur la voie publique.

Les dépôts de fumier ne pourront avoir lieu dans l'intérieur de la ville qu'à titre exceptionnel ; ils devront disparaître à la réquisition de l'autorité et ne pourront en aucun cas que séjourner dans des fosses de 0m,20 de profondeur, étanches avec parois enduites de ciment.

Lorsqu'un chargement ou déchargement de marchandises ou de tous autres objets quelconques aura été opéré sur la voie publique, dans le cours de la journée et dans les cas où ces opérations sont permises par les règlements, l'emplacement devra être balayé et les produits de balayage enlevés immédiatement.

En cas d'inexécution, il y sera pourvu d'office et aux frais des contrevenants en outre des pénalités édictées.

Dans les temps de neige et de gelée, les propriétaires ou locataires sont tenus de balayer la neige et de casser la glace au-devant de leurs maisons, boutiques, cours, jardins et autres emplacements, jusques et y compris la moitié de la rue.

Ils mettront en tas les neiges et glaces, et, en cas de verglas, ils jetteront des cendres, du sable ou du gravois.

Art. 4. — Il est défendu d'étendre du linge ou autres objets sur les places, rues, boulevards, promenades et en général sur aucune partie de la voie publique.

Il est expressément défendu de battre et secouer des tapis aux fenêtres des immeubles en bordure des voies publiques, places et boulevards de la ville. Les emplacement permis en seront indiqués par l'administration.

Le règlement de la ville de Bar-le-Duc (17 700 habitants) formule les prescriptions ci-après en ce qui concerne ***la surveillance de l'eau potable, la protection des denrées alimentaires, les lavoirs, le balayage, les ordures ménagères, l'épandage des matières de vidange.***

Art. 69. — Une surveillance spéciale est exercée, au point de vue de la qualité de l'eau potable, sur les établissements ouverts au public, tels que cafés, restaurants ou débits. L'usage de toute eau reconnue malsaine est interdit par arrêté du maire. Les puits ou citernes dont l'eau servant d'eau potable serait reconnue malsaine seront immédiatement fermés.

Art. 70. — Les denrées alimentaires seront soumises à une surveillance incessante et minutieuse. Les papiers maculés, de toute nature, ne devront, en aucun cas, servir à envelopper des denrées alimentaires. Les papiers imprimés, vieux journaux, brochures, ouvrages divers, les registres et autres manuscrits pouront être utilisés pour les légumes secs, racines ou tubercules (haricots secs, pommes de terre, etc.), à condition de ne pas être maculés. Les matières alimentaires humides (viandes de boucherie, viandes de toutes sortes débitées au détail, telles que viande de lapin ou volailles, etc.), la charcuterie, la pâtisserie, la confiserie, le beurre, les fromages, graisses, légumes cuits ou trempés, légumes débités en tranches, les légumes frais ou primeurs, les poissons salés (morue, etc.), les autres poissons également ne pourront être enveloppés que dans des papiers de pliage neufs, soit blancs, soit paille, non maculés.

Les viandes devront être transportées à l'abri des regards des habitants, dans des voitures fermées, bien ventilées et tenues dans un très grand état de propreté.

Art. 71. — Les lavoirs seront largement aérés. Les revêtements de leurs parois seront lisses et imperméables; le sol aura des rigoles d'écoulement.

Leurs bassins seront étanches, tenus avec la plus grande propreté, vidés, nettoyés et désinfectés au moins une fois par mois. Il sera prévu un dispositif pour la séparation des eaux savonneuses.

Art. 72. — Si les matières de vidange sont utilisées pour des cultures, elles seront d'abord désodorisées, puis recueillies et transportées dans des récipients clos jusqu'à leur dépôt sur les terrains auxquels elles sont destinées.

Art. 73. — Il est interdit de déverser des matières de vidange et des eaux d'égout sur des champs où sont cultivés à ras du sol des légumes et des fruits destinés à être consommés crus.

Art. 74. — Les prescriptions des articles qui précèdent sont applicables aux établissements collectifs ou publics, aux administrations publiques, ainsi qu'aux édifices publics. Dans tous les établissements publics, il est interdit de cracher à terre.

Art. 75. — Les ordures ménagères, immondices, pailles et résidus quelconques provenant de l'intérieur des habitations ne devront jamais être déposés sur le sol des rues, mais placés dans des récipients qui seront déposés à l'entrée des maisons au moment du passage des tombereaux. Ces tombereaux seront munis d'une cloche d'avertissement ; l'horaire du passage des tombereaux sera connu des habitants. Les tombereaux devront être faciles à charger et, pour cela, on aura recours à des voitures longues et basses sur roues. L'enlèvement se fera de six heures à dix heures en été et de sept heures à onze heures en hiver. Lorsque des fumiers devront être transportés, ils ne devront jamais être déposés sur la voie publique avant le chargement.

Art. 76. — Il est interdit de carder les matelas et de battre les tapis sur la voie publique.

Art. 77. — Les habitants seront tenus de balayer après arrosage, et avant le passage des tombereaux, le trottoir devant leurs maisons. Lorsqu'un chargement ou déchargement de marchandises aura été opéré sur la voie publique dans le cours de la journée, le sol devra être balayé après arrosage, et les résidus seront enlevés immédiatement.

Le règlement de la ville de Boulogne-sur-Mer (50 000 habitants) s'est préoccupé de l'***élevage d'animaux domestiques dans les dépendances des habitations***.

Art. 65. — Il est interdit de conserver, sans autorisation, dans les dépendances des habitations, des porcs, des vaches ou autres animaux, tels que boucs, chèvres, lapins.

ART. 66. — Il est également interdit d'élever, sans autorisation, des pigeons, poules et autres animaux de basse-cour qui peuvent être une cause d'insalubrité ou d'incommodité.

ART. 67. — Toute personne qui voudra obtenir l'autorisation d'élever des animaux domestiques devra en faire la demande à la mairie (bureau d'hygiène). La permission ne sera délivrée que pour les maisons ayant satisfait aux prescriptions du présent règlement et après visite des lieux et rapport constatant qu'il ne peut en résulter aucun inconvénient pour le voisinage.

ART. 68. — Les locaux autorisés, dans lesquels seront placés les animaux, devront être maintenus en parfait état de propreté.

Les autorisations sont toujours révocables en cas de plainte reconnue fondée.

ART. 69. — Les autorisations ci-dessus, en ce qui concerne les vaches, ne peuvent être données que pour deux animaux ; pour les porcs, elles ne pourront être données que pour cinq animaux adultes au maximum.

Au delà de ces nombres, le pétitionnaire devra se soumettre aux dispositions légales réglementant les établissements classés.

ART. 70. — Il est interdit de laisser vaguer des poules et autres animaux domestiques sur aucun point des voies publiques et privées.

ART. 71. — Il est interdit d'élever et d'entretenir, dans l'intérieur des habitations, un nombre de chiens ou de chats tel qu'il puisse en résulter des inconvénients pour les voisins.

ART. 72. — Les écuries et étables auront leur sol imperméable. Elles seront convenablement éclairées et aérées. Si leur aération exige des conduits spéciaux, ceux-ci s'élèveront au-dessus du point le plus élevé de la construction.

Les fumiers et purins sont déposés ou recueillis sur des emplacements ou dans des fosses étanches ; ils seront enlevés toutes les fois que ces fosses seront pleines et transportés hors de la ville, à une distance qui ne pourra être de moins de 100 mètres de toute maison habitée ou de la voie publique.

Dans le cas où ces fosses deviendraient une cause d'insalubrité, le bureau d'hygiène prescrira, après enquête, toutes les mesures qu'il jugera nécessaires en ce qui concerne la salubrité publique.

La ***salubrité des locaux destinés en général à la vente et à la conservation des denrées alimentaires*** ainsi qu'à l'***exercice de diverses professions*** a fait l'objet, dans le règlement de la ville de BOURGES (46 600 habitants), de prescriptions qui méritent une mention spéciale :

ART. 87. — Toutes les boutiques dans lesquelles seront vendus et conservés des produits alimentaires, tels que poissons frais, volailles, gibiers, légumes frais, fromages, viandes fraîches de toute nature, sans préjudice des dispositions spéciales à la boucherie, à la charcuterie et à la triperie, devront être disposées de telle sorte que l'air y soit constamment renouvelé.

Elles devront être à cet effet munies d'un conduit de ventilation d'au moins $0^{m},04$ de surface, s'ouvrant dans la partie du plafond la plus éloignée de la devanture et s'élevant jusqu'au-dessus de la partie la plus élevée de la construction.

La devanture devra être à claire-voie au moins sur un tiers de sa surface.

Les murs et le sol seront revêtus de matériaux imperméables et imputrescibles.

Le sol sera disposé de manière à permettre de fréquents lavages.

Ces boutiques ne pourront servir dans aucun cas à l'habitation de nuit et ne devront renfermer ni soupentes, ni cabinet d'aisances, ni servir de passage aux gargouilles destinées à l'évacuation des eaux de tout ou partie de l'immeuble.

Art. 88. — Les locaux autres que les boutiques, les caves, sous-sols et resserres, destinés à la préparation ou à la conservation des denrées alimentaires visées dans l'article précédent doivent être soumis aux mêmes prescriptions, sauf en ce qui concerne les devantures des boutiques.

Cafés, restaurants, débits de boissons, hôtels. — Art. 89. — Les articles 52 et 53 ci-dessus, relatifs à l'alimentation en eau potable, doivent être strictement appliqués.

D'autre part, les débitants devront posséder le matériel nécessaire pour leur permettre de faire nettoyer au fur et à mesure les récipients ayant déjà servi, avant de les donner à de nouveaux consommateurs, étant entendu que chaque verre devra être rincé séparément, dans de l'eau toujours renouvelée.

Cafés-concerts, théâtres, installations foraines et autres établissements publics. — Art. 90. — Les cafés-concerts, théâtres, installations foraines et autres établissements publics devront toujours être tenus dans le plus grand état de propreté.

L'aération doit être suffisante et constante.

Les cabinets d'aisances et urinoirs devront être l'objet d'une surveillance constante.

Vente des denrées alimentaires, papiers de pliage. — Art. 91. — Les papiers peints et les papiers maculés de toute nature ne devront, dans aucun cas, servir au pliage des denrées alimentaires.

Les papiers imprimés, vieux journaux, brochures, ouvrages divers, les registres et autres manuscrits ne seront tolérés que pour le pliage des légumes secs, racines ou tubercules, haricots secs, pommes de terre, etc., mais à la condition de ne pas être maculés.

Les matières alimentaires humides (viandes de boucherie, viandes de toute nature débitées au détail, telles que viandes de lapin ou de volailles, charcuterie, pâtisserie, confiserie, beurres, fromages, graisses, légumes crus ou cuits, légumes débités en tranches, tels que la courge, légumes frais ou primeurs, poissons salés ou trempés, poissons frais vendus au détail) ne pourront être enveloppées que dans des papiers de pliage neufs, soit blancs, soit paille, non maculés.

ART. 92. — La vente des denrées alimentaires est soumise à la surveillance journalière des agents du bureau d'hygiène.

ART. 93. — Il est défendu d'exposer en vente aucune boisson, substance ou denrées alimentaires corrompues ou falsifiées (y compris viandes, gibier, marée, etc.), de même qu'aucuns fruits ou légumes non arrivés à maturité ou trop mûrs.

ART. 94. — Les denrées alimentaires reconnues impropres à la consommation seront saisies.

ART. 95. — Défense est faite de mettre en vente des marchandises avariées, alors même qu'on ne dissimulerait pas l'avarie.

Toutes les contraventions aux dispositions qui précèdent seront constatées par des procès-verbaux.

Champignons. — ART. 96. — Ne pourront être vendus, dans toute l'étendue de la commune, que les champignons des espèces ci-dessous :

L'agaric comestible ou champignon de couche;

Le mousseron;

La morille;

La chanterelle ou girolle;

Le cèpe;

La truffe.

Ces champignons, dont l'espèce sera désignée par un écriteau toujours visible, seront exposés dans des paniers plats, de manière à ce qu'ils puissent être facilement visités.

Les champignons de différentes espèces ne pourront être mis en vente dans le même panier.

ART. 97. — Il pourra être prélevé par les agents du bureau d'hygiène, sur toutes les denrées exposées, des échantillons pour procéder à des analyses.

Glace. — ART. 98. — La glace destinée à la vente sera toujours exposée et livrée avec sa désignation propre : *glace à consommer* ou *glace à rafraîchir*.

La glace destinée à la consommation ne devra être fabriquée qu'avec des eaux de la ville.

Barbiers, coiffeurs et perruquiers. — ART. 99. — Les boutiques de coiffeurs et perruquiers devront toujours être tenues dans le plus grand état de propreté.

Les personnes qui sont atteintes d'une maladie de la peau ou du cuir chevelu ne pourront exercer la profession de barbier, perruquier ou coiffeur.

Les opérateurs doivent se laver les mains avant chaque opération.

Les patrons doivent veiller à ce que chaque client reçoive une serviette propre et de l'eau absolument pure.

Les peignoirs qui servent à l'usage commun doivent être toujours dans le plus grand état de propreté.

Les sièges sur lesquels les clients appuient la tête doivent être recouverts d'un papier qui doit être renouvelé pour chaque client.

Les ciseaux, les peignes, les rasoirs, les brosses et les pinceaux seront, après chaque emploi, nettoyés et lavés dans une dissolution caustique.

Les tondeuses seront arrosées d'alcool et flambées.

L'usage commun des éponges, cosmétique et poudre de riz est sévèrement prohibé.

Les personnes atteintes d'une affection de la peau ou du cuir chevelu ne seront pas reçues et opérées dans la salle commune au public ; elles seront servies dans un local à part, et les objets qui auront été employés à leur usage seront ensuite lavés dans une dissolution caustique très chaude et ne devront jamais, sous aucun prétexte, servir à l'usage des personnes non contaminées.

Boucheries. — Art. 100. — Toute personne qui voudra exercer la profession de boucher devra faire à la mairie de Bourges une déclaration indiquant la rue, le boulevard ou la place et le numéro de la maison où la boucherie et ses dépendances doivent être établies.

Il lui sera donné un récépissé de sa déclaration dès que l'exécution des conditions déterminées par les articles ci-après aura été constatée par le service d'hygiène.

La déclaration ci-dessus doit être renouvelée chaque fois que la boucherie change de propriétaire ou de local.

Art. 101. — Tout étal que l'on ouvrira à l'avenir ou qui, déjà établi, demandera des réparations, devra remplir les conditions suivantes :

1° Le local aura au moins $2^m,50$ d'élévation, $3^m,50$ de largeur et 4 mètres de profondeur.

Il sera fermé dans toute sa hauteur par une grille en fer ;

2° La ventilation devra y être établie au moyen d'un courant d'air transversal ;

3° Le sol sera entièrement dallé, avec pente en rigole et en surélévation de la voie publique ;

4° Les murs seront revêtus d'enduits ou de matériaux imperméables ;

5° Il ne pourra y avoir dans l'étal ni âtre, ni cheminées, ni fourneaux ;

6° Toute chambre à coucher devra en être éloignée ou séparée par des murs sans communication directe ;

7° A défaut de puits ou d'une concession d'eau pour le service de l'étal, il y sera suppléé par un réservoir de la contenance d'un demi-mètre cube, qui devra être rempli tous les jours.

Charcuteries. — Art. 102. — Toute personne qui voudra se livrer à la fabrication et à la vente de la charcuterie devra en faire préalablement la déclaration à la mairie en indiquant exactement l'adresse du lieu où elle se propose d'établir son industrie.

Il lui sera donné un récépissé de sa déclaration dès que l'exécution des conditions déterminées par les articles ci-après aura été constatée par le service d'hygiène.

La déclaration susvisée sera renouvelée chaque fois que la charcuterie changera de propriétaire ou de local.

Art. 103. — L'exploitation d'une charcuterie en ville sera subordonnée aux conditions suivantes :

§ 1er Les boutiques exclusivement affectées à la vente des produits de la charcuterie devront avoir une hauteur de 2m,60.

Elles devront être ventilées au moyen de deux ouvertures grillées d'au moins 4 décimètres carrés chacune, dont l'une sera pratiquée sous le plafond du côté de la voie publique et l'autre au bas de la porte d'entrée du mur de face.

§ 2. Les laboratoires, offices ou cuisines affectés à la préparation des viandes de charcuterie devront être de préférence installés dans les voies pourvues d'égout et d'une canalisation d'eau de source, et il devra être justifié d'un abonnement d'eau, d'au moins 500 litres par jour, pour le service de l'établissement, si la voie est canalisée.

§ 3. Les laboratoires, offices ou cuisines devront avoir au moins 2m,60 de hauteur et des dimensions suffisantes pour que les diverses préparations de la charcuterie y puissent être faites avec propreté.

Ces locaux ne pourront contenir de soupentes, ni servir de chambres à coucher, et ils ne devront pas renfermer de pierres d'extraction de fosses d'aisances, ni de tuyaux aboutissant à ces fosses.

Le sol de ces locaux sera établi en surélévation de la voie publique, avec revêtement imperméable et pente en rigole dirigée vers un orifice muni d'un siphon obturateur évacuant conduisant les eaux.

Cet orifice sera, en outre, muni d'un grillage pour arrêter la projection des corps solides.

Les murs ou cloisons de ces locaux seront en maçonnerie pleine et revêtus dans toute leur hauteur de matériaux imperméables et à surface lisse.

§ 4. Les laboratoires, offices ou cuisines devront être ventilés au moyen d'un tuyau d'une section minima de 4 décimètres carrés, prolongé jusqu'à la hauteur du faîtage de la maison, ou des maisons contiguës, si elles sont plus élevées.

Ces locaux seront suffisamment éclairés par la lumière du jour.

§ 5. Les fourneaux et les chaudières devront être pourvus d'une hotte de dégagement conduisant à la cheminée les buées et les émanations, de manière qu'aucune odeur ne puisse se répandre ni dans l'établissement de charcuterie, ni dans la maison.

§ 6. Les fumoirs de viandes seront construits en matériaux incombustibles avec portes en fer et seront placés sous la hotte de dégagement dans les conditions déterminées pour les fourneaux et les chaudières.

Art. 104. — Les caves et autres locaux destinés aux saloirs devront avoir au moins 2m,60 de hauteur et des dimensions suffisantes pour permettre d'y circuler facilement.

Ils devront être convenablement éclairés et ventilés.

Le sol des caves et autres locaux destinés aux salaisons devra être établi dans les mêmes conditions que le sol des laboratoires et cuisines.

Art. 105. — Il est interdit de faire usage dans les établissements de charcuterie :

1° De saloirs, pressoirs et autres ustensiles qui seraient revêtus de feuilles de plomb ou de tout autre métal ;

2° De vases ou ustensiles de cuivre, même étamés, ou dont le couvercle contiendrait des substances métalliques.

Art. 106. — Il est interdit aux charcutiers d'employer, dans leurs salaisons et préparations de viandes, des sels de morue, de varech et de salpêtriers.

Art. 107. — Les débris de viande ou autres déchets de la charcuterie ne devront pas séjourner dans l'établissement.

Ils seront enlevés tous les jours avant huit heures du matin.

Débits de triperie. — Art. 108. — Toute personne qui voudra exploiter un débit de triperie devra en faire préalablement la déclaration à la mairie, en indiquant exactement l'adresse du lieu où elle se propose d'établir son état.

Il lui sera donné un récépissé de sa déclaration dès que l'exécution des conditions déterminées par l'article ci-après aura été constatée par le service d'hygiène.

La déclaration susvisée sera renouvelée chaque fois que le débit de triperie changera de propriétaire ou de local.

Art. 109. — L'exploitation d'un débit de triperie en ville sera subordonnée aux conditions suivantes :

1° Le local aura une hauteur de 2m,60. Toutefois, dans les installations actuelles, le local pourra n'avoir qu'une hauteur de 2m,50, sa largeur sera au moins de 3m,50 et sa profondeur de 4 mètres ;

2° Le local sera constamment aéré et ventilé au moyen de deux prises d'air grillées, d'au moins 4 décimètres carrés.

L'une de ces prises d'air sera pratiquée dans la devanture, du côté de la voie publique, et l'autre sur la cour de la propriété.

S'il n'y a pas de cour, la ventilation de l'étal sera assurée par un tuyau présentant une section d'au moins 4 décimètres carrés et s'élevant jusqu'à la hauteur du faîtage de la maison ou des maisons contiguës si elles sont plus élevées.

L'étal ne pourra prendre jour sur la courette qu'au moyen de châssis à verre dormant.

En outre, le local ne devra jamais renfermer de pierres d'extraction pour la vidange des fosses d'aisances ni de tuyaux aboutissant à ces fosses ;

3° Le sol devra être établi en surélévation de la voie publique, avec revêtement imperméable et pente en rigole dirigée vers un orifice muni d'un siphon obturateur conduisant les eaux par une canalisation souterraine à l'égout public; cet orifice sera muni d'un grillage pour arrêter la projection des corps solides ;

4° Les murs ou cloisons des étaux seront en maçonnerie pleine et revêtus, dans toute leur hauteur, de matériaux imperméables à surface lisse (faïence ou marbre) ;

5° Il ne pourra y avoir dans l'étal ni âtre, ni cheminée, ni fourneau ;

6° Aucune chambre à coucher ne devra se trouver en communication directe, soit avec l'étal, soit avec ses dépendances ;

7° Les tables et comptoirs seront recouverts de plaques en marbre ou en pierres de liais dur.

L'usage des étaux en bois debout sera autorisé ;

8° A défaut d'une concession d'eau pour le service de l'étal, il y sera suppléé par un réservoir de la contenance d'un demi-mètre cube au minimum qui devra être rempli tous les jours d'eau potable ;

9° Les débris de viande ou autres déchets de la triperie ne devront pas séjourner dans l'établissement ; ils seront enlevés quotidiennement avant huit heures du matin.

Art. 110. — La disposition présente n'est pas applicable aux établissements classés comme insalubres ou incommodes, tels que les échaudoirs, les ateliers de traitement ou de refonte des graisses, les fabriques ou dépôts de salaisons, les ateliers de préparation et de cuisson des tripes régulièrement autorisés.

Manufactures, fabriques, usines, chantiers et ateliers de tous genres, laboratoires, cuisines, caves et chais, magasins, boutiques, bureaux, entreprises de chargement et de déchargement et leurs dépendances, publics ou privés, laïques ou religieux, même quand les établissements ont un caractère d'enseignement professionnel ou de bienfaisance. — Art. 111. — Sont applicables auxdits établissements, indépendamment des mesures imposées aux autres constructions, les prescriptions du décret du 10 mars 1894 (art. 1 à 9) et de la loi du 16 juillet 1903.

Blanchisseurs et buandiers, lavoirs publics et privés. — Art. 112. — Il est interdit de livrer aux blanchisseurs et buandiers des linges, couvertures ou vêtements des personnes ayant été atteintes de maladies contagieuses visées à l'article 1er du décret du 10 février 1903, sans que ces objets aient été préalablement désinfectés.

Il est également interdit de recevoir ces mêmes hardes dans les lavoirs privés servant à plusieurs familles et dans les buanderies et lavoirs où le linge public est traité, avant qu'elles n'aient subi la désinfection.

Transport des os gras, peaux fraîches, cuirs verts, chiffons non lavés et humides. — Art. 113. — Les os gras, peaux fraîches ou cuirs verts et les chiffons non lavés et humides ne pourront être transportés que dans des voitures bien closes.

Fiacres et voitures publiques stationnant sur la voie publique. — Art. 115. — Il est enjoint aux propriétaires de fiacres, cabriolets et omnibus, entrepreneurs d'attaches, stationnés sur la voie publique, de balayer et arroser plusieurs fois par jour, surtout en été, les emplacements qu'ils occupent.

Ils devront rassembler les boues et immondices en tas.

Fripiers. — Art. 116. — Il est interdit aux fripiers d'acheter ou recevoir des hardes ou linges ayant appartenu à des personnes décédées de maladies transmissibles.

. . . .

Enfin, nous extrayons du règlement sanitaire de la ville du Vésinet (Seine, 5 500 habitants) les intéressantes dispositions ci-après relatives ***au curage et au nettoyage des pièces d'eau artificielles.***

Art. 28. — **Pièces d'eau artificielles. Lacs, rivières, bassins, viviers.** — Les pièces d'eau créées ou à créer sur le territoire du Vésinet seront curées et nettoyées de la manière suivante :

Curage à fond. — Les lacs d'une grande surface et dont les berges sont accessibles au public seront curés à fond tous les dix ans au moins.

Les rivières et cours d'eau d'une moyenne surface, accessibles au public, seront curés à fond tous les cinq ans au moins.

Les pièces d'eau, dites d'agrément, et non accessibles au public (bassins, viviers, etc.), seront curées à fond tous les ans.

Curages partiels. — Les pièces d'eau, dont les berges sont accessibles au public, de grande et moyenne dimensions (lacs et rivières), seront nettoyées jusqu'à une distance de 5 mètres des berges, en bordure des promenades publiques, tous les ans, après la chute des feuilles.

Dans les deux cas, les boues, feuilles et autres immondices provenant de ces curages et nettoyages seront enlevées et mises hors d'état de causer préjudice à la santé publique et ne devront jamais séjourner pendant plus de vingt-quatre heures sur les bords desdits lacs et rivières.

Afin d'éviter le croupissemement des eaux dans les lacs et rivières, il devra être assuré, à toute époque, un écoulement d'eau suffisant pour enlever les impuretés qu'ils peuvent recevoir, en maintenant constant le niveau des bassins.

Il est interdit d'y jeter ou déverser quoi que ce soit, et notamment des eaux usées, des excréments, des vidanges, des animaux morts, des décombres ou gravois.

Art. 29. — **Mares.** — La création d'aucune mare ne pourra se faire sur le territoire du Vésinet sans une autorisation spéciale.

. . . .

OBJETS QUI PEUVENT ÊTRE RÉGLEMENTÉS EN VERTU DE TEXTES AUTRES QUE L'ARTICLE Ier DE LA LOI DU 15 FÉVRIER 1902. — Malgré l'extension donnée, dans l'application, aux termes de l'article 1er de la loi du 15 février 1902, extension qui a permis et permettra notamment d'ajouter aux dispositions prévues par les règlements modèles des prescriptions comme celles que nous venons de rappeler, il ne faut pas perdre de vue que ces termes sont cependant énonciatifs, c'est-à-dire, dans une certaine mesure, limitatifs.

Ils donnent, pour objet normal aux règlements sanitaires, d'une part, les précautions à prendre contre « les maladies transmissibles citées à l'article 4 de la loi », et, d'autre part, les prescriptions destinées à assurer « la salubrité des maisons et de leurs dépendances, des voies privées, des logements loués en garni et des autres agglomérations, quelle qu'en soit la nature ».

Lorsque donc il s'agira de réglementer, — même dans l'intérêt de la santé publique, — un objet ne rentrant pas dans l'une ou l'autre de ces deux catégories, c'est sur des textes autres que la loi du 15 février 1902 que le maire s'appuiera, et il pourra alors exercer son pouvoir réglementaire sans passer par les formalités spéciales des articles 1 et 2 de cette loi. Toutefois, il lui sera toujours loisible de le faire, puisque les formalités de ces articles constituent des garanties supplémentaires toujours utiles en pareil cas, lorsqu'elles ne sont pas nécessaires. En principe, c'est dans les articles 91 et 97 de la loi du 5 avril 1884 dont nous avons déjà cité la teneur plus haut que le maire trouvera, dans les hypothèses que nous envisageons, la base de son droit de réglementation, notamment en ce qui concerne le « nettoiement » des rues, quais, places et voies publiques, l'interdiction de rien jeter qui puisse « causer des exhalaisons nuisibles » (art. 97, 1°), le mode de transport des personnes décédées, les inhumations et exhumations (art. 97, 4°), l'inspection sur la salubrité des comestibles exposés en vente (art. 97, 5°). Il ne nous échappe pas, d'ailleurs, que quelques-uns de ces points ont été traités dans les dispositions que nous venons de citer comme constituant d'intéressantes additions aux règlements modèles, et qu'en raison de la connexité des intérêts sanitaires la question se posera assez souvent dans la pratique de savoir si les prescriptions à formuler ne rentreraient pas, malgré tout, sous l'application de la loi de 1902. Dans ce cas, nous conseillerions toujours d'en suivre les règles, pour deux motifs : d'abord comme nous venons de le dire, parce que la consultation du conseil municipal, du conseil départemental d'hygiène et l'approbation du préfet sont, pour une municipalité, des garanties précieuses, qui couvrent sa responsabilité et donnent plus d'autorité morale à ses prescriptions, et ensuite parce que ce supplément de précautions, lors même qu'il serait inutile, ou que sa nécessité serait douteuse, ne pourra jamais entacher la validité de l'arrêté du maire, tandis que cet arrêté pourrait être déclaré inopérant, faute d'être conforme auxdites prescriptions, si les tribunaux venaient à juger que la loi de 1902 lui était applicable.

Le maire trouvera aussi une base à l'exercice de son pouvoir réglementaire en matière sanitaire dans celles des dispositions de la loi du 21 juin 1898 sur le Code rural (titre III de la police rurale) qui n'ont pas été reprises ou modifiées par la loi de 1902.

La question de savoir quelles sont les prescriptions de la loi de 1898 que celle de 1902 a laissées debout est d'ailleurs délicate. Pour notre part, nous serions disposé à admettre que toutes celles qui concernaient soit les précautions à prendre à l'égard des maladies visées désormais par la loi de 1902, soit la salubrité des habitations et de leurs dépendances, l'alimentation en eau potable ou l'évacuation des matières usées (art. 1er de la loi de 1902), soit l'assainissement des immeubles bâtis ou non (art. 12 et suivants de la même loi), doivent être considérées comme abrogées toutes les fois qu'elles sont « contraires » à la nouvelle loi, c'est-à-dire toutes les fois que celle-ci a statué sur les mêmes points d'une façon différente. En s'inspirant de ce point de vue, les dispositions demeurées valables et celles qui devraient être regardées comme abrogées seraient les suivantes (nous imprimons les premières en caractères ordinaires, les secondes en italiques) :

Loi du 21 juin 1898 sur le Code rural (Livre III de la police rurale).

TITRE PREMIER. — DE LA POLICE RURALE CONCERNANT LES PERSONNES, LES ANIMAUX ET LES RÉCOLTES.

CHAPITRE II. — *De la salubrité publique.*

ART. 18. — Les maires sont chargés de veiller à tout ce qui intéresse la salubrité publique.

Ils assurent l'exécution des dispositions légales et réglementaires qui ont pour but de prévenir les maladies contagieuses ou épizootiques.

Ils doivent donner avis d'urgence au préfet de tout cas d'épidémie, de tout cas d'épizootie qui leur seraient signalés dans le territoire de la commune.

Ils peuvent prendre les mesures provisoires qu'ils jugent utiles pour arrêter la propagation du mal.

PREMIÈRE SECTION. — Police sanitaire.

ART. 19. — *En cas d'insalubrité constatée par le Conseil d'hygiène et de salubrité de l'arrondissement, le maire ordonne la suppression des fosses à purin non étanches et puisards d'absorption. (Abrogé par articles 1 et 12, loi 1902.)*

Sur l'avis du même conseil, le maire peut interdire les dépôts de vidange ou de gadoue qui seraient de nature à compromettre la salubrité publique. *(Abrogation douteuse s'il s'agit de dépôts qui ne soient pas la dépendance d'une habitation.)*

Il détermine les mesures à prendre pour empêcher l'écoulement sur la voie publique des liquides provenant des dépôts de fumiers et des étables.

Les décisions des maires peuvent toujours être l'objet d'un recours au préfet. (Abrogé par articles 1, 2, 12, etc., loi 1902.)

ART. 20. — *Il est interdit de laisser écouler, de répandre ou de jeter, soit sur les places et voies publiques, soit dans les fontaines, dans les mares et abreuvoirs, soit sur les lieux de marchés ou de rassemblements d'hommes ou d'animaux, des substances susceptibles de nuire à la salubrité publique. (Abrogé par articles 1 et 28, loi 1902.)*

Art. 21. — Les maires surveillent, au point de vue de la salubrité, l'état des ruisseaux, rivières, étangs, mares ou amas d'eau. Les questions relatives à la police des eaux restent réglées par les dispositions des titres II et V du livre II du Code rural sur le régime des eaux.

Art. 22. — Le maire doit ordonner les mesures nécessaires pour assurer l'assainissement et, s'il y a lieu, après avis du conseil municipal, la suppression des mares communales placées dans l'intérieur des villages ou dans le voisinage des habitations, toutes les fois que ces mares compromettent la salubrité publique. (*Non abrogé à notre avis, parce qu'il s'agit de mares qui sont propriétés communales, et qu'on ne peut leur appliquer simplement les dispositions des articles 12 et suivants de la loi de 1902.*)

A défaut du maire, le préfet peut, sur l'avis du conseil d'hygiène et après enquête de *commodo et incommodo*, décider la suppression immédiate de ces mares, ou prescrire, aux frais de la commune, les travaux reconnus utiles.

La dépense est comprise parmi les dépenses obligatoires prévues à l'article 135 de la loi du 5 avril 1884.

Art. 23. — *Le maire prescrit aux propriétaires de mares ou fossés à eau stagnante établis dans le voisinage des habitations d'avoir soit à les supprimer, soit à exécuter les travaux, ou à prendre les mesures nécessaires pour faire cesser toutes causes d'insalubrité.*

En cas de refus ou de négligence, le maire dénonce à l'administration préfectorale l'état d'insalubrité constatée.

Le préfet, après avis du Conseil d'hygiène et du service hydraulique, peut ordonner la suppression de la mare dangereuse ou prescrire que les travaux reconnus nécessaires seront exécutés d'office aux frais du propriétaire, après mise en demeure préalable.

Le montant de la dépense est recouvré comme en matière de contributions directes sur un rôle rendu exécutoire par le préfet. (*Abrogé par articles 12 et 15, loi 1902.*)

Art. 24. — *Le préfet peut interdire la vidange des étangs et autres amas d'eau courante dans les cas et dans les lieux où cette opération serait de nature à compromettre la salubrité publique.* (*Abrogation douteuse, mais probable, le maire ayant le même pouvoir d'après l'article 1, loi 1902.*)

Art. 25. — Il est interdit de faire rouir du chanvre ou du lin, ou toutes autres plantes textiles, dans les abreuvoirs et lavoirs publics.

Le préfet peut réglementer ou même interdire le rouissage des plantes textiles dans les eaux courantes et dans les étangs. Cette interdiction n'est prononcée qu'après avis du Conseil d'hygiène et de salubrité.

Les routoirs agricoles, c'est-à-dire ceux exclusivement destinés à l'usage des cultivateurs, ne sont point, comme les routoirs industriels, assujettis aux prescriptions des décrets des 15 octobre 1810 et 31 décembre 1886 relatifs aux établissements insalubres.

Toutefois le préfet peut ordonner, sur la demande du conseil municipal ou des propriétaires voisins, la suppression de tout routoir établi à proximité des habitations et dont l'insalubrité serait constatée.

Le maire peut désigner, par un arrêté, les lieux où les routoirs publics seront établis, ainsi que la distance à observer dans le choix des emplacements destinés au séchage des plantes textiles après le rouissage.

ART. 26. — Le Président de la République peut, par décret rendu en la forme des règlements d'administration publique, interdire les cultures qui pourraient être nuisibles à l'hygiène et à la salubrité publiques, ou ne les autoriser que dans des conditions déterminées.

ART. 27. — La chair des animaux morts d'une maladie, quelle qu'elle soit, ne peut être vendue et livrée à la consommation.

Tout propriétaire d'un animal mort de maladie non contagieuse est tenu soit de le faire transporter dans les vingt-quatre heures à un atelier d'équarrissage régulièrement autorisé, soit, dans le même délai, de le détruire par un procédé chimique ou par combustion, soit de le faire enfouir dans une fosse située autant que possible à 100 mètres des habitations, et de telle sorte que le cadavre soit recouvert d'une couche de terre ayant au moins 1 mètre d'épaisseur.

Il est défendu de jeter des bêtes mortes dans les bois, dans les rivières, dans les mares ou à la voirie, et de les enterrer dans les étables, dans les cours attenant à une habitation ou à proximité des puits, des fontaines et abreuvoirs publics (*Complété, mais non abrogé par article 28, loi 1902*).

ART. 28. — Le maire fait livrer à un atelier d'équarrissage régulièrement autorisé, ou enfouir, ou détruire par un procédé chimique ou par combustion, le corps de tout animal trouvé mort sur le territoire de la commune et dont le propriétaire, après un délai de douze heures, reste inconnu.

Sans insister davantage sur ce qui a trait à l'application des articles 91 et 97 de la loi de 1884 ou des dispositions de la loi de 1898 dans un sens complémentaire à la loi de 1902, — et pour préciser quelques-uns des points, intéressant l'hygiène publique, que les maires ont pu et pourront réglementer, en vertu de ces dispositions — citons notamment les mesures préventives contre la rage, l'interdiction de fumées épaisses et prolongées susceptibles de vicier l'atmosphère, etc. Ces deux ordres de mesures ont fait l'objet de modèles d'arrêtés transmis aux maires par des circulaires préfectorales, et que nous croyons utile de reproduire ci-après :

Mesures préventives contre la rage (1).

Nous, maire de la commune de.....,

Vu les articles 16 et 38 de la loi du 21 juin 1898 sur le Code rural ;

Vu les articles 9 à 14 du décret du 6 octobre 1904 rendu pour l'exécution de ladite loi ;

Vu l'article 9, § 8, de la loi du 5 avril 1884 ;

Considérant qu'un chien enragé a parcouru le territoire de notre commune. . .

. . . .

(1) Modèle emprunté au département du Loiret.

Arrêtons :

Article premier. — Tous les chiens circulant sur la voie publique ou dans les champs devront être muselés ou tenus en laisse pendant deux mois à partir de ce jour, c'est-à-dire jusqu'au..... inclus.

Pendant le même temps, il est interdit aux propriétaires de se dessaisir de leurs chiens ou de les conduire en dehors de la commune, si ce n'est pour les faire abattre.

Toutefois, sont admis à circuler librement, mais seulement pour l'usage auquel ils sont employés, les chiens de berger et de bouvier, ainsi que les chiens de chasse.

Art. 2. — Il est rappelé qu'aux termes de l'article 38 de la loi du 21 juin 1898 la rage, lorsqu'elle est constatée chez des animaux de quelque espèce qu'ils soient, entraîne l'abatage, qui ne peut être différé sous aucun prétexte, et que les chiens et les chats suspects de rage doivent être immédiatement abattus et que le propriétaire de l'animal suspect est tenu, même en l'absence d'un ordre des agents de l'administration, de pourvoir à l'accomplissement de cette prescription.

Art. 3. — Conformément aux dispositions de l'article 16 de la loi précitée du 21 juin 1898, les chiens errants et tous ceux qui seraient trouvés sur la voie publique ou dans les champs non munis d'un collier portant le nom et le domicile de leur maître seront conduits à la fourrière et abattus après un délai de quarante-huit heures, s'ils n'ont point été réclamés et si le propriétaire reste inconnu.

Le délai est porté à huit jours francs pour les chiens avec collier ou portant la marque de leur maître.

En cas de remise au propriétaire, ce dernier sera tenu d'acquitter les frais de conduite, de nourriture et de garde avancés par la commune.

Art. 4. — Les commissaires de police, gardes champêtres et la gendarmerie sont chargés de veiller à l'exécution du présent arrêté.

Les contraventions à ces dispositions seront constatées par des procès-verbaux et poursuivies conformément aux lois.

Fait à....., le..... 190 .

Le maire,

Interdiction des fumées noires épaisses et prolongées.

Nous, Maire d......

Vu les lois des 16-24 août 1790, 5 avril 1884 (art. 97) et 21 juin 1898 (art. 18) ;

La délibération du conseil général de la Seine en date du 4 juillet 1906 et la circulaire de M. le préfet de police du 6 août suivant ;

Les articles 471, § 16, et 474 du Code pénal ;

Vu, d'autre part, les rapports du Conseil d'hygiène publique et de salubrité du département de la Seine en date des 15 juin 1890 et 1er avril 1898 ;

Considérant que le nombre croissant de foyers brûlant de grandes quantités de combustible minéral a singulièrement augmenté les inconvénients de la fumée dans la commune d..... ;

Que cette fumée obscurcit l'air, pénètre dans les habitations, noircit et attaque la façade des maisons et des monuments publics et infecte l'atmosphère de la ville ;

Considérant qu'il existe divers moyens pratiques et efficaces d'atténuer, dans la mesure du possible, ces graves inconvénients ;

Que l'on peut recourir, notamment, soit à la surélévation des cheminées, soit au choix d'un combustible approprié, soit à l'emploi de foyers fumivores ;

Arrêtons :

Article premier. — Dans le délai de six mois, à partir de la publication du présent arrêté, il sera interdit de produire une fumée noire, épaisse et prolongée, pouvant atteindre les habitations voisines ou infecter l'atmosphère des rues de.....

Art. 2. — Les contraventions au présent arrêté seront constatées par des procès-verbaux ou des rapports qui seront déférés aux tribunaux compétents.

Art. 3. — Les agents de l'autorité publique et municipale sont chargés d'assurer l'exécution du présent arrêté, qui sera imprimé, publié et affiché.

Le maire,

Vu et approuvé :

Paris, le *1906.*

Le Préfet de police,

DISCUSSION SUR L'ÉTENDUE DU POUVOIR RÉGLEMENTAIRE DES MAIRES EN MATIÈRE SANITAIRE. — Une question préalable doit être examinée avant celle de l'exécution des arrêtés sanitaires et ne peut être séparée de l'étude que nous venons de faire de « l'objet » de ces règlements.

Cette question a été soulevée notamment par les recours pour excès de pouvoir formés devant le Conseil d'État à la suite de la promulgation des règlements sanitaires de plusieurs grandes villes (Paris, Lyon, Marseille, etc.).

Elle porte sur la validité de certaines prescriptions de ces règlements, envisagées, tant *au point de vue de leur objet qu'au point de vue de leur portée et des conditions de leur applicabilité.*

La thèse des auteurs de pourvois s'attaque plus spécialement, quoique d'une façon non exclusive, aux prescriptions relatives à la salubrité des habitations et consiste essentiellement à dire :

« La loi du 15 février 1902 n'a apporté aucun changement, aucune extension au pouvoir réglementaire des maires. Elle s'est bornée à en rendre l'exercice obligatoire pour ces magistrats et à l'entourer de certaines précautions ou garanties. Mais elle n'a rien touché au fond des choses. Les maires ne peuvent donc formuler aujourd'hui d'autres prescriptions que celles qu'ils pouvaient déjà formuler sous le régime de la législation antérieure, et que la jurisprudence avait consacrées. Hors des limites tracées par cette jurisprudence ancienne, leurs prescriptions concernant notamment les immeubles, et plus spécialement les immeubles déjà existants, se heurtent aux prérogatives de la propriété privée ou de la liberté individuelle et doivent être considérées comme entachées d'excès de pouvoir. En outre, les règlements sanitaires ne sauraient viser les immeubles déjà existants sans violer le grand principe de la non-rétroactivité des lois. »

Dans ce système, la plupart des articles des règlements modèles relatifs notamment à l'alimentation en eau (art. 23 à 32, modèle A) et à l'évacuation des eaux et matières usées (art. 36 à 50, modèle A) seraient dépourvus de force exécutoire à l'égard des immeubles déjà existants, et les mesures d'assainissement applicables à ces derniers ne pourraient être prescrites que dans les formes prévues par les articles 12 à 15 de la loi de 1902, qui instituent une procédure en quelque sorte individuelle, uniquement basée sur des constatations de fait, à l'égard des immeubles « dangereux pour la santé des occupants ou des voisins ».

A l'encontre de ces prétentions, une théorie opposée soutient qu'il n'est pas exact de dire que la loi du 15 février 1902 n'ait apporté aucune extension au pouvoir réglementaire des maires en matière sanitaire, et que la preuve en est fournie tant par les travaux préparatoires que par le texte lui-même.

L'exposé des motifs du projet présenté à la Chambre des députés le 3 décembre 1891 par le ministre de l'Intérieur indiquait en effet clairement le but poursuivi. Après avoir rappelé les obstacles opposés par la jurisprudence à l'exercice par les maires des pouvoirs que leur assignait la loi de 1884 pour l'assainissement des communes, il ajoutait : « A l'égard des particuliers, on constate la même impuissance de l'autorité. Si, en effet, le maire peut, dans un intérêt de salubrité publique, enjoindre aux propriétaires de faire des travaux d'assainissement, il ne peut, suivant la jurisprudence de la Cour de cassation, prescrire un moyen exclusivement obligatoire de faire disparaître les causes d'insalubrité... Aucun argument n'a prévalu contre cette jurisprudence qui s'est affirmée dans le sens de l'interprétation la plus étroite de la loi. Un maire qui ordonne à un propriétaire d'assainir sa maison ne peut, en vertu de ses pouvoirs de police, indiquer aucun mode d'assainissement. En réalité, les administrations municipales et départementales sont désarmées. *Le gouvernement... vous propose... de donner une sanction plus efficace au pouvoir de police qui appartient au maire et au préfet en l'affranchissant des entraves de la loi du 13 avril 1850, — que les articles 12 et suivant sont remplacés, — et des difficultés résultant d'une interprétation trop étroite des articles 91, 97 et 99 de la loi du 5 avril 1884.*

Plus tard, au cours de la discussion de la loi, dans la séance du Sénat du 11 décembre 1900, Waldeck-Rousseau, président du conseil et ministre de l'Intérieur, rappelait qu'il s'agissait de savoir « si la liberté illimitée du propriétaire devait ou non prévaloir sur l'intérêt et les droits de l'universalité des citoyens », et il insistait pour le vote des dispositions en cause, qui se bornaient, disait-il, *à développer* la règle inscrite dans l'article 97 de la loi municipale.

C'est donc le « développement » du pouvoir réglementaire du maire en matière sanitaire que la loi de 1902 a eu pour but de consacrer, tant en obligeant les maires à en faire usage qu'en précisant les objets sur lesquels il doit s'exercer, de manière à prévenir désormais toutes contestations à cet égard.

Le texte de l'article premier suffirait à prouver d'ailleurs que ce « développement » ne s'est pas borné à une réédition des prescriptions antérieures, puisqu'à côté des « précautions à prendre, *en exécution de l'article 97 de la loi du 5 avril 1884*, pour prévenir ou faire cesser les maladies transmissibles » (art. 1er, loi 1902, 1°), il vise les « prescriptions destinées à assurer la salubrité des maisons et de leurs dépendances, des voies privées », etc. (*ibid.*, 2°), dont la loi de 1884 ne disait pas un mot. En outre, le même texte précise que l'arrêté sanitaire du maire devra déterminer « notamment les prescriptions relatives à l'alimentation en eau potable ou à l'évacuation des matières usées » (*ibid.*, 2°). Si les mots ont un sens, non seulement les maires « peuvent » réglementer ces deux points par leurs arrêtés sanitaires, mais ils y sont obligatoirement « tenus » par les termes mêmes de l'article 1er de la loi, et l'on ne peut admettre que les prescriptions formulées par eux à cet égard soient dépourvues de validité.

Quant à l'impossibilité prétendue, pour les règlements sanitaires, de formuler des dispositions à l'égard des immeubles déjà existants, elle ne repose sur rien, ou plutôt elle est formellement contraire aux termes absolument généraux de l'article 1er de la loi et n'est pas moins en contradiction avec la nature des choses, l'insalubrité étant un fait permanent, à l'égard duquel la « non-rétroactivité » des lois ne peut être invoquée.

Il est d'ailleurs bien évident que, parmi les dispositions des règlements modèles, il en est qui, par leur nature même, visent les immeubles *à construire*, et non les immeubles *déjà existants*. Ce point a été fort bien mis en lumière par une étude que M. Marcel Trélat, maître des requêtes et secrétaire général du Conseil d'État, a publiée en 1905 (1) sous le titre : « La loi du 15 février

(1) A Paris, librairie administrative Paul Dupont.

1902 relative à la protection de la santé publique ; ses conséquences juridiques et pratiques dans les communes ». Telles sont celles qui ont trait aux dimensions des pièces destinées à l'habitation, aux caves, aux sous-sols, aux rez-de-chaussée et étages, à la hauteur des maisons, aux cours et courettes, etc.

Ces dispositions ne pourraient en effet le plus souvent être appliquées aux immeubles anciens que par voie de démolition et de reconstruction, et il n'est jamais venu à la pensée de personne qu'elles pussent viser autre chose que les immeubles *à construire*. Si des maisons *déjà existantes* présentent, à raison de leur non-conformité avec ces dispositions, une insalubrité « dangereuse pour la santé des occupants ou des voisins », ce n'est pas par voie d'application de l'arrêté sanitaire, mais par le moyen de la procédure prévue aux articles 12 et suivants de la loi relatifs à l'assainissement des immeubles que les travaux nécessaires pourront être prescrits ou l'interdiction d'habitation prononcée.

Mais pour ce qui est des prescriptions visant de simples aménagements intérieurs et surtout de celles qui concernent, suivant l'expression même de l'article premier de la loi, l'alimentation en eau potable et l'évacuation des matières usées, elles sont au contraire de l'essence même des règlements, et leur validité aussi bien que leur applicabilité directe, en dehors de tout recours à la procédure des articles 12 et suivants de la loi, ne sauraient être contestées.

Telle est en substance la réfutation qu'opposent aux prétentions des auteurs de pourvois ceux qui se flattent de l'espoir de posséder enfin dans la loi du 15 février 1902 un instrument efficace de progrès sanitaire.

Le Conseil d'État, dans une première série de trois arrêts, rendus le 5 juin 1908, a, en somme, consacré les principes essentiels de cette dernière opinion.

Les décisions qu'il a prononcées à cette date visaient : la première, un pourvoi formé pour excès de pouvoir par M. Marc, agissant tant en son nom personnel qu'au nom de la chambre syndicale des propriétés immobilières, contre le règlement sanitaire pris par le préfet de la Seine en ce qui concerne la Ville de Paris ; la seconde, un pourvoi formé par M. Garignot, agissant tant en son nom qu'au nom de la même chambre syndicale, contre l'ordonnance du préfet de police portant aussi règlement sanitaire ; la troisième, un pourvoi formé par M. Verny et la chambre syndicale des hôteliers de Paris contre l'ordonnance du préfet de police du 1er juillet 1905 relative à la salubrité des hôtels et logements loués en garni.

Ces trois arrêts présentent, tant par leurs considérants que par leurs dispositifs, une très grande importance, en ce qu'ils expriment le sentiment de la plus haute juridiction administrative compétente sur l'interprétation que comportent les prescriptions de la loi de 1902 en ce qui touche à la portée de réglementation sanitaire communale. En outre, ils ont été précédés d'un rapport de M. Teissier, maître des requêtes, — dont nous contesterons plus loin certaines appréciations de détail d'ailleurs non confirmées par le Conseil d'État, pour ce qui a trait aux sanctions applicables aux prescriptions réglementaires, — mais dont le texte forme d'une façon générale un commentaire très clair et très utile des arrêts intervenus. Nous trouverons dans ces arrêts et dans ce rapport de très intéressantes précisions pour l'éclaircissement de la question qui nous occupe : aussi y ferons-nous de larges emprunts (1).

(1) Voici d'ailleurs le texte *in extenso* des trois arrêts dont il s'agit, rendus tous trois sous la date du 5 juin 1908.

I. — Première espèce.

Arrêt rendu sur le pourvoi formé par M. Marc, agissant tant en son nom personnel qu'au nom de la Chambre syndicale des propriétés immobilières, contre *le règlement sanitaire pris par le Préfet de la Seine en ce qui concerne la ville de Paris.*

« Le Conseil d'État,

« Considérant que les requérants soutiennent que les dispositions attaquées sont entachées de nullité soit comme prescrivant des natures de travaux excédant les pouvoirs conférés à l'administration en matière de règlements sanitaires, soit comme édictant des mesures applicables à des immeubles déjà construits, soit comme ne rentrant pas dans la compétence du préfet de la Seine, soit comme prises en contradiction avec des prescriptions formelles de la loi du 15 février 1902 :

« I. Sur le moyen tiré de ce que le règlement ne pourrait imposer une nature déterminée de travaux ni prescrire l'emploi de moyens exclusivement obligatoires pour assurer la salubrité des immeubles :

« Considérant que l'article 1er, § 2, de la loi du 15 février 1902, porte qu'un règlement sanitaire déterminera, pour chaque commune, les prescriptions destinées à assurer la salubrité des maisons et de leurs dépendances, des voies privées closes ou non à leurs extrémités, des logements loués en garni et des autres agglomérations quelle qu'en soit la nature, notamment les prescriptions relatives à l'alimentation en eau potable ou à l'évacuation des matières usées ;

« Considérant qu'en vertu de ces dispositions il appartient au règlement sanitaire de fixer les règles de salubrité auxquelles doivent être soumis tous les immeubles, tant dans l'intérêt des habitants de chaque immeuble que dans celui de l'ensemble des citoyens de la commune et, notamment, de définir les mesures, d'indiquer les installations jugées nécessaires dans l'intérêt de la santé publique ; que la circonstance que les articles 12 à 14 de la loi prévoient une procédure spéciale pour faire, dans chaque cas particulier, disparaître les causes d'insalubrité existant dans un immeuble déterminé, ne saurait faire échec au droit qui découle de l'article 1er précité, pour l'autorité municipale, d'édicter et de préciser par voie réglementaire les conditions de salubrité auxquelles doit satisfaire la généralité des habitations ; que les seules restrictions apportées à l'exercice de ces pouvoirs de réglementation sont celles qui résultent de la nécessité de concilier les intérêts primordiaux de la santé publique avec le respect dû aux droits de propriété et à la liberté de l'industrie ;

« En ce qui concerne les articles 10, 12, 13, 14 et 15 :

« Considérant que la salubrité des voies privées, closes ou non à leurs extrémités, rentre expressément dans les objets prévus par l'article 1er et l'article 2 de la loi du 15 février 1902, complétée par la loi du 7 avril 1903 ; que les prescriptions par lesquelles le préfet de la Seine a réglé les conditions du balayage des trottoirs et de la chaussée, du lavage des ruisseaux, de l'arrosage pendant les cha-

Dans l'ordre logique, la première question qui se pose, en ce qui concerne les dispositions destinées à assurer la salubrité des voies

leurs, de l'enlèvement des neiges, et rendu applicable aux voies privées toutes les dispositions du titre I du règlement concernant la salubrité publique, n'excèdent pas la limite des pouvoirs qui lui ont été conférés par la loi;

« Mais considérant, d'une part, que si le préfet a pu légalement (art. 14) interdire les dépôts de fumier, ordures et immondices sur les terrains en bordures des voies privées, il n'a pu par le même article étendre cette interdiction aux simples « gravois », qui ne sont pas nécessairement dangereux pour la salubrité ; qu'il y a lieu, dès lors, d'annuler sur ce point l'article 14 ;

« Considérant, d'autre part, que si le préfet pouvait prescrire, en ce qui concerne les voies privées, l'usage de matériaux, présentant toute garantie au point de vue de la salubrité et de la sécurité de la circulation, il n'avait pas le droit d'exiger que ces matériaux fussent équivalents à ceux employés pour les voies publiques; que, dès lors, l'article 10 doit être annulé sur ce point ;

« En ce qui concerne l'article 21 :

« Considérant que l'article 21 déclare le décret du 13 août 1902 applicable aux voies privées;

« Considérant que le décret du 13 août 1902, relatif aux rues de Paris, contient tout à la fois des dispositions qui intéressent la salubrité et la conservation du domaine public; que le préfet de la Seine ne pouvait par le règlement sanitaire étendre aux voies privées que les dispositions relatives à la salubrité ; que, dès lors, en leur déclarant ledit décret applicable dans son intégralité, le préfet de la Seine a excédé ses pouvoirs, et que l'article 21, dans sa teneur actuelle, doit être annulé ;

« En ce qui concerne les articles 22 à 27, 30 à 34, 37 et 38, 45, 50, 52 à 56, 59 à 67, 70 et 71, 73 et 88, 94 à 103 :

« Considérant qu'en vertu des pouvoirs très étendus qu'il tient de la loi du 15 février 1902 le préfet de la Seine a pu valablement : tout en laissant le propriétaire libre de choisir les matériaux qu'il entend employer, exiger qu'ils soient imperméables pour certaines parties des habitations ou des locaux, en ce sens qu'ils devront présenter un caractère d'étanchéité suffisant (art. 31, 32, 50, 53, 59, 95, 96); lui poser les conditions de « vue directe » sur les voies privées et les cours et courettes (art. 22 à 26), de surface, de capacité d'aérage et d'éclairage pour les diverses pièces de l'habitation (art. 33 et 34) et de ventilation pour les caves (art. 27); disposer que les cabinets d'aisances seront aérés et éclairés directement et munis d'un poste d'eau, fixer le nombre de ces cabinets d'après le nombre des pièces de l'habitation (art. 54, 56 et 57); fixer les conditions auxquelles doivent satisfaire, dans l'intérêt de l'hygiène, les conduits de cheminée, poêles, calorifères, fourneaux (art. 38), les tuyaux, conduits, orifices de décharge servant à l'évacuation des matières usées et des vidanges (art. 61 à 67), prescrire les précautions pour empêcher le danger résultant de la congélation ou du jet d'eaux chaudes dans ces tuyaux (art. 68 et 69), interdire de projeter les eaux usées dans les gouttières (art. 52); exiger pour les travaux d'installation de l'écoulement direct à l'égout et pour les modifications aux installations sanitaires une déclaration avec dépôt de plan, coupe et élévation (art. 71 et 72) et régler tout ce qui concerne les branchements à l'égout sous les voies publiques et privées (art. 73 à 86); lui interdire l'emploi de puisards absorbants (art. 87), et décider que les fosses fixes, tonneaux mobiles, puisards étanches ne seront autorisés qu'au cas où l'absence d'égout, les dispositions de l'égout public ou de la canalisation d'eau ou toute autre cause ne permettront pas l'écoulement à l'égout des eaux usées et des matières de vidange (art. 88) ; exiger que tout bâtiment destiné à l'habitation soit relié à la distribution publique d'eau potable par une canalisation convenablement établie pour desservir les différents étages (art. 45) ; imposer des conditions particulières, notamment en ce qui concerne le lessivage, la peinture et l'arrosage pour les locaux destinés à la vente ou à la conservation des denrées alimentaires (art. 95 et 96) et pour l'entretien en état de salubrité des constructions en général (art. 97 à 103) ;

« Qu'en effet, ces diverses mesures, dans les conditions où elles ont été ordonnées, n'excèdent pas les pouvoirs conférés à l'autorité municipale par la législation nouvelle;

privées, des maisons et de leurs dépendances, est celle de savoir si le règlement sanitaire peut ou non disposer pour le passé ou, plus

« Mais, considérant que si l'administration a le droit de prescrire les conditions d'évacuation des cabinets d'aisances et des urinoirs, elle ne saurait se prétendre autorisée par l'intérêt de la salubrité publique à interdire, d'une manière générale, leur établissement à un niveau inférieur au sol de la rue, ainsi qu'elle l'a fait par l'article 60, § 2, lequel doit être annulé ;

« II. Sur le moyen tiré de ce que le règlement sanitaire ne pourrait prescrire de mesures applicables aux immeubles construits avant sa publication :

« Considérant que les dispositions de l'article 1er, § 2, de la loi du 15 février 1902 sont générales et concernent toutes les propriétés de la commune, quelle qu'en soit la nature, sans distinguer entre les immeubles à construire et les immeubles déjà construits, que le règlement sanitaire s'applique donc aux uns comme aux autres; que, toutefois, les pouvoirs de l'autorité municipale à l'égard des immeubles déjà construits ne sont pas les mêmes qu'à l'égard des immeubles à construire, et qu'il appartient au juge de vérifier séparément, pour chacune de ces deux catégories d'immeubles, si l'administration n'a pas excédé la limite des charges qu'elle est en droit de leur imposer dans l'intérêt de la santé publique ;

« Considérant qu'en ce qui concerne les immeubles déjà construits le règlement sanitaire ne doit pas, en principe, prescrire de conditions ayant pour effet de modifier la construction ou l'aménagement des bâtiments, à moins qu'il ne s'agisse de mesures dont la nécessité est absolument démontrée pour assurer la sécurité publique, notamment de travaux en vue de l'évacuation des matières usées et de l'alimentation en eau potable, lesquelles sont spécialement visées par le paragraphe 2 de l'article 1er précité ; qu'en dehors de ce cas de nécessité absolue les travaux d'une semblable importance ne doivent pas être prescrits par voie de disposition réglementaire s'appliquant à l'ensemble des habitations, mais peuvent seulement être imposés, le cas échéant, à titre de mesure individuelle, aux immeubles dont l'insalubrité viendrait à être constatée dans les conditions prévues par l'article 12 de la loi ;

« En ce qui concerne les articles 16, 17, 18 :

« Considérant que ces articles disposent, d'une part, que les voies privées dans la Ville de Paris devront être pourvues de deux canalisations distinctes, l'une pour l'eau potable et l'autre pour l'eau destinée aux lavages et aux usages industriels et, d'autre part, que les eaux pluviales et ménagères devront être écoulées par des conduits souterrains; que ces dispositions, qui sont relatives à l'alimentation en eau potable et à l'évacuation des matières usées, même en admettant qu'elles visent des voies existantes, n'excèdent pas les pouvoirs conférés à l'autorité municipale par le paragraphe 2 de l'article 1er de la loi du 15 février 1902, en ce qui concerne les voies privées;

« En ce qui concerne les articles 23, 24, 25, 26 et 54, § 1er :

« Considérant que les articles 23 à 26 sont relatifs aux conditions d'aérage et d'éclairage des maisons et aux vues directes sur les voies privées et cours et courettes, et que l'article 54, § 1er, exige l'éclairage et l'aérage directs pour les cabinets d'aisances, que ces mesures auraient pour effet de porter atteinte à l'économie des bâtiments dans un cas où la nécessité de leur réalisation immédiate n'est pas démontrée à l'égard de l'ensemble des habitations de la Ville de Paris; que les requérants sont donc fondés à soutenir qu'en tant qu'elles s'appliquent aux immeubles déjà construits elles excèdent la limite des pouvoirs du préfet de la Seine ;

« En ce qui concerne l'article 94, § 3 et 4 :

« Considérant que cet article porte que, lorsque la disposition des lieux ne permettra pas l'écoulement des eaux ménagères soit à l'égout, soit au caniveau de la rue, le propriétaire pourra diriger ses eaux dans une fosse fixe; que le même article détermine les conditions auxquelles cette fosse devra satisfaire, et exige du propriétaire qui voudra, dans ces circonstances, établir ou conserver une fosse fixe, une demande sur laquelle il sera statué par le préfet;

« Considérant que, si le préfet avait le droit de fixer toutes les conditions de salubrité auxquelles sont soumises les fosses même existantes, et d'exiger une

exactement, s'il peut contenir des dispositions applicables aux voies privées et aux maisons *existantes*, ou si, au contraire, il ne peut disposer que pour les voies *à établir* et les immeubles *à construire*.

déclaration du propriétaire avec production de plans et coupes de l'installation, en vue du contrôle à exercer sur l'observation de ces prescriptions, il ne pourrait sans excéder ses pouvoirs subordonner à une autorisation administrative le maintien des fosses de cette nature précédemment établies ;

« En ce qui concerne l'article 42 :

« Considérant que, cet article, en déclarant le règlement sanitaire applicable à tout le territoire de la Ville, a eu simplement pour but d'indiquer qu'il visait tous les immeubles à la fois publics et privés, mais n'a pas entendu décider que toutes les dispositions du règlement s'appliquaient nécessairement aux immeubles déjà construits comme aux immeubles à bâtir ; qu'ainsi les requérants ne sont pas fondés à en demander l'annulation ;

« III. Sur le moyen tiré de ce que certaines prescriptions du règlement sanitaire attaqué ne rentreraient pas dans la compétence du préfet de la Seine :

« En ce qui concerne l'article 3, § 1er :

« Considérant que le préfet de la Seine n'a fait, dans le paragraphe 1er de l'article 3, que reproduire les dispositions de l'article 3 du règlement sanitaire du préfet de police, qui a fait l'objet d'un pourvoi au nom du même syndicat, sur lequel il sera statué sous le numéro 17700 ;

« En ce qui concerne les articles 30, § 1er, et 37, § 6 :

« Considérant que si le préfet de la Seine a pu édicter les conditions de salubrité auxquelles doivent satisfaire les écuries et les sous-sols, les dispositions par lesquelles il a interdit l'habitation permanente de nuit dans les locaux ne rentrent pas dans les mesures relatives à la salubrité des maisons et de leurs dépendances, qu'il lui appartient de prescrire par application du paragraphe 2 de l'article 1er et de l'article 22 de la loi du 15 février 1902, modifiée par la loi du 7 avril 1903 ;

« IV. Sur le moyen tiré de ce que certaines prescriptions du règlement sanitaire seraient en contradiction formelle avec les dispositions de la loi du 15 février 1902 (art. 11 à 19) :

« En ce qui concerne l'article 19 du règlement sanitaire :

« Considérant qu'aux termes de l'article 19 du règlement aucune construction neuve ou modification de construction existante ne pourra être entreprise sans une autorisation du préfet ; que les requérants soutiennent que cette disposition est contraire à l'article 11 de la loi du 15 février 1902, lequel ne soumet à l'autorisation administrative que les constructions neuves ;

« Mais considérant que les expressions « toute modification de construction existante » doivent être entendues, ainsi que l'administration le reconnaît elle-même, comme visant non tout travail d'une nature quelconque, mais seulement les travaux qui, affectant le gros œuvre ou l'économie du bâtiment, constituent en réalité une construction neuve, rentrant dans les termes de l'article 11 de la loi ;

« En ce qui concerne l'article 114 :

« Considérant, d'une part, que l'article 29 de la loi du 15 février 1902 se borne à édicter des pénalités contre ceux qui auront mis obstacle à l'accomplissement des devoirs des maires et des membres délégués des commissions sanitaires ;

« Considérant que, d'autre part, l'article 19 de la loi dispose, par son paragraphe 1er, que le préfet pourra créer un service d'inspection et par son paragraphe 2, que dans toute ville de plus de 20 000 âmes il sera établi un service municipal chargé, sous l'autorité du maire, de l'application des dispositions de la loi ;

« Considérant que, de ces articles, il résulte qu'en dehors des agents tenant leurs pouvoirs de la législation générale la loi du 15 février 1902 sur la santé publique ne prévoit, comme agents chargés de veiller à son application, que les maires, les membres du service municipal organisé sous leur autorité, les membres du service d'inspection créé par le préfet et les membres délégués des commissions sanitaires ; que, dès lors, l'article 114 du règlement, en conférant à tout agent mandaté par l'autorité municipale le droit de faire des visites et enquêtes pour l'exécution de la loi, a violé les dispositions combinées des articles 19 et 29 de la loi du 15 février 1902 ;

Les auteurs des recours, disait M. le maître des requêtes Teissier dans son rapport, se prononcent très énergiquement dans ce dernier sens. Il

« Décide :

« ARTICLE PREMIER. — Sont annulés : l'article 10 du règlement sanitaire, en tant qu'il exige, pour les voies privées, l'emploi de matériaux équivalents à ceux des voies publiques ; l'article 14, dans celle de ses dispositions par laquelle il interdit absolument tout dépôt de « gravois » dans les terrains en bordure des voies privées ; l'article 21, qui étend aux voies publiques et privées de toute nature les prescriptions du décret du 13 août 1902 ; les articles 30, § 1er, et 37, § 6, qui interdisent l'habitation permanente de nuit dans les sous-sols et dans les écuries ; l'article 60, § 2, qui interdit l'installation de tous cabinets d'aisances et urinoirs à un niveau inférieur à celui de la rue vers laquelle se fait l'écoulement ; l'article 114, qui défend de s'opposer aux enquêtes et visites de tous agents de l'administration dûment mandatés.

« ART. 2. — Sont annulés, en tant qu'ils s'appliquent aux immeubles déjà construits avant la publication du règlement ; les articles 23, 24, 25, 26, relatifs à l'aération et l'éclairage des pièces des habitations sur les voies privées, cours et courettes ; l'article 54, § 1er, relatif à l'éclairage et l'aérage directs des cabinets d'aisances.

« ART. 3. — Est annulé l'article 94, § 3 et 4, en tant qu'il soumet à l'autorisation administrative le maintien des fosses fixes destinées à l'écoulement des eaux pluviales et ménagères, dans le cas prévu par le § 1er dudit article.

« ART. 4. — Le surplus des conclusions du sieur Marc est rejeté. »

II. — Deuxième espèce.

Arrêt rendu sur le pourvoi formé par M. Garignot, agissant tant en son nom personnel qu'au nom de la Chambre syndicale des propriétés immobilières, contre l'*ordonnance du Préfet de police portant règlement sanitaire en ce qui concerne la Ville de Paris*.

« Le Conseil d'État ;

« I. Sur les conclusions relatives aux dispositions générales (art. 1, 2, 3, 4) :

« Considérant que les mesures édictées sont destinées à assurer la salubrité de la voie publique, telles qu'elles sont définies par l'arrêté des Consuls du 12 messidor an VIII et le décret du 10 octobre 1859 ; que, spécialement, en prescrivant que les terres et détritus provenant des fouilles seraient désinfectés, s'il y a lieu, avant d'être transportés sur la voie publique, le préfet de police n'a pas excédé les pouvoirs qu'il tient des dispositions précitées ;

« II. Sur les conclusions relatives au logement en garni :

« Considérant que le législateur, en mentionnant spécialement dans le paragraphe 2 de l'article 1er de la loi du 15 février 1902 les logements en garni, a entendu conférer à l'autorité municipale pour ce genre d'habitation des pouvoirs particulièrement étendus ; mais que ces pouvoirs ne sont pas illimités et doivent se concilier avec le respect dû au droit de propriété et à la liberté de l'industrie ; qu'ainsi c'est avec raison que le préfet de police a édicté des mesures différentes suivant qu'il s'agit de garnis existants ou de garnis à établir dans des immeubles déjà construits, ou de garnis à établir dans des immeubles à construire postérieurement à la publication du règlement ; qu'il y a lieu d'examiner isolément les prescriptions afférentes à chacune de ces catégories ;

« En ce qui concerne les prescriptions édictées pour les garnis actuellement existants (art. 8, 10, 15, 16) :

« Considérant que, en exigeant que le sol des chambres et les conduites soient imperméables, le préfet a entendu seulement qu'ils devraient présenter un caractère d'étanchéité suffisant ; que, de même, la disposition d'après laquelle les peintures des corridors, paliers, escaliers et cabinets d'aisances, devront être de ton clair, n'a d'autre but que de permettre d'en contrôler facilement la propreté ; que dans ces conditions, ces prescriptions comme celles par lesquelles le préfet a ordonné que les peintures des chambres seraient lessivées au besoin tous les ans et que les cabinets d'aisances seraient munis d'une fermeture automatique et au besoin d'un siphon obturateur, rentrent dans l'exercice des pouvoirs qu'il tient n'est pas possible, disent-ils, que les règlements sanitaires puissent viser les constructions existantes, sans quoi ils violeraient le grand principe de la

des lois du 15 février 1902 et du 7 avril 1903, à l'effet d'assurer la salubrité des logements actuellement loués en garni;

« En ce qui concerne les prescriptions édictées pour les garnis à établir dans les immeubles déjà construits (art. 20 et 21) :

« Considérant qu'en imposant pour chaque pièce (art. 20) l'obligation d'un mode d'aération permanent et en déterminant le cube d'air minimum par nombre de locataires, le préfet, par les dispositions qu'il a édictées, n'a pas excédé les pouvoirs qui lui ont été conférés par la loi pour la réglementation des garnis dans l'intérêt de la santé publique;

« Mais, considérant que le préfet de police n'a pu, sans excéder la limite de ses pouvoirs, imposer pour l'évacuation des matières des cabinets d'aisances l'usage exclusif de la chasse d'eau dans tous les immeubles déjà construits, où des garnis viendraient à être établis (art. 21) ; que le système de la « chasse d'eau » qui comporte, en effet, un mode spécial de vidanges peut entraîner des modifications importantes dans l'aménagement de l'immeuble, et que l'établissement d'un garni dans un immeuble déjà construit n'entraîne pas nécessairement une pareille transformation;

« En ce qui concerne les prescriptions édictées pour les garnis à établir dans les immeubles non encore construits à la date de la publication du règlement (art. 22 et 23) :

« Considérant, d'une part, que les conditions imposées par l'article 22 au point de vue du cube d'air ne sont pas excessives;

« Considérant, d'autre part, que l'article 23 se borne à rappeler que les immeubles à construire sont soumis aux dispositions du décret du 13 août 1902 et du règlement sanitaire édicté le 22 juin 1904 par le préfet de la Seine;

« Décide :

« Article premier. — L'article 21 du règlement sanitaire du préfet de police en date du 22 juin 1904 est annulé dans celle de ses dispositions par laquelle il impose pour tous les garnis à établir dans des immeubles déjà construits l'usage exclusif de « chasse d'eau », en vue de l'évacuation des matières des cabinets d'aisances.

« Art. 2. — Le surplus des conclusions du sieur Garignot est rejeté. »

III. — Troisième espèce.

Arrêt rendu sur le pourvoi formé par M. Verny et la Chambre syndicale des hôteliers de Paris contre l'*ordonnance du préfet de police du 1er juillet 1905, relative à la salubrité des hôtels et logements loués en garni.*

« Le Conseil d'État;

« En ce qui concerne les articles 4, 5 et 29 de l'ordonnance de préfet de police :

« Considérant qu'aux termes de l'article 4 de l'ordonnance du préfet de police le logeur ne pourra recevoir des locataires qu'à partir du jour où il lui aura été délivré récépissé de sa déclaration, que la délivrance de ce récépissé est soumise aux conditions fixées par l'article 5, et qu'en vertu de l'article 29 ledit récépissé pourra être retiré en cas de non-exécution des prescriptions contenues dans l'ordonnance;

« Considérant que si, par application de l'article 7 de l'arrêté du 12 messidor an VIII, le préfet de police peut astreindre les hôteliers, aubergistes et loueurs en garni à l'obligation de faire une déclaration avant d'exercer leur industrie dans un local quelconque, aucun texte de loi n'a donné au préfet le droit de subordonner l'ouverture de leur établissement à la délivrance d'un récépissé de leur déclaration, ni d'en prononcer la fermeture par voie de retrait de ce récépissé à titre de sanction aux infractions qu'ils pourraient commettre aux ordonnances de police; que de semblables dispositions constituent tout à la fois une violation du principe général de la liberté du commerce édicté par la loi des 2-17 mars 1791 et un empiètement sur les pouvoirs du juge appelé à statuer sur la contravention; qu'il suit de là que les articles 4 et 29 de l'ordonnance attaquée doivent être annulés pour excès de pouvoir, et qu'il en est de même de l'article 5, par voie de conséquence;

non-rétroactivité des lois. Jamais, d'ailleurs, jusqu'ici, la jurisprudence n'a admis la possibilité d'imposer des prescriptions de police aux immeubles existants, et la loi nouvelle n'a point entendu innover à cet égard. La lecture, non du seul article 1er, mais de son ensemble, prouve, ajoute-t-on, surabondamment, qu'on ne peut disposer par voie réglementaire qu'en ce qui concerne les immeubles à bâtir. Pour les autres, il n'y a place qu'à des mesures individuelles, en cas d'insalubrité, d'après une procédure analogue à celle de l'ancienne loi de 1850. Il existe, en effet, dans la loi nouvelle tout un chapitre relatif aux mesures sanitaires relatives aux immeubles. Dans ce chapitre, il n'y a qu'un article qui vise les maisons à bâtir, c'est l'article 11, qui impose, dans les communes de plus de 20 000 habitants, l'obligation, pour ceux qui veulent construire une maison neuve, d'obtenir une permission de bâtir et qui indique que cette permission ne sera accordée qu'aux projets remplissant les conditions

« En ce qui concerne les articles 11, 12, 13, 19, 21, 25 et 27 :

« Considérant qu'en exigeant que le sol des chambres soit imperméable, le préfet de police a entendu seulement qu'il devrait présenter un caractère d'étanchéité suffisant; que, de même, la disposition d'après laquelle les peintures des corridors, paliers, escaliers et cabinets d'aisances devront être de ton clair n'a d'autre but que de permettre d'en contrôler facilement la propreté; que le préfet de police, par les autres dispositions attaquées, a prescrit que les murs, cloisons et plafonds seraient enduits en plâtre, que les peintures des chambres seraient lessivées ou renouvelées au besoin tous les ans, qu'il a fixé le nombre de cabinets d'aisances d'après le nombre de locataires et déterminé pour les diverses catégories de garnis le cube d'air minimum des pièces; que ces diverses mesures, dans les conditions où elles ont été ordonnées, tant par le règlement sanitaire du préfet de police en date du 22 juin 1904 que par l'ordonnance attaquée, laquelle n'a fait d'ailleurs qu'en reproduire les dispositions, n'excèdent pas les pouvoirs que le préfet tient des lois du 15 février 1902 et du 7 avril 1903 à l'effet d'assurer la salubrité des logements en garni, et ne sauraient être envisagées comme portant atteinte à la liberté de l'industrie;

« Mais, considérant que les pouvoirs du préfet de police ne pouvaient aller jusqu'à exiger par l'article 11, § 1er, que les garnis existants eussent une hauteur sous plafond de $2^{m},50$, qu'une telle prescription impliquait, pour tous les immeubles déjà construits et affectés à l'usage de garni, l'exécution de travaux portant atteinte à l'économie des bâtiments, dans un cas où la nécessité d'un trouble aussi grave n'est pas commandé d'une façon absolue par l'intérêt de la santé publique à l'égard de tous les immeubles de cette nature et ne justifie pas l'intervention du pouvoir réglementaire; qu'il suit de là que cette disposition doit être annulée pour excès de pouvoir, ainsi que la disposition correspondante de l'article 7 du règlement sanitaire du préfet de police, dont elle n'est que la reproduction;

« En ce qui concerne l'article 26 :

« Considérant que la prescription attaquée, relative à l'emploi exclusif des « chasses » d'eau dans les garnis à établir dans des immeubles déjà construits, n'est que la reproduction dans l'ordonnance de police du 1er juillet 1905 de la disposition de l'article 21 du règlement sanitaire du préfet de police, qui vient d'être annulée par décision du Conseil d'État en date de ce jour; qu'il y a lieu, dès lors, par voie de conséquence, d'en prononcer l'annulation;

« Décide :

« ARTICLE PREMIER. — Sont annulés les articles 4, 5 et 29 de l'ordonnance du préfet de police en date du 1er juillet 1905;

« ART. 2. — Est annulé l'article 11 de ladite ordonnance, ensemble l'article 7 du règlement sanitaire du préfet de police, en date du 22 juin 1904, en tant que ces articles prescrivent une hauteur sous plafond de $2^{m},50$ dans les garnis existants;

« ART. 3. — Est annulé l'article 26 de ladite ordonnance dans celle de ses dispositions par laquelle il impose, pour les garnis à établir dans des immeubles déjà construits, l'usage exclusif des « chasses » d'eau en vue d'évacuation des matières des cabinets d'aisances. »

de salubrité prescrites par le règlement sanitaire. Toutes les autres dispositions de ce chapitre concernent la procédure à suivre pour faire disparaître les causes d'insalubrité des maisons existantes. Or aucun de ces textes ne fait plus la moindre allusion au règlement sanitaire. C'est donc, conclut-on, que le législateur a édicté deux régimes absolument distincts pour les deux catégories d'immeubles : le régime réglementaire pour les seuls immeubles à construire et le régime des mesures et des procédures individuelles pour les immeubles déjà construits.

Cette conception du régime général de la loi *ne saurait, suivant nous, être adoptée, et cela pour beaucoup de raisons.* Tout d'abord, il n'est pas exact que la jurisprudence antérieure à la loi de 1902 n'admettait pas l'application aux immeubles existants de mesures de police prescrites dans l'intérêt de l'hygiène publique ; elle limitait seulement le droit d'édicter de semblables mesures au cas où elles ne portaient pas atteinte à « l'économie » de ces immeubles. De telle sorte que, si on acceptait l'interprétation proposée par les requérants, bien loin d'étendre les pouvoirs de l'administration, la loi nouvelle les aurait encore limités, et nous verrons bientôt que tel n'a certes pas été son but.

Au surplus, faire intervenir, d'une façon absolue et en quelque sorte automatique, le principe de la non-rétroactivité en matière de lois de police et spécialement de lois sur la salubrité, c'est nier la possibilité de légiférer utilement en pareille matière. L'insalubrité étant un état chronique qui se répète sans cesse, les lois et les règlements qui en prescrivent la disparition ne violent aucunement le principe de la non-rétroactivité, et l'on ne saurait admettre qu'on puisse acquérir des droits inviolables à l'infection de ses concitoyens. Tout, en pareille matière, doit, comme nous le verrons, être une question de mesure.

Enfin le texte de la loi de 1902 et les travaux péparatoires impliquent de la façon la plus certaine que les règlements sanitaires doivent viser, nous ne disons pas au même titre, ni dans les mêmes conditions, mais doivent viser obligatoirement aussi bien les immeubles existants que les immeubles à construire. Le texte de l'article 1er tout d'abord est aussi général que possible. Le règlement sanitaire doit déterminer « les prescriptions destinées à assurer la salubrité des maisons et de leurs dépendances », — des maisons, c'est-à-dire de toutes les maisons, construites ou à construire. C'est ce qu'on a dit, et c'est bien aussi ce qu'on a voulu dire. L'exposé des motifs joint au projet initial du gouvernement, après avoir indiqué les prescriptions essentielles que devrait contenir le règlement sanitaire pour les constructions à venir, ajoutait ceci : « Il conviendra également de comprendre dans le règlement les conditions indispensables pour l'assainissement des maisons déjà construites. »

Enfin le rapporteur de la loi au Sénat, M. Cornil, tout en reconnaissant que les immeubles existants seraient surtout soumis au régime des mesures individuelles et de la procédure des articles 12 et suivants, indiquait que pourtant ils devraient faire l'objet de quelques dispositions du règlement sanitaire.

Donc, pas de doute, le *règlement sanitaire peut et doit contenir certaines prescriptions relatives à la salubrité et à l'hygiène des maisons existantes.* Quelle sorte de prescriptions pourront ainsi prendre place dans le règlement sanitaire? Quelle sera la limite des pouvoirs des maires quant aux maisons déjà bâties? C'est ce que nous aurons à rechercher tout à l'heure.

Conformément à l'opinion ainsi émise par le rapporteur, l'arrêt relatif au règlement sanitaire du préfet de la Seine porte le considérant ci-après :

II. *Sur le moyen tiré de ce que le règlement sanitaire ne pourrait prescrire de mesures applicables aux immeubles construits avant sa publication :*

Considérant que les dispositions de l'article 1er, paragraphe 2, de la loi du 15 février 1902 sont générales et concernent toutes les propriétés de la commune, qu'elle qu'en soit la nature, sans distinguer entre les immeubles à construire et les immeubles déjà construits, que le règlement sanitaire s'applique donc aux uns comme aux autres; que, toutefois, les pouvoirs de l'autorité municipale sont moins étendus à l'égard des immeubles à construire, et qu'il appartient au juge de vérifier séparément, pour chacune de ces deux catégories d'immeubles, si l'administration n'a pas excédé la limite des charges qu'elle est en droit de leur imposer dans l'intérêt de la santé publique;

Considérant qu'en ce qui conecrne les immeubles déjà construits le règlement sanitaire ne doit pas, en principe, prescrire de conditions ayant pour effet de modifier la construction ou l'aménagement des bâtiments, à moins qu'il ne s'agisse de mesures dont la nécessité est absolument démontrée pour assurer la salubrité publique, notamment de travaux en vue de l'évacuation des matières usées et de l'alimentation en eau potable, lesquelles sont spécialement visées par le paragraphe 2 de l'article 1er précité; qu'en dehors de ce cas de nécessité absolue les travaux d'une semblable importance ne doivent pas être prescrits par voie de disposition réglementaire s'appliquant à l'ensemble des habitations, mais peuvent seulement être imposés, le cas échéant, à titre de mesure individuelle, aux immeubles dont l'insalubrité viendrait à être constatée dans les conditions prévues par l'article 12 de la loi...

A un autre point de vue, les auteurs de pourvoi soutenaient, comme nous l'avons dit, que la loi de 1902 *n'avait nullement étendu*, en ce qui concerne leurs attributions afférentes à la police de la salubrité, *les pouvoirs que les maires tenaient de l'ancienne législation municipale.* La loi, disent-ils, s'est bornée à rendre obligatoires les règlement sanitaires; il doit en être pris dans chaque commune. Mais ces règlements ne peuvent pas édicter des prescriptions autres que celles dont la jurisprudence du Conseil d'État et de la Cour de Cassation admettaient la légalité, quand elles se rencontraient dans des arrêtés de police, de telle sorte que toutes les dispositions des règlements sanitaires qui auraient été considérées comme nulles sous l'empire de l'ancienne législation devraient être impitoyablement annulées par vous.

Cette thèse ne saurait être admise, dit le rapport de M. Teissier. Elle est trop manifestement contraire aux intentions les plus certaines des auteurs de la loi de 1902. L'exposé des motifs du projet du gouvernement en 1891 indiquait très nettement le double but poursuivi : c'était tout d'abord de donner une sanction plus efficace aux pouvoirs de police qui appartenaient aux maires et aux préfets, c'était aussi et surtout de mettre fin aux «difficultés résultant d'une interprétation trop étroite des articles 91, 97 et 99 de la loi du 5 avril

1884 ». Tous les rapports rédigés sur les divers états de notre loi entre 1891 et 1902, toutes les discussions devant les Chambres prouvent surabondamment que le Parlement a voulu condamner la jurisprudence restrictive de la cour de Cassation et du Conseil d'État, donner à l'administration des pouvoirs plus larges qu'auparavant et notamment permettre aux maires de prescrire, dans les règlements sanitaires, telle ou telle mesure d'assainissement déterminée de préférence à telle autre, si cela paraissait vraiment utile dans l'intérêt de l'hygiène publique.

Est-ce à dire que les maires vont se trouver investis, en matière de police sanitaire, de pouvoirs absolument arbitraires et qu'ils pourront librement insérer dans leurs règlements les dispositions les plus fantaisistes et les plus attentatoires au droit de propriété? En aucune façon, et le juge, aussi bien celui de la répression que celui des excès de pouvoirs, aura à rechercher si les maires n'ont pas fait de leurs attributions réglementaires un usage abusif et condamnable. C'est qu'en effet, si le législateur a entendu augmenter les pouvoirs de police des maires en matière de règlement sanitaire, il n'a pas du moins voulu que ces pouvoirs fussent sans limites. « Les pouvoirs conférés aux maires en matière d'hygiène, disait M. Cornil dans son rapport au Sénat, sont limités par l'obligation de respecter les principes du droit public, c'est-à-dire la liberté individuelle, la liberté du commerce, de l'industrie et de la prospérité. »

Vous aurez donc à rechercher si les maires n'ont pas fait un usage abusif des pouvoirs à eux dévolus dans l'intérêt de la santé publique et si les dispositions des règlements sanitaires ne sont pas contraires à quelque principe de droit public ou à quelque droit privé particulièrement respectable. Fréquemment, cette recherche sera chose difficile et nécessitera un dosage méticuleux des sacrifices qu'on peut demander aux droits individuels et spécialement à la propriété, dans l'intérêt de l'hygiène bien entendu de la collectivité. Ce dosage fort délicat, il va de soi que vous le ferez beaucoup plus largement dans le sens de l'étendue des droits de l'administration, en ce qui concerne les prescriptions relatives aux maisons à bâtir, qu'en ce qui concerne les maisons existantes.

C'est ici que la notion de la non-rétroactivité, tant invoquée par les requérants, ou plus exactement la notion du respect dû aux situations acquises, doit intervenir pour tempérer les ardeurs quelque peu excessives de certains hygiénistes farouches. Et, dans cet ordre d'idées, il faut bien le reconnaître, votre mission apparaît plus comme un contrôle administratif supérieur exercé *a posteriori* en la forme judiciaire que comme un contentieux à proprement parler, dans le sens ancien et étroit de ce mot.

L'indication d'une distinction à faire entre les mesures à imposer aux seules maisons à construire et celles pouvant être appliquées même aux immeubles existants est donnée par les auteurs de la loi eux-mêmes. L'exposé des motifs du projet initial nous indique ce que devra prévoir le règlement sanitaire en ce qui concerne les maisons à bâtir. Il devra déterminer la hauteur des maisons, le nombre et la hauteur des étages, la dimension des pièces habitées et leur aération, la dimension des cours et courettes, les dispositions relatives aux cabinets d'aisances, aux tuyaux d'évacuation des eaux ménagères, les branchements d'égout particuliers, etc. Et le gouvernement entend si peu que tous ces mêmes points soient réglés par les mêmes textes et avec la même rigueur pour les maisons existantes qu'il ajoute immédiatement, après l'énumération ci-dessus : « Il conviendra également de comprendre dans le règlement les conditions indispensables pour l'assainissement des maisons déjà construites. » Les conditions indispensables, mais non plus toutes les conditions désirables et simplement utiles, comme pour les édifices à venir. Et M. Cornil, dans son rapport, indiquait de son côté de la manière la plus nette que, si les règlements sanitaires devaient comprendre certaines dispositions relatives aux maisons existantes, celles-ci seraient surtout soumises au régime des mesures individuelles sanctionnées par la seule procédure des articles 12 et suivants. « Pour ce qui concerne, dit-il, les immeubles existant au moment de la promulgation de la loi, ils seront surtout soumis à la législation des articles 10, 11, 12, 13, 14, 15, 16, 17, » qui sont devenus les articles 12 et suivants.

Pour les immeubles existants, en conséquence, il ne faudra admettre dans les règlements sanitaires que des atteintes beaucoup moins graves au droit de propriété que celles qui peuvent être édictées pour les constructions futures, la disparition des causes d'insalubrité pouvant d'ailleurs toujours être poursuivie par voie de mesure individuelle et par application de la procédure des articles 12 et suivants exercée directement, comme jadis sous l'empire de l'ancienne législation des logements insalubres, et en l'absence de toute disposition réglementaire.

En ce qui concerne les prescriptions relatives aux constructions existantes susceptibles de trouver légalement place dans les règlements sanitaires, il nous paraît qu'il faudra conserver la distinction si juste et si pratique qu'avait élaborée, en ce qui concerne le champ d'application des arrêtés de police, la jurisprudence tant de la Cour de Cassation que du Conseil d'État. Il y aurait donc lieu d'annuler sans hésitation toutes les prescriptions générales ayant pour effet d'apporter une modification dans le régime essentiel, dans l'économie des propriétés bâties. C'est tellement cela qu'a voulu le législateur qu'un des membres du Sénat qui a pris la part la plus active et la plus utile à la discussion de la loi de 1902, M. Strauss, dans le commentaire très complet et très documenté qu'il a donné de cette loi, dont mieux que personne il connaît le but et la portée, s'exprime ainsi à la page 137 de son ouvrage : « Il convient de remarquer que toutes les prescriptions du règlement devant entraîner une modification dans la construction et l'aménagement de la maison ne seront applicables qu'aux maisons qui se construiront à dater de la promulgation du règlement. »

Toutefois, il est deux catégories de mesures auxquelles les auteurs de la loi de 1902 attachent une importance toute particulière, une importance telle que les règlements sanitaires pourront les imposer alors même que, pour les maisons existantes, elles entraîneraient l'obligation de modifier l'économie des constructions, ce sont les prescriptions relatives à l'*alimentation en eau potable* et celles relatives à l'*évacuation des matières usées*, que l'article 1er, paragraphe 2, de la loi vise expressément et d'une manière absolument générale pour tous les immeubles présents et futurs, sans aucune espèce de doute sur l'intention du législateur de donner, en pareille matière, à l'administration les pouvoirs les plus étendus.

Tels sont les principes généraux qui nous paraissent résulter du rapprochement des divers articles de la loi du 15 février 1902 et des travaux préparatoires. Si, comme nous le pensons, ils sont exacts, la solution des recours dont vous êtes aujourd'hui saisi, et par lesquels on vous demanda l'annulation de nombreuses prescriptions des règlements sanitaires de Paris, sera relativement aisée. En tout cas, notre discussion, dominée par ces grandes lignes directrices, va se trouver considérablement systématisée et par suite abrégée.

Le Conseil d'État a statué dans le sens de ces observations et a formulé sur ce point les considérants ci-après :

Sur le moyen tiré de ce que le règlement sanitaire ne pourrait imposer une nature déterminée de travaux, ni prescrire l'emploi de moyens exclusivement obligatoires pour assurer la salubrité des immeubles.

Considérant que l'article 1er, paragraphe 2, de la loi du 15 février 1902, porte qu'un règlement sanitaire déterminera, pour chaque commune, les prescriptions destinées à assurer la salubrité des maisons et de leurs dépendances, des voies privées closes ou non à leurs extrémités, des logements loués en garni et des autres agglomérations, quelle qu'en soit la nature, notamment les prescriptions relatives à l'alimentation en eau potable ou à l'évacuation des matières usées ;

Considérant qu'en vertu de ces dispositions il appartient au règlement sanitaire de fixer les règles de salubrité auxquelles doivent être soumis tous les immeubles, tant dans l'intérêt des habitants de chaque immeuble que de l'ensemble des citoyens de la commune et, notamment, de définir les mesures, d'indiquer les installations jugées nécessaires dans l'intérêt de la santé publique ; que la circonstance que les articles 12 à 14 de la loi prévoient une procédure spéciale pour faire dans chaque cas particulier disparaître les causes d'insalubrité existant dans un immeuble déterminé, ne saurait faire échec au droit qui découle de l'article 1er précité, pour l'autorité municipale, d'édicter et de préciser par voie réglementaire les conditions de salubrité auxquelles doit satisfaire la généralité des habitations ; que les seules restrictions apportées à l'exercice de ces pouvoirs de réglementation sont celles qui résultent de la nécessité de concilier les intérêts primordiaux de la santé publique avec le respect dû aux droits de propriété et à la liberté de l'industrie...

Sous le bénéfice de ces solutions de principe, les arrêts du 5 juin 1908 ont en outre prononcé sur un certain nombre de questions moins importantes auxquelles nous ne pouvons, pour ne pas surcharger cette étude, consacrer de plus longs développements, mais qui apparaîtront à la simple lecture de leur texte.

Si l'on rapproche ces décisions des dispositions des règlements modèles dont nous avons donné la teneur ci-dessus, on constate d'une manière générale que la validité des prescriptions de ces règlements modèles se trouve pleinement confirmée, sauf sur des points de détail.

La haute assemblée s'est bornée, en ce qui concerne la salubrité des immeubles, à annuler les prescriptions relatives à l'interdiction d'habiter les sous-sols (article 5 du modèle A) et à spécifier que les conditions d'aérage et d'éclairage des cours et courettes et des cabinets d'aisances (indiquées aux articles 12 à 15 et 36 du modèle A) ne visaient pas les immeubles déjà construits. En revanche, elle a formellement reconnu la légalité des prescriptions relatives à l'alimentation en eau potable et à l'évacuation des matières usées.

Nous sommes donc en droit de conclure qu'*au point de vue de la teneur de leurs dispositions*, et sous réserve des arrêts susceptibles d'intervenir ultérieurement, l'autorité des règlements modèles a été pleinement confirmée par ce premier contact avec la jurisprudence du Conseil d'État.

Nous devons toutefois porter notre attention sur ce qui a trait à l'*exécution* de leurs prescriptions.

SANCTIONS DES PRESCRIPTIONS FORMULÉES PAR LES RÈGLEMENTS SANITAIRES COMMUNAUX. — D'après l'article 27 de la loi du 15 février 1902, « sera puni des peines portées à l'article 471 du Code pénal quiconque... aura commis une contravention aux prescriptions des règlements sanitaires prévus aux articles 1 et 2... ».

L'article 471 du Code pénal est ainsi conçu : « Seront punis d'amende depuis 1 franc jusqu'à 5 francs inclusivement : ... 15° ceux qui auront contrevenu aux règlements légalement faits par l'autorité administrative et ceux qui ne se seront pas conformés aux règlements ou arrêtés publiés par l'autorité municipale... »

Il faut en rapprocher l'article 474, aux termes duquel : « La peine d'emprisonnement contre toutes les personnes mentionnées en l'article 471 aura toujours lieu en cas de récidive, pendant trois jours au plus. »

Les peines des articles 471 et 474 sont des peines de police (chap. I du livre IV du Code pénal), et les infractions aux règlements sanitaires sont en conséquence de simples contraventions (*id.*).

L'article 463 du Code pénal est d'ailleurs, selon l'article 30 de la loi de 1902, applicable dans tous les cas prévus par ladite loi. Il en résulte que, au cas où le tribunal admettra l'existence de circonstances atténuantes, l'amende pourra être substituée à l'emprisonnement, même en cas de récidive ; en outre, elle pourra toujours être normalement réduite à 1 franc, sauf le cas où il y aurait substitution de l'amende à l'emprisonnement, et où elle ne pourrait être moindre de 16 francs.

Comment les sanctions pénales que nous venons d'énumérer s'appliquent-elles aux diverses infractions commises?

Les prescriptions des règlements sanitaires constituent, au point de vue de leur mise à exécution, deux groupes bien distincts : les unes formulent des injonctions ou des interdictions *à l'égard des personnes*; les autres visent les conditions auxquelles doivent satisfaire les *immeubles*. Les premières sont, d'une façon générale, celles qui ont trait à la *prophylaxie*, titre II du règlement modèle A; les secondes, celles qui ont trait à la *salubrité* (*ibid.*, titre I).

En cas d'infraction à une prescription *concernant les personnes*, par exemple lorsqu'il aura été contrevenu à des articles prescrivant la désinfection (art. 60, 62, 64 du règlement modèle A), ou interdisant de déverser des déjections sur les voies publiques (art. 59), d'envoyer aux lavoirs ou blanchisseries des linges souillés par un malade sans désinfection préalable (art. 63), etc., rien de plus simple : procès-verbal sera dressé contre le contrevenant et condamnation prononcée par application des dispositions ci-dessus.

S'il s'agit, au contraire, de prescriptions *concernant les immeubles*, la question est plus complexe, et des distinctions s'imposent.

Notre opinion à cet égard est la suivante :

Tout d'abord, comme nous l'avons déjà indiqué ci-dessus, il faut reconnaître que certaines prescriptions visent uniquement les immeubles à construire et non les immeubles actuellement existants; ce sont notamment celles qui déterminent la dimension des pièces destinées à l'habitation, la disposition des caves, des sous-sols, des rez-de-chaussée et étages, les hauteurs des maisons, la superficie et l'aménagement des cours et courettes, et, d'une façon générale, toutes celles qui, ayant trait aux dispositions du *gros œuvre* même de l'édifice, ne pourraient être appliquées dans la plupart des cas que par voie de démolition et de reconstruction. Ces prescriptions ne seront applicables aux immeubles anciens que par le détour de la procédure prévue aux articles 12 et suivants de la loi, si lesdits immeubles se montrent, en fait, par suite de leur non-conformité avec les dispositions dont il s'agit, « dangereux pour la santé des occupants ou des voisins ».

Celles qui visent au contraire de simples aménagements intérieurs, et plus spécialement celles qui, ayant trait à l'alimentation en eau potable et à l'évacuation des matières usées, sont formulées en vertu d'une délégation expresse et directe de l'article 1er, paragraphe 2, de la loi de 1902, sont au contraire, à notre avis, *directement applicables* aux immeubles anciens comme aux immeubles à construire, sous réserve, dans certains cas, de l'observance de délais de raison.

C'est dans cet esprit qu'a été rédigé l'article 76 du règlement modèle A, ainsi conçu : « Pour l'exécution des prescriptions formulées par les articles 23 et 25 (alimentation en eau), 41 (évacuation des matières usées), 42 (fosses d'aisances) et 48 (puits et puisards absorbants), il sera accordé un délai maximum de .... à partir de la publication du présent règlement. »

Que se passera-t-il donc, dans cette théorie, pour la mise à exécution d'une prescription de cet ordre?

La poursuite dirigée contre le propriétaire (ou celui qui en tient la place, usufruitier, usager) devra avoir pour objet : d'une part, de mettre en cause sa responsabilité pénale (par l'application de l'amende prévue par l'article 471 du Code pénal, qui pourra d'ailleurs être réduite à son minimum) ; mais surtout, d'autre part, d'*obtenir l'assainissement de l'immeuble*. Ce dernier résultat sera obtenu par application de l'article 161 du Code d'instruction criminelle, qui est ainsi conçu : « Si le prévenu est convaincu de contravention de police, le tribunal prononcera la peine et statuera par le même jugement sur les demandes de restitution et de dommages-intérêts. » La jurisprudence de la Cour de cassation est depuis longtemps fixée, dit M. Marcel Trélat dans l'étude que nous avons citée plus haut, en ce sens que l'article 161 comporte le droit pour le juge d'ordonner, à titre de réparation civile, soit la démolition de travaux faits en contravention aux règlements, soit l'exécution des travaux nécessaires pour faire cesser un état de choses qui cause préjudice à l'intérêt public (1).

Un arrêt de la Cour suprême (chambre criminelle), en date du 11 avril 1907, a confirmé cette jurisprudence, en déclarant que l'exécution de travaux ordonnés par un jugement de simple police, qui prononce une condamnation pour infraction à la loi du 15 février 1902, a le caractère d'une réparation civile au profit d'un tiers (représenté par la commune intéressée) et ne peut être en conséquence couverte par l'amnistie (2).

Le jugement qui condamne le propriétaire à l'amende devra donc, en même temps, statuer sur l'exécution des prescriptions du règlement sanitaire, c'est-à-dire ordonner l'exécution des travaux nécessaires soit par le propriétaire dans un délai déterminé, soit d'office par le maire après expiration de ce délai.

Dans cette conception, il ne serait nullement nécessaire de recourir à la procédure prévue par l'article 12 de la loi, et l'arrêté sanitaire serait directement appliqué par le juge de simple police, qui ordonnerait, conformément à ses dispositions, la réformation de l'état de fait jugé défectueux. Ajoutons qu'un arrêt tout récent de la Cour de cassation (chambre criminelle) (3) semble avoir apporté au système que nous venons d'exposer une confirmation expresse, en décidant, le 1er février 1908, à propos de la suppression d'une communication établie, par violation du règlement sanitaire du Havre, entre une

(1) Cassation (chambre criminelle), 18 août 1860, Mascou, Dalloz, 60, V, 32; *idem*, 26 mars 1860, Haas, Dalloz, 69, I, 115.

(2) Voy. *Revue pratique d'hygiène municipale*, avril 1908.

(3) Voy. le texte *in extenso* de cet arrêt dans la *Revue pratique d'hygiène municipale*, année 1908, p. 267.

fosse d'aisances et l'égout public, « qu'il s'agissait dans l'espèce d'une **infraction à l'une des prescriptions du règlement sanitaire** de la ville du Havre, qui a été pris par le maire de cette ville en conformité de l'article 1er de la loi du 15 février 1902; **que la poursuite de ladite contravention n'était point dès lors subordonnée à l'accomplissement des formalités exigées par l'article 12 de ladite loi** ».

Nous ne pouvons nous dissimuler cependant que M. le maître des requêtes Teissier, dans son rapport relatif aux pourvois qui ont fait l'objet des arrêts du Conseil d'État du 5 juin 1908, conteste la signification de ce dernier arrêt de Cassation et émet, sur le point qui nous occupe, une opinion nettement contraire à celle que nous venons d'exposer.

Avant la loi du 15 février 1902, il fallait distinguer, dit-il, comme nous l'avons vu, entre les sanctions des règlements de police des maires en matière de salubrité et les sanctions des décisions intervenues pour prescrire certains travaux d'assainissement ou prohiber l'habitation par application de la loi de 1850 sur les logements insalubres. Sans doute, la jurisprudence était fort restrictive des pouvoirs des maires, mais, dans les cas exceptionnels où elle leur permettait d'ordonner, dans l'intérêt de la salubrité, l'exécution de certains travaux, elle admettait que le juge de paix compétent pour prononcer la peine de l'article 471, paragraphe 15, du Code pénal, en cas de contravention, avait également compétence pour autoriser l'administration à faire exécuter les travaux prescrits aux frais des contrevenants. Nous vous rappellerons les termes d'un arrêt de la chambre criminelle de la Cour de cassation en date du 15 juillet 1864, qui formule de la manière la plus nette cette jurisprudence : « Attendu, porte cet arrêt, qu'en autorisant l'administration à faire faire à sa diligence et aux frais de la demanderesse les travaux prescrits par le règlement, à défaut par elle d'y faire procéder dans le mois à partir de la signification du jugement, le Tribunal de police a donné à la condamnation qu'il a prononcée la seule sanction qui puisse en assurer l'exécution. » (Cass. crim., 15 juillet 1864; *Bull.* 64, p. 332 — Voy. égal. Cass. crim., 23 juillet 1898; *Bull.* 271, p. 488).

Cette jurisprudence ne présentait pas de grands inconvénients, étant données les limites singulièrement étroites que la Cour suprême avait assignées à l'activité des autorités municipales en matière d'hygiène publique. Mais on se rend compte de la gravité qu'aurait le maintien d'une procédure aussi expéditive avec l'ampleur que l'on entend donner à la police de la salubrité sous le régime de la loi de 1902 et des règlements sanitaires obligatoires et généraux. On voit tout de suite combien il serait indispensable de passer au crible, avec l'attention la plus rigoureuse, toutes les dispositions des règlements sanitaires, s'il dépendait de la seule décision du Tribunal de simple police, c'est-à-dire d'un juge de paix saisi d'une contravention à un règlement municipal, de prescrire obligatoirement et automatiquement des travaux pouvant s'élever à des sommes considérables.

En est-il ainsi ? C'est ce qu'il est absolument indispensable de rechercher avant d'aller plus loin. On pourrait être tenté *a priori* de le soutenir en observant que l'article 27, paragraphe 1er, de la loi de 1902, sanctionne la violation des règlements sanitaires comme celle des règlements de police ordinaires, par l'application de l'article 471, paragraphe 15 du Code pénal, et on pourrait penser que l'autorité judiciaire appliquera *de plano* la jurisprudence ancienne résultant des arrêts que nous venons de relater et qui s'imposait sous l'empire de l'ancienne législation. On pourrait enfin être impressionné dans ce sens par les termes très généraux d'un arrêt tout récent de la Chambre criminelle du 1er février 1908, intervenu à l'occasion d'une contravention aux prescriptions du règlement sanitaire de la Ville du Havre. Le Tribunal de simple police avait relaxé le contrevenant en alléguant que les contraventions aux règlements sanitaires de la loi du 15 février 1902 ne pouvaient donner lieu aux poursuites de l'article 471, paragraphe 15, qu'après l'application de toute la procédure organisée par les articles 12 et suivants, et la Cour de cassation a cassé ce jugement dans les termes suivants : « Attendu... qu'il s'agissait, dans l'espèce, d'une infrac« tion à l'une des prescriptions du règlement sanitaire du Havre, qui a été « prise conformément à l'article 1 de la loi de 1902 ; que la poursuite de la« dite contravention n'était point, dès lors, subordonnée à l'accomplissement « des formalités exigées par l'article 12.... »

On pourrait être tenté de déduire de la généralité de ces motifs que la Cour de Cassation, nonobstant la longue procédure organisée par les articles 12 et suivants pour assurer l'exécution d'office des travaux jugés nécessaires a néanmoins reconnu au profit du Tribunal de simple police, saisi d'une contravention, le droit d'autoriser cette exécution d'office.

Nous croyons, quant à nous, que cet arrêt n'a pas une semblable portée et que l'ancienne jurisprudence des arrêts de 1864 et 1898 ci-dessus rappelés ne peut plus recevoir son application sous l'empire de la loi de 1902. Voici, après mûre réflexion, comment cette loi, quelque peu obscure en ce qui concerne les sanctions que comportent les violations des règlements sanitaires, nous paraît devoir être interprétée. Voici, en d'autres termes, comment l'idée d'un règlement sanitaire comportant des dispositions exécutoires par l'acticle 471, paragraphe 15, du Code pénal, nous paraît devoir se concilier avec la procédure organisée pour l'exécution matérielle de ces mêmes dispositions par les organisations par les articles 12 et suivants.

Nous faisons actuellement, bien entendu, abstraction de l'utilisation de cette procédure pour l'exécution de mesures d'assainissement individuelles, non prévues par le règlement sanitaire et pour lesquelles la sanction possible est l'application exclusive des articles 12 et suivants. Nous ne nous occupons que des sanctions des prescriptions hygiéniques figurant au règlement sanitaire. Pour sanctionner ces prescriptions hygiéniques figurant au règlement sanitaire, il faut, croyons-nous, considérer que le législateur a organisé deux voies de coercition distinctes, deux procédures parallèles, conduisant à des résultats différents : 1° une procédure pénale aboutissant au prononcé d'amendes; 2° et une procédure d'exécution d'office qui n'est pas propre aux travaux nécessaires pour faire cesser la contravention au règlement sanitaire, mais qui est la même que celle prescrite pour sanctionner les mesures individuelles.

Donc deux catégories de sanctions : des pénalités et des procédés de coercition. Reprenons-les rapidement.

A. *Pénalités.* — Ces pénalités consistent en amendes. Elles sont édictées les unes et les autres par l'article 27 de la loi de 1902. Il y a tout d'abord une amende de 16 à 500 francs prévue par le paragraphe 2 de cet article à l'encontre de quiconque construira une habitation sans la permission du maire là où cette permission du maire sera obligatoire. Il y a, en second lieu, l'amende de l'article 471, paragraphe 15, du Code pénal, qui, aux termes du paragraphe 1er du même article, est encourue en cas de violation des articles 5, 6, 7, 6 et 14 de la loi et en cas de manquement à l'une quelconque des prescriptions d'un règlement sanitaire. Cette amende est prononcée par le Tribunal de simple police. Ce Tribunal, quand il est ainsi saisi directement d'un procès-verbal de contravention, n'a pas à se préoccuper de la question de l'exécution d'office, laquelle, en pareil occurrence — du moins momentanément — lui échappe complètement. Mais, par contre, dès qu'il est saisi en cette forme, il prononce *hic et nunc* la pénalité contraventionnelle, s'il juge légale la mesure réglementaire à laquelle il a été contrevenu et sans avoir aucunement à attendre l'accomplissememt des formalités et de la longue procédure des articles 12 à 15.

C'est là, à notre avis, tout ce qu'a voulu dire et tout ce qu'a dit l'arrêt de la Chambre criminelle du 1er février 1908. Cette thèse de droit ainsi limitée est absolument inattaquable, étant donné les termes de l'article 27, étant donné aussi que le Tribunal de simple police, en pareil cas, n'a pas à rechercher si, oui ou non, l'administration entend recourir par la suite à une procédure de coercition et imposer l'exécution des travaux nécessaires pour satisfaire aux prescriptions du règlement sanitaire.

B. *Moyens de coercition.* — Mais, quand l'administration estime cette procédure purement pénale insuffisante, quand elle veut obtenir la cessation de contravention, quand elle entend faire disparaître la cause d'insalubrité, imposer l'exécution de telle ou telle réparation exigée par l'hygiène et le règlement sanitaire, ou encore faire prononcer l'interdiction d'habiter, elle doit procéder dorénavant dans les formes prescrites par les articles 12 et suivants, tout comme dans le cas où elle veut faire cesser une cause d'insalubrité non prévue au règlement sanitaire. C'est en ce sens qu'on peut dire qu'il y a maintenant une procédure commune pour la sanction des prescriptions du règlement sanitaire et pour l'exécution des mesures individuelles non ordonnées par ce règlement.

Donc, quand l'inobservation d'une disposition d'un règlement sanitaire aura été constatée par un procès-verbal et qu'il paraîtra expédient de faire cesser la cause d'insalubrité ou d'interdire l'habitation, le maire rédigera un rapport dont les intéressés pourront prendre communication. Ce rapport sera ensuite soumis à l'examen de la commission sanitaire prévue à l'article 20. Cette commission statuera après avoir entendu les intéressés, s'ils le demandent. Si cette commission sanitaire n'admet pas les propositions du maire, le préfet saisira le Conseil départemental d'hygiène. L'avis de la commission sanitaire ou du Conseil départemental d'hygiène fixera le délai dans lequel les travaux devront être exécutés ou dans lequel l'immeuble cessera d'être habité en tout ou en partie. Après quoi le maire prendra un arrêté ordonnant les travaux nécessaires ou portant interdiction d'habiter, et il mettra le propriétaire en demeure de s'y conformer dans le délai fixé. Mais ce dernier, comme pour les délibérations du conseil municipal sous le régime de la loi de 1850, aura le droit de se pourvoir devant le Conseil de préfecture, puis devant le Conseil d'État. Si l'arrêté du maire n'a pas été attaqué ou s'il a été maintenu par les juridictions administratives compétentes, le propriétaire devra obtempérer dans le délai imparti. S'il ne le fait pas, si les travaux ne sont pas exécutés en temps voulu, il sera traduit devant le Tribunal de simple police, qui, comme dans le cas de procédure pénale directe, prononcera la peine de l'article 471, paragraphe 15, mais qui, en outre, autorisera le maire à faire exécuter les travaux d'office ; s'il s'agit de poursuivre l'interdiction d'habiter, il autorisera à faire expulser les habitants de l'immeuble.

Mais alors, à la différence de ce qui existe quand il est directement saisi par la voie répressive, en vertu de l'article 27, le Tribunal de simple police n'a plus à discuter la légalité des mesures définitivement et irrévocablement ordonnées par la juridiction administrative.

La substitution obligatoire, quand l'administration veut faire exécuter d'office des travaux, de la longue procédure que nous venons de résumer à la procédure anciennement admise pour assurer l'exécution d'office des mesures sanitaires prescrites par des arrêtés de police des maires, résulte pour nous, avec la dernière évidence, de la prise en considération des amendements déposés au Sénat par M. Volland et de la refonte de la loi en vue de tenir compte de ses critiques. Elle résulte de la disparition, dans la disposition qui est devenue l'article 27, du paragraphe qui donnait au juge de simple police saisi d'un procès-verbal de contravention la mission expresse d'ordonner, après avoir prononcé l'amende de l'article 471, paragraphe 15, du Code pénal, l'exécution d'office des travaux nécessaires. Elle est enfin confirmée par le paragraphe final de l'article 11 de la loi de 1902, qui prescrit l'application de la procédure que nous venons d'exposer, même dans le cas où il s'agira de contravention aux dispositions du règlement sanitaire relatives aux immeubles à construire, et ce dans les termes suivants : « Si l'autorisation n'a pas été demandée ou si les prescriptions du règlement sanitaire n'ont pas été observées, il est dressé procès-verbal. En cas d'inexécution de ces prescriptions, il est procédé, conformément aux dispositions de l'article suivant. » Il est bien évident que ce texte n'a de sens raisonnable que si notre thèse est exacte.

A la vérité, la substitution obligatoire de la procédure des articles 12 et suivants à la procédure sommaire et rapide admise anciennement, en cas de violation d'un arrêté de police, aura pour effet de rendre assez lente l'exécution d'office des mesures prescrites par le règlement sanitaire. Mais cette conséquence a été très bien indiquée devant le Sénat par M. Cordelet, qui la critiquait, et, néanmoins, la Haute Assemblée a pris en considération les amendements Volland pour bien manifester son intention, au moment où elle augmentait en étendue les pouvoirs sanitaires de l'administration, d'octroyer par contre aux citoyens la garantie d'une procédure approfondie assurant une protection extrêmement effective des droits individuels.

Au surplus, l'administration ne sera nullement désarmée et, si des mesures s'imposent à bref délai dans l'intérêt pressant de l'hygiène publique, elle usera du droit qui lui est attribué par l'article 3 de la loi de 1902, aux termes duquel : « En cas d'urgence, c'est-à-dire en cas d'épidémie ou d'un autre danger imminent pour la santé publique, le préfet peut ordonner l'exécution immédiate, tous droits réservés, des mesures prescrites par les règlements sanitaires prévus par l'article 1er » ;

On peut donc dire que, sous l'empire de la loi nouvelle, en ce qui concerne les travaux nécessaires pour se mettre en règle avec les règlements sanitaires, les particuliers auront les garanties les plus sérieuses d'examens multiples par des autorités et des juridictions qui empêcheront tout arbitraire et toute exécution forcée inutile ou frustratoire. Il en résulte que les prescriptions des règlements sanitaires, même un peu rigoureuses, même un peu minutieuses, sont moins dangereuses que si elles avaient abouti à une exécution forcée et automatique ordonnée suivant une procédure ultra-sommaire et rapide par le Tribunal de police.

Il ne faut pas, néanmoins, méconnaître que les citoyens ont le plus grand intérêt à faire trancher, par la voie de recours pour excès de pouvoir, la question de la légalité des dispositions douteuses des règlements sanitaires, et cela pour beaucoup de raisons.

En premier lieu, ils ont intérêt à ne pas demeurer indéfiniment dans l'incertitude sur ce qu'ils doivent et peuvent faire dans leurs maisons. En second lieu, alors même qu'avec la procédure ci-dessus ils n'auraient pas à craindre de se voir imposer inconsidérément l'exécution d'office des travaux nécessaires pour satisfaire au règlement sanitaire, il ne faut pas oublier qu'ils peuvent toujours se voir dresser procès-verbal, et qu'ils peuvent encourir une poursuite directe devant le Tribunal de simple police (art. 27). En troisième lieu, ils ont intérêt à voir supprimer du règlement sanitaire des prescriptions de nature à influer sur l'opinion des autorités et des juridictions chargées d'intervenir dans la procédure organisée par les articles 12 à 15. Enfin, ces dispositions, aux termes de l'article 3 précité, par cela seul qu'elles figurent dans le règlement sanitaire, le préfet peut en ordonner l'exécution immédiate en cas d'urgence, et cela sans discussion d'aucune sorte.

Donc, abstraction faite de toute idée doctrinale ou jurisprudentielle sur la question des sanctions, qui sera tranchée souverainement par la Cour de cassation, il nous faut rechercher les limites des pouvoirs municipaux en matière de règlements sanitaires applicables à l'ensemble des immeubles présents et futurs de la commune.

Nous ne croyons pas devoir instituer ici une discussion juridique approfondie sur le mérite de cette théorie; mais nous rappelons, comme nous l'avons dit ci-dessus, qu'elle ne constitue qu'une opinion personnelle du rapporteur, et que le Conseil d'État s'est complètement abstenu de se prononcer à son sujet.

Quant à nous, — sans contester l'ingéniosité et la valeur de certains éléments de l'argumentation ainsi présentée, — nous persistons à penser qu'elle soulève par ailleurs de nombreuses critiques et qu'elle n'est même pas sans présenter quelque contradiction avec d'autres indications contenues dans le propre rapport de M. Teissier, ou dans l'arrêt du Conseil d'État du 5 juin. Il résulte, en effet, du système proposé que les moyens d'exécution d'une mesure d'assainissement visant un immeuble déjà construit seraient, en somme, à peu près identiques (réserve faite de l'insignifiante condamnation à l'amende qui pourrait intervenir dans l'un des cas), que la mesure en question ait été prescrite par le règlement sanitaire ou qu'elle n'y ait pas pris place ! Dans un cas comme dans l'autre, il y aurait lieu de suivre, dans les mêmes conditions, la procédure de l'article 12 de la loi ! Mais, s'il en est ainsi, que signifient par exemple les termes du rapport relatifs à l'alimentation en eau et à l'évacuation des matières usées : « Toutefois, il est deux catégories de mesures auxquelles les auteurs de la loi de 1902 attachent une importance telle que les règlements sanitaires pourront les imposer, alors même que, pour les maisons existantes, elles entraîneraient l'obligation de modifier l'économie des constructions : ce sont les prescriptions relatives à l'alimentation en eau potable et celles relatives à l'évacuation des matières usées que l'article 1er, paragraphe 2, de la loi vise expressément et d'une manière absolument générale pour tous les immeubles présents et futurs, sans aucune espèce de distinction ni réserve. Les débats parlementaires ne laissent d'ailleurs aucune espèce de doute sur l'intention du législateur de donner en pareille matière, à l'administration, les « pouvoirs les plus étendus ». Que signifient ces pouvoirs *les plus étendus*, s'ils ne se différencient pas de ceux qui appartiendraient à l'administration pour l'exécution de toute autre mesure quelconque, même non prévue par le règlement ?...

Au reste, le point faible de l'argumentation présentée au Conseil d'État réside essentiellement en ce qu'elle prend comme base une simple hypothèse, — hypothèse qui consiste à admettre, fort gratuitement selon nous, que la Cour de Cassation renoncera désormais à la jurisprudence, si sage et si féconde, qu'elle avait jusqu'à ce jour admise et consacrée, en matière d'application de l'article 161 du Code d'Instruction criminelle (Voy. ci-dessus). Il en résulte que c'est à la Cour de Cassation que semble appartenir, en cette question des sanctions du règlement sanitaire, le premier et le dernier mot. Nous croyons savoir qu'elle est précisément saisie de la question par un pourvoi formé contre une décision de simple police basée sur les indications du rapport de M. Teissier. L'arrêt qu'elle rendra sur cette affaire paraît susceptible de présenter un très grand intérêt.

Si maintenant nous considérons l'application du règlement sanitaire aux immeubles à construire, aux maisons nouvelles, elle se réalise à leur égard de façon différente, suivant qu'il s'agit d'une ville de plus ou du moins de 20 000 habitants.

Dans les agglomérations de 20 000 habitants et au-dessus, l'article 11 de la loi porte qu'aucune habitation ne peut être construite sans un permis du maire constatant que, dans le projet qui lui a été soumis, les conditions de salubrité prescrite par le règlement sanitaire prévu à l'article 1er sont observées.

A défaut par le maire de statuer dans le délai de vingt jours à partir du dépôt à la mairie de la demande de construire, dont il sera délivré récépissé, le propriétaire pourra se considérer comme autorisé à commencer les travaux. L'autorisation de construire peut être donnée par le préfet en cas de refus du maire. Si l'autorisation n'a pas été demandée ou si les prescriptions au règlement sanitaire n'ont pas été observées, il est dressé procès-verbal. En cas d'inexécution de ces prescriptions, il est procédé conformément aux dispositions de l'article suivant (art. 11, loi 15 février 1902).

Cet article institue, comme on le voit, un contrôle préalable de l'observation des règlements sanitaires pour la construction des maisons, dans les villes de plus de 20000 habitants, et l'article 27, paragraphe 2, décide que celui qui aura construit une habitation sans le permis du maire sera passible d'une amende de 16 à 500 francs. Mais le commentaire approfondi de cet article, de même que celui des dispositions qui font l'objet des articles 12 à 17 de la loi (mesures sanitaires relatives aux immeubles), doit être réservé pour le fascicule plus spécialement consacré à l'hygiène de l'habitation (fasc. V).

Dans les villes et les localités de moins de 20 000 habitants, les dispositions du règlement sanitaire ne s'imposeront pas moins énergiquement qu'ailleurs aux constructions neuves, mais le contrôle de la conformité de ces dernières aux règles énoncées ne s'exercera pas préventivement, du moins en principe. C'est seulement après coup que le maire pourra faire vérifier si une maison neuve satisfait ou non aux prescriptions réglementaires. Il pourra alors dresser procès-verbal en cas d'infraction et procéder ensuite comme dans le cas précédent.

Cette façon de procéder a toutefois l'inconvénient de ne permettre l'intervention de l'administration que quand le mal est fait. Aussi a-t-il paru plus logique, — et un certain nombre de municipalités de villes ou communes de moins de 20 000 habitants y ont eu recours, — d'instituer un contrôle préalable facultatif, qui permet aux propriétaires de soumettre bénévolement leurs plans au service municipal compétent pour s'assurer de leur rectitude, et aux municipalités d'intervenir auprès des propriétaires d'une façon préventive, alors qu'il en est temps encore. Cette manière de faire ne saurait être trop recommandée en tout état de cause.

Sous le bénéfice de ces indications générales, nous devons revenir sur les conditions dans lesquelles les infractions aux règlements sanitaires sont recherchées et poursuivies.

Un auteur, dont on connaît la compétence pour tout ce qui concerne les questions relatives à l'assainissement des immeubles insalubres, M. Gustave Jourdan rappelle en ces termes ce qui a trait à leur constatation (1) :

« Les infractions au règlement sanitaire et à l'obligation du permis

(1) G. Jourdan, Législation des logements insalubres, p. 15 et suiv., Berger-Levrault, Paris, 1904.

de construire sont constatées par les maires et adjoints, commissaires de police, gendarmes et gardes champêtres (C. d'instruction criminelle, art. 11 ; décret du 1er mars 1854, art. 316 et 324 ; loi du 5 avril 1884, art. 102).

« Ces divers agents peuvent dresser des procès-verbaux faisant foi jusqu'à preuve contraire des faits qu'ils relatent.

« A Paris, les procès-verbaux sont dressés par les architectes voyers d'arrondissement, dont la compétence a été admise par deux arrêts du Conseil d'État (5 septembre 1836, Husbrocq, et 16 juillet 1840, Périlleux) et par un arrêt de la Cour de Cassation (8 décembre 1888, Brenot).

« Les procès-verbaux de contravention doivent être rédigés sur papier timbré ou visés pour timbre et soumis à l'enregistrement en débet dans les quatre jours de leur date; mais ils n'ont pas besoin d'être affirmés, à l'exception des procès-verbaux des gardes champêtres, qui doivent être affirmés dans les vingt-quatre heures de leur date devant les juges de paix ou leurs suppléants, les maires ou adjoints et les commissaires de police.

« Les procès-verbaux ne sont assujettis à aucune forme spéciale, mais ils doivent, à peine de nullité, être rédigés en langue française, datés et signés. Ils doivent faire connaître la nature et les circonstances de la contravention, le temps et le lieu où elle a été commise, les preuves ou indices à la charge de ceux qui en sont présumés les auteurs.

« Ces procès-verbaux sont adressés par le maire soit au ministère public près le tribunal de simple police (contraventions aux dispositions du règlement sanitaire), soit au ministère public près le tribunal correctionnel (infractions à l'obligation du permis de construire) dans le ressort duquel a été commise la contravention. »

L'arrêt du Conseil d'État du 4 juin 1908 relatif au règlement sanitaire du Préfet de la Seine a d'ailleurs statué dans les termes suivants, à propos de l'article 114 de ce règlement, sur la détermination des agents compétents pour l'application des dispositions réglementaires envisagées :

En ce qui concerne l'article 144 :

Considérant, d'une part, que l'article 29 de la loi du 15 février 1902 se borne à édicter des pénalités contre ceux qui auront mis obstacle à l'accomplissement des devoirs des maires et des membres délégués des commissions sanitaires ;

Considérant, d'autre part, que l'article 19 de la loi dispose, par son paragraphe 1er, que le préfet pourra créer un service d'inspection, et par son paragraphe 2, que dans toute ville de plus de 20 000 âmes il sera établi un service municipal chargé, sous l'autorité du maire, de l'application des dispositions de la loi ;

Considérant que, de ces articles, il résulte qu'en dehors des agents tenant leurs pouvoirs de la législation générale, la loi du 15 février 1902 sur la santé publique ne prévoit, comme agents chargés de veiller à son application, que les maires, les membres du service municipal organisé sous leur autorité, les membres du service d'inspection créé par le préfet et les membres délégués des commissions sanitaires; que, dès lors, l'article 114 du règlement, en conférant à tout agent mandaté par l'autorité municipale le droit de faire des visites et enquêtes pour l'exécution de la loi, a violé les dispositions combinées des articles 19 et 29 de la loi du 15 février 1902...

L'article 471 du Code pénal, qui énonce les sanctions applicables à ceux qui contreviennent aux règlements de l'autorité administrative, indique expressément, dans son paragraphe 15, qu'il ne sanctionne que les règlements « légalement faits ». Cette restriction donne le droit et fait un devoir au juge de simple police, appelé à statuer sur une infraction, de rechercher en premier lieu si le règlement auquel il a été contrevenu est légal, et notamment s'il a été pris dans les formes requises. Nous avons déjà cité plus haut, en étudiant les conditions de validité des arrêtés sanitaires, deux décisions de jurisprudence qui ont refusé de sanctionner des règlements de cet ordre, en raison de ce qu'ils n'avaient pas été soumis à l'avis préalable du Conseil départemental d'hygiène. Nous n'avons pas à revenir sur ce point, qui s'impose suffisamment à l'attention des administrations municipales.

CAS D'URGENCE. DROIT RECONNU AU PRÉFET D'ORDONNER L'EXÉCUTION DES MESURES PRESCRITES PAR LE RÈGLEMENT SANITAIRE. — Il peut y avoir nécessité, dans certains cas, de réaliser sans aucun retard l'assainissement d'un immeuble, ou de prendre d'urgence certaines mesures prophylactiques. C'est en vue de telles hypothèses que le législateur a reconnu au préfet le droit d'intervention, pour assurer sans délai l'exécution des règlements.

L'article 3 de la loi de 1902 est ainsi conçu :

En cas d'urgence, c'est-à-dire en cas d'épidémie ou d'un autre danger imminent pour la santé publique, le préfet peut ordonner l'exécution immédiate, tous droits réservés, des mesures prescrites par les règlements sanitaires prévus par l'article 1er. L'urgence doit être constatée par un arrêté du préfet, que cet arrêté spécial s'applique à une ou plusieurs personnes ou qu'il s'applique à tous les habitants de la commune.

Comme on le voit, l'intervention préfectorale doit être basée sur l'urgence, et celle-ci doit être constatée par un arrêté du maire ou à son défaut du préfet. « Le caractère de l'urgence, disait dans son rapport le professeur Cornil, est indiqué par l'éclosion d'une épidémie d'une gravité inusitée, par un danger imminent pour la santé publique, par certains cas où le pouvoir du maire est insuffisant pour parer à la gravité de la situation, lorsqu'il s'agit de mettre à exécution des mesures qui, suivant la procédure ordinaire, exigent de longs délais.

L'urgence ne peut d'ailleurs pas se définir; c'est essentiellement une question de fait, et il n'est nullement nécessaire d'attendre que le danger envisagé ait pris une extension considérable : l'article 3 prévoit des mesures applicables à une seule personne. La gravité ou la puissance de propagation de telle ou telle maladie constitueront en pareils cas d'utiles éléments de décision.

Parmi les mesures susceptibles d'être mises à exécution d'urgence, par voie d'intervention préfectorale, on peut envisager l'interdiction d'un puits suspect, la suppression d'un puisard, la vidange des fosses d'aisances non étanches, l'adduction de l'eau à l'intérieur d'un immeuble, l'interdiction d'habitation, etc. Toutes ces mesures peuvent présenter, dans certaines circonstances, notamment en présence d'une épidémie de fièvre typhoïde, de dysenterie, de choléra, un caractère d'urgence manifeste, qui ne pourrait s'accommoder des lenteurs de la procédure habituelle.

En outre, les termes mêmes de l'article 3, qui vise spécialement le cas où l'arrêté spécial du préfet s'appliquerait à une seule personne, évoquent une hypothèse particulièrement intéressante : celle où devraient être mises à exécution d'office, et par voie d'urgence, les prescriptions relatives à « l'isolement » des malades contagieux. Peu de questions sont aussi troublantes que celle-là, au premier abord, en raison de ce qu'elle met directement en cause la liberté individuelle; mais, d'autre part, peu de mesures sont à la fois aussi nécessaires pour la protection de la collectivité et aussi justifiées au double point de vue de l'intérêt collectif et de l'intérêt individuel.

La divagation d'un varioleux, d'un scarlatineux, par exemple, n'est-elle pas un danger comparable (sinon plus grave en raison de son caractère insidieux et de la difficulté de s'en défendre) à celui de la divagation d'un fou furieux et homicide? C'est ce qu'a compris notamment la législation des États-Unis, qui impose à certains malades contagieux, les varioleux notamment, le séjour dans des hôpitaux spéciaux. Il était donc indispensable de prévoir les moyens qui pourraient être mis en œuvre pour préserver la collectivité, dans cette hypothèse, et l'article qui nous occupe les fournit désormais.

Une première application du principe de l'isolement d'office des malades contagieux a déjà été faite à une date récente par un arrêté du maire de Saint-Brieuc en date du 16 mars 1905. Malheureusement ce magistrat ne s'est pas conformé aux prescriptions de l'article 3 de la loi. Le texte de son arrêté était le suivant :

Le maire de Saint-Brieuc,

Vu les lois des 15 février 1902 et 7 avril 1903 relatives à la protection de la santé publique ;

Vu le règlement sanitaire municipal de la ville de Saint-Brieuc (art. 55 et 56);

Vu la loi du 5 avril 1884 relative à l'organisation municipale (art. 97);

Considérant que deux cas de rougeole suivis de mort ont été constatés au domicile du sieur X..., habitant rue...., n°...;

Considérant que, malgré une première désinfection du local contaminé, la maladie continue à y régner et qu'actuellement les trois autres enfants sont atteints de rougeole; qu'il convient, dans ces conditions, de prendre les mesures prophylactiques les plus énergiques pour éviter la propagation du mal et décider, notamment, l'isolement des malades;

Arrêtons :

Article premier.— Les enfants X..., atteints de rougeole, maladie transmissible, seront transportés immédiatement à l'hospice général de Saint-Brieuc, pour y être mis en traitement dans le local dit « des Isolés » (1).

Le véhicule servant au transport des malades sera désinfecté à son retour.

Art. 2. — M. le commissaire de police est chargé de l'exécution du présent arrêté, qui servira de titre d'admission à l'hospice.

Fait à Saint-Brieuc, le 16 mars 1905.

L'article 55 du règlement, visé dans les considérants de cet arrêté, était entièrement conforme à l'article 55 du règlement modèle A, qui constitue l'une des prescriptions les plus essentielles de ce document et qui est conçu comme suit :

Art. 55. — Tout individu atteint d'une des maladies prévues aux articles qui précèdent sera isolé de telle sorte qu'il ne puisse propager cette maladie par lui-même ou par ceux qui sont appelés à le soigner.

L'isolement sera pratiqué soit à domicile, soit dans un local spécialement aménagé à cet effet, soit à l'hôpital.

Partout où cette disposition, ou toute autre équivalente, aura été insérée dans le règlement sanitaire pris par le maire en exécution de l'article 1er de la loi sur la santé publique, il sera possible de parer au danger signalé en appliquant l'article 3 ci-dessus.

Toutefois, une remarque s'impose : c'est que le maire seul n'est pas compétent pour ordonner la mesure dont il s'agit. Le caractère exceptionnel de la décision à rendre en pareil cas, et la nécessité d'entourer de toutes les garanties l'exercice d'une contrainte assurément nécessaire au point de vue de l'intérêt public, mais fort grave, a conduit à réserver au préfet le droit de statuer en pareil cas. A cet égard, l'arrêté du maire de Saint-Brieuc, si excellent qu'il soit dans son principe, nous paraît entaché d'excès de pouvoir.

(1) Cette mesure a été rendue nécessaire par le refus du père de famille de laisser transporter à l'hôpital, pour les soigner et les isoler, après la mort de deux de ses enfants par le fait de rougeole grave, ses trois autres enfants atteints de la même maladie.

La procédure normale et légale doit consister pour le maire à provoquer la mesure, en appuyant ses propositions d'un arrêté constatant l'urgence ; et pour le préfet, à ordonner l'exécution immédiate des mesures d'isolement par un second arrêté, après avoir pris, s'il le juge utile et dans le moindre délai, l'avis du médecin des épidémies ou de la commission sanitaire réunie d'urgence.

Les mesures d'isolement, dans l'application desquelles l'administration ne doit d'ailleurs jamais perdre de vue, comme nous l'indiquions ci-dessus, les garanties dues à la liberté individuelle et la nécessité de ne la restreindre que dans la limite rendue indispensable par la protection de la collectivité, peuvent être prises soit à domicile (c'est la solution la meilleure lorsqu'elle est praticable), soit dans un local spécialement aménagé à cet effet, soit à l'hôpital. En tout cas, elles doivent assurer d'une manière aussi efficace que possible la défense de la santé publique contre le péril dont elle est menacée.

D'après l'article 3 de la loi, l'exécution immédiate en cas d'urgence n'a lieu que « tous droits réservés ». Les particuliers qui auront eu à subir les mesures ordonnées trouveront, s'il y a lieu, dans cette réserve, le moyen d'assurer la protection de leurs intérêts légitimes, au cas où ils auraient été lésés.

D'après le rapport de M. Langlet à la Chambre des députés, la formule dont il s'agit visait le cas « où les arrêtés du maire n'auraient pas eu de base suffisante » ; il serait plus exact, à notre avis, de dire « n'auraient pas eu de base légale », car l'appréciation de l'urgence, en tant que question de fait, nous paraît appartenir souverainement au maire et au préfet dans les conditions fixées par l'article. Si, au contraire, il n'a pas été procédé dans les formes prévues par la loi, ou si le règlement sanitaire lui-même n'a pas été légalement pris (Voy. plus haut), la procédure d'exécution d'office pourrait engager la responsabilité de l'administration.

En outre de ce point, la réserve des droits des tiers leur permettrait à nos yeux de critiquer les conditions mêmes d'exécution des mesures, de réclamer la valeur d'objets mobiliers détruits, de contester l'évaluation de travaux d'assainissement qui seraient mis à leur charge, etc.

On voit par là que les maires et les préfets doivent apporter l'attention la plus minutieuse à l'exercice des pouvoirs, très importants, que leur confère l'article qui nous occupe, et dont l'application aura toujours d'ailleurs, nécessairement, un caractère exceptionnel, comme « l'urgence » même sur laquelle elle sera fondée. La circulaire du 30 mai 1903 a résumé cette idée dans une formule heureuse, lorsqu'elle a dit aux préfets : « Vous ne perdrez pas de vue cette disposition, y trouvant à la fois un encouragement à agir en cas de nécessité et un motif de n'agir qu'en cas de nécessité démontrée. »

MOYENS D'ACTION SUSCEPTIBLES D'ÊTRE MIS EN ŒUVRE, D'UNE FAÇON GÉNÉRALE, POUR ASSURER L'EXÉCUTION DU RÈGLEMENT SANITAIRE. — Nous avons vu plus haut que la loi donnait au préfet, par son article 2, le droit d'imposer d'office un règlement sanitaire à la commune qui n'en serait pas dotée dans un certain délai. C'est fort bien; mais, s'il est essentiel que le règlement existe, il ne l'est pas moins, pour la santé publique qu'il a mission de protéger, d'assurer sa mise en œuvre. Qu'y aura-t-il de changé dans la commune le jour où un règlement de plus dormira dans un carton ou un tiroir de la mairie, si ce règlement n'est pas appliqué?

Évidemment c'est au maire qu'il appartient en premier lieu de consacrer ses soins à l'exécution des arrêtés qu'il prend pour la protection de la santé publique. Mais l'éducation sanitaire de notre pays est encore si arriérée, les maires sont pris par tant d'autres soucis, retenus par tant de considérations, sans parler du désir de ne pas déplaire à l'électeur, — qu'il faut s'attendre à enregistrer de ce côté de nombreuses défaillances...

Que peut donc faire l'administration supérieure pour vaincre au besoin les négligences ou les résistances de l'autorité municipale et pour assurer ou faciliter la mise en œuvre des règlements?

L'article 3 de la loi que nous avons examiné plus haut suppose l'accord du maire et du préfet pour l'exécution du règlement sanitaire en cas d'urgence, puisque « l'urgence doit être », en principe, « constatée par un arrêté du maire »; mais il permet, en outre, expressément au préfet de se passer du consentement de ce dernier et de vaincre soit sa négligence, soit sa résistance, puisqu'il ajoute « qu'à défaut du maire l'urgence peut être constatée par un arrêté du préfet ». Il y a donc là, pour l'autorité préfectorale, un moyen puissant, bien qu'exceptionnel, d'assurer en cas de besoin l'exécution du règlement sanitaire.

Un autre moyen de contrainte existe, entre les mains des préfets, à l'égard des maires: c'est la suspension et la révocation... Il n'est pas douteux que cette sanction ne puisse être appliquée à un magistrat municipal, en cas de manquement grave à ses devoirs en matière sanitaire, mais il est à peine besoin d'ajouter qu'elle n'a pas un caractère moins « exceptionnel » que la précédente. En outre, son application doit être entourée, cela va sans dire, de précautions particulières, et poursuivie dans un esprit d'équité absolu, si l'on ne veut pas compromettre la cause même de la santé publique, en y faisant intervenir des considérations d'un ordre différent.

Nous croyons devoir rappeler à cet égard le débat qui s'est produit à la Chambre des députés, sur l'intervention de M. Laniel, député du Calvados, au cours de la discussion du budget de 1906, et à propos de la suspension du maire de Magny-le-Freule (Calvados).

Les faits qui motivaient l'intervention de M. Laniel ont été exposés par lui dans les termes suivants :

Au mois de septembre dernier, M. le sous-préfet de Lisieux adressait au maire de Magny-le-Freule la lettre suivante : « M. le préfet a reçu une plainte concernant l'état d'insalubrité d'une mare qui n'a jamais été curée depuis sa création. Je vous prie de faire procéder au curage de cette mare et de prendre les mesures nécessaires, en conformité de l'article 15 de l'arrêté ci-joint portant règlement sanitaire, pour faire disparaître au plus vite l'état de choses qui m'est signalé et qui ne tarderait pas à devenir un danger sérieux pour la santé publique. »

Ainsi voilà une mare qui, de mémoire d'hommes, n'a jamais été curée et qui, si elle ne l'est pas sans le moindre retard, va devenir immédiatement un danger pour la santé publique ! Il eût été bon d'en donner au moins les raisons.

A la mise en demeure du sous-préfet était joint un règlement de police sanitaire, imposé d'office à la commune.

Or, vous le savez, c'est aux conseils municipaux que la loi confie le soin de voter les mesures relatives à l'hygiène publique. Le conseil de Magny-le-Freule avait voté un règlement de police sanitaire qui comportait, sur la question du curage des mares, une disposition raisonnable. Le préfet ne voulut pas en entendre parler, le repoussa purement et simplement et le remplaça par un règlement qui contenait un article 15 ainsi conçu : « Les mares et fossés à eaux stagnantes seront éloignés des habitations... » — à quelle distance ? on ne le dit pas — « ... ils seront curés une fois par an ou comblés s'ils sont nuisibles à la santé publique ».

Avant de convoquer son conseil municipal pour lui transmettre la lettre de l'administration, le maire s'adressa successivement à deux entrepreneurs et leur demanda un devis pour l'exécution du travail désiré par M. le préfet.

Ceux-ci constatèrent que la mare dont il s'agissait était une mare naturelle ayant 15 mètres de diamètre, en forme d'entonnoir, dont le fond, dans la partie centrale, ne pouvait pas être atteint par la sonde et, vu les aléas de l'opération, ils se déclarèrent incapables d'établir un devis forfaitaire. J'ai dans mon dossier un certificat émanant de l'un des entrepreneurs dont un passage est ainsi conçu :

« Après avoir sondé cette mare avec une grande gaule qu'on avait empruntée chez M. M..., conseiller municipal, et n'ayant pu en trouver le fond, j'ai déclaré à M. le maire que, vu la forme et la situation de cette mare, ces travaux seraient très coûteux et qu'il ne m'était pas possible d'évaluer le chiffre de la dépense, et que, vu les difficultés qu'il y avait pour opérer un semblable travail, je ne voulais pas m'engager à l'entreprendre. »

Le maire réunit son conseil, lui rendit compte de la situation, et celui-ci prit, à l'unanimité moins une voix, une longue délibération fort bien rédigée, que je ne lirai pas à la Chambre dans son entier, mais dont je lui ferai du moins connaître les passages principaux.

Le vote, ai-je dit, fut unanime, sauf la voix d'un conseiller municipal qui était précisément l'auteur de la plainte adressée au préfet.

Or ce conseiller était d'autant plus mal venu à taxer la mare d'insalubrité qu'il avait l'habitude d'en employer les eaux pour l'alimentation de son bétail et la fabrication de son cidre ! Or il paraît véritablement difficile qu'on puisse demander aux maires de communes rurales de transformer les eaux de leurs mares en eaux potables ou en eaux distillées.

Voici donc, dans ses grandes lignes, la délibération en question :

« En ce qui concerne la mare des Ganelots, le conseil municipal, considérant qu'elle ne constitue aucun danger pour la santé publique ;

« Qu'il n'a jamais refusé son appui pour un travail réellement utile, mais qu'il lui a toujours paru que, outre le peu d'utilité du curage demandé, il était indispensable de savoir à quoi il s'engagerait en entamant ce travail ;

« Que, sans que ce curage fût nécessité par aucune considération de salubrité, il était disposé à l'entreprendre pour donner satisfaction à quelques habitants dès qu'un devis lui serait présenté par un entrepreneur sérieux et après s'être assuré que la dépense n'excéderait pas les ressources minimes dont la commune peut disposer ;

« Que c'est un abus de vouloir imposer à la commune un travail que la majorité de ses représentants jugent peu utile et sans savoir dans quelles limites ce travail, dont rien par ailleurs n'a démontré l'utilité, engagera les finances communales ;

« Qu'au surplus la mare des Ganelots n'a pas été exécutée de main d'homme, que c'est une mare naturelle comme il en existe un grand nombre sur toutes les collines dans la commune de Magny-le-Freule et dans les communes voisines, mares dont le curage à fond est impossible et dont le voisinage n'a jamais été considéré comme nuisible, quoique beaucoup d'entre elles soient bien moins éloignées des habitations que la mare des Ganelots, située sur les confins du territoire communal, à près de 200 mètres de toute habitation ;

« Attendu que la situation financière de la commune l'oblige à n'entreprendre actuellement que des travaux jugés réellement utiles par ses représentants,

« Est d'avis :

« Que le curage de la mare des Ganelots ne présente aucun caractère d'urgence ;

« Qu'il ne pourra être fait que lorsque la commune aura des fonds disponibles et sur un forfait établi par un entrepreneur sérieux. »

Malgré cette délibération, le maire fut mis le 14 novembre en demeure de faire opérer sans délai le curage de la mare.

Il alla trouver le sous-préfet et lui exposa qu'il lui était complètement impossible d'engager les finances de sa commune dans un travail auquel le conseil municipal s'était absolument opposé.

Le sous-préfet le reçut de façon courtoise, reconnut qu'évidemment sa situation était difficile, puisqu'il était pris entre deux feux, l'administration supérieure lui ordonnant, d'une part, de faire exécuter un travail pour lequel le conseil municipal refusait, d'autre part, les fonds nécessaires.

La conversation se termina sans conclusion précise, et le brave maire s'en retourna chez lui, bien convaincu qu'il ne serait plus question de cette petite affaire.

Son illusion ne devait pas être de longue durée : quelques jours après, le 11 décembre 1905, le facteur lui apporta un arrêté préfectoral ainsi conçu :

« Considérant qu'à la suite de plaintes concernant l'état d'insalubrité de la mare dite des Ganelots, sise à Magny-le-Freule, le maire de cette commune a été invité à faire procéder au curage de cette mare, en conformité de l'arrêté portant règlement sanitaire en exécution de la loi du 15 février 1902 ;

« Considérant que l'état de malpropreté de la mare dite des Ganelots constitue un réel danger pour la santé publique ;

« Considérant que le maire de Magny-le-Freule, mis en demeure à diverses reprises de faire exécuter ce curage, s'y est refusé :

« Arrête :

« Article premier. — M. H..., maire de Magny-le-Freule, est suspendu de ses fonctions pour un mois. »

Ce qui ressort de cet exposé, — en acceptant d'ailleurs pour exacts les éléments de fait sur lesquels il se fonde, — c'est tout d'abord l'erreur commise par l'administration dans l'appréciation de la procédure que pouvait comporter la résistance du maire ou du conseil municipal. La loi a en effet donné au préfet le moyen d'intervenir d'une manière efficace à l'égard des eaux stagnantes qui compromettent la santé publique, et l'existence d'une sanction spéciale doit évidemment faire obstacle, en l'absence de tout autre motif, à l'application de la sanction générale constituée par la suspension ou la révocation.

L'article 22 de la loi du 21 juin 1898 sur le Code rural porte que « le maire doit ordonner les mesures nécessaires pour assurer l'assainissement et, s'il y a lieu, après avis du conseil municipal, la suppression des mares communales placées dans l'intérieur des villages ou dans le voisinage des habitations, toutes les fois que ces mares compromettent la salubrité publique. *A défaut du maire, le préfet peut, sur l'avis du Conseil d'hygiène et après enquête* de commodo et incommodo, *décider la suppression immédiate de ces mares* ou prescrire aux frais de la commune les travaux reconnus utiles. La dépense est comprise parmi les dépenses obligatoires prévues à l'article 136 de la loi du 5 avril 1884 ».

La question de savoir si l'état de la mare accusée d'insalubrité comportait un curage devait donc en premier lieu être soumise au Conseil d'hygiène, puis faire l'objet d'une enquête *de commodo et incommodo*. C'est alors que le préfet eût pu en ordonner, *par simple arrêté*, soit le curage, soit même la suppression.

M. Laniel a pris sur lui de déclarer à la Chambre que l'oubli de cette procédure tracée par la loi et la préférence donnée à la suspension du maire avaient en réalité des motifs politiques. Voilà sans doute une affirmation facile à émettre, et qu'il ne nous appartient pas de discuter; mais c'est déjà trop qu'elle ait pu voir le jour, lorsqu'il s'agit de mesures comme celles dont il était question dans cette affaire, de mesures de salubrité et d'hygiène publique. De telles mesures doivent être résolument soustraites à toute influence étrangère à celle de l'intérêt général qui les inspire et, par-dessus tout, à toute immixtion politique.

C'est ce qu'ont voulu proclamer la Chambre et le Gouvernement lui-même en acceptant le projet de résolution de M. Laniel, dont nous avons donné le texte en commençant.

En résumé, la suspension et la révocation de magistrats municipaux pour cause d'inexécution des mesures d'hygiène sont destinées, à notre avis, à conserver le caractère de mesures plus exceptionnelles encore que l'exécution immédiate en cas d'urgence prévue par l'article 3 de la loi.

Quels sont donc les moyens d'action normaux qui pourraient et devraient être mis en œuvre pour obtenir l'application des règlements sanitaires?

Nous ne pouvons exprimer à cet égard que des vues personnelles, ce point important n'ayant fait l'objet jusqu'à ce jour d'aucune instruction officielle particulière. Il était d'ailleurs naturel qu'il en fût ainsi, puisque tout était à faire au lendemain de la loi de 1902, et que l'élaboration des nombreux règlements prévus par cette loi s'imposait en premier lieu. Maintenant que cette élaboration est terminée, la question d'exécution passe au contraire au premier plan.

A notre avis, l'action qui s'impose pour obtenir, en fait, l'application de la législation sanitaire doit mettre en œuvre à la fois, dans une forte proportion, selon les circonstances et avec le tact nécessaire : la vulgarisation des notions d'hygiène par l'éducation populaire; la propagande de conviction auprès des maires par des personnes qualifiées; le contrôle régulier en même temps que bienveillant par des fonctionnaires spécialement affectés à cette mission capitale; des encouragements financiers aux particuliers et aux communes pour l'exécution des travaux d'assainissement; enfin l'usage modéré, mais ferme et par-dessus tout équitable, des différentes sanctions légales que nous venons de passer en revue dans les pages qui précèdent.

Il y a là tout un programme qui comporte notamment l'intervention des conseils départementaux d'hygiène et des commissions sanitaires, tant par l'organe de délégués spéciaux que collectivement; la création indispensable de services de contrôle et d'inspection de l'hygiène dans tous les départements, l'inscription aux budgets de l'État, des départements et des communes de fonds de subvention appropriés; l'envoi d'instructions particulières aux officiers et agents de police judiciaire en vue de la recherche et de la poursuite des infractions, etc.

C'est du développement méthodique de ce programme que peut

sortir, à notre avis, la réalisation effective des prescriptions sanitaires et la pénétration des notions d'hygiène dans nos mœurs publiques.

Mais l'examen plus approfondi de ces mesures nous entraînerait hors de l'objet de notre étude actuelle, qui doit se borner à la présentation et au commentaire des textes qui régissent actuellement « la protection légale de la Commune (1) ».

II. — ALIMENTATION EN EAU POTABLE.

L'alimentation des communes et des villes en eau potable est devenue l'une des nécessités les moins contestées d'une bonne hygiène publique.

Aussi a-t-elle fait l'objet, au point de vue administratif, de multiples et importantes dispositions, inscrites tant dans la loi du 15 février 1902 que dans d'autres textes réglementaires et dans des instructions ministérielles spéciales à cet objet.

Ce sont ces prescriptions d'un caractère administratif ou juridique que nous examinerons ci-après, d'une façon sommaire (car un examen approfondi excéderait les limites qui nous sont assignées), et à l'exclusion de tous points de vue techniques qui ont déjà été traités aux fascicules II (*Le sol et l'eau*), XIII (*Hygiène rurale*) et XIV (*Approvisionnement communal*).

CONDITIONS GÉNÉRALES AUXQUELLES DOIT SATISFAIRE, AU POINT DE VUE SANITAIRE, TOUT PROJET D'ALIMENTATION EN EAU PRÉSENTÉ PAR UNE COMMUNE. — Toute affaire d'alimentation en eau se présente sous un double aspect : l'aspect scientifique et l'aspect administratif ; mais la détermination scientifique de la salubrité de l'eau à utiliser doit évidemment précéder l'examen de toutes les autres questions, car une eau ne peut être employée à l'alimentation publique qu'autant qu'elle aura été reconnue salubre.

L'administration s'est préoccupée pour ce motif de déterminer avec précision les règles à suivre en cette matière, et cela non seulement au point de vue de la composition chimique et de la teneur bactériologique des eaux à utiliser, mais aussi de la consistance géologique des terrains traversés par ces eaux et des garanties ou des dangers de contamination pouvant en résulter.

L'exposé de ces règles, sur l'importance desquelles il est inutile d'insister, a fait l'objet d'une circulaire, en date du 10 décembre 1900, du ministre de l'Intérieur.

(1) Nous rappelons ici que tout ce qui concerne les articles 16 à 17 de la loi du 15 février 1902, relatifs à l'*assainissement des immeubles insalubres* (permis de construire, procédure spéciale à l'égard des immeubles, bâtis ou non, dangereux pour la santé des occupants ou des voisins), *est traité* dans le fascicule V, spécialement consacré à l'*Hygiène de l'habitation*.

Il résulte, dit cette circulaire, des travaux scientifiques les plus récents, que, pour apprécier la salubrité des eaux, l'analyse chimique ne suffit pas. Il faut y joindre l'analyse microbiologique et, en outre, utiliser les données fournies par la géologie sur la nature des terrains traversés par les eaux. L'examen géologique doit lui-même précéder l'analyse, car celle-ci est inutile si celui-là est défavorable ; on ne peut en effet utiliser une eau, si pure qu'elle soit à l'analyse, si elle demeure sujette à des causes de contamination. Cette étude préliminaire sera confiée aux collaborateurs du service de la carte géologique de France. A cet effet, il sera dressé un tableau des géologues affectés aux différentes régions. Je vous ferai parvenir un exemplaire de ce tableau.

Si l'état géologique du terrain ne donne pas des résultats nettement défavorables à l'eau proposée, l'instruction sera poursuivie par l'analyse chimique et l'analyse bactériologique.

Le Comité consultatif d'hygiène publique de France, dans l'examen des projets d'amenée d'eau qui lui ont été soumis jusqu'à ce jour, a eu trop souvent à constater l'insuffisance et parfois l'inexactitude manifeste des analyses jointes aux dossiers de ces projets. On ne saurait ici s'entourer de trop de précautions, et vous apporterez un soin extrême au choix de l'analyste que vous chargerez, à la suite de l'avis du géologue, de procéder aux analyses de l'eau.

Le paiement des indemnités qui seront la conséquence obligée des examens géologique, bactériologique et chimique, et qui ne seront pas élevées (on a calculé qu'en moyenne les indemnités dues aux géologue et à l'analyste ne dépasseront pas ensemble 150 francs), sera naturellement à la charge des communes, comme les autres dépenses auxquelles les projets d'adduction d'eau donneraient lieu. Les communes ne se plaindront pas d'avoir à acquitter une dépense préalable minime, qui peut avoir pour conséquence de leur éviter les frais beaucoup plus considérables de la confection d'un projet. Quand donc une commune sera dans l'intention d'amener de l'eau potable, elle vous en avisera et vous enverra en même temps une délibération par laquelle elle s'engagera à payer les indemnités qui seraient dues au géologue et au chimiste que vous chargerez des examens géologique, bactériologique et chimique.

En conséquence, l'instruction de toute affaire d'alimentation en eau doit comprendre une première série d'investigations, en quelque sorte préalables, qui se déroulent de la façon suivante :

La commune qui projette une adduction d'eau en avise le préfet et s'engage à payer les indemnités de vacation au géologue et à l'analyste.

Le préfet charge le géologue, désigné comme il a été dit ci-dessus, de visiter les lieux et de lui adresser un rapport sur les conditions de pureté de l'eau et sur ses chances de contamination. Une circulaire du ministre de l'Intérieur du 6 mai 1905 a insisté sur l'importance de cet examen géologique et sur la garantie essentielle qu'il constitue, tant au point de vue financier qu'au point de vue sanitaire.

Si le rapport du géologue est défavorable, il est communiqué à la commune.

S'il est favorable, le préfet charge l'analyste choisi par lui de procéder à l'analyse de l'eau. Celui-ci s'entend avec le maire pour le prélèvement des échantillons, puis adresse au préfet les résultats de l'analyse chimique et bactériologique de l'eau.

Lorsque le géologue a constaté que le terrain est favorable et qu'ensuite l'analyste a constaté que l'eau est mauvaise, il est désirable que les deux praticiens se concertent pour rechercher si la mauvaise qualité de l'eau ne tiendrait pas à des causes accidentelles qu'il serait facile de supprimer.

Enfin le préfet envoie l'avis du géologue et celui de l'analyste au maire, en l'engageant, s'il y a lieu, à faire dresser un projet complet.

L'eau à utiliser ayant été reconnue salubre, à qui appartient-il de donner l'autorisation nécessaire à l'exécution des travaux?

Antérieurement à la circulaire du 10 décembre 1900, c'était le ministre de l'Intérieur qui, sur l'avis du Comité consultatif d'hygiène, accordait dans tous les cas les autorisations d'amenée d'eau ; mais dans une pensée de simplification et de décentralisation, les préfets ont été déclarés compétents pour le plus grand nombre de cas sur avis du Conseil départemental d'hygiène.

Il a paru nécessaire, disait la circulaire du 10 décembre 1900, de maintenir l'autorisation ministérielle pour les villes de plus de 5 000 habitants. En effet, dès que l'on se trouve en présence d'une agglomération importante, l'intérêt national se manifeste avec force, et l'intervention du pouvoir central s'impose. L'épidémie qui sévit dans une ville est une menace immédiate pour toutes les campagnes environnantes et, de proche en proche, peut s'étendre très loin. En outre, beaucoup de ces villes possèdent des garnisons, et il importe que, l'autorité militaire ayant assuré au prix de grands efforts et de grandes dépenses une distribution d'eau pure dans les casernes, ces efforts et ces dépenses ne soient pas rendus inutiles par la contamination de l'eau que nos soldats boivent hors de la caserne. Ces villes sont au nombre de 584.

La loi du 15 février a statué dans le même sens, par son article 25, en décidant que le Conseil supérieur d'hygiène devait être nécessairement consulté « sur les travaux publics d'amenée d'eau d'alimentation des villes de plus de 5000 habitants ».

Toutes les autres communes peuvent obtenir du préfet l'autorisation nécessaire en cas d'avis favorables du géologue, du chimiste, de la commission sanitaire et du Conseil départemental d'hygiène.

Si cependant un tiers des membres du Conseil départemental d'hygiène, malgré l'avis favorable de ce conseil, croyaient devoir en appeler au Conseil supérieur d'hygiène publique de France, l'affaire serait renvoyée devant le ministre, qui saisirait le Conseil supérieur (circulaire du 10 décembre 1900).

Cette seconde phase de l'instruction se déroulera donc comme suit :

La commune, après avoir fait dresser son projet par qui elle l'entend, l'envoie au sous-préfet, lequel provoque l'avis de la commission sanitaire et envoie le dossier au préfet.

On a pu se demander, en raison des termes quelque peu ambigus de l'article 21 de la loi de 1902, relatif aux attributions des assemblées sanitaires réorganisées par cette loi, si le préfet devait, dans tous les cas, saisir le Conseil départemental d'hygiène. Mais le Conseil d'État a montré sa préférence pour cette dernière façon de procéder, et par suite le préfet saisi de l'affaire, après avis de la commission sanitaire, doit donc la soumettre au conseil départemental.

Cette solution s'impose d'autant mieux, en effet, que la circulaire du 10 décembre 1900 a insisté avec juste raison sur l'importance du rôle qu'elle a confié au Conseil départemental d'hygiène, aux lieu et place du Conseil supérieur qui en était investi antérieurement pour toutes les communes de France, comme nous l'avons dit ci-dessus : « Le conseil départemental d'hygiène ne devra pas se borner à apprécier les avis donnés par les géologues et les analystes. D'autres questions sont à étudier dans un dossier d'adduction d'eau que celle de la composition de l'eau et la constance dans cette composition. Il faut examiner le mode de captage, chose essentielle. Il faut se rendre compte des dispositions adoptées pour mettre l'eau, soit au point de vue du captage, soit sur son parcours, à l'abri de toute contamination. Il faut encore rechercher si la quantité de l'eau qui sera obtenue par les travaux projetés correspondra à la population desservie. On a trop souvent reproché aux conseils d'hygiène de manquer d'initiative et d'activité. Pourtant ces assemblées sont habituellement composées d'hommes intelligents, instruits, dévoués au bien public. Il vous serait possible d'ailleurs, si vous le jugiez utile, de leur adjoindre de nouveaux éléments. L'article 4 du décret du 18 décembre 1848 permet au ministre de l'Intérieur de le faire. Il conviendrait, autant que les résidences le permettront, de comprendre dans le conseil départemental un géologue correspondant du service de la carte et un analyste compétent. Cette adjonction tendrait à établir l'harmonie entre les différentes parties du service sanitaire. »

Ces considérations n'ont évidemment rien perdu de leur valeur depuis la loi du 15 février 1902.

Si la commune a moins de 5000 habitants et si les avis du géologue et de l'analyste sont favorables, le préfet statue après que le conseil départemental s'est prononcé.

Cependant, si un tiers des membres de cette assemblée demandent, bien que l'avis émis par la majorité soit favorable, que l'affaire soit soumise au ministre, le préfet se borne à transmettre le dossier au ministère pour être soumis au Conseil supérieur d'hygiène.

Si la commune a plus de 5 000 habitants, le préfet transmet également le dossier pour être soumis au Conseil supérieur, sur l'avis duquel le ministre statue. Enfin il en doit être de même si, malgré les avis défavorables du géologue et de l'analyste, la commune persiste dans son projet (circulaire du 10 décembre 1900).

Il peut arriver, d'autre part, qu'en raison de leur importance ou des conséquences qu'ils peuvent entraîner au point de vue du régime des eaux dans une région, les projets d'adduction doivent également faire l'objet d'un examen technique de la part des services des Ponts et Chaussées et de l'Hydraulique agricole.

La circulaire du 10 décembre 1900 a également envisagé cette double hypothèse :

Si les travaux de canalisation doivent avoir une certaine importance, s'ils exigent une déclaration d'utilité publique, si des ouvrages d'art doivent être exécutés, si le captage de la source projetée doit modifier le régime des eaux de la vallée parcourue par le cours d'eau, si la commune, en même temps qu'elle fait une adduction d'eau potable, veut se servir de l'eau pour l'arrosage et demande une subvention sur les crédits de l'hydraulique agricole, il va de soi que l'avis des comités d'hygiène n'est pas suffisant, car ceux-ci ne prononcent que sur la salubrité de l'eau. Leur avis doit être placé le premier par la raison que, si l'eau n'est pas salubre, tout devient inutile. Mais, l'eau proposée reconnue salubre, il peut être nécessaire de prendre à d'autres points de vue l'avis des conseils techniques.

Il arrivera donc que le dossier, après avoir été examiné par le Conseil départemental ou par le Comité consultatif, devra être transmis par vous ou par le ministère de l'Intérieur à celui des travaux publics, pour être soumis au Conseil général des ponts et chaussées ; que, de ce dernier ministère, il passera à celui de l'Agriculture, pour être soumis à la commission consultative de l'Hydraulique agricole. De là il devra encore le plus souvent aller au Conseil d'État.

Il a été reconnu que des simplifications sont quelquefois possibles en ce qui concerne le service des ponts et chaussées. Si des travaux à effectuer nécessitent l'avis technique de ce service, on pourra, même lorsque l'importance des travaux doit nécessiter la déclaration d'utilité publique, se contenter du rapport de l'ingénieur en chef du département, rapport que vous devrez joindre au dossier. Il suffira à vous éclairer quand il s'agira des travaux faits dans les communes de moins de 5 000 habitants. D'ailleurs, dans nombre de cas, l'affaire devra aller quand même à la commission de l'hydraulique agricole, où elle trouvera les mêmes juges qu'elle eût trouvés au Conseil général des ponts et chaussées.

En ce qui concerne le ministère de l'Agriculture, une note jointe à la présente circulaire indique le moyen de remédier au retard résultant de l'examen des dossiers par la commission de l'hydraulique agricole. Il suffirait, pour que l'instruction hydraulique pût se faire concurremment avec les autres, que la commune fît, à ce point de vue, un dossier distinct, dont une circulaire de M. le ministre de l'Agriculture déterminera les éléments (1).

RÉGIME DES EAUX AU POINT DE VUE ADMINISTRATIF ET JURIDIQUE. — Au point de vue administratif, la question de l'utilisation des eaux pour l'alimentation des collectivités est dominée par les règles fondamentales de droit commun qui régissent les eaux en général.

La dernière loi sur la matière est celle du 8 avril 1898, sur le régime des eaux, qui traite, dans quatre titres successifs : des eaux pluviales et sources; des cours d'eau non navigables et non flottables; des rivières flottables à bûches perdues et des fleuves ou rivières navigables ou flottables.

En ce qui concerne les eaux pluviales et les sources, la rédaction ancienne des articles 641, 642 et 643 du Code civil a été modifiée par l'article 1er de la loi de 1898 et est actuellement libellée comme suit :

ART. 641. — Tout propriétaire a le droit d'user et de disposer des eaux pluviales qui tombent sur son fonds.

Si l'usage de ces eaux ou la direction qui leur est donnée aggrave la servitude naturelle d'écoulement établie par l'article 640, une indemnité est due au propriétaire du fonds inférieur.

La même disposition est applicable aux eaux de sources nées sur un fonds.

Lorsque, par des sondages ou des travaux souterrains, un propriétaire fait surgir des eaux dans son fonds, les propriétaires des fonds inférieurs doivent les recevoir; mais ils ont droit à une indemnité en cas de dommages résultant de leur écoulement.

Les maisons, cours, jardins, parcs et enclos attenant aux habitations ne peuvent être assujettis à aucune aggravation de la servitude d'écoulement dans les cas prévus par les paragraphes précédents.

Les contestations auxquelles peuvent donner lieu l'établissement et l'exercice des servitudes prévues par ces paragraphes, et le règlement, s'il y a lieu, des indemnités dues aux propriétaires des fonds inférieurs sont portées, en premier ressort, devant le juge de paix du canton, qui, en prononçant, doit concilier les intérêts de l'agriculture et de l'industrie avec le respect dû à la propriété.

S'il y a lieu à expertise, il peut n'être nommé qu'un seul expert.

ART. 642. — Celui qui a une source dans son fonds peut toujours user des eaux à sa volonté dans les limites et pour les besoins de son héritage.

Le propriétaire d'une source ne peut plus en user au préjudice des propriétaires des fonds inférieurs qui, depuis plus de trente ans, ont fait et terminé, sur le fonds où jaillit la source, des ouvrages apparents et permanents destinés à utiliser les eaux ou à en faciliter le passage dans leur propriété.

Il ne peut pas non plus en user de manière à enlever aux habitants d'une

(1) Nous reproduisons ci-après la circulaire du ministre de l'Agriculture en date du 11 juin 1901, qui a précisé les indications utiles à cet égard.

commune, village ou hameau, l'eau qui leur est nécessaire; mais, si les habitants n'en ont pas acquis ou prescrit l'usage, le propriétaire peut réclamer une indemnité, laquelle est réglée par experts.

Art. 643. — Si, dès la sortie du fonds où elles surgissent, les eaux de sources forment un cours d'eau offrant le caractère d'eaux publiques et courantes, le propriétaire ne peut les détourner de leur cours naturel au préjudice des usages inférieurs.

Les riverains des *cours d'eau non navigables et non flottables* n'ont le droit d'user de l'eau courante qui borde ou qui traverse leurs héritages que dans les limites déterminées par la loi. Ils sont tenus de se conformer, dans l'exercice de ce droit, aux dispositions des règlements et des autorisations émanées de l'administration (art. 2, loi 8 avril 1898). L'autorité administrative est chargée de la police et de la conservation de ces cours d'eau (art. 8). Aucun ouvrage destiné à l'établissement d'une prise d'eau ne peut y être entrepris sans l'autorisation de l'administration (art. 11). Les permissions accordées pour l'établissement de barrages, prises d'eau, moulins ou usines peuvent être révoquées ou modifiées sans indemnité dans l'intérêt de la salubrité publique (art. 14). Ces prescriptions concernant les cours d'eau non navigables ni flottables ont fait l'objet de recommandations spéciales émanées du ministère de l'Agriculture, et la circulaire du 1er juin 1906 de la direction de l'Hydraulique agricole a transmis aux préfets, en les invitant à le rendre exécutoire dans leurs départements respectifs, un modèle de règlement de police auquel nous ne pouvons que renvoyer nos lecteurs.

Les fleuves et rivières *navigables* ou *flottables* avec bateaux, trains ou radeaux font partie du domaine public depuis le point où ils commencent à être navigables ou flottables jusqu'à leur embouchure (art. 34). Les dérivations ou prises d'eau artificielles établies dans des propriétés particulières ne font pas partie du domaine public, à moins qu'elles n'aient été pratiquées par l'État dans l'intérêt de la navigation ou du flottage. Ces dérivations sont régies par les dispositions des actes qui les ont autorisées (art. 35). Aucun travail ne peut être exécuté et aucune prise d'eau ne peut être pratiquée dans les fleuves et rivières navigables ou flottables sans autorisation de l'administration (art. 40). En outre, les prises d'eau sont soumises aux dispositions ci-après :

Art. 41.— Les préfets statuent, après enquête et sur l'avis des ingénieurs, et sauf recours au ministre, sur les demandes ayant pour objet de faire des prises d'eau au moyen de machines, lorsqu'il est constaté que, eu égard au volume des cours d'eau, elles n'auront pas pour effet d'en altérer le régime.

Art. 42. — Ils statuent également, sur l'avis des ingénieurs, sauf recours au ministre, sur les demandes en autorisation d'établissements temporaires sur les cours d'eau navigables ou flottables, alors même que ces établissements auraient pour effet de modifier le régime ou le niveau des eaux.

Ils fixent, dans ce cas, la durée de l'autorisation, qui ne devra jamais dépasser deux ans.

Art. 43. — Toutes autres autorisations ne peuvent être accordées que par décrets rendus, après enquête, sur l'avis du Conseil d'État.

Art. 44. — Les concessionnaires sont assujettis à payer une redevance à l'État d'après les bases qui seront fixées par un règlement d'administration publique.

Art. 45. — Les prises d'eau et autres établissements créés sur les cours d'eau navigables ou flottables, même avec autorisation, peuvent toujours être modifiés ou supprimés. Une indemnité n'est due que lorsque les prises d'eau ou établissements dont la modification ou la suppression est ordonnée ont une existence légale.

Toutefois aucune suppression ou modification ne pourra être prononcée que suivant les formes et avec les garanties établies par les articles précédents.

Toutes ces règles s'appliquent, bien entendu, aux communes ou aux villes comme aux simples particuliers; — qu'elles soient propriétaires de sources dans les conditions prévues aux articles 641, 642 et 643 du Code civil, ou riveraines de cours d'eau navigables ou non navigables, notamment pour tout ce qui a trait à l'usage, à la dérivation ou à l'absorption des eaux pour l'alimentation publique.

Elles ont en outre pour objet de protéger d'une façon générale les intérêts de la santé et de l'hygiène publique à l'égard des entreprises des particuliers.

Elles constituent, comme nous l'avons dit, le droit commun du régime des eaux, et nous en retrouverons l'application au cours des développements qui vont suivre.

DROIT A L'USAGE DES SOURCES. — L'utilisation des eaux pour la consommation publique peut avoir pour base soit un droit d'usage, soit un droit de propriété, sur une ou plusieurs sources, ou encore une autorisation régulière de prise d'eau ou de dérivation sur un cours d'eau plus important; nous examinerons sommairement ces diverses hypothèses.

« Le droit à l'usage d'une source d'eau potable implique pour la commune qui le possède le droit de curer cette source, de la couvrir et de la garantir contre toutes les causes de pollution, mais non celui d'en dévier le cours par des tuyaux ou rigoles. Un règlement d'administration publique déterminera, s'il y a lieu, les conditions dans lesquelles le droit à l'usage pourra s'exercer » (art. 10, § 3 de la loi du 15 février 1902).

Cette définition doit être rapprochée du paragraphe 3 de l'article 642 du Code civil que nous avons cité plus haut, et, d'après lequel, « le propriétaire ne peut pas user d'une source de manière à enlever aux habitants d'une commune, village ou hameau, l'eau qui leur est nécessaire; mais, si les habitants n'en ont acquis ou prescrit l'usage, il peut réclamer une indemnité, laquelle est réglée par experts ! ».

Tout d'abord, comment peut s'acquérir pour une commune le droit à l'usage d'une source ? Par titre ou par prescription.

Le premier cas ne présente pas de difficultés ; le titre peut être valablement constitué par tout acte (donation, legs, contrat), émané du propriétaire qui cède expressément le droit à l'usage, ou par toute reconnaissance du droit envisagé.

L'acquisition par prescription soulève des questions plus délicates ; cependant on peut considérer les solutions suivantes comme certaines : en premier lieu, la prescription acquisitive peut se produire, comme il est prévu, au bénéfice des propriétaires des fonds inférieurs, par le paragraphe 2 de l'article 642, si la commune a « fait et terminé sur le fonds où jaillit la source des ouvrages apparents et permanents » destinés à utiliser les eaux ou à en faciliter l'écoulement pour les besoins de la collectivité ; en second lieu, dans l'hypothèse où l'usage des eaux aura été concédé aux habitants moyennant une indemnité, l'obligation de payer cette indemnité pourra être prescrite par prescription libératoire, si le propriétaire reste trente ans sans réclamer le paiement, et la servitude d'usage subsistera, dans ces conditions, dégagée de toute charge d'indemnité pour la commune.

En dehors de l'une ou l'autre de ces hypothèses, le propriétaire « ne peut, dit la loi, user de sa source de manière à enlever aux habitants l'eau qui leur est nécessaire ». Lorsque ce caractère de « nécessité » sera démontré, c'est-à-dire lorsqu'il sera établi que les habitants n'ont pas d'autre eau à leur disposition pour suffire à leurs besoins, le propriétaire ne pourra disposer de sa source de manière à en priver la collectivité ; s'il tente de le faire, cette dernière pourra le lui interdire et lui imposer la reconnaissance de son droit d'usage, moyennant paiement d'une indemnité réglée par experts. Le Code lui-même consacre, comme on le voit, en cette matière, une sorte d'expropriation simplifiée, limitée à l'usage de la source.

Le droit conféré aux communes sur les eaux des sources nées sur des fonds particuliers s'applique d'ailleurs, à plus forte raison, aux eaux d'un ruisseau qui ne fait que traverser une propriété particulière ; le propriétaire dont ces eaux traversent le fonds ne peut en changer le cours au préjudice des besoins de la commune (Cass. 15 janvier 1849).

En quoi consiste le droit d'usage de l'eau ? Il consiste évidemment en premier lieu dans le droit de puisage et peut entraîner (par application de l'article 696 du Code civil) le droit de passage ; mais la loi du 15 février 1902 en a étendu la portée bien au delà de ces deux points par la définition qu'elle en a donné dans son paragraphe 3 reproduit ci-dessus, et qui englobe : le droit de curer la source, de la couvrir et de la garantir contre toutes les causes de pollution. Cependant la même définition exclut le droit « d'en dévier le cours par des tuyaux ou rigoles », ce qui interdit toute adduction ou distribution de l'eau.

Le texte visé prévoit qu'un règlement d'administration publique déterminera, s'il y a lieu, les conditions dans lesquelles le droit à l'usage pourra s'exercer; et, en effet, un grand nombre de difficultés peuvent résulter de l'exercice de ce droit, par suite de conflits avec le droit du propriétaire; cependant, jusqu'à présent, le règlement d'administration publique envisagé n'a pas été rendu.

Diverses décisions de jurisprudence ont toutefois consacré de nouveau, à une date récente, les solutions que nous avons indiquées plus haut.

Un arrêt de la Cour d'appel de Douai, en date du 16 juillet 1907, a reconnu que les habitants ont acquis l'usage d'une source lorsqu'il est prouvé qu'ils ont, depuis plus de trente ans, été y puiser de l'eau, et que la commune a fait des travaux autour de la source pour faciliter le passage (1).

(1) Voici les principaux attendus et le dispositif de cet arrêt :

Attendu que, sur cette assignation, la commune de Lesdain a répondu que les eaux de la « Fontaine Glorieuse » étaient indispensables aux habitants qui logeaient dans son voisinage et se trouvaient éloignés des puits ou ruisseaux fournissant de l'eau potable; que, depuis un temps immémorial, ces habitants allaient puiser de l'eau à cette fontaine et se servaient, pour y accéder, du sentier litigieux, qui figurait sur certains plans cadastraux et avait toujours été entretenu par la commune; qu'enfin et par suite de son utilité publique ce sentier était un sentier rural dans le sens de la loi de 1881; subsidiairement, la commune demandait à faire la preuve des faits allégués par elle;

Attendu que le sieur Lancelle a accepté le débat ainsi posé, puisqu'il a, à son tour, par des conclusions subsidiaires, demandé à faire rechercher si l'eau de la fontaine était nécessaire à une partie des habitants, et s'il n'était pas possible d'établir, sur les limites de sa propriété, un passage qui donnerait satisfaction à ces habitants, en évitant de couper en deux sa pâture;

Attendu que les enquêtes et contre-enquêtes auxquelles il a été procédé à la suite du jugement avant faire droit du 15 décembre 1905 ont établi, quant aux points principaux, de manière évidente, les faits allégués par la commune de Lesdain;

Attendu que, même en tenant compte de l'exagération que certains témoins ont pu apporter dans l'énumération des qualités attribuées à l'eau de la « Fontaine Glorieuse », et sur la fréquence de leur passage dans le sentier qui y donne accès, il n'en résulte pas moins indiscutablement que, depuis une époque très reculée, une partie des habitants de Lesdain vont puiser l'eau à cette fontaine parce que les eaux qui se trouvent dans leur voisinage sont impropres aux usages internes et ne peuvent être utilisées que pour les bestiaux ou les travaux domestiques;

Attendu qu'il existe bien, il est vrai, d'autres puits auxquels pourraient aller les habitants, mais que les uns sont à une grande distance de leur maison et que les autres appartiennent à des particuliers qui exigent une redevance;

Attendu que de l'enquête résulte aussi qu'un certain nombre de personnes, sur l'ordre des différents maires de Lesdain et sous la surveillance du cantonnier, ont travaillé à diverses reprises à l'entretien de la fontaine et surtout du petit chemin en saillie qui l'entoure et a 36 mètres environ de longueur (23e, 26e, 27e, 30e et 31e témoins); que quelques-uns ont même procuré des scories, sur la demande du maire, pour consolider le sol autour de la source (40e témoin); que tous, enfin, ont toujours passé par le sentier litigieux pour se rendre à la source, sans qu'aucun des propriétaires successifs ait jamais fait obstacle à leur passage et sans que ce sentier ait jamais été labouré;

Attendu que les témoins entendus dans la contre-enquête se sont bornés à

Un jugement du tribunal de Chambéry, du 13 décembre 1904, a en outre décidé que c'est à la commune qu'appartient le droit de protester contre le fait du propriétaire d'une source qui en use contrairement aux dispositions de l'article 642 du Code civil, de manière à enlever aux habitants de la commune l'eau qui leur est nécessaire. En conséquence, les habitants de la commune, qui intentent, contre l'usinier qui a barré un cours d'eau de façon à faire refluer les eaux sur les terrains supérieurs, une action tendant à faire remettre les lieux en l'état, ne peuvent agir qu'*ut universi*, et sont tenus d'observer les formalités prescrites par l'article 123 de la loi du 5 avril 1884. L'exception soulevée du chef de l'inaccomplissement de ces formalités peut être soulevée en tout état de cause, même en appel.

affirmer : les uns, que l'eau de la « Fontaine Glorieuse » n'était pas aussi pure que se l'imaginaient les habitants, les autres, que les amateurs de cette eau n'étaient pas nombreux; d'autres enfin, qu'ils n'avaient jamais vu travailler à la fontaine; que ces allégations ne sont pas de nature à détruire la portée des affirmations produites par les témoins de l'enquête; que le 6e témoin, qui a été locataire de la propriété pendant cinquante ans, a même reconnu que « passablement de monde » allait à la fontaine par le sentier; que le 10e a déclaré que, par temps de pluie, la fontaine de la ville était contaminée, ce qui obligeait à prendre de l'eau à la « Fontaine Glorieuse », toujours limpide;

Attendu que c'est à bon droit que, dans ces conditions, le tribunal n'a pas recherché si le sieur Lancelle est, ou non, propriétaire de tout ou partie de la « Fontaine Glorieuse », qui figure, au reste, dans les actes de vente de 1813 et de 1814 seulement comme bornant la propriété; que, du moment où la nécessité de la source est établie pour les habitants, et que cette nécessité résulte non de la vertu curative plus ou moins contestable de ces eaux, mais de l'impossibilité où se trouvent les maisons voisines de s'alimenter ailleurs d'eau potable, sinon à une grande distance, les dispositions de l'article 642 du Code civil sont applicables;

Attendu qu'à côté de ce premier point il est également établi que, depuis plus de trente ans, la commune a fait elle-même des travaux, peu importants il est vrai, mais certains, autour de la source, pour faciliter le puisage de l'eau;

Attendu que la « Fontaine Glorieuse » étant de tous côtés entourée par d'autres propriétés privées n'a d'accès que par le sentier en question, et que ses eaux, qui, à leur sortie, se perdent plus ou moins dans les terres et se souillent peu à peu, ne sont utilisables pour l'alimentation qu'en cet endroit;

Attendu que la conséquence de cette situation est, d'un côté, qu'en vertu de l'article 696 du Code civil le droit de passage doit être accordé sur les terres du sieur Lancelle pour accéder à cette source, d'un autre côté, que, les habitants ayant toujours utilisé le sentier litigieux dans ce but, l'assiette en a été prescrite; que tous les propriétaires antérieurs l'ont, au reste, respecté, et que l'appelant, en acquérant sa propriété, n'ignorait point le but et l'ancienneté de ce passage;

Attendu que la commune de Lesdain n'a pas à invoquer la loi du 20 août 1881, qui n'a point d'application dans l'espèce, le sentier litigieux n'étant pas un chemin rural proprement dit, car il ne sert pas, en tant que chemin allant d'une voie à une autre, à l'usage du public, et aucun témoin n'a, dans l'enquête, soutenu sérieusement que la commune ait jamais fait sur ce chemin un travail d'entretien;

Par ces motifs, et adoptant ceux non contraires des premiers juges,

Dit que l'eau de la « Fontaine Glorieuse » est nécessaire à une partie des habitants de la commune de Lesdain; que ceux-ci en usent depuis un temps immémorial et que la commune a même fait exécuter des travaux d'entretien autour de la source; dit que l'usage des eaux comporte nécessairement le droit de passage sur la propriété du sieur Lancelle, et que l'assiette de ce passage est prescrite par l'exercice plus que trentenaire qu'en ont fait les habitants; dit que, toutefois, le sentier n'est pas un chemin rural et n'a jamais cessé d'être la propriété de l'appelant et de ses auteurs; condamne l'appelant aux dépens d'appel, etc.

ACQUISITION DES SOURCES. — L'acquisition des sources pour les besoins de l'alimentation publique peut avoir lieu à l'amiable ou par voie d'expropriation. La procédure appliquée dans ce dernier cas est celle de la loi du 3 mai 1841 ; mais cette procédure peut aussi être simplifiée, pour les petites communes, par l'application des paragraphes 4 et 5 de l'article 10 de la loi du 15 février 1902 qui sont ainsi conçus :

L'acquisition de tout ou partie d'une source d'eau potable par la commune dans laquelle elle est située peut être déclarée d'utilité publique par arrêté préfectoral, quand le débit à acquérir ne dépasse pas 2 litres par seconde.

Cet arrêté est pris sur la demande du conseil municipal et l'avis du conseil d'hygiène du département. Il doit être précédé de l'enquête prévue par l'ordonnance du 23 août 1835. L'indemnité d'expropriation est réglée dans les formes prescrites par l'article 16 de la loi du 21 mai 1836.

Comme on le voit, ce texte substitue, pour la déclaration d'utilité publique, l'arrêté du préfet au décret habituel, et pour le règlement de l'indemnité le *petit jury* de l'article 16 de la loi du 21 mai 1836 au grand jury de douze membres de la loi de 1841. La seule condition posée est que le débit à acquérir ne dépasse pas 2 litres à la seconde ; ce débit, qui correspond à 172 800 litres par vingt-quatre heures, peut suffire à alimenter un gros village et même un bourg d'importance moyenne. Nous verrons cependant plus loin (Circulaire du ministre de l'Agriculture des 20 juin 1904 et 5 août 1908) que le décret est toujours nécessaire lorsque la source doit être « dérivée » dans des conditions de nature à modifier le régime du cours d'eau alimenté.

DÉRIVATION PAR LES COMMUNES DES SOURCES DONT ELLES SONT PROPRIÉTAIRES. — Les communes sont assujetties, comme les particuliers, aux règles restrictives formulées par la loi du 8 avril 1898. L'une des conséquences du nouveau texte élaboré par l'article 643 du Code civil, texte que nous avons reproduit ci-dessus, a été que désormais la dérivation des eaux, qui, dès la sortie du fond où elles surgissent, présentent le caractère d'eaux publiques et courantes, n'est plus possible qu'en vertu d'une déclaration d'utilité publique.

Le ministre de l'Agriculture a formulé, à la date du 20 juin 1904, dans une première circulaire sur « la dérivation des eaux de sources », les observations et instructions qui découlent de cette nouvelle législation.

Les caractères auxquels on peut reconnaître, en s'inspirant de la loi de 1898, qu'une source donne naissance à des eaux publiques et courantes *résultent des faits.*

Lorsqu'un cours d'eau est formé par la réunion de filets provenant de différentes sources, il paraît rationnel et conforme à l'esprit de la législation d'exiger une déclaration d'utilité publique pour la dérivation d'une ou plusieurs de ces sources, si le détournement doit avoir pour effet de modifier le régime du cours d'eau alimenté. Un récent arrêt de la Cour de cassation (11 février 1903, — affaire Reyjal contre Sicre) est en concordance avec cette théorie. Au surplus, toutes les fois que la dérivation projetée sera susceptible d'exercer une action préjudiciable aux intérêts des irrigants, des usiniers ou des populations riveraines du cours d'eau non navigable ni flottable à l'alimentation duquel la source contribue, cette dérivation ne pourra être faite sans avoir été déclarée d'utilité publique.

La circulaire sus-visée du ministre de l'Agriculture, en date du 20 juin 1904, s'est exprimée dans les termes suivants, en ce qui concerne les conditions dans lesquelles la déclaration d'utilité publique peut être prononcée :

Toutes les fois qu'un détournement d'eaux de sources devra être déclaré d'utilité publique, mon intervention sera indispensable pour prescrire les mesures destinées à sauvegarder les intérêts des usagers des cours d'eau non navigables ni flottables, intérêts dont la charge est commise à mon département.

En ce qui concerne plus particulièrement les travaux communaux d'adduction d'eau potable, l'acte déclaratif d'utilité publique sera émis dans les conditions suivantes :

1° Si la déclaration est nécessaire uniquement pour permettre le détournement des eaux de la source à utiliser, c'est à moi seul qu'il appartiendra, conformément à un accord intervenu entre les départements de l'Intérieur et de l'Agriculture, de provoquer l'acte déclaratif d'utilité publique ;

2° Lorsque la déclaration s'imposera à la fois pour permettre le détournement et pour faire tomber des droits de propriétés soit sur la source, soit sur les terrains nécessaires à l'assiette des travaux, dont l'existence ferait obstacle à l'exécution du projet, l'acte déclaratif sera présenté par M. le ministre de l'Intérieur, d'accord avec moi et sous nos deux contreseings.

Ces dispositions ne font d'ailleurs aucun obstacle à l'exercice du droit, qui vous est conféré par l'article 10 de la loi du 15 février 1902, de déclarer d'utilité publique l'*acquisition* de la source lorsque son débit ne dépasse pas 2 litres par seconde et qu'elle est située sur le territoire de la commune à alimenter. Mais vous ne perdrez pas de vue que les droits ainsi acquis par la commune sur la source ne dépassent pas ceux d'un propriétaire ordinaire et qu'elle reste toujours soumise aux règles précédemment indiquées pour ce qui concerne le détournement des eaux.

Je crois devoir vous faire remarquer, monsieur le Préfet, que le retard pouvant résulter de la déclaration d'utilité publique, retard qui sera d'ailleurs considérablement réduit par l'observation des instructions qui vous sont données plus loin, sera compensé par les avantages résultant de cette formalité, avantages dont le principal sera de garantir les communes contre le danger de voir ordonner par l'autorité judiciaire la démolition de tout ou partie des ouvrages exécutés.

Procédure. — Lorsque le détournement des eaux d'une source ne pourra être fait sans avoir été déclaré d'utilité publique, il sera en principe nécessaire d'ouvrir, indépendamment de l'enquête d'utilité publique proprement dite, une enquête spéciale permettant d'apprécier l'importance des intérêts dont le département de l'Agriculture a la garde. Pour réduire autant que possible les formalités, je vous autorise, quelque soit le but de la dérivation (alimentation des communes en eau potable, irrigation, alimentation des gares de chemin de fer, etc.), à confondre cette enquête hydraulique avec celle faite en vue de la déclaration d'utilité publique de l'entreprise. Mais — et j'appelle d'une manière toute particulière votre attention sur l'importance que j'attache à l'observation de cette prescription — l'enquête dont les formes sont d'ailleurs, suivant les espèces, tracées par l'ordonnance de 1834 ou par celle de 1835, devra être ouverte *dans toutes les communes riveraines de la partie des cours d'eau dont le régime sera influencé par la dérivation.* De plus, votre arrêté ordonnant l'enquête devra spécifier que celle-ci porte en particulier sur le principe même du détournement projeté des eaux de la source, et le mémoire joint au dossier devra toujours faire connaître et justifier avec le plus grand soin le débit journalier dont la dérivation est demandée.

A la suite des enquêtes, le dossier sera transmis à MM. les ingénieurs du service hydraulique qui examineront le résultat de ces enquêtes dans un rapport détaillé que vous voudrez bien me transmettre avec votre avis personnel. Ce rapport devra fournir tous les éléments nécessaires pour me permettre de statuer sur la demande de détournement des eaux de source, en tenant un juste compte des divers intérêts en présence. MM. les ingénieurs donneront tous les renseignements possibles sur le débit et le régime de la source et présenteront leurs observations sur les justifications du volume d'eau à dériver fournies à l'appui de la demande. Le rapport fera connaître l'étendue des surfaces dont l'irrigation ne pourra plus se faire après l'exécution des travaux, en distinguant les surfaces réellement arrosées et celles dont l'arrosage était seulement possible ; il fera ressortir également la plus-value résultant pour ces terres de l'irrigation. Il indiquera la consistance des usines dont la puissance sera amoindrie et la dépréciation causée par leur diminution de puissance ; enfin il mettra en évidence les conséquences qu'aura la dérivation de la source pour les intérêts de toute nature des usagers des cours d'eau non navigables ni flottables dont le débit sera modifié. De plus, s'il y a lieu, il conviendra de faire connaître la possibilité d'obtenir l'alimentation projetée par des travaux conciliant mieux les divers intérêts en présence et de montrer quel résultat aurait, au point de vue de la dépense, l'adoption de nouveaux moyens préconisés.

Lorsqu'une suite favorable pourra être donnée à la déclaration d'utilité publique, MM. les ingénieurs du service hydraulique devront, dans leur rapport, faire des propositions en ce qui concerne le cube maximum dont la dérivation peut être autorisée. Ils devront également fixer le cube dont le maintien dans le cours d'eau est indispensable pour l'hygiène et les besoins domestiques des populations d'aval, cette prescription pouvant d'ailleurs avoir pour effet de restreindre en pratique le cube dont la dérivation est autorisée pendant les périodes d'étiage de la source. Ils auront aussi à tenir compte des nécessités de l'alimentation des habitants qui usaient jusqu'alors de la source à dériver (art. 642 du Code civil), et ils devront déterminer le débit à réserver spécialement pour ces besoins. Pour garantir au tiers la stricte observation de ces clauses, il pourra être inséré dans l'acte déclaratif d'utilité publique une disposition prévoyant l'établissement d'appareils de jauge qui devront toujours être visibles des particuliers qui ont intérêt à vérifier le volume des eaux dérivées ou réservées.

Enfin, lorsqu'il s'agira de travaux communaux d'adduction d'eau potable, conformément à une jurisprudence ancienne du Conseil d'État, maintenue dans des espèces récentes, il sera nécessaire d'exiger des communes l'engagement d'indemniser les usiniers, les arrosants et autres réclamants de tous les dommages qu'ils pourront prouver leur avoir été causés par la dérivation. Cet engagement devra être rappelé dans un des articles de l'acte déclaratif d'utilité publique, et il devra être annexé au dossier d'enquête. Cette mesure, en montrant aux divers usagers des eaux issues de la source que leurs droits seront respectés, me paraît de nature à atténuer la vivacité des oppositions qui pourraient se produire.

Ces instructions ont été complétées, interprétées et précisées sur certains points par une autre circulaire du ministre de l'Agriculture en date du 5 août 1898.

Cette dernière a particulièrement précisé les cas où la dérivation doit être subordonnée à une déclaration d'utilité publique. Nous avons vu qu'il doit en être ainsi toutes les fois que ces eaux donnent naissance à des eaux publiques et courantes. Ce sont les constatations faites sur les lieux qui permettront de déterminer si les eaux dont il s'agit offrent ce caractère. La déclaration d'utilité publique devra d'ailleurs être toujours imposée dans le cas où le caractère d'eaux publiques courantes n'apparaîtrait pas incontestablement, si le détournement projeté était susceptible d'avoir une influence sur les débits des cours d'eau à l'alimentation desquels la source contribue. Elle devra être exigée même si la commune avait obtenu des usagers actuels des eaux (irrigants, usiniers, etc.) leur consentement à la dérivation prévue (Circ. 5 août 1898).

D'autre part, alors même qu'une source ne donnerait pas naissance à des eaux publiques et courantes, il conviendrait encore de subordonner son détournement à une déclaration d'utilité publique, si une fraction de ses eaux devait être réservée, en vertu de l'article 642 du Code civil, pour l'usage d'une population à laquelle elle est nécessaire, ou si son débit devait être réparti entre plusieurs communes pour leur alimentation. Les formalités à poursuivre pour la déclaration d'utilité publique permettront en effet, dans ces deux cas, de régler en toute connaissance de cause les droits des divers intéressés en présence et éviteront toutes difficultés ultérieures pour l'emploi des eaux (circulaire 5 août 1898).

Ces règles doivent être appliquées sans qu'il y ait lieu de distinguer si la commune est ou non propriétaire de la source à dériver (*ibid.*).

En outre, comme l'avait déjà signalé la circulaire du 20 juin 1901.

la déclaration d'utilité publique ne peut jamais être prononcée par arrêté préfectoral, même s'il s'agit d'un débit inférieur lorsqu'il doit y avoir détournement des eaux, et seul un décret peut l'autoriser (*ibid.*).

La suite de la circulaire du 5 août 1908 complète la circulaire du 20 juin 1904 en ce qui a trait aux enquêtes nécessaires, pour la déclaration d'utilité publique, aux dossiers à fournir par les communes, aux rapports des ingénieurs sur les résultats des enquêtes et à la transmission des dossiers au ministère de l'Agriculture :

Enquêtes nécessaires pour la déclaration d'utilité publique.— Les enquêtes d'utilité publique concernant les travaux communaux doivent être ouvertes soit dans les formes prévues par l'ordonnance du 23 août 1835 s'il s'agit d'entreprises effectuées dans l'intérêt d'une seule commune, soit dans les formes prévues par l'ordonnance du 18 février 1834 s'il s'agit d'entreprises effectuées dans l'intérêt de plusieurs communes, qu'elles soient d'ailleurs ou non syndiquées. Mais, indépendamment de cette enquête d'utilité publique, une enquête spéciale hydraulique doit permettre d'apprécier l'importance des intérêts dont le ministère de l'Agriculture a la charge. Si, comme le prévoit la circulaire du 20 juin 1904, l'enquête d'utilité publique et l'enquête hydraulique peuvent être confondues, ce n'est que sous la réserve absolue que cette simplification de procédure ne pourra en rien nuire aux usagers des eaux atteints par la dérivation.

Je rappellerai que dans ce but il est indispensable, d'une part, que l'arrêté ordonnant l'ouverture de l'enquête d'utilité publique spécifie expressément que celle-ci *porte également sur le principe même du détournement des eaux de la source* ; d'autre part, que cette enquête soit ouverte *dans toutes les communes riveraines de la partie du cours d'eau dont le régime sera influencé par la dérivation prévue*. L'affichage et la publication de l'ouverture de l'enquête dans ces communes ne sauraient d'ailleurs suffire, et il importe qu'un dossier avec registre spécial soit déposé à la mairie de chacune d'elles. Dans le plus grand nombre des cas, en effet, les intéressés reculeraient devant le temps et la dépense nécessaires pour aller faire connaître leurs observations à la mairie de la commune où est projetée l'entreprise, et ce n'est qu'en mettant à leur portée un registre de dépositions que l'administration pourra être exactement renseignée.

Dossier à fournir par les communes.— Pour formuler en toute connaissance de cause les propositions qui leur sont demandées en ce qui concerne les dispositions à insérer dans l'acte déclaratif d'utilité publique, les ingénieurs doivent être saisis d'un projet complet des travaux renfermant toutes les pièces nécessaires pour se rendre compte si les dispositions prévues sont de nature à assurer convenablement l'alimentation de la commune. Le mémoire devra, en particulier, indiquer l'état actuel de l'alimentation, justifier avec précision, en tenant compte des besoins divers à desservir, le cube dont la dérivation est demandée (nombre d'habitants et d'animaux à alimenter, lavoirs, besoins industriels et agricoles, etc.), faire connaître en détail les études faites pour déterminer le débit et le régime des eaux dont le captage est prévu, ainsi que les recherches auxquelles il a été procédé pour s'assurer que l'alimentation ne pouvait être obtenue par des moyens plus économiques que ceux envisagés.

Pour réduire dans la mesure du possible les sujétions imposées, les dossiers déposés en vue des enquêtes dans les communes autres que celles où seront exécutés les travaux pourront être réduits. Ils devront cependant toujours comprendre :

1° Un plan général indiquant les emplacements respectifs des agglomérations à alimenter, des sources à dériver, des cours d'eau tributaires et des communes qu'ils arrosent ;

2° Un mémoire faisant connaître l'état actuel de l'alimentation en eau potable de la commune, les conditions de l'alimentation projetée, la population à desservir avec les justifications détaillées du débit journalier dont la dérivation est demandée, enfin tous les renseignements connus sur le débit des sources à dériver et sur leur régime ;

3° Une copie de la délibération du conseil municipal de la commune à alimenter portant engagement d'indemniser les riverains, irrigants et autres usagers des eaux, des dommages qui pourraient leur être causés par la dérivation.

Je vous prie, monsieur le Préfet, de porter à la connaissance des maires, par la voie du *Bulletin des Actes administratifs* de votre département, les instructions qui précèdent, en signalant d'une façon toute particulière leur importance, de manière que les dossiers présentés par les communes soient en règle et puissent être soumis à l'enquête, sans avoir à être complétés et remaniés. En examinant le point de savoir si la dérivation projetée est subordonnée à une déclaration d'utilité publique et, dans l'affirmative, dans quelles communes l'enquête sera ouverte, les ingénieurs du service hydraulique devront avoir soin d'indiquer, s'il y a lieu, les modifications à apporter aux dossiers pour que ceux-ci puissent être soumis à l'enquête, sans nouvel examen de leur part.

Rapport des ingénieurs sur les résultats des enquêtes. — Je vous rappelle que, dès la clôture des enquêtes, vous devrez transmettre les dossiers et les registres des dépositions aux ingénieurs, afin qu'ils puissent fournir le rapport spécial dont la production leur est prescrite. Dans ce rapport, les ingénieurs examineront et discuteront avec le plus grand soin les dépositions formulées au cours des enquêtes et proposeront toutes les réserves nécessaires pour sauvegarder les divers intérêts dont le ministère de l'Agriculture a la garde, en se conformant aux prescriptions de la Circulaire ministérielle du 20 juin 1904, que je crois devoir reproduire textuellement, car elles n'ont pas été toujours observées :

« Les ingénieurs donneront tous les renseignements possibles sur le débit et le régime de la source, etc., etc... (Voy. ci-dessus).

Transmission des dossiers au ministère de l'Agriculture.— Il y aura lieu de me faire parvenir directement, et sans passer par l'intermédiaire du ministre de l'Intérieur, tous les projets communaux d'alimentation comportant ou non des expropriations, toutes les fois qu'ils prévoient l'utilisation d'une source dont la dérivation est subordonnée à une déclaration d'utilité publique. Cette procédure aura l'avantage de réduire au minimum le nombre des transmissions de dossiers entre le ministère de l'Intérieur et mon département, et il suffira, pour qu'elle ne risque jamais d'entraîner une erreur, que les ingénieurs aient soin, dans leur rapport sur les résultats de l'enquête hydraulique, de signaler s'il est nécessaire de faire tomber des droits de propriété soit sur la source, soit sur les terrains nécessaires à l'exécution des travaux, et, s'il y a lieu, d'établir un périmètre de protection.

Je vous signale tout particulièrement qu'indépendamment de votre avis le dossier devra toujours renfermer toutes les pièces prescrites par les instructions du ministère de l'Intérieur pour justifier la salubrité des eaux dont l'usage est prévu (examen géologique, analyses, avis de la commission sanitaire, du Conseil départemental d'hygiène).

La production de ces renseignements est en effet exigée d'une manière absolue par le Conseil d'État, et leur omission entraînerait pour l'instruction de l'affaire un retard qu'il importe d'éviter.

La circulaire ci-dessus était accompagnée d'une annexe donnant l'indication détaillée sous forme de tableau des pièces à produire en vue de la déclaration d'utilité publique. Nous croyons intéressant de reproduire ce tableau (Voy. p. 456 ci-après).

La question des enquêtes de déclaration d'utilité publique en matière de travaux communaux a d'ailleurs fait l'objet d'une circulaire de principe du ministre de l'Intérieur, en date du 12 avril 1892, à laquelle nous ne pouvons que renvoyer ceux de nos lecteurs qui seraient désireux de connaître toutes les dispositions réglementaires concernant le détail de la procédure de ces enquêtes.

En voici toutefois les passages essentiels :

Les formes de l'enquête à ouvrir, par application de l'article 3 de la loi du 3 mai 1841, préalablement à une déclaration d'utilité publique, sont déterminées, en ce qui concerne les travaux communaux, par l'ordonnance du 23 août 1835.

Comme l'a fait remarquer la circulaire ministérielle du 21 septembre 1835, cette ordonnance établit deux modes de consultation publique.

Distinguant le cas où l'utilité du travail est circonscrite à une seule commune de celui où l'entreprise intéresse plusieurs communes, elle donne à chacun de ces intérêts les garanties qu'il réclame.

S'il s'agit de travaux exécutés par une seule commune pour l'unique profit de ses habitants et exclusivement à ses frais, comme par exemple de l'installation d'une école, de la construction d'une mairie, de l'établissement d'un cimetière, d'une fontaine, d'un abreuvoir public, de l'ouverture d'une rue, d'un chemin vicinal ordinaire ou d'un chemin rural, de la création d'une place, l'enquête doit avoir lieu suivant les règles tracées par les articles 2 à 5.

Ce sont encore les articles 2 à 5 de l'ordonnance du 23 août 1834 qui sont applicables lorsque des travaux entrepris pour l'utilité et pour le compte d'une seule commune doivent s'exécuter sur le territoire d'une ou plusieurs autres. Mais alors une enquête dans cette forme doit être ouverte non seulement à la mairie de la commune qui entreprend les travaux, mais encore à la mairie de chacune des communes sur le territoire desquelles ils s'exécuteront. (Avis de la

Dérivations d'eaux de sources pour l'alimentation des communes.
(Annexe à la circulaire du 5 août 1908.)

BORDEREAU

des pièces du dossier en vue de la déclaration d'utilité publique.

NATURE DES PIÈCES.	OBSERVATIONS.
Projet d'alimentation présenté par la Commune.	Le projet devra comprendre toutes les pièces nécessaires pour permettre d'examiner si les dispositions prévues sont de nature à assurer convenablement l'alimentation; en particulier, le rapport devra indiquer l'état actuel de l'alimentation en eau potable de la Commune, justifier avec précision, en tenant compte des divers besoins à desservir (nombre d'habitants et d'animaux à alimenter, lavoirs, besoins industriels et agricoles, etc.), le cube dont la dérivation est prévue, faire connaître les études faites pour déterminer le début et le régime des eaux à capter, ainsi que les recherches auxquelles il a été procédé pour s'assurer que l'alimentation ne pouvait être obtenue par des moyens plus économiques que ceux envisagés.
Rapport des ingénieurs examinant si la dérivation doit être déclarée d'utilité publique et proposant, s'il y a lieu, la mise à l'enquête.	Le rapport devra indiquer toutes les Communes où l'enquête doit être ouverte et faire connaître comment les pièces fournies par la Commune doivent être complétées ou modifiées pour pouvoir être soumises à l'enquête.
Arrêté préfectoral ordonnant l'ouverture des enquêtes.	L'arrêté devra toujours spécifier expressément que l'enquête porte, en même temps que sur l'utilité publique de l'entreprise, sur le principe du détournement des eaux de la source projetée et indiquer, conformément aux propositions des ingénieurs, les Communes où l'enquête doit être ouverte.
Dossiers soumis aux enquêtes.	Les dossiers déposés dans les Communes autres que celles où seront exécutés les travaux devront toujours comprendre : 1° Un plan général figurant l'emplacement des agglomérations à desservir, des sources à dériver, des cours d'eau alimentés par elles, des limites des Communes riveraines de ces cours d'eau; 2° Un mémoire faisant connaître l'état actuel de l'alimentation, les conditions de l'alimentation projetée, les justifications détaillées du cube dont la dérivation est demandée, ainsi que tous les renseignements connus sur le débit des sources à dériver et de leur régime; 3° Une copie de la délibération du Conseil municipal s'engageant à indemniser les usiniers, irrigants et autres usagers, des dommages qu'ils pourraient prouver leur avoir été causés par la dérivation.
Registres d'enquête.	Il devra y avoir un registre distinct pour chaque Commune riveraine d'un cours d'eau dont le régime est influencé par la dérivation.
Rapport des ingénieurs sur les résultats de l'enquête.	Le rapport devra être rédigé en se conformant exactement aux prescriptions de la circulaire du 20 juin 1904 rappelées dans la présente circulaire. Il indiquera si la déclaration d'utilité publique s'impose uniquement pour permettre le détournement des eaux, ou si elle est également nécessaire pour faire tomber des droits de propriété soit sur la source, soit sur les terrains nécessaires à l'assiette des travaux pour établir un périmètre de protection.
Avis du Préfet.	L'avis du Préfet devra toujours être accompagné de toutes les pièces prescrites par le ministre de l'Intérieur, pour justifier la salubrité des eaux à dériver (examen géologique, analyses, avis des commissions sanitaires, du Conseil départemental d'hygiène).

section de l'Intérieur du Conseil d'État, 20 mars, 7 août et 24 décembre 1889, 16 juin 1891.) Il en est ainsi notamment quand une commune a besoin d'acquérir, pour son alimentation, des sources éloignées de son territoire, et d'établir, à travers des localités intermédiaires, des conduites d'amenée. Tel est encore le cas de l'établissement d'un aqueduc destiné à conduire les eaux d'égout d'une commune sur un point d'évacuation situé dans une localité voisine.

Les formes de l'enquête réglée par l'ordonnance du 18 février 1834, sauf à en simplifier plus ou moins la procédure, selon que les circonstances le comportent, doivent au contraire être suivies, aux termes de l'article 6 de l'ordonnance du 23 août 1835, pour les travaux intéressant plusieurs communes.

DÉRIVATION PAR LES COMMUNES D'EAUX PRISES DANS LES COURS D'EAU NON NAVIGABLES, NI FLOTTABLES, OU NAVIGABLES. — Lorsqu'une commune projette d'utiliser, pour son alimentation, le débit d'un cours d'eau *non navigable ni flottable*, une circulaire du ministre de l'Agriculture du 11 juin 1901 a tracé la procédure qui devait être suivie, au point de vue de l'observation des règles formulées par la loi du 8 avril 1898.

Un dossier spécial doit être constitué pour « l'instruction hydraulique » du projet, instruction qui pourra de cette manière être poursuivie séparément et sans perte de temps, pendant que le dossier principal fera l'objet d'un examen approfondi, au point de vue hygiénique, de la part des services relevant du ministre de l'Intérieur, comme nous l'avons vu ci-dessus.

Ce dossier spécial comprend les pièces suivantes :

1° Une délibération du conseil municipal contenant la demande d'autorisation de la dérivation projetée, faisant connaître le nom de la commune sur laquelle les ouvrages de prise doivent être établis et le cours d'eau qu'ils intéressent, indiquant et justifiant le volume d'eau à dériver et portant enfin l'engagement d'indemniser les propriétaires et usiniers d'aval de tous les dommages que la dérivation pourra leur causer ;

2° Un plan et une feuille de dessins indiquant les dispositions adoptées par la prise d'eau ;

Enfin, et pour le cas seulement où la prise d'eau comporte l'établissement d'un barrage noyant les rives, un projet complet de barrage et un mémoire dans lequel on justifiera les dispositions projetées et on fera connaître le mode de fonctionnement de l'ouvrage, ainsi que les modifications que son existence apportera au régime actuel du cours d'eau.

L'objet de cet examen et de cette procédure spéciale est d'aboutir, après examen de la part des ingénieurs du service hydraulique, à la délivrance d'une autorisation d'établissement de prise d'eau, conformément à l'article 2 de la loi de 1898.

Si la commune veut puiser l'eau nécessaire à son alimentation dans un cours d'eau navigable, elle devra également en demander l'autorisation dans une forme analogue, en s'inspirant des dispositions des articles 44 à 45 de la loi du 8 avril 1898.

Exécution des dérivations. Adduction et distribution des eaux d'alimentation publique. — L'exécution des dérivations autorisées, l'adduction et la distribution des eaux d'alimentation publique peuvent soulever de nombreuses questions juridiques ; mais en somme ces matières sont régies par le droit commun (droit civil ou droit administratif), et nous ne croyons pas, pour ce motif, devoir les étudier avec détail dans le présent traité.

Nous nous en bornerons à signaler quelques points plus particulièrement intéressants, consacrés par la jurisprudence.

Les travaux exécutés par les communes pour leur alimentation en eau potable ont le caractère de travaux publics, et ce caractère n'est modifié ni par le fait que la commune aurait acquis de gré à gré les sources destinées à cet objet, ni par le fait que le décret d'autorisation lui aurait imposé l'obligation de payer les indemnités qui pourraient être dues à des tiers.

Le conseil de préfecture est seul compétent, sauf recours au Conseil d'État, pour statuer sur les demandes en dommages-intérêts formées par les particuliers riverains d'un cours d'eau à raison du préjudice que leur ont occasionné (par exemple en diminuant le débit de ce cours d'eau) les travaux effectués en dehors de leurs fonds (Cassation, 18 décembre 1907).

Les dommages les plus fréquents consistent dans la réduction de la force motrice des usines.

Il n'y a pas lieu de rechercher si les usines ont, ou non, une existence légale ; l'indemnité est toujours due.

L'indemnité se calcule sur le dommage effectif ; elle n'est pas due pour toute la force motrice dont l'usinier aurait pu disposer, mais d'après celle seulement qu'il utilise ; elle doit comprendre les frais de transformation des moteurs, la réparation des pertes subies, le préjudice résultant du chômage nécessaire.

Les intérêts de l'agriculture peuvent aussi se trouver lésés plus ou moins gravement par suite de la restriction des irrigations. Dans ce cas, pour évaluer le dommage causé par la dérivation d'une source aux propriétés de la région, il y a lieu de tenir compte de la diminution de rendement en foin et regain des prairies qui en a été la conséquence, et d'allouer, à titre d'indemnité, à chaque propriétaire, une somme suffisante pour que les intérêts de cette somme l'indemnisent de la perte annuelle subie du fait de la réduction de récolte imputable à la dérivation (Arrêté du Conseil de préfecture de l'Eure du 14 mai 1908) (1).

(1) Voy. le texte de cet arrêté, qui est l'un des plus récents ayant statué sur une

L'établissement des aqueducs et conduites ne constitue pas une occupation temporaire (Conseil d'État, 3 février 1859), mais comporte l'expropriation.

question de cet ordre, dans la *Revue pratique d'hygiène municipale*, janvier 1909. Il s'agissait d'une demande en dommages-intérêts formée contre la ville de Paris par les propriétaires constituant le Syndicat de Villières-sur-Avre, en raison de la dérivation des sources de l'Avre. Voici les principaux considérants de la décision intervenue :

En ce qui concerne les prairies :

Considérant qu'il résulte de l'instruction que, par l'effet de la dérivation à Paris des eaux de sources de la Vigne et de Verneuil, les parcelles de prairies appartenant aux requérants sont privées d'une partie des eaux d'irrigation dont elles disposaient autrefois, et qu'il en est résulté une diminution de rendement de ces prairies;

Considérant que, pour évaluer le dommage causé par la dérivation, il y a lieu de tenir compte de la diminution de rendement en foin et regain des prairies, qui en a été la conséquence, et d'allouer, à titre d'indemnité, à chaque propriétaire, une somme suffisante pour que les intérêts de cette somme l'indemnisent de la perte annuellement subie du fait de la réduction de récolte, imputable à la dérivation; mais que, pour arriver à une juste appréciation du préjudice causé, on ne saurait s'arrêter à la division en zones proposée par les experts; qu'il y a lieu, en effet, d'examiner les prairies, parcelle par parcelle, par le motif que chacune d'elles diffère, soit par son niveau, soit par sa distance par rapport au lit de l'Avre et aux canaux porteurs, soit par la disposition et l'entretien de ses appareils d'irrigation, en un mot, par son aménagement et son entretien, et qu'il faut reconnaître que toutes les prairies ne souffrent pas également de la diminution ou du manque d'irrigation, même situées dans la même zone;

Considérant qu'il y a lieu de tenir compte, pour fixer cette indemnité, du prix des foins de prairie avant et après la dérivation, et de comparer la valeur de ces prairies après la dérivation avec la valeur qu'elles avaient au moment même de la dérivation, et non avec les valeurs qu'elles ont pu avoir à certaines époques antérieures;

Considérant que, dans les rapports des experts et dans les pièces du dossier, le Conseil trouve les éléments nécessaires pour apprécier les dommages subis sans être obligé d'appliquer les conclusions de tel ou tel expert :

En ce qui concerne les prés non arrosés :

Considérant que, si pour les prés et les pâtures qui ne comportaient avant la dérivation aucun appareil d'irrigation, il ne saurait, en principe, être alloué une indemnité du fait de la dérivation, il y a lieu, cependant, d'en accorder une pour certains prés ou pâtures en bordure de la rivière, soit parce qu'ils pouvaient autrefois être submergés par les crues, soit parce que l'abaissement du plan d'eau les a fait souffrir, en ce sens qu'il a supprimé la fraîcheur nécessaire à la racine de l'herbe;

En ce qui concerne les jardins :

Considérant qu'il est hors de doute que, depuis la dérivation, par suite de l'abaissement du plan d'eau, de la rivière, le puisage de l'eau nécessaire à l'arrosage des jardins riverains a été rendu plus difficile; que la profondeur de l'eau dans les bassins d'arrosage a notablement diminué ; quelques-uns même ont été complètement asséchés; que le niveau de l'eau, dans la plupart des puits, a sensiblement baissé; que d'une manière générale, la modification du régime des eaux, due à la dérivation, a imposé aux riverains de l'Avre une augmentation de dépenses d'arrosage, dont il convient de tenir compte ; d'où il suit que l'indemnité à allouer de ce chef comprendra les frais d'abaissement et de réfection des marches de puisage, de forage de nouveaux puisards, là où ils sont asséchés, d'approfondissement des puits et puisards dont le niveau a baissé, et, enfin, les dépenses supplémentaires de main-d'œuvre plus considérables pour les jardins maraîchers que pour les autres jardins;

Que, d'autre part, il résulte de l'instruction que les propriétés d'agrément éprouvent un dommage, en raison de modifications apportées à leur jouissance ;

C'est donc conformément à la loi du 3 mai 1841 sur l'expropriation que l'indemnité doit être réglée. En fait, il vaut toujours mieux, dans ce cas, acquérir une bande de terrain de 2m,50 ou 3 mètres de large permettant la circulation en cas de réparations, sauf à laisser aux riverains le droit de passage.

Il va sans dire que cette jurisprudence s'applique uniquement à des conduites définitives, posées à titre permanent.

La pose des tuyaux sous la voie publique est autorisée pour les diverses voies par les autorités compétentes : préfet pour les routes nationales ou départementales et pour les chemins de grande communication et d'intérêt commun, maire pour les autres.

La distribution de l'eau aux habitants peut être assurée par la ville, soit en régie, soit par voie de concession.

que, notamment, dans la propriété Mercier, les eaux dans les canaux, qui étaient autrefois courantes, sont presque constamment stagnantes ; qu'il y a lieu de tenir compte, dans la fixation de l'indemnité, de la dépréciation ainsi subie du fait de la modification de l'ancien régime des eaux ;

En ce qui concerne les lavoirs :

Considérant que l'abaissement du plan d'eau et ses variations ont entravé l'usage des lavoirs ; que, pour redonner aux propriétaires riverains la possibilité d'user de la rivière pour leurs lavoirs et puisages, dans des conditions équivalentes à celles dont ils jouissaient avant la dérivation, il faut que ces lavoirs et planches soient rétablis à fonctions mobiles ; qu'il y a lieu d'allouer, en conséquence, une somme suffisante pour permettre à ces riverains de se servir de l'eau comme par le passé ;

En ce qui concerne la clôture :

Considérant que l'expert du conseil de préfecture a reconnu que l'abaissement du plan d'eau était en moyenne de 0m,20 ; que, si l'on soutient que, sur certains points, la rivière se trouve desséchée, il faut reconnaître qu'en ces endroits, avant la dérivation, la rivière ne devait pas former une clôture naturelle bien efficace ; qu'on ne saurait équitablement mettre à la charge de la ville de Paris les frais de construction d'un mur en silex ; mais qu'il résulte, toutefois, de l'instruction que, depuis la dérivation, la désagrégation des berges se produit d'une manière plus sensible ; qu'il convient, sur certains points, de les consolider, et qu'il y a lieu, dans le calcul de l'indemnité à allouer, de tenir compte des frais nécessités par ce travail ;

En ce qui concerne la pêche :

Considérant qu'il n'est pas justifié que les riverains tiraient, avant la dérivation, un profit quelconque de la pêche, au droit de leur propriété ; qu'elle constituait seulement pour eux un élément d'agrément, et, à ce titre seul, doit être retenue pour entrer en ligne de compte dans le calcul de la dépréciation générale de la propriété ;

Par ces motifs,

Arrête :

Article premier. — Il est donné acte des reprises d'instances susvisées.

Art. 2. — La ville de Paris paiera aux requérants ci-dessus nommés et domiciliés, ou à leurs héritiers, représentants ou ayants cause, les indemnités ci-après indiquées, pour tout dommage permanent et définitif causé à leurs propriétés, par suite de la dérivation des sources de la Vigne et de Verneuil (un tableau annexé indique le chiffre de l'indemnité allouée à chaque demandeur ; le total de ces indemnités s'élevant à 76 710 francs).

Elle leur paiera, en outre, les intérêts au taux de 4 p. 100 desdites indemnités à compter du 1er avril 1893, et les intérêts dus seront capitalisés pour produire eux-mêmes les intérêts au taux légal, à partir du 5 juin 1907.

Dans ce dernier cas, le traité passé avec le concessionnaire constitue un marché de travaux publics, et les contestations auxquelles ce marché peut donner lieu entre l'administration municipale et les concessionnaires sont de la compétence exclusive du conseil de préfecture, sans qu'il y ait lieu de distinguer entre les clauses relatives à l'exécution des travaux et celles qui règlent les conditions financières de l'entreprise : le cas échéant, le tribunal civil, indûment saisi, doit se déclarer d'office incompétent (Cassation 19 février 1908).

La jurisprudence est quelque peu divisée sur la question de savoir si les eaux canalisées pour l'alimentation publique continuent à faire partie du domaine public, ou si elles perdent leur caractère de domanialité, d'inaliénabilité et d'imprescribilité.

Un important arrêt de la Cour d'appel de Paris (chambre correctionnelle) a décidé que les eaux de rivière captées par la ville de Paris, et coulant dans ses canalisations souterraines pour être distribuées aux habitants et employées aux usages privés de ceux-ci, cessent d'être une chose commune et perdent leur caractère de domanialité publique, d'inaliénabilité et d'imprescriptibilité pour devenir susceptibles d'appropriation privée et se transformer en une marchandise se prêtant à toutes les transactions du droit commun. Ces eaux deviennent la propriété de la Compagnie générale des eaux à laquelle la ville de Paris a cédé tous ses droits et qu'elle s'est substituée au point de vue de leur distribution aux particuliers. Le contrat d'abonnement passé entre ladite compagnie et les consommateurs a pour objet non un louage d'industrie ou la concession administrative de l'usage des canalisations, mais un marché de fournitures, ou une vente d'eau à un prix tarifé par mètre cube. En conséquence, l'abonné qui, au moyen de manœuvres frauduleuses pratiquées sur son compteur, détourne une partie de l'eau canalisée, ne commet pas une contravention de grande voirie, de la compétence du conseil de préfecture, mais bien le délit du vol, ou celui de tromperie sur la quantité de la chose livrée (loi du 27 mars 1821), et, à ce titre, est justiciable des tribunaux de police correctionnelle.

Cet arrêt est conforme à la jurisprudence de la chambre criminelle de la Cour de Cassation au point de vue de l'existence d'un délit de droit commun dans les faits qu'il précise [Voy. Cass. crim., 4 mars 1864, 10 décembre 1887, 16 février 1899 (Sirey, 1864, 1, 304; 1888, 1, 38; 1900, 1, 471), et surtout le très intéressant rapport de M. le conseiller Sallandin précédant l'arrêt de 1887].

En sens inverse, se sont prononcés pour le caractère domanial public des canalisations et de l'eau qui y coule les arrêts de la chambre des requêtes des 4 juin 1866 et 15 novembre 1869, et de la chambre civile des 24 janvier 1883 et 25 juin 1884 (Dalloz, 1867, 1, 34 : 1870, 1, 275; 1884, 1, 107 et 441).

FILTRATION OU ÉPURATION DES EAUX DESTINÉES A L'ALIMENTATION PUBLIQUE. — L'établissement d'installations pour la filtration ou l'épuration des eaux destinées à l'alimentation publique ne comporte en principe l'application d'aucune disposition légale ou réglementaire particulière.

La nature de l'installation et les dispositions techniques du projet détermineront nécessairement les conditions d'exécution, notamment au point de vue de l'acquisition ou de l'expropriation des terrains nécessaires, etc. Nous ne pouvons que renvoyer nos lecteurs au fascicule II du présent traité (*Le sol et l'eau*), qui a traité des divers procédés d'amélioration des eaux.

SUBVENTIONS POUR LES TRAVAUX COMMUNAUX D'ADDUCTION D'EAU POTABLE. — L'intérêt général qui s'attache, pour la protection de la santé publique et la prophylaxie de certaines maladies transmissibles graves, telles que la fièvre typhoïde, la dysenterie, le choléra et les maladies cholériformes, à la généralisation des adductions d'eau pure et salubre, a amené le Parlement à créer un fonds spécial de subventions pour venir en aide aux communes désirant entreprendre des travaux de cet ordre.

La loi de finances du 31 mars 1903 a, par son article 102, affecté à la constitution de ce fonds de subventions le produit d'un prélèvement supplémentaire sur le pari mutuel.

Art. 102. — Un prélèvement supplémentaire pouvant aller jusqu'à 1 p. 100 sera fait sur la masse des sommes engagées au pari mutuel de ceux des hippodromes où il n'est fait actuellement qu'un prélèvement de 7 p. 100.

Le produit sera affecté à subventionner les travaux communaux d'adduction d'eau potable. Toutefois, sur ce produit, il sera prélevé une somme de 100 000 francs au maximum destinée à la Caisse des recherches scientifiques, organisée par la loi du 14 juillet 1901, pour être employée à l'étude de procédés pratiques d'épuration des eaux d'égout et des eaux résiduaires.

La quantité exacte de ce prélèvement sera fixée chaque année par le ministre de l'Agriculture, qui, après avis conforme de la commission du pari mutuel, en déterminera, par un arrêté, le mode de répartition, en tenant compte des charges des communes, conformément à la loi du 28 juin 1885 sur les constructions scolaires.

Toutefois les villes dont le centime communal représente une valeur supérieure à 1 000 francs ne pourront recevoir aucune subvention.

Le prélèvement opéré en vertu de cette disposition légale, après avoir été de 0,5 p. 100 en 1903, est depuis 1904 de 1 p. 100.

Un décret du 6 novembre 1903 a décidé que les sommes provenant de ce prélèvement seraient administrées et réparties par une commission spéciale, instituée au ministère de l'Agriculture, qui statuerait sur chaque demande en appliquant les bases arrêtées par le ministre de l'Agriculture ; les sommes sont centralisées à la Caisse des dépôts et consignations, et le paiement des fonds est effectué d'après les états de répartitions produits à la Caisse des dépôts par le ministre de l'Agriculture, président de la commission, ou, à son défaut, par le vice-président. Le décret du 6 novembre 1903 a en outre fixé la composition de la commission.

Un arrêté du 9 novembre 1903 du ministre de l'Agriculture a fixé les règles à suivre par la commission pour l'attribution des subventions : nous y reviendrons plus loin.

Enfin une circulaire du ministre de l'Agriculture en date du 1er octobre 1904 a exposé avec un grand détail les conditions générales d'application de l'article 102 de la loi du 31 mars 1903 et a tracé les formes des demandes à présenter par les communes ainsi que de la procédure à suivre pour leur instruction. Ce document très important fournira la matière des explications qui vont suivre. Nous signalons en outre que cette question a fait l'objet, de la part de M. André Thibault, chef de bureau au ministère de l'Agriculture, d'une étude magistrale (1).

Détermination des communes pouvant recevoir des subventions. — La loi du 31 mars 1903 a stipulé expressément que seules les communes dont le centime n'a pas une valeur supérieure à 1 000 francs pourront recevoir des subventions; mais il ressort de la discussion devant le Parlement qu'elle n'a pas voulu créer un droit absolu à ces subventions pour toutes ces communes (Circ. du 1er octobre 1904).

Le législateur a eu avant tout pour but de permettre l'exécution des travaux d'adduction d'eau potable dans les communes pauvres qui ne pourraient mener à bonne fin ces travaux si l'État ne venait à leur aide (*ibid.*).

Ces communes sont d'ailleurs, en général, les moins bien pourvues sous le rapport de l'eau, et elles constituent par suite des foyers dangereux d'épidémie qu'il importe de faire disparaître. La répartition des fonds provenant du prélèvement supplémentaire sur le pari mutuel entre *toutes* les communes dont le centime est inférieur à 1 000 francs et désireuses d'exécuter des travaux d'adduction d'eau potable ne mettrait à la disposition de chacune d'elles qu'une subvention insuffisante pour permettre l'exécution de ces travaux dans les plus pauvres, c'est-à-dire celles que le législateur a eu précisément en vue d'encourager (*ibid.*).

En se basant sur les considérations qui précèdent et en conformité de l'avis de la commission du Pari mutuel, l'arrêté ministériel du 9 novembre 1903 a stipulé que seules les communes dont le centime représente une valeur inférieure à 1 000 francs *pourraient* recevoir des subventions, indiquant ainsi nettement que l'allocation d'une subvention n'est pas un droit pour celles-ci (*ibid.*).

(1) Voy. *Revue pratique d'hygiène municipale*, Paris, 1907, p. 149, 211, 260, 305 et 354.

Travaux auxquels s'applique la loi du 31 mars 1903. — Les travaux que le Parlement a eu en vue d'encourager sont, comme l'indique le texte du paragraphe 2 de l'article 102, « les travaux *communaux d'adduction d'eau potable* ».

En premier lieu les travaux doivent être *communaux*. Les subventions de la loi ne peuvent dont être attribuées qu'à des travaux entrepris par des communes, et seules les communes peuvent en être bénéficiaires. Elles sont libres, il est vrai, de confier à qui bon leur semble la préparation et l'exécution matérielle de l'entreprise projetée : mais, vis-à-vis de l'État, elles doivent demeurer les seuls auteurs responsables des travaux (Circ. du 1er octobre 1904).

Une demande de subvention présentée au profit d'une opération entreprise par une société en son nom et pour son compte, alors même que cette opération aurait pour unique et exclusif objet l'intérêt des habitants d'une commune, serait donc irrecevable *a priori*. Il n'en résulte pas cependant l'interdiction du mode d'exécution par voie de concession. Cette combinaison, si elle offre des avantages incontestables, pourra ne pas faire obstacle à l'allocation de la subvention, à la condition que les travaux fassent retour, à un moment donné, à la commune. Mais, même dans ce cas, la commune sera seule titulaire de la subvention (*ibid.*).

En second lieu, les travaux doivent avoir pour objet l'*adduction d'eau potable*.

Il en résulte que les seules entreprises susceptibles d'être subventionnées sont celles qui ont pour objet de fournir aux communes les eaux destinées à l'alimentation publique et dont la salubrité reconnue permet cet usage. Une distribution d'eau nécessitée par les seuls besoins de l'industrie ou de l'agriculture, ou même exclusivement par ceux d'un service public autre que l'alimentation, tel que l'arrosage des rues, ne rentrerait pas dans la catégorie des entreprises visées par la loi. Cependant les dépenses résultant de l'amenée de l'eau aux lavoirs et abreuvoirs publics et l'établissement de ces lavoirs et abreuvoirs pourront être subventionnés quand ces travaux seront exécutés dans de petites communes rurales et qu'ils figureront comme partie accessoire et pour une dépense peu élevée dans un projet d'alimentation de ces communes (Circ. du 1er octobre 1904).

L'adduction doit s'entendre de tous les travaux destinés à approvisionner les communes en eau potable, et notamment ceux qui ont pour objet de capter ces eaux et de les amener dans les communes ; les travaux de distribution, en tant qu'ils sont destinés à mettre les eaux à la disposition gratuite de la collectivité, sont regardés comme le complément des travaux nécessités pour amener l'eau dans la commune et peuvent être subventionnés (*ibid.*).

Mais il convient de remarquer, en outre, que, dans l'ensemble des travaux rentrant dans la détermination ci-dessus, il y a des distinctions à faire : certaines dépenses qui peuvent être comprises dans le projet général n'étant pas subventionnables, par déduction tirée des principes qui précèdent. Ainsi, lorsqu'un projet comporte une distribution desservant à la fois un service public et des concessions particulières, la dépense subventionnable est celle qui serait uniquement nécessitée par les besoins du service public. Les dépenses résultant des travaux faits en vue de mettre l'eau à la disposition des particuliers et notamment celles que nécessite l'exécution des branchements reliant les maisons aux conduites de distribution sont écartées pour le calcul de la subvention. Dans le même ordre d'idées, les travaux de distribution à l'intérieur des bâtiments publics, mairies, groupes scolaires, etc., sont retranchés du montant des dépenses subventionnables; mais les conduites amenant l'eau à ces bâtiments peuvent entrer en ligne de compte, à la condition qu'elles alimentent des bornes-fontaines et puissent être considérées comme un élément de la distribution publique. Par contre, les travaux d'assainissement, tels que les adductions d'eau aux égouts, aux urinoirs, water-closets, même publics, ne sauraient être subventionnés (*ibid.*).

Les subventions ne peuvent d'ailleurs être attribuées qu'à des travaux neufs, d'amélioration ou de grosses réparations, et, dans ce dernier cas, les réparations nécessitées par l'exécution de projets défectueux, par l'emploi de mauvais matériaux, ou par des malfaçons, n'entrent pas en ligne de compte. Les travaux d'entretien proprement dits ne peuvent donc être subventionnés. Les travaux ayant un caractère somptuaire doivent également, dans tous les cas, rester à la charge de la commune (*ibid.*).

De même les demandes visant des projets déjà exécutés ou en cours d'exécution sont irrecevables.

Mode de détermination des subventions. — L'arrêté du ministre de l'Agriculture du 9 novembre 1903 a indiqué, comme nous l'avons dit, les règles dont la Commission de répartition doit s'inspirer pour l'attribution des subventions.

C'est à la commission qu'il appartient de décider si les demandes présentées sont susceptibles d'être prises en considération, d'examiner dans quelles conditions doivent être appliqués les barêmes établis en exécution de l'arrêté du 9 novembre 1903 et de voir si l'ensemble des indications fournies par le dossier justifie l'application de l'article 5 de cet arrêté, qui vise les subventions à titre exceptionnel (Circ. 1er oct. 1904).

La commission a un pouvoir absolu d'appréciation sur le mérite des demandes qui lui sont soumises. Pour les demandes qu'elle accueille, elle fixe le montant de la dépense subventionnable et le taux de la subvention; elle subordonne, s'il y a lieu, l'attribution de la subvention à l'introduction dans le projet de modifications plus ou moins profondes ayant pour but soit de l'améliorer au point de vue technique, soit de faire disparaître des travaux inutiles ou présentant un caractère somptuaire, soit même de supprimer des dispositions dont l'utilité n'est pas en rapport avec le prix (*ibid.*).

Les éléments d'appréciation du montant des subventions à attribuer sont déterminés, d'après des tableaux A, B et C annexés à l'arrêté du 9 novembre 1903, de manière à tenir compte aussi exactement que possible des charges communales, savoir :

Tableau A fixant la proportion de la subvention à allouer en raison de la valeur du centime communal ;

Tableaux B et C fixant la proportion de la subvention à allouer en sus de celle déterminée par le tableau A : 1° en raison des centimes pour insuffisance de revenus ; 2° en raison des centimes extraordinaires multipliés par le nombre d'années de la durée de l'imposition.

Il sera ajouté à la subvention obtenue par la totalisation des trois éléments ci-dessus une subvention pouvant varier de 1 à 15 p. 100 et calculée conformément au tableau D annexé au présent arrêté, d'après la charge qui serait imposée à chaque habitant pour l'exécution du projet.

TABLEAU A

fixant la proportion de la subvention à allouer en raison de la valeur du centime communal.

VALEUR DU CENTIME.	PROPORTION de la SUBVENTION.		VALEUR DU CENTIME.	PROPORTION de la SUBVENTION.	
	p. 100			p. 100	
10 fr. et au-dessous	41	du montant du projet.	55 et 56	20	du montant du projet.
11 fr.	40		57 à 60	19	
12 et 13	39		61 à 65	18	
14 et 15	38		66 à 68	17	
16	37		69 à 74	16	
17 et 18	36		75 à 77	15	
19	35		78 à 85	14	
20 et 21	34		86 à 94	13	
22 et 23	33		95 à 99	12	
24	32		100 à 111	11	
25 et 26	31		112 à 119	10	
27	30		120 à 138	9	
28 et 29	29		139 à 164	8	
30 à 32	28		165 à 179	7	
33 à 34	27		180 à 224	6	
35 à 38	26		225 à 257	5	
39 à 40	25		258 à 359	4	
41 à 44	24		360 à 599	3	
45 à 48	23		600 à 899	2	
49 à 50	22		900 à 1000	1	
51 à 54	21				

TABLEAU B

fixant la proportion de la subvention à allouer en raison des charges de la commune (d'après le nombre des centimes pour insuffisance de revenus).

CENTIMES pour INSUFFISANCE DE REVENUS.	PROPORTION de la SUBVENTION.	CENTIMES pour INSUFFISANCE DE REVENUS.	PROPORTION de la SUBVENTION.
	p. 100		p. 100
1 à 8 centimes...	1 du montant du projet.	53 à 60 centimes...........	9 du montant du projet.
9 à 12 — ..	2	61 à 64 —	10
13 à 20 — ..	3	65 à 72 —	11
21 à 28 — ..	4	73 à 76 —	12
29 à 32 — ..	5	77 à 84 —	13
33 à 40 — ..	6	85 à 92 —	14
41 à 44 — ..	7	93 à 96 —	15
45 à 52 — ..	8	97 à 100 — et au dessus.	16

TABLEAU C

fixant la proportion de la subvention à allouer en raison des charges de la commune (d'après le nombre des centimes extraordinaires multiplié par le nombre d'années de la durée de l'imposition).

CENTIMES EXTRAORDINAIRES MULTIPLIÉS PAR LA DURÉE DE L'IMPOSITION (1).	PROPORTION de la SUBVENTION.
	p. 100
Au-dessous de 50 centimes et de 50 à 100 centimes.....	1 du montant du projet.
101 à 150 centimes.........	2
151 à 250 —	3
251 à 250 —	4
351 à 400 —	5
401 à 500 —	6
Au-dessus de 500 centimes.......	7

(1) On ramène, pour l'uniformité des calculs, toutes les charges de la commune à une seule année.

TABLEAU D

fixant la proportion de la subvention à allouer en raison de la charge qui serait imposée à chaque habitant de la commune pour l'exécution du projet.

CHARGE par HABITANT.	TAUX de la SUBVENTION.	CHARGE par HABITANT.	TAUX de la SUBVENTION.
	p. 100		p. 100
1 à 5 francs.......	1 du montant du projet.	41 à 45 francs.......	9 du montant du projet.
6 à 10 —	2	46 à 50 —	10
11 à 16 —	3	51 à 55 —	11
16 à 20 —	4	56 à 60 —	12
21 à 25 —	5	61 à 65 —	13
26 à 30 —	6	66 à 70 —	14
31 à 35 —	7	71 et au-dessus......	15
36 à 40 —	8		

La suite de l'arrêté du 9 novembre 1903 stipule, en outre, que les ressources disponibles des communes seront déduites des dépenses servant de base au calcul des subventions (art. 3); que, lorsque le chiffre du subside, calculé d'après les tableaux A, B, C, D, dépassera 50 p. 100, il sera ramené à 50 p. 100 (art. 4); mais que, toutefois, la commission spéciale pourra, dans des cas exceptionnels, décider à la majorité des deux tiers des voix que la commune recevra une subvention supplémentaire, sans que celle-ci, ajoutée à la subvention résultant de l'application des tableaux, A, B, C et D, puisse dépasser 80 p. 100 (art. 5).

Forme des demandes. — D'une manière absolue, toutes les demandes de subvention pour travaux communaux d'adduction d'eau potable doivent émaner de la commune elle-même. Elles sont présentées sous la forme d'une délibération du conseil municipal et doivent être adressées au préfet accompagnées des documents et indications ci-après :

1° De renseignements précis et authentiques sur la situation financière de la commune;

2° De l'examen géologique, des analyses chimiques et bactériologiques et, suivant les cas, des avis de la commission sanitaire compétente, du Conseil d'hygiène départemental ou du Conseil supérieur d'hygiène publique de France dans les conditions prescrites par la loi sanitaire du 15 février 1902 et par les règlements sur la santé publique du ministère de l'Intérieur;

3° Du projet des travaux à exécuter, avec notice explicative.

Des instructions très précises et très détaillées ont été formulées par la circulaire du 1er octobre 1904 pour l'établissement de ces diverses pièces, et nous les reproduisons ci-dessous. Les communes sont d'ailleurs libres de choisir les hommes de l'art auxquels elles entendent confier l'établissement des projets et la surveillance des travaux.

***Règles à observer pour l'établissement des pièces des dossiers à fournir par les communes.*— Renseignements sur la situation financière de la commune.** — Les renseignements à fournir par les communes sur l'état de leurs finances devront faire ressortir essentiellement :

1° La valeur du centime qui, aux termes de la loi du 31 mars 1903, ne doit pas être supérieure à 1 000 francs pour que la demande soit recevable;

2° Le nombre de centimes pour insuffisance de revenus dont la commune est grevée;

3° Le nombre de ses centimes extraordinaires, avec leur objet et la date de leur extinction;

4° Le chiffre des ressources disponibles de la commune, en attribuant à cette expression le sens qui lui est donné par la loi du 20 juin 1885 sur les constructions scolaires. En cas d'allocation d'un subside sur les fonds du pari mutuel, ces ressources, qui constituent des fonds libres susceptibles d'être affectés à l'entreprise d'adduction d'eau projetée, seront déduites du montant de la dépense à subventionner, ainsi que le prévoit expressément l'article 3 de l'arrêté du 9 novembre 1903.

Les divers renseignements dont l'énumération précède sont d'une importance primordiale. Ils constituent un des éléments principaux de la fixation du taux de la subvention, en servant de base à l'application des barèmes prévus audit arrêté. Il est donc indispensable qu'ils soient fournis avec précision et d'une manière rigoureusement exacte.

Pour faciliter l'examen des demandes et éviter les chances d'erreur, l'état financier de la commune sera résumé dans un tableau conforme au modèle ci-dessous :

VALEUR du CENTIME.	NOMBRE DE CENTIMES pour insuffisance de revenus.	CENTIMES EXTRAORDINAIRES			RESSOURCES DISPONIBLES.
		objet.	nombre.	date de l'extinction.	

Ces renseignements devront être complétés par la production des trois comptes administratifs les plus récents, qui permettront en particulier de se rendre compte si le calcul des ressources disponibles a été fait en interprétant exactement la loi du 20 juin 1885.

Constatation de la salubrité des eaux. — Le bénéfice de la loi du 31 mars 1903 n'est accordé qu'aux adductions d'eau potable ; il est donc indispensable que les communes désireuses de profiter de cette loi s'assurent tout d'abord de la parfaite salubrité des eaux qu'elles destinent à l'alimentation de leurs habitants. L'accomplissement de toutes les formalités prévues par la loi sanitaire et par les règlements émanés du ministre de l'Intérieur et dont les principales dispositions sont rappelées aux annexes de la présente circulaire constitue par suite une condition *sine qua non* de la recevabilité des demandes de subvention. Ces formalités sont d'ailleurs aussi essentielles les unes que les autres, et l'omission d'une quelconque d'entre elles suffirait à faire écarter la demande.

Le dossier devra donc renfermer l'examen géologique, les analyses chimiques et bactériologiques, les avis de la commission sanitaire compétente et, suivant les cas, du Conseil d'hygiène départemental ou du Comité consultatif d'hygiène publique de France.

Il convient de rappeler aux communes l'intérêt qui s'attache à ce que l'examen géologique soit fait au début de l'instruction. L'importance des indications qu'il peut donner sur le régime des eaux à capter et sur les variations de leur composition est, en effet, considérable, et, de plus, les analyses deviennent inutiles s'il est défavorable, car on ne peut utiliser une eau, si bonne qu'elle soit d'après analyse, si elle demeure sujette à des causes de contamination.

Lorsque les eaux destinées à l'alimentation devront être empruntées à des nappes profondes, il sera nécessaire, avant tout, de se rendre compte par une étude géologique approfondie s'il y a probabilité que ces eaux seront en quantité suffisante et de bonne qualité. Puis, en tenant compte des circonstances, en particulier des résultats de l'examen géologique, de la nature et de l'importance des travaux de captage ou de puisage, la commune verra s'il convient de se procurer les échantillons des eaux à analyser au moyen d'un sondage d'essai, ou s'il est préférable d'entreprendre de suite l'exécution des galeries, drains, puits ou forages destinés à fournir l'eau en quantité suffisante pour les besoins de la consommation. Dans aucun cas, le complément des travaux d'alimentation ne devra être entrepris avant que les analyses n'aient été faites et aient montré que les eaux sont de bonne qualité. Les ingénieurs du Service hydraulique pourront d'ailleurs être consultés sur le choix de la solution à adopter pour se procurer les échantillons des eaux souterraines. Les dépenses nécessaires pour les travaux de recherche pourront donner lieu à subvention si le programme des travaux a été au préalable soumis à la Commission spéciale de répartition et approuvé par elle.

Établissement du projet. — Pièces du dossier.— Le projet présenté devra être dressé de manière à permettre de se rendre exactement compte dans leurs détails des dispositions projetées et de leur utilité, ainsi que de vérifier dans toutes ses parties la dépense prévue.

Le dossier devra comprendre à cet effet les pièces suivantes :

Plan général de l'adduction figurant les sources, galeries, drains, puits, rivières, etc., d'où proviennent les eaux, le tracé de la conduite d'adduction, l'emplacement des réservoirs ;

Plan de détail de la distribution indiquant les conduites de distribution, branchements, bornes-fontaines, bouches d'incendie et d'arrosage ; l'emplacement des lavoirs et des abreuvoirs ;

Profils en long des conduites ;

Dessins de détails des ouvrages d'art et des machines élévatoires (ouvrages divers de captage, réservoirs, lavoirs, abreuvoirs, bâtiments des machines, moteurs, pompes, etc.) ;

Cahier des charges ;

Avant-métré ;

Bordereau des prix et renseignements sur leur composition ;

Détail estimatif ;

Mémoire.

Mémoire. — Le mémoire est une des pièces essentielles ; il doit être établi avec le plus grand soin et renfermer toutes les indications nécessaires pour justifier les dispositions adoptées et faire ressortir les résultats attendus de l'exécution du projet. Il devra en particulier donner les renseignements répondant aux questions suivantes :

1° ÉTAT ACTUEL D'ALIMENTATION (1). — *Comment est assurée l'alimentation existante, tant en ce qui concerne l'alimentation des habitants que celle des bestiaux et le lavage du linge?*

Quels sont les cubes utilisés journellement pour ces différents usages?

A quelle consommation correspondent-ils par tête d'habitant et de bétail?

Quel est le nombre des bornes-fontaines existantes? — Combien sont à écou-

(1) Fournir les renseignements pour toutes les parties de la commune ayant une alimentation distincte.

lement continu et combien à écoulement discontinu? — Combien y a-t-il de lavoirs et d'abreuvoirs publics?

Quels sont les travaux et leurs dépenses faits jusqu'à ce jour pour assurer l'alimentation en eau potable? — Indiquer la nature des travaux, la date de leur exécution et les dépenses correspondantes.

Existe-t-il des concessions particulières?

Quel est leur nombre et dans quelles conditions sont-elles accordées?

Quelles sont les dépenses et les recettes d'exploitation?

Quels motifs justifient l'exécution des travaux d'alimentation projetés?

L'eau actuellement employée est-elle en quantité insuffisante ou de mauvaise qualité?

Quelles sont les causes présumées de la contamination?

2° Alimentation projetée. — *D'où proviennent les eaux potables dont on prévoit l'emploi?*

Quel est le débit et le régime des sources, nappes souterraines, rivières, puits, etc., où seront prises les eaux?

Quelles études ont été faites pour déterminer ce débit et ses variations? (Si les captages ont déjà été exécutés, indiquer à quelle époque, dans quelles conditions et faire connaître les résultats obtenus.)

Quel cube doit être employé journellement aux différentes époques de l'année? Comment se justifie-t-il? (Faire connaître séparément les quantités d'eau devant être utilisées par le service public et par le service des concessions particulières. Donner également d'une manière distincte les cubes devant servir à l'alimentation des habitants, à celle des animaux, au lavage du linge et aux besoins agricoles et industriels.)

3° Justification des dispositions du projet. — *Quelles sont les raisons qui ont déterminé le choix de la nature et du diamètre des conduites adoptées?* (La nature et le type des conduites devront être justifiés avec le plus grand soin, en tenant compte tant des pressions qu'auront à supporter les tuyaux et des autres circonstances particulières au projet que de la dépense résultant du choix fait. Les calculs des diamètres des conduites devront être joints au mémoire.

Le diamètre minimum des conduites devra être suffisant pour éviter le danger d'engorgement des tuyaux par les tubercules.

Quelle sera la profondeur des tranchées, des conduites? Indiquer les raisons justifiant la profondeur prévue.

Quelle est la capacité prévue pour le réservoir? Quel est son mode de construction et comment a été fixé son emplacement? Justifier le cube adopté en indiquant le rôle du réservoir (emmagasinement destiné à assurer l'alimentation en tout temps ou réserve en cas d'incendie; dans le premier cas, tenir compte à la fois des variations de débit des eaux dérivées et des écarts de la consommation aux différentes heures de la journée et aux diverses époques de l'année). Indiquer les circonstances locales qui ont déterminé le choix de l'emplacement du réservoir. S'il est prévu plusieurs réservoirs, faire connaître pourquoi. Donner les raisons qui ont déterminé le choix des matériaux (maçonnerie, ciment armé, tôle, etc.). Produire les calculs de résistance. S'il n'était pas prévu de réservoir, il conviendrait d'expliquer quelles raisons exceptionnelles motivent ce fait.

Quel est le nombre des bornes-fontaines et leur système. — Combien à écou-

lement continu et combien à écoulement discontinu? (Faire connaître comment a été fixé le nombre de bornes-fontaines à écoulement continu; indiquer pourquoi et donner le débit de chacune d'entre elles.

Quel est le nombre des lavoirs et des abreuvoirs prévus et quel cube sera employé journellement pour l'alimentation de chacun d'entre eux?

Comment se justifient leurs emplacements et le système adopté?

Quelles sont les dispositions prévues pour assurer l'élévation des eaux? Justifier le mode d'élévation choisi, au besoin par une comparaison entre les dépenses d'entretien et d'exploitation des divers systèmes d'élévation possibles. Produire les calculs à l'appui des dispositions adoptées pour les machines élévatoires (puissance des moteurs, débits des pompes ou des béliers, etc.).

Quelles sont les dispositions prévues au cahier des charges en ce qui concerne les épreuves des conduites et les essais des appareils de toute nature servant à l'élévation de l'eau?

Si le projet comprend des travaux d'amélioration ou de grosses réparations, quelles sont les causes qui nécessitent les modifications ou les réparations prévues?

A quelle époque ont été exécutés les travaux à améliorer ou à réparer. — Combien ont-ils coûté?

4° Mode d'exécution des travaux et exploitation. — *Comment les travaux seront-ils exécutés?* Entreprise, adjudication restreinte, marché de gré à gré, régie, etc. En principe, l'entreprise doit être la règle. Pour certaines natures de travaux, il peut y avoir intérêt à passer des marchés de gré à gré ou par adjudication restreinte et même à exécuter les travaux en régie. Le mémoire devra justifier les propositions faites par la commune à cet égard.

Les travaux doivent-ils faire l'objet d'un forfait?

Quels sont les avantages attendus de cette combinaison pour la commune?

L'exécution des travaux à forfait ne sera admise que dans des cas tout à fait exceptionnels et lorsqu'il ne pourra faire de doute que cette solution présente pour la commune un bénéfice important. Il en sera d'ailleurs ainsi, que les travaux de premier établissement seuls fassent l'objet d'un forfait, que la construction et l'exploitation soient confiées à un entrepreneur moyennant le payement d'une annuité ou que toute autre combinaison revenant en fin de compte à un forfait soit proposée. Dans tous ces cas, le dossier devra toujours comprendre un projet complet avec avant-métré, bordereau des prix et détail estimatif, comme si les travaux devaient être exécutés à l'entreprise.

Quel est le mode d'exploitation prévu? Si l'exploitation est confiée à un concessionnaire, donner le traité de concession.

Quelles seront les dépenses d'entretien et d'exploitation?

Quel sera le prix de revient du mètre cube d'eau?

Quel sera le régime des concessions? Faire connaître les conditions de vente de l'eau aux particuliers, tarifs pour l'alimentation et pour les eaux industrielles.

Quel est le nombre prévu des concessions particulières? Indiquer les prévisions de leur développement.

Quelles sont les recettes prévues? Distinguer les recettes provenant de la fourniture de l'eau d'alimentation et celles résultant de la vente de l'eau destinée aux besoins agricoles et industriels.

Procédure de l'instruction des demandes. — Le dossier constitué par les communes doit être vérifié par les soins du préfet, tant au point de vue de sa composition que de l'exactitude des renseignements fournis. La situation financière, qui sert de base à l'application des barèmes, doit en particulier être contrôlée avec la plus scrupuleuse attention, et les chiffres donnés par les communes modifiés ou complétés, s'il y a lieu.

Après cette vérification, le dossier est transmis aux ingénieurs du service hydraulique, qui sont à leur tour chargés de l'examiner en ce qui concerne les intérêts dont la garde est confiée au ministère de l'Agriculture, ainsi qu'au point de vue des dispositions techniques du projet et des conditions générales et économiques de sa réalisation. Ce double examen doit être fait en tenant compte des prescriptions ci-après (Circ. 1er oct. 1904).

Examen du projet par les ingénieurs du service hydraulique. — A. *Instructions relatives à la sauvegarde des intérêts confiés au Département de l'Agriculture.* — Les ingénieurs du Service hydraulique devront étudier les conséquences de l'exécution des travaux au point de vue du régime des cours d'eau non navigables ni flottables, faire toutes les propositions nécessaires en vue de réduire autant que possible les dommages causés aux riverains, s'assurer que les communes ont pris l'engagement de réparer par des indemnités ces dommages et examiner enfin si l'alimentation projetée ne pourrait être obtenue par d'autres moyens conciliant mieux les divers intérêts en présence.

Si le projet prévoit la dérivation des eaux d'une rivière non navigable, la déclaration d'utilité publique est de rigueur ; la procédure à suivre dans ce cas est d'ailleurs réglée par la circulaire du 26 décembre 1884.

S'il s'agit d'un détournement d'eau de source, toutes les instructions nécessaires sont données par la circulaire du 20 juin 1904 (les dispositions de la circulaire du 26 décembre 1884 relatives aux prises d'eau d'alimentation des communes et celles de la circulaire du 20 juin 1904 sont rappelées aux annexes de la présente circulaire).

En tout état de cause, que le projet comporte ou non la nécessité d'une déclaration d'utilité publique, les ingénieurs devront examiner de près s'il touche aux intérêts dont le département de l'Agriculture a la charge, indiquer les conséquences pour ces intérêts que son exécution leur fait prévoir et formuler leur avis sur l'opportunité soit de l'approbation, soit de la modification, soit du rejet des dispositions projetées. Il est de toute évidence, en effet, que la commission de répartition ne saurait subventionner une entreprise d'adduction d'eau potable dont l'exécution, favorable à la satisfaction des besoins de l'alimentation d'une commune, exigerait le sacrifice d'autres intérêts majeurs et qu'elle devrait à tout le moins, en pareil cas, subordonner l'attribution de tout subside à certaines conditions destinées à sauvegarder les intérêts lésés par le projet.

B. *Examen technique et économique.* — Les ingénieurs devront, dans leur rapport, d'une part, discuter au point de vue technique les dispositions du projet et vérifier les justifications des dépenses prévues ; d'autre part, examiner si les travaux répondent bien au but que l'on s'est proposé et comparer leur utilité avec la dépense.

Les ingénieurs devront s'assurer que le projet présenté par la commune est complet et a été dressé en tenant compte des prescriptions du chapitre II de la présente circulaire. Ils devront vérifier les calculs de toute nature (diamètres des conduites, résistance des réservoirs, machines élévatoires, etc.) joints au mémoire ; ils feront connaître les observations de tout ordre que pourrait soulever le projet.

Leur examen devra notamment porter sur les points suivants :

1° Le régime des sources, nappes souterraines, etc., d'où proviennent les eaux est-il connu avec une approximation suffisante pour donner la certitude que l'alimentation de la commune peut être assurée toute l'année au moyen de ces eaux ?

2° Le cube d'eau dont l'emploi est prévu est-il proportionné aux besoins de l'alimentation et de l'hygiène publique des habitants de la commune? Est-il suffisant sans être exagéré?

3° Étant donné le régime des eaux à dériver et les variations de la consommation, les dispositions du projet sont-elles conçues de manière à mettre en tout temps à la disposition de la population desservie l'eau qui lui est nécessaire ?

4° La nature et le diamètre des conduites, le mode de construction et la capacité du réservoir ont-ils été prévus de façon à concilier un souci suffisant de l'économie avec la nécessité d'exécuter un travail durable et en rapport avec les besoins à desservir?

5° Le système prévu pour l'élévation des eaux est-il acceptable dans son ensemble et dans ses détails? En particulier, en tenant compte des dépenses d'entretien et d'exploitation, n'y a-t-il pas un mode d'élévation des eaux plus économique?

Les ingénieurs devront également examiner avec soin les dispositions du cahier des charges, tout particulièrement en ce qui concerne les épreuves des conduites et les essais des organes servant à l'élévation de l'eau.

Ils discuteront les prix unitaires et vérifieront le montant de la dépense prévue. Cet examen devra d'ailleurs être particulièrement minutieux lorsque les travaux devront être exécutés à forfait. Dans ce cas, comme dans celui d'exécution de tout ou partie du projet par tout autre moyen que l'adjudication, ils auront à voir si les explications fournies par la commune pour justifier le mode d'exécution projeté est admissible, et ils donneront leur avis sur la suite à donner à la demande présentée en ce qui concerne ce mode d'exécution.

Les ingénieurs devront également donner leur appréciation sur les conditions de la vente de l'eau aux particuliers, les prévisions de dépenses et de recettes d'exploitation et, s'il y a lieu, sur le cahier des charges de la concession de l'exploitation.

Dans un autre ordre d'idées, lorsqu'il s'agira de l'exécution de travaux d'amélioration ou de grosses réparations, ils examineront si les justifications présentées à l'appui des modifications ou des réparations prévues sont de nature à permettre d'accueillir la demande de subvention, en tenant compte des indications fournies dans le premier chapitre de la circulaire, et notamment de ce que les travaux d'entretien ne doivent en aucun cas être subventionnés.

Les ingénieurs examineront enfin si les dispositions prévues répondent bien au but à atteindre ; si, d'autre part, elles ne tendent pas à le dépasser, c'est-à-dire si elles ne comportent ni superfluités, ni opérations annexes qui, tout en présentant à divers égards des avantages incontestables, sortiraient du cadre de celles auxquelles la loi des finances de 1903 a réservé les subventions. Ils indiqueront si la dépense est en rapport avec l'utilité des travaux et si elle ne pourrait pas être réduite, en particulier, par l'utilisation d'autres eaux que celles dont la dérivation est prévue au projet.

Lorsque la dépense sera élevée et toutes les fois qu'elle dépassera le chiffre de 50 francs par habitant, les ingénieurs devront spécialement étudier si l'alimentation projetée ne pourrait être obtenue par des moyens plus économiques et faire connaître les résultats de cette étude dans leur rapport.

Nécessité d'observer rigoureusement les prescriptions ministérielles. — Le ministre de l'Agriculture a rappelé, par une circulaire en date du 20 juillet 1908, la nécessité qui s'impose aux communes d'observer avec le plus grand soin les règles prescrites pour la présentation et l'étude des projets en faveur desquels des subventions sont sollicitées.

Cette circulaire, qui présente un réel intérêt pour éviter aux communes de fâcheux retards, est ainsi conçue :

Le nombre des communes qui sollicitent des subventions sur les fonds du pari mutuel, pour l'exécution des travaux destinés à assurer leur alimentation en eau potable, s'accroît tous les jours. Dans sa dernière réunion, en raison de l'insuffisance des fonds dont elle disposait, la commission de répartition n'a pas dû ajourner moins de 150 projets, qui, pour être subventionnés, auraient exigé une somme totale d'environ 4 millions de francs. Depuis cette époque, un grand nombre de dossiers ont encore été adressés à mon administration, de sorte que le montant des secours demandés dépasse actuellement de beaucoup le produit que l'on peut espérer retirer en 1908 du prélèvement opéré sur les fonds du pari mutuel en vertu de la loi du 31 mars 1903.

En présence d'une pareille situation, la commission de répartition ne pourra manquer d'écarter d'une manière absolue les demandes de subvention qui ne seraient pas accompagnées de tous les renseignements dont la production est exigée par la circulaire du 1er octobre 1904. J'appelle en particulier votre attention sur un certain nombre de prescriptions qui n'ont pas toujours été suivies avec assez de soin et dont l'observation rigoureuse sera toujours exigée à l'avenir.

Tout d'abord, il ne suffit pas qu'au moment de la présentation des projets toutes les formalités prévues par les règlements pour s'assurer de la parfaite salubrité des eaux aient été remplies, il faut que ces projets tiennent rigoureusement compte des mesures reconnues nécessaires par les géologues et les commissions sanitaires pour préserver la qualité des eaux : il est donc essentiel que les projets soient dressés ou rectifiés, s'il y a lieu, de manière à se conformer exactement à toutes les dispositions prescrites en ce qui touche les captages. Il n'importe pas moins de faire état des précautions diverses (changements de tracés, tuyaux de nature spéciale, etc.) indiquées pour empêcher la contamination des eaux pendant leur parcours dans les conduites.

La commission a pu jusqu'ici consentir à subventionner dans quelques circonstances des entreprises, sous la réserve que les projets seraient modifiés en conformité des prescriptions édictées par les conseils sanitaires. Mais, en présence du nombre croissant des demandes, une pareille pratique ne pourrait plus être suivie et, seuls les projets qui, avant leur envoi au ministère, feront état des observations formulées par le géologue et les commissions sanitaires seront utilement examinés par la commission spéciale.

D'autre part, il est indispensable qu'il soit toujours procédé à des études prolongées en vue de déterminer le régime des eaux à dériver, avec assez d'exactitude, pour donner la certitude que les eaux seront suffisantes en tout temps pour la consommation.

Enfin il est nécessaire que les dispositions prévues n'entraînent pas de dépense hors de proportion avec le but à atteindre ; qu'elles soient étudiées dans leur détail avec assez de soin pour pouvoir être exactement suivies en cours d'exécution et ne pas nécessiter, autant que possible, la production de projets complémentaires ; qu'elles soient, enfin, justifiées en se conformant exactement aux indications détaillées de la circulaire du 1er octobre 1904. Pour éviter l'exagération des dépenses, il conviendra, en particulier, que le cube d'eau dont l'emploi est prévu ne soit pas excessif et qu'un examen approfondi montre l'impossibilité d'assurer l'alimentation projetée par des moyens plus économiques que ceux envisagés.

Je vous prie, monsieur le Préfet, de porter les instructions qui précèdent à la connaissance des maires par la voie du *Bulletin des actes administratifs* de votre département et de leur signaler d'une manière toute spéciale la nécessité de s'y conformer, dans l'intérêt de leurs communes, pour éviter des retards considérables qui résulteraient du renvoi par mon administration des projets incomplets ou insuffisamment étudiés.

Paiement des subventions. — Les subventions ne sont payées qu'au fur et à mesure de l'exécution des travaux et après constatation par la commission spéciale que les travaux ont été exécutés conformément aux projets approuvés par elle (arrêté du 9 nov. 1903, art. 6).

Dans le cas où les dépenses faites n'atteindraient pas le montant des évaluations, la subvention de l'État serait réduite proportionnellement à l'économie réalisée (art. 7).

Les règles de détail relatives aux justifications à fournir par les communes pour obtenir la détermination exacte du montant de la subvention sont les mêmes que celles indiquées par les circulaires du ministre de l'Agriculture en date des 27 février 1892 et 30 mai 1893, relatives aux subventions pour travaux d'hydraulique agricole. Ces justifications se réfèrent en principe à cinq catégories de dépenses : entreprise ; somme à valoir ; honoraires ; terrains ; études. Les indications les plus complètes sur ces différents points se trouvent dans l'étude de M. André Thibault, dont nous avons parlé au début de ce chapitre ; il en est de même pour ce qui concerne le versement des fonds aux municipalités intéressées ; nous ne pouvons que rappeler à cet égard les dispositions déjà citées du décret du 6 novembre 1903, qui a chargé la Caisse des dépôts et consignations de centraliser les sommes à répartir et d'effectuer le paiement des subventions sur états dressés par le ministre président de la commission de répartition, ou par le vice-président de cette dernière.

PROTECTION DES EAUX UTILISÉES POUR L'ALIMENTATION PUBLIQUE. — La loi du 15 février 1902 a marqué un progrès considérable sur la législation antérieure au point de vue de la protection des eaux d'alimentation publique contre les causes de pollution ou de contamination. Il est inutile d'insister sur l'importance des mesures de cet ordre, faute desquelles peuvent être rendus vains tous les sacrifices consentis par les villes ou communes en vue de procurer à leurs habitants une eau de consommation pure et salubre.

L'article 28 de la loi a formulé des prescriptions générales tendant à réprimer et, par suite, à prévenir, les actes de nature à porter atteinte à cette pureté et à cette salubrité. En outre, les paragraphes 1 et 2 de l'article 10 ont institué pour certains cas particuliers un procédé de protection spéciale.

Prescriptions générales relatives à la protection des eaux d'alimentation. — Aux termes de l'article 28, « quiconque, par négligence ou incurie, dégradera des ouvrages publics ou communaux destinés à recevoir ou à conduire des eaux d'alimentation ; quiconque, par négligence ou incurie, laissera introduire des matières excrémentitielles, ou toute autre matière susceptible de nuire à la salubrité, dans l'eau des sources, des fontaines, des puits, citernes, conduites, aqueducs, réservoirs d'eau servant à l'alimentation publique, sera puni des peines portées aux articles 479 et 480 du Code pénal.

« Est interdit, sous les mêmes peines, l'abandon de cadavres d'animaux, de débris de boucherie, fumier, matières fécales et, en général, de résidus animaux putrescibles dans les failles, gouffres, bétoires ou excavations de toute nature autres que les fosses nécessaires au fonctionnement d'établissements classés.

« Tout acte volontaire de même nature sera puni des peines portées à l'article 257 du Code pénal. »

Les peines prévues aux articles 479 et 480 du Code pénal sont des peines de simple police consistant en une amende de 11 à 15 francs et en un emprisonnement de cinq jours au plus.

Les faits visés se définissent d'eux-mêmes : ils sont constitués par la dégradation des ouvrages publics ou communaux destinés à recevoir ou à conduire des eaux d'alimentation, ou par l'introduction, imputable à la négligence ou à l'incurie de l'homme, de matières excrémentitielles, ou susceptibles de nuire à la salubrité, dans les eaux servant à la consommation publique.

La poursuite aura pour base la constatation matérielle des faits visés, par exemple celle d'un écoulement de purin ou d'eaux ménagères dans une fontaine ou un puits publics.

Il en sera de même en ce qui concerne les jets de résidus animaux putrescibles dans les failles, gouffres, bétoires ou excavations naturelles, qui, pour la plupart, sont en relations plus ou moins directes avec les eaux souterraines susceptibles d'être utilisées pour l'alimentation à une distance plus ou moins grande.

L'article 257 du Code pénal, dont les sanctions sont applicables à « tout acte volontaire » de même nature que ceux indiqués plus haut, prononce des peines d'emprisonnement de un mois à deux ans et d'amende de 100 à 500 francs. A notre avis, l'acte « volontaire » doit s'entendre de l'acte accompli *intentionnellement*. Le cas s'est déjà produit depuis la loi du 15 février 1902 et a donné lieu à l'application de l'article qui nous occupe.

Périmètre de protection des sources et captages d'eaux potables. — Aux termes de l'article 10, « le décret déclarant d'utilité publique le captage d'une source pour le service d'une commune déterminera, s'il y a lieu, en même temps que les terrains à acquérir en pleine propriété, un périmètre de protection contre la pollution de ladite source. Il est interdit d'épandre sur les terrains compris dans ce périmètre des engrais humains et d'y forer des puits sans l'autorisation du préfet. L'indemnité qui pourra être due au propriétaire de ces terrains sera déterminée suivant les formes de la loi du 3 mai 1841 sur l'expropriation pour cause d'utilité publique, comme pour les héritages acquis en pleine propriété.

« Ces dispositions sont applicables aux puits ou galeries fournissant de l'eau potable empruntée à une nappe souterraine. »

Les « périmètres de protection », dont l'institution est prévue par cet article, portent le même nom que ceux qui peuvent être attribués aux sources d'eaux minérales par application de la loi du 14 juillet 1856; mais ils en diffèrent d'une façon très sensible. Les dispositions de la loi de 1856 ont eu exclusivement pour objet de protéger le gîte géologique des sources minérales contre les forages, sondages, travaux souterrains, qui seraient susceptibles, en portant atteinte au cours souterrain de la source ou en créant des issues pour le gaz acide carbonique qui entre dans leur composition, de provoquer la perturbation ou la disparition des sources, et par suite d'altérer ou de détruire une richesse précieuse pour l'intérêt général. Le but principal poursuivi par la loi du 15 février 1902 a été, au contraire, de protéger les eaux captées contre les contaminations et souillures, et ce n'est que subsidiairement qu'elle a envisagé leur protection contre les faits de l'homme susceptibles d'entraîner une diminution de leur débit.

L'institution des périmètres de protection des sources ou captages d'eaux potables est prononcée, d'après les termes de la loi par « le décret déclarant d'utilité publique le captage ». Il en résulte que l'arrêté préfectoral qui interviendrait, le cas échéant, par application du paragraphe 4 du même article 10 pour déclarer l'utilité publique le captage d'une source d'un débit inférieur à 2 litres par seconde, ne pourrait valablement instituer un tel périmètre : dans ce cas, si l'institution en paraît opportune, il conviendra donc de procéder par voie de décret et non d'arrêté.

En outre, il semble bien, d'après le libellé de l'article, que le décret « déclarant l'utilité publique » peut seul prescrire en même temps l'établissement d'un périmètre de protection, et que, par suite, il ne serait plus possible d'instituer un périmètre autour d'une source ou captage qui aurait déjà fait l'objet d'une déclaration d'utilité publique antérieure. Toutefois cette conséquence, probablement inaperçue par le législateur, est tellement irrationnelle, pour ne pas dire absurde, et aussi tellement contraire à l'intérêt évident de l'hygiène publique, qu'il y a lieu d'espérer qu'une interprétation plus large pourra être consacrée par la jurisprudence, interprétation qui serait assurément conforme à l'esprit de la loi, sinon à son texte littéral. Le Conseil d'État peut beaucoup pour assurer ce résultat si désirable : c'est à lui qu'il appartient de résoudre la question le jour où il serait consulté sur une demande de périmètre de protection présentée par une commune pour une source déjà captée antérieurement.

L'effet de la constitution du périmètre de protection est de créer une servitude sur les terrains englobés dans ledit périmètre, et cette servitude consiste dans l'interdiction d'épandre des engrais humains sur les terrains en question et d'y forer des puits sans l'autorisation du préfet.

A notre avis, l'interdiction de forer des puits doit s'étendre aux forages quelconques et, par suite, à double raison d'ailleurs, aux puisards absorbants, qui, avant d'être des puisards, sont des puits. Il n'y a en effet aucune distinction générique à établir entre les uns et les autres ; c'est une question de destination, et il n'est même pas rare qu'un vieux puits devienne ultérieurement un puisard.

Quant à l'interdiction d'épandre des engrais humains, — interdiction qui se justifie d'elle-même et dont la portée est bien nettement limitée, — elle doit être rapprochée des dispositions édictées à l'article 28 de la loi pour la protection générale des eaux et dont il a été question ci-dessus. Ces dispositions, en effet, constituent le droit commun de la protection et s'appliquent, par suite, *a fortiori*, lorsqu'un périmètre de protection spécial a été institué. Aussi sommes-nous d'avis que les sanctions applicables dans le cas de déversement d'engrais humains sur les terrains du périmètre sont, dans le silence de l'article 10, les mêmes que celles de l'article 28, c'est-à-dire celles des articles 479 et 480 du Code pénal (amende de 11 à 15 francs et emprisonnement de cinq jours au plus) ; le fait de l'existence du périmètre de protection créerait en somme une présomption d'après laquelle les engrais humains auraient eu pour effet, sans qu'il y ait lieu d'en rapporter la preuve, de contaminer les sources ou captages protégés, et donnerait ouverture *de plano* à l'application de l'article 28. Nous rappelons que les actes *volontaires*, c'est-à-dire *intentionnels*, sont punis plus sévèrement, par les sanctions de l'article 257 du Code pénal.

Nous donnons ci-après, à titre de renseignement, le texte d'un décret *déclarant l'utilité publique de* **travaux communaux de distribution d'eau potable** *et portant* **création d'un périmètre de protection** *autour de la source à capter pour le service public d'une petite commune* :

Le Président de la République française, sur le rapport du ministre de l'Intérieur,

Vu les délibérations du conseil municipal de Chassagnes (Haute-Loire), en date des 15 juillet 1900, 11 août 1901, 4 mai, 11 décembre 1902, 19 avril, 2 et 30 août et 25 octobre 1903 ;

L'avis du conseil départemental d'hygiène publique de la Haute Loire ;

Le plan parcellaire des lieux ;

Le procès-verbal des enquêtes auxquelles il a procédé les 31 novembre, 1er et 2 décembre 1902, 18, 19 et 20 octobre 1903 ; ensemble les avis des commissaires enquêteurs ;

Les propositions et l'avis en forme d'arrêté du 2 mai 1903 du préfet de la Haute-Loire et les autres pièces de l'affaire ;

La loi du 15 février 1902, notamment l'article 10 ;

La loi du 3 mai 1841 ;

L'ordonnance du 23 août 1835 ;

La section, etc., entendue ;

Décrète :

Article premier. — Sont déclarés d'utilité publique les travaux à entreprendre par la commune de Chassagnes en vue de l'établissement d'une distribution d'eau potable.

Art. 2. — Le maire de Chassagnes, agissant au nom de la commune, est autorisé à acquérir soit à l'amiable, soit, s'il y a lieu, par voie d'expropriation, en vertu de la loi du 3 mai 1841, les terrains dont l'occupation est nécessaire pour la réalisation du projet, tels lesdits terrains qu'ils sont désignés par une teinte rose sur le plan parcellaire ci-annexé.

Art. 3. — La présente déclaration d'utilité publique sera considérée comme nulle et non avenue si les expropriations à effectuer pour l'exécution des travaux ne sont pas accomplies dans le délai de deux ans à compter de ce jour.

Art. 4. — Conformément à l'engagement contenu dans la délibération municipale du 30 août 1903 susvisée, la commune de Chassagnes devra indemniser les usiniers et autres réclamants des dommages qu'ils pourraient prouver leur avoir été causés.

Art. 5. — Il est établi autour de la source à capter, dans les conditions prévues par l'article 10 de la loi du 15 février 1902, un périmètre de protection dont les limites sont fixées conformément au liséré vert sur le plan ci-annexé. Des bornes seront placées aux points principaux du périmètre ci-dessus déterminé.

Le bornage aura lieu à la diligence et aux frais de la commune, par les soins des ingénieurs des mines du département, qui dresseront procès-verbal de l'opération.

Art. 6. . . . .

Art. 7. — Il sera pourvu à la dépense, évaluée à 10 000 francs, au moyen d'un emprunt de pareille somme qui sera autorisé ultérieurement par arrêté préfectoral.

SURVEILLANCE MÉDICALE DES BASSINS D'ALIMENTATION DES SOURCES OU CAPTAGES. — Il y a des cas assez nombreux où le bassin d'alimentation des sources ou captages est constitué de telle manière que l'institution d'un périmètre de protection est impossible. Il en est ainsi, notamment, lorsque, en raison de la nature géologique du sol, ce périmètre devrait avoir une trop grande étendue, ou comprendre un nombre plus ou moins considérable de villages et de lieux habités.

Dans ces cas, il y a lieu de substituer à ce mode de protection inopérant un ensemble de mesures qui pourront varier sensiblement d'une ville à l'autre, en s'inspirant de la nature des choses et de toutes circonstances spéciales.

Ces mesures pourront d'ailleurs être prises également lorsqu'il y aura un périmètre de protection, car ce dernier ne peut parer à tout, et la garantie qu'il donne demandera souvent à être complétée ou vérifiée par d'autres mesures de précaution.

Le type de ces mesures de précaution consiste dans ce qu'on est convenu d'appeler la « surveillance médicale » des bassins d'alimentation des sources et a été mis en vigueur par un certain nombre de grandes villes, au premier rang desquelles figurent Paris, Besançon, etc.

Le regretté directeur du bureau d'hygiène de cette dernière ville, le Dr Baudin, a rendu compte, dans une très intéressante étude, intitulée « Comment une grande ville défend ses eaux de source » (1), des mesures prises à Besançon dans ce sens, sous son inspiration, pour prévenir l'extension à l'agglomération urbaine des maladies intestinales transmissibles, telles que la fièvre typhoïde, qui peuvent se déclarer sur un point de la zone d'alimentation. Le bureau d'hygiène s'est efforcé d'amener les habitants du plateau d'alimentation de la source d'Arcier (3 215 habitants, répartis en 9 villages,

(1) *Revue pratique d'hygiène municipale*, 1909, nos 1 et 15.

hameaux et fermes isolées, sur un périmètre de 105 kilomètres carrés environ) à appeler de bonne heure le médecin et à solliciter de lui la déclaration immédiate de la maladie et la mise en vigueur des mesures appropriées d'isolement et de désinfection ; aussitôt cette déclaration faite, le malade, s'il y consent, est transporté à l'hôpital de Besançon, où il est soigné gratuitement ; si, au contraire, sa famille préfère le conserver et le soigner à domicile, les désinfectants sont fournis gratuitement, sur ordonnance du médecin traitant, par les dépôts installés, aux frais de la ville, dans deux des trois villages centraux, les plus importants ; de plus, si les ressources de la famille sont insuffisantes, une infirmière est payée par la ville pour aider à soigner le malade et pour assurer les mesures d'isolement et de désinfection, sous la direction et sous la surveillance du médecin traitant, de son côté indemnisé pour le travail supplémentaire qui lui incombe de ce chef.

Nous ne pouvons d'ailleurs mieux faire que de renvoyer ceux de nos lecteurs que la question pourrait intéresser à l'étude du Dr Baudin.

Nous devons signaler, d'autre part, qu'une disposition spéciale de la loi de 1902, inspirée par la situation spéciale de la Ville de Paris, a spécialement chargé le Conseil supérieur d'hygiène publique du contrôle de la surveillance des eaux captées, en dehors des limites de leur département respectif, pour l'alimentation des villes (art. 25, § 3).

Enfin nous rappelons, en terminant, que le meilleur moyen de contrôler la pureté et la salubrité des eaux distribuées pour les besoins de la consommation publique est de procéder à des analyses aussi fréquentes que possible de ces eaux.

A cet égard, nous croyons intéressant de citer la circulaire adressée par le ministre de l'Intérieur aux préfets, à la date du 12 août 1908, relativement aux analyses périodiques des eaux d'alimentation :

M. le sous-secrétaire d'État de la guerre m'a fait connaître qu'il a prescrit de vérifier, par des analyses bactériologiques pratiquées tous les quinze jours, la valeur hygiénique de l'eau destinée à l'alimentation des troupes.

Jugeant avec raison que les renseignements fournis par ce contrôle périodique sont de nature à présenter un grand intérêt pour les autorités civiles, attendu que, dans la plupart des villes de garnison, les établissements militaires sont desservis par les canalisations urbaines, mon collègue a projeté de faire bénéficier les municipalités de ces expertises.

A cet effet, il a prescrit aux directeurs du service de santé des différents corps d'armée d'adresser aux maires, par votre entremise, un exemplaire des comptes rendus de chaque analyse bactériologique, ainsi que toutes les indications utiles concernant les eaux de boisson.

J'appelle toute votre attention sur cette mesure, dont l'application ne peut qu'avoir les effets les plus favorables à l'hygiène générale, et je vous recommande d'avoir soin de transmettre en temps utile aux municipalités intéressées les divers renseignements qui leur sont adressés par l'autorité militaire.

III. — ÉVACUATION DES EAUX USÉES : ÉGOUTS.

L'évacuation des matières usées des villes ou communes devant faire l'objet, dans le présent traité, d'un fascicule spécial (fasc. XV) exclusivement consacré à cet objet, nous croyons devoir nous borner à faire mention ci-après, d'une façon très sommaire, des textes les plus intéressants à connaître au point de vue administratif, relativement à l'évacuation ou au déversement des eaux usées et à l'établissement des égouts.

Encore laisserons-nous de côté toutes les dispositions de simple droit commun susceptibles d'entrer en jeu, soit pour la déclaration d'utilité publique des travaux, soit pour l'acquisition ou l'utilisation des terrains nécessaires à l'établissement des conduites ou à l'épuration des eaux usées, soit pour tout autre objet analogue.

Nous nous contenterons de citer quelques instructions plus spécialement relatives à notre matière.

PROGRAMME D'INSTRUCTION DES PROJETS DE CONSTRUCTION D'ÉGOUT. — Le Conseil supérieur d'hygiène publique de France a dressé, il y a quelques années, dans le but de guider les municipalités dans la préparation de leurs projets de construction d'égouts, un « programme » qui renferme les conseils et les suggestions les plus utiles, et qui est conçu dans les termes suivants :

Les projets d'assainissement d'une ville doivent constituer un ensemble dont on ne saurait, sans inconvénient, étudier une partie isolée ; on ne serait pas assuré que l'exécution de cette partie du projet ne constituerait pas ultérieurement un obstacle à la réalisation des projets correspondant au reste des travaux d'assainissement.

Il est donc nécessaire de soumettre en pareil cas soit aux commissions sanitaires et aux conseils départementaux d'hygiène, soit au Conseil supérieur d'hygiène publique de France, un projet d'ensemble tel qu'il doive être suffisant pour un avenir assez éloigné ; on indiquera les parties les plus urgentes dont il faudrait assurer l'exécution immédiate, les autres parties devant être exécutées au fur et à mesure que des ressources suffisantes deviendront disponibles.

Tout projet devra faire connaître les éléments suivants :

Topographie générale de l'agglomération;

Population de la ville et des agglomérations desservies par les égouts projetés;

Surface des parties dont les égouts doivent recueillir les eaux; répartition en bassins divers, s'il y a lieu;

Nature des eaux que les égouts doivent évacuer : eaux pluviales, eaux de lavage des rues, eaux ménagères, eaux de lavoirs, eaux industrielles, matières de vidange. Dans le cas où ces dernières ne sont pas recueillies dans les égouts, indiquer quelles dispositions sont prises pour assurer que ce déversement ne peut avoir lieu ; dire ce que deviennent ces matières ;

Faire connaître la quantité d'eau distribuée dans la ville ; y en a-t-il une partie destinée spécialement au lavage des rues et des ruisseaux ? aux chasses dans les égouts ? et laquelle ?

Existe-t-il des lavoirs, des hôpitaux, des établissements industriels devant déverser des eaux impures dans les égouts ? Indiquer la nature des industries.

Faire connaître par des dessins (plans, coupes et profils) la forme, la section et la pente des égouts et joindre au projet un tableau contenant pour chaque égout :

La désignation des rues et la longueur du parcours ;

La longueur et la pente de l'égout projeté ;

La surface en hectares à desservir par l'égout ;

Le volume total des eaux à débiter, en litres et par seconde (eaux usées et eaux de pluie, s'il s'agit du système unitaire ; eaux usées seules et eaux de pluie à part dans le cas d'un système séparé) ;

La section minima nécessaire d'après le calcul ;

La forme et la section de l'égout adopté (conduite circulaire ou égout en maçonnerie).

Indiquer les moyens prévus pour assurer la ventilation continue et le nettoyage des égouts, les chasses d'eau automatiques ou non, les dispositions prises pour arrêter ou restreindre l'apport dans les égouts de matières solides susceptibles d'y entraver l'écoulement des eaux.

En ce qui concerne la ventilation, dans le cas où elle serait faite par les canalisations qui desservent les maisons, il est recommandé de s'assurer que toutes les précautions nécessaires sont prises pour éviter que l'air provenant de l'égout puisse se mélanger à l'air des logements ; dans ce but, il convient que les canalisations soient prolongées au-dessus des parties les plus élevées de la couverture, qu'elles soient parfaitement étanches et que les orifices d'entrées d'eaux ou de matières de vidanges soient obturés d'une façon permanente.

Le projet devra indiquer avec précision ce que deviendront les eaux recueillies dans les égouts : subissent-elles une purification ? de quelle nature ? sont-elles déversées simplement dans un cours d'eau ? quel est le débit minimum de celui-ci ? quelles sont les agglomérations riveraines existant en aval du débouché de l'égout ? et à quelles distances ?

Le Conseil supérieur croit devoir appeler l'attention sur la nécessité de proportionner les sections et les pentes aux quantités maxima d'eau que les égouts doivent recevoir, en tenant compte des pluies torrentielles, à moins que des dispositions spéciales n'aient été prises pour assurer l'évacuation de celles-ci.

Il fait remarquer que la forme ovoïde, fréquemment adoptée, ne présente d'utilité que si la hauteur sous clé (1 m. 70 au minimum) est suffisante pour que les ouvriers puissent y circuler sans difficulté ni gêne. Si cette condition ne peut être remplie, il y a avantage, en général, à adopter des conduites de section circulaires de petit diamètre, avec des regards rapprochés et des bouches disposées de manière à empêcher l'introduction des corps solides.

En ce qui concerne le débouché des égouts, le Conseil supérieur considère comme fâcheux le déversement des eaux dans une rigole à ciel ouvert, qui devient promptement une cause d'infection ; les eaux usées doivent couler dans des aqueducs couverts.

Il n'est pas admissible qu'une ville puisse souiller d'une manière quelconque les cours d'eau qui la traversent ou qui coulent dans son voisinage. On ne saurait donc accepter, au point de vue sanitaire, des projets dans lesquels les eaux recueillies par les égouts seraient déversées, sans purification préalable, dans un ruisseau, une rivière, un fleuve, surtout dans le cas où le déversement des matières de vidange dans les égouts serait autorisé. Le projet doit indiquer quel mode de purification sera employé ; ce mode variera nécessairement avec la nature des eaux recueillies dans les égouts : décantation, filtrage, épuration par le sol naturel, procédés basés sur des réactions chimiques, emploi de l'épuration biologique, etc. La disposition adoptée devra être telle que les eaux rejetées dans un cours d'eau auront une épuration effective et, notamment si ces eaux ont reçu des matières de vidange, seront débarrassées des microbes pathogènes qu'elles pouvaient contenir. Dans ce dernier cas, un contrôle permanent devra être établi ; les conditions dans lesquelles il fonctionnera devront être soumises à l'approbation soit des conseils départementaux d'hygiène, soit du Conseil supérieur d'hygiène publique de France (1).

Ce programme contient, comme on le voit, d'expresses recommandations au sujet de l'interdiction de déverser dans les cours d'eau quelconques des eaux d'égout qui n'auraient pas été purifiées. Mais ce point a fait l'objet par ailleurs de prescriptions formelles du ministre de l'Agriculture chargé de l'hydraulique agricole.

DÉVERSEMENTS DES ÉGOUTS COMMUNAUX DANS LES COURS D'EAU. — La circulaire du ministre de l'Agriculture en date du 1er juin 1906, qui a transmis aux préfets un modèle de règlement de police sur les cours d'eau non navigables ni flottables, en application de la loi du 8 avril 1898, insistait déjà sur ce point de la façon la plus instante.

L'article 12 du règlement modèle, qui a été mis en vigueur sous forme d'arrêté préfectoral dans tous les départements, stipule « qu'il est interdit de jeter, de déverser ou de laisser écouler, soit directement, soit indirectement, dans le lit des cours d'eau, des matières, des résidus, des liquides : 1° s'ils sont susceptibles d'occasionner des envasements ou de gêner l'écoulement des eaux ; 2° s'ils sont infects, nuisibles ou susceptibles de compromettre la salubrité publique ; 3° s'ils sont susceptibles, par leur température ou leur nature, de rendre les eaux impropres à l'alimentation des hommes et des animaux, à leur emploi aux usages domestiques, à leur utilisation pour l'agriculture ou l'industrie ou à la conservation du poisson ».

Cet article a été commenté par la circulaire du 1er juin 1906 de la façon suivante :

(1) Le programme ci-dessus, approuvé par le Conseil supérieur d'hygiène le 9 avril 1906, annule et remplace celui qui avait été annexé à la circulaire ministérielle du 19 avril 1905.

L'article 12 a pour but d'interdire diverses opérations qui pourraient avoir, soit directement, soit indirectement, une influence nuisible sur le cours d'eau.

Le premier paragraphe vise les dépôts et, d'une manière générale, les déversements, quels qu'ils soient, qui pourraient gêner l'écoulement des eaux.

Le deuxième paragraphe est destiné à protéger la salubrité publique.

Le troisième paragraphe a pour but d'empêcher que la qualité des eaux ne soit altérée et que leur nature ou leur température ne soit modifiée de façon à rendre leur utilisation impossible.

Je ne saurais trop insister, monsieur le Préfet, sur l'importance que j'attache aux prescriptions des deux paragraphes de l'article 12.

S'il est nécessaire de prévenir les inondations, il n'est pas moins indispensable, dans l'intérêt général, d'interdire que les eaux soient polluées de façon à nuire à la salubrité publique, de veiller à ce qu'elles ne perdent pas leurs qualités naturelles et d'empêcher qu'elles ne soient rendues impropres à l'un quelconque des nombreux usages auxquels elles sont destinées.

Je sous signale enfin que les égouts, qui ont manifestement pour objet des déversements rentrant dans la catégorie de ceux qui sont interdits, ne peuvent, en principe, être exécutés qu'en vertu d'une déclaration d'utilité publique et dans les conditions reconnues nécessaires par le service hydraulique pour sauvegarder les divers intérêts qui lui sont confiés et dont je vous ai rappelé l'importance. Cependant, lorsque ces déversements ne seront pas, par leur composition et leur volume, de nature à influer à une époque quelconque de l'année, d'une manière sensible, sur la qualité des eaux de cours d'eau où ils seront effectués, ils pourront être assimilés aux écoulements d'eau propre et réglementés dans les mêmes conditions. Mais, lorsqu'une ville fera application du système du tout à l'égout, l'évacuation dans la rivière devra être déclarée d'utilité publique.

Ces instructions ont été renouvelées et complétées par une deuxième circulaire du ministre de l'Agriculture, en date du 21 avril 1906, circulaire motivée par les nombreuses plaintes formulées de toutes parts contre la contamination des cours d'eau non navigables ni flottables.

Parmi les déversements les plus nuisibles, se placent en effet au premier rang les égouts établis par les communes. Les villes qui construisent des égouts ou qui transforment leur réseau déjà construit en vue de l'écoulement des matières de vidange sont de plus en plus nombreuses, et, dans la plupart des cas, elles visent à évacuer leurs eaux usées dans les rivières, sans prendre les précautions indispensables pour faire disparaître les éléments nocifs qu'elles renferment, sans se rendre compte qu'elles n'ont ainsi éloigné de leurs habitants les germes d'infections que pour les reporter vers l'aval, au préjudice des populations riveraines dont la santé est menacée et qui ne peuvent plus utiliser les eaux pour les multiples usages auxquels elles servaient précédemment.

Aussi le ministre de l'agriculture entend-il tenir la main à ce que les déversements provenant d'égouts ne puissent jamais être opérés que d'une façon régulière, c'est-à-dire après que les ingénieurs du Service hydraulique les auront reconnus susceptibles d'être autorisés et dans les conditions qu'ils estimeront convenables pour empêcher que les divers intérêts dont ils ont la charge ne soient lésés.

La construction des égouts dépendant du ministère de l'Intérieur, une entente est intervenue entre ce département et celui de l'Agriculture pour que la réglementation des déversements d'égouts dans les cours d'eau non navigables ni flottables soit soumise à la procédure suivante, qui a été arrêtée d'un commun accord :

Les déversements d'eau d'égouts, dit la circulaire du 20 août 1906, sont manifestement compris parmi ceux qui sont interdits par le règlement de police qui doit intervenir en exécution de la circulaire du 1er juin 1906 ; ils ne peuvent, par suite, en principe, être autorisés qu'en vertu d'une déclaration d'utilité publique. Cependant, lorsque les eaux usées ne seront pas, en tenant compte de leur volume et de leur composition, de nature à influer sensiblement, à aucun moment de l'année, sur la qualité des eaux des cours d'eau où elles seront évacuées, leur écoulement pourra être autorisé par vous de la même manière que celui des eaux propres. Mais le déversement devra nécessairement être déclaré d'utilité publique toutes les fois que la ville qui l'effectuera fera application du système du tout à l'égout, soit qu'elle établisse à cet effet de nouveaux égouts, soit qu'elle se serve d'un réseau déjà existant.

Les déversements, qu'ils soient déclarés d'utilité publique ou qu'ils fassent l'objet d'un simple arrêté préfectoral, ne doivent être autorisés que sous réserve des conditions nécessaires pour permettre l'utilisation des eaux aux différents usages auxquels elles servent pour assurer le libre écoulement de ces eaux compromis par des dépôts préjudiciables à la fois aux usines et à ceux auxquels incombe la charge du curage, enfin pour maintenir la salubrité. Vous devrez donc communiquer aux ingénieurs du Service hydraulique, pour qu'ils puissent faire les propositions utiles à cet égard, tous les projets d'égouts sans exception.

J'appelle d'ailleurs votre attention sur ce que cette communication devra être faite, même s'il s'agit de villes d'une population supérieure à 5 000 habitants, bien qu'en vertu de la loi du 15 février 1902 sur la santé publique les projets d'égouts concernant les agglomérations de cette importance doivent être soumis au Conseil supérieur d'hygiène publique de France. L'examen fait par ce Conseil donne, en effet, toute garantie aux populations d'aval au point de vue de la santé publique, mais il ne saurait sauvegarder leurs intérêts ni en ce qui concerne l'utilisation des eaux, ni en ce qui concerne leur libre écoulement. Seul, le Service hydraulique peut apprécier quelles mesures doivent être prises pour la défense de ces divers intérêts, et son avis doit, par suite, encore dans ce cas, être nécessairement demandé.

Les prescriptions à insérer dans les actes d'autorisation sur la proposition du Service hydraulique ont, ainsi que je l'ai indiqué précédemment, pour objet, d'une part, de sauvegarder la salubrité, l'alimentation des hommes et des animaux, l'utilisation des eaux pour les besoins domestiques, pour l'agriculture et l'industrie; d'autre part, de pourvoir aux curages dont la nécessité résulterait de l'établissement des égouts.

Les conditions qu'il conviendra d'imposer aux communes à ces divers points de vue devront être déterminées par les ingénieurs après une enquête hydraulique suivie d'une conférence avec les représentants du Service municipal chargé de la construction des égouts. Cette procédure devra, d'ailleurs, être suivie non seulement lorsqu'une commune projettera l'établissement de nouveaux égouts, mais encore lorsqu'elle aura l'intention de se servir d'un réseau déjà existant pour l'évacuation d'eaux usées d'une nouvelle nature, qui ne s'y écoulaient pas précédemment, en particulier pour l'application du tout à l'égout. Dans ce cas, en effet, l'autorisation ou la tolérance dont la commune bénéficiait auparavant ne saurait conserver ses effets, puisque l'importance et la nature des déversements sont complètement modifiées et que leurs inconvénients pour les rivières où ils sont effectués deviennent par suite beaucoup plus considérables.

Pour réduire les formalités, l'enquête hydraulique nécessaire pourra avoir lieu en même temps que celle qui sera ouverte sur le travail communal à exécuter, sous la réserve expresse, d'une part, que l'arrêté ordonnant cette information spécifiera nettement qu'elle porte sur le principe du déversement des eaux usées, et, d'autre part, que l'enquête sera ouverte dans toutes les communes riveraines du cours d'eau dans la partie où la qualité des eaux pourra être influencée.

Le procès-verbal des conférences devra toujours être joint au dossier, qui me sera adressé s'il y a lieu à déclaration d'utilité publique. Lorsque le déversement pourra être autorisé par arrêté préfectoral, vous devrez me saisir, sous le timbre de la Direction de l'hydraulique et des améliorations agricoles, s'il y a désaccord entre les conférents; dans le cas contraire, vous aurez seulement à m'envoyer la copie du procès-verbal de la conférence.

La même circulaire a rappelé que le Service hydraulique auquel incombe la gestion de toutes les eaux qui ne font pas partie du domaine public doit également se préoccuper de la préservation des nappes souterraines et des sources qu'elles alimentent. Les eaux de ces provenances sont employées de plus en plus par les populations rurales, qui s'en servent indépendamment de l'alimentation publique pour leurs besoins domestiques ainsi que pour l'irrigation. Le Service hydraulique et des améliorations agricoles qui subventionne ces entreprises et prête le concours de ses agents pour leur réalisation doit donc nécessairement intervenir pour protéger ces eaux contre une pollution qui les rendrait inutilisables.

Parmi les opérations qui présentent le plus de danger à cet égard, se place l'épandage. Conformément à une entente intervenue entre les ministres de l'Intérieur et de l'Agriculture, les projets communaux de cette nature doivent être soumis au Service hydraulique qui les examine, de façon qu'ils soient établis en prenant toutes les précautions nécessaires pour éviter la pollution de la nappe souterraine.

Les dispositions qu'il convient de prescrire à cet égard font l'objet de conférences entre les ingénieurs du Service hydraulique et les représentants du Service municipal chargé des projets d'épandage ; elles sont insérées dans l'acte déclaratif d'utilité publique des travaux, qui paraît indispensable pour autoriser l'entreprise, étant donnée sa nature, même si la commune n'avait pas besoin de recourir à l'expropriation pour acquérir les terrains nécessaires à l'opération.

Indépendamment des dispositions destinées à préserver la nappe souterraine, le service auquel incombe la surveillance de la rivière où les eaux provenant de l'épandage seront en dernier lieu évacuées peut réglementer les déversements de façon à remédier aux inconvénients qui pourraient en résulter. Lorsque l'écoulement doit avoir lieu dans un cours d'eau non navigable ni flottable, l'instruction relative à son autorisation doit être faite par le Service hydraulique en même temps que celle concernant l'influence de l'épandage sur la nappe souterraine.

SUBVENTIONS SUR LE PRODUIT DES JEUX POUR DES PROJETS DE CONSTRUCTION D'ÉGOUTS. — La loi du 15 juin 1907, réglementant les jeux dans les cercles et casinos des stations thermales, balnéaires ou climatériques, a disposé, dans son article 4, qu' « un prélèvement de 15 p. 100 serait opéré sur le produit brut des jeux au profit des œuvres d'assistance, de prévoyance, d'hygiène ou d'utilité publique ».

L'emploi des sommes provenant de ce prélèvement a été confié à une commission instituée au ministère de l'Intérieur, et les règles qui président à l'attribution des subventions dont il s'agit ont été très complètement exposées dans le numéro d'août 1908 de la *Revue pratique d'hygiène municipale* (1).

D'après ces règles, les subventions en question ne peuvent s'appliquer qu'aux projets pour lesquels aucun autre fonds de subvention n'est spécialisé ; aussi ne peuvent-elles être attribuées à des projets d'adduction d'eau.

Au contraire, elles sont particulièrement applicables aux projets de construction d'égouts, ainsi que l'a nettement indiqué la circulaire ministérielle du 18 juillet 1908, qui sera citée ci-après dans le chapitre relatif au contrôle de la salubrité et à l'assainissement d'office des communes.

(1) Subventions aux œuvres d'hygiène, d'assistance ou d'utilité publique sur le produit des jeux par M. Pain, secrétaire de la Direction du contrôle au ministère de l'Intérieur. *Revue pratique d'hygiène municipale*, 1908, p. 347.

IV. — PROPRETÉ ET SALUBRITÉ DE LA VOIRIE : BALAYAGE, ENLÈVEMENT DES BOUES ET ORDURES MÉNAGÈRES.

BALAYAGE. — L'obligation d'assurer par le balayage la propreté de la voie publique incombe en principe aux riverains ; cependant elle est à la charge de la commune pour ce qui concerne les places, boulevards ou avenues dont la largeur dépasse l'étendue à laquelle est limitée par l'usage et les règlements l'obligation des riverains, et de plus l'exécution en est de plus en plus fréquemment assurée par la commune soit aux frais des intéressés, soit aux frais du budget communal.

La prescription de balayage consiste essentiellement dans l'obligation d'assurer le nettoiement régulier de la voie publique, le lavage des ruisseaux qui la desservent, la collecte des ordures, immondices ou résidus qui la souillent, de manière à ce qu'ils puissent être aisément recueillis par le service de l'enlèvement des ordures ménagères.

Comme nous l'avons dit ci-dessus, ce sont en principe les propriétaires de fonds riverains qui doivent supporter la charge du balayage, sauf en ce qui concerne la partie centrale des places, carrefours, avenues ou boulevards, qui doit être balayée par les soins des municipalités.

Déjà, en 1395, un édit portait la peine de la prison contre les habitants qui négligeaient de nettoyer le devant de leurs maisons. Une ordonnance de 1563 enjoignait à « toutes personnes ayant maisons es faulx-bourgs Sainct-Denis, Sainct-Ladre et Sainct-Laurent de faire oster et nettoyer toutes et chacunes les boues et immondices et terres étans devant leurs maisons, chacun en droict soy, à la hauteur de la chaussée et pavé, et icelles mectre en lieu non préjudiciable et ce dedans trois jours prochains sur peine de 10 livres parisis d'amende chacun ». L'article 15 de la loi du 19 juillet 1791 punit les habitants qui négligeraient de nettoyer les rues au droit de leurs maisons.

C'est le même principe qui subsiste aujourd'hui : l'article 471, paragraphe 3, du Code pénal punit d'une amende de 1 à 5 francs « ceux qui négligeraient de nettoyer les rues ou passages dans les communes où ce soin est laissé à la charge des habitants ». Toutefois la simple injonction de balayer devant les maisons n'est pas applicable au propriétaire d'un pré où il n'existe pas de construction (1), ni au propriétaire d'un jardin isolé de son habitation (2), ou d'une ruelle faisant partie de sa propriété (3), ou encore de terrains vagues

(1) Cass., 7 octobre 1853.
(2) Cass., 17 juin 1847.
(3) Cass., 22 novembre 1856.

longeant la voie publique qui ne sont pas des dépendances d'habitations (1).

Les communes doivent, en qualité de propriétaires, procéder au balayage au droit des établissements et immeubles municipaux : mais ce soin peut être étendu soit aux locataires qui habitent les immeubles, soit aux habitants et industriels pour le service et la commodité desquels lès établissements et les immeubles ont été édifiés. Ainsi le balayage des abattoirs peut être imposé aux bouchers qui y tuent, celui des halles et marchés aux marchands de comestibles qui s'y tiennent (2).

A l'égard des établissements publics, l'obligation du balayage incombe à ceux qui en ont été constitués concierges ou gardiens. Ces derniers, en effet, se trouvent virtuellement substitués à l'administration propriétaire, quant aux obligations de police de la nature de celles dont il s'agit au numéro 3 de l'article 471 du Code pénal ; ils sont par conséquent tenus de s'y conformer sous les peines portées audit article (3).

On peut remarquer que, dans plusieurs des textes que nous venons de citer, on se sert uniformément du mot *habitant* ; il semblerait dès lors que l'obligation du balayage puisse être imposée à tous ceux qui *habitent* réellement les immeubles en bordures de la voie publique, propriétaires et locataires. Il n'en est pas ainsi : la jurisprudence a toujours admis que le balayage constituait une charge de la propriété et a toujours décidé, en conséquence, que le propriétaire en était tenu, qu'il occupât ou non sa maison, que celle-ci fût louée ou non (4).

(1) Cass., 5 janvier 1884.
(2) Cass., 27 décembre 1878.
(3) Cass., 16 mars 1821.
(4) Cass., 9 juin 1832, Lafond ; 25 juillet 1845. Ponchelet.
Duvergier, Droit civil français, t. II, n° 30. Duvergier conclut cependant des termes de l'article 471, paragraphe 3, du Code pénal, et notamment de l'expression *habitants*, que cette obligation pèse également sur le propriétaire et les locataires. Mais, en même temps, il fait observer que la répartition de cette charge est impossible lorsqu'une contravention a été commise et qu'un tribunal de police a été appelé à la réprimer ; que le juge ne peut alors ni diviser l'amende et l'emprisonnement entre les habitants, ni appliquer la peine tout entière à chacun. De là il conclut :
1° Que, si la maison est habitée par le propriétaire et le locataire, c'est contre le propriétaire seul que les poursuites doivent être dirigées ; 2° que, si la maison est habitée par plusieurs locataires, comme il est également impossible de diviser la peine entre eux et de l'appliquer à l'un plutôt qu'aux autres, les poursuites doivent encore être dirigées contre le propriétaire qui répond, aux yeux de l'autorité publique, de ceux qu'il s'est substitués ; 3° que s'il n'y a dans la maison qu'un seul locataire, c'est sur lui seul que tombe la charge et que, par conséquent, c'est lui seul qui doit être poursuivi en cas de contravention.
Il a été jugé toutefois que le propriétaire d'une maison donnant sur la voie publique, poursuivi pour défaut de balayage, ne peut pas être acquitté sur le motif que la contravention est le fait personnel de son locataire, attendu que l'obligation du nettoyage est une charge de la propriété (Cass., 13 février 1834, Fanière).
En outre, les conventions qui pourraient intervenir entre un propriétaire et un locataire, au sujet de l'obligation du balayage, n'auraient d'effet qu'entre eux ;

C'est à l'autorité municipale qu'il appartient de formuler les prescriptions ou de prendre les dispositions nécessaires pour assurer le balayage des voies publiques.

Elle peut le faire soit en décidant que le balayage sera érigé en service communal, soit en décidant qu'il sera assuré par les propriétaires riverains. Dans l'un ou l'autre cas, il y aura lieu à un arrêté municipal réglementant la matière.

Le principe de la compétence de l'autorité municipale en pareil cas est dans l'article 97 de la loi du 5 avril 1884, aux termes duquel la police municipale a notamment pour objet, au triple point de vue du bon ordre, de la sûreté et de la salubrité publique, « tout ce qui intéresse la sûreté et la commodité du passage dans les rues, quais, places et voies publiques, ce qui comprend le nettoiement... »

Les voies sur lesquelles porte l'obligation du balayage sont, d'une manière générale, celles qui sont livrées à la circulation publique. Mais le règlement qui prescrit cette obligation peut fort bien s'appliquer à d'autres voies ou passages que les rues proprement dites, et notamment aux voies privées, closes ou non à leurs extrémités, qui sont citées par l'article 1er de la loi de 1902 comme devant faire l'objet de prescriptions destinées à assurer leur salubrité.

Le point le plus important de cette matière est celui qui a trait aux modes d'exécution de la prescription du balayage. Différents systèmes peuvent être envisagés : les propriétaires exécutent eux-mêmes la charge qui leur incombe, ou bien les communes se substituent à eux moyennant une redevance, ou bien encore les communes exécutent elles-mêmes le balayage.

1° ***L'exécution par les propriétaires*** ou leurs représentants est le système qui donne les plus mauvais résultats, malgré la sanction contenue dans l'article 471, nos 3 et 15, du Code pénal. Aussi, pour assurer la propreté complète des voies publiques et pour ne pas avoir à provoquer devant les tribunaux de fréquentes poursuites le plus souvent inefficaces, de nombreuses administrations municipales ont pensé qu'il était préférable de procéder elles-mêmes au balayage au lieu et place des propriétaires. C'est le deuxième système.

2° ***L'exécution par la commune aux frais des propriétaires*** comporte elle-même deux manières de procéder : l'abonnement facultatif, les intéressés restant libres d'effectuer eux-mêmes le balayage ou d'en laisser le soin à la commune moyennant une redevance ; l'abonnement d'office, les assujettis restant déchargés de leur obli-

mais elles ne pourraient rien changer aux obligations respectives du propriétaire et du locataire envers l'autorité. Il en est, à cet égard, comme en matière d'impôts (DUVERGIER, *loc. cit.*, t. II, n° 29).

gation, mais étant astreints au paiement d'une taxe obligatoire dite *taxe de balayage.*

A. **Abonnement facultatif.** — Dans ce système, les communes ne se substituent aux particuliers, pour l'exécution de la charge qui leur incombe, qu'autant que ces derniers consentent à verser un abonnement dont le chiffre est fixé par délibération du conseil municipal approuvée par le préfet. Cet abonnement est facultatif ; les propriétaires qui entendent exécuter eux-mêmes l'obligation qui leur est imposée restent absolument libres de le faire.

Cet abonnement se recouvre conformément à l'article 154 de la loi du 5 avril 1884, sur états dressés par le maire et rendus exécutoires par le sous-préfet. Les contestations sont de la compétence des tribunaux civils. Ainsi que le fait observer la circulaire ministérielle du 15 mai 1884, le système de l'abonnement facultatif présente, au point de vue de la bonne exécution du balayage, de sérieux avantages sur celui qui consiste à contraindre tous les propriétaires à faire le travail auquel ils sont obligés. Il assure beaucoup plus d'unité, de célérité et de régularité au balayage opéré pour le compte des abonnés ; mais il laisse subsister les inconvénients du système contraire en ce qui touche le balayage des non-abonnés. D'un autre côté, l'emploi des machines à balayer en usage dans certaines villes se concilie difficilement avec l'abonnement facultatif, car il est à peu près impossible d'arrêter, à chaque instant, l'action des machines rencontrant sur leur parcours les sections de rue ou de place qui doivent être balayées par les non-abonnés. Aussi arrive-t-il fréquemment que les balayeuses dispensent ceux-ci de leur travail, sans qu'ils aient à payer aucune rémunération. De là une inégalité fâcheuse entre les abonnés et les non-abonnés.

B. **Abonnement d'office ou taxe de balayage.** — Pour éviter ces inconvénients, un autre système s'est développé : l'abonnement d'office ou système de la taxe de balayage. C'est ainsi que la municipalité de Paris, où le système de l'abonnement facultatif était pratiqué, voulant obvier aux graves difficultés que ne pouvait faire disparaître ce système mixte et atténuer les charges considérables qui en résultaient pour les finances de la ville, demanda que, dans la capitale, l'obligation du balayage cessât d'être une simple prestation en nature rachetable à volonté en argent et fût convertie d'une manière absolue en une taxe en numéraire représentant les frais du balayage qu'elle serait chargée d'exécuter d'office pour le compte des particuliers. La demande de l'administration municipale de Paris fut accueillie par une loi du 26 mars 1873.

Aux termes de cette loi, la charge incombant aux propriétaires, riverains des voies de Paris livrées à la circulation publique, de balayer, chacun au droit de sa façade, sur une largeur égale à la moitié des voies, sans pouvoir dépasser celle de 6 mètres, est convertie en une taxe municipale obligatoire payable en numéraire. Nous verrons plus loin le mécanisme et le fonctionnement de cette taxe.

Le ministre de l'Intérieur avait proposé d'introduire dans la loi du 26 mars 1873 un article autorisant le gouvernement à déclarer, par des décrets rendus dans la forme de règlements d'administration publique, la nouvelle loi applicable aux villes qui en feraient la demande. L'Assemblée nationale n'admit pas cet article, par le motif que les circonstances locales pouvaient exiger des règles différentes de celles édictées pour Paris. Elle voulut laisser aux villes des départements la faculté d'obtenir, par des lois spéciales, le bénéfice de la loi du 26 mars 1873, avec les modifications que le législateur jugerait opportunes.

Les difficultés soulevées à l'origine par l'application de cette taxe empêchèrent d'accorder le même bénéfice à la ville de Lyon, qui le sollicitait. Mais bientôt les difficultés disparurent, les réclamations ne furent plus guère motivées que par des erreurs commises dans l'application du tarif, et l'avantage de ce système fut généralement reconnu. La loi du 31 juillet 1880 autorisa les villes d'Alger et d'Oran à percevoir une taxe de balayage analogue à celle établie pour Paris. Quelques villes de la métropole sollicitèrent depuis la même faveur.

Aussi le gouvernement pensa-t-il qu'il y avait intérêt, au lieu de provoquer une loi spéciale d'autorisation dans chaque cas, à établir un régime qui permît à chaque ville de s'assurer les bénéfices du système parisien.

Par suite, lors de la discussion de la loi municipale, il introduisit un amendement qui est devenu le paragraphe 13 de l'article 133 de la loi du 5 avril 1884, *qui confère au gouvernement le pouvoir d'autoriser par des décrets*, rendus dans la forme des règlements d'administration publique, *les communes de France et d'Algérie à établir une taxe de balayage*, conformément aux dispositions de la loi du 26 mars 1873.

Quand une municipalité sollicite cette autorisation, les formalités à remplir sont les suivantes :

Il est d'abord procédé à une enquête dans les formes tracées par l'ordonnance du 23 août 1835. Les pièces du projet sur lequel s'ouvre cette enquête comprennent : le tableau des rues auxquelles il s'agit d'appliquer la taxe de balayage ; un plan d'ensemble de la ville ou de la commune, sur lequel ces voies sont indiquées par des teintes spéciales ; l'état des dépenses que le balayage doit occasionner à la ville ou à la commune ; le tarif d'après lequel la taxe doit être perçue ; l'évaluation du produit annuel de la taxe ; le procès-verbal de la délibération par laquelle le conseil municipal en vote l'établissement ainsi que le tarif de perception.

Lorsque l'enquête est terminée, le conseil municipal prend

une nouvelle délibération, par laquelle, après avoir discuté les objections ou réclamations qui auraient été formulées contre le projet, il se prononce définitivement sur la demande à soumettre au gouvernement.

Le préfet transmet ensuite au ministre de l'Intérieur, en y joignant ses propositions, toutes les pièces qui ont servi de base à l'information et qui doivent être revêtues du visa du commissaire enquêteur, le procès-verbal de l'enquête, l'avis du commissaire enquêteur, la dernière délibération du conseil municipal, l'avertissement ainsi que le certificat prescrit par l'article 2 de l'ordonnance du 23 août 1835 et tous autres documents dont la production peut paraître utile.

Les taxes de balayage peuvent être établies non seulement dans les grandes villes, mais encore dans des communes de moindre importance, à la condition toutefois que la population de ces communes ne soit pas disséminée sur un territoire trop étendu.

D'après l'esprit et le texte de la loi, l'application de la taxe de balayage ne doit être faite que pour les seules voies publiques dont la situation rendrait la mesure opportune ou nécessaire (1).

Sur quelles bases doit être déterminé le montant de la taxe de balayage? Voici les règles adoptées pour Paris et consacrées par un arrêté du conseil de préfecture de la Seine, confirmé par arrêt du Conseil d'État du 21 décembre 1877 : la charge qui incombe aux propriétaires de balayer chacun au droit soi, sur une largeur égale à la moitié de la voie publique, s'applique à toutes les parties des rues comprises géométriquement entre les limites de la propriété et les axes correspondants des voies publiques. Pour les maisons d'encoignure, la charge s'étend à la surface angulaire déterminée par le prolongement des lignes d'alignement.

Aucune distinction ne doit être faite entre la nature des voies publiques ; qu'elles soient pavées, empierrées ou sablées, toutes doivent être balayées lorsque le règlement de police a un caractère général.

Il ne doit pas être tenu compte, dans l'établissement de la taxe, de la valeur et de la nature des immeubles, mais il faut seulement envisager les nécessités de la circulation, de la salubrité et de la propreté de la voie publique. C'est à ce seul point de vue que des propriétés riveraines pourraient, dans des rues différentes, avoir à supporter une taxe plus ou moins forte. Par application de ce principe, le 6 février 1889, un décret a été rendu, portant fixation des tarifs pour l'établissement de la taxe de balayage dans la ville de Paris, pour la période de 1889 à 1893. Ce décret divise les immeubles imposables en trois tableaux : A. Constructions en bordure de la voie publique ;

(1) Le Conseil d'État a pour jurisprudence de ne pas appliquer la taxe de balayage aux chemins vicinaux ou ruraux, sauf toutefois dans les rues qui en sont le prolongement, dans les termes de l'article 1er de la loi du 8 juin 1864.

B. Propriétés bâties ne bordant pas la voie publique et closes par des murs; C. Terrains vagues clos de planches, treillages en haies ou non clos (1). De plus, chacune de ces classes d'immeubles est divisée elle-même en huit catégories suivant l'importance des voies sur lesquelles ils sont situés (2).

Dans diverses communes de la banlieue parisienne, où la taxe de balayage a été instituée, une distinction est faite pour l'établissement de cette taxe entre la partie agglomérée et la partie zone (fortifications) (3).

La taxe de balayage est perçue suivant un tarif délibéré en conseil municipal après enquête et approuvé par un décret rendu dans la forme des règlements d'administration publique. Ce tarif peut être revisé tous les cinq ans. Tant que ce tarif n'a pas été modifié, il fixe les obligations des riverains, et ceux-ci ne seraient pas admis à contester le chiffre auquel ils ont été imposés, conformément à ce tarif, alors même qu'ils prétendraient que le montant de leurs taxes excède le montant de la dépense du balayage (4).

La taxe de balayage ne saurait être considérée comme un impôt destiné à subvenir d'une manière générale à la dépense des charges publiques. Elle représente la rémunération d'un véritable service directement rendu par la commune aux propriétaires et qui affranchit ces derniers de l'obligation de faire balayer eux-mêmes le sol livré à la circulation au droit de leur immeuble. Son produit ne peut donc excéder la dépense occasionnée à la ville par le balayage de la superficie à la charge des habitants, mais il peut être inférieur à la dépense totale. Il n'est demandé dans ce cas à la taxe qu'une certaine somme, le surplus étant couvert par des recettes ordinaires. De toute façon, le tarif par mètre carré de superficie est obtenu par le rapport qui existe entre la dépense totale ou partielle à couvrir et la superficie à balayer.

Voici, à titre d'exemple, comment fonctionne le système de l'abonnement d'office dans deux villes qui en sont dotées, Montrouge et Clichy.

L'organisation de Montrouge date du décret du 16 décembre 1903. Il est prévu pour les voies à balayer deux catégories :

(1) Il s'agit bien entendu de terrains vagues dépendant d'habitations. S'il en était autrement, ils échapperaient à la taxe, comme nous l'avons indiqué ci-dessus.

(2) Quand un immeuble sis à Paris constitue dans son ensemble une propriété bordant la voie publique, il y a lieu de percevoir une taxe de balayage, pour la totalité de la façade, conformément au tableau A annexé au décret (Cons. d'Ét., 21 mars 1883, Maranville).

Il n'importe que, sur une longueur relativement minime, les constructions soient en retrait de l'alignement, si l'emplacement ainsi formé ne peut, à raison de son exiguïté, être considéré comme une propriété distincte (même arrêt).

(3) Commune de Montrouge, par exemple.

(4) Cons. d'État, 22 juin 1877, Zouet; 21 décembre 1877, Chabrié; 26 juillet 1878, Heuzé.

1re catégorie. — Partie agglomérée :
16 centimes par mètre carré de superficie et par an.
Produit de la taxe.. 19 070 fr. 69

2e catégorie. — Partie zone :
8 centimes par mètre carré de superficie et par an.
Produit de la taxe.. 4 157 fr. 29

TOTAL.................. 23 227 fr. 98

Le total de la dépense est intégralement couvert par le produit de la taxe.

L'organisation de Clichy remonte au décret du 14 août 1904. Seule la partie agglomérée de la ville est soumise au régime de la taxe. Le montant de la dépense est de 73957 fr. 75 ; la superficie à balayer est de 255026mq 73. Le coût par mètre superficiel et par an serait de 29 centimes. Mais la commune ne demande à la taxe qu'une somme de 35703 fr. 74, soit 14 centimes par mètre superficiel, le surplus, 38254 francs, étant prélevé sur le budget.

Enfin la taxe de balayage est une taxe assimilée aux contributions directes et perçue dans les mêmes formes. Le recouvrement ne se divisant pas par douzièmes, il en résulte que la taxe peut être exigée au début de l'année pour la totalité (1).

3° ***Quelquefois enfin les communes se chargent elles-mêmes d'assurer aux frais du budget communal le nettoiement des voies publiques.*** — Le balayage est dès lors érigé en service communal et effectué aux frais exclusifs du budget.

Le service peut être fait soit en régie, soit par entreprise. Remarquons d'ailleurs que la régie et l'entreprise peuvent également être employées lorsque les municipalités se substituent aux propriétaires pour l'exécution du balayage (abonnement facultatif ou abonnement d'office).

Les traités d'abonnement qui interviennent entre les villes et les entrepreneurs de balayage stipulent concurremment des dommages-intérêts et l'application de peines de police en cas d'inexécution du marché passé. On s'est demandé si de semblables traités, en cette dernière partie, pouvaient être considérés comme valables, et les actes intervenus à la fois comme des contrats administratifs et comme des arrêtés de police individuels, contrats administratifs auxquels s'applique la sanction civile des articles 1134 et 1142 du Code civil ; arrêtés de police punissables des peines portées à l'article 471, n° 15, du Code pénal. Ces contrats synallagmatiques peuvent-ils être soumis à d'autres règles que celles du droit civil, malgré les

(1) Même si l'imposé a formé une réclamation devant le conseil de préfecture. Mais, si le contribuable vient à obtenir décharge ou réduction de la taxe exigée, c'est la ville qui doit supporter seule les frais de poursuite (Conseil d'État, 9 mars 1877, Ville de Paris).

termes de l'article 1107 du Code civil? Malgré les articles 6, 1128, 1131 et 1133 du Code civil, l'application des lois pénales peut-elle faire l'objet d'une convention?

Une jurisprudence constante de la Cour de cassation a reconnu la validité de telles stipulations. Le raisonnement de la cour suprême peut se résumer ainsi : le balayage est une obligation qui incombe en principe à la propriété, mais dont le propriétaire peut se décharger, si l'administration y consent, en se substituant soit un locataire, soit un entrepreneur ; celui-ci devient dès lors, en cas de non-balayage, le contrevenant direct ; et le contrat municipal, en la partie qui fixe l'obligation de l'entrepreneur, est un simple arrêté de police, qui, n'étant soumis à aucune forme légale obligatoire, peut être pris comme annexe d'une convention de marché public (1).

On ne peut méconnaître les avantages certains que présente à tous points de vue le système de l'abonnement d'office (taxe municipale) sur les autres systèmes : l'exécution directe par les habitants ou le système de l'abonnement facultatif. Aussi la taxe de balayage tend-elle à se généraliser de plus en plus.

D'ailleurs, les conditions de la vie moderne sont devenues telles que le balayage des voies urbaines livrées à la circulation générale ne saurait plus être effectué régulièrement, selon les exigences de l'hygiène et de la salubrité, sans être l'objet d'un service public donnant à l'administration municipale la faculté d'y faire procéder d'office pour le compte de tous les propriétaires auxquels il incombe.

ENLÈVEMENT DES BOUES ET ORDURES MÉNAGÈRES. — L'enlèvement des boues et ordures est la suite naturelle de l'opération du balayage. Mais cette question sera étudiée d'une manière approfondie au fascicule XV du présent Traité (*Enlèvement et destruction des matières usées*).

Indiquons simplement que le service dont il s'agit peut être assuré directement par l'autorité municipale, c'est-à-dire en régie, ou par voie de concession à des entreprises privées moyennant redevances ou subventions, suivant les cas.

Les conditions de passation des traités de concession sont déterminées par l'article 115 de la loi du 5 avril 1884 et l'ordonnance du 14 novembre 1837, auxquels nous ne pouvons que renvoyer nos lecteurs.

Signalons que la mise en adjudication est de règle en pareil cas, mais qu'il peut être traité de gré à gré pour les objets dont la fabrication est exclusivement attribuée à des porteurs de brevets d'invention ou d'importation (ordonnance 1837), ce qui sera fréquent en ce qui concerne les divers procédés de traitement ou de destruction des produits du balayage et gadoues urbaines.

(1) Béquet, Répertoire de droit administratif, t. VI, p. 19.

V. — EXPROPRIATION POUR CAUSE D'INSALUBRITÉ.

Nous avons dit que les dispositions de la loi du 15 février 1902 concernant les mesures sanitaires relatives aux immeubles seraient étudiées au fascicule V, spécialement consacré à l'hygiène de l'habitation. Ces dispositions forment la matière du chapitre II du titre I de la loi sus-visée, qui comprend les articles 11 à 18; mais il est un de ces articles qui nous paraît concerner beaucoup plus directement l'assainissement de la *commune* que l'assainissement des *immeubles*, c'est l'article 18, relatif à l'expropriation pour cause d'insalubrité :

Lorsque l'insalubrité est le résultat de causes extérieures et permanentes, ou lorsque les causes d'insalubrité ne peuvent être détruites que par des travaux d'ensemble, la commune peut acquérir, suivant les formes et après l'accomplissement des formalités prescrites par la loi du 3 mai 1841, la totalité des propriétés comprises dans le périmètre des travaux.

Les portions de ces propriétés qui, après assainissement opéré, resteraient en dehors des alignements arrêtés par les nouvelles constructions pourront être revendues aux enchères publiques, sans que les anciens propriétaires ou leurs ayants droit puissent demander l'application des articles 60 et 61 de la loi du 3 mai 1841, si les parties restantes ne sont pas d'une étendue ou d'une forme qui permette d'y élever des constructions salubres.

Cet article est la reproduction, avec une légère modification, de l'article 13 de la loi du 13 avril 1850 relative à l'assainissement des logements insalubres. Le principe de l'expropriation pour cause d'insalubrité, qu'il consacre, n'est donc pas une innovation de la loi du 15 février 1902 ; mais les dispositions de cette dernière lui ont créé des conditions d'application nouvelles.

L'hypothèse envisagée, en effet, est celle où les moyens légaux résultant des articles 11 à 17 (chapitre II du titre I de la loi : Mesures sanitaires relatives aux immeubles) se montrent insuffisants. Il s'agit donc d'un ou de plusieurs immeubles *qui sont reconnus ne pouvoir être assainis par mesures individuelles*.

Dans quels cas pourra-t-il en être ainsi ?

Ce sera, répond l'article lui-même, « lorsque l'insalubrité sera le résultat de causes extérieures et permanentes ou lorsque les causes d'insalubrité ne pourront être détruites que par des travaux d'ensemble ».

Les causes « extérieures et permanentes » seront constituées le plus souvent soit par l'extrême humidité ou par l'infection du sous-sol, soit par le voisinage immédiat de marécages ou de marais, soit par la juxtaposition même de nombreuses maisons mal construites et insalubres dans certains vieux quartiers, soit par l'étroitesse et le mauvais tracé des voies publiques, rendant impossible ou difficile l'alimentation en eau et l'établissement d'égouts, soit par toutes autres circonstances analogues.

Ces dernières hypothèses sont également et plus spécialement visées par la deuxième partie de la formule : « lorsque l'insalubrité ne peut être détruite que par des travaux d'ensemble ». Le seul remède à l'insalubrité résidera souvent, en effet, dans la démolition et la reconstruction sur nouveaux plans non seulement d'un immeuble insalubre, mais de tout un îlot, et dans la transformation, s'il y a lieu, d'une rue entière ou même de tout un quartier.

Cependant nous tenons à répéter que l'article 18 peut également être appliqué à un immeuble unique, lorsque la seule possibilité de l'assainir consiste dans l'application, même limitée à cet immeuble, de l'un des moyens que nous venons d'indiquer (démolition, reconstruction, transformation) ; dans ce cas, en effet, l'interdiction d'habitation prévue aux articles 12 et suivants de la loi pourrait ne pas suffire, si l'existence même de l'immeuble constituait un danger ou s'opposait à la réalisation de travaux d'assainissement nécessaires.

Aux termes de l'article qui nous occupe, la commune peut, dans l'hypothèse qu'il vise, acquérir, suivant les formes et après l'accomplissement des formalités prévues par la loi du 3 mai 1841, « la totalité des propriétés comprises dans le périmètre des travaux ».

Mais comment l'affaire sera-t-elle engagée ?

C'est ici, comme nous le disions plus haut, que les dispositions de la loi de 1902 créent à l'article 18, — ancien article 13 de la loi de 1850, — des conditions d'application nouvelles. Les articles 12 et suivants de la loi de 1902 règlent la procédure normale à l'égard des immeubles dangereux pour la santé des occupants et des voisins, et cette procédure repose en grande partie sur des délibérations de la Commission sanitaire et du Conseil départemental d'hygiène.

Il devra en être de même à notre avis pour l'application de l'article 18, et c'est en s'inspirant des principes posés par l'article 12 que l'instruction préliminaire devra être conduite. C'est notamment à la Commission sanitaire ou au Conseil départemental en appel qu'il appartient de déclarer : 1° que l'immeuble est dangereux ; 2° que l'insalubrité est le résultat de causes extérieures et permanentes, ou qu'elle ne peut être détruite que par des travaux d'ensemble, et en quoi doivent consister ces travaux ; 3° qu'il y a lieu d'appliquer l'article 18 en vue de leur exécution, etc.

La délibération de l'assemblée sanitaire compétente et le programme de travaux qu'elle aura sommairement indiqués constitueront ainsi le point de départ de la procédure d'expropriation proprement dite.

Celle-ci sera réglée conformément à la loi du 3 mai 1841 sur l'expropriation pour cause d'utilité publique, dont nous croyons utile de donner le texte ci-dessous. La seule dérogation à y apporter est celle qui résulte du paragraphe 2 de l'article 18 ainsi conçu : « Les portions de ces propriétés qui, après assainissement opéré, resteraient en dehors des alignements arrêtés par les nouvelles constructions pourront être revendues aux enchères publiques, sans que les anciens propriétaires ou leurs ayants droit puissent demander l'application des articles 60 et 61 de la loi du 3 mai 1841, si les parties restantes ne sont pas d'une étendue ou d'une forme qui permette d'y élever des constructions salubres. » Ce texte ne nous paraît soulever aucune difficulté.

Loi du 3 mai 1841 sur l'expropriation pour cause d'utilité publique.

Titre Ier. — Dispositions préliminaires.

Article premier. — L'expropriation pour cause d'utilité publique s'opère par autorité de justice.

Art. 2. — Les tribunaux ne peuvent prononcer l'expropriation qu'autant que l'utilité en a été constatée et déclarée dans les formes prescrites par la présente loi. Ces formes consistent : — 1° dans la loi ou l'ordonnance royale qui autorise l'exécution des travaux pour lesquels l'expropriation est requise ; — 2° dans l'acte du préfet qui désigne les localités ou territoires sur lesquels les travaux doivent avoir lieu, lorsque cette désignation ne résulte pas de la loi ou de l'ordonnance royale ; — 3° dans l'arrêté ultérieur par lequel le préfet détermine les propriétés particulières auxquelles l'expropriation est applicable. — Cette application ne peut être faite à aucune propriété particulière qu'après que les parties intéressées ont été mises en état d'y fournir leurs contredits, selon les règles exprimées au titre II.

Art. 3. — Tous grands travaux publics, routes royales, canaux, chemins de fer, canalisation des rivières, bassins et docks, entrepris par l'État, les départements, les communes, ou par des compagnies particulières, avec ou sans péages, avec ou sans subside du Trésor, avec ou sans aliénation du domaine public, ne pourront être exécutés qu'en vertu d'une loi, qui ne sera rendue qu'après une enquête administrative. — Une ordonnance royale suffira pour autoriser l'exécution des routes départementales, celle des canaux et chemins de fer d'embranchement de moins de 20 000 mètres de longueur, des ponts et de tous autres travaux de moindre importance. — Cette ordonnance devra également être précédée d'une enquête. — Ces enquêtes auront lieu dans les formes déterminées par un règlement d'administration publique (1).

Titre II. — Des mesures d'administration relatives a l'expropriation.

Art. 4. — Les ingénieurs ou autre gens de l'art chargés de l'exécution des travaux lèvent, pour la partie qui s'étend sur chaque commune, le plan

(1) Voy. Sénatus-C., 25 déc. 1852, art. 4 (*Bull.*, 11e série, n° 28 ; L. 27 juill. 1870.

parcellaire des terrains et des édifices dont la cession leur paraît nécessaire.

Art. 5. — Le plan desdites propriétés particulières, indicatif des noms de chaque propriétaire, tels qu'ils sont inscrits sur la matrice des rôles, reste déposé, pendant huit jours, à la mairie de la commune où les propriétés sont situées, afin que chacun puisse en prendre connaissance.

Art. 6. — Le délai fixé à l'article précédent ne court qu'à dater de l'avertissement, qui est donné collectivement aux parties intéressées, de prendre communication du plan déposé à la mairie. — Cet avertissement est publié à son de trompe ou de caisse dans la commune et affiché tant à la principale porte de l'église du lieu qu'à celle de la maison commune. — Il est en outre inséré dans l'un des journaux publiés dans l'arrondissement, ou, s'il n'en existe aucun, dans l'un des journaux du département.

Art. 7. — Le maire certifie ces publications et affiches ; il mentionne sur un procès-verbal qu'il ouvre à cet effet, et que les parties qui comparaissent sont requises de signer, les déclarations et réclamations qui lui ont été faites verbalement, et y annexe celles qui lui sont transmises par écrit.

Art. 8. — A l'expiration du délai de huitaine prescrit par l'article 5, une commission se réunit au chef-lieu de la sous-préfecture. — Cette commission, présidée par le sous-préfet de l'arrondissement, sera composée de quatre membres du Conseil général du département ou du Conseil de l'arrondissement désignés par le préfet, du maire de la commune où les propriétés sont situées, et de l'un des ingénieurs chargés de l'exécution des travaux. — La commission ne peut délibérer valablement qu'autant que cinq de ses membres au moins sont présents. — Dans le cas où le nombre des membres présents serait de six et où il y aurait partage d'opinions, la voix du président sera prépondérante. — Les propriétaires qu'il s'agit d'exproprier ne peuvent être appelés à faire partie de la commission.

Art. 9. — La commission reçoit, pendant huit jours, les observations des propriétaires. — Elle les appelle toutes les fois qu'elle le juge convenable. Elle donne son avis. — Ses opérations doivent être terminées dans le délai de dix jours ; après quoi le procès-verbal est adressé immédiatement par le sous-préfet au préfet. — Dans le cas où lesdites opérations n'auraient pas été mises à fin dans le délai ci-dessus, le sous-préfet devra, dans les trois jours, transmettre au préfet son procès-verbal et les documents recueillis.

Art. 10. — Si la commission propose quelque changement au tracé indiqué par les ingénieurs, le sous-préfet devra, dans la forme indiquée par l'article 6, en donner immédiatement avis aux propriétaires que ces changements pourront intéresser. Pendant huitaine, à dater de cet avertissement, le procès-verbal et les pièces resteront déposés à la sous-préfecture ; les parties intéressées pourront en prendre communication sans déplacement et sans frais et fournir leurs observations écrites. — Dans les trois jours suivants, le sous-préfet transmettra toutes les pièces à la préfecture.

Art. 11. — Sur le vu du procès-verbal et des documents y annexés, le préfet détermine, par un arrêté motivé, les propriétés qui doivent être cédées et indique l'époque à laquelle il sera nécessaire d'en prendre possession. Toutefois, dans le cas où il résulterait de l'avis de la commission qu'il y aurait lieu de modifier le tracé des travaux ordonnés, le préfet surseoira jusqu'à ce qu'il ait été prononcé par l'administration supérieure. — L'administration supérieure pourra, suivant les circonstances, ou statuer définitivement, ou ordonner qu'il soit procédé de nouveau à tout ou partie des formalités prescrites par les articles précédents.

Art. 12. — Les dispositions des articles 8, 9 et 10 ne sont point applicables au cas où l'expropriation serait demandée par une commune, et dans un intérêt purement communal, non plus qu'aux travaux d'ouverture ou de redressement des chemins vicinaux. — Dans ce cas, le procès-verbal prescrit par l'article 7 est transmis, avec l'avis du Conseil municipal, par le maire au sous-préfet, qui l'adressera au préfet avec ses observations. — Le préfet, en conseil de préfecture, sur le vu de ce procès-verbal, et sauf l'approbation de l'administration supérieure, prononcera comme il est dit en l'article précédent (1).

Titre III. — De l'expropriation et de ses suites, quant aux privilèges, hypothèques et autres droits réels.

Art. 13. — Si des biens de mineurs, d'interdits, d'absents, ou autres incapables, sont compris dans les plans déposés en vertu de l'article 5, ou dans les modifications admises par l'administration supérieure, aux termes de l'article 11 de la présente loi, les tuteurs, ceux qui ont été envoyés en possession provisoire, et tous représentants des incapables, peuvent, après autorisation du tribunal donnée sur simple requête, en la chambre du conseil, le ministère public entendu, consentir amiablement à l'aliénation desdits biens. — Le tribunal ordonne les mesures de conservation ou de remploi qu'il juge nécessaires. — Ces dispositions sont applicables aux immeubles dotaux et aux majorats. — Les préfets pourront, dans le même cas, aliéner les biens des départements, s'ils y sont autorisés par délibération du Conseil général; les maires ou administrateurs pourront aliéner les biens des communes ou établissements publics, s'ils y sont autorisés par délibération du Conseil municipal ou du conseil d'administration, approuvée par le préfet en Conseil de préfecture. — Le ministre des Finances peut consentir à l'aliénation des biens de l'État, ou de ceux qui font partie de la dotation de la Couronne, sur la proposition de l'intendant de la liste civile. — A défaut de conventions amiables, soit avec les propriétaires des terrains ou bâtiments dont la cession est reconnue nécessaire, soit avec ceux qui les représentent, le préfet transmet au procureur du Roi dans le ressort duquel les biens sont situés la loi ou l'ordonnance qui autorise l'exécution des travaux et l'arrêté mentionné en l'article 11 (2).

Art. 14. — Dans les trois jours, et sur la production des pièces constatant que les formalités prescrites par l'article 2 du titre Ier et par le titre II de la présente loi ont été remplies, le procureur du roi requiert et le tribunal prononce l'expropriation pour cause d'utilité publique des terrains ou bâtiments indiqués dans l'arrêté du préfet. — Si, dans l'année de l'arrêté du

(1) Voy. Av. C. d'Ét., 12 déc. 1868 ; Cir. min. Intér., 12 janv. 1869.

(2) Pour l'exécution des articles 13 et 25 de la loi du 3 mai 1841, la requête peut être présentée par les parties, *sans ministère d'avoué*, dans les cas prévus par ces articles. L'intervention de ces officiers ministériels n'est nécessaire qu'autant que les parties sont illettrées, et pour le cas où elles n'ont pas fait signer la requête par un fondé de pouvoir en vertu d'une procuration notariée. Cir. min. Trav. publ. 22 juill. 1843.

préfet, l'administration n'a pas poursuivi l'expropriation, tout propriétaire dont les terrains sont compris audit arrêté peut présenter requête au tribunal. Cette requête sera communiquée par le procureur du roi au préfet, qui devra, dans le plus bref délai, envoyer les pièces, et le tribunal statuera dans les trois jours. — Le même jugement commet un des membres du tribunal pour remplir les fonctions attribuées par le titre IV, chapitre II, au magistrat directeur du jury chargé de fixer l'indemnité, et désigne un autre membre pour le remplacer au besoin. En cas d'absence ou d'empêchement de ces deux magistrats, il sera pourvu à leur remplacement par une ordonnance sur requête du président du tribunal civil. — Dans le cas où les propriétaires à exproprier consentiraient à la cession, mais où il n'y aurait point accord sur le prix, le tribunal donnera acte du consentement et désignera le magistrat directeur du jury, sans qu'il soit besoin de rendre le jugement d'expropriation, ni de s'assurer que les formalités prescrites par le titre II ont été remplies.

Art. 15. — Le jugement est publié et affiché, par extrait, dans la commune de la situation des biens, de la manière indiquée en l'article 6. Il est en outre inséré dans l'un des journaux publiés dans l'arrondissement, ou, s'il n'en existe aucun, dans l'un de ceux du département. — Cet extrait, contenant les noms des propriétaires, les motifs et le dispositif du jugement, leur est notifié au domicile qu'ils auront élu dans l'arrondissement de la situation des biens, par une déclaration faite à la mairie de la commune où les biens sont situés ; et, dans le cas où cette élection de domicile n'aurait pas eu lieu, la notification de l'extrait sera faite en double copie au maire et au fermier, locataire, gardien ou régisseur de la propriété. — Toutes les autres notifications prescrites par la présente loi seront faites dans la forme ci-dessus indiquée.

Art. 16. — Le jugement sera, immédiatement après l'accomplissement des formalités prescrites par l'article 15 de la présente loi, transcrit au bureau de la conservation des hypothèques de l'arrondissement, conformément à l'article 1181 du Code civil.

Art. 17. — Dans la quinzaine de la transcription, les privilèges et les hypothèques conventionnelles, judiciaires ou légales, seront inscrits. — A défaut d'inscription dans ce délai, l'immeuble exproprié sera affranchi de tous privilèges et hypothèques, de quelque nature qu'ils soient, sans préjudice des droits des femmes, mineurs ou interdits, sur le montant de l'indemnité, tant qu'elle n'a pas été payée ou que l'ordre n'a pas été réglé définitivement entre les créanciers. — Les créanciers inscrits n'auront, dans aucun cas, la faculté de surenchérir, mais ils pourront exiger que l'indemnité soit fixée conformément au titre IV.

Art. 18. — Les actions en résolution, en revendication et toutes autres actions réelles, ne pourront arrêter l'expropriation, ni en empêcher l'effet. Le droit des réclamants sera transporté sur le prix, et l'immeuble en demeurera affranchi.

Art. 19. — Les règles posées dans le premier paragraphe de l'article 15 et dans les articles 16, 17 et 18 sont applicables dans le cas de conventions amiables passées entre l'administration et les propriétaires. — Cependant l'administration peut, sauf les droits des tiers, et sans accomplir les formalités ci-dessus tracées, payer le prix des acquisitions dont la valeur ne s'élèverait pas au-dessus de 500 francs. Le défaut d'accomplissement des formalités de la purge des hypothèques n'empêche pas l'expropriation d'avoir son cours; sauf, pour les parties intéressées, à faire valoir leurs droits ultérieurement, dans les formes déterminées par le titre IV de la présente loi.

Art. 20. — Le jugement ne pourra être attaqué que par la voie du recours en cassation, et seulement pour incompétence, excès de pouvoir ou vices de formes du jugement. — Le pourvoi aura lieu, au plus tard, dans les trois jours, à dater de la notification du jugement, par déclaration au greffe du tribunal. Il sera notifié dans la huitaine, soit à la partie, au domicile indiqué par l'article 15, soit au préfet ou au maire, suivant la nature des travaux, le tout à peine de déchéance. — Dans la quinzaine de la notification du pourvoi, les pièces seront adressées à la chambre civile de la Cour de cassation, qui statuera dans le mois suivant. — L'arrêt, s'il est rendu par défaut à l'expiration de ce délai, ne sera pas susceptible d'opposition.

Titre IV. — Du règlement des indemnités.

Chapitre I. — Mesures préparatoires.

Art. 21. — Dans la huitaine qui suit la notification prescrite par l'article 15, le propriétaire est tenu d'appeler et de faire connaître à l'administration les fermiers, locataires, ceux qui ont des droits d'usufruit, d'habitation ou d'usage tels qu'ils sont réglés par le Code civil, et ceux qui peuvent réclamer des servitudes résultant des titres mêmes du propriétaire ou d'autres actes dans lesquels il serait intervenu; sinon il restera seul chargé envers eux des indemnités que ces derniers pourront réclamer. — Les autres intéressés seront mis en demeure de faire valoir leurs droits par l'avertissement énoncé en l'article 6 et tenus de se faire connaître à l'administration dans le même délai de huitaine, à défaut de quoi ils seront déchus de tous droits à l'indemnité.

Art. 22. — Les dispositions de la présente loi relatives aux propriétaires et à leurs créanciers sont applicables à l'usufruitier et à ses créanciers.

Art 23. —L'administration notifie aux propriétaires et à tous autres intéressés qui auront été désignés ou qui seront intervenus dans le délai fixé par l'article 21 les sommes qu'elle offre pour indemnités. — Ces offres sont, en outre, affichées et publiées conformément à l'article 6 de la présente loi.

Art. 24.— Dans la quinzaine suivante, les propriétaires et autres intéressés sont tenus de déclarer leur acceptation, ou, s'ils n'acceptent pas les offres qui leur sont faites, d'indiquer le montant de leurs prétentions.

Art. 25. — Les femmes mariées sous le régime dotal, assistées de leurs maris, les tuteurs, ceux qui ont été envoyés en possession provisoire des biens d'un absent, et d'autres personnes qui représentent les incapables peuvent valablement accepter les offres énoncées en l'article 23, s'ils y sont autorisés dans les formes prescrites par l'article 13 (1).

Art. 26. — Le ministre des Finances, les préfets, maires ou administrateurs, peuvent accepter les offres d'indemnité pour expropration des biens apparte-

(1) Voy. note sous l'article 13

nant à l'État, à la Couronne, aux départements, communes ou établissements publics, dans les formes avec les autorisations prescrites par l'article 13.

Art. 27. — Le délai de quinzaine, fixé par l'article 24, sera d'un mois dans les cas prévus par les articles 25 et 26.

Art. 28. — Si les offres de l'administration ne sont pas acceptées dans les délais prescrits par les articles 24 et 27, l'administration citera devant le jury, qui sera convoqué à cet effet, les propriétaires et tous autres qui auront été désignés, ou qui seront intervenus, pour qu'il soit procédé au règlement des indemnités de la manière indiquée au chapitre suivant. La citation contiendra l'énonciation des offres qui auront été refusées.

Chapitre II. — Du jury spécial chargé de régler les indemnités.

Art. 29. — Dans sa session annuelle, le Conseil général du département désigne, pour chaque arrondissement de sous-préfecture, tant sur la liste des électeurs que sur la seconde partie de la liste du jury, trente-six personnes au moins et soixante-douze au plus (1), qui ont leur domicile réel dans l'arrondissement, parmi lesquelles sont choisies, jusqu'à la session suivante ordinaire du Conseil général, les membres du jury spécial appelé, le cas échéant, à régler les indemnités dues par suite d'expropriation pour cause d'utilité publique. — Le nombre des jurés désignés pour le département de la Seine sera de six cents (Voy. L. 3 juillet 1880).

Art. 30. — Toutes les fois qu'il y a lieu de recourir à un jury spécial, la première chambre de la Cour royale, dans les départements qui sont le siège d'une Cour royale, et, dans les autres départements, la première chambre du tribunal du chef-lieu judiciaire, choisit en la chambre du conseil, sur la liste dressée en vertu de l'article précédent pour l'arrondissement dans lequel ont lieu les expropriations, seize personnes qui formeront le jury spécial chargé de fixer définitivement le montant de l'indemnité, et, en outre, quatre jurés supplémentaires ; pendant les vacances, ce choix est déféré à la chambre de la Cour ou du tribunal chargés du service des vacations. En cas d'abstention ou de récusation des membres du tribunal, le choix du jury est déféré à la Cour royale. — Ne peuvent être choisis : 1° les propriétaires, fermiers, locataires des terrains et bâtiments désignés en l'arrêté du préfet pris en vertu de l'article 11, et qui restent à acquérir ; 2° les créanciers ayant inscription sur lesdits immeubles ; 3° tous autres intéressés désignés ou intervenant en vertu des articles 21 et 22. — Les septuagénaires seront dispensés, s'ils le requièrent, des fonctions de juré.

Art. 31. — La liste des seize jurés et des quatre jurés supplémentaires est transmise par le préfet au sous-préfet, qui, après s'être concerté avec le magistrat directeur du jury, convoque les jurés et les parties, en leur indiquant, au moins huit jours à l'avance, le lieu et le jour de la réunion. La notification aux parties leur fait connaître les noms des jurés.

Art. 32. — Tout juré qui, sans motifs légitimes, manque à l'une des séances ou refuse de prendre part à la délibération encourt une amende de 100 francs au moins et de 300 francs au plus. L'amende est prononcée par le magistrat directeur du jury. — Il statue en dernier ressort sur l'opposition qui serait

(1) Voy. L. 12 juin 1854 pour l'arrondissement de Lyon.

formée par le juré condamné. — Il prononce également sur les causes d'empêchement que les jurés proposent, ainsi que sur les exclusions ou incompatibilités dont les causes ne seraient survenues ou n'auraient été connues que postérieurement à la désignation faite en vertu de l'article 30.

Art. 33. — Ceux des jurés qui se trouvent rayés de la liste par suite des empêchements, exclusions ou incompatibilités prévus à l'article précédent, sont immédiatement remplacés par les jurés supplémentaires, que le magistrat directeur du jury appelle dans l'ordre de leur inscription. — En cas d'insuffisance, le magistrat directeur du jury choisit, sur la liste dressée en vertu de l'article 29, les personnes nécessaires pour compléter le nombre des seize jurés.

Art. 34. — Le magistrat directeur du jury est assisté, auprès du jury spécial, du greffier ou commis-greffier du tribunal, qui appelle successivement les causes sur lesquelles le jury doit statuer et tient procès-verbal des opérations. — Lors de l'appel, l'administration a le droit d'exercer deux récusations péremptoires ; la partie adverse a le même droit. — Dans le cas où plusieurs intéressés figurent dans la même affaire, ils s'entendent pour l'exercice du droit de récusation, sinon le sort désigne ceux qui doivent en user. — Si le droit de récusation n'est point exercé, ou s'il ne l'est que partiellement, le magistrat directeur du jury procède à la réduction des jurés au nombre de douze, en retranchant les derniers noms inscrits sur la liste.

Art. 35. — Le jury spécial n'est constitué que lorsque les douze jurés sont présents. — Les jurés ne peuvent délibérer valablement qu'au nombre de neuf au moins.

Art. 36. — Lorsque le jury est constitué, chaque juré prête serment de remplir ses fonctions avec impartialité.

Art. 37. — Le magistrat directeur met sous les yeux du jury : 1° le tableau des offres et demandes notifiées en exécution des articles 23 et 24 ; — 2° les plans parcellaires et les titres ou autres documents produits par les parties à l'appui de leurs offres et demandes. — Les parties ou leurs fondés de pouvoir peuvent présenter sommairement leurs observations. — Le jury pourra entendre toutes les personnes qu'il croira pouvoir l'éclairer. — Il pourra également se transporter sur les lieux, ou déléguer à cet effet un ou plusieurs de ses membres. — La discussion est publique ; elle peut être continuée à une autre séance.

Art. 38. — La clôture de l'instruction est prononcée par le magistrat directeur du jury. — Les jurés se retirent immédiatement dans leur chambre pour délibérer, sans désemparer, sous la présidence de l'un d'eux, qu'ils désignent à l'instant même. — La décision du jury fixe le montant de l'indemnité ; elle est prise à la majorité des voix. — En cas de partage, la voix du président du jury est prépondérante.

Art. 39. — Le jury prononce des indemnités distinctes en faveur des parties qui les réclament à des titres différents, comme propriétaires, fermiers, locataires, usagers et autres intéressés dont il est parlé à l'article 21. — Dans le cas d'usufruit, une seule indemnité est fixée par le jury, eu égard à la valeur totale de l'immeuble ; le nu-propriétaire et l'usufruitier exercent leurs droits sur le montant de l'indemnité au lieu de les exercer sur la chose. — L'usufruitier sera tenu de donner caution ; les père et mère ayant l'usufruit des biens de leurs enfants en seront seuls dispensés. — Lorsqu'il y a litige sur le fond du droit ou sur la qualité des réclamants, et toutes les fois qu'il s'élève des difficultés étrangères à la fixation du montant de l'indemnité, le jury règle l'indemnité indépendamment de ces litiges et difficultés, sur lesquels les parties sont renvoyées à se pourvoir devant qui de droit. — L'indemnité allouée par le jury ne peut, en aucun cas, être inférieure aux offres de l'administration, ni supérieure à la demande de la partie intéressée.

Art. 40. — Si l'indemnité réglée par le jury ne dépasse pas l'offre de l'administration, les parties qui l'auront refusée seront condamnées aux dépens. — Si l'indemnité est égale à la demande des parties, l'administration sera condamnée aux dépens. — Si l'indemnité est à la fois supérieure à l'offre de l'administration et inférieure à la demande des parties, les dépens seront compensés de manière à être supportés par les parties et l'administration, dans les proportions de leur offre ou de leur demande avant la décision du jury. — Tout indemnitaire qui ne se trouvera pas dans le cas des articles 25 et 26 sera condamné aux dépens, quelle que soit l'estimation ultérieure du jury, s'il a omis de se conformer aux dispositions de l'article 24.

Art. 41. — La décision du jury, signée des membres qui y ont concouru, est remise par le président au magistrat directeur, qui la déclare exécutoire, statue sur les dépens, et envoie l'administration en possession de la propriété, à la charge par elle de se conformer aux dispositions des articles 53, 54 et suivants. — Ce magistrat taxe les dépens, dont le tarif est déterminé par un règlement d'administration publique. — La taxe ne comprendra que les actes faits postérieurement à l'offre de l'administration ; les frais des actes antérieurs demeurent, dans tous les cas, à la charge de l'administration.

Art. 42. — La décision du jury et l'ordonnance du magistrat directeur ne peuvent être attaquées que par la voie du recours en cassation, et seulement pour violation du premier paragraphe de l'article 30, de l'article 31, des deuxième et quatrième paragraphes de l'article 35, 36, 37, 38, 39 et 40. — Le délai sera de quinze jours pour ce recours, qui sera d'ailleurs formé, notifié et jugé comme il est dit en l'article 20 ; il courra à partir du jour de la décision (1).

Art. 43. — Lorsqu'une décision du jury aura été cassée, l'affaire sera renvoyée devant un nouveau jury choisi dans le même arrondissement. Néanmoins la Cour de cassation pourra, suivant les circonstances, renvoyer l'appréciation de l'indemnité à un jury choisi dans un des arrondissements voisins, quand même il appartiendrait à un autre département. — Il sera procédé, à cet effet, conformément à l'article 30.

Art. 44. — Le jury ne connaît que des affaires dont il a été saisi au moment de sa convocation et statue successivement et sans interruption sur chacune de ces affaires. Il ne peut se séparer qu'après avoir réglé toutes les indemnités dont la fixation lui a été ainsi déférée.

Art. 45. — Les opérations commencées par un jury, et qui ne sont pas encore terminées au moment du renouvellement annuel de la liste générale mentionnée en l'article 29, sont continuées, jusqu'à la conclusion définitive, par le même jury.

(1) Voy. note sous l'article 20.

Art. 46. — Après la clôture des opérations du jury, les minutes de ses décisions et les autres pièces qui se rattachent aux opérations sont déposées au greffe du tribunal civil de l'arrondissement.

Art. 47. — Les noms des jurés qui auront fait le service d'une session ne pourront être portés sur le tableau dressé par le Conseil général pour l'année suivante.

Chapitre III. — Des règles à suivre pour la fixation des indemnités.

Art. 48. — Le jury est juge de la sincérité des titres et de l'effet des actes qui seraient de nature à modifier l'évaluation de l'indemnité.

Art. 49. — Dans le cas où l'administration contesterait au détenteur exproprié le droit à une indemnité, le jury, sans s'arrêter à la contestation, dont il renvoie le jugement devant qui de droit, fixe l'indemnité comme si elle était due, et le magistrat directeur du jury en ordonne la consignation, pour ladite indemnité rester déposée jusqu'à ce que les parties se soient en tendues ou que le litige soit vidé.

Art. 50. — Les bâtiments dont il est nécessaire d'acquérir une portion pour cause d'utilité publique seront achetés en entier, si les propriétaires le requièrent, par une déclaration formelle adressée au magistrat directeur du jury, dans les délais énoncés aux articles 24 et 27. — Il en sera de même de toute parcelle de terrain qui, par suite du morcellement, se trouvera réduite au quart de la contenance totale, si toutefois le propriétaire ne possède aucun terrain immédiatement contigu, et si la parcelle ainsi réduite est inférieure à 10 ares.

Art. 51. — Si l'exécution des travaux doit procurer une augmentation de valeur immédiate et spéciale au restant de la propriété, cette augmentation sera prise en considération dans l'évaluation du montant de l'indemnité.

Art. 52. — Les constructions, plantations et améliorations ne donneront lieu à aucune indemnité, lorsque, à raison de l'époque où elles auront été faites ou de toutes autres circonstances dont l'appréciation lui est abandonnée, le jury acquiert la conviction qu'elles ont été faites dans la vue d'obtenir une indemnité plus élevée.

Titre V. — Du paiement des indemnités.

Art. 53. — Les indemnités réglées par le jury seront, préalablement à la prise de possession, acquittées entre les mains des ayants droit. — S'ils se refusent à les recevoir, la prise de possession aura lieu après offres réelles et consignation. — S'il s'agit de travaux exécutés par l'État ou les départements, les offres réelles pourront s'effectuer au moyen d'un mandat égal au montant de l'indemnité réglée par le jury : ce mandat, délivré par l'ordonnateur compétent, visé par le payeur, sera payable sur la caisse publique qui s'y trouvera désignée. Si les ayants droit refusent de recevoir le mandat, la prise de possession aura lieu après la consignation en espèces.

Art. 54. — Il ne sera pas fait d'offres réelles toutes les fois qu'il existera des inscriptions sur l'immeuble exproprié ou d'autres obstacles au versement des deniers entre les mains des ayants droit; dans ce cas, il suffira que les sommes dues par l'administration soient consignées pour être ultérieurement distribuées ou remises, selon les règles du droit commun.

Art. 55. — Si, dans les six mois du jugement d'expropriation, l'administration ne poursuit pas la fixation de l'indemnité, les parties pourront exiger qu'il soit procédé à ladite fixation. — Quand l'indemnité aura été réglée, si elle n'est ni acquittée ni consignée dans les six mois de la décision du jury, les intérêts courront de plein droit à l'expiration de ce délai.

Titre VI. — Dispositions diverses.

Art. 56. — Les contrats de vente, quittances et autres actes relatifs à l'acquisition des terrains peuvent être passés dans la forme des actes administratifs; la minute restera déposée au secrétariat de la préfecture : expédition en sera transmise à l'administration des domaines.

Art. 57. — Les significations et notifications mentionnées en la présente loi sont faites à la diligence du préfet du département de la situation des biens. — Elles peuvent être faites tant par huissier que par tout agent de l'administration dont les procès-verbaux font foi en justice.

Art. 58. — Les plans, procès-verbaux, certificats, significations, jugements, contrats, quittances et autres actes faits en vertu de la présente loi, seront visés pour timbre et enregistré gratis, lorsqu'il y aura lieu à la formalité de l'enregistrement. — Il ne sera perçu aucun droit pour la transcription des actes au bureau des hypothèques. — Les droits perçus sur les acquisitions amiables faites antérieurement aux arrêtés du préfet seront restitués, lorsque, dans le délai de deux ans, à partir de la perception, il sera justifié que les immeubles acquis seront compris dans ces arrêtés. La restitution des droits ne pourra s'appliquer qu'à la portion des immeubles qui aura été reconnue nécessaire à l'exécution des travaux.

Art. 59. — Lorsqu'un propriétaire aura accepté les offres de l'administration, le montant de l'indemnité devra, s'il l'exige et s'il n'y a pas eu contestation de la part des tiers dans les délais prescrits par les articles 24 et 27, être versé à la Caisse des dépôts et consignations, pour être remis ou distribué à qui de droit, selon les règles du droit commun.

Art. 60. — Si les terrains acquis pour des travaux d'utilité publique ne reçoivent pas cette destination, les anciens propriétaires ou leurs ayants droit peuvent en demander la remise. — Le prix des terrains rétrocédés est fixé à l'amiable, et, s'il n'y a pas accord, par le jury, dans les formes ci-dessus prescrites. La fixation par le jury ne peut, en aucun cas, excéder la somme moyennant laquelle les terrains ont été acquis.

Art. 61. — Un avis, publié de la manière indiquée en l'article 6, fait connaître les terrains que l'administration est dans le cas de revendre. Dans les trois mois de cette publication, les anciens propriétaires qui veulent réacquérir la propriété desdits terrains sont tenus de le déclarer; et, dans le mois de la fixation du prix, soit amiable, soit judiciaire, ils doivent passer le contrat de rachat et payer le prix : le tout à peine de déchéance du privilège que leur accorde l'article précédent.

Art. 62. — Les dispositions des articles 60 et 61 ne sont pas applicables aux terrains qui auront été acquis sur la réquisition du propriétaire en vertu de l'article 50, et qui resteraient disponibles après l'exécution des travaux.

ART. 63. — Les concessionnaires des travaux publics exerceront tous les droits conférés à l'administration et seront soumis à toutes les obligations qui lui seront imposées par la présente loi.

ART. 64. — *Aujourd'hui sans application.*

TITRE VII. — DISPOSITIONS EXCEPTIONNELLES.

Chapitre Ier

ART. 65. — Lorsqu'il y aura urgence de prendre possession des terrains non bâtis qui seront soumis à l'expropriation, l'urgence sera spécialement déclarée par une ordonnance royale.

ART. 66. — En ce cas, après le jugement d'expropriation, l'ordonnance qui déclare l'urgence et le jugement seront notifiés, conformément à l'article 15, aux propriétaires et aux détenteurs, avec assignation devant le tribunal civil. L'assignation sera donnée à trois jours au moins ; elle énoncera la somme offerte par l'administration.

ART. 67. — Au jour fixé, le propriétaire et les détenteurs seront tenus de déclarer la somme dont ils demandent la consignation avant l'envoi en possession. — Faute par eux de comparaître, il sera procédé en leur absence.

ART. 68. — Le tribunal fixe le montant de la somme à consigner. — Le tribunal peut se transporter sur les lieux, ou commettre un juge pour visiter les terrains, recueillir tous les renseignements propres à en déterminer la valeur, et en dresser, s'il y a lieu, un procès-verbal descriptif. Cette opération devra être terminée dans les cinq jours, à dater du jugement qui l'aura ordonnée. — Dans les trois jours de la remise de ce procès-verbal au greffe, le tribunal déterminera la somme à consigner.

ART. 69. — La consignation doit comprendre, outre le principal, la somme nécessaire pour assurer, pendant deux ans, le paiement des intérêts à 5 p. 100.

ART. 70. — Sur le vu du procès-verbal de consignation, et sur une nouvelle assignation à deux jours de délai au moins, le président ordonne la prise de possession.

ART. 71. — Le jugement du tribunal et l'ordonnance du président sont exécutoires sur minute et ne peuvent être attaqués par opposition ni par appel.

ART. 72. — Le président taxera les dépens, qui seront supportés par l'administration.

ART. 73. — Après la prise de possession, il sera, à la poursuite de la partie la plus diligente, procédé à la fixation définitive de l'indemnité, en exécution du titre IV de la présente loi.

ART. 74. — Si cette fixation est supérieure à la somme qui a été déterminée par le tribunal, le supplément doit être consigné dans la quinzaine de la notification de la décision du jury, et, à défaut, le propriétaire peut s'opposer à la continuation des travaux.

Chapitre II.

ART. 75. — Les formalités prescrites par les titres I et II de la présente loi ne sont applicables ni aux travaux militaires, ni aux travaux de la marine royale. — Pour ces travaux, une ordonnance royale détermine les terrains qui sont soumis à l'expropriation.

Art. 76. — L'expropriation ou l'occupation temporaire, en cas d'urgence, des propriétés privées qui seront jugées nécessaires pour des travaux de fortification, continueront d'avoir lieu conformément aux dispositions prescrites par la loi du 30 mars 1831. — Toutefois, lorsque les propriétaires ou autres intéressés n'auront pas accepté les offres de l'administration, le règlement définitif des indemnités aura lieu conformément aux dispositions du titre IV ci-dessus. — Seront également applicables aux expropriations poursuivies en vertu de la loi du 30 mars 1831 les articles 16, 17, 18, 19, 20, ainsi que le titre VI de la présente loi.

Titre VIII. — Dispositions finales.

Art. 77. — Les lois du 8 mars 1810 et 7 juillet 1833 sont abrogées.

Proposition de loi déposée par M. Siegfried, député. — Il nous reste à signaler la proposition dont la Chambre des députés a été saisie par M. Jules Siegfried touchant les conditions d'application du principe posé par l'article 18 de la loi de 1902.

Dans les conditions actuelles, il faut bien reconnaître, en effet, qu'il est difficile aux communes de tirer tout le parti qu'on pouvait escompter de la facilité qui leur est donnée par ce texte. Si elles veulent provoquer l'expropriation d'un quartier malsain, dont l'insalubrité résulte souvent en grande partie de l'entassement d'un trop grand nombre d'habitants dans des locaux insuffisants, elles se heurtent aux prétentions exorbitantes des propriétaires, qui tirent de leurs immeubles un revenu d'autant plus élevé que l'encombrement y est plus considérable.

La proposition Siegfried a pour but de rendre plus aisée l'expropriation en posant des règles spéciales, notamment sur les points suivants. D'une part, les deux enquêtes distinctes prévues par les titres I et II de la loi du 3 mai 1841, et dites « enquête d'utilité publique » et « enquête parcellaire », seraient réunies et confondues, de manière à abréger dans la plus large mesure possible les formalités préparatoires de l'expropriation. En second lieu, il serait obligatoirement tenu compte, dans la fixation des indemnités, de la dépréciation devant résulter pour les immeubles expropriés du fait de leur insalubrité. Enfin des précautions légales seraient édictées, au point de vue du mode d'exécution des travaux d'assainissement, pour que les intentions de la commune expropriante ne puissent être détournées de leur but.

En raison de l'importance exceptionnelle de cette proposition et de l'intérêt qu'elle présente pour l'hygiène publique, nous croyons utile de reproduire ci-après la partie essentielle de l'exposé des motifs et le dispositif des articles.

Nous examinerons successivement, dit M. Jules Siegfried, les trois points suivants : 1° déclaration d'utilité publique de l'assainissement; 2° fixation des indemnités ; 3° exécution des travaux.

I. — Déclaration d'utilité publique de l'assainissement.

La loi du 3 mai 1841 fait précéder l'expropriation de deux enquêtes successives, l'une prévue au titre Ier de ce texte et dite *enquête d'utilité publique*, l'autre prévue au titre 2 et dite *enquête parcellaire*. La première prépare la loi ou le décret qui déclare l'utilité publique et autorise l'exécution des travaux ; la seconde prépare l'arrêté préfectoral de cessibilité, après lequel il est procédé à l'expropriation proprement dite

Cette double enquête est parfaitement justifiée lorsqu'il s'agit de grands travaux, tels que l'exécution d'un chemin de fer, dont le principe même doit être admis avant qu'on en puisse déterminer les détails de réalisation. Elle ne s'explique pas dans le cas que nous envisageons ici : il n'est pas possible en effet d'imaginer que l'on puisse discuter un programme d'assainissement sans déterminer en même temps les immeubles ou groupes d'immeubles à assainir.

L'enquête d'utilité publique se confond donc nécessairement avec l'enquête parcellaire ; si elles restent distinctes, la seconde ne sera que la répétition de la première ; si elles sont réunies, la procédure se trouvera simplifiée et les délais réduits. C'est cette dernière solution qui paraît devoir être préconisée.

D'autre part, lorsqu'il s'agit de travaux strictement communaux, dont l'importance n'est jamais très considérable et l'opportunité n'est appréciable que pour les autorités locales, il semble qu'il y ait intérêt à faire œuvre de décentralisation. Pourquoi solliciter l'autorisation du pouvoir central, si la décision de celui-ci ne peut être motivée que par l'avis de l'autorité départementale compétente ?

Ces considérations expliquent les dispositions des articles 1, 2 et 3 de la proposition ci-après.

L'initiative du projet d'assainissement appartient à la municipalité, qui est particulièrement bien placée pour recevoir les plaintes des intéressés ou les rapports des médecins investis ou non d'un service public. C'est elle qui supportera d'ailleurs la dépense et qui tirera profit de l'œuvre entreprise.

La délibération du Conseil municipal est portée devant la Commission sanitaire et le Conseil départemental d'hygiène, corps éminemment compétents pour en apprécier le bien-fondé.

Le préfet autorise ensuite l'enquête publique et prend, s'il y a lieu, l'arrêté de cessibilité, en vertu duquel l'expropriation est poursuivie. De même que les deux enquêtes prévues par la loi du 3 mai 1841 sont réunies en une seule, de même les deux décisions consécutives à ces enquêtes se résument en un arrêté préfectoral, parfaitement suffisant, puisqu'il est éclairé de l'avis des autorités sanitaires du département, les seules qui puissent être raisonnablement consultées.

II. — Fixation des indemnités.

Ainsi qu'il a été dit plus haut, les règles prévues relativement à la fixation des indemnités s'inspirent de ce principe de droit que « nul ne doit s'enrichir de sa faute ».

Il est inadmissible que le jury d'expropriation puisse dépasser dans la fixation de l'indemnité due à un propriétaire la valeur vénale d'un immeuble condamné à disparaître à cause de sa défectuosité même. Allouer une indemnité pour le fait de dépossession serait faire bénéficier le propriétaire des conséquences d'un état de choses blâmable, accorder une prime à la négligence ou à la cupidité.

Bien plus, par imitation des règles contenues dans la loi anglaise du 18 août 1899 sur les habitations des artisans et journaliers et sur le logement des classes ouvrières, il paraît légitime de faire supporter au propriétaire des dépréciations d'autant plus importantes que l'immeuble exproprié sera plus manifestement reconnu impropre à l'usage qui en est fait. C'est, en effet, un acte de coupable imprévoyance ou de condamnable avidité que d'entasser dans un logement plus de personnes que l'hygiène ne l'admet, telle qu'elle est prescrite par les règlements municipaux et préfectoraux ; que d'abandonner l'immeuble dans un état défectueux au point de vue de cette même hygiène et de l'entretien ; que d'aller même jusqu'à laisser cet immeuble en tel état qu'il ne puisse être habité sans danger.

Et cependant n'est-il pas avéré que plus un logement est encombré, plus il rapporte ; que moins le propriétaire le répare, plus il en tire de gros revenus ? Si donc l'on vient à l'expropriation rendue nécessaire par ces causes d'insalubrité, il est de toute justice de ne pas faire entrer en ligne de compte, dans l'évaluation de l'indemnité, l'augmentation de revenus que cette insalubrité même a apportée au propriétaire, négligent de la santé de sa famille ou de ses locataires, et bravant le règlement municipal qui l'oblige à l'entretenir en bon état d'hygiène.

Pour ces motifs, nous obligeons le jury à se prononcer, dans chaque cas particulier, sur le point de savoir s'il opérera sur l'indemnité trois sortes de déductions : la première causée par l'entassement des habitants, la seconde par le manque d'hygiène ou le délabrement de l'immeuble, la troisième par l'impossibilité absolue de l'habiter désormais.

Dans le premier cas, le jury déduira du revenu accusé par le propriétaire le montant de la diminution qu'il subirait en ramenant au taux normal le chiffre de ses locataires. Dans le second cas, il calculera le prix que coûteraient les réfections et le déduira de l'indemnité. Dans le troisième cas, toute habitation normale étant impossible, le jury considérera l'immeuble comme un simple terrain à bâtir et l'évaluera comme tel, en y ajoutant le prix des matériaux de démolition.

Le principe qui inspire, en somme, la loi est le suivant : « Si le propriétaire avait assaini sa maison ou n'y avait pas entassé des locataires, dont l'agglomération devient un danger pour la santé publique, moi — commune — je ne serais pas obligée d'intervenir pour déclarer l'expropriation pour cause de danger public. Il n'est pas équitable que le propriétaire réalise un bénéfice sur l'expropriation qu'il m'impose. Il veut tirer avantage de son incurie. Il ne recevra que le prix d'une maison dont le revenu n'aurait pas été indûment forcé; il subira d'office la dépense qu'il aurait dû s'imposer de plein gré pour remettre son immeuble en bon état ; et si la démolition s'impose, il ne recevra que la valeur du terrain. Il portera la responsabilité de l'insalubrité de sa maison, au lieu de la faire payer à la communauté, comme il arrive trop souvent dans la situation actuelle. »

Enfin, par une dernière conséquence des mêmes idées, il paraît légitime de déduire du montant de l'indemnité une somme représentant l'augmentation de valeur que d'autres immeubles, appartenant au même propriétaire, pourront recevoir du fait des travaux d'assainissement. A aucun titre, et sous quelque forme que ce soit, un propriétaire ne doit pouvoir se flatter d'avoir fait une bonne affaire pour avoir tenu un immeuble en état d'insalubrité.

Il est à espérer que les jurys d'expropriation feront une saine application de ces principes; si toutefois les influences locales, les raisons d'intérêt plus ou moins directes les conduisaient à méconnaître les obligations que la loi leur aurait tracées, leurs décisions pourraient être attaquées par les communes, non seulement pour vice de forme, mais pour insuffisante observation des règles édictées.

On aurait pu se demander s'il n'aurait pas convenu d'instituer un appel proprement dit, permettant de réformer directement les décisions fixant des indemnités évidemment trop élevées. Il ne paraît pas possible d'entrer dans cette voie sans s'écarter des principes essentiels de notre législation. Tout au moins le recours en cassation permettra-t-il l'annulation de décisions prises en violation flagrante de la lettre et de l'esprit de la loi et le renvoi de l'affaire devant un jury que l'on pourra espérer plus conscient de ses devoirs.

III. — Exécution des travaux.

Une fois la commune propriétaire des immeubles compris dans le plan d'assainissement, il est procédé aux travaux; ceux-ci comprennent des travaux de voirie tels qu'élargissement des rues, percement de voies nouvelles, aménagement de promenades ou jardins publics, — et des travaux d'amélioration ou de reconstruction des immeubles.

Les premiers ne peuvent être exécutés que par la commune, et il n'y a pas lieu de prévoir de règles spéciales à cet égard.

Les seconds sont d'une nature plus particulière. Dans la proposition que j'ai eu l'honneur de déposer au cours de la dernière législature, il était indiqué que la municipalité pourrait soit attribuer en tout ou en partie les terrains assainis à des œuvres d'utilité commune et notamment à des Sociétés d'habitations à bon marché, soit opérer elle-même la transformation des immeubles conservés ou reconstruire des immeubles neufs. Elle ne devait recourir à aucune autre solution, et il lui était notamment interdit de se substituer un entrepreneur qui prendrait à sa charge l'exécution du projet moyennant le bénéfice qui pourrait résulter pour lui de la transformation du quartier, — cela afin d'écarter le plus possible les éléments de spéculation.

La présente proposition, tout en maintenant cette dernière prohibition, autorise une autre manière de procéder, plus simple et plus pratique : la commune pourra revendre les terrains expropriés, mais les contrats et cahiers des charges consentis pour ces aliénations devront contenir des stipulations formelles, garantissant l'accomplissement des travaux d'assainissement prévus au programme d'ensemble.

Ainsi la commune aura le choix entre diverses solutions, soit qu'elle préfère devenir elle-même propriétaire d'une surface urbaine assez importante, édifier et exploiter un quartier modèle, soit qu'elle s'en tienne à des méthodes plus timides et se borne à n'autoriser des constructions que d'après des plans prévus par elle.

Le dernier article concerne la faculté qu'ont les propriétaires riverains d'une rue supprimée de s'avancer jusqu'à l'alignement de la nouvelle voie. Il a paru indispensable de prévoir la possibilité de les exproprier dans le cas où, en refusant d'user de ce droit, que le régime actuel leur reconnaît, ils compromettraient l'harmonie d'ensemble de l'œuvre entreprise.

Il n'est pas inutile d'ajouter, en terminant, que cette proposition de loi, qui pourrait paraître audacieuse à quelques esprits, se borne à demander l'introduction dans notre législation de règles semblables à celles qui sont en vigueur en Belgique depuis 1867, en Angleterre depuis 1890. Dans l'un et l'autre de ces pays, les expropriations par grands espaces ont été amplement pratiquées grâce à un régime libéral donnant aux communes une large initiative. Les résultats en ont été remarquables. Certaines communes anglaises notamment sont devenues propriétaires de vastes quartiers, aménagés suivant les dernières règles de l'hygiène; non seulement elles ont pu ainsi provoquer un très sérieux abaissement du taux de la mortalité locale et augmenter le bien-être commun des habitants, mais encore il s'est trouvé que leur audace, même au point de vue financier, n'a eu pour elles que d'heureuses conséquences.

Il est temps que des progrès analogues, d'une grande portée sociale, soient réalisés dans notre pays.

Proposition de loi.

Article premier. — Les communes peuvent poursuivre l'expropriation des immeubles, groupes d'immeubles ou quartiers reconnus insalubres.

Art. 2. — Une délibération du Conseil municipal déclare l'opportunité de l'expropriation et fixe le périmètre d'assainissement.

Cette délibération, motivée et appuyée d'un avant-projet sommaire des travaux d'assainissement, est transmise au préfet.

Art. 3. — Le préfet, après avoir pris l'avis de la Commission sanitaire et du Conseil départemental d'hygiène, statue sur la suite à donner au projet.

S'il estime qu'il convient de prendre en considération la délibération du Conseil municipal, il prescrit une enquête publique qui porte en même temps sur le principe de l'expropriation et sur l'indication parcellaire des immeubles qui devront y être compris.

Il apprécie les résultats de cette enquête et prend, s'il y a lieu, l'arrêté de cessibilité prévu par l'article 2 de la loi du 3 mai 1841. Cet arrêté produit les effets d'un décret déclaratif d'utilité publique.

Il est ensuite procédé à l'accomplissement des formalités prescrites dans le titre III et dans le chapitre premier du titre IV de la loi du 3 mai 1841, sous réserve des modifications résultant de la présente loi.

Art. 4. — Les règles suivantes sont observées dans la fixation des indemnités.

I. L'indemnité à allouer au propriétaire d'un immeuble exproprié ne peut être en aucun cas supérieure à la valeur vénale de l'immeuble au moment de l'estimation ; elle ne comprendra jamais d'indemnité pour le fait de dépossession.

II. Avant toute fixation d'indemnité, le jury d'expropriation doit statuer affirmativement ou négativement, par délibérations distinctes et dûment motivées, sur les questions suivantes :

1° Le revenu de l'immeuble ou des locaux loués est-il majoré par suite de l'entassement des habitants dans des conditions manifestement insalubres?

2° L'immeuble ou les locaux loués ne peuvent-ils devenir habitables dans des conditions de salubrité normale que moyennant certaines modifications, réfections ou réparations indispensables pour en faire cesser l'insalubrité ?

3° L'immeuble ou les locaux loués sont-ils normalement impropres à toute habitation ?

Si la réponse est affirmative :

Dans le premier cas, le jury fixe l'indemnité d'après le revenu que le propriétaire aurait tiré de l'immeuble ou des locaux loués si le nombre des locataires n'avait pas dépassé le chiffre qu'eussent permis les règles de l'hygiène ;

Dans le second cas, le jury déduit de l'indemnité la somme qui eût été nécessaire pour mettre l'immeuble ou les locaux loués en état d'habitation salubre ;

Dans le troisième cas, le jury n'accorde d'indemnité que pour la valeur du sol et celle des matériaux de démolition.

III. Lorsque le propriétaire reste en possession d'immeubles ou de parties d'immeubles non compris dans le périmètre exproprié et susceptibles de recevoir une augmentation de valeur du fait des travaux d'assainissement et d'amélioration du quartier, le jury réduit l'indemnité en tenant compte de ces éléments.

Art. 5. — La décision du jury et l'ordonnance du magistrat directeur peuvent être attaquées soit par la commune, soit par les intéressés, par la voie du recours en cassation pour violation ou insuffisante observation des règles contenues dans l'article précédent.

La procédure des articles 42 et suivants de la loi du 3 mai 1841 sera appliquée.

Art. 6. — La commune soumet à l'administration supérieure le programme définitif des travaux d'assainissement et de voirie qu'elle se propose d'exécuter sur les terrains expropriés.

Elle peut décider que tout ou partie des immeubles ou terrains expropriés seront affectés à des constructions d'utilité publique ou attribués, à des conditions fixées par elle, à des sociétés de construction d'habitations à bon marché soumises à l'application des lois concernant lesdites sociétés.

Elle peut revendre la partie des terrains qui n'aura pas reçu ces destinations. Mais les contrats et cahiers des charges relatifs à ces aliénations devront contenir des stipulations précises ayant pour but de garantir la complète salubrité des constructions à édifier sur ces terrains.

Elle peut enfin procéder elle-même, au moyen de divers modes d'exécution des travaux publics, à la transformation des immeubles expropriés ou à la construction d'immeubles neufs sur les terrains assainis ou transformés. Elle ne peut toutefois concéder à un entrepreneur, qu'elle se substituerait de façon complète, le soin d'opérer l'assainissement et les reconstructions qu'elle projette.

Art. 7. — Quand l'exécution du plan d'ensemble prévu à l'article précédent entraînera la suppression totale ou partielle d'une voie publique, les propriétaires riverains de la rue supprimée auront la faculté de s'avancer jusqu'à l'alignement de la nouvelle voie. Si, dans un délai de six mois à partir de la notification qui leur sera faite, ils n'ont pas fait connaître leur intention d'user de cette faculté, ils seront déchus de leur droit. De plus, l'expropriation de leurs immeubles pourra, si la commune le juge convenable, être poursuivie conformément aux dispositions qui précèdent.

Les terrains à acquérir par les propriétaires dans le cas prévu au présent article seront estimés par deux experts nommés par les parties et un tiers expert désigné par le Président du tribunal de l'arrondissement.

Nous rappelons, après cette citation, que ces articles sont ceux d'une simple proposition de loi déposée au Parlement, et non d'un texte législatif. Mais tous les hygiénistes ont le devoir de connaître les efforts tentés pour l'amélioration des moyens légaux mis à leur disposition et de s'y associer dès aujourd'hui, en vulgarisant des notions qui constitueront, il faut l'espérer, la loi de demain.

VI. — CONTRÔLE DE LA SALUBRITÉ ET ASSAINISSEMENT D'OFFICE DES COMMUNES (art. 9 de la loi du 15 février 1909).

L'une des innovations les plus heureuses et les plus fécondes de la loi du 15 février 1902 a été de soumettre la salubrité des communes à un contrôle permanent et d'instituer une procédure permettant de leur imposer des mesures d'assainissement d'office.

Cette innovation a été réalisée par l'article 9, qui est ainsi conçu :

Art. 9. — Lorsque, pendant trois années consécutives, le nombre des décès dans une commune a dépassé le chiffre de la mortalité moyenne de la France, le préfet est tenu de charger le conseil départemental d'hygiène de procéder, soit par lui-même, soit par la commission sanitaire de la circonscription, à une enquête sur les conditions sanitaires de la commune.

Si cette enquête établit que l'état sanitaire de la commune nécessite des travaux d'assainissement, notamment qu'elle n'est pas pourvue d'eau potable de bonne qualité ou en quantité suffisante, ou bien que les eaux usées y restent stagnantes, le préfet, après une mise en demeure à la commune non suivie d'effet, invite le conseil départemental d'hygiène à délibérer sur l'utilité et la nature des travaux jugés nécessaires. Le maire est mis en demeure de présenter ses observations devant le Conseil départemental d'hygiène.

En cas d'avis du Conseil départemental d'hygiène contraire à l'exécution des travaux ou de réclamation de la part de la commune, le préfet transmet la délibération du Conseil au ministre de l'Intérieur, qui, s'il le juge à propos, soumet la question au Comité consultatif d'hygiène publique de France. Celui-ci procède à une enquête dont les résultats sont affichés dans la commune.

Sur les avis du Conseil départemental d'hygiène et du Comité consultatif d'hygiène publique, le préfet met la commune en demeure de dresser le projet et de procéder aux travaux.

Si, dans le mois qui suit cette mise en demeure, le conseil municipal ne s'est pas engagé à y déférer, ou si, dans les trois mois, il n'a pris aucune mesure en vue de l'exécution des travaux, un décret du Président de la République, rendu en Conseil d'État, ordonne ces travaux, dont il détermine les conditions d'exécution. La dépense ne pourra être mise à la charge de la commune que par une loi.

Le Conseil général statue, dans les conditions prévues par l'article 46 de la loi du 10 août 1871, sur la participation du département aux dépenses des travaux ci-dessus spécifiés.

Auparavant, le principe de l'intervention du gouvernement pour amener, en cas de besoin, l'exécution de certains travaux de salubrité, avait déjà été consacré par la loi du 16 septembre 1807, qui, bien que spécialement relative au dessèchement des marais, statuait également, dans son titre VII, sur les travaux de navigation, de routes, ponts, et les travaux de salubrité dans les communes.

Les articles 35 et 36 étaient ainsi conçus : Art. 35 : « Tous les travaux de salubrité qui intéressent les villes et les communes seront ordonnés par le gouvernement et les dépenses supportées par les communes intéressées. » — Art. 36 : « Tout ce qui est relatif aux travaux de salubrité sera réglé par l'administration publique : elle aura égard, lors de la rédaction du rôle de la contribution spéciale destinée à faire face aux dépenses de ce genre de travaux, aux avantages immédiats qu'acquerraient telles ou telles propriétés privées pour les faire contribuer à la décharge de la commune dans des proportions variées et justifiées par les circonstances. »

Mais, comme on le voit, ces dispositions mettaient les communes à la discrétion de l'administration, tant en ce qui concerne la consistance des travaux à réaliser que l'appréciation de leur nécessité, et leur rigueur excessive à cet égard eut un correctif facile à prévoir, c'est qu'elles ne furent jamais appliquées, à l'exception de l'affaire bien connue de l'épuration des eaux de l'Espierre, soulevée par des réclamations du gouvernement belge.

Les prescriptions de l'article 9 de la loi du 15 février 1902 peuvent donc être considérées sinon dans leur principe, du moins dans leur détail et leur mode d'application, — comme constituant dans notre droit public une réelle nouveauté.

Il ne semble pas nécessaire d'insister sur les considérations qui motivent et justifient une telle disposition. Elles résident essentiellement dans la connaissance scientifique du rapport si souvent constaté entre l'absence des éléments fondamentaux de toute hygiène collective (alimentation en eau potable, bonne évacuation des matières usées, etc.) et l'élévation de la mortalité ou de la morbidité.

Elles s'inspirent aussi du principe de la solidarité sanitaire, en vertu duquel l'insalubrité d'une localité n'est pas seulement un danger pour elle-même, mais aussi pour le pays tout entier.

Le point de départ de l'application de la procédure instituée par l'article 9 est, aux termes du paragraphe 1er de cet article, constitué par le fait « que, pendant trois années consécutives, le nombre des décès dans une commune a dépassé le chiffre de la mortalité moyenne de la France ». Est-ce à dire toutefois que ce dépassement, même réitéré pour trois années de suite, doive être considéré comme un critérium infaillible d'insalubrité devant entraîner nécessairement et presque d'une façon automatique l'application de mesures de rigueur ?

Rien ne serait plus loin de la pensée clairement exprimée du législateur, aussi bien que de la réalité des faits dans un grand nombre de cas. Il ne s'agit donc pas là d'un critérium, mais d'un simple moyen de présomption, et la seule conséquence directe en est non pas une mesure de contrariété quelconque, mais une « information » officielle...

Comme cela avait été dit en excellents termes au cours des travaux préparatoires de loi de 1902 (1) : « l'*indication est suffisante pour qu'on y aille voir* » ; et la réalisation de la circonstance prévue par la loi constitue une « occasion », — à ne pas laisser perdre, — de soumettre à la critique de corps autorisés tous les éléments de la situation sanitaire d'une commune.

C'est au Conseil départemental d'hygiène que la loi confie le soin de procéder à ce sujet, soit par lui-même, soit par les commissions sanitaires, aux enquêtes dont les résultats détermineront la suite de la procédure.

Le mode d'exécution de ces enquêtes aussi bien que l'étude comparative de la mortalité annuelle des diverses communes et de la mortalité générale soulèvent un certain nombre de questions que nous devons examiner au passage avant d'aller plus loin.

COMPARAISON DE LA MORTALITÉ DES DIVERSES COMMUNES ET DE LA MORTALITÉ GÉNÉRALE DE LA FRANCE. — La constatation du dépassement de la mortalité moyenne dans certaines communes, ou, pour employer une expression devenue courante, de la *surmortalité* atteignant les communes a pour base, d'une part, la connaissance de la mortalité moyenne de la France au cours de chaque année successive, et, d'autre part, la tenue d'une statistique régulière des décès annuels pour chaque commune envisagée séparément.

Le chiffre de la mortalité moyenne est établi chaque année par le Service de la statistique générale de la France au ministère du Travail à la suite des opérations du *Mouvement annuel de la population*, et ce chiffre est notifié aux préfets par les soins du ministre de l'Intérieur. Il a été de 2,19 p. 100 en 1900, 2,01 en 1901, 1,95 en 1902, 1,96 en 1903, 1,95 en 1904, 1,97 en 1905, 1,99 en 1906 et 2,02 en 1907.

(1) Rapport de M. Henri Monod, au nom de la commission des eaux potables, 1900.

Quant à la statistique des décès affectant annuellement les diverses communes, sa tenue a été prescrite spécialement en vue de l'application de notre article par une circulaire du ministre de l'Intérieur aux préfets en date du 2 avril 1906, qui s'exprime à ce sujet dans les termes suivants :

Votre premier devoir consiste à vérifier la situation de toutes les communes de votre département, en comparant leur mortalité, pour chacune des trois dernières années, avec le chiffre de la mortalité moyenne de la France. En outre, ce travail doit être renouvelé tous les ans, chaque année nouvelle pouvant modifier la situation d'une commune quelconque à cet égard. Il en résulte nécessairement pour votre préfecture l'obligation de tenir et de mettre au courant tous les ans un tableau ou registre permanent de la mortalité comparée des communes de votre département.

Ce tableau doit comporter, pour chaque année, en regard du nom de chaque localité, l'indication de la population, le nombre des décès (qui vous sera fourni régulièrement par les états annuels du mouvement de la population), la proportion des décès pour 100 habitants et l'indication de la mortalité moyenne de la France. Il devra être préparé, en principe, pour recevoir les indications envisagées pendant une période de dix années consécutives (comprenant deux dénombrements), de manière à faciliter des comparaisons portant sur une période de temps un peu étendue. Les chiffres des décès et de leur proportion pour 100 habitants devront être soulignés à l'encre rouge quand ils dépasseront la moyenne. Le tableau sera tenu en double exemplaire, dont l'un conservé dans vos bureaux et l'autre communiqué chaque année, aussitôt après son établissement, au Conseil d'hygiène départemental.

Je joins à la présente circulaire un modèle qui vous fera mieux comprendre les vues de mon administration (Voy. ci-après). Ce tableau ne porte exceptionnellement que sur huit années, à savoir les cinq années qui vont suivre le recensement effectué à la date du 4 mars 1906, et les trois années 1903, 1904 et 1905, pour lesquelles il vous sera facile de réunir, à titre rétrospectif, les éléments de la statistique envisagée.

Le tableau sera mis au point tous les ans, par les soins de vos bureaux, en ce qui concerne la mortalité de chaque commune, dès que le permettra l'établissement du mouvement de la population, et de mon côté je vous ferai connaître le chiffre de la mortalité générale moyenne afférente à chaque année, dès qu'il m'aura été notifié par M. le ministre du Commerce. Vous n'aurez qu'à faire le report de ce chiffre dans les conditions indiquées pour présenter l'ensemble du travail au Conseil d'hygiène départemental.

En exécution de cette circulaire, il est tenu, dans toutes les préfectures, un registre conforme au modèle prescrit par le ministre.

Dans la pratique, le chiffre des décès ayant affecté chaque commune au cours de l'année écoulée est demandé par les préfets aux maires dès le début de chaque année nouvelle. Il doit être bien spécifié que le chiffre demandé est exclusivement celui des individus *décédés dans la commune*, à l'exclusion des enfants *mort-nés* et des personnes ayant fait l'objet d'une *transcription d'acte de décès* au registre de l'état civil, conformément à l'article 80 du Code civil (personnes décédées dans les établissements publics, hôpitaux, hospices, prisons, etc.), et dont les actes de décès, après avoir été consignés au registre de la commune siège de l'établissement, doivent être transcrits sur celui de la commune de leur domicile).

Il est arrivé fréquemment, en effet, que des chiffres de mortalité communale se sont trouvés abusivement augmentés par l'imputation des décès ainsi transcrits, dont il devrait seulement être tenu compte dans la suite de l'enquête à titre d'éléments d'appréciation, mais non dans le calcul des mortalités comparées. Pour éviter toute erreur, le mieux serait que la préfecture demandât aux mairies de lui fournir séparément les chiffres : des individus décédés sur le territoire de la commune, des mort-nés et des transcriptions.

L'établissement et la tenue à jour du registre ne présentent d'ailleurs aucune difficulté, et la communication au Conseil départemental d'hygiène doit en avoir lieu chaque année, dès que le chiffre de la mortalité moyenne de la France pour l'année écoulée a été notifié à la préfecture.

ENQUÊTES DU CONSEIL DÉPARTEMENTAL D'HYGIÈNE OU DES COMMISSIONS SANITAIRES. — Après qu'il a reçu communication du registre, il appartient au Conseil départemental d'hygiène de procéder par lui-même ou de faire procéder par les commissions sanitaires de circonscription à une enquête sur les conditions sanitaires de toute commune passible de la prescription légale.

L'enquête, dit la circulaire du 2 avril 1906, pourra présenter deux degrés : d'abord sur pièces, puis, s'il y a lieu, sur place.

L'enquête sur pièces comportera l'examen détaillé des éléments de la mortalité, d'après les causes des décès et la proportion des différents groupes d'âge, puis leur appréciation en tenant compte soit de l'existence dans la commune d'établissements collectifs, soit de toute autre circonstance susceptible d'influencer cette mortalité, et enfin la recherche de la morbidité locale autant qu'elle peut résulter de documents écrits (rapports de médecins des épidémies, déclarations de maladies contagieuses, nombre de désinfections effectuées, etc.). Vous ne manquerez pas, Monsieur le préfet, soit personnellement, soit par le concours de vos collaborateurs, MM. les sous-préfets, de seconder de la façon la plus active, dans cette œuvre si éminemment sociale, la tâche du Conseil départemental ou des commissions sanitaires, en leur procurant tous les renseignements d'ordre administratif, technique ou statistique qui pourraient leur être utiles.

Lorsque des enquêtes sur place seront jugées nécessaires, comme il arrivera fréquemment, soit pour compléter ou vérifier les informations ainsi recueillies, soit pour apprécier les causes ou les remèdes d'une situation mauvaise, elles rencontreront de même, je n'en doute pas, de la part des administrations locales, toutes les facilités désirables pour répondre au but poursuivi.

DÉPARTEMENT

d

TABLEAU DE LA MORTALITÉ ANNUELLE DES COMMUNES

COMPARÉE A LA MORTALITÉ MOYENNE DE LA FRANCE.

(Les chiffres indiquant le nombre des décès et la proportion de ces décès par rapport à 100 habitants sont soulignés à l'encre rouge quand cette proportion dépasse la mortalité moyenne de la France).

NOMS DES COMMUNES (par arrondissement et canton).	POPULATION d'après le recensement de 1901.	ANNÉE 1903 — MORTALITÉ moyenne de la France comparée à 100 habitants :		ANNÉE 1904 — MORTALITÉ moyenne de la France comparée à 100 habitants :		ANNÉE 1905 — MORTALITÉ moyenne de la France comparée à 100 habitants :		POPULATION d'après le recensement de 1906.	ANNÉE 1906 — MORTALITÉ moyenne de la France comparée à 100 habitants :		ANNÉE 1907 — MORTALITÉ moyenne de la France comparée à 100 habitants :		ANNÉE 1908 — MORTALITÉ moyenne de la France comparée à 100 habitants.		ANNÉE 1909 — MORTALITÉ moyenne de la France comparée à 100 habitants :		ANNÉE 1910 — MORTALITÉ moyenne de la France comparée à 100 habitants :	
		Nombre de décès constatés dans la commune.	Proportion pour 100 habitants.	Nombre de décès constatés dans la commune.	Proportion pour 100 habitants.	Nombre de décès constatés dans la commune.	Proportion pour 100 habitants.		Nombre de décès constatés dans la commune.	Proportion pour 100 habitants.	Nombre de décès constatés dans la commune.	Proportion pour 100 habitants.	Nombre de décès constatés dans la commune.	Proportion pour 100 habitants.	Nombre de décès constatés dans la commune.	Proportion pour 100 habitants.	Nombre de décès constatés dans la commune.	Proportion pour 100 habitants.

Dans la généralité des cas, le Conseil départemental d'hygiène remet aux commissions sanitaires, comme la loi le prévoit, le soin de procéder aux enquêtes, et se réserve seulement soit d'examiner les affaires au second degré quand les délibérations des commissions sanitaires ont été formulées, soit même simplement d'intervenir, comme la loi le prévoit, dans la suite de la procédure.

Il peut toutefois, dès le début, jouer un rôle directeur des plus utiles : d'une part en déterminant par une délibération de principe les règles à suivre par les commissions sanitaires, de manière à ce que ces dernières procèdent suivant un programme identique et se livrent à des investigations suffisamment approfondies ; d'autre part, en prenant l'initiative de réclamer à l'administration les divers renseignements dont la connaissance préalable s'impose pour pouvoir effectuer les enquêtes avec fruit.

Ce dernier point appelle notamment diverses observations, qui se confondent d'une façon générale avec celles que suggèrent les conditions dans lesquelles il doit être procédé notamment aux *enquêtes sur pièces* prévues par la circulaire.

Enquêtes sur pièces. — Les indications du registre de mortalité se réduisent, comme on l'a vu ci-dessus, au chiffre global, sans discrimination quelconque, des décès survenus dans les communes. La première recherche à poursuivre doit consister évidemment dans la ventilation de leurs éléments constitutifs.

Tout d'abord, il importe de connaître l'âge des décédés et la cause des décès, renseignements dont les premiers seront toujours faciles à fournir par les municipalités et dont les seconds pourraient également l'être dans la plupart des communes, au moins d'après la notoriété publique, en attendant la généralisation de plus en plus vivement réclamée de services de constatation médicale des causes de décès.

En outre, il ne faut pas perdre de vue que la proportion des décès dans une collectivité quelconque dépend, dans une large mesure, de la proportion numérique des différents groupes d'âge, et qu'il est indispensable de tenir compte de cet élément d'appréciation si l'on veut pouvoir faire des comparaisons équitables ; il est clair, en effet, que, s'il y a prédominance de vieillards et d'enfants dans la population d'une commune par rapport à la composition de l'ensemble de la population française, cette commune pourra et devra même normalement avoir une mortalité supérieure à la moyenne de la France ; il y a donc lieu de se préoccuper de l'importance numérique des divers groupes d'âge dans chaque commune et de la proportion de la mortalité dans chacun de ces groupes, pour la comparer avec la mortalité des mêmes groupes dans l'ensemble de la population.

De même, il convient de rechercher si la mortalité locale n'est pas influencée par l'existence d'établissements collectifs, tels notamment qu'hôpitaux, hospices, asiles, etc., et, dans ce cas, de faire parmi les décès survenus dans ces établissements la ventilation de ceux qui concernent des personnes domiciliées dans la commune ou domiciliées au dehors.

La connaissance de la morbidité d'une commune n'est pas moins importante, — si même elle ne l'est d'avantage, — que celle de la mortalité, et les renseignements de tous ordres relatifs aux maladies qui sévissent plus communément dans une localité constituent évidemment les plus précieux éléments d'appréciation de sa situation sanitaire ; ces renseignements résulteront en premier lieu, pour ce qui concerne les maladies contagieuses, des déclarations médicales, rapports de médecins des épidémies, etc. ; ils pourront aussi être demandés pour ce qui concerne les diverses maladies en général aux médecins exerçant dans la localité.

Enfin il est essentiel de réunir, avant de procéder aux enquêtes sur place, le plus d'indications possibles sur toutes les circonstances locales susceptibles d'influencer la salubrité des communes, notamment en ce qui concerne : l'application du règlement sanitaire ; la propreté générale, l'état de la voirie, l'installation et la tenue des fumiers ; l'alimentation en eau ; l'hygiène des habitations ; les cimetières ; les charniers ; les établissements insalubres ; l'hygiène de l'enfance ; l'hygiène scolaire ; l'hygiène industrielle, etc. La commission sanitaire de la première circonscription de Besançon, qui a, la première sous l'impulsion de son regretté secrétaire, M. le Dr Baudin, directeur du bureau d'hygiène de cette ville, donné l'exemple de ce que doivent être les enquêtes prescrites par l'article 9 de la loi, a dressé à cet égard une formule de questionnaire, qui a été ensuite adoptée par le Conseil départemental du Doubs en vue de l'extension de son application à l'ensemble des circonscriptions sanitaires du département, et dont nous croyons intéressant de donner ci-après quelques extraits :

Règlement sanitaire : Est-il appliqué dans la commune ? Y est-il affiché ? — **Propreté générale, voirie** : Les fumiers sont-ils pourvus de fosses étanches ? N'y a-t-il pas de fumiers à proximité de la fontaine et du réservoir de la source qui alimente la commune ? N'y a-t-il pas à craindre la possibilité de la contamination des eaux de la nappe souterraine par infiltration ? — **Habitations** : Hygiène et propreté générales, surpeuplement, cubage ; examen principalement des logements dans lesquels se sont produits des décès soit en nombre anormal, soit par causes anormales ; latrines et fosses d'aisances, leur mode d'installation, leur situation par rapport aux habitations, aux citernes, puits, fontaines, etc. — **Alimentation** : Quantité (excès ou défaut), qualité ; boissons (alcooliques, hygiéniques). — **Alimentation en eau** : Eaux de sources, de puits, ou de citernes ? Quelle est la pureté de ces eaux ? L'analyse a-t-elle été faite ? Y a-t-il des causes possibles de contamination ? Y a-t-il à proximité quelque source susceptible d'être captée et canalisée ? S'il y a une eau de source, y a-t-il un périmètre de protection autour de la source, y a-t-il une margelle autour de la chambre de la source et un moyen de protection du regard de la chambre de captage, etc. — **Cimetière** : Est-il à proximité d'habitations et, en particulier, de l'école? ou bien est-il éloigné de la commune? Est-il placé en contre-haut et y a-t-il lieu de craindre des infiltrations vers les puits? Fournir des renseignements sur l'espacement et la profondeur des fosses. — **Établissements insalubres** : Les porcheries et les tueries particulières de la commune sont-elles dans des conditions d'hygiène convenables? Sont-elles surveillées et ont-elles fait l'objet d'autorisations réglementaires. Les fruitières, laiteries, fromageries sont-elles bien tenues? — **Charniers?** Les habitants jettent-ils leur bétail mort dans les gouffres, dans les cours d'eau ou l'enfouissement a-t-il lieu dans leurs terrains ou dans un charnier? Si ce dernier existe, quel est son emplacement? Est-il éloigné d'au moins 100 mètres et en contre-bas de la localité? Ne risque-t-il pas de donner lieu à des infiltrations dangereuses pour la nappe souterraine? — **Hygiène de l'enfance**: Y a-t-il beaucoup de nourrissons (au sein, au biberon)? Leur donne-t-on une nourriture prématurée? la qualité du lait est-elle généralement bonne? En établissant la statistique des décès par groupes d'âge, y a-t-il mortalité excessive des nourrissons? — **Hygiène scolaire** : Écoles, emplacement, aération, éclairage, propreté des salles; le balayage est-il fait à sec et est-il fait par les élèves? Les murs sont-ils blanchis à la chaux tous les ans? Situation et tenue des latrines. — **Hygiène industrielle** : établissements (fabriques, usines, etc.). — **Maladies contagieuses** : .... . — **Maladies sociales** : tuberculose; alcoolisme, nombre de débits; syphilis, etc.

Les réponses que comporte un tel questionnaire ne peuvent sans doute pas être données toutes par les maires; aussi gagnent-elles à être demandées également aux médecins exerçant dans les localités, lorsqu'ils se montrent disposés à prêter leur concours aux efforts de l'administration. Mais surtout il est bien évident qu'il s'agit là avant tout d'un programme d'*enquête sur place* et que les indications reçues par correspondance devront toujours faire l'objet d'une vérification par un ou plusieurs délégués des commissions sanitaires au siège de la commune.

Pour résumer ce qui concerne les enquêtes sur pièces, l'administration (préfet ou sous-préfet) ou les assemblées sanitaires (conseil départemental ou commissions sanitaires par l'organe de délégués) (mais l'administration se trouvera souvent plus qualifiée pour se charger de ce soin, notamment à l'égard des maires) doivent donc tout d'abord réunir pour chaque commune les renseignements que nous venons d'indiquer et qui ont trait : à l'âge des décédés, à la cause des décès, à la répartition de la population et des décès par groupes d'âge, à la mortalité spéciale des établissements collectifs, à la morbidité et aux principaux éléments de la situation sanitaire locale. Ces renseignements, demandés — suivant leur objet — soit aux maires, soit éventuellement aux médecins, forment la base de *dossiers d'enquête*, qui doivent être constitués pour chacune des communes envisagées, et c'est sur les indications ainsi réunies que les commissions sanitaires saisies par la décision de renvoi du Conseil départemental peuvent faire porter tout d'abord leur examen critique. Mais l'expérience a montré que cette étude sur pièce des conditions de la salubrité ou de l'insalubrité locales ne pouvait permettre en général de formuler des conclusions suffisamment certaines, et qu'en tout état de cause l'enquête sur place s'imposait.

Enquêtes sur place. — L'enquête sur place s'impose en effet pour de multiples raisons :

En premier lieu, parce qu'il est souvent utile de *vérifier* les indications — même de chiffres — fournies par les maires, les erreurs les plus singulières ayant trop fréquemment été relevées dans leurs affirmations au cours des vérifications déjà pratiquées dans cet ordre d'idées ;

En second lieu, parce qu'il est généralement nécessaire de *compléter* ces indications, qui ne sauraient être fournies en principe d'une manière suffisamment approfondie, au moins sur certains points, par correspondance ;

En troisième lieu, parce que le législateur a voulu que l'application de l'article 9 fût l'occasion d'un examen approfondi de la situation sanitaire des communes désignées, et que cette situation, consistant essentiellement dans un ensemble de circonstances et de conditions *de fait*, ne peut être sainement appréciée que par des constatations et des vérifications *de fait* ;

En quatrième lieu, parce qu'il est indispensable de mettre à profit l'occasion ainsi créée par la loi elle-même pour appeler énergiquement l'attention publique sur les dangers résultant de la méconnaissance des prescriptions de l'hygiène, pour établir le contact entre les assemblées sanitaires et les administrations ou populations locales, pour commencer l'éducation sanitaire de ces dernières et exercer sur elles une pression salutaire en vue de l'exécution de travaux d'assainissement s'il y a lieu, ou de la bonne application des règlements sanitaires communaux.

De telles enquêtes sont d'ailleurs fécondes en découvertes sensationnelles, ainsi que l'ont mis notamment en évidence les rapports dressés par le Dr Baudin, en 1907, à la suite de celles qu'effectua, comme nous l'avons dit plus haut, la commission sanitaire de Besançon. Cet important travail (1) est d'ailleurs très connu de tous ceux qui suivent les questions d'hygiène publique. Les rapports particuliers consacrés par le Dr Baudin à chacune des communes enquêtées, — et qui sont des modèles du genre, — fourmillent de constatations du plus haut intérêt, qu'il n'était possible de faire que par une étude sur place approfondie.

Rapports et délibérations. — Les enquêtes auxquelles il est procédé doivent, comme cela va de soi, donner lieu, devant la

(1) Publié à Besançon, imprimerie Millot.

commission sanitaire, à un rapport et à une délibération spéciaux, suivie de conclusions précises, pour chacune des communes tombant sous le coup de l'article 9.

Ce point a parfois été négligé, et certaines assemblées sanitaires se sont bornées à formuler, après examen d'ailleurs plus ou moins incomplet des situations locales, de vagues considérations d'ensemble sans rapport direct avec chaque cas particulier.

Une telle façon de procéder n'est pas conforme aux dispositions de notre article et rend inapplicable toute la suite de la procédure qu'il prévoit; il est donc très important, même lorsqu'il est reconnu utile de faire un exposé général, — de consacrer ensuite un rapport et une délibération particuliers à chaque commune séparément.

Après que la commission sanitaire a délibéré et formulé ses conclusions, — qui peuvent d'ailleurs être soit positives, soit négatives, — l'affaire revient à la préfecture, et le Conseil départemental d'hygiène, s'il en a ainsi décidé, peut en être saisi de nouveau, dès ce moment, dans le but de prendre connaissance des propositions des commissions, pour les approuver, les modifier ou procéder lui-même à un supplément d'enquête. Toutefois, la suite de la procédure lui réservant, comme nous allons le voir, de nombreuses occasions d'interventions ultérieures, cette assemblée peut aussi laisser l'administration engager la correspondance avec les mairies, au sujet de la suite que peuvent comporter les avis des commissions.

Ces avis peuvent être très variés et ne sauraient être limités aux cas — indiqués par le paragraphe 2 de l'article 9 dans un but différent — « où la commune ne serait pas pourvue d'eau potable de bonne qualité ou en quantité suffisante et où les eaux usées y resteraient stagnantes ». Ils doivent au contraire viser, d'après les résultats de l'enquête, tout objet quelconque, soit général, soit particulier, reconnu contraire aux intérêts de la santé publique, et notamment, par exemple, en premier lieu, le défaut d'application du règlement sanitaire. L'administration préfectorale s'inspirera ensuite de ces constatations pour agir au mieux dans le sens indiqué, d'après les moyens dont elle dispose.

Si cependant, comme il est dit au paragraphe 2, « l'enquête établit que l'état sanitaire de la commune nécessite des *travaux d'assainissement* », la suite de l'article fournira des moyens d'action spéciaux, et même de véritables moyens de contrainte pour réaliser, s'il y a lieu, l'*assainissement d'office* des localités envisagées.

Mais, comme on le voit, le champ d'application des dispositions auxquelles nous arrivons avec le paragraphe 2 est plus étroit que celui du premier paragraphe de l'article.

L'enquête porte sur l'ensemble de la situation sanitaire et peut aboutir à des conclusions visant l'un quelconque des éléments de cette situation, — quitte à l'administration à poursuivre l'utilisation des avis ainsi formulés par les divers procédés dont elle dispose normalement : l'hypothèse type est celle où les assemblées sanitaires se bornent à conclure à l'exacte application du règlement sanitaire, application pour laquelle il appartient à l'administration de prendre les mesures et de faire les diligences nécessaires.

Si, au contraire, il est reconnu nécessaire d'exécuter des travaux d'assainissement, il sera procédé comme il va être dit ci-après.

SUITE DE LA PROCÉDURE, LORSQU'IL Y A LIEU DE POURSUIVRE L'EXÉCUTION DE TRAVAUX D'ASSAINISSEMENT. — Les paragraphes 1 et suivants de l'article qui nous occupe sont rédigés dans une forme parfois elliptique et excessivement concise, qui nous oblige à en développer quelque peu les dispositions pour les rendre plus claires.

Par exemple, aux termes du paragraphe 2, « si l'enquête établit que l'état sanitaire de la commune nécessite des travaux d'assainissement..., le préfet, après une mise en demeure à la commune non suivie d'effet, invite le Conseil départemental d'hygiène à délibérer sur l'utilité et la nature des travaux jugés nécessaires ».

Cela implique évidemment que, comme suite aux avis de principe émis par les assemblées sanitaires à titre de conclusions de l'enquête, le préfet doit d'abord *mettre la commune en demeure* de satisfaire aux conclusions formulées. Cette mise en demeure ne doit pas consister dans une simple lettre quelconque, sur le caractère plus ou moins pressant de laquelle le maire pourrait éventuellement se méprendre, mais, à notre avis, dans un acte administratif formel, et de préférence dans un arrêté de mise en demeure, comportant des visas, des considérants et un dispositif : l'objet précis en est d'inviter, sous une forme plus particulièrement solennelle, le conseil municipal (car la mise en demeure s'adresse non au maire, mais à la commune) à prendre, dans un délai déterminé, une délibération donnant satisfaction aux vœux des assemblées sanitaires ; si cette délibération intervient, il restera au préfet à en surveiller la bonne exécution et, au besoin, à la poursuivre en revenant à l'application de notre article ; si la délibération n'intervient pas, ou ne donne pas satisfaction, le Conseil départemental sera saisi de l'affaire, soit de nouveau s'il en a déjà délibéré, soit pour la première fois si l'avis de la commission sanitaire ne lui a pas été soumis après l'enquête.

L'avis que le Conseil départemental est appelé à émettre à ce moment a un caractère de précision beaucoup plus accusé que les avis antérieurs : il doit se prononcer non seulement sur l'utilité, mais sur la *nature* des travaux jugés nécessaires. Le maire est mis en demeure (toujours dans des formes analogues à celles que nous avons indiquées ci-dessus) de présenter ses observations devant le conseil, et il est bien évident que la mise en demeure doit lui être adressée à ce sujet avec une marge de délai suffisante pour qu'il puisse prendre ses dispositions en vue de se rendre à la séance.

Il peut arriver, lorsque l'enquête et le premier avis ont été poursuivis et formulés exclusivement par la commission sanitaire sans participation du Conseil départemental, ou encore lorsque les arguments présentés par le maire ont pour effet de modifier la manière de voir du Conseil, que cette assemblée émette un avis « contraire à l'exécution des travaux », ou estime, ce qui revient au même, que l'exécution de ces travaux n'est pas absolument indispensable. Il peut également se produire, en cas d'avis du Conseil, maintenant l'exigence de ces travaux, que la commune forme une réclamation contre cet avis. Dans l'une ou l'autre de ces hypothèses, le paragraphe 3 de l'article 9 prescrit que « le préfet transmet la délibération du Conseil au ministre de l'Intérieur, qui, s'il le juge à propos, soumet la question au Conseil supérieur d'hygiène publique de France ». Le ministre est laissé juge, comme on le voit, de saisir, ou de ne pas saisir, le Conseil supérieur, et il serait inadmissible en effet qu'il fût obligatoirement tenu de soumettre à cette haute assemblée, par exemple, telle réclamation sans base sérieuse présentée par un maire ou par un conseil municipal, et basée sur des motifs évidemment mal fondés ou étrangers à l'hygiène. Sa liberté d'appréciation est entière à cet égard.

Lorsque le Conseil supérieur d'hygiène est saisi, il procède à une enquête dont les résultats sont affichés dans la commune (art. 9, § 3) et, sur les avis du Conseil départemental d'hygiène et du Conseil supérieur, le préfet met la commune en demeure de dresser le projet et de procéder aux travaux (art. 9, § 4).

Enfin la suite de l'article stipule que « si dans le mois qui suit cette mise en demeure le Conseil municipal ne s'est pas engagé à y déférer, ou si dans les trois mois il n'a pris aucune mesure en vue de l'exécution des travaux, un décret du président de la République rendu en Conseil d'État ordonne ces travaux, dont il détermine les conditions d'exécution. La dépense ne pourra être mise à la charge de la commune que par une loi ».

« Le Conseil général statue, dans les conditions prévues par l'article 46 de la loi du 10 août 1871, sur la participation du département aux dépenses des travaux ci-dessus spécifiés. »

Ces dispositions nous paraissent suffisamment claires pour qu'il ne soit pas indispensable de s'y arrêter longuement, les commentaires auxquels elles pourraient donner lieu relevant d'ailleurs plutôt du droit administratif que de la législation sanitaire proprement dite.

L'essentiel est qu'elles permettent désormais à l'administration, ainsi qu'on peut s'en rendre compte, d'arriver à ses fins et d'imposer, le cas échéant, des travaux sanitaires à une commune récalcitrante. Il est vrai que cette commune pourra trouver, dans les complexités, peut-être excessives, de la procédure, — complexités inspirées au législateur par le souci d'assurer des garanties aux communes contre des exigences injustifiées, — plus d'un moyen de retarder d'une façon regrettable l'échéance dont elle se verra menacée. Par contre, nous avons confiance, — et l'expérience semble le prouver, — que, dans l'immense majorité des cas, les communes renonceront à utiliser tous les moyens de résistance que la loi leur donne, et que, sous la pression de l'opinion publique, en présence de demandes trop évidemment fondées, sur le vu des délibérations fortement documentées des assemblées sanitaires, ou éventuellement après intervention du Conseil supérieur d'hygiène publique, elles se résoudront à donner amiablement satisfaction à des réclamations inspirées en somme par leur propre intérêt. Elles le feront d'autant mieux, espérons-nous, que les travaux entrepris et exécutés par elles de bonne grâce pourront bénéficier de subventions du ministère de l'Intérieur sur le produit des jeux, ainsi que l'a fait connaître la circulaire ministérielle du 3 octobre 1907, dans les termes suivants : « Les communes seraient d'autant plus inexcusables aujourd'hui de ne pas exécuter les travaux jugés nécessaires que, d'une part, elles sont subventionnées sur les fonds du pari mutuel pour les adductions d'eau potable, et que, d'autre part, — il conviendra que, sur ce point, vous les avisiez, — elles peuvent, pour tous autres travaux d'assainissement, demander une subvention sur la caisse spéciale alimentée par le prélèvement de 15 p. 100 sur les jeux. »

Par contre, la circulaire du 16 juillet 1908 citée plus loin (p. 534) a indiqué que les travaux qui devraient être imposés seraient exclus de ce bénéfice éventuel.

En résumé, nous ne mettons pas en doute qu'à tous les degrés de son application, depuis les enquêtes sur place des commissions sanitaires jusqu'à l'imposition d'office, s'il y a lieu, des dépenses d'assainissement jugées nécessaires, l'article 9 que nous venons d'étudier se révèle, ainsi que nous le disions en débutant, comme une des dispositions les plus fécondes de la loi du 15 février 1902.

Cas d'application des dispositions de l'article 9. — Les dispositions de la loi du 15 février 1902 sont entrées aujourd'hui, notamment depuis la circulaire du 2 avril 1906, dans le domaine de l'application courante, et, bien que la procédure que nous avons décrite ne soit pas encore généralement suivie dans tous ses détails, spécialement en ce qui concerne les enquêtes des assemblées sanitaires, des résultats très intéressants et très encourageants ont déjà été obtenus.

Une seule affaire a jusqu'à ce jour été portée au Conseil supérieur d'hygiène publique de France, c'est celle de l'assainissement de la ville de Privas, qui a donné lieu, après enquête, à l'avis ci-après, affiché dans la commune, par application du paragraphe 3 de l'article 9, sous forme d'arrêté ministériel :

Arrêté du ministre de l'Intérieur, en date du 16 juillet 1908, ordonnant l'affichage et publiant le texte des conclusions votées par le Conseil supérieur d'hygiène en ce qui concerne l'assainissement de la ville de Privas.

Le Président du conseil, ministre de l'Intérieur,

Vu l'article 9 de la loi du 15 février 1902, relative à la protection de la santé publique ;

Considérant qu'il est hors de toute contestation que pendant plus de trois années consécutives le nombre des décès dans la ville de Privas a dépassé le chiffre de la mortalité moyenne de la France ;

Vu l'enquête du Conseil départemental d'hygiène du 26 octobre 1907, établissant que l'état sanitaire de la commune nécessite des travaux d'assainissement ;

Vu la mise en demeure adressée par M. le préfet de l'Ardèche à la commune le 29 octobre 1907, et non suivie d'effet ;

Vu la délibération du Conseil départemental d'hygiène du 18 mars 1908, relative à l'utilité et à la nature des travaux jugés nécessaires ;

Vu la mise en demeure, adressée le 19 mars 1908 par M. le préfet de l'Ardèche à M. le maire de Privas, de présenter ses observations devant ledit conseil ;

Vu le troisième paragraphe de l'article 9 susvisé ainsi conçu : « ... Le préfet transmet la délibération du Conseil départemental au ministre de l'Intérieur qui, s'il le juge à propos, soumet la question au Conseil supérieur d'hygiène publique de France. Celui-ci procède à une enquête sur place dont les résultats sont affichés dans la commune » ;

Vu la délibération du Conseil supérieur d'hygiène en date du 6 juillet 1908, dont le texte suit :

« Le Conseil supérieur d'hygiène,

« Chargé, conformément à l'article 9 de la loi du 15 février 1902, par M. le président du conseil de faire une enquête sur les conditions sanitaires de la ville de Privas ;

« Après avoir entendu le rapport préliminaire de M. Chantemesse et les rapports présentés par MM. Bordas, Dienert et Masson au nom de la délégation chargée de mener l'enquête sur place ;

« Après en avoir délibéré,

« Décide de présenter à M. le président du conseil, pour être affichées dans la commune, les conclusions suivantes :

« L'insalubrité de la ville de Privas est notoire ; déjà en 1896-1897, lors de l'épidémie de diphtérie qui, pendant plus d'une année, fit dans cette commune de nombreuses victimes, des travaux d'assainissement furent reconnus par tous comme indispensables ; aucun effort cependant n'a été accompli.

« Chaque jour la situation s'aggrave : d'une part, les canalisations d'amenée d'eau sont exposées à des dangers plus directs de contamination ; d'autre part, un certain nombre de vieilles maisons, laissées à l'abandon, dépourvues de cabinets d'aisances, deviennent plus inhabitables ; enfin l'état des égouts est des plus lamentables, et le sous-sol, saturé de toutes les eaux résiduaires de la ville, constitue un foyer d'infection permanent. Partout éclate une insouciance extraordinaire des précautions d'hygiène les plus élémentaires : ici les eaux et déchets de l'abattoir s'écoulent librement sur un charnier où sont cultivés des légumes ; là, sous les fenêtres du collège, à quelques mètres de la cour de récréation des élèves, s'étale un dépotoir où toutes sortes d'immondices sont accumulées. A chaque pas, il est vrai, se dressent en ville des écriteaux interdisant aux habitants de déposer des ordures sur la voie publique ; mais à chaque pas aussi les délégués du conseil ont rencontré des maisons dépourvues de tout cabinet d'aisances et dont les habitants n'ont d'autre moyen de se débarrasser des ordures qu'en les jetant à la rue. Tous les témoins entendus sont d'accord pour reconnaître qu'en été la ville est très souvent incommodée par des émanations infectes.

« Cette situation intolérable s'est prolongée. Le devoir s'impose d'autant plus de la faire cesser qu'il est aisé d'y porter remède.

« 1° Il est indispensable avant tout d'instituer un réseau complet d'égouts desservant toutes les rues et ruelles de la ville sans exception, conformément au programme d'instruction des projets de construction d'égouts élaboré par le Conseil supérieur d'hygiène en juin 1906.

« Ces égouts devront être disposés de façon à recevoir, avec les eaux ménagères, les matières de vidange provenant des cabinets, lesquels seront établis selon les prescriptions du règlement sanitaire communal.

« Les eaux d'égouts devront être épurées avant d'être rejetées dans les cours d'eau ; si la municipalité est tenue par contrats antérieurs ou a le désir de maintenir un épandage partiel dans certaines propriétés, cet épandage devra être soumis aux garanties d'usage rappelées au rapport de M. Masson.

« 2° Les sources captées par la ville de Privas paraissent avoir un débit suffisant et pour l'alimentation en eau potable et pour le service des égouts : elles peuvent, sous certaines précautions, être de bonne qualité ; mais il est indispensable d'une part de prendre toutes mesures pour empêcher la pollution de ces eaux de sources, ici par les purins et fumiers d'une ferme voisine, là par les infiltrations des eaux de ruissellement, en divers points par les ordures que chacun peut aujourd'hui librement y jeter ; il est indispensable, d'autre part, de procéder à des réfections de la canalisation pour boucher les fissures et empêcher les déperditions d'eau qui sont aujourd'hui considérables. Grâce à ce double effort, la population de Privas sera fournie à toute époque de l'année d'une eau pure et abondante. L'énumération des travaux à réaliser tant pour l'agglomération que pour les hameaux se trouve au rapport de M. Dienert.

« 3° Il sera enfin indispensable, dès que le réseau d'égouts aura été établi, de tenir la main à la stricte application du règlement sanitaire, notamment en ce qui concerne l'installation des cabinets d'aisances et plus spécialement encore dans le quartier du Pouzin ; si les propriétaires ne leur apportent pas les améliorations nécessaires, les immeubles visés étant incontestablement dangereux pour la santé des occupants, le maire — ou, à son défaut, le préfet — devra leur appliquer la procédure définie par l'article 12 de la loi du 15 février 1902, et qui peut aboutir à l'interdiction d'habiter ; cette question a été traitée en détail dans le rapport de M. Bordas.

« L'intérêt de la santé publique exige impérieusement que le gouvernement poursuive d'urgence, dans les trois ordres d'idées ci-dessus indiqués et par toutes voies de droit, l'exécution du programme d'assainissement de la ville de Privas ».

Arrête :

ARTICLE PREMIER. — Le présent arrêté sera affiché dans la commune ; le texte *in extenso* des rapports présentés au Conseil supérieur d'hygiène par MM. Chantemesse, Bordas, Dienert et Masson sera déposé à la préfecture de Privas et mis pendant quinze jours pleins à la disposition des habitants de la commune qui voudront en prendre connaissance.

ART. 2. — Le préfet de l'Ardèche est chargé de l'exécution du présent arrêté.

Fait à Paris, le 16 juillet 1908.

Le président du conseil, ministre de l'Intérieur,

G. CLEMENCEAU.

A la suite de cet avis, et après avoir pris connaissance des rapports très documentés de MM. Bordas, Chantemesse, Dienert et Masson, la municipalité de Privas a dressé et soumis à l'appréciation du conseil supérieur d'hygiène les projets qui lui étaient demandés, tant pour son alimentation en eau que pour la bonne évacuation des matières usées. L'article 9 s'est donc montré pleinement opérant dans cette espèce.

Enfin le ministre de l'Intérieur a pris texte de cette affaire pour envoyer à tous les préfets la circulaire ci-après :

Circulaire du ministre de l'Intérieur, en date du 16 juillet 1908, relative à l'assainissement de la ville de Privas et des villes et communes en général, par application de l'article 9 de la loi du 15 février 1902.

Paris, le 16 juillet 1908.

Monsieur le Préfet,

J'attire votre attention sur l'arrêté relatif à la ville de Privas, inséré au *Journal officiel* de ce jour.

Je vous ai déjà indiqué à diverses reprises l'importance capitale que peut avoir pour la santé publique la ferme application de l'article 9 de la loi du 15 février 1902. Je vous invite à faire tout ce qui dépendra de vous pour faire produire aux prescriptions tutélaires de cet article le maximum d'effet utile. Vous veillerez personnellement à ce que les enquêtes prévues au premier paragraphe soient poursuivies avec diligence; vous prendrez soin que la procédure qui peut aboutir à l'élaboration en Conseil d'État d'un décret imposant d'office certains travaux à la commune soit très exactement suivie; les deux mises en demeure prescrites par le deuxième paragraphe de l'article 9 et qui doivent être adressées la première à la commune, la seconde au maire, doivent être formulées de façon très précise.

Il est infiniment souhaitable que les municipalités, averties et guidées par les assemblées sanitaires et par vous-même, comprennent ce qui est en même temps leur intérêt et leur devoir : pourvoir une ville, comme dit la loi, « d'eau potable de bonne qualité et en qualité suffisante », assurer l'évacuation des eaux usées, assainir les quartiers les plus insalubres, c'est diminuer les causes les plus graves et de mortalité et de morbidité, c'est garantir la force productive et travailler au bonheur de la cité.

Jusqu'à ce jour, les villes prenant l'initiative de tels travaux ne pouvaien être subventionnées pour d'autre objet que l'adduction d'eau potable ; vous savez qu'au moyen d'un prélèvement sur le produit des jeux ordonné par la loi du 15 juin 1907 une caisse spéciale est aujourd'hui constituée au minis tère de l'Intérieur; un des objets essentiels de cette loi est de permettre l'allocation de subventions aux communes pour divers travaux d'assainissement. De telle sorte que toute ville tombant sous le coup de l'article 9 de la loi de 1902, c'est-à-dire où le nombre des décès dépasse le chiffre de la mortalité moyenne de France, et où certains travaux ont été dans la forme légale reconnus nécessaires, sont placés dans cette alternative : ou prendre de bonne grâce, avec un souci diligent de l'intérêt public, l'initiative de ces travaux, et dans ce cas une subvention lui sera attribuée; ou bien résister aux diverses mises en demeure prévues par l'article 9, opposer à vos efforts inertie ou réponses dilatoires, nous contraindre à épuiser toute la procédure de l'article 9, et il va de soi que, dans ce second cas, l'imposition d'office qui lui sera faite en vertu de cet article la privera de tout droit à une subvention sur la caisse précitée.

Ayant ainsi le choix entre des travaux imposés d'office et non subventionnés et des travaux consentis de bonne grâce et subventionnés, les communes pourraient, j'imagine, difficilement hésiter.

Vous voudrez bien faire connaître à l'occasion aux municipalités que, sur ce point capital comme d'ailleurs sur tous les autres, le gouvernement est décidé à assurer l'intégrale exécution de la loi de 1902. Vous ne manquerez pas de me tenir au courant de toutes applications que vous aurez pu faire de l'article 9 aux communes de votre département.

Le président du conseil, ministre de l'Intérieur,

G. Clemenceau.

Nous ne pouvons mieux terminer que par cette citation le chapitre relatif au contrôle de la salubrité et à l'assainissement d'office des communes.

II. — ORGANES D'EXÉCUTION DES PRESCRIPTIONS ET MESURES SANITAIRES DANS LA COMMUNE.

Nous avons déjà indiqué ci-dessus, dans notre chapitre relatif à la réglementation sanitaire communale, les conditions générales d'exécution des prescriptions sanitaires dans la commune.

C'est au maire, chargé, sous la surveillance de l'administration supérieure, de la police municipale (art. 91, loi 5 avril 1884), qu'il appartient en principe d'assurer l'hygiène et la salubrité communale.

Le préfet peut toujours se substituer à lui dans les cas d'urgence (art. 2 de la loi du 15 février 1902) pour l'application du règlement sanitaire.

En outre, la mise en œuvre de certaines des prescriptions légales est confiée à des organismes ou services départementaux (assemblées sanitaires, services d'inspection et de contrôle, de vaccination, de désinfection, etc.) dont l'action bénéficie à toutes les communes et dont nous n'avons pas à nous occuper ici (Voy. les fascicules consacrés à la *Prophylaxie* et à l'*Administration sanitaire*).

Dans ces conditions, nous ne pourrions que renvoyer le lecteur à ces fascicules, ainsi qu'aux dispositions de la loi municipale, si l'article 19 de la loi de 1902 ne formulait une prescription d'une importance capitale, en ordonnant la constitution d'un bureau d'hygiène municipal dans certaines villes et communes, avec la mission précise d'assurer « l'application des dispositions de la loi ».

I. — BUREAUX MUNICIPAUX D'HYGIÈNE.

TEXTES LÉGAUX ET RÉGLEMENTAIRES. — L'article 19, paragraphe 2, de la loi du 15 février 1902 est conçu dans les termes suivants :

Dans les villes de 20 000 habitants et au-dessus et dans les communes d'au moins 2 000 habitants, qui sont le siège d'un établissement thermal, il sera institué, sous le nom de bureau d'hygiène, un service municipal chargé, sous l'autorité du maire, de l'application des dispositions de la présente loi.

Pour la mise à exécution de cet article, un décret, portant règlement d'administration publique, a été rendu à la date du 3 juillet 1906 pour déterminer les conditions d'organisation et de fonctionnement des bureaux municipaux d'hygiène.

Ce règlement d'administration publique, dont le Conseil supérieur d'hygiène avait dressé le projet sur un rapport approfondi présenté par le Dr A.-J. Martin et par nous-même, est ainsi libellé :

Décret du 3 juillet 1905 portant règlement d'administration publique pour déterminer (en vertu des articles 19, 26 et 34 de la loi du 15 février 1902) les conditions d'organisation et de fonctionnement des bureaux municipaux d'hygiène.

Le Président de la République française,

Sur le rapport du ministre de l'Intérieur,

Vu la loi du 15 février 1902 relative à la protection de la santé publique, notamment les articles 19 (paragraphe 2), 26 et l'article 33 ainsi conçu :

« Des règlements d'administration publique détermineront les conditions d'organisation et de fonctionnement des bureaux d'hygiène... » ;

Vu la loi du 7 avril 1903 relative à l'application à la ville de Paris et au département de la Seine de la loi du 15 février 1902 ;

Vu les lois des 5 avril 1884 et 22 mars 1890 ;

Vu l'avis du Comité consultatif d'hygiène publique de France ;

Le Conseil d'État entendu,

Décrète :

Article premier. — Dans les communes où l'institution d'un bureau d'hygiène est obligatoire, une délibération du conseil municipal fixe l'importance du personnel et les allocations qui peuvent lui être attribuées, désigne le local où sera installé le service et arrête les dépenses que peuvent entraîner son organisation et son fonctionnement.

Le conseil municipal statue, en outre, sur la création d'un laboratoire d'hygiène ou, à défaut, sur les conditions dans lesquelles le service pourra s'adresser soit aux laboratoires municipaux déjà existants, soit à d'autres laboratoires publics ou à des laboratoires privés.

Art. 2. — Le maire nomme le chef du service parmi les personnes reconnues aptes, à raison de leurs titres, par le Comité consultatif d'hygiène publique de France.

Les directeurs en fonctions des bureaux d'hygiène actuellement existants sont dispensés de l'obligation de soumettre leurs titres au Comité consultatif d'hygiène publique de France.

Les employés et agents du service peuvent appartenir en même temps à d'autres services municipaux.

Art. 3. — Les délibérations des conseils municipaux prévus à l'article premier du présent décret sont communiquées par le préfet au conseil départemental d'hygiène.

Si, sur le vu des observations présentées par le conseil départemental d'hygiène, le préfet estime que les conditions d'organisation et de fonctionnement adoptées par le conseil municipal équivalent au défaut d'organisation, tel qu'il est prévu par le paragraphe 5 de l'article 26 de ladite loi, il invite, par un arrêté motivé, le conseil municipal à délibérer à nouveau. Dans le cas où, dans le délai de deux mois à partir de la notification de cet arrêté, le conseil municipal n'a pas adopté une nouvelle organisation répondant au vœu de la loi, il est statué, s'il y a lieu, par un décret en forme de règlement d'administration publique.

Si le préfet conteste la nécessité des dépenses qui résulteront, pour le département et pour l'État, de l'organisation du bureau d'hygiène et de son fonctionnement, il est statué, s'il y a lieu, après nouvelle délibération du conseil municipal, par décret rendu au Conseil d'État, conformément au paragraphe 1er de l'article 26 de ladite loi.

Art. 4. — Les dépenses du bureau d'hygiène sont divisées en deux catégories :

1° Celles qui, concernant l'organisation du service de la désinfection dans les villes de 20 000 habitants et au-dessus, sont supportées par les villes et par l'État;

2° Celles qui, résultant de l'exercice des autres attributions qui lui sont conférées pour l'application de la loi du 15 février 1902, sont réparties entre les villes, les départements et l'État.

Les dépenses communes aux deux séries d'attributions ci-dessus rappelées sont réparties entre chacune de ces deux catégories proportionnellement au montant des autres dépenses qui y sont déjà portées.

Art. 5. — Un arrêté du maire réglemente les mesures de détail nécessaires pour assurer l'exécution de la délibération du conseil municipal relative à l'organisation et au fonctionnement du bureau d'hygiène.

Art. 6. — Un bureau d'hygiène unique peut être constitué pour plusieurs communes, lorsqu'elles ont été autorisées à se syndiquer conformément à la loi du 22 mars 1890 et à l'article 2, paragraphe 3, de la loi du 15 février 1902.

Art. 7. — Les dispositions du présent décret sont applicables à la ville de Paris et aux autres communes du département de la Seine, sous réserve de l'observation des règles édictées par la loi du 7 avril 1903 pour la répartition des attributions relatives à la protection de la santé publique entre le préfet de la Seine, le préfet de police et les maires desdites communes.

Art. 8. — Le ministre de l'Intérieur est chargé de l'exécution du présent décret, qui sera publié au *Journal officiel* et inséré au *Bulletin des lois*.

Enfin une circulaire ministérielle du 23 mars 1906 a commenté, avec tout le détail nécessaire, les points multiples que soulève la création des bureaux municipaux d'hygiène, dont l'importance et le rôle, dans l'armement sanitaire de notre pays, ne sauraient à nos yeux être exagérés. Nous ferons de larges emprunts et de fréquentes références à cette circulaire dans la suite de nos explications.

BUT ET CARACTÈRES GÉNÉRAUX DE L'INSTITUTION DES BUREAUX D'HYGIÈNE. — C'est avant tout, suivant les termes de son article 19, pour assurer l'application des dispositions de la loi du 5 février 1902 que les bureaux municipaux d'hygiène ont été institués. Mais, en dehors de cette mission obligatoire, leur rôle peut et doit s'étendre aux divers modes d'action sanitaire qui incombent normalement aux autorités municipales en vertu d'autres prescriptions légales ou réglementaires, ainsi qu'à toutes les initiatives du même ordre qu'il est désirable de prendre dans l'intérêt de la santé publique.

Une compétence aussi vaste donne aux bureaux d'hygiène une physionomie particulière et leur imprime notamment un double caractère, à la fois technique et administratif, qui en fait dans l'administration municipale des organes bien distincts.

Il est indispensable que leur organisation leur permette, — par l'ensemble des moyens d'action scientifiques ou administratifs mis à leur disposition, en même temps que par la valeur personnelle de leurs directeurs, — de réaliser pleinement ce double caractère et de prendre ainsi, soit vis-à-vis de la municipalité dont ils sont à la fois les agents et les conseils, soit vis-à-vis des médecins, des familles et des populations elles-mêmes, l'autorité morale qui leur est indispensable pour rendre les services qu'on en attend.

C'est ce qu'a expressément indiqué la circulaire du 23 mars 1906, qui s'est exprimée à cet égard dans les termes suivants :

La loi définit le bureau d'hygiène « un service municipal ». Cette expression traduit clairement la volonté du législateur d'instituer un organisme spécial bien distinct des bureaux proprement dits de la mairie. Le rouage nouveau présente un caractère à la fois technique et administratif ; il doit être dirigé, sous l'autorité du maire, par un technicien, avec le concours de collaborateurs et d'agents d'une compétence appropriée ; il ne saurait donc consister en un simple bureau administratif tenu par un employé, même assisté d'un médecin plus ou moins dépendant, et le règlement d'administration publique formule à cet égard, comme nous le verrons plus loin, les prescriptions les plus nettes.

Il y a lieu de bien marquer en premier lieu la place qui revient aux bureaux d'hygiène dans l'organisation générale des services sanitaires.

L'article 20 de la loi du 15 février 1902 charge en principe l'autorité départementale de la constitution des organes administratifs de l'hygiène publique, tels qu'assemblées sanitaires, services de vaccination, de désinfection et d'inspection de l'hygiène dans le département.

Mais, par contre, l'article 1er de cette loi place au sein même de la commune, et entre les mains de l'autorité municipale, le principe du pouvoir réglementaire en matière sanitaire : c'est au maire qu'il attribue le soin et l'obligation d'ordonner les mesures de prophylaxie et de salubrité dont l'ensemble constitue la police sanitaire communale.

De plus, l'article 7 charge spécialement le pouvoir municipal de la mise à exécution des mesures de désinfection dans les villes de 20 000 habitants et au-dessus, et l'article 11 spécifie qu'aucune habitation ne peut être construite, dans les agglomérations de même importance, sans un permis du maire constatant que les conditions de salubrité prescrites par le règlement sanitaire sont observées par le projet qui lui en est soumis.

L'exécution des règlements sanitaires et de toutes les autres mesures du même ordre devant dépendre directement, dans la plupart des cas, des dispositions administratives prises dans ce but, le législateur devait être amené à se préoccuper, après avoir formulé ces principes et ces prescriptions, d'en assurer le respect par la constitution d'organes administratifs spéciaux, dans les communes où les intérêts de l'hygiène paraissaient réclamer une protection particulière.

Mais, tout en s'exerçant dans les limites de la commune, d'une manière largement autonome, l'action de ces organes municipaux n'en doit pas moins s'harmoniser avec les services départementaux.

L'utilité d'organes spéciaux préposés à l'exécution des mesures sanitaires dans les communes se trouvait démontrée, au moment même de l'élaboration de la loi, grâce à d'heureuses initiatives prises antérieurement à cet égard par un certain nombre de municipalités de grandes villes et aux remarquables services rendus par les bureaux d'hygiène déjà institués facultativement dans notre pays.

Ainsi que l'a rappelé la circulaire du 23 mars 1906, le premier bureau d'hygiène qui a été créé en France est celui du Havre, organisé au mois de mars 1879 par Jules Siegfried, alors maire de cette ville, sur l'instigation du Dr Gibert, et le deuxième celui de Nancy, institué au mois de mai de la même année sur la proposition de M. le Dr Lallement. Tous deux s'inspiraient des institutions analogues de Turin et de Bruxelles ; mais ils ne tardèrent pas à servir de modèle à leur tour à un certain nombre de villes françaises.

Le préambule de l'arrêté pris par le maire du Havre pour la fondation du bureau de cette ville définissait le but de la création poursuivie dans les termes suivants, qui ont été souvent cités :

Considérant que la santé est la base sur laquelle repose avant tout le bonheur du peuple ; qu'elle est la première richesse d'une ville comme d'un pays, puisqu'elle a pour conséquence d'augmenter la puissance de production et de diminuer les charges ; considérant qu'il est du devoir de l'administration municipale de prendre toutes les mesures propres à rechercher les causes des maladies contagieuses, afin d'y porter remède et d'en prévenir le retour; considérant que l'établissement au Havre d'un bureau municipal d'hygiène ayant pour objet de connaître tout ce qui intéresse la salubrité est d'une utilité incontestable au point de vue de la santé publique; le maire de la ville du Havre arrête :

ARTICLE PREMIER. — Il sera créé au Havre, à l'hôtel de ville, aussitôt après la publication du présent arrêté, un bureau municipal d'hygiène.

Successivement les municipalités de Reims en 1881, Rouen en 1883, Saint-Étienne et Amiens en 1884, Pau en 1885, Nice en 1885, Toulouse et Grenoble en 1889, Besançon, Lyon et Bordeaux en 1890, Paris et Clermont-Ferrand en 1892, Marseille en 1893, Nantes et Perpignan en 1894, Boulogne-sur-Mer en 1895, Lille en 1896, Dijon

NOMS DES VILLES.	DATE de la fondation du bureau d'hygiène.	POPULATION à la date de la fondation.	MORTALITÉ à la date de la fondation		POPULATION en 1902.	MORTALITÉ en 1902		BÉNÉFICE ANNUEL de vies humaines (4).	OBSERVATIONS.
			Chiffre absolu.	Proportion p. 1 000 habit.		Chiffre absolu.	Proportion p. 1 000 habit.		
1	2	3	4	5	6	7	8	9	10
Amiens (1).......	1884	79 307	2 164	27,2	90 758	1 893	20,8	575	
Besançon.........	1890	56 303	1 458	25,8	55 362	1 182	21,3	246	
Bordeaux.........	1890	237 073	5 620	23,7	256 638	5 218	20,3	864	
Boulogne-sur-Mer.	1895	45 185	1 065	23,5	49 249	955	19,1	202	
Grenoble.........	1889	51 017	1 243	24,3	68 615	1 194	17,4	473	
Le Havre (2).....	1879	92 068	3 275	31,5	130 196	3 355	25,8	746	
Lille............	1896	215 550	4 853	22,5	210 696	5 437	25,8	»	Accroissement de décès : 697.
Lyon.............	1890	400 410	9 832	24,5	459 099	9 329	20,3	1 919	
Marseille........	1893	406 919	12 151	29,8	491 161	11 077	22,5	3 559	
Montpellier......	1893	69 834	2 181	31,2	75 950	1 884	24,8	485	
Nancy............	1879	66 338	1 886	26,4	102 559	2 250	21,9	457	
Nantes...........	1894	122 576	2 976	24,2	132 990	2 739	20,6	479	
Nice.............	1886	73 889	2 214	29,9	105 109	2 501	23,8	641	
Paris............	1892	2 424 705	54 536	22,4	2 714 068	49 070	18,1	11 725	Services de désinfection et d'assainissement de l'habitation.
Pau (3)..........	1885	30 162	674	22,3	34 268	700	20,4	64	
Perpignan........	1894	33 878	760	22,4	36 157	791	21,9	19	
Reims............	1882	93 823	2 530	26,9	108 385	2 282	21,0	633	
Saint-Étienne....	1884	123 813	2 905	23,5	146 559	3 170	21,6	427	
Toulouse.........	1889	144 712	3 275	22,7	149 841	3 378	22,5	8	
TOTAUX	»	»	»	»	»	»	»	23 522	

(1) Les renseignements statistiques des colonnes 3, 4, 5 sont ceux de l'année 1886.
(2) — — — 1880.
(3) — — — 1886.

Pour obtenir ce chiffre, on multiplie celui de la population actuelle par le pourcentage de la mortalité à la date de la fondation du bureau ; puis on retranche du produit ainsi obtenu le chiffre absolu de la mortalité en 1902. La différence représente le nombre de vies humaines qui peuvent être considérées comme ayant été préservées pendant l'année 1902 par l'application des mesures d'hygiène.

Certains bureaux d'hygiène ont fait un calcul analogue, avec les résultats duquel nos chiffres ne concordent pas exactement : l'explication de ces défauts de concordance, qui ne portent que sur l'élévation des résultats et non sur leur signification, tient à ce que nous nous en sommes tenus rigoureusement aux chiffres globaux de la statistique annuelle des villes de France.

en 1901, — pour ne parler que de ce qui fut fait antérieurement à la loi de 1902, — organisèrent des bureaux municipaux d'hygiène ou des services analogues, investis, suivant les cas, d'attributions plus ou moins étendues, et placés, en règle générale, sous l'autorité des directeurs médecins qui en avaient été souvent aussi les initiateurs. Le dévouement personnel de ces premiers directeurs en assura le succès, et l'influence de leur exemple, de leur compétence et de leur zèle prépara pour la plus large part la généralisation de l'institution, ainsi que la détermination plus précise du rôle et des pouvoirs qui doivent lui incomber.

Partout où ils avaient été institués, les bureaux d'hygiène avaient en effet donné une impulsion remarquable à la réalisation des mesures d'hygiène publique et très efficacement contribué à l'amélioration de la situation sanitaire des villes. A cet égard, les statistiques du mouvement de la population fournissent d'intéressants arguments et constituent des éléments d'appréciation qu'on ne peut négliger. En présence d'une organisation de bureau d'hygiène sérieuse, elles montrent que le chiffre de la mortalité par maladies contagieuses entre en régression et que la mortalité générale diminue proportionnellement.

Nous nous sommes attachés, dans le rapport présenté par nous au Conseil supérieur d'hygiène avec le Dr A.-J. Martin, à mettre ce fait en lumière au moyen d'un tableau statistique, présentant d'une part, le pourcentage de la mortalité par rapport à la population au moment de la fondation du bureau et, d'autre part, son pourcentage en 1902 ; si l'on en rapproche le chiffre de la population, on peut aisément calculer quel aurait dû être le chiffre global de la mortalité avec le pourcentage ancien, et, en soustrayant du produit ainsi obtenu la mortalité réelle au moment envisagé, on obtient un chiffre qui permet d'augurer du nombre de vies humaines économisées tous les ans par l'effet des mesures d'hygiène prises sous l'inspiration directe ou indirecte du bureau.

Ce calcul ayant été fait pour toutes les villes dotées d'un bureau d'hygiène digne de ce nom ou d'institutions sanitaires équivalentes, nous en donnons ci-contre les résultats.

Comme on le voit, dans toutes les villes dotées d'un bureau d'hygiène, antérieurement à la loi de 1902, — sauf une pour laquelle il serait trop long de rechercher les causes de sa situation fâcheuse, — l'amélioration de l'état sanitaire s'était traduite par une diminution de la mortalité qui se chiffrait au total, à ce moment, pour nos dix-neuf villes, par un gain annuel de 23522 vies humaines !

Ces résultats ne peuvent, à notre avis, qu'être dépassés dans l'avenir, grâce aux moyens d'action que la loi du 15 février 1902 assure désormais aux bureaux d'hygiène, tant au point de vue de la lutte contre les maladies transmissibles que de l'assainissement méthodique des localités et des habitants.

VILLES ET COMMUNES SOUMISES A L'OBLIGATION DE CONSTITUER LES BUREAUX D'HYGIÈNE. — La caractéristique de la disposition formulée par l'article 19, paragraphe 2, de la loi, c'est qu'elle étend d'une manière obligatoire à certaines villes ou communes déterminées une institution qui existait déjà d'une manière facultative dans quelques-unes d'entre elles. L'obligation légale intervient ici, comme elle le fait souvent, pour sanctionner et consacrer les résultats heureux de l'initiative particulière ou locale.

Mais quelles sont les localités qui doivent être obligatoirement pourvues d'un bureau d'hygiène ?

Les villes et communes dans lesquelles cette institution est obligatoire aux termes de l'article 19, dit la circulaire du 23 mars 1906, sont :

1° Les villes où la population est de 20000 habitants et au-dessus ;

2° Les communes qui, ayant moins de 20 000 habitants, mais plus de 2000, sont le siège d'un établissement thermal.

Pour la première catégorie, il ne saurait y avoir de difficulté : le nombre d'habitants devant servir de base est celui de la population totale, tel qu'il résulte soit du dernier recensement quinquennal, soit d'un recensement officiel local effectué dans l'intervalle. Dans le premier cas, l'obligation d'organiser un bureau d'hygiène remplissant les conditions réglementaires naît pour la commune dès que le chiffre est officiellement établi ; dans le second, la constitution du bureau peut être réalisée dès que la constatation est faite, après accord entre l'État et la commune sur les justifications produites par celle-ci.

Pour la deuxième catégorie, celle des communes de plus de 2000 nabitants pourvues d'un établissement thermal, il importe de déterminer ce qu'on doi entendre en l'espèce par établissement thermal. D'après le rapport présente au Conseil supérieur d'hygiène publique de France, à l'appui du projet de règlement, doivent être considérés comme tels, soit les établissements hydrominéraux utilisant les applications externes d'eaux minérales pour le traitement des maladies, soit les établissements balnéaires ou hydrothérapiques utilisant l'eau commune en applications externes, concurremment avec l'eau minérale bue aux sources ; mais l'importance de ces établissements pouvant se réduire en fait à fort peu de chose, le Conseil supérieur a été chargé de dresser lui-même la liste des communes qui seraient soumises à l'obligation légale comme possédant un établissement de la nature envisagée.

Le nombre des villes de plus de 20000 habitants soumises à l'obligation de constituer des bureaux d'hygiène est, au moment où nous écrivons, et en tenant compte des résultats du recensement de 1906, de 129, dont la liste est ci-contre :

Liste des villes de plus de 20000 habitants.

VILLES.	HABITANTS.	VILLES.	HABITANTS.
Paris	2 722 731	Vincennes	33 054
Marseille	517 498	Ivry-sur-Seine	32 880
Lyon	472 114	Pantin	32 470
Bordeaux	251 947	Valenciennes	31 759
Lille	205 602	Périgueux	31 361
Toulouse	149 438	Carcassonne	30 976
Saint-Étienne	146 788	Courbevoie	30 540
Nice	134 232	Chalon-sur-Saône	29 951
Nantes	133 247	Aix	29 829
Le Havre	132 430	Laval	29 751
Roubaix	121 017	Cannes	29 365
Rouen	118 459	Épinal	29 058
Nancy	110 570	Colombes	28 861
Reims	109 859	Montauban	28 688
Toulon	104 024	Armentières	28 613
Amiens	90 920	Puteaux	28 385
Limoges	88 597	Castres	28 272
Brest	85 294	Arles	28 116
Angers	82 935	Valence	28 112
Tourcoing	81 671	Cambrai	27 832
Nîmes	80 184	Châlons-sur-Marne	27 808
Montpellier	77 114	Lens	27 744
Rennes	75 640	Wattrelos	27 503
Dijon	74 113	Saint-Maur	27 455
Grenoble	73 022	Alais	27 435
Orléans	68 614	Bastia	27 338
Tours	67 601	Narbonne	27 039
Calais	66 627	Nevers	27 030
Le Mans	65 467	Tarbes	26 832
Saint-Denis	63 944	Bayonne	26 488
Levallois-Perret	61 118	Montceau-les-Mines	26 305
Clermont-Ferrand	58 363	Châteauroux	25 437
Besançon	56 484	Arras	24 921
Versailles	54 226	Vienne	24 887
Troyes	53 447	Denain	24 564
Saint-Quentin	52 768	Lunéville	24 266
Béziers	52 268	Blois	23 972
Boulogne-sur-Mer	51 201	Dieppe	23 629
Boulogne-sur-Seine	49 727	Vannes	23 561
Avignon	48 312	Fougères	23 537
Lorient	46 703	Niort	23 414
Caen	44 442	Albi	23 303
Bourges	44 133	Chartres	23 219
Cherbourg	43 837	Agen	23 141
Clichy	41 076	Saint-Brieuc	23 041
Neuilly-sur-Seine	39 814	Chambéry	23 027
Poitiers	39 302	Ajaccio	22 264
Perpignan	38 898	Saint-Dié	22 136
Dnukerque	38 287	Liévin	22 070
Angoulême	37 507	Moulins	21 888
Saint-Ouen	37 303	Verdun	21 706
Rochefort	36 694	Chantenay-sur-Loire	21 671
Saint-Nazaire	35 762	Épernay	21 637
Roanne	35 516	Maubeuge	21 520
Montreuil-sous-Bois	35 516	Le Puy	21 420
Asnières	35 495	Saint-Omer	20 993
Pau	35 014	Auxerre	20 931
Belfort	34 649	Abbeville	20 704
Montluçon	34 251	Charleville	20 702
Cette	33 892	Brive	20 636
Villeurbanne	33 890	Cholet	20 427
La Rochelle	33 858	Grasse	20 305
Aubervilliers	33 837	Beauvais	20 248
Le Creusot	33 437	Bourg	20 045
Douai	33 247		

Les stations thermales de plus de 2000 habitants reconnues par le Conseil supérieur d'hygiène comme devant se conformer à l'article 10 de la loi sont les suivantes :

Allier : Bourbon-l'Archambault, Cussel, Néris, Vichy ;
Basses-Alpes : Digne ;
Ardèche : Vals ;
Aveyron : Cransac ;
Creuse : Evaux ;
Haute-Garonne : Bagnères-de-Luchon ;
Gers : Cazaubon (Barbotan) ;
Isère : Allevard ;
Jura : Lons-le-Saulnier, Salins ;
Landes : Dax ;
Haute-Marne : Bourbonne ;
Nord : Saint-Amand ;
Puy-de-Dôme : Mont-Dore ;
Basses-Pyrénées : Cambo, Biarritz, Laruns, Salies-de-Béarn ;
Hautes-Pyrénées : Bagnères-de-Bigorre ;
Pyrénées-Orientales : Prats-de-Mollo (La Preste) ;
Haute-Saône : Luxeuil ;
Savoie : Aix ;
Haute-Savoie : Évian, Saint-Gervais, Thonon ;
Seine-et-Oise : Enghien ;
Tarn : Lacaune ;
Vosges : Bains, Bussang.

Depuis le recensement de 1906, la commune de Vittel, qui a atteint le chiffre de 2250, rentre également dans la catégorie ci-dessus.

Par contre, cette liste, qui comprend des stations thermales d'importance secondaire, ne comprend pas un certain nombre de villes d'eau très fréquentées pendant la saison, mais qui, n'ayant, en temps ordinaire, qu'une population inférieure à 2000 habitants, ne sont pas tenues d'organiser un bureau d'hygiène. Telles sont : La Bourboule (1996 habitants), Châtel-Guyon (1989 habitants), Plombières, Amélie-les-Bains, Saint-Honoré, Cauterets, Royat, Pougues (de 1500 à 1900 habitants), Contrexéville (930 habitants), La Malou (877 habitants), etc.

On peut aussi regretter que l'article 19 n'ait pas désigné, en même temps que les communes de plus de 2000 habitants possédant un établissement thermal, les communes maritimes de même importance, fréquentées comme plages de bains de mer ou comme stations hivernales ; celles-ci laissent en général fort à désirer sous le rapport sanitaire, et les mêmes raisons qui ont fait imposer un bureau d'hygiène aux premières auraient dû en faire l'obligation aux secondes.

Nous souhaitons que les municipalités de ces diverses communes prennent soin de réparer ces lacunes et de redresser ces anomalies de la loi, en attendant qu'elle soit modifiée ou complétée sur ce point. La circulaire ministérielle du 18 juillet 1908, relative à l'hygiène des stations balnéaires et climatiques, a déjà très utilement insisté dans ce sens.

Un grand nombre des communes qui ne sont pas soumises à l'obligation d'avoir un bureau d'hygiène peuvent ainsi et doivent, si elles comprennent l'intérêt bien entendu de leurs commettants, constituer un service municipal de cet ordre *à titre facultatif* pour assurer l'exécution de la loi du 15 février 1902. Le Dr Baudin, directeur du bureau d'hygiène de Besançon, a consacré aux « bureaux d'hygiène facultatifs » une importante étude (1) à laquelle nous renvoyons ceux de nos lecteurs qui désireraient approfondir cette question; rien ne différencie d'ailleurs en principe les bureaux obligatoires des bureaux facultatifs. au point de vue des lignes essentielles de leur organisation et de leur fonctionnement, et la plupart des indications contenues dans le présent chapitre, — réserve faite de tout ce qui dérive du caractère obligatoire des premiers, — s'applique aux uns comme aux autres.

Enfin la circulaire du 23 mars 1906 a rappelé que, d'après l'article 6 du décret du 3 juillet, *un bureau d'hygiène unique peut être institué par plusieurs communes*, lorsqu'elles ont été autorisées à se syndiquer conformément à la loi du 22 mars 1890 et à l'article 2, paragraphe 3, de la loi du 15 février 1902.

Cette disposition vise le cas où deux ou plusieurs communes, — soumises d'ailleurs les unes et les autres à l'obligation de constituer un bureau d'hygiène comme ayant une population de 20000 habitants ou possédant un établissement thermal avec une population de plus de 2000 habitants, — désireraient constituer un bureau d'hygiène commun, soit pour diminuer la charge des frais généraux incombant à chacune d'elles, soit pour réaliser plus aisément les mesures de prophylaxie ou d'assainissement sur l'ensemble de leurs territoires; elle doit être rapprochée à ce dernier point de vue du paragraphe 3 de l'article 2 de la loi du 15 février 1902, aux termes duquel : « Dans le cas où plusieurs communes auraient fait connaître leur volonté de s'associer, conformément à la loi du 23 mars 1890, pour l'exécution des mesures sanitaires, elles pourront adopter les mêmes règlements, qui leur seront applicables suivant les formes prévues par ladite loi. » L'application de ces dispositions peut présenter un réel intérêt pour des communes contiguës ou proches l'une de l'autre. Quand aux détails d'organisation et de fonctionnement des bureaux qui seraient créés dans ces conditions, ils seront définis par les décrets qui devront être rendus en Conseil d'État pour la création

(1) Voy. *Revue pratique d'hygiène municipale*, novembre et décembre 1908, Berger-Levrault, Paris.

des syndicats de communes envisagés [art. 169 de la loi du 5 avril 1883 (circ. du 23 mars 1906)].

PROCÉDURE D'ORGANISATION DES BUREAUX D'HYGIÈNE. — Dans les villes ou communes visées à l'article 19, l'institution d'un bureau d'hygiène est *obligatoire*, d'où il résulte que, si le conseil municipal n'allouait pas les fonds nécessaires à son fonctionnement, l'allocation devrait en être inscrite au budget, par décret du président de la République pour les communes dont le revenu dépasserait 3 millions, ou par arrêté du préfet en conseil de préfecture pour les autres, dans les conditions déterminées par l'article 149 de la loi du 5 avril 1884.

Quant à l'organisation même et au fonctionnement du service, base indispensable de l'évaluation des crédits nécessaires, l'article 26 prévoit, dans son paragraphe 5, « qu'à défaut par les villes d'organiser les bureaux d'hygiène et d'en assurer le fonctionnement dans l'année qui suivra la mise à exécution de la présente loi, il y serait pourvu par des décrets en forme de règlements d'administration publique ». Les « décrets en forme de règlements d'administration publique » qui interviendraient en ce cas impliqueraient nécessairement une réglementation détaillée du service, qui risquerait de ne pas tenir un compte suffisant de certaines préférences légitimes des municipalités.

Aussi ces dernières ont-elles tout avantage à se mettre en règle d'elles-mêmes avec les dispositions de la loi dont la mise en œuvre ne peut d'ailleurs que favoriser le développement de la prospérité publique, en même temps que l'amélioration de la santé générale.

La circulaire du 23 mars 1906 a précisé les règles concernant la procédure qui doit être suivie pour l'organisation des bureaux.

Mais il est bien évident, par ailleurs, que cette procédure administrative plus ou moins réglementée est nécessairement précédée de l'étude approfondie de la question par les soins de la municipalité, et de l'établissement d'un projet qui peut être utilement communiqué à titre officieux à l'administration supérieure, en vue d'établir préventivement l'accord avec elle sur tous les points essentiels.

La procédure proprement dite ne commence toutefois que devant l'assemblée communale :

Le soin de préciser en fait les détails de l'organisation et du fonctionnement du bureau d'hygiène appartient dans chaque commune au conseil municipal, ainsi qu'a pris soin de le rappeler l'article premier du décret du 3 juillet 1905. Les délibérations relatives à cet objet seront prises dans les conditions de l'article 61 de la loi du 15 avril 1884, et par suite exécutoires par elles-mêmes. Toutefois elles devront être conformes aux prescriptions légales et réglementaires.

Dans le cas où cette condition ne serait pas remplie, l'article 3 du décret fixe une procédure spéciale permettant d'imposer une organisation d'office par application de l'article 26, paragraphe 5, de la loi du 15 février 1902.

Les délibérations prises devront viser et déterminer plus particulièrement, selon les propres termes de l'article premier du règlement susvisé, *l'importance du personnel* et les *allocations* qui peuvent lui être attribuées, le *local* où sera installé le service, les *dépenses* que peuvent entraîner son organisation et son fonctionement, et la création d'un laboratoire ou l'utilisation de laboratoires déjà existants.

En outre, le conseil municipal devra arrêter la liste des attributions facultatives qui seront confiées au bureau d'hygiène.

Toute délibération relative à l'organisation d'un bureau d'hygiène doit être transmise au préfet, qui la communique pour examen au conseil départemental d'hygiène.

Le conseil, dit la circulaire du 23 mars 1906, fera connaître si les dispositions adoptées lui paraissent de nature à permettre le fonctionnement du service dans des conditions satisfaisantes.

Il ne devra jamais perdre de vue qu'on ne peut d'ailleurs formuler les mêmes exigences à l'égard des petites stations thermales de 2 000 à 20 000 habitants et des grandes villes ; l'importance des bureaux devra être, en général, proportionnée à celle de la population.

C'est sur le vu des observations du conseil départemental d'hygiène que vous apprécierez à votre tour si l'organisation envisagée peut être acceptée, ou si son insuffisance équivaut au défaut d'organisation prévu par l'article 26 de la loi. Vous voudrez bien me communiquer à titre d'information la délibération du conseil municipal, celle du conseil d'hygiène et votre décision.

Dans le cas où la délibération est jugée insuffisante au point de pouvoir être considérée comme équivalant, soit dans l'ensemble, soit sur certains points déterminés, au défaut d'organisation, l'article 3 du décret du 3 juillet vous prescrit de prendre un arrêté invitant le conseil municipal à délibérer à nouveau.

Cet arrêté doit relater expressément les points envisagés comme constituant, d'après l'avis du conseil départemental d'hygiène, des défauts d'organisation, et un délai de deux mois est accordé au conseil municipal à partir de la notification de cet arrêté, pour se prononcer à nouveau. S'il persiste dans ses intentions premières ou si les modifications qu'il propose ne donnent pas encore satisfaction aux observations formulées, vous m'adresserez vos propositions pour l'organisation d'office du bureau, sous la forme d'un rapport détaillé destiné à me permettre de soumettre au Conseil d'État le projet de décret à intervenir, en vue de consacrer cette organisation sous forme de règlement d'administration publique par application du paragraphe 5 de l'article 26 de la loi.

Le troisième paragraphe de l'article 3 du décret envisage une autre hypothèse, qui peut être considérée comme l'inverse de la précédente. Ce paragraphe se rattache, non plus au paragraphe 5, mais au paragraphe 1er de l'article 26. Il vise le cas où le conseil municipal, loin de prendre des dispositions insuffisantes, aurait adopté des dispositions excessives, et, plus spécialement, engagé, pour le fonctionnement du bureau d'hygiène, des dépenses supérieures à celles qui pourraient être jugées réellement nécessaires. L'exagération de ces dépenses ayant une répercussion sur les budgets du département et de l'État, par suite du nécanisme des subventions obligatoires, il était naturel, monsieur le Préfet, de vous réserver, en tant que représentant de l'État et du département, la faculté d'en contester la nécessité et de donner ouverture à une procédure susceptible d'aboutir à leur réduction, — du moins autant que base de calcul pour les subventions prévues, — par voie de décret rendu en Conseil d'État. Le paragraphe dont nous nous occupons ne dit pas dans quelle forme et dans quel délai devraient être échangées les observations préfectorales et la réponse du conseil municipal, mais j'estime, par voie d'analogie, qu'il convient de procéder, comme dans l'hypothèse précédente, par un arrêté motivé, auquel la délibération de l'assemblée communale devrait répondre dans un délai maximum de deux mois.

Lorsque les dispositions arrêtées par le conseil municipal sont devenues définitives, soit telles qu'elles avaient été arrêtées dès sa première délibération, soit telles qu'elles ont été modifiées après vos observations, le maire prend à son tour un arrêté destiné à réglementer les mesures de détail nécessaires pour assurer l'organisation et le fonctionnement du bureau d'hygiène en conformité de la ou des délibérations intervenues.

Cet arrêté, qui est la suite nécessaire et normale de la délibération, doit porter, comme elle, sur le personnel et sa rémunération, le local et le matériel, le laboratoire et la détermination précise des attributions du bureau. Il doit rappeler en outre le principe que toutes les affaires intéressant l'hygiène ou la salubrité publiques et relevant d'autres services comportent un avis du bureau d'hygiène, et règle s'il y a lieu les conditions dans lesquelles cet avis doit être formulé; il statue enfin sur toutes les questions de détail soulevées par la mise en œuvre du nouveau service.

Il est d'ailleurs soumis aux règles générales fixées par l'article 95 de la loi du 5 avril 1884 dans les termes suivants :

« Les arrêtés pris par le maire sont immédiatement adressés au sous-préfet, ou dans l'arrondissement du chef-lieu du département au préfet. Le préfet peut les annuler ou en suspendre l'exécution. Ceux de ces arrêtés qui portent règlement permanent ne sont exécutoires qu'un mois après la remise de l'ampliation constatée par les récépissés délivrés par le sous-préfet ou le préfet. Néanmoins, en cas d'urgence, le préfet peut en autoriser l'exécution immédiate. »

Vous aurez à faire usage des pouvoirs d'annulation ou de suspension qui vous sont conférés par cet article, s'il arrivait qu'un maire prît l'arrêté visé par l'article 5 du décret du 3 juillet 1905 avant que vous ne lui ayez fait connaître l'avis conforme du conseil départemental d'hygiène par application de l'article 3.

C'est seulement après que l'arrêté de principe dont il vient d'être question sera devenu définitif, soit par l'expiration du délai d'un mois, soit par votre visa pour exécution immédiate, que le maire procédera à la nomination du personnel, en se conformant soit aux prescriptions de l'article 2 du décret, soit aux conditions qui ont été fixées par la présente circulaire en ce qui concerne spécialement le choix du directeur (Circ. 23 mars 1906).

En résumé, la *procédure* d'organisation des bureaux d'hygiène comporte :

En premier lieu, l'établissement par le maire d'un projet destiné à être soumis par lui au conseil municipal et statuant sur les différents points visés à l'article 1 du décret du 3 juillet 1905;

En second lieu, l'examen dudit projet par le conseil et le vote d'une délibération ;

En troisième lieu, le contrôle de l'administration supérieure sur les dispositions adoptées, contrôle exercé par le conseil départemental d'hygiène et le préfet, ainsi que par le ministre de l'Intérieur auquel il en est référé ;

Enfin la réglementation par un arrêté du maire des mesures de détail relatives à l'exécution de la délibération susvisée (art. 5).

ÉLÉMENTS ESSENTIELS DE LA CONSTITUTION D'UN BUREAU D'HYGIÈNE. — Aux termes de l'article 1 du règlement d'administration publique, la délibération du conseil munical doit fixer « l'importance du personnel et les allocations qui peuvent lui être attribuées », désigner « le local où sera installé le service » et arrêter « les dépenses que peuvent entraîner son organisation et son fonctionnement ». En outre, elle doit statuer « sur la création d'un laboratoire d'hygiène ou, à défaut, sur les conditions dans lesquelles le service pourra s'adresser soit aux laboratoires municipaux déjà existants, soit à d'autres laboratoires »... Tels sont aussi les points que doit nécessairement viser le projet à établir par le maire pour être soumis au conseil : il faut y rattacher la détermination des attributions facultatives dérivant de textes ou de règlements autres que la loi de 1902 qui pourront être confiées aux bureaux d'hygiène par le conseil municipal, comme nous l'avons indiqué au début de cet article.

Nous examinerons ces divers points successivement.

Personnel. — L'importance du personnel variera sensiblement suivant l'importance relative des localités elles-mêmes, et aussi suivant les attributions facultatives qui pourront être dévolues ou les services annexes qui pourront être rattachés au bureau d'hygiène, comme nous venons de le rappeler : il y aura évidemment à cet égard tous les degrés entre la grande ville de plusieurs centaines de mille habitants et la petite bourgade de 3 000 ou 4 000 âmes dotée d'un établissement thermal ! Toutefois, il y a dans le personnel éventuel des bureaux des éléments irréductibles, et l'on peut dire qu'il devra toujours comprendre, en règle générale :

1° Un directeur, assisté, s'il y a lieu, de collaborateurs médicins, architectes, chimistes, vétérinaires, etc., suivant les besoins;

2° Un ou plusieurs agents techniques d'exécution;

3° Un ou plusieurs employés administratifs.

Dans la petite bourgade envisagée, le directeur pourra être, par exemple, un des médecins exerçant dans la station; l'employé administratif sera le secrétaire même de la mairie, autorisé pour la circonstance à cumuler ces deux fonctions; l'agent d'exécution enfin pourra être le garde champêtre, l'appariteur, le cantonnier, après que le directeur les aura mis suffisamment au courant de leurs attributions nouvelles!

Avec ce minimum pour base, il est aisé de s'élever en premier lieu à la ville de 20 000 habitants, qui peut avoir, en outre d'un directeur suffisamment rémunéré, un ou plusieurs collaborateurs, médecins, architecte, chimiste, vétérinaire, et dont le bureau occupera d'une façon exclusive au moins un employé et au moins un ou deux agents d'exécution. Enfin la ville de 50 000, puis celle de 100 000 habitants doivent nécessairement présenter des cadres appropriés à leurs besoins, et comportant, avec un directeur exclusivement consacré à ses fonctions, des éléments de compétence susceptibles de satisfaire à toutes les multiples questions de salubrité urbaine.

Le *choix* et la *désignation du directeur* présentent une importance capitale, dont il est aisé notamment de se rendre compte si l'on se reporte à l'histoire des bureaux d'hygiène qui se sont constitués et développés sous le régime facultatif antérieurement à la loi de 1902. Cette recherche permet en effet de constater, comme un fait résultant de l'expérience, que les bureaux dont il s'agit ont tous dû leur création et leur progrès à une personnalité, compétente et convaincue, qui en a assuré le succès par ses mérites et par ses efforts. On peut même dire d'une façon générale qu'un bureau d'hygiène consiste principalement *dans un homme*, dans un directeur susceptible de lui faire rendre, par sa compétence et son activité, tout son effet utile.

Aussi la circulaire ministérielle a-t-elle à juste titre insisté sur cette question :

Pour répondre au but vraiment utile que le législateur s'est proposé, le directeur du service doit nécessairement posséder en matière d'hygiène publique les connaissances variées que comporte l'état actuel de la science et qui lui assureront pratiquement l'autorité morale dont il aura besoin pour pouvoir exercer utilement son action, tant auprès des médecins, des autres services, des établissements publics et privés, que des populations elles-mêmes.

C'est cette nécessité qui a inspiré le Conseil supérieur d'hygiène publique de France et le Conseil d'État dans la recherche de la solution la plus conforme aux intérêts en cause pour le mode de désignation de ce fonctionnaire.

Le rapport soumis au Conseil supérieur d'hygiène, au nom de sa deuxième section, pour l'élaboraion du règlement d'administration publique qui est devenu celui du 3 juillet dernier, s'exprimait ainsi :

« Les progrès réalisés par la science moderne dans le domaine de la pathogénie et de l'étiologie des maladies infectieuses, ainsi que dans l'utilisation des diverses sciences pour l'assainissement des milieux urbains et la salubrité des habitations, ont constitué, en face de la médecine proprement dite, individuelle et curative, une médecine sociale, collective et préventive, qu'on pourrait appeler la science de la protection de la santé publique, et dont les principes, les enseignements et l'objet sont naturellement différents, et comportent des connaissances techniques spéciales et diverses. Il est en conséquence désirable que tout au moins les agents supérieurs de la protection de la santé publique puissent avoir reçu ces connaissances par un enseignement approprié et en témoigner pour l'obtention des situations administratives qui leur sont confiées. »

La formule adoptée par le Conseil d'État stipule que le maire nomme le chef du service parmi les personnes reconnues aptes, à raison de leurs titres, par le Conseil supérieur d'hygiène publique de France (art. 2, paragraphe 1); les directeurs en fonctions des bureaux d'hygiène actuellement existants sont d'ailleurs dispensés de l'obligation de soumettre leurs titres à cette assemblée (paragraphe 2).

J'ai décidé en conséquence, d'accord avec le Conseil supérieur, qu'il serait procédé de la manière suivante pour la désignation des directeurs des bureaux d'hygiène :

Dès qu'est intervenu l'arrêté du maire portant organisation du bureau municipal d'hygiène dans les conditions de l'article 5 du décret, un avis faisant connaître la vacance ouverte et le traitement attribué est publié au *Journal officiel*.

A l'expiration d'un délai de vingt jours fixé par cet avis, les dossiers des candidats sont soumis à l'examen d'une commission spéciale, dont les membres sont choisis dans le sein du Conseil supérieur d'hygiène publique de France et désignés par celui-ci chaque année, en assemblée générale.

Cette commission est présidée par le président du Conseil supérieur; ell comprend en outre le vice-président, l'inspecteur général des services sanitaires, quatre médecins, un administrateur, un ingénieur ou architecte et un chimiste.

Les demandes des candidats sont adressées au ministre de l'Intérieur; elles visent spécialement un poste déterminé et sont accompagnées des titres, justifications ou références permettant d'apprécier leurs connaissances scientifiques et administratives ainsi que la notoriété acquise par eux dans des services ou des fonctions antérieures.

Les candidats peuvent être entendus par la commission.

Celle-ci dresse, par ordre alphabétique, une liste des candidats qu'elle a reconnus aptes à exercer le poste de directeur du bureau d'hygiène pour lequel les demandes lui ont été soumises. Cette liste est immédiatement notifiée au maire par l'entremise du préfet et portée à la connaissance des intéressés.

Un recours devant l'assemblée générale du Conseil supérieur d'hygiène est ouvert aux candidats qui n'auraient pas été inscrits sur la liste d'aptitude (1).

(1) Le délai ouvert aux candidats qui n'auraient pas été inscrits sur la liste d'aptitude dressée par la commission spéciale du Conseil supérieur d'hygiène publique de France pour former recours devant l'assemblée générale de ce Conseil est fixée à dix jours pleins à dater du jour de la notification individuelle de l'avis de la commission, constatée par le récépissé postal (arrêté ministériel du 11 janvier 1908).

Les titres susceptibles d'être invoqués, et dont l'appréciation appartient entièrement au Conseil supérieur, résultent soit des diplômes ou certificats d'études d'hygiène publique délivrés par l'État, par les universités ou par les instituts spéciaux avec l'agrément de l'État, soit du diplôme de docteur en médecine appuyé de travaux spéciaux sur l'hygiène et la salubrité publiques ou d'une participation effective à des services publics en rapport avec l'application des dispositions de la loi du 15 février 1902, soit de toutes autres justifications établissant une compétence équivalente en pareille matière.

Ces dispositions sont applicables aux bureaux qui auraient été constitués depuis le décret du 3 juillet. Pour en assurer l'exécution, vous voudrez bien inviter les maires des villes dans lesquelles des bureaux ont été ou vont être ainsi créés à me faire parvenir le plus tôt possible, par votre intermédiaire, le texte de l'arrêté d'organisation devenu définitif en vertu de l'article 5 et précisant notamment le chiffre du traitement à attribuer au directeur.

Quant aux bureaux actuellement existants, au sens du paragraphe 2 de l'article 2 du décret du 3 juillet 1905, c'est-à-dire antérieurs à cette date, ce paragraphe stipule expressément que leurs directeurs en fonctions sont dispensés de l'obligation de soumettre leur titres au Conseil supérieur. Ils peuvent donc être maintenus à la tête de leurs services, sans autre justification, sous réserve toutefois de la réorganisation des bureaux, à laquelle il devra procéder le cas échéant, comme je l'ai rappelé ci-dessus, par un nouvel arrêté du maire.

Pour pouvoir s'assurer le concours d'une personnalité répondant aux conditions de compétence déterminées par la circulaire ministérielle, et décidée à consacrer à l'exercice de ses fonctions tout le temps et toute l'activité nécessaires, les villes doivent consentir certains sacrifices et offrir aux directeurs du bureau d'hygiène des émoluments suffisants. L'influence du ministère de l'Intérieur et de la direction de l'hygiène s'est exercée à cet égard de la façon la plus féconde auprès des municipalités, trop portées parfois à accepter les offres de « directeurs au rabais », plus soucieux de se parer d'un titre évidemment très honorifique que d'exercer leurs fonctions d'une manière effective. Il a été relativement aisé, dans la plupart des cas, de faire comprendre aux maires que l'hygiène, étant devenue de par la loi un service public obligatoire, et de première utilité, devait avoir désormais, pour le plus grand bien de la collectivité, son budget et son personnel de spécialistes bien rémunérés.

A l'heure où nous écrivons ces lignes (mars 1909), 77 bureaux d'hygiène sont définitivement constitués, sans parler du grand nombre de ceux dont la ratification est imminente, et exception faite des bureaux du département de la Seine, dont nous parlerons plus loin. Ce chiffre comprend 56 bureaux de villes de plus de 20 000 habitants et 21 de stations thermales.

Les traitements des directeurs, en ce qui concerne les 56 bureaux de villes de plus de 20 000 habitants, sont de 8 000 francs dans 1, de

7000 francs dans 4, de 6000 francs dans 3, de 5000 francs dans 6, de 4600 francs dans 1, de 4500 francs dans 4, de 4000 francs dans 24, de 3600 francs dans 4 et de 3500 dans 9.

Toute organisation de bureau ne comportant pas, dans les villes de plus de 20 000 habitants, un traitement d'au moins 3 500 francs a été jugée incompatible avec le bon fonctionnement du service et a fait l'objet d'observations ministérielles adressées à la municipalité. C'est à cet effort méthodique que notre pays sera redevable de posséder enfin non pas des services sanitaires « sur le papier », mais, ce qui est mieux, un personnel d'hygiénistes désormais appliqués à les faire vivre, prospérer et développer leurs effets bienfaisants.

En dehors du directeur, le *personnel du bureau d'hygiène* doit comprendre divers collaborateurs et agents administratifs ou techniques : médecins, architectes, employés de bureau, agents d'exécution et de contrôle, ces derniers pouvant être assermentés dans les conditions prévues à l'article 88 de la loi du 5 avril 1884.

Le paragraphe 3 de l'article 2 du règlement d'administration publique a spécifié, dit à cet égard la circulaire du 23 mars 1906, que les employés et agents du service pourraient appartenir en même temps à d'autres services municipaux, de manière à permettre d'assurer le fonctionnement du bureau à moindres frais ; mais cette faculté reste évidemment subordonnée à la question de savoir si le service peut être réellement assuré de cette sorte dans des conditions satisfaisantes, et il n'en sera ainsi en principe que dans les communes de la seconde catégorie possédant un établissement thermal.

L'importance numérique du personnel pourra d'ailleurs varier considérablement, suivant qu'il s'agira d'une grande ville ou d'une station thermale de 2 000 habitants ; mais il ne saurait comprendre, en outre du directeur, moins de deux agents : un employé administratif et un agent d'exécution. Dans les plus petites stations thermales, ces deux agents pourront être, par application de la disposition susvisée, le secrétaire de la mairie et le garde champêtre ou l'appariteur ; mais ils recevront en tout cas une délégation spéciale pour prêter leur concours au directeur du bureau d'hygiène. Dans les villes, ils devront en principe être affectés au service d'une manière exclusive.

L'un des plus intéressants parmi les agents qui font partie de ce personnel est l'*agent technique* ou *agent d'exécution*, dont les fonctions, toutes d'activité extérieure et de contrôle effectif, méritent de retenir un instant l'attention. Son rôle a été très bien défini dans un rapport présenté par un membre du conseil départemental d'hygiène de Seine-et-Oise, M. le Dr Laurent, à cette assemblée, à propos du bureau d'hygiène de Versailles :

L'agent technique est essentiellement un agent extérieur, destiné à faire des constatations de fait, dont il rend compte au directeur, lequel apprécie et fait, s'il y a lieu, appel à celui ou à ceux de ses collaborateurs de la compétence desquels relèvent les cas signalés. Après que ceux-ci ont indiqué les mesures à prendre et que le directeur en a ordonné l'exécution, l'agent technique va constater que cette exécution a eu lieu, et il en rend compte au directeur.

Prenons un exemple. La rumeur publique signale dans une maison ouvrière un malade dont la famille n'a pas fait appel au médecin et qu'on a de sérieuses raisons de supposer atteint de fièvre typhoïde, étant donné qu'il y en a déjà eu un cas dans la même maison. L'agent technique, sur l'ordre du directeur, se rend dans cette maison et fait une enquête sommaire, ayant exclusivement pour but de vérifier la réalité des faits signalés, à savoir l'existence d'un malade suspect et le fait qu'il n'a pas été visité par un médecin.

Le directeur du bureau envoie le médecin du bureau ; celui-ci, après examen, conclut à une fièvre typhoïde. Le directeur, d'accord avec lui, ou avec le médecin traitant, s'il y en a un, prescrit les mesures de désinfection quotidienne. L'agent technique doit venir fréquemment, tous les deux ou trois jours par exemple, s'assurer auprès du médecin traitant que les substances antiseptiques sont fournies en quantité suffisante pour désinfecter les selles et que cette opération se fait régulièrement. Il s'assurera aussi, auprès de la famille, que l'enlèvement et la désinfection du linge se font suivant les règlements.

La maladie terminée, il est procédé à la désinfection de la literie et des locaux, par les soins du service municipal de désinfection. L'agent technique vient vérifier si ces opérations ont eu lieu. Quant au contrôle de la désinfection, il est fait par le laboratoire du bureau d'hygiène, ainsi qu'il est dit plus loin.

D'autre part, aussitôt le cas de fièvre typhoïde signalé, le directeur du bureau avertit le médecin du bureau ; celui-ci décide de faire faire, par le laboratoire du bureau d'hygiène, une analyse chimique et bactériologique de l'eau d'alimentation suspecte.

En même temps, l'architecte ou l'ingénieur compétent sont chargés d'étudier les moyens d'alimentation en eau potable de la maison et d'établir, par une enquête, les causes possibles de contamination.

A la suite de ces recherches diverses, le directeur du bureau d'hygiène décide s'il y a lieu de modifier les conditions d'alimentation en eau potable de la maison.

L'agent technique est chargé d'aller constater si cet ordre a été exécuté.

Si le cas signalé a été déclaré par le médecin traitant, le rôle de l'agent technique est encore de s'enquérir auprès du médecin traitant et de la famille de la façon dont la désinfection est pratiquée au cours de la maladie. Quant aux autres mesures à prendre, elles sont exactement les mêmes que dans le cas précédent.

L'agent technique n'a donc, dans aucun cas, d'avis, ni d'ordres à donner, d'appréciations à émettre. Il doit se borner strictement à faire des constatations qu'il transmet au directeur du bureau, lequel, inversement, peut le charger de faire aux intéressés les communications utiles.

C'est ainsi encore que, dans le cas d'un logement insalubre, d'émanations délétères attribuées à une cheminée ou à un appareil de chauffage, de plaintes concernant des odeurs malsaines de provenances diverses, l'agent technique aura pour mission, sur l'ordre du directeur du bureau, de recevoir et non d'apprécier les plaintes et de les lui rapporter. Pour chacun de ces cas, le directeur s'entend avec ses collaborateurs compétents au sujet des recherches à faire, ordonne les mesures nécessaires et charge l'agent technique de vérifier leur exécution.

De même, chaque fois qu'une fosse d'aisances, après l'avertissement réglementaire, sera ouverte et vidée, l'agent technique devra s'assurer qu'elle ne sera pas refermée, avant d'avoir été visitée par l'architecte du bureau d'hygiène, ou son délégué.

Ces mêmes observations s'appliquent à tous les autres cas, par exemple à la surveillance de la voirie.

Le choix de l'agent technique doit être fait avec discernement, car son rôle, quoique modeste, est très important ; il exige de la conscience, du dévouement et du tact. Il est nécessaire que la municipalité nous fasse connaître qu'elle aura un agent technique et qu'elle en comprend le rôle de la façon que nous venons de développer.

Cet agent, de même que l'employé administratif, devra être exclusivement attaché au service du bureau d'hygiène, ainsi qu'il résulte des prescriptions ministérielles.

Dans certains bureaux, une *commission consultative* est parfois constituée pour donner des avis dans les cas susceptibles de motiver son intervention. Toutefois l'existence de ces commissions ne s'est pas généralisée; elles ne sont pas indispensables au bon fonctionnement des bureaux et risquent éventuellement de donner lieu à des confusions ou des conflits d'attributions avec les commissions sanitaires. Il ne semble pas pour ce motif qu'il y ait lieu, en principe, d'en encourager la création par les municipalités, à moins que le bureau d'hygiène ne doive trouver dans ses avis une base d'autorité utile pour faire accepter les mesures d'hygiène par les autres services et par la population.

Installation matérielle. — « Il est indispensable, dit la circulaire du 23 mars 1906, qu'un local spécial pourvu du matériel nécessaire soit affecté au bureau d'hygiène dans les bâtiments municipaux. Ce local devra comprendre, outre le mobilier ordinaire, une série de plans et cartes de la ville, une bibliothèque comprenant les traités et publications usuels d'hygiène publique, etc. »

Cette question présente une réelle importance, ainsi qu'il nous a été donné personnellement de nous en rendre compte au cours de nombreuses visites ou inspections de bureaux d'hygiène. Trop souvent les locaux affectés à ces services, au moment de leur organisation, sont complètement insuffisants.

A notre avis, ils doivent comprendre au minimum : une antichambre pour le public ; un cabinet séparé pour le directeur, où il puisse recevoir seul à seul tout médecin, fonctionnaire, agent, ou habitant quelconque ayant à l'entretenir d'une question de prophylaxie ou de salubrité ; une pièce à usage de bureau pour les employés, et autant que possible une autre pièce destinée au classement des archives et notamment à l'installation du casier sanitaire des immeubles.

Les différents accessoires mobiliers prévus à la circulaire n'appellent d'ailleurs aucune réflexion particulière.

Laboratoire. — D'après l'article 1er du décret du 3 juillet 1905, le conseil municipal doit statuer, dans la délibération relative à l'organisation même du bureau, « sur la création d'un laboratoire d'hygiène ou, à défaut, sur les conditions dans lesquelles le service pourra s'adresser soit aux laboratoires municipaux déjà existants, soit à d'autres laboratoires publics ou à des laboratoires privés ».

L'essentiel de cet article consiste dans l'obligation, pour les municipalités, de prévoir, dès le moment de l'organisation du bureau d'hygiène, les conditions dans lesquelles seront effectuées les *analyses* nécessitées par son fonctionnement. Ces analyses peuvent être soit *chimiques*, soit *bactériologiques*, et, par suite, doivent suivant le cas être demandées à des laboratoires différents. C'est ainsi qu'il suffirait, pour satisfaire à la prescription que nous venons de rappeler, de justifier d'une entente soit par exemple avec un laboratoire bactériologique de Faculté ou d'Institut Pasteur, soit avec un laboratoire de chimie régional ou départemental, et de l'inscription au budget du bureau de crédits suffisants pour payer les frais de ces analyses. Si le bureau doit utiliser les services d'un laboratoire privé, il est tenu de présenter à l'administration supérieure tous éléments d'appréciation utiles pour établir la compétence de ce laboratoire.

Dans les grandes villes, l'importance et la fréquence des recherches nécessitées par le fonctionnement des services d'hygiène, — notamment en ce qui concerne la prophylaxie et la désinfection, — rendent désirable au contraire la constitution d'un laboratoire spécial.

Comment doit-on concevoir la constitution d'un *laboratoire d'hygiène*? Cette question a été traitée avec tout le détail désirable dans une intéressante étude de E. Bonjean, chef du laboratoire du Conseil supérieur d'hygiène publique de France, intitulée : *Les laboratoires des bureaux d'hygiène et des stations de désinfection* (1).

« Le laboratoire de chimie et de bactériologie appliquées à l'hygiène, dit Ed. Bonjean, est un organe d'information, de surveillance, de contrôle, de sécurité, indispensable pour assurer avec toute l'efficacité possible l'application de la loi de protection de la santé publique.

« Son rôle est le suivant :

« Aider le médecin à fixer le plus tôt possible le diagnostic certain des maladies épidémiques ou contagieuses, — principalement fièvre typhoïde, diphtérie, choléra, peste, fièvre jaune, dysenterie, tuberculose, et secondairement pneumonie, érysipèle, lèpre, teigne, etc., — devant être l'objet des déclarations légales obligatoires ou faculta-

(1) *Revue pratique d'hygiène municipale*, juillet 1907, p. 293.

tives, et par conséquent entraînant l'application des mesures de prophylaxie et de désinfection.

« Contrôler la désinfection, soit par l'analyse chimique des antiseptiques ou produits employés, eau de Javel, chlorure de chaux, chaux, trioxyméthylène ou produits analogues, etc., par la détermination du titre des solutions d'aldéhyde formique, soit par l'expérimentation à l'aide de tests chimiques ou bactériens.

« Établir et surveiller par des analyses chimiques et bactériologiques périodiques la qualité des eaux distribuées pour l'alimentation (puits, fontaines, citernes, sources, etc.), des aliments de première nécessité (lait, pain, farines, beurres, vins, etc.).

« Déterminer les causes d'infection du sous-sol et du sol par l'examen des produits et liquides résiduaires industriels ou domestiques qui peuvent les provoquer.

« Analyser les atmosphères insalubres (oxyde de carbone, acide carbonique, hydrogène sulfuré, gaz d'éclairage, etc.) des logements, ateliers, puits et galeries de travaux, etc.

« Indépendamment de ce programme déjà important, le laboratoire du bureau d'hygiène doit être constamment un organe d'information, un conseiller technique dans une foule de questions d'ordre chimique et bactériologique qui intéressent l'hygiène.

« Dans un autre ordre d'idées, son existence inspirera aux fraudeurs la crainte des sanctions qu'ils encourent et paralysera leur action; tout au moins elle engagera les commerçants et leur donnera les moyens de s'assurer de la valeur et de la qualité des produits qu'ils achètent pour les livrer au public.

« Pour faire face à ce programme, le chef du laboratoire doit posséder la compétence nécessaire pour déterminer par lui-même, aussi exactement que possible, les données chimiques et bactériologiques afférentes aux diverses questions d'hygiène qui peuvent lui être soumises et pour discuter et juger avec exactitude, et en toute connaissance de cause, ces questions, dont les principales sont énumérées précédemment; l'ensemble de ces problèmes est assez vaste et assez compliqué pour former une spécialisation. »

Nous ne pouvons que nous référer à ces considérations et à cette définition émanant d'un auteur aussi qualifié.

Budget. — La circulaire du 23 mars 1906 a consacré les passages ci-après aux dépenses et à la comptabilité des bureaux d'hygiène :

Il y aura lieu de fixer des allocations convenables, d'une part pour le personnel et, d'autre part, pour le fonctionnement matériel, tant au titre des frais de bureau, d'impression et de bibliothèque qu'à celui des dépenses de laboratoire. Les crédits nécessaires devront être calculés en tenant compte notamment de la participation de l'État et du département, conformément aux dispositions de l'article 26 de la loi, et seront inscrits au budget communal. Les questions relatives au régime financier des services résultant de l'application de la loi du 15 février 1902 feront d'ailleurs l'objet d'instructions particulières.

Le maire prendra également les dispositions nécessaires pour que la comptabilité du service fasse ressortir nettement le montant respectif des diverses catégories de dépenses auxquelles l'activité du bureau d'hygiène doit donner lieu.

L'article 4 du décret du 3 juillet 1905 s'exprime ainsi à cet égard :

« Les dépenses du bureau d'hygiène sont divisées en deux catégories :

1° Celles qui concernent l'organisation du service de la désinfection dans les villes de 20000 habitants et au-dessus sont supportées par les villes et par l'État ;

2° Celles qui résultent de l'exercice des autres attributions qui lui sont conférées pour l'application de la loi du 15 février 1902 sont réparties entre les villes, le département et l'État. »

Les dépenses communes aux deux séries d'attributions ci-dessus rappelées sont réparties entre chacune de ces deux catégories proportionnellement au montant des autres dépenses qui y sont déjà portées.

Il y a en outre une troisième catégorie de dépenses à envisager : ce sont celles qui résulteront des attributions facultatives du bureau. Ces dépenses devront faire l'objet d'un compte spécial comme ne pouvant entrer en concours dans la répartition prévue entre les communes, les départements et l'État par l'article 26 de la loi de 1902, puisqu'elles ne résultent pas nécessairement de l'exécution de ses prescriptions.

ATTRIBUTIONS DES BUREAUX D'HYGIÈNE. — Nous arrivons maintenant au point le plus important de cette étude, aux attributions qui incombent aux nouveaux organes d'action sanitaire institués, dans les villes ou communes que nous avons déterminées ci-dessus, par la loi du 15 février 1902

Cette loi détermine avec précision la sphère d'activité obligatoire des bureaux d'hygiène.

C'est en effet suivant les termes mêmes de l'article 19, pour être *chargés, sous l'autorité du maire, de l'application des dispositions de la présente loi*, que doivent être organisés les services municipaux qu'il institue.

L'exécution des prescriptions des divers articles de la loi doit donc figurer au premier rang des préoccupations des bureaux d'hygiène ; et la modification survenue dans la législation doit nécessairement se répercuter sur la liste, le classement logique et l'importance relative de leurs attributions.

Mais en outre, ainsi que nous l'avons indiqué ci-dessus, les bureaux d'hygiène peuvent et doivent également exercer les attributions sanitaires conférées aux maires par d'autres textes de lois ou de règlements.

Cette solution est conforme aux indications des travaux préparatoires, et notamment du rapport présenté au Sénat par le professeur Cornil, où il était dit :

« Tous les services municipaux déjà existants, tels que la visite des filles soumises et des maisons publiques, l'inspection et la surveillance des abattoirs, l'inspection de la boucherie et des denrées alimentaires, celle des halles et marchés au point de vue de l'hygiène, l'inspection médicale des enfants dans les écoles et les crèches, etc., pourront être rattachés au bureau d'hygiène. »

De même le professeur Henrot, ancien maire de Reims, a pu dire qu'un bureau d'hygiène est le point central où vient se concentrer chaque jour « tout ce qui a trait à l'hygiène et à la préservation de la santé publique ».

Il est bien évident d'ailleurs que toutes les branches du service qui ont pour objet l'hygiène ou la salubrité publique ont intérêt à être groupées et placées sous une même impulsion.

Si l'on voulait, dans ces conditions, dresser à grands traits le programme d'un bureau d'hygiène sous le régime de la loi du 15 février 1902, on devrait distinguer, tout d'abord, parmi les attributions qui doivent lui incomber, celles qui résultent directement de ce nouveau texte et celles qui se rattachent à d'autres dispositions légales ou réglementaires.

Pour les attributions résultant de la loi nouvelle, l'arrêté portant règlement sanitaire (art. 1) fournira déjà les indications les plus précieuses, car le premier devoir du bureau d'hygiène sera évidemment d'en surveiller l'exécution ainsi que d'en provoquer, le cas échéant, l'extension ou la modification suivant les besoins; de même, il aura spécialement la charge d'assurer l'application de ceux des articles de la loi qui formulent des prescriptions directement obligatoires soit à l'égard des individus (art. 5 et 7), soit à l'égard des immeubles (art. 11 à 18); et enfin il devra particulièrement veiller à l'amélioration de la salubrité générale et à l'assainissement de la localité elle-même, dans les conditions prévues aux articles 9 et 10.

C'est en s'inspirant de ces données générales, déjà précisées dans le rapport présenté par le Dr A.-J. Martin et par nous-même au Conseil supérieur d'hygiène publique, que M. le ministre de l'Intérieur a lui-même tracé la liste des *attributions obligatoires*.

A ces différents points de vue, dit la circulaire du 23 mars 1906, le tableau des attributions obligatoires des bureaux d'hygiène peut être dressé en principe de la façon suivante :

A. — Application de la loi du 15 février 1902.

1° Mesures sanitaires concernant les individus :

a. Contrôle de l'exécution du règlement sanitaire (art. 1er, 2 et 3) pour les prescriptions concernant les individus;

b. Réception des déclarations des cas de maladies transmissibles ou contagieuses (art. 5); contrôle de la prophylaxie et de l'isolement;

c. Vaccination et revaccination obligatoires, en tant qu'elles relèvent de l'autorité municipale (art. 6 et décret du 27 juillet 1903) ;

d. Service de la désinfection [dans les villes de plus de 20 000 habitants] (art. 7) ;

e. Surveillance des hôtels et logements loués en garni au point de vue de la salubrité ;

f. Statistique des cas de maladies transmissibles et contagieuses.

2° **Mesures sanitaires concernant les immeubles :**

a. Contrôle de l'exécution du règlement sanitaire (art. 1er, 2 et 3), pour les prescriptions concernant les immeubles ;

b. Délivrance des permis de construire [dans les villes de plus de 20 000 habitants] (art. 11) ;

c. Assainissement des immeubles insalubres (art. 12 à 18).

d. Surveillance des eaux d'alimentation provenant de puits, citernes, etc. (art. 1er et 12 à 18) ;

e. Surveillance des fosses d'aisances, puisards, bétoires, etc. (art. 1er et 12 à 18) ;

f. Casier sanitaire des immeubles.

3° **Mesures sanitaires concernant les localités :**

a. Assainissement général de la localité et de la voie publique (art. 9 et 18) ;

b. Contrôle des distributions publiques d'eau potable (art. 1er, 9 et 10) ;

c. Contrôle du service des égouts (art. 1er, 9 et 10) ;

d. Carte sanitaire de la commune.

Cette liste est d'ailleurs en principe, par suite de sa généralité même, applicable aussi bien aux communes de plus de 2 000 habitants pourvues d'un établissement thermal qu'aux villes de plus de 20 000 habitants ; mais nous nous empressons d'ajouter tout d'abord que la mise en œuvre des diverses attributions énumérées se réduira dans les petites localités proportionnellement à leur peu d'importance et pourra se spécialiser sur les points touchant le plus directement aux besoins de la station. En outre, les bureaux des villes de plus de 20 000 habitants sont seuls chargés du service de la désinfection (qui, pour toutes les autres, doit être assuré par les soins du département) et de la délivrance des permis de construire (qui n'est pas obligatoire dans les communes au-dessous de 20 000 habitants).

Quant aux *attributions facultatives*, résultant des dispositions légales et réglementaires antérieures, ou d'initiatives locales, elles peuvent varier considérablement d'une ville à l'autre, et ce n'est qu'à titre d'indication qu'on en peut dresser une liste éventuelle.

Il semble en tout cas qu'on ne peut qu'approuver à cet égard l'énumération qui figure dans la circulaire ministérielle :

B. — Application des dispositions légales ou réglementaires, relatives à l'hygiène, autres que la loi du 15 février 1902.

1° **Service médical de l'état civil :**

a. Constatations des naissances et des décès ;

b. Statistique démographique.

2° **Hygiène de l'enfance** :

a. Exécution de la loi du 23 décembre 1874 sur la protection des enfants du premier âge ; inscription des nourrices ;

b. Contrôle de la qualité du lait au point de vue de l'alimentation infantile ; consultations de nourrissons ; gouttes de lait, etc. ;

c. Hygiène scolaire ; inspection médicale des écoles ; salles d'asile communales.

3° **Hygiène alimentaire** :

a. Surveillance des abattoirs ; inspection des viandes foraines ;

b. Inspection des denrées alimentaires ; contrôle de la qualité du lait ; surveillance des halles et marchés.

4° **Police sanitaire des animaux.**

5° **Surveillance des établissements insalubres dangereux ou incommodes.**

6° **Surveillance de la prostitution au point de vue de la prophylaxie des maladies vénériennes, etc.**

Comme le dit la circulaire, chacune des rubriques contenues dans ces deux listes pourrait donner lieu à un commentaire étendu ; mais ce commentaire risquerait de nous entraîner à excéder les bornes de cette étude, si nous voulions lui donner toute l'extension dont il est susceptible : aussi nous bornerons-nous aux indications les plus essentielles.

Attributions obligatoires. — *Le contrôle de l'exécution du règlement sanitaire* (A, 1°, *a*) pour les prescriptions concernant les individus, peut donner lieu à une entente avec le service de la police, certaines contraventions pouvant être plus facilement constatées par les agents de ce service et d'autres devant être réservées de préférence aux agents du bureau d'hygiène.

C'est au bureau d'hygiène qu'il appartient de recevoir et de centraliser les *déclarations de maladies transmissibles* (A, 1°, *b*) faites au maire, et de provoquer soit les mesures générales que peut réclamer la protection de la collectivité, contrôle des eaux d'alimentation, assainissement des voies publiques et des égouts, surveillance sanitaire spéciale des écoles, etc., soit les mesures particulières d'*isolement*, de *prophylaxie*, et aussi, le cas échéant, d'assainissement, au domicile du malade.

Son intervention sera particulièrement opportune, notamment à ce dernier point de vue, pour assurer, dans la mesure du possible, et bien que la déclaration n'en soit pas obligatoire, la prophylaxie de la tuberculose. Dans toutes les villes où la statistique de cette affection a pu être dressée avec soin, tant au point de vue du nombre et de la proportionnalité par âge des décès survenus que des conditions du milieu dans lesquelles ils s'étaient produits, la nécessité de lui opposer un effort de résistance acharné et méthodique s'est fait jour avec une telle évidence qu'elle semble devoir appeler une action sérieuse et méthodique des bureaux d'hygiène (Circ. 23 mars 1900).

L'action personnelle du directeur du bureau peut d'ailleurs beaucoup pour décider les médecins à se conformer à l'obligation de la déclaration, ou même à déclarer les maladies à déclaration facultative. En outre un bureau d'hygiène a de multiples moyens, notamment par voie d'ententes avec les autres services (hôpitaux, écoles, police, etc.) de se faire informer de l'existence de cas de maladies contagieuses non déclarés par les médecins. Grâce à ces moyens propres d'information, il peut exercer un contrôle sur la régularité des déclarations médicales et prescrire en temps opportun les mesures prophylactiques.

Le décret du 27 juillet 1903 a fait de la *vaccine* (A, 1°, *c*) un service départemental au point de vue de son organisation. Mais le fonctionnement de ce service relève de l'autorité municipale pour tout ce qui a trait aux séances de vaccination, de revaccination et de revision des résultats, à l'établissement des listes d'assujettis, à l'application des sanctions. C'est du soin apporté par le bureau d'hygiène à tous ces détails du service, et notamment à l'envoi de convocations individuelles, au contrôle de la fréquentation des séances, etc., que dépend dans une large mesure la bonne exécution du principe d'obligation inscrit dans la loi.

L'organisation, dans les villes de plus de 20 000 habitants du service municipal de la *désinfection* (A, 1°, *d*) a fait l'objet de prescriptions particulières dans le décret du 10 juillet 1906 portant règlement d'administration publique pour l'exécution de l'article 7 de la loi de 1902. Ces dispositions sont ainsi conçues :

Chapitre premier. — Services municipaux.

Article premier. — Dans les villes de 20000 habitants et au-dessus, le conseil municipal, après avis du directeur du bureau d'hygiène, décide la création d'un ou plusieurs postes de désinfection et détermine la composition et la rétribution du personnel. Il vote les crédits nécessaires à l'acquisition et à l'entretien du matériel et au fonctionnement du service.

Art. 2. — Les délibérations prises par le conseil municipal sont transmises par le préfet au conseil départemental d'hygiène.

Si, sur le vu des observations présentées par celui-ci, le préfet estime que les dispositions adoptées par le conseil municipal équivalent au défaut d'organisation tel qu'il est prévu par le paragraphe 5 de l'article 26 de la loi du 15 février 1902, il invite par un arrêté motivé le conseil municipal à délibérer de nouveau. Dans le cas où, dans le délai de deux mois à partir de la notification de cet arrêté, le conseil municipal n'a pas pris une nouvelle délibération répondant au vœu de la loi, il est statué, s'il y a lieu, par un décret en forme de règlement d'administration publique.

Si le préfet conteste la nécessité des dépenses qui résulteront pour le département et pour l'État de l'organisation du service de désinfection et de son fonctionnement, il est statué, s'il y a lieu, après nouvelle délibération du conseil municipal, par décret rendu en Conseil d'État, conformément au paragraphe 1er de l'article 26 de ladite loi.

ART. 3. — Chaque semestre, le maire transmet au préfet un rapport détaillé sur les opérations du service; le préfet en adresse copie au ministre de l'Intérieur.

Il résulte de ces articles que la procédure d'organisation des services de désinfection dépendant des bureaux d'hygiène est la suivante: élaboration par le directeur du bureau d'hygiène d'un projet visant les dispositions applicables; — délibération du Conseil municipal; — transmission au préfet; — délibération du Conseil départemental d'hygiène; — en cas d'insuffisance, arrêté préfectoral; — délai de deux mois pour nouvelle délibération du Conseil municipal; — transmission au ministre; — en cas d'insuffisance persistante, décret en Conseil d'État pour organisation d'office.

Pour ce qui concerne le fonctionnement du service, dont l'étude nous entraînerait trop loin, nous ne pouvons que renvoyer au décret du 10 juillet 1906 et à la circulaire ministérielle du 18 mars 1907 sur l'organisation et le fonctionnement des services départementaux et municipaux de désinfection.

La surveillance des hôtels et logements loués en garni (A, 1°, *e*), au point de vue de la salubrité, se rattache notamment à l'exécution de l'article 20 du règlement modèle B, là où il a été adopté par les arrêtés sanitaires locaux, ainsi qu'aux pouvoirs généraux qui appartiennent aux maires à l'égard de ce genre d'établissements.

Dans les villes d'eaux fréquentées par une clientèle de personnes atteintes de maladies transmissibles, le bureau d'hygiène devrait se consacrer avec un soin minutieux à cette partie de sa tâche, et les logements ou villas loués en garni ou à la saison, de même que les chambres d'hôtels, pourraient être soumis à des désinfections régulières, officiellement contrôlées par ses soins, et constatées par des certificats qui pourraient être présentés aux locataires ou apposés dans les pièces désinfectées.

Parmi les *mesures sanitaires concernant les immeubles*, l'une des plus importantes, pour assurer dans l'avenir le respect des prescriptions du règlement sanitaire à cet égard, est la délivrance du *permis de construire* dans les villes de plus de 20 000 habitants (art. 11 de la loi). Il importe de ne pas confondre le permis de construire avec les permissions de voirie ou les alignements, généralement établis et délivrés, dans les mairies, par les services de la voirie, de l'architecture ou des travaux. Le permis de construire a un objet tout à fait spécial et entièrement différent de celui des autres autorisations que nous venons de rappeler : il a pour but de constater la concordance des plans des immeubles à bâtir avec les prescriptions du règlement sanitaire. A ce titre, il est toujours exigible, même dans des cas où il n'est besoin ni de délivrance d'alignement, ni de permission de voirie; en outre, ces diverses sortes d'actes ne sont pas soumis aux mêmes recours. Ils doivent donc être et rester entièrement distincts, et le permis de construire ne saurait être délivré régulièrement par un autre service que par le bureau d'hygiène.

L'*assainissement des immeubles insalubres* (A, 2°, *c*), dans les conditions définies par les articles 12 à 18, forme l'une des branches les plus importantes des attributions des bureaux et constitue l'un des points sur lesquels doivent porter de la façon la plus soutenue leur attention et leurs efforts. Les dispositions de la loi à cet égard sont d'ailleurs très explicites.

En ce qui concerne l'*assainissement de la voie publique*, le *service de la distribution publique d'eau potable* et celui des *égouts* (2°, *d*, et 3°, *a*, *b* et *c*), services qui sont le plus souvent constitués d'une façon distincte au point de vue de leur fonctionnement habituel et de l'exécution des décisions les concernant, le bureau d'hygiène doit nécessairement être chargé d'en assurer le contrôle au point de vue scientifique, de même que lui reviennent normalement les initiatives qui auraient pour but d'en réaliser l'extension ou l'amélioration. Dans cet ordre d'idées, plusieurs des bureaux d'hygiène déjà existants procèdent à des analyses périodiques aussi fréquentes que possible des eaux d'alimentation : cette pratique excellente doit être généralisée (Circ. 23 mars 1906).

La *surveillance des fosses d'aisances*, *puisards*, *béloires*, etc. (2°, *e*), n'est pas moins importante, étant donnée la menace permanente qui résulte, pour le sous-sol et les eaux souterraines, de leur existence ou de leurs mauvaises conditions d'installation. D'après l'article 42 du règlement modèle A, les fosses d'aisances doivent être rigoureusement étanches, et d'après l'article 49 les puits et puisards doivent être interdits. C'est notamment en vue de la mise à exécution de cette double prescription que l'action des bureaux d'hygiène doit s'exercer sans relâche, jusqu'au jour où l'installation d'un bon réseau d'égouts vient assurer l'assainissement d'une façon plus complète (*id.*).

Quant au *casier sanitaire des immeubles* (2°, *f*), il mérite de fixer et retenir tout particulièrement l'attention.

Il consiste essentiellement dans l'établissement et la tenue à jour d'un dossier sanitaire pour tout immeuble situé sur le territoire de la commune, et, si nous prenons l'exemple de ce qui s'est fait à Paris, où le service est organisé et fonctionne depuis 1893, le dossier de chaque immeuble doit comprendre en principe: 1° une chemise portant l'indication de l'arrondissement ou du canton, du quartier, de la rue et du numéro de l'immeuble ; 2° un plan au deux-millième de la maison avec l'indication des canalisations, fosses, puits, puisards, fontaines, fosses à fumier ; 3° une feuille de description de l'immeuble ; 4° une feuille indiquant les décès par maladies transmissibles survenus dans la maison avec leur date ; 5° une feuille indiquant les désinfections opérées, leur date et leur cause; 6° une feuille indiquant les mesures prescrites par la commission des logements insalubres et la suite donnée; 7° et 8° deux feuilles spéciales, l'une destinée aux résultats des analyses d'eau, d'air, de poussières, de sol, qui auront pu être faites dans l'immeuble, l'autre contenant le cadre d'une enquête sanitaire, dans le cas où cette enquête aurait été reconnue nécessaire (Circ. 23 mars 1906).

Il est aisé de se rendre compte que ces divers éléments d'appréciation permettent, au bout de quelque temps, de déterminer, presque à coup sûr, les causes d'insalubrité propres à tels ou tels immeubles et, par suite, d'intervenir avec une grande efficacité pour en réaliser l'assainissement : aussi l'organisation du casier sanitaire — qui peut se faire, comme elle l'a été à Paris, avec un personnel très peu nombreux et avec une dépense très minime — est-elle une des œuvres les plus fécondes que puissent entreprendre les bureaux d'hygiène dès leur création (*id.*).

Dans les villes où l'établissement immédiat d'un casier complet semblerait présenter de trop grandes difficultés, on pourrait d'ailleurs procéder à l'établissement progressif d'un casier sommaire. A partir du début de l'application du règlement sanitaire, toutes les pièces concernant la salubrité, à quelque titre que ce soit (salubrité des voies publiques et privées, salubrité des habitations, élevage des animaux domestiques dans les dépendances des habitations, établissements insalubres, dangereux ou incommodes, etc.), sont dans ce but classées par rues et par numéros. Après la confection des statistiques, tous les avis des maladies épidémiques, au lieu d'être réunis en liasses par genre de maladie, sont également répartis dans les dossiers. Cette façon de procéder constitue au bout de peu de temps un faisceau de renseignements très utiles à consulter sur l'état sanitaire de la ville et donne à l'administration municipale une base d'appréciation déjà précieuse, quoique assurément moins complète et moins décisive que le casier par maison (*id.*).

Enfin les *cartes* ou *plans sanitaires* de la commune (3°, *d*) viennent compléter le casier sanitaire en présentant d'abord l'assemblage des indications qu'ils forment et en les accompagnant de nombreux éléments d'ordre divers (*id.*).

Dans un rapport présenté au Comité consultatif en 1886, le Dr du Mesnil réclamait déjà, pour chaque ville pourvue d'un bureau d'hygiène, l'établissement d'une série de cartes, donnant : *a*. la constitution géologique du sol de la ville; *b*. le réseau d'égouts; *c*. la distribution des eaux; *d*. l'emplacement des puits et puisards et des fosses d'aisances; *e*. la répartition des habitations collectives (écoles, casernes, prisons, hôpitaux) et des établissements classés (*id.*).

Il conviendrait d'y ajouter des cartes figurant en outre la répartition sur l'ensemble du territoire communal des cas de maladies épidémiques ou transmissibles, à raison d'une carte par nature de maladie. Un tel document soigneusement établi pendant quelques années serait du plus haut intérêt dans chaque ville pour la protection de la santé publique, ainsi qu'il est aisé de s'en rendre compte d'après ce qui a déjà été fait dans cet ordre d'idées. La répétition presque régulière des décès sur les mêmes points d'une année à l'autre, pour certaines maladies de nature éminemment transmissible, jette un jour décisif sur la nécessité de prendre contre leur extension des mesures de désinfection et d'assainissement rigoureuses (*id.*).

Ainsi peuvent être sommairement définies les principales attributions *obligatoires*, incombant aux bureaux d'hygiène en exécution de la loi du 15 février 1902.

Attributions facultatives. — En ce qui concerne les *attributions facultatives* des bureaux d'hygiène, la circulaire ministérielle a donné fort peu de renseignements et s'est bornée à rappeler que la liste pouvait en être établie d'une façon très variable, suivant les préférences locales.

Le *service médical de l'état-civil* (B, 1°) comporte notamment la constatation régulière des naissances et des décès et aussi la recherche et la détermination des causes de décès, indispensable pour l'établissement de la statistique démographique et sanitaire. Cette recherche peut être facilitée par le concours bénévole des médecins traitants, dont plusieurs bureaux d'hygiène ont déjà obtenu, avec toutes les garanties de discrétion désirables, l'envoi régulier de bulletins de déclaration spéciaux à cet objet.

Quant à la *statistique démographique* (1°, *b*), sa nécessité n'a pas besoin d'être démontrée. Elle constitue par excellence le moyen d'investigation scientifique applicable aux phénomènes sociaux qui occupent l'hygiéniste, et les constatations relatives, notamment, au chiffre ou à la localisation des décès sont à la base de toute argumentation comme à la conclusion de toute observation en matière sanitaire. Ce sont en effet les données de la statistique démographique qui permettent à l'hygiéniste d'apprécier la santé du corps social, comme les indications du thermomètre permettent au médecin de se renseigner sur celle du malade dont il prend la température. Ce sont elles qui fournissent en dernière analyse le critérium de l'utilité de certaines mesures collectives, dont les conséquences au point de vue des individus sont parfois si difficiles à saisir. Ce sont elles qui ont démontré, par exemple, en dernière analyse, l'efficacité de l'obligation vaccinale pour combattre la variole, des adductions d'eau potable pour lutter contre la fièvre typhoïde. Aussi est-il particulièrement essentiel qu'elles soient établies avec une exactitude rigoureuse, avec un soin méticuleux. Nous ne nous dissimulons pas les difficultés de la tâche, notamment en ce qui concerne les causes de décès, dont nous avons déjà dit un mot au paragraphe précédent : le jour viendra sans doute où la loi, qui exige déjà la constatation des décès, mais en laisse le soin à l'officier de l'état civil généralement incompétent, exigera pour toute inhumation la production d'un certificat médical et l'indication de la cause du décès. En attendant, il appartient aux municipalités d'user des moyens dont elles disposent pour assurer l'établissement, dans les meilleures conditions possibles, de leur statistique sanitaire, véritable clef de voûte de toute hygiène urbaine.

L'*hygiène de l'enfance* (B, 2°) mérite de retenir spécialement l'attention et les efforts des bureaux d'hygiène, tant en ce qui concerne la bonne exécution de la loi du 23 décembre 1874 sur la protection du premier âge que pour toutes les autres questions, d'un intérêt vital pour notre pays, qui se réfèrent à la lutte contre la mortalité infantile. Un certain nombre de villes ou de communes ont vu se créer et se développer depuis quelque temps des œuvres excellentes, — gouttes de lait, consultations de nourrissons, — qui se proposent soit de développer la pratique de l'allaitement au sein par des encouragements aux mères qui nourrissent leurs enfants, soit d'assurer un lait sain aux nourrissons réduits à l'allaitement artificiel par des distributions de lait contrôlé et stérilisé. Il rentrerait absolument dans le rôle du bureau d'hygiène de prendre l'initiative de semblables créations, sans préjudice des mesures générales prises pour la surveillance du lait chez les laitiers, sur les marchés ou sur la voie publique et qui rentrent dans la surveillance générale des denrées alimentaires.

L'*hygiène scolaire* (B, 2°, *c*) est la suite naturelle de l'hygiène infantile, et les récents travaux poursuivis en ce qui concerne la prévention de la tuberculose dans les milieux scolaires ont montré notamment l'intérêt qui s'attache à la tenue de la « fiche sanitaire » des écoliers.

L'*hygiène alimentaire* (liste B, 3°) comprend, d'une part, la surveillance de la viande livrée à la consommation (abattoirs, viandes foraines) et, d'autre part, celle des denrées alimentaires de toutes sortes.

Les abattoirs, disions-nous dans le rapport que nous avons présenté avec le Dr A.-J. Martin au Conseil supérieur d'hygiène, constituent des établissements classés de la première classe, dont la création est à ce titre subordonnée à une autorisation préfectorale qui peut leur imposer certaines conditions. Mais, en outre, leur fonctionnement nécessite l'application de prescriptions de détail relatives notamment à la conduite des animaux qui doivent y être amenés, à la répartition des cases d'abat entre les bouchers de la commune, à l'enlèvement des fumiers et de tous les débris de matière animale, à l'écoulement des eaux de lavage, au curage fréquent des égouts, etc. Ces dispositions forment la matière d'un règlement spécial. Pendant plusieurs années, les actes d'autorisation ont réservé tantôt aux préfets, tantôt aux maires, le soin de préparer ces règlements, qui n'étaient exécutoires qu'après l'approbation du ministre; mais depuis longtemps on a reconnu que les mesures de ce genre rentrent dans la catégorie des arrêtés de police locale que les maires sont autorisés à prendre en vertu de l'article 94 de la loi du 5 avril 1884 et qui, aux termes de l'article 95, sont exécutés un mois après avoir été déposés à la sous-préfecture, si le préfet n'a pas fait usage du droit de les annuler ou d'en suspendre l'exécution. Les bureaux d'hygiène paraissent des plus qualifiés pour contrôler l'application de ces règlements.

Mais toutes les viandes ne proviennent pas nécessairement d'animaux tués dans les abattoirs, et la surveillance, pour être complète, doit porter aussi sur les viandes foraines.

Quant au *contrôle des denrées alimentaires*, le décret du 31 juillet 1906, portant règlement d'administration publique pour l'application de la loi du 1er août 1905 sur les fraudes, en a fait, en principe, un service d'État, mais il a spécifié que les communes pourraient instituer des agents spéciaux, susceptibles d'être agréés par les préfets à titre d'agents communaux de prélèvement (dernier paragraphe de l'article 2 du règlement de 31 juillet 1906). Tout agent présenté par le maire au préfet, soit qu'il s'agisse d'un agent non exclusivement spécialisé dans cette fonction, soit qu'il s'agisse d'un agent spécial proprement dit (inspecteur municipal des denrées alimentaires), peut être agréé dans les conditions indiquées au règlement (1). Il nous paraît tout naturel de faire agréer, conformément à ces dispositions, pour leur conférer la compétence nécessaire en vue d'assurer les prélèvements utiles, soit le directeur, soit l'un des agents techniques des bureaux d'hygiène, suivant la composition du personnel et l'importance des localités.

L'exécution des lois du 21 juillet 1881 et du 21 juin 1898, en ce qui concerne la *police sanitaire des animaux* (B, 4°), peut également être confiée à un vétérinaire municipal sous le contrôle du bureau d'hygiène, qui ne saurait être tenu à l'écart de ce qui touche les maladies susceptibles d'affecter les animaux domestiques et le bétail à un moment donné, et de réagir plus ou moins sur la santé humaine.

Quant à la surveillance des *établissements insalubres, dangereux ou incommodes* (liste B, 5°), elle consiste à veiller à ce que les conditions d'autorisation soient respectées et à provoquer les sanctions que toute infraction pourrait comporter.

Enfin la surveillance de la *prostitution* au point de vue de la pro-

(1) Voy. *Revue pratique d'hygiène municipale*, mai 1908 : Le rôle des municipalités dans la répression des fraudes, par MAXIME TOUBEAU.

phylaxie des maladies vénériennes (liste B, 6°) et la visite médicale des filles soumises peuvent être confiées au directeur ou aux médecins du bureau d'hygiène, ainsi que l'indiquait spécialement dans son rapport au Sénat le professeur Cornil.

L'énumération des attributions facultatives, telle qu'elle résulte de la circulaire ministérielle, n'a d'ailleurs rien de limitatif, et les bureaux d'hygiène, constituant les organes centralisateurs de toute action sanitaire urbaine, sont appelés à assumer la charge, à prendre l'initiative ou à contrôler l'exécution de tout ce qui se rattacherait normalement à cet objet. Mais ce point doit être déterminé par la délibération du conseil municipal relative à l'organisation du bureau, qui fixe en même temps les attributions facultatives devant lui incomber; la liste peut d'ailleurs en être modifiée dans la même forme. Il importe en tout cas de bien déterminer la sphère d'activité du bureau d'hygiène, en dehors de la mission principale et obligatoire qu'il tient des dispositions de la loi.

Un dernier point doit maintenant retenir notre attention, c'est celui des ***rapports des bureaux d'hygiène avec les autres services municipaux***.

Cette question est particulièrement importante et, de sa bonne solution, dépend dans une large mesure l'efficacité des efforts poursuivis pour l'amélioration de l'hygiène et de la salubrité urbaines.

Un grand nombre d'affaires intéressant l'hygiène ou la salubrité publique peuvent en effet relever plus directement de services spéciaux, et il est indispensable d'assurer à ces rouages distincts, lorsqu'ils sont appelés à concourir avec le bureau d'hygiène à la même œuvre de protection sanitaire, un fonctionnement harmonique.

Aussi la circulaire du 23 mars 1906 a-t-elle particulièrement insisté sur ce point :

L'exemple des difficultés survenues dans certaines villes sous le régime antérieur a montré que cette préoccupation répondait non seulement à une vue théorique, mais à une nécessité pratique importante. Il est arrivé en effet sur certains points que les services municipaux investis d'attributions susceptibles de rapports plus ou moins directs avec la protection de la santé publique (service de l'état civil, des eaux, des égouts, de la voirie, des travaux, des écoles, des marchés, etc.) ont poussé l'esprit d'autonomie jusqu'à prétendre ignorer l'existence des bureaux d'hygiène et se soustraire à leur action, comme à leurs avis techniques, dans ce qu'ils auraient eu de plus indispensable et de plus légitime. Dans cette conception fâcheuse du fonctionnement des divers services, le bureau d'hygiène n'était pas consulté sur les nombreuses affaires intéressant pourtant au premier chef l'hygiène et la salubrité publiques qui se trouvaient retenues par les autres services, soit en raison d'un aspect particulier des questions posées, soit par suite d'habitudes antérieures. Il arrivait fréquemment qu'il n'en était même pas informé.

Le Conseil supérieur d'hygiène publique de France a pensé qu'une telle manière de faire constituerait désormais la violation formelle de la loi, et qu'il convenait d'assurer à cet égard, sous l'autorité du maire — supérieure à celle de tous les services municipaux, quelle que soit leur spécialisation — le fonctionnement loyal, logique et sans fissures de cet organisme des bureaux d'hygiène, qui doit être le pivot essentiel, nécessaire, de toute hygiène urbaine.

La pratique signalée n'a d'ailleurs pu se perpétuer, là où elle s'est produite, dès que les maires des villes intéressées ont eu compris la haute garantie résultant pour leur responsabilité, dans les questions intéressant la protection sanitaire de la population, de l'avis éclairé d'un service technique uniquement consacré à cet objet, et ont eu manifesté en conséquence leur ferme volonté d'avoir cet avis et cette garantie pour toutes les affaires de l'ordre envisagé, en maintenant d'ailleurs sans restriction l'autonomie des autres services dans les limites où elle est justifiée.

La bonne exécution de la loi nouvelle exige que l'intervention du bureau d'hygiène dans les cas de cette nature soit désormais obligatoire. Aussi, *pour toute affaire intéressant de près ou de loin l'application de la loi du 15 février 1902, le bureau d'hygiène devra-t-il toujours être appelé à émettre un avis, quand il n'aura pas à proposer lui-même la décision.* Cet avis, destiné à éclairer l'autorité municipale sur l'aspect sanitaire de l'affaire envisagée et à intervenir comme élément d'appréciation technique dans l'examen de la question par le maire, sera porté le cas échéant par ce dernier à la connaissance du service ou, s'il y a lieu, de l'autorité intéressée et devra être mentionné dans la décision qui interviendra.

Je vous recommande particulièrement, monsieur le Préfet, d'appeler l'attention de MM. les maires sur l'importance de cette prescription, et de veiller, en ce qui vous concerne — au nom de l'intérêt général de la collectivité, dont tous les services doivent avoir le souci d'une manière exclusive — à ce qu'elle soit fidèlement observée.

RÈGLEMENTS DES BUREAUX D'HYGIÈNE. — Comme nous l'avons déjà indiqué ci-dessus, tout ce qui a trait à l'organisation, au fonctionnement et aux attributions des bureaux d'hygiène doit faire l'objet d'un arrêté du maire, qui constitue le « règlement » du service.

Ce règlement résume, pour chaque bureau, les dispositions adoptées, suivant les besoins locaux, touchant chacun des points essentiels que nous avons eu l'occasion d'aborder ci-dessus.

Ces règlements, qui font l'objet, avant d'être mis en vigueur, d'un examen attentif du ministère de l'Intérieur et qui se complètent par des délibérations des conseils municipaux touchant la constitution du personnel et la dotation financière du service, constituent à proprement parler la « charte » des bureaux d'hygiène. Aussi ne saurait-on trop recommander aux directeurs de ces services, et surtout à ceux des bureaux nouvellement constitués, de s'y conformer rigoureusement et d'en faire la règle même de leur action et de leurs initiatives, tant pour ne laisser périmer aucune de leurs attributions et ne négliger aucun de leurs devoirs à l'égard du public que pour ne laisser prescrire aucun de leurs droits à l'égard des municipalités.

II. — RÉGIME SPÉCIAL DE LA VILLE DE PARIS ET DU DÉPARTEMENT DE LA SEINE.

Les règles formulées par la loi du 15 février 1902 subissent de notables modifications dans leur application à la ville de Paris et au département de la Seine, — modifications qui résultent tant de la nature même des choses que de la situation particulière dans laquelle se trouvent placés d'une façon générale le département et la ville au point de vue administratif.

L'organe exécutif du département de la Seine est, on le sait, constitué par deux préfets, le préfet de la Seine et le préfet de police, qui constituent en outre l'organe exécutif de la ville et exercent les attributions de maires de Paris (loi du 28 pluviôse an VIII).

De plus, ainsi que le faisait remarquer le rapporteur de la loi à la Chambre des députés, « si les principes de l'hygiène sont partout les mêmes, les applications doivent en varier avec les conditions locales innombrables »; or l'on doit reconnaître que la situation respective de l'agglomération parisienne et de sa banlieue, dont la population est en contact permanent et se mêle intimement avec celle de la capitale, crée entre toutes les parties de cet ensemble une solidarité sanitaire étroite, qui peut réclamer pour sa sauvegarde une organisation particulière.

Antérieurement à la loi de 1902, le préfet de la Seine et le préfet de police avaient chacun, en matière sanitaire, des pouvoirs spéciaux, d'origine plus ou moins ancienne et plus ou moins bien définis.

Allait-on ne pas tenir compte, dans la législation nouvelle, de cet état de fait et unifier les services sanitaires au profit d'une seule des deux préfectures? — ou bien s'attacherait-on à maintenir et à consacrer la situation déjà existante? — C'est d'une façon générale à cette dernière solution que le législateur de 1902 s'est arrêté. Les dispositions adoptées par lui ont été remaniées, il est vrai, par la loi du 7 avril 1903, mais l'orientation n'en a pas été modifiée à cet égard.

Texte primitif de la loi du 15 février 1902. — Le texte primitif de la loi du 15 février 1902 comportait trois articles (22, 23, 24) relatifs au régime sanitaire spécial de la ville de Paris et du département de la Seine. Ces articles consacraient un accord transactionnel intervenu devant le Sénat dans la préparation de la loi, accord qui avait expressément pour objet de maintenir l'état de fait existant au point de vue des attributions sanitaires respectives des deux préfectures. Tout au plus pouvait-il, au début, planer un doute sur ce qui concerne la salubrité des voies privées ; mais ce point de détail avait été définitivement tranché au profit de la préfecture de la Seine, les voies privées devant être soumises au même traitement et à la même autorité que les voies publiques.

Aux termes de l'accord ainsi consacré par la loi, le préfet de la Seine conservait, en dehors des attributions sanitaires qui lui avaient été dévolues par des lois antérieures, celles qu'il exerçait en fait à Paris depuis plusieurs années déjà, en vertu des délibérations du Conseil municipal : salubrité des habitations et de leurs dépendances, salubrité des voies privées closes ou non à leurs extrémités, captage et distribution des eaux, désinfection, vaccination et transport des malades.

Le préfet de police était reconnu compétent pour recevoir les déclarations médicales des maladies transmissibles, exercer la surveillance sanitaire des logements loués en garni, réprimer les contraventions relatives à l'obligation de la vaccination et de la revaccination, continuer à exercer dans les communes ressortissant à sa juridiction les attributions de police dont il était antérieurement investi, etc.

La Commission des logements insalubres, qui fonctionnait à Paris depuis la loi de 1850, était maintenue à la préfecture de la Seine.

Le Conseil départemental d'hygiène et de salubrité de la Seine était également maintenu sous l'autorité exclusive du Préfet de police.

Loi du 7 avril 1903. — Mais, avant même que la nouvelle loi fût entrée en vigueur, M. le sénateur Paul Strauss et ses collègues de la Seine, jugeant les dispositions précédemment adoptées insuffisantes et sur certains points contradictoires, déposaient une proposition de loi relative à l'application de la loi du 15 février 1902 à la ville de Paris et au département de la Seine.

« Il est absolument urgent, disait l'exposé des motifs, de faire disparaître toutes les incertitudes d'interprétation et de déterminer nettement les conditions de fonctionnement de la Commission des logements insalubres et du Conseil d'hygiène et de salubrité du département de la Seine, ainsi que les pouvoirs sanitaires des maires des communes autres que Paris. En effet, la rédaction des articles 22, 23 et 24 de la loi du 15 février 1902 n'a pas délimité avec une précision suffisante les attributions respectives des deux préfets de la Seine et de police. »

Toutefois, le principe essentiel posé par la loi de 1902 était maintenu, aucune des deux préfectures ne devant être ou paraître subordonnée à l'autre : « Le dualisme est maintenu dans son intégrité loyale. »

Cette proposition de loi est devenue la loi du 7 avril 1903 (art. 22, 23 et 24 nouveaux de la loi du 15 février 1902).

Les articles 22, 23 et 24 de la loi du 15 février 1902 sont donc désormais ainsi conçus :

Art. 22. — Le préfet de la Seine a dans ses attributions, à Paris :

1° Tout ce qui concerne la salubrité des habitations et de leurs dépendances, sauf celle des logements loués en garni ;

2° La salubrité des voies privées, closes ou non à leurs extrémités ;

3° Le captage et la distribution des eaux ;

4° La désinfection, la vaccination et le transport des malades.

Pour la désinfection et le transport des malades, il donnera suite aux demandes qui lui seraient adressées par le préfet de police.

Il nomme une commission des logements insalubres, composée de trente membres, dont quinze sur la désignation du conseil municipal de Paris. La durée de leur mandat est de six ans avec renouvellement par tiers tous les deux ans. A chacun de ces renouvellements le préfet nomme dix membres, dont cinq sur la désignation du conseil municipal.

Cette commission exerce, pour toute l'étendue de la ville de Paris et dans les limites des attributions conférées au préfet de la Seine, les pouvoirs donnés aux commissions sanitaires de circonscription par la présente loi ; elle est présidée par le préfet de la Seine ou son délégué.

Art. 23. — Le préfet de police a dans ses attributions à Paris :

1° La surveillance au point de vue sanitaire des logements loués en garni ;

2° Les précautions à prendre, pour prévenir ou faire cesser les maladies transmissibles visées par l'article 4 de la loi, spécialement la réception des déclarations ;

3° Les contraventions relatives à l'obligation de la vaccination et de la revaccination.

Il continuera à assurer la protection des enfants du premier âge, la police sanitaire des animaux, la police de la médecine et de la pharmacie, l'application des lois et règlements concernant la vente et la mise en vente de denrées alimentaires falsifiées ou corrompues, le fonctionnement du laboratoire municipal de chimie, la réglementation des établissements classés comme dangereux, insalubres ou incommodes, tant à Paris que dans les communes du département de la Seine.

Art. 24. — Le préfet de la Seine et le préfet de police sont assistés, chacun dans la limite de ses attributions sanitaires et sous sa présidence, par le conseil d'hygiène publique et de salubrité de la Seine, dont la composition est fixée comme il suit :

Le préfet de la Seine et le préfet de police, présidents ;

Deux vice-présidents, pris en dehors des membres de droit, nommés annuellement sur la présentation du Conseil d'hygiène, et deux secrétaires administratifs ;

Dix-neuf membres à raison de leurs fonctions : le doyen, le professeur d'hygiène et le professeur de médecine légale de la Faculté de médecine de Paris ; le directeur de l'École supérieure de pharmacie de Paris ; le président du Comité technique de santé des armées, le directeur du service de santé du gouvernement militaire de Paris ; le secrétaire général de la préfecture de la Seine; l'inspecteur général de l'assainissement et de la salubrité de l'habitation chargé des services techniques du Bureau d'hygiène de la ville de Paris; le directeur des affaires départementales; le directeur administratif des services municipaux d'architecture; l'ingénieur en chef du service des eaux et de l'assainissement; l'ingénieur en chef des ponts et chaussées chargé du service ordinaire du département; le secrétaire général de la préfecture de police; l'ingénieur en chef des mines chargé du service des appareils à vapeur de la Seine; le chef de la deuxième division de la préfecture de police; l'architecte en chef de la préfecture de police; le chef du service vétérinaire de la Seine; le chef du bureau de l'hygiène de la préfecture de police; l'inspecteur divisionnaire du travail.

Vingt-quatre membres titulaires nommés par le ministre de l'Intérieur, sur la présentation du Conseil d'hygiène;

Trois membres du conseil général de la Seine et trois membres du conseil municipal de Paris élus par leurs collègues;

Six membres choisis par le ministre de l'Intérieur, soit parmi les représentants de la Seine dans les différentes assemblées électives, soit parmi les personnes qualifiées par leur compétence.

Le Conseil d'hygiène et de salubrité de la Seine remplira les attributions données aux conseils départementaux d'hygiène par la présente loi.

Les commissions d'hygiène des arrondissements de Paris continueront à exercer leurs fonctions sous l'autorité et dans les limites des attributions conférées par la présente loi au préfet de police.

Les conseils ou commissions d'hygiène, dans le département de la Seine, en dehors de Paris, exercent les pouvoirs donnés aux commissions sanitaires de circonscription par la présente loi, sous l'autorité soit du préfet de la Seine, soit du préfet de police, suivant qu'elles ont à traiter d'affaires ressortissant à l'une ou à l'autre de leurs administrations.

Les maires des communes, autres que Paris, exercent les attributions sanitaires sous l'autorité soit du préfet de la Seine, soit du préfet de police, suivant les distinctions faites dans les deux articles précédents.

Le préfet de police continuera à appliquer dans les communes du département de la Seine, autres que Paris, les attributions de police sanitaire dont il est actuellement investi.

I. *VILLE DE PARIS.* — **Attributions du préfet de la Seine.** — Les attributions sanitaires du préfet de la Seine en ce qui concerne la ville de Paris sont définies par le paragraphe Ier de l'article 22 nouveau. Les dispositions ainsi édictées sont limitatives; elles doivent être entendues *stricto sensu*; elles ne sauraient être étendues par voie d'analogie à des objets autres que ceux énumérés par le législateur.

C'est au préfet de la Seine qu'incombe le soin :

De prendre et de faire exécuter le règlement sanitaire prévu à l'article 1er de la loi de 1902 en ce qui concerne « la salubrité des habitations et de leurs dépendances, sauf celle des logements loués en garni; la salubrité des voies privées, closes ou non à leurs extrémités; le captage et la distribution des eaux; la désinfection, la vaccination et le transport des malades (art. 22), la réglementation relative aux logements loués en garni et à la prophylaxie des maladies transmissibles devant relever du préfet de police (art. 23);

D'assurer l'exécution des dispositions de l'article 6 de la loi relatif à la vaccination obligatoire et du règlement d'administration publique du 27 juillet 1905 (art. 22), à l'exception de ce qui concerne les contraventions, qui relèvent du préfet de police (art. 23);

D'assurer le service de la désinfection d'après les dispositions de l'article 7 et du règlement d'administration publique du 10 juillet 1906;

D'assurer l'exécution des dispositions de l'article 10 sur le captage, la surveillance et la protection des sources;

De veiller à l'exécution des articles 11 à 18 concernant les mesures sanitaires relatives aux immeubles;

D'assurer le transport des malades.

Il est d'ailleurs tenu de donner suite aux demandes qui peuvent lui être adressées par le préfet de police en ce qui concerne la désinfection et le transport des malades.

Le **règlement sanitaire** que devait prendre le préfet de la Seine est intervenu le 22 juin 1904, après avoir été soumis à la procédure réglementaire, c'est-à-dire après avis du Conseil municipal de Paris et du Conseil d'hygiène et de salubrité de la Seine. Cet arrêté comprend deux titres :

TITRE I. — SALUBRITÉ. — Salubrité de la voie publique dans ses rapports avec la salubrité de l'habitation; salubrité des voies privées; salubrité des habitations dans les voies publiques ou privées; locaux destinés à la vente ou à la conservation des denrées alimentaires; de l'entretien des constructions.

TITRE II. — PROPHYLAXIE DES MALADIES CONTAGIEUSES. — Transport des malades; désinfection des locaux et objets contaminés.

Bureau d'hygiène de la ville de Paris (Préfecture de la Seine). — Pour l'exercice de ces diverses attributions sanitaires, le préfet de la Seine a organisé ses services sanitaires techniques, sous la dénomination de « bureau d'hygiène », de la façon suivante :

Il a été créé une Commission de surveillance et de perfectionnement du bureau d'hygiène de la ville de Paris (préfecture de la Seine).

Cette Commission est chargée d'examiner toutes les mesures à prendre pour assurer la sauvegarde de la santé publique à Paris, le bon fonctionnement des services d'hygiène et l'application tant de la loi sur la protection de la santé publique que des règlements sanitaires.

Cette Commission est composée : 1° de six membres désignés par le préfet de la Seine parmi les membres du Conseil départemental d'hygiène qui n'appartiennent pas aux services techniques ou administratifs de la ville de Paris ; 2° de six membres du Conseil municipal de la ville de Paris.

Peuvent en outre assister aux séances de la Commission avec voix consultative : l'inspecteur général des services techniques d'hygiène, les chefs des services techniques d'hygiène, les chefs des services des eaux et égouts, de la voie publique, l'architecte-voyer en chef. Il en est de même du directeur des affaires municipales et du directeur administratif des services d'architecture, du chef du bureau administratif d'hygiène, du chef du bureau de la statistique municipale. Un inspecteur des services administratifs et financiers de la préfecture de la Seine, désigné à cet effet, assiste également aux séances de la Commission. La préfecture de police et l'administration générale de l'Assistance publique sont aussi invitées à se faire représenter.

Le président de la Commission est désigné par le préfet de la Seine.

Cette Commission se réunit chaque fois qu'il est nécessaire et au moins une fois par mois.

L'inspecteur général de l'assainissement et de la salubrité de l'habitation prend désormais le titre d' « inspecteur général des services techniques d'hygiène de la ville de Paris ». Il relève directement du préfet de la Seine, dont il est le conseil technique et auquel il propose toutes les mesures qu'il juge utiles. Il lui adresse ses rapports sans intermédiaire.

Il est chargé :

1° De suivre tous les mouvements des maladies épidémiques ; à cet effet, les divers services du bureau d'hygiène, sans exception, l'inspection médicale des écoles, ainsi que le bureau de la statistique et l'Assistance publique lui adressent directement et d'urgence tous les renseignements intéressant la santé publique à Paris ;

2° De faire parvenir directement et d'urgence, aux services techniques, toutes indications sur les mesures qu'il estime devoir être prises dans l'intérêt de la santé publique ;

3° D'inspecter, au point de vue de l'hygiène et de la santé publique à Paris, le fonctionnement de tous les services de la préfecture de la Seine, sans exception, et de signaler aux chefs des services et au préfet de la Seine toutes défectuosités constatées.

Pour l'exécution des mesures d'hygiène, il est constitué des services techniques. Ces services qui, au point de vue administratif et financier, relèvent de la direction des affaires municipales, sont, au point de vue technique, autonomes ; leurs chefs sont directement responsables de leur gestion.

Ces services techniques sont : 1° le service de la désinfection, des ambulances et de la surveillance médicale des sources ; 2° le service de la vaccination ; 3° le service de la surveillance des eaux d'alimentation ; 4° les laboratoires de l'observatoire de Montsouris ; 5° le service technique de l'hygiène de l'habitation.

Le visa sanitaire des constructions neuves est donné par l'architecte-voyer en chef.

L'instruction administrative des demandes en autorisation de bâtir et la délivrance de ces autorisations continuent à être assurées par les soins de la direction administrative d'architecture.

Commission des logements insalubres. — Alors que l'article 31 de la loi du 15 février 1902 abroge formellement la loi du 12 avril 1850, l'article 22 maintient à Paris la Commission des logements insalubres, qui, aux termes du paragraphe 2 de cet article, « exerce pour toute l'étendue de la ville de Paris et dans les limites des attributions conférées au préfet de la Seine les pouvoirs donnés aux commissions sanitaires de circonscription par la présente loi », — spécialement, bien entendu, en ce qui concerne la salubrité des immeubles.

Cette Commission est présidée par le préfet de la Seine ; à défaut du préfet, la présidence revient au secrétaire général ou à un conseiller de préfecture désigné à cet effet.

Les changements qui ont été apportés à son ancienne organisation consistent, d'une part, dans le mode de nomination et de renouvellement de ses membres, et, d'autre part, dans la procédure à suivre pour ses travaux.

La Commission des logements insalubres de Paris comprend, comme par le passé, trente membres qui autrefois étaient tous désignés par le conseil municipal. Depuis la loi du 7 avril 1903, quinze de ces membres sont laissés à la désignation du conseil municipal, le choix des quinze autres appartient exclusivement au préfet de la Seine. Les membres désignés par le conseil municipal doivent d'ailleurs recevoir leur nomination du préfet.

« Bien qu'aucune condition ne soit imposée aux candidats à la fonction de membre de la Commission des logements insalubres, il est évident qu'en vertu des principes généraux du droit le choix du conseil municipal ne pourrait porter sur une personne qui ne serait pas citoyen français, majeur, jouissant de ses droits civils et politiques, et ne se trouvant dans aucun des cas prévus par les articles 15 et 16 du décret organique du 2 février 1852 sur les élections. Il serait inadmissible, en effet, qu'un étranger, un mineur, un incapable, un individu déclaré indigne d'être inscrit sur les listes électorales pût être élu membre d'une Commission chargée de l'examen des questions de salubrité entravant, dans une certaine mesure, l'exercice du droit de propriété. Nous ajouterons que les conseillers d'État, les conseillers de préfecture de la Seine, les magistrats du tribunal de première instance de la Seine, du tribunal de simple police, de la cour d'appel de Paris et de la cour de cassation, ainsi que les agents chargés de dresser des procès-verbaux de contravention relatifs à la loi du 15 février 1902 ne peuvent être élus membres de la Commission, attendu que ces divers fonctionnaires sont chargés les uns de juger les affaires de logements insalubres et les autres de contrôler l'exécution des mesures sanitaires prescrites. »

Comme sous le régime des lois des 13 avril 1850 et 25 mai 1864, cette Commission devra nécessairement comprendre des médecins, pharmaciens ou chimistes, des ingénieurs, architectes ou tous autres hommes de l'art ; un membre d'un bureau de bienfaisance et un membre du Conseil des prud'hommes. La durée du mandat des membres est fixée par la loi à six ans ; le renouvellement se fait par tiers. Les membres sortants peuvent être renommés ou réélus.

En ce qui concerne la procédure des travaux de la Commission, nous ne pouvons mieux faire que de reproduire ce que dit à ce sujet M. Gustave Jourdan, dont la compétence en la matière est universellement reconnue (1).

« La procédure des travaux de la Commission des logements insalubres est la même que celle des travaux des commissions sanitaires, telle qu'elle est déterminée par les articles 12 à 18 de la loi du 15 février 1902, sous les réserves suivantes :

« 1° Le préfet de la Seine, agissant en sa double qualité de préfet et de maire central de Paris, invite la Commission des logements insalubres à délibérer sur les affaires d'immeubles insalubres et saisit, s'il y a lieu, le Conseil d'hygiène publique et de salubrité de la Seine dans le cas où l'avis de la Commission des logements insalubres est contraire aux propositions de l'administration municipale ;

« 2° Le dépôt des rapports de l'administration municipale peut être effectué aussi bien au secrétariat général de la préfecture de la Seine qu'au secrétariat de la mairie de l'arrondissement municipal de Paris où sont situés les immeubles insalubres ;

« 3° Les architectes voyers sont chargés, à Paris, de rédiger les rapports sur les affaires d'immeubles insalubres et de dresser les procès-verbaux de contraventions.

« La Commission ne peut se réunir que sur l'invitation du préfet de la Seine, qui fixe, comme il l'entend, les jours de séances. Toute réunion qui se tiendrait en dehors des réunions régulières serait nulle de plein droit.

« De même qu'en ce qui concerne les commissions sanitaires de circonscription, les avis donnés par la Commission ne sont valables

(1) Gustave Jourdan, Législation des logements insalubres, Berger-Levrault, Paris.

que si les deux tiers au moins de ses membres sont présents au moment de la délibération et du vote.

« Les membres de la Commission des logements insalubres ont le droit, comme les membres des commissions sanitaires de circonscription, de recourir à toutes les mesures d'instruction qu'ils jugent convenables, avant de donner leur avis sur les questions qui leur sont soumises, et par suite de visiter les immeubles désignés comme insalubres.

« Ils sont également protégés par l'article 29 de la loi du 15 février 1902, qui punit d'une amende de 100 francs à 500 francs et, en cas de récidive, de 500 francs à 1 000 francs, sous réserve de l'application de l'article 463 du Code pénal sur les circonstances atténuantes, tous ceux qui auraient mis obstacle à l'accomplissement des devoirs des maires et des membres délégués des commissions sanitaires en ce qui touche l'application de la loi. »

Attributions du préfet de police. — Les attributions du préfet de police, à Paris, en matière sanitaire, ont leur origine d'une manière générale dans l'arrêté des consuls du 12 messidor an VIII ; elles ont été étendues à toutes les communes du département de la Seine par la loi du 10 juin 1853, dont l'article 2 établit une ligne de démarcation entre ses pouvoirs et ceux réservés au préfet de la Seine. La petite voirie, dont la surveillance avait été dévolue par l'article 21 de l'arrêté de messidor au préfet de police, a été placée sous l'autorité du préfet de la Seine ; de même, la surveillance de la construction, de l'entretien et de la vidange des fosses d'aisances a été transférée au préfet de la Seine (décret du 10 août 1859), etc.

L'article 23 nouveau de la loi du 15 février 1902 précise, en son paragraphe 1er, les attributions sanitaires du préfet de police pour ce qui concerne la ville de Paris.

Il a seul qualité pour prendre le *règlement sanitaire* prévu à l'article 1er de la loi, en ce qui touche les précautions à prendre pour prévenir ou faire cesser les maladies transmissibles visées à l'article 4 de la loi, et la surveillance des logements loués en garni. En conformité de cette attribution, a été rendue, après avis du Conseil d'hygiène publique et de salubrité du département de la Seine, une ordonnance en date du 22 juin 1904, portant règlement sanitaire sur les matières suivantes : Salubrité de la voie publique dans ses rapports avec la commodité et la sûreté de la circulation ; salubrité des logements loués en garni ; prophylaxie des maladies transmissibles.

C'est au préfet de police qu'incombe également le soin de recevoir la déclaration des cas de maladies transmissibles en vertu de l'article de la loi, et aussi de rechercher et poursuivre les contraventions à l'obligation de la vaccination et de la revaccination.

Pour les logements loués en garni, il exerce la surveillance de ces locaux, au point de vue sanitaire, avec le concours notamment des commissions d'hygiène d'arrondissement.

Enfin, aux termes du paragraphe 2 de l'article 23, sont maintenus dans les attributions du préfet de police : la protection des enfants du premier âge (loi du 23 décembre 1874) ; la police sanitaire des animaux (loi du 21 juillet 1881) ; la police de la médecine et de la pharmacie (loi du 21 germinal an XI et 30 novembre 1892) ; l'application des lois et règlements concernant la vente et la mise en vente de denrées alimentaires falsifiées ou corrompues, le fonctionnement du laboratoire municipal de chimie, la réglementation des établissements, classés comme dangereux, insalubres ou incommodes.

Bureau d'hygiène de la ville de Paris (Préfecture de police). — A la Préfecture de police, les services d'hygiène sont constitués par la deuxième division, réorganisée par les arrêtés des 7 et 31 octobre 1903, et qui comprend :

1° Des services administratifs (Bureau d'hygiène et Inspection divisionnaire des halles et marchés) ;

2° Des services techniques, placés sous l'autorité du chef de la deuxième division, et sous le contrôle de l'inspecteur général des services techniques d'hygiène.

L'inspection générale des services techniques d'hygiène, organisée par arrêté du 20 janvier 1904, a pour but d'exercer un contrôle permanent des services extérieurs du Bureau d'hygiène ; l'inspecteur général doit notamment proposer les mesures à prendre pour prévenir ou faire cesser la propagation des maladies contagieuses.

Les services techniques sont les suivants :

I. Le *service des épidémies*, organisé par arrêté du 31 décembre 1904, comprenant un médecin inspecteur principal et dix médecins inspecteurs.

Les médecins des épidémies sont chargés notamment de procéder aux enquêtes sur les cas de maladies contagieuses signalés par le Bureau d'hygiène ; de contrôler dans les communes de la Seine les services de désinfection et de vaccination obligatoires.

A côté du service des épidémies et sous son contrôle fonctionnent : le service de désinfection et le service de la vaccination.

II. Le *service de l'inspection des établissements classés* comprenant : 1 inspecteur principal, chef de service, 1 inspecteur principal adjoint et 12 inspecteurs.

III. Le *service de la salubrité des garnis*, comprenant 14 médecins et 9 architectes.

IV. Le *service vétérinaire*, comprenant 1 vétérinaire délégué, chef de service, 5 vétérinaires délégués, 3 vétérinaires délégués adjoints, 59 vétérinaire sanitaires et 24 surveillants.

V. Le *service d'inspection des denrées alimentaires* organisé par arrêté en date du 8 octobre 1906 et qui comprend 14 commissaires de police et 4 inspecteurs, opérant dans tout le département de la Seine.

En dehors des services d'hygiène de la deuxième division, dépendent encore de la préfecture de police les services suivants :

VI. Le *service départemental de la protection des enfants du premier âge*, comprenant 18 médecins, 1 inspecteur et 18 visiteuses (Inspection des nourrices et des crèches).

VII. Le *laboratoire municipal*, composé de 36 chimistes et 14 préparateurs.

VIII. Le *service des garderies, maisons de sevrage et maisons de santé* exercé par 1 médecin inspecteur et 2 inspectrices.

Commissions d'hygiène des arrondissements de la ville de Paris. — L'article 24 (§ 7) maintient les commissions d'hygiène des arrondissements de la ville de Paris, instituées par le décret du 15 décembre 1851, sous l'autorité et dans les limites des attributions conférées au préfet de police, qui en nomme les membres (9 par commission). La durée du mandat est de six ans ; le renouvellement se fait par tiers. Les membres sortants peuvent être réélus.

Chaque commission doit comprendre au moins 2 médecins, 1 pharmacien, 1 vétérinaire, 1 architecte, 1 ingénieur.

Ces commissions se réunissent au moins une fois par mois, à la mairie de l'arrondissement.

Quelles sont les attributions de ces commissions? Au cours des explications échangées au Sénat à ce sujet, M. Paul Strauss s'exprimait ainsi : « Ces commissions, sous le régime de la loi de 1851, s'occupaient des logements insalubres, mais d'une manière purement officieuse, consultative. Elles continueront, si le préfet de police leur en donne le mandat, à jouer le même rôle purement officieux, à l'effet de fournir, le cas échant, les informations utiles au Bureau d'hygiène de la préfecture de la Seine, et sans qu'elles puissent empiéter en quoi que ce soit sur le rôle dévolu à la Commission des logements insalubres et à la préfecture de la Seine. Mais, pour les établissements classés qui relèvent de la préfecture de police, pour tous les services confiés au préfet de police, n'est-il pas utile et désirable que celui-ci associe le plus possible à son action des collaborateurs bénévoles, des auxiliaires compétents pris dans les vingt arrondissements? »

Aucune confusion ne peut donc s'établir entre ces commissions et la commission des logements insalubres. Les premières n'exercent leurs attributions que sous l'autorité et dans les limites des pouvoirs sanitaires conférés au Préfet de police : elles ne peuvent être consultées par le préfet de la Seine, qui doit s'adresser à la Commission des logements insalubres. Toutefois elles pourront continuer, si le préfet de police les y autorise, à fournir à titre officieux, à la préfecture de la Seine, des informations utiles sur les immeubles et habitations insalubres ; mais c'est à cette dernière préfecture qu'il appartiendra de prendre les mesures nécessaires.

Leur rôle étant ainsi délimité, les commissions d'hygiène d'arrondissement doivent recueillir toutes les informations qui intéressent la santé publique dans l'étendue de leur circonscription. Elles signalent au préfet de police les causes d'insalubrité qui existent dans leurs arrondissements respectifs et donnent leur avis sur les moyens de les faire disparaître. Enfin il semble résulter de l'interprétation des textes que ces commissions doivent être consultées sur les mesures et dans les cas déterminés par l'article 9 du décret du 18 décembre 1848, dans la limite des attributions du préfet de police : maladies endémiques, épidémiques et transmissibles, épizooties et maladies des animaux, qualité des aliments, boissons, condiments et médicaments livrés au commerce ; établissements d'eaux minérales et établissements dangereux, insalubres ou incommodes.

II. ***DÉPARTEMENT DE LA SEINE.* — Attributions du préfet de la Seine et du préfet de police dans les communes du département de la Seine.** — Les attributions sanitaires du préfet de la Seine et du préfet de Police, dans les communes du département de la Seine, sont définies dans les deux derniers paragraphes de l'article 24 modifié.

Ces textes quelque peu contradictoires sont ainsi conçus :

« Les maires des communes, autres que Paris, exercent les attributions sanitaires sous l'autorité soit du préfet de la Seine, soit du préfet de police, suivant les distinctions faites dans les deux articles précédents.

« Le préfet de police continuera à appliquer dans les communes du département de la Seine, autres que Paris, les attributions de police sanitaire dont il est actuellement investi. »

Cette disposition est une de celles qui ont été le plus controversées au cours des travaux préparatoires ; elle a fait l'objet, à plusieurs reprises, de déclarations peu concordantes. Elle doit en conséquence être appliquée à la lettre et en s'inspirant du *statu quo* qu'elle a pour but de maintenir.

Le fait que le préfet de police continue à appliquer dans la banlieue les attributions de police sanitaire dont il était déjà investi a pour conséquence que les attributions des deux préfectures à Paris et dans les communes de la Seine ne sont pas les mêmes ; c'est ainsi que les services de vaccination et de désinfection qui à Paris relèvent du préfet de la Seine sont dans les attributions du préfet de police en banlieue.

Voici le tableau des attributions respectives de chaque préfecture dans les communes du département de la Seine autres que Paris :

Préfet de la Seine. — Assainissement des immeubles insalubres;
Asssainissement général des localités et de la voie publique;
Contrôle des distributions publiques d'eau potable;
Contrôle du service des égouts;
Carte sanitaire des communes.

Préfet de police. — Vaccination et revaccination obligatoires;
Service de la désinfection;
Surveillance des hôtels et logements loués en garni au point de vue de la salubrité;
Contrôle de la prophylaxie et de l'isolement;
Hygiène de l'enfance (exécution de la loi du 23 décembre 1874);
Hygiène alimentaire;
Surveillance des abattoirs; inspection des viandes foraines; inspection des denrées alimentaires; contrôle de la qualité du lait; surveillance des halles et marchés;
Police sanitaire des animaux;
Surveillance des établissements insalubres dangereux ou incommodes;
Statistique des cas de maladies transmissibles et contagieuses;
Opérations consécutives aux décès (transports de corps, exhumations, embaumements, etc.).

Conseil d'hygiène publique et de salubrité du département de la Seine. — Le Conseil d'hygiène publique et de salubrité du département de la Seine fut créé en 1802 par le préfet de police Dubois, et portait alors le nom de Conseil de salubrité. Il était composé de quatre membres. Successivement modifié par divers arrêtés (22 décembre 1828, 24 décembre 1832, 1er mars et 7 septembre 1838, 24 février 1844), il fut consacré sous son nom nouveau par le décret de 1851, et fut encore modifié par les décrets des 19 janvier 1852, 5 janvier 1864 et 26 novembre 1878.

Sa composition et son fonctionnement sont aujourd'hui régis par l'article 24 modifié de la loi du 15 février 1902, ainsi conçu :

Art. 24 (loi du 7 avril 1903). — Le préfet de la Seine et le préfet de police sont assistés, chacun dans la limite de ses attributions sanitaires et sous sa présidence, par le Conseil d'hygiène publique et de salubrité de la Seine, dont la composition est fixée comme il suit :

Le préfet de la Seine et le préfet de police, présidents;

Deux vice-présidents, pris en dehors des membres de droit, nommés annuellement sur la présentation du Conseil d'hygiène, et deux secrétaires administratifs;

Dix-neuf membres à raison de leurs fonctions: le doyen, le professeur d'hygiène et le professeur de médecine légale de la Faculté de médecine de Paris; le directeur de l'École supérieure de pharmacie de Paris; le président du Comité technique de santé des armées, le directeur du service de santé du gouvernement militaire de Paris; le secrétaire général de la préfecture de la

Seine; l'inspecteur général de l'assainissement et de la salubrité de l'habitation chargé des services techniques du Bureau d'hygiène de la ville de Paris; le directeur des affaires départementales; le directeur administratif des services municipaux d'architecture; l'ingénieur en chef du service des eaux et de l'assainissement; l'ingénieur en chef des ponts et chaussées chargé du service ordinaire du département; le secrétaire général de la préfecture de police; l'ingénieur en chef des mines chargé du service des appareils à vapeur de la Seine; le chef de la deuxième division de la préfecture de police; l'architecte en chef de la préfecture de police; le chef du service vétérinaire de la Seine; le chef du bureau de l'hygiène de la préfecture de police; l'inspecteur divisionnaire du travail;

Vingt-quatre membres titulaires nommés par le ministre de l'Intérieur, sur la présentation du Conseil d'hygiène;

Trois membres du conseil général de la Seine et trois membres du conseil municipal de Paris élus par leurs collègues;

Six membres choisis par le ministre de l'Intérieur, soit parmi les représentants de la Seine dans les différentes assemblées électives, soit parmi les personnes qualifiées par leur compétence.

Le Conseil d'hygiène et de salubrité de la Seine remplira les attributions données aux conseils départementaux d'hygiène par la présente loi.

Les textes adoptés au moment du vote d'ensemble de la loi du 15 février 1902 maintenaient le Conseil d'hygiène et de salubrité de la Seine auprès du préfet de police, mais reconnaissaient implicitement au préfet de la Seine le droit de constituer, sur avis du conseil général, un conseil d'hygiène départemental dans les termes de l'article 20.

C'était organiser un dualisme fâcheux et donner prise à des conflits éventuels, toujours à craindre lorsque deux administrations se partagent les mêmes attributions. Aussi a-t-il paru préférable de réaliser l'unité du Conseil d'hygiène auprès des deux préfectures en étendant les attributions du Conseil d'hygiène ancien et en modifiant légèrement son recrutement. C'est là l'innovation essentielle de la loi du 7 avril 1903.

Aux termes du dernier paragraphe de l'article 24, les attributions du Conseil d'hygiène publique et de salubrité de la Seine sont celles des Conseils d'hygiène départementaux. Ainsi le Conseil doit être consulté sur les objets énumérés au décret du 18 décembre 1848, sur l'alimentation en eau potable des agglomérations, sur les règlements sanitaires communaux et généralement sur toutes les questions touchant la santé publique dans les limites du département.

Le conseil intervient également dans la procédure relative aux immeubles insalubres, lorsque l'avis donné par la Commission des logements insalubres de Paris ou par les commissions sanitaires des arrondissements de Sceaux et de Saint-Denis est contraire aux propositions de l'administration municipale. Enfin il est chargé (art. 12 de l'arrêté du 18 décembre 1848) de centraliser et coordonner sur le renvoi du préfet de police les travaux des commissions d'hygiène d'arrondissements, et il adresse chaque année au préfet un rapport général sur ces travaux.

Conformément à l'article 20 de la loi du 15 février 1902, le Conseil général de la Seine a voté l'allocation de jetons de présence aux membres titulaires et aux membres à raison de leurs fonctions. Il a également voté des indemnités aux secrétaires administratifs, déplacements, d'impressions et de fournitures de bureau.

Commission d'hygiène des arrondissements de Sceaux et de Saint-Denis. — La paragraphe 6 de l'article 24 modifié de la loi de 1902 décide :

« Les conseils ou commissions d'hygiène, dans le département de la Seine, en dehors de Paris, exercent les pouvoirs donnés aux commissions sanitaires de circonscription par la présente loi, sous l'autorité soit du préfet de la Seine, soit du préfet de police, suivant qu'elles ont à traiter d'affaires ressortissant à l'une ou à l'autre de leurs administrations. »

Ces commissions, qui existaient antérieurement à la loi de 1902 sont au nombre de deux, l'une pour l'arrondissement de Sceaux, l'autre pour l'arrondissement de Saint-Denis. Elles sont régies, indépendamment du texte que nous venons de citer, par le décret du 20 janvier 1904 remplaçant les décrets antérieurs des 15 décembre 1851, 7 juillet 1880, 7 mars 1881 et 26 décembre 1893.

La composition de chacune de ces deux commissions est la suivante :

Le secrétaire général de la préfecture de la Seine et le secrétaire général de la préfecture de police, présidents ;

Deux vice-présidents, pris en dehors des membres de droit, nommés annuellement, sur la présentation de la commission, l'un par le préfet de la Seine, l'autre par le préfet de police ;

Deux secrétaires désignés dans les mêmes conditions, qui pourront être pris parmi les membres de droit ;

Neuf membres de droit à raison de leurs fonctions :

Les deux ingénieurs ordinaires des ponts et chaussées chargés des circonscriptions de Sceaux et de Saint-Denis ;

Le directeur des affaires départementales à la préfecture de la Seine ;

Le chef et le sous-chef du deuxième bureau de cette direction (affaires intercommunales et assistance) ;

Le chef de la deuxième division de la préfecture de police ;

Le chef et le sous-chef du premier bureau de cette division ;

Le professeur départemental d'agriculture ;

Deux membres du conseil général et un membre du conseil d'arrondissement de l'arrondissement intéressé élus par leurs collègues ;

Dix membres titulaires nommés, sur la présentation de la commission, moitié par le préfet de la Seine et moitié par le préfet de police.

Les membres de commissions autres que les membres de droit sont nommés pour six ans et renouvelés par tiers tous les deux ans; les membres sortants peuvent être réélus ou renommés.

Le siège de ces commissions est soit à la préfecture de la Seine, soit à la préfecture de police, suivant la nature des affaires qu'elles auront à examiner, sous la présidence du secrétaire général de la préfecture compétente ou de l'un des vice-présidents.

Chacune d'elles tiendra au moins deux séances par mois, l'une à la préfecture de la Seine, l'autre à la préfecture de police.

Les commissions d'hygiène des arrondissements de Sceaux et de Saint-Denis constituent les commissions sanitaires visées à l'article 20 de la loi pour les communes suburbaines du département de la Seine, dans les limites de leur circonscription territoriale; elles en possèdent toutes les attributions.

De même que pour le Conseil d'hygiène publique et de salubrité du département de la Seine, le Conseil général de la Seine a voté, pour le fonctionnement de ces commissions, des jetons de présence, des indemnités de déplacement et des frais de bureau.

Attributions sanitaires des maires des communes suburbaines. — Les attributions sanitaires des maires des communes suburbaines sont définies dans les deux derniers paragraphes de l'article 24 que nous connaissons déjà :

« Les maires des communes, autres que Paris, exercent les attributions sanitaires sous l'autorité soit du préfet de la Seine, soit du préfet de police, suivant les distinctions faites dans les deux articles précédents.

« Le préfet de police continuera à appliquer dans les communes du département de la Seine, autres que Paris, les attributions de police sanitaire dont il est actuellement investi. »

C'est le maintien du régime spécial antérieur à la loi de 1902, régime d'ailleurs peu en harmonie avec la loi du 5 avril 1884, qui n'a mis en dehors du droit commun municipal que la ville de Paris et non les autres communes de la Seine; sous réserve de cette double tutelle et des pouvoirs spéciaux du préfet de police, les maires des communes suburbaines ont les mêmes pouvoirs que les autres maires de France. Il leur appartient notamment de prendre le règlement sanitaire communal prévu à l'article 1er de la loi et d'en assurer l'exécution.

Dans les villes de plus de 20000 habitants, ils auront à délivrer des permis de construire, à organiser des bureaux d'hygiène, etc.

Réglementation sanitaire communale. — En ce qui concerne les règlements sanitaires communaux, la procédure à suivre est la même que celle que nous avons étudiée plus haut : élaboration par le maire après avis du conseil municipal, approbation préfectorale après avis du conseil départemental d'hygiène. Mais le conseil d'hygiène et de salubrité du département de la Seine a pensé que les règlements sanitaires modèles élaborés par le Comité consultatif d'hygiène publique de France, pour servir de guides aux municipalités dans l'ensemble du territoire, pouvaient être utilement complétés ou modifiés sur un certain nombre de points à l'usage des communes du département de la Seine. Le caractère particulier d'un grand nombre de ces agglomérations, où se trouvent fréquemment réunis, à peu de distance l'un de l'autre, des centres de villégiature, des quartiers industriels et ouvriers, et des exploitations agricoles, justifiaient pleinement cette adaptation préalable.

Les deux « projets de règlements sanitaires » ainsi élaborés pour les communes suburbaines reproduisent la plupart des dispositions des règlements A et B du Comité consultatif, avec un certain nombre d'emprunts au règlement sanitaire de la ville de Paris et aux prescriptions spéciales édictées par la préfecture de police.

Ils constituent, en général, une atténuation des dispositions du règlement de la ville de Paris, sauf en ce qui concerne le cube d'air des habitations, la dimension des cours et courettes et autres points analogues, pour lesquels il est plus naturel de se montrer rigoureux en banlieue que dans la ville même de Paris ; sur beaucoup d'autres points, au contraire, le conseil d'hygiène, comme nous venons de l'indiquer, s'est montré moins sévère.

En ce qui concerne, par exemple, l'obligation, pour les habitations en bordure des rues parcourues par une distribution publique d'eau potable, d'être branchées sur la canalisation, le projet de règlement A, dit règlement pour ville, formule la prescription sous la réserve suivante : « A moins qu'elles (les habitations envisagées) ne soient alimentées en eau reconnue potable et en quantité suffisante pour leurs besoins (art. 23). »

Le même règlement comporte d'intéressantes dispositions, beaucoup plus complètes que celles qui figuraient dans les règlements modèles du Comité, touchant les écuries (art. 51), les vacheries (art. 52), la salubrité du sol naturel et de la chaussée (art. 55, 56, 57, 58 et 59), les marchés (art. 60), les dépôts de boues et d'immondices (art. 81), les locaux destinés à la vente ou à la conservation des denrées alimentaires (art. 83), etc.

Le projet de règlement B, dit pour commune rurale, renferme de son côté des dispositions ingénieusement rédigées en ce qui concerne les « eaux d'alimentation ». Sous ce titre figurent deux sous-titres, à savoir : 1° parties de la commune desservies par des puits ou citernes ; 2° parties de la commune desservies par une conduite d'eau potable.

En outre, l'article 35 de ce même projet présente, sous le titre : « Déclaration de construction », une prescription fort intéressante. On sait que le « permis de construction » n'est exigible, aux termes de l'article 11 de la loi, que dans les villes de plus de 20 000 habitants. Mais toutefois, dans les autres, on ne peut dire que l'autorité soit désarmée à l'égard des constructions neuves, puisque celles-ci doivent être conformes au règlement sanitaire. C'est ce que formule l'article dont nous nous occupons : « ... A dater de la publication du présent règlement, aucun immeuble destiné à l'habitation de jour et de nuit ne pourra être construit, s'il ne satisfait pas aux prescriptions qui précèdent. » Et pour la consécration de ce principe, le même article ajoute : « ... Les propriétaires, architectes ou entrepreneurs présenteront à cet effet, et avant tout commencement de travaux, une déclaration à la mairie, accompagnée de plans en double expédition ou d'indications aussi précises que possible. Un récépissé de cette déclaration sera délivré par le maire. Ce récépissé sera accompagné des prescriptions du présent règlement s'appliquant aux constructions neuves. » L'application d'une telle disposition ne peut manquer de donner d'excellents résultats.

Il était d'ailleurs bien entendu que, comme les règlements modèles du comité consultatif, ces projets de règlements sanitaires pour les communes suburbaines ne devaient constituer que des moyens de travail mis à la disposition des municipalités du département de la Seine, pour leur faciliter l'élaboration de leurs arrêtés en cette matière, et qu'elles pourraient y introduire à leur tour toutes modifications ou nouvelles adaptations jugées utiles. Le travail préparatoire, si judicieusement exécuté par le Conseil d'hygiène et de salubrité, ne leur en a pas moins considérablement simplifié sur ce point l'accomplissement de leur mission, pour le plus grand bien des intérêts sanitaires dont elles ont la charge.

Aujourd'hui toutes les communes suburbaines sont en possession d'un règlement sanitaire, qui n'est le plus souvent que la reproduction de l'un ou de l'autre modèle élaboré par le Conseil d'hygiène publique et de salubrité du département de la Seine.

Les arrêtés consulaires des 12 messidor an VIII et 3 brumaire an IX, ainsi que la loi du 7 août 1850 avaient étendu les pouvoirs du préfet de police à quatre communes de Seine-et-Oise : Saint-Cloud, Sèvres, Meudon et Enghien, qui étaient le siège de résidences impériales. Ce régime exceptionnel doit être considéré comme abrogé au point de vue qui nous occupe par la loi de 1902. Cela résulte tant de l'artile 24, qui dit que le préfet de police continuera à appliquer *dans les communes du département de la Seine* les attributions de police sanitaire dont il est actuellement investi, que de l'article 31, qui abroge toutes les dispositions et lois antérieures contraires à la présente loi.

Par suite, les maires de ces quatre communes relèvent directement, en matière de salubrité des immeubles, du préfet de Seine-et-Oise, et leurs attributions à ce point de vue sont les mêmes que celles de leurs collègues de toutes les autres communes de France.

Bureaux municipaux d'hygiène et services municipaux de désinfection. — Les articles 7 et 19 de la loi du 15 février 1902 décident que, dans les villes de 20 000 habitants et au-dessus devront être établis des services municipaux de désinfection et des bureaux municipaux d'hygiène. D'autre part, les règlements d'administration publique intervenus pour déterminer les conditions d'organisation et de fonctionnement de ces services (3 juillet 1905 : bureaux d'hygiène ; 10 juillet 1906 : services de désinfection) contiennent l'un et l'autre un article semblable ainsi conçu : « Les dispositions du présent décret sont applicables à la ville de Paris et aux communes du département de la Seine, sous réserve de l'observation des règles édictées par la loi du 7 avril 1903 pour la répartition des attributions relatives à la protection de la santé publique entre le préfet de la Seine, le préfet de police et les maires desdites communes. »

Enfin, aux termes de l'article 31 de la loi de 1902, sont abrogées toutes les dispositions et lois antérieures contraires à la présente loi.

Comment concilier ces dispositions avec l'article 24, dont le dernier paragraphe décide que le préfet de police continuera à appliquer, dans les communes du département de la Seine, autres que Paris, les attributions de police sanitaire dont il est actuellement investi, et avec le fonctionnement des services départementaux existant avant la loi de 1902 et devant à ce titre être maintenus?

Dans quelles conditions les seize communes du département de la Seine, qui ont plus de 20 000 habitants, doivent-elles organiser un bureau d'hygiène et un service municipal de désinfection?

Dans une circulaire aux maires de ces communes en date du 1er août 1906, relative à l'organisation desdits bureaux d'hygiène, le préfet de police s'exprimait comme suit :

« D'accord avec mon collègue, M. le préfet de la Seine, je crois devoir appeler votre attention sur les considérations suivantes qui vous permettront de saisir en toute connaissance de cause votre conseil municipal. Vous savez tout d'abord qu'il existe dans le département de la Seine des services départementaux qui assurent avec succès depuis de longues années, et dans les meilleures conditions d'économie pour le contribuable, la protection de la santé publique.

« Au moment où vous allez avoir à imposer aux habitants de votre commune, pour l'établissement du bureau d'hygiène, des charges financières assez considérables, l'allègement qui peut résulter pour votre budget de l'utilisation des services d'hygiène départementaux ne peut manquer d'être pris par vous en très sérieuse considération. D'autre part, des lois spéciales ont donné, aux deux préfectures qui se partagent l'administration du département, des attributions qu'il convient de concilier avec celles que vous réserve la loi du 15 février 1902, de manière à ne pas gêner le fonctionnement des services départementaux ou municipaux, en les opposant les uns aux autres (1)... »

Cette circulaire avait expressément pour effet de réduire dans une assez large mesure la sphère d'action des bureaux d'hygiène, dont la plupart des attributions continueraient à être exercées par les services départementaux dépendant des préfectures de la Seine et de police, surtout de cette dernière.

Telle était également la conclusion d'un rapport présenté par M. le Dr Thoinot au Conseil d'hygiène et de salubrité de la Seine, et dont il résultait que les bureaux d'hygiène à instituer dans le département de la Seine présenteraient de sérieuses différences avec ceux des autres communes du territoire.

D'autre part, M. Paul Strauss, à une autre séance du conseil (22 novembre 1907), s'exprimait ainsi à ce sujet :

Les bureaux d'hygiène de la banlieue parisienne sont soustraits au droit commun. Avant la promulgation de la loi de 1902-1903, la protection de la santé publique était assurée dans tout le département par le Préfet de Police, en vertu des lois spéciales qui régissaient la matière. Ces lois lui ont permis de créer des services considérables, qui, par définition, sont départementaux et que le conseil général a dotés d'importants crédits. Je ne citerai comme exemples que le service des épidémies, celui de la désinfection des immeubles contaminés, celui de la vaccination obligatoire, le service vétérinaire sanitaire, le service des établissements classés, le service d'inspection des logements loués en garni, etc. Comment aurait-il pu venir à la pensée des municipalités de la Seine d'instituer à côté de cette organisation départementale des services municipaux? Et même l'auraient-elles voulu, comment le préfet de police aurait-il accueilli ces créations? Or, ce qui était vrai avant la loi sanitaire, l'est encore aujourd'hui : l'article 24 de la loi dispose, en effet, que le préfet de police continuera à exercer dans les communes de la Seine les attributions de police sanitaire dont il est actuellement investi. J'ai déjà déclaré dans une séance précédente, et je tiens à le répéter encore, que le Gouvernement et le Sénat ont bien entendu dire que le *statu quo* de fait était conservé. Dans ces conditions, peut-on soutenir que les bureaux d'hygiène des communes de la Seine ont les mêmes attributions que les bureaux d'hygiène des autres villes de France?

La thèse ainsi exposée et soutenue n'a pas manqué de soulever parmi les hygiénistes de vives contestations. On a pu craindre que le maintien exclusif à la préfecture de police des attributions qu'elle revendiquait n'aboutît dans le département de la Seine à réduire les grands services municipaux institués par la loi du 15 février 1902 à un rôle absolument restreint et subalterne.

(1) Comptes rendus des séances du Conseil d'hygiène publique et de salubrité de la Seine, année 1906, p. 456.

Il semble bien en tout cas que la difficulté qui s'est élevée sur ce point n'avait pas été prévue par le législateur. Quoi qu'il en soit, elle parait tranchée, le ministère de l'Intérieur consulté ayant sanctionné sur ses points principaux la solution, assurément soutenable en fait, bien que contestable au point de vue de l'hygiène, qu'avait déjà indiquée le 1er août 1906 le préfet de police. En conséquence, ce dernier a adressé à ce sujet aux maires des communes intéressées une nouvelle circulaire en date du 1er août 1908, dont nous ne pouvons mieux faire que de publier le texte *in extenso* :

Circulaire du Préfet de police en date du 1er août 1908 adressée aux maires des communes de la Seine comptant plus de 20 000 habitants.

Par ma circulaire en date du 1er août 1906, j'appelais votre attention sur les règles qui devaient présider à l'organisation et au fonctionnement des bureaux d'hygiène dans les villes du département de la Seine comptant plus de 20 000 habitants.

Je vous faisais observer notamment que des lois spéciales avaient donné aux deux Préfectures qui se partagent l'administration du département des attributions qu'il convenait de concilier avec celles que vous tenez vous-même de la loi du 15 février 1902, de manière à ne pas opposer les Services départementaux ou municipaux les uns aux autres. Je vous traçais, en même temps, en suivant le plan indiqué par M. le ministre de l'Intérieur, le tableau des attributions du bureau d'hygiène que vous aviez à organiser, et j'avais soin, à propos de chacune d'elles, de délimiter la sphère de votre action.

Depuis cette époque, un certain nombre de maires m'ont adressé un projet, approuvé par leur conseil municipal, concernant l'organisation du bureau d'hygiène de leur commune. J'ai soumis ces projets à l'examen du conseil d'hygiène, ainsi que le prescrit le décret du 3 juillet 1905. Ils ont fait l'objet de rapports très étudiés et de discussions approfondies. Au cours de ces discussions, diverses questions ont été soulevées, notamment au sujet de l'étendue des pouvoirs des bureaux d'hygiène du département de la Seine, de la composition du personnel, de la nomination des directeurs. En raison de leur gravité et des conséquences qu'elles pouvaient entraîner pour les finances communales, j'ai cru devoir soumettre ces questions à l'examen de M. le président du conseil, ministre de l'Intérieur.

Après les explications qui lui ont été fournies, tant par les représentants des municipalités intéressées que par mon administration, M. le ministre de l'Intérieur a admis que l'organisation des bureaux d'hygiène dans les communes de la Seine devait avoir un régime spécial : le département présente, en effet, un caractère tout à fait particulier, et l'action des bureaux d'hygiène doit être forcément limitée par celle des services départementaux qui existaient antérieurement à la loi du 15 février 1902 et avaient été maintenus par la loi du 7 avril 1903. De ce principe découle le règlement qui doit adapter les organismes sanitaires communaux aux prescriptions du décret du 3 juillet 1905, et voici quelles dispositions ont été arrêtées.

Le tableau des attributions du bureau d'hygiène reste fixé comme je vous l'indiquais dans ma circulaire du 1er août 1906 et comme vous le retrouverez ci-annexé.

Ainsi que vous le savez, les bureaux d'hygiène des communes de la Seine n'ont pas certaines attributions qui incombent à l'administration préfectorale; ils exercent pleinement d'autres attributions au même titre et de la même façon que les bureaux d'hygiène du reste de la France. Mais, ainsi que le faisait observer l'un des rapporteurs du conseil d'hygiène, M. le professeur Thoinot, « il y a un point capital à mettre en relief : là même où ils n'auront pas le plein de leurs attributions, les bureaux d'hygiène des communes de la Seine ne seront, en réalité, nullement déchus, et leur rôle ne sera pas réduit à néant. Il sera secondaire, la loi l'a édicté ainsi, mais il restera encore de fort grande importance ».

Ils seront « les mandataires locaux, les agents de renseignement et de surveillance sur place du préfet de police, et les services qu'ils seront appelés à rendre en matière d'épidémie, de désinfection, etc., s'entendent d'eux-mêmes ».

La question de la direction des bureaux d'hygiène a été également envisagée et résolue de la façon suivante :

On peut dire que toutes les communes de la Seine comptant plus de 20 000 habitants avaient constitué, sous des dénominations différentes, des organismes sanitaires, qui ont rendu de grands services et qui ont fonctionné, jusqu'au dernier jour, à la satisfaction des populations. Sur ma proposition, M. le président du Conseil, ministre de l'Intérieur, a bien voulu admettre que ce serait méconnaître les efforts très réels que les municipalités de la banlieue avaient faits pour assurer à leurs villes une bonne hygiène que de vouloir faire table rase des organismes existants. Aussi a-t-il décidé que l'on pouvait se contenter d'adapter ces organismes aux conditions nouvelles dans lesquelles ils auront à fonctionner. C'est donc, en réalité, une transformation qu'il s'agit d'opérer et non la création d'un bureau d'hygiène absolument nouveau. La conséquence est que les bureaux d'hygiène pourront être dirigés par ceux-là mêmes qui dirigeaient l'organisme sanitaire existant antérieurement au décret du 3 juillet 1905. Ces fonctionnaires, qui devront toutefois être réinvestis par vous, sous leur nouvelle appellation de directeur du bureau d'hygiène, se trouvent de ce fait dispensés de l'obligation de soumettre leurs titres au Conseil supérieur d'hygiène publique de France.

Toutefois, après avoir donné satisfaction au désir légitime manifesté de voir respecter les situations acquises, M. le président du Conseil, ministre de l'Intérieur, ne pouvait manquer d'être frappé par des considérations exposées au cours des discussions du Conseil d'hygiène, qui a tout particulièrement insisté sur l'importance que présente, au point de vue médical, le Bureau d'hygiène d'une grande ville.

Il lui a donc semblé indispensable d'adjoindre au directeur du bureau d'hygiène, quand celui-ci n'appartiendrait pas au corps médical, un médecin, qui serait, d'une part, le délégué technique du bureau d'hygiène pour tout ce qui concerne l'application médicale de la loi et, spécialement, la lutte contre les épidémies et, d'autre part, le collaborateur compétent qui vous secondera dans l'application de toutes les mesures qui ont pour but d'assurer le fonctionnement local des services que la loi me confère. La liaison la plus complète serait ainsi faite entre les organismes départementaux et municipaux, et l'hygiène publique y gagnerait un nouvel élément de sécurité inappréciable.

Je ne doute pas que vous ne reconnaissiez la justesse de ces considérations. Je vous prie donc d'inviter le conseil municipal à voter la création d'un emploi de médecin attaché au bureau d'hygiène. Dans certains cas particuliers, commandés par la topographie de la commune, le nombre des habitants et les nécessités locales, il pourra, au lieu d'un seul emploi de médecin, en être créé deux ou même plusieurs. J'ajoute que je ne verrais aucun inconvénient à ce que ces médecins occupassent dans la commune d'autres fonctions se rapportant à la médecine publique. La situation qui leur sera assurée par la municipalité devra être suffisamment rémunératrice pour leur permettre de consacrer à leurs fonctions le temps et le soin nécessaires. Vous voudrez bien me faire connaître vos propositions à ce sujet dans le détail du budget du bureau d'hygiène. Le sacrifice pécuniaire que vous pouvez être ainsi appelé à demander à votre conseil municipal lui paraîtra léger en raison de l'intérêt qui s'attache à cette création.

Le rôle de ce médecin, tout important qu'il doive être, est facile à délimiter: sur lui reposera le soin de tirer de la loi de 1902 les résultats bienfaisants qu'on est en droit d'en attendre; il sera le délégué technique du bureau d'hygiène pour tout ce qui regarde la santé publique et plus spécialement la lutte contre les maladies transmissibles. A cet effet, le directeur du bureau d'hygiène lui communiquera les déclarations que votre mairie reçoit en vertu de la loi du 15 février 1902, ainsi que tous les signalements qui peuvent être donnés par les particuliers; le médecin procédera alors aux enquêtes locales qu'il jugera nécessaires; les cas de diphtérie et de variole devront être l'objet de son attention particulière. Sans s'immiscer dans le traitement des malades, il s'assurera que les conditions d'isolement nécessaires sont réalisées; il vous indiquera les mesures locales qu'il jugerait utiles pour arrêter la contagion. Il veillera à la sécurité du voisinage, de façon à prévenir, s'il y a lieu, les habitants du danger éventuel qu'ils peuvent courir, par exemple en cas de variole; il leur donnera tous conseils utiles avec l'autorité persuasive qu'il tirera de son titre officiel, que renforcera encore sa qualité d'habitant de la commune. Il recherchera avec soin l'étiologie et la filiation des cas, s'attachera à remonter aux origines, relèvera toute erreur qui aurait pu être constatée dans la prophylaxie antérieure de façon à prévenir le retour de pareils accidents. Il recherchera avec le plus grand soin si quelques cas n'ont pas fait l'objet des déclarations exigées par la loi et, par l'intermédiaire du directeur du bureau d'hygiène, ne manquera pas de m'en prévenir. Il s'assurera que les désinfections qui n'auraient pas été effectuées par le service départemental ont été faites conformément aux dispositions arrêtées par le ministre de l'Intérieur. Il serait désirable qu'il envoyât par votre intermédiaire au service des épidémies (2e division) pour chacun des malades qu'il aura visités un bulletin, dont je vous fournirai le modèle : ce service pourra ainsi être tenu au courant jour par jour de la marche des maladies transmissibles dans toutes les communes de la Seine. Ce médecin surveillera la rédaction de la statistique des maladies, de la mortalité, etc. Il sera un collaborateur éclairé des commissions d'hygiène d'arrondissement pour tout ce qui touche aux logements insalubres et à leurs dépendances. L'expérience montrera d'ailleurs comment le rôle du médecin du bureau d'hygiène pourra être ultérieurement étendu. D'ores et déjà il demeure acquis que, tout en étant et demeurant un agent municipal, il devra sous votre autorité sa collaboration au service départemental de ma préfecture. Aussi vous prierai-je de bien vouloir ne procéder à sa nomination qu'après entente avec mon administration, entente qui devra porter tant sur le choix des titulaires que sur le nombre des postes à créer.

Telles sont, monsieur le Maire, les règles définitives qui doivent vous inspirer dans la réorganisation du bureau d'hygiène de votre commune. Je crois qu'elles sont de nature à respecter tous les intérêts en présence, car elles s'inspirent du désir d'assurer au département une solide organisation sanitaire, appropriée à sa situation particulière, tout en ménageant les ressources financières des communes et en réservant les droits des municipalités.

Toutefois, en ce qui concerne la nomination des directeurs de bureaux d'hygiène, la solution que je viens de vous exposer ne saurait avoir qu'un caractère transitoire. Il ne vous échappera pas, en effet, que le jour où ces postes deviendront vacants, il sera nécessaire, pour la nomination des nouveaux titulaires, de suivre exactement la procédure organisée par le décret du 3 juillet 1905 et la circulaire ministérielle du 23 mars 1906.

M. le ministre de l'Intérieur, qui reconnaît la situation spéciale des Bureaux d'hygiène de la Seine, ne manquera pas, j'en ai reçu l'assurance formelle, de faire valoir devant le Conseil supérieur d'hygiène ces conditions et de lui demander de s'en inspirer pour dresser la liste des candidats parmi lesquels vous seul, vous le savez, avez la liberté du choix et de la nomination.

Je vous prie de soumettre au Conseil municipal un projet de délibération conforme au modèle que je vous adresse sous ce pli et de me le retourner, en quadruple exemplaire, avec l'arrêté que vous aurez pris, dans le plus bref délai possible.

Nous devons indiquer toutefois que, malgré l'accord consacré par cette circulaire entre le Ministère et la Préfecture intéressée, le Conseil d'hygiène publique et de salubrité de la Seine, saisi de propositions fermes concernant l'organisation de quinze bureaux d'hygiène, a sursis à statuer par le vote de la résolution ci-après : « Le Conseil d'hygiène, se plaçant uniquement au point de vue des intérêts de la santé publique, et considérant que l'organisation actuelle des Bureaux d'hygiène de la Seine est, à certains égards, insuffisante, passe à l'ordre du jour. » (Séance du 25 juin 1909.)

ÉTABLISSEMENTS CLASSÉS

PAR

PAUL ADAM

Inspecteur principal des Établissements classés à la Préfecture de Police

---

HISTORIQUE. — Les établissements industriels qui sont de nature à nuire au voisinage sont dénommés officiellement établissements dangereux, insalubres ou incommodes, et partagés en trois classes, suivant la gravité de leurs inconvénients ; de là est venue l'expression abrégée d'établissements classés, le plus souvent employée.

Avant 1810, les usines et ateliers étaient régis par des édits locaux et par conséquent étaient soumis à des régimes différents suivant les régions, ou plutôt suivant les parlements, auxquels appartenait la suprême autorité en matière de règlement de salubrité.

Du défaut de réglementation générale naissaient des difficultés sans nombre, aussi bien pour les industriels que pour leurs voisins. Les premiers n'étaient, en somme, que tolérés par l'autorité administrative, et les seconds n'étaient garantis par aucune loi précise contre les inconvénients des industries, que la force des choses faisait naître et dont il fallait bien permettre l'exploitation, telles que les tanneries, les abattoirs, les fonderies de suifs, les fabriques de poteries.

C'était le régime de l'instabilité et de l'arbitraire.

A la fin du XVIIIe siècle, deux faits d'une importance capitale vont rendre plus regrettable encore l'absence d'une législation régulière. Lavoisier crée la chimie moderne et, dès lors, les usines se multiplient. Et c'est à la même époque que l'industrie est proclamée libre, mais sous des réserves qui rendent cette liberté illusoire.

L'article 7 de la loi du 17 mars 1791 dit, en effet : « Il sera libre à toute personne de faire tel négoce ou d'exercer telle profession, art ou métier qu'elle trouvera bon, *sous la condition de se conformer aux règlements de police qui sont ou pourront être faits.* »

Or les règlements étaient arbitraires et arbitrairement appliqués. Il devenait donc nécessaire de les refondre en un ensemble qui donnerait aux industriels la liberté et la stabilité, sans compromettre les intérêts des tiers.

L'Administration le comprit et consulta l'Institut en l'an XIII; la classe des sciences physiques et mathématiques fit, le 26 frimaire, une réponse remarquable où sont fixées les deux parties du problème : « Il est de première nécessité, pour la prospérité des arts, qu'on pose enfin des limites qui ne laissent plus rien à l'arbitraire des magistrats, qui tracent au manufacturier le cercle dans lequel il peut exercer son industrie librement et sûrement, et qui garantissent au propriétaire voisin qu'il n'y a danger ni pour sa santé, ni pour les produits de son sol. »

A la suite d'un nouveau rapport de l'Institut en 1809, paraît le décret fondamental du 15 octobre 1810, précédé d'un long exposé des motifs où le ministre exprime la même pensée que l'Institut : « S'il est juste que chacun soit libre d'exploiter son industrie, le gouvernement ne peut, d'un autre côté, tolérer que, pour l'avantage d'un individu, tout un quartier respire un air infect ou qu'un particulier éprouve des dommages dans sa propriété. »

Ces extraits suffisent pour montrer que la législation des établissements classés est née d'une conception très large et libérale. C'est une législation d'exception, certes, mais, sans elle, il ne reste que le droit commun et notamment l'article 1382 du Code civil : « Tout fait quelconque de l'homme qui cause à autrui un dommage oblige celui par la faute duquel il est arrivé à le réparer. » Pour obtenir la réparation d'un dommage, il faut un procès, et le public n'aime pas les procès, qui nécessitent des démarches, une longue procédure et l'intervention coûteuse d'experts. Il préfère s'adresser directement à l'administration, qui, sans frais, sans dérangement, se charge de remédier au mal. Et les plaignants éprouvent un vif désappointement quand l'Administration est obligée de répondre que l'établissement, objet de la plainte, n'étant pas classable, elle ne peut agir et les renvoie devant les tribunaux.

Pour les industriels également, la situation est préférable, si leur établissement est classé.

L'autorisation régulière qui leur est accordée, après étude par les services compétents, leur donne des droits en même temps qu'elle leur impose des devoirs. Une administration diligente leur indique préventivement les conditions auxquelles ils ont à se conformer pour éviter les plaintes. Si les industriels exécutent ce qui leur est prescrit, les voisins seront protégés, et de leur côté les chefs d'industrie, forts de leur autorisation, qui les garantit contre des attaques injustifiées, oseront entreprendre des installations importantes sans lesquelles tout développement industriel est impossible. Ainsi, comme le voulait le législateur, les progrès industriels seront assurés sans que les intérêts des tiers soient compromis.

LÉGISLATION ACTUELLE. — La réglementation des établissements classés relève de deux sortes de compétences, les unes administratives, les autres techniques.

Nous n'avons à exposer que ce qui concerne les secondes ; mais nous donnerons cependant les textes fondamentaux de cette législation spéciale, telle qu'elle existe aujourd'hui. Une proposition de loi de M. le sénateur Chautemps est à l'étude. Naturellement ses innovations, très intéressantes d'ailleurs, ne portent que sur la procédure, et les considérations développées dans ce travail resteraient les mêmes si cette loi était votée.

Décret du 15 octobre 1810, relatif aux manufactures et ateliers insalubres, incommodes ou dangereux.

ARTICLE PREMIER. — A compter de la publication du présent décret, les manufactures et ateliers qui répandent une odeur insalubre ou incommode ne pourront être formés sans une permission de l'autorité administrative ; ces établissements seront divisés en trois classes :

La première classe comprendra ceux qui doivent être éloignés des habitations particulières ;

La seconde, les manufactures et ateliers dont l'éloignement des habitations n'est pas rigoureusement nécessaire, mais dont il importe néanmoins de ne permettre la formation qu'après avoir acquis la certitude que les opérations qu'on y pratique sont exécutées de manière à ne pas incommoder les propriétaires du voisinage, ni à leur causer des dommages.

Dans la troisième classe seront placés les établissements qui peuvent rester sans inconvénient auprès des habitations, mais doivent rester soumis à la surveillance de la police (1).

ART. 2. — La permission nécessaire pour la formation des manufactures et ateliers compris dans la première classe sera accordée avec les formalités ci-après, par un décret rendu en notre Conseil d'État (2).

(1) EXTRAIT D'UNE DÉPÊCHE DE M. LE MINISTRE DES TRAVAUX PUBLICS, DU 15 JANVIER 1907 :

« Mon Administration a toujours considéré que les établissements dangereux, insalubres ou incommodes, installés par les Compagnies de Chemins de fer, même quand ils sont situés dans l'enceinte de la voie ferrée, ne sauraient, en raison de leur emplacement, échapper aux dispositions générales régissant ces établissments et édictées dans l'intérêt du voisinage.

« Toutefois, comme ces établissements constituent une occupation du domaine public, et que leurs conditions d'installation intéressent la sécurité de l'exploitation, ils sont réglementés à la fois par le ministre des Travaux publics et par l'autorité préfectorale. Aussi, pour que les mesures à prescrire en vue de la sécurité et de la commodité du voisinage se concilient avec les nécessités du service du chemin de fer, les préfets, après avoir fait procéder à l'instruction qui leur compète, s'en réfèrent-ils à mon administration au sujet des dispositions à prendre. »

(2) Le décret du 25 mars 1852 sur la décentralisation administrative (art. 2 et tableau B) a chargé les préfets de statuer sur l'autorisation des établissements insalubres de première classe, dans les formes déterminées pour cette nature d'établissements, et avec les recours existant pour les établissements de 2e classe.

Celle qu'exigera la mise en activité des établissements compris dans la seconde classe le sera par les préfets, sur l'avis des sous-préfets.

Les permissions pour l'exploitation des établissements placés dans la dernière classe seront délivrées par les sous-préfets, qui prendront préalablement l'avis des maires.

Art. 3. — La permission, pour les manufactures et fabriques de première classe ne sera accordée qu'avec les formalités suivantes :

La demande en autorisation sera présentée au préfet et affichée par son ordre dans toutes les communes, à 5 kilomètres de rayon.

Dans ce délai (1), tout particulier sera admis à présenter ses moyens d'opposition.

Les maires des communes auront la même faculté.

Art. 4. — S'il y a des oppositions, le Conseil de Préfecture donnera son avis, sauf la décision du Conseil d'État.

Art. 5. — S'il n'y a pas d'opposition, la permission sera accordée, s'il y lieu sur l'avis du préfet et le rapport de notre ministre de l'Intérieur.

Art. 6. — S'il s'agit de fabriques de soude, ou si la fabrique doit être établie dans la ligne des douanes, notre directeur général des Douanes sera consulté (2).

Art. 7. — L'autorisation de former des manufactures et ateliers compris dans la seconde classe ne sera accordée qu'après que les formalités suivantes auront été remplies :

L'entrepreneur adressera d'abord sa demande au sous-préfet de son arrondissement, qui la transmettra au maire de la commune dans laquelle on projette de former l'établissement, en le chargeant de procéder à des informations *de commodo et incommodo*. Ces informations terminées, le sous-préfet prendra, sur le tout, un arrêté qu'il transmettra au préfet. Celui-ci statuera, sauf le recours à notre Conseil d'État par toutes parties intéressées.

S'il y a opposition, il y sera statué par le Conseil de préfecture, sauf le recours au Conseil d'État (3).

(1) Extrait d'une circulaire adressée aux préfets, le 4 mars 1815, par le directeur général de l'Agriculture, du Commerce, des Arts et des Manufactures :

« Le décret du 15 octobre 1810, en déterminant les formalités à remplir pour la mise en activité des établissements compris dans la première classe, n'a pas parlé de la durée des affiches, qui doivent être apposées dans un rayon de 5 kilomètres.

« Une décision du ministre de l'Intérieur a réparé cette omission en la fixant à un mois. »

(2) Le décret du 25 mars 1852 a donné au préfet le droit de statuer sur l'autorisation de fabriques et ateliers dans le rayon des Douanes, sur l'avis conforme du directeur des Douanes (art. 2, tableau B).

(3) Extrait d'une circulaire ministérielle du 15 décembre 1852 :

« Lorsqu'une demande en autorisation est admise par l'autorité préfectorale, ceux qui croient avoir à s'en plaindre, qu'ils aient ou non figuré dans l'enquête, sont indistinctement reçus à former opposition devant le Conseil de préfecture, qui statue contradictoirement, sauf recours au Conseil d'État. Dans l'hypothèse contraire, c'est-à-dire quand l'autorisation a été refusée, la seule voie ouverte au

Art. 8. — Les manufactures et ateliers ou établissements portés dans la troisième classe ne pourront se former que sur la permission du préfet de police, à Paris, et sur celle du maire, dans les autres villes.

S'il s'élève des réclamations contre la décision prise par le préfet de police ou les maires, sur une demande en formation de manufacture ou d'atelier compris dans la troisième classe, elles seront jugées au Conseil de préfecture.

Art. 9. — L'autorité locale indiquera le lieu où les manufactures et ateliers compris dans la première classe pourront s'établir et exprimera sa distance des habitations particulières (1). Tout individu qui ferait des constructions dans le voisinage de ces manufactures et ateliers, après que la formation en aura été permise, ne sera plus admis à en solliciter l'éloignement.

Art. 10. — La division en trois classes des établissements qui répandent une odeur insalubre ou incommode aura lieu conformément au tableau annexé au présent décret. Elle servira de règle toutes les fois qu'il sera question de prononcer sur des demandes en formation de ces établissements (2).

Art. 11. — Les dispositions du présent décret n'auront point d'effet rétroactif ; en conséquence, tous les établissements qui sont aujourd'hui en activité continueront à être exploités librement, sauf les dommages dont pourront être passibles les entrepreneurs de ceux qui préjudicient aux propriétés de leurs voisins ; les dommages seront arbitrés par les tribunaux (3).

demandeur est celle du recours au Conseil d'État; son appel au Conseil de préfecture ne serait pas recevable. C'est en ce sens que doit être entendu l'article 7 du décret du 15 octobre 1810, et c'est d'après ces principes que doivent être désormais introduits les recours en matière d'établissements de première classe. »

Le délai pour le recours devant le Conseil d'État est celui que détermine l'article 24, § 4, de la loi de Finances du 13 avril 1900, pour les décisions de toute autorité qui ressortit au Conseil d'État, c'est-à-dire : deux mois à partir de la notification.

(1) Extrait d'une circulaire ministérielle du 22 novembre 1811 :

« On a plusieurs fois demandé qu'on déterminât, d'une manière positive, la distance où les établissements insalubres ou incommodes doivent être des habitations. S'il avait été possible de le faire, l'Administration se serait empressée de déférer à ce vœu. Des motifs de plusieurs sortes ont rendu inutile sa bonne volonté à cet égard. Un établissement peut, quoique très rapproché des maisons, être placé de manière à n'incommoder personne, tandis qu'un autre, qui en est éloigné, les couvrira de vapeurs qui en rendront le séjour fort désagréable. Il n'est donc pas possible de fixer les distances : on a dû laisser ce soin à la sagesse des autorités locales. »

(2) Extrait d'une dépêche ministérielle du 20 février 1906 :

« Le Comité consultatif des Arts et Manufactures, saisi de la question, a émis l'avis que « le préfet a le droit de prescrire dans *toutes les parties* d'un établissement classé les mesures nécessaires pour assurer la sécurité du voisinage ».

(3) Extrait d'une circulaire ministérielle du 8 août 1833 :

« Il ne faut pas perdre de vue que les propriétaires d'établissements formés antérieurement au décret du 15 octobre 1810 ne peuvent augmenter leurs appareils, agrandir leur local ou opérer des mutations assez considérables pour changer la nature des rapports existant entre ces établissements et les propriétés voisines, sans être assujettis aux dispositions de ce décret et des ordonnances postérieures, attendu que la confirmation portée en son article 11 s'applique purement et simplement à l'ancien état des fabriques ou ateliers conservés et maintenus dans le même système et avec les mêmes moyens d'exploitation. »

Art. 12. — Toutefois, en cas de graves inconvénients pour la salubrité publique, la culture, ou l'intérêt général, les fabriques et ateliers de première classe qui les causent pourront être supprimés, en vertu d'un décret rendu en notre Conseil d'État, après avoir entendu la police locale, pris l'avis des préfets, reçu la défense des manufacturiers ou fabricants.

Art. 13. — Les établissements maintenus par l'article 11 cesseront de jouir de cet avantage dès qu'ils seront transférés dans un autre emplacement, ou qu'il y aura une interruption de six mois dans leurs travaux. Dans l'un et l'autre cas, ils rentreront dans la catégorie des établissements à former, et ils ne pourront être remis en activité qu'après avoir obtenu, s'il y a lieu, une nouvelle permission.

Art. 14. — Nos ministres de l'Intérieur et de la Police générale sont chargés, chacun en ce qui le concerne, de l'exécution du présent décret, qui sera inséré au *Bulletin des Lois*.

Ordonnance du Roi du 14 janvier 1815, contenant règlement sur les manufactures et ateliers insalubres, incommodes ou dangereux.

Article premier. — A compter de ce jour, la nomenclature jointe à la présente ordonnance servira seule de règle pour la formation des établissements répandant une odeur insalubre ou incommode.

Art. 2. — Le procès-verbal d'information *de commodo et incommodo*, exigé par l'article 7 du décret du 15 octobre 1810, pour la formation des établissements compris dans la seconde classe de la nomenclature, sera pareillement exigible, en outre de l'affiche de la demande, pour la formation de ceux compris dans la première classe.

Il n'est rien innové aux autres dispositions de ce décret.

Art. 3. — Les permissions nécessaires pour la formation des établissements compris dans la troisième classe seront délivrées, dans les départements, conformément aux articles 2 et 8 du décret du 15 octobre 1810, par les sous-préfets, après avoir pris préalablement l'avis des maires et de la police locale.

Art. 4. — Les attributions données aux préfets et aux sous-préfets par le décret du 15 octobre 1810, relativement à la formation des établissements répandant une odeur insalubre ou incommode, seront exercées par notre directeur général de la Police, dans toute l'étendue du département de la Seine et dans les communes de Saint-Cloud, de Meudon et de Sèvres, du département de Seine-et-Oise (1).

(1) Aux termes de l'article 23 de la loi du 15 février 1902, modifié par la loi du 7 avril 1903, la surveillance des établissements classés situés sur le territoire des communes d'Enghien-les-Bains, Meudon, Saint-Cloud et Sèvres, est placée dans les attributions du préfet de Seine-et-Oise.

Art. 5. — Les préfets sont autorisés à faire suspendre la formation ou l'exercice des établissements nouveaux qui, n'ayant pu être compris dans la nomenclature précitée, seraient cependant de nature à y être placés. Ils pourront accorder l'autorisation d'établissement pour tous ceux qu'ils jugeront devoir appartenir aux deux dernières classes de la nomenclature, en remplissant les formalités prescrites par le décret du 15 octobre 1810 sauf, dans les deux cas, à rendre compte à notre directeur général des Manufactures et du Commerce (1).

Art. 6. — Notre ministre secrétaire d'État de l'Intérieur est chargé de l'exécution de la présente ordonnance, qui sera insérée au *Bulletin des Lois*.

Autres règlements. — Le décret de 1810 et l'ordonnance de 1815 sont applicables, sous certaines réserves, à l'Algérie (décret du 24 mars 1858) et aux départements annexés de la Savoie, de la Haute-Savoie et des Alpes-Maritimes (décrets des 17 et 22 novembre 1860).

Comme on le voit, les décrets fixent les formalités relatives aux enquêtes et aux autorisations, ainsi que les voies d'opposition et de recours. C'est là besogne purement administrative, très délicate et fort bien exposée dans le remarquable *Traité des manufactures et ateliers dangereux*, *insalubres ou incommodes*, par Porée et Livache (1887).

Les hygiénistes n'ont pas mission d'interpréter ces textes ; ce qui leur appartient, au contraire, c'est l'étude détaillée de la nomenclature et des règles à suivre pour le classement correct des établissements dangereux, insalubres et incommodes, ainsi que la rédaction des réserves à insérer dans les arrêtés d'autorisation. Telles sont les questions à développer ici.

Établissements publics. — Remarquons que cette législation s'applique aussi aux établissements nationaux, départementaux ou municipaux. Les manufactures de tabac, d'allumettes, etc., sont soumises au même régime que les industries exercées par des particuliers. Exception est faite toutefois pour les établissements dont « l'existence intéresse la sûreté et la défense du territoire », tels que les poudreries et les arsenaux, ce qui ne veut pas dire que tous les établissements dépendant du ministère de la Guerre et de la Marine échappent à cette réglementation spéciale. Ainsi les buanderies des hôpitaux militaires sont soumises au classement.

NOMENCLATURE. — Les tableaux de classement prévus par l'article 10 du décret de 1810, c'est-à-dire la liste des industries

(1) Le décret de décentralisation du 25 mars 1852, qui a attribué aux préfets le droit d'autoriser à titre définitif les établissements de 1re classe, les a investis, *ipso facto*, du pouvoir de les autoriser à titre provisoire (Circulaire ministérielle du 26 janvier 1900).

auxquelles le décret s'applique, constituent ce qu'on appelle, dans la pratique, la nomenclature des établissements classés.

Depuis 1810, un assez grand nombre de nouveaux décrets, pour suivre le développement de l'industrie, ont ajouté de nombreuses rubriques, en ont supprimé d'autres, ont modifié les classes.

Parfois un décret ne contient que quelques titres nouveaux et laisse persister les précédents. Plus rarement, car cela ne s'est produit que trois fois depuis 1810, le décret annule les précédents et refond en un ensemble toutes les indications des décrets antérieurs, avec quelques modifications. Le dernier décret de ce genre remonte au 3 mai 1886. Entre l'avant-dernier décret de refonte, en date du 31 décembre 1866, et celui de 1886, on ne compte que cinq décrets partiels, tandis qu'il y en eut quatorze depuis 1886, à cause des innovations de plus en plus fréquentes dans l'industrie.

Il y a donc actuellement 15 tableaux de classement en vigueur, ce qui complique les recherches. Aussi est-il beaucoup plus commode de consulter une liste unique, où toutes les rubriques sont rassemblées en une seule série alphabétique. Voici la nomenclature ainsi condensée dont on se sert à la préfecture de police.

Nomenclature des établissements déclarés dangereux, insalubres ou incommodes, avec la date du premier décret de classement.

N. B. — Les renvois précédés d'un astérisque n'existent pas dans les nomenclatures annexées aux décrets de classement. Ils n'ont aucune valeur officielle et n'ont été introduits qu'à titre de renseignement et pour faciliter les recherches.

Abattoirs publics. — Voir aussi : *Tueries*. — Odeur et altération des eaux, 1re classe (15 octobre 1810).

Absinthe. — Voir : *Distillerie*.

Acétylène gazeux ou comprimé à $1^{atm},5$ au plus (Fabrication de l') (19 juillet 1899.) — Antérieurement, 1re et 3e classes (24 juin 1897) (1).

Lorsque le volume du gaz approvisionné n'atteint pas 1 000 litres. — Odeur et danger d'explosion, 3e classe.

Lorsque ce volume atteint ou dépasse 1 000 litres. — Odeur et danger d'explosion, 2e classe.

(1) Extrait d'une circulaire ministérielle du 6 décembre 1904 :

« La fabrication de l'acétylène revêt le caractère industriel qui la rend susceptible de classement, sous les conditions de volume prévues par la nomenclature des établissements dangereux, incommodes ou insalubres, dans tous les cas où le gaz est fabriqué pour un *usage non privé*, soit pour la vente au public, soit pour les besoins d'un *établissement industriel* ou *ouvert au public* et comme un travail accessoire des travaux de cet établissement.

Les installations de production de ce gaz pour l'usage strictement privé ne sont pas susceptibles de classement, à la condition que l'acétylène produit ne soit pas vendu au public ou ne serve pas aux besoins d'un établissement industriel ou ouvert au public.

Acétylène liquide ou comprimé à plus de $1^{atm},5$ (Dépôt d'). — Danger d'explosion et d'incendie, 1re classe (17 août 1897).

Acétylène liquide ou comprimé à plus de $1^{atm},5$ (Fabrication de l'). — Odeur et danger d'explosion, 1re classe (24 juin 1897).

Acide arsénique (Fabrication de l') au moyen de l'acide arsénieux et de l'acide azotique (31 décembre 1866) :

1° Quand les produits nitreux ne sont pas absorbés. — Vapeurs nuisibles, 1re classe.

2° Quand ils sont absorbés. — Vapeurs nuisibles, 2e classe.

***Acide azotique**. — Voir : *Acide nitrique.*

Acide chlorhydrique (Production de l') par décomposition des chlorures de magnésium, d'aluminium et autres (31 décembre 1866) :

1° Quand l'acide n'est pas condensé. — Émanations nuisibles, 1re classe.

2° Quand l'acide est condensé. — Émanations accidentelles, 2e classe.

*Voir : *Baryte, Chiffons, Sulfate de soude.*

Acide fluorhydrique (Fabrication de l'). — Émanations nuisibles, 2e classe (3 mai 1886).

Acide lactique (Fabrique d'). — Odeur, 2e classe (7 mai 1878).

Acide muriatique. — Voir : *Acide chlorhydrique.*

Acide nitrique (Fabrication de l'). — Émanations nuisibles, 3e classe (15 octobre 1810).

Acide oxalique (Fabrication de l') (31 décembre 1866) :

1° Par l'acide nitrique :

a. Sans destruction des gaz nuisibles. — Fumée, 1re classe.

b. Avec destruction des gaz nuisibles. — Fumée accidentelle, 3e classe.

2° Par la sciure de bois et la potasse. — Fumée, 2e classe.

Acide phénique (Dépôt d') contenant plus de 100 kilogrammes en vases non hermétiquement clos. — Odeur, 2e classe (13 avril 1894).

Acide picrique (Fabrication de l') (31 décembre 1866) :

1° Quand les gaz nuisibles ne sont pas brûlés. — Vapeurs nuisibles, 1re classe.

2° Avec destruction des gaz nuisibles. — Vapeurs nuisibles, 3e classe.

Acide pyroligneux (Fabrication de l') (31 décembre 1866). — Antérieurement, 1re classe (14 janvier 1815) ;

1° Quand les produits gazeux ne sont pas brûlés. — Fumée et odeur, 2e classe.

2° Quand les produits gazeux sont brûlés. — Fumée et odeur, 3e classe.

Acide pyroligneux (Purification de l'). — Odeur, 2e classe (31 décembre 1866). Antérieurement : 1re classe (14 janvier 1815).

Acide salicylique (Fabrication de l') au moyen de l'acide phénique. — Odeur, 2e classe (26 février 1881).

Acide stéarique (Fabrication de l') (31 décembre 1866) :

1° Par distillation. — Odeur et danger d'incendie, 1re classe ;

2° Par saponification. — Odeur et danger d'incendie, 2e classe.

Acide sulfureux (Blanchiment par l'). — Voir : *Blanchiment, Pailles.*

Acide sulfurique (Fabrication de l') :

1° Par combustion du soufre et des pyrites. — Émanations nuisibles, 1re classe (15 octobre 1810).

2° De Nordhausen, par décomposition du sulfate de fer. — Émanations nuisibles, 1re classe (31 décembre 1866).

*****Acide sulfurique anhydre.** — Voir : *Anhydride sulfurique.*

Acide urique. — Voir : *Murexide.*

Acier (Fabrication de l'). — Fumée, 3e classe (31 décembre 1866). — Antérieurement, 2e classe (14 janvier 1815).

Affinage de l'or et de l'argent par les acides. — Émanations nuisibles, 1re classe (31 décembre 1866). — Antérieurement, 1re et 2e classes (9 février 1825).

Affinage des métaux au fourneau. — Voir : *Grillage des minerais.*

Agglomérés ou briquettes de houille (Fabrication des) (31 décembre 1866) :

1° Au brai gras. — Odeur et danger d'incendie, 2e classe.

2° Au brai sec. — Odeur, 3e classe.

Albumine (Fabrication de l') au moyen du sérum frais du sang. — Odeur, 3e classe (31 décembre 1866).

Alcali volatil. — Voir : *Ammoniaque.*

*****Alcool carburé** (Dépôt d'). — Voir : *Calorigène, Liquides pour l'éclairage.*

Alcool (Dépôt d') d'un titre supérieur à 40° alcoométriques (6 juillet 1896).

1° En fûts de bois pour le tout ou partie : approvisionnement correspondant à un stock supérieur à 150 hectolitres d'alcool absolu. — Danger d'incendie, 3e classe.

2° En réservoirs métalliques : approvisionnement correspondant à un stock supérieur de 1 500 hectolitres d'alcool absolu. — Danger d'incendie, 3e classe.

Alcool méthylique ou méthylène du commerce (Dépôt d') (6 juillet 1896) :

En bonbonnes ou en fûts de bois pour le tout ou partie :

1° Approvisionnement correspondant à un stock de plus de 30 hectolitres et ne dépassant pas 150 hectolitres d'alcool méthylique pur. — Danger d'incendie, 3e classe.

2° Approvisionnement correspondant à un stock de plus de 150 hectolitres. — Danger d'incendie, 2e classe.

En réservoirs métalliques :

1° Approvisionnement correspondant à un stock de plus de 150 hectolitres et ne dépassant pas 750 hectolitres. — Danger d'incendie, 3e classe.

2° Approvisionnement correspondant à un stock de plus de 750 hectolitres. — Danger d'incendie, 2e classe.

Alcool (Rectification de l'). — Danger d'incendie, 2e classe (31 décembre 1866).

Alcool (Usines de dénaturation de l') par mélange avec des hydrocarbures de la 1re catégorie (art. 1er du décret du 19 mai 1873, modifié par décret du 19 septembre 1903), comportant :

Un approvisionnement d'hydrocarbures de plus de 1 500 litres. — Odeur, danger d'incendie, 1re classe.

Un approvisionnement d'hydrocarbures de 1 500 litres et au-dessous. — Odeur, danger d'incendie, 3e classe (27 novembre 1903).

Alcools autres que de vin, sans travail de rectification. — Altération des eaux, 3e classe (31 décembre 1866).

Alcools autres que de vin, sans travail de rectification (distillerie agricole). — Altération des eaux, 3e classe (31 décembre 1866).

Aldéhyde (Fabrication de l'). — Danger d'incendie, 1re classe (31 décembre 1866).

Alizarine artificielle (Fabrication de l') au moyen de l'anthracène. — Odeur et danger d'incendie, 2e classe (3 mai 1886).

Allume-feux résinés (Fabrication des). — Odeur et danger d'incendie, 2e classe (6 juillet 1896).

Allumettes chimiques (Dépôt d') (7 mai 1878) :

1° En quantités au-dessus de 25 mètres cubes. — Danger d'incendie, 2e classe.

2° De 5 à 25 mètres cubes. — Danger d'incendie, 3e classe.

Allumettes chimiques (Fabrication des). — Danger d'explosion ou d'incendie, 1re classe (25 juin 1823).

Aluminium et ses alliages (Fabrication de l') par procédés électro-métallurgiques en faisant usage des fluorures (6 juillet 1896) :

1° Quand les vapeurs fluorhydriques ne sont pas condensées. — Vapeurs nuisibles, 1re classe.

2° Quand les vapeurs sont condensées. — Vapeurs nuisibles, 2e classe.

Alun. — Voir : *Sulfate de fer, d'alumine*, etc.

Amidon grillé (Fabrication de l'). — Odeurs, 3e classe (20 juin 1883).

Amidonneries :

1° Par fermentation. — Odeurs, émanations nuisibles et altération des eaux, 1re classe (15 octobre 1810).

2° Par séparation du gluten et sans fermentation. — Altération des eaux, 2e classe (6 mai 1849).

Ammoniacaux (Sels). — Voir : *Sel ammoniac.*

Ammoniaque (Fabrication en grand de l') par la décomposition des sels ammoniacaux. — Odeur, 3e classe (31 mai 1833).

Amorces fulminantes (Fabrication des). — Danger d'explosion, 1re classe (25 juin 1823).

Amorces fulminantes pour pistolets d'enfants (Fabrication des). — Danger d'explosion, 2e classe (31 janvier 1872).

Anhydride sulfurique (Fabrication de l') par la combinaison de l'acide sulfureux et de l'oxygène au moyen des substances dites de contact. — Fumées, émanations dangereuses, 1re classe (18 septembre 1899).

Aniline. — Voir : *Nitrobenzine.*

Apprêtage des peaux. — Voir : *Peaux.*

Arcanson ou résine de pin. — Voir : *Résines*, etc.

Argent. — Voir : *Affinage, Batteurs*, etc.

Argenture des glaces avec application de vernis aux hydrocarbures. — Odeur et danger d'incendie, 2e classe (7 mai 1878).

Argenture sur métaux. — Voir : *Dorure et argenture.*

Arséniate de potasse (Fabrication de l') au moyen du salpêtre 31 décembre 1866) :

1° Quand les vapeurs ne sont pas absorbées. — Émanations nuisibles, 1re classe.

2° Quand les vapeurs sont absorbées. — Émanations accidentelles, 2e classe.

Artifices (Dépôts de pièces d') (17 août 1897) :

De 2 000 kilogrammes et au-dessus. — Danger d'explosion et d'incendie, 1re classe.

De 300 kilogrammes à 2 000 kilogrammes exclusivement. — Danger d'explosion et d'incendie, 2e classe.

De 100 kilogrammes à 300 kilogrammes exclusivement. — Danger d'explosion et d'incendie, 3e classe.

Artifices (Fabrication des pièces d'). — Danger d'incendie et d'explosion, 1re classe (15 octobre 1810).

Asphaltes, bitumes, brais et matières bitumineuses solides (Dépôts d'). — Odeur, danger d'incendie, 3e classe (31 décembre 1866).

Asphaltes et bitumes (Travail des) à feu nu. — Odeur, danger d'incendie, 2e classe (9 février 1825).

Atelier de construction de machines et wagons. — Voir : *Machines et wagons.*

***Azotates.** — Voir : *Nitrates métalliques.*

Bâches imperméables (Fabrication des) (31 décembre 1866) :

1° Avec cuisson des huiles. — Danger d'incendie, 1re classe.

2° Sans cuisson des huiles. — Danger d'incendie, 2e classe.

Bains et boues provenant du dérochage des métaux (Traitement des) (20 juin 1883) :

1° Si les vapeurs ne sont pas condensées. — Vapeurs nuisibles, 1re classe.

2° Si les vapeurs sont condensées. — Vapeurs accidentelles, 2e classe.

Baleine (Travail des fanons de). — Voir : *Fanons de baleine.*

Baryte caustique (Fabrication de la) par décomposition du nitrate (20 juin 1883) :

1° Si les vapeurs ne sont ni condensées ni détruites. — Vapeurs nuisibles, 1re classe.

2° Si les vapeurs sont condensées ou détruites. — Vapeurs accidentelles, 2e classe.

Baryte (Décoloration du sulfate de) au moyen de l'acide chlorhydrique à vases ouverts. — Émanations nuisibles, 2e classe (31 décembre 1866).

Battage, cardage et épuration des laines, crins et plumes de literie. — Odeur et poussière, 3e classe (31 décembre 1866).

Battage des cuirs à l'aide de marteaux. — Bruit et ébranlement, 3e classe (31 décembre 1866).

Battage des tapis en grand. — Bruit et poussière, 2e classe (21 mai 1862).

Battage et lavage (Ateliers spéciaux pour les) des fils de laines, bourres et déchets de filature de laine et de soie dans les villes. — Bruit et poussière, 3e classe (31 mai 1833).

Batteurs d'or et d'argent. — Bruit, 3e classe (14 janvier 1815).

Battoir à écorces dans les villes. — Bruit et poussière, 3e classe (31 décembre 1866). — Antérieurement, 2e classe (25 septembre 1828).

Benzine (Dérivés de la). — Voir : *Nitrobenzine.*

Benzine (Fabrication et dépôts de). — Voir : *Huiles de pétrole, de schiste, etc.*

Betteraves (Dépôts de pulpes de) humides destinées à la vente. — Odeur, émanations, 3e classe (22 avril 1879).

Bitumes (Fabrication et dépôts de). — Voir : *Asphaltes.*

Blanc de plomb. — Voir : *Céruse.*

Blanc de zinc (Fabrication de) par la combustion du métal. — Fumées métalliques, 3e classe (31 décembre 1866).

Blanchiment (5 novembre 1826) :

1° Des fils, des toiles et de la pâte à papier par le chlore. — Odeurs, émanations nuisibles, 2e classe.

2° Des fils et tissus de lin, de chanvre et de coton par les chlorures (hypochlorites) alcalins. — Odeur, altération des eaux, 3e classe.

3° Des fils et tissus de laine et de soie par l'acide sulfureux. — Émanations nuisibles, 2e classe.

*Voir : *Pailles et autres fibres végétales.*

Blanchiment des fils et tissus de laine et de soie par l'acide sulfureux en dissolution dans l'eau. — Émanations accidentelles, 3e classe (7 mai 1878).

Bleu de Prusse (Fabrication du). — Voir : *Cyanure de potassium.*

Bleu d'outremer (Fabrication du) (3 mai 1886) :

1° Lorsque les gaz ne sont pas condensés. — Émanations nuisibles, 1re classe.

2° Lorsque les gaz sont condensés. — Émanations accidentelles, 2e classe.

Bocards à minerais ou à crasses. — Bruit, 3e classe (31 janvier 1872).

'**Bois** (Machines à travailler le). — Voir : *Scieries.*

'**Boues de dérochage**. — Voir : *Bains et boues de dérochage.*

Boues et immondices (Dépôts de) et voiries. — Odeur, 1re classe (9 février 1825).

*Voir : *Ordures ménagères.*

'**Bougies**. — Voir : *Acide stéarique.*

Bougies de paraffine et autres d'origine minérale (Moulage des). — Odeur, danger d'incendie, 3e classe (31 décembre 1866).

Bougies et autres objets en cire et en acide stéarique. — Danger d'incendie, 3e classe (31 décembre 1866).

Bouillon de bière (Distillation de). — Voir : *Distillerie.*

Boules au glucose caramélisé (Fabrication des) pour usage culinaire. — Odeur, 3e classe (7 mai 1878).

Bourre. — Voir : *Battage, lavage des fils de laine*, etc.

Boutonniers et autres emboutisseurs de métaux par moyens mécaniques. — Bruit, 3e classe (15 octobre 1810).

Boyauderies (Travail des boyaux frais pour tous usages). — Odeur, émanations nuisibles, 1re classe (15 octobre 1810).

Boyaux et pieds d'animaux abattus (Dépôts de). — Voir : *Chairs et débris.*

Boyaux salés (Dépôts de) destinés au commerce de la charcuterie. — Odeur, 2e classe (7 mai 1878).

'**Brais**. — Voir : *Asphaltes, bitumes.*

'**Brais végétaux**. — Voir : *Goudrons.*

Brasseries. — Odeur, 3e classe (15 octobre 1810).

Briqueteries avec fours non fumivores. — Fumée, 3e classe (31 décembre 1866). — Antérieurement : 2e classe (14 janvier 1815).

Briqueteries flamandes. — Fumée, 2e classe (14 janvier 1815).

Briquettes ou agglomérés de houille — Voir : *Agglomérés.*

'**Bronze**. — Voir : *Fonderies.*

Brûlage de vieilles boîtes et autres objets en fer-blanc. — Odeur, fumée, 3e classe (13 avril 1894).

Brûleries des galons et tissus d'or ou d'argent. — Voir : *Galons.*

Buanderies. — Altération des eaux, 3e classe (14 janvier 1815).

Café (Torréfaction en grand du). — Odeur et fumée, 3e classe (31 décembre 1866).

Caillettes et Caillons pour la confection des fromages. — Voir : *Chairs et débris.*

***Cailloux.** — Voir : *Moulins.*

Cailloux (Fours pour la calcination des). — Fumée, 3e classe ; 31 décembre 1866. — Antérieurement, 2e classe, 5 novembre 1826.

Calcination des cailloux — Voir : *Cailloux.*

***Calcination des os.** — Voir : *Carbonisation des matières animales.*

Calorigène (Dépôt de) et mélanges de ce genre. — Danger d'incendie, 2e classe (20 juin 1883).

Caoutchouc (Application des enduits du). — Danger d'incendie, 2e classe (31 décembre 1866).

Caoutchouc (Régénération du). — Odeur, altération des eaux, 2e classe (27 novembre 1903).

Caoutchouc (Travail du) avec emploi d'huiles essentielles ou de sulfure de carbone. — Odeur, danger d'incendie, 2e classe (31 décembre 1866).

Caoutchoucs factices ou caoutchoucs des huiles (Fabrication des). — (15 mars 1890) :

A froid. — Odeur, 2e classe.

A chaud. — Odeur et danger d'incendie, 1re classe.

***Caramel.** — Voir : *Boules au glucose.*

***Carbonisation de la tourbe.** — Voir : *Tourbe.*

Carbonisation des matières animales en général. — Odeur, 1re classe (31 décembre 1866).

* **Carbonisation des ordures ménagères.** — Voir : *Ordures ménagères.*

Carbonisation du bois :

1° A l'air libre dans des établissements permanents et autre part qu'en forêt. — Odeur et fumée, 2e classe (20 septembre 1828).

2° En vase clos :

Avec dégagement dans l'air des produits gazeux de la distillation. — Odeur et fumée, 2e classe (15 octobre 1810).

Avec combustion des produits gazeux de la distillation. — Odeur et fumée, 3e classe (31 décembre 1866).

Carbure de calcium et carbures présentant des dangers analogues (Fabriques de). — Odeur et poussières nuisibles, 1re classe (24 juin 1897).

Cardage des laines, etc. — Voir : *Battage.*

***Carton bitumé.** — Voir : *Toiles grasses.*

Cartonniers. — Odeurs, 3e classe (15 octobre 1810).

***Cartouches de guerre.** — Voir : *Fabriques*, etc.

***Cartouches de poudre de mine.** — Voir : *Poudre de mine.*

Celluloïd brut ou façonné (Dépôt de) (31 août 1905), renfermant :

1° Plus de 10 kilogrammes et moins de 200 kilogrammes. — Danger d'incendie, 3e classe.

2° De 200 à 800 kilogrammes. — Danger d'incendie, 2e classe.

3° 800 kilogrammes et plus. — Danger d'incendie, 1re classe.

[Antérieurement : 3e classe (20 juin 1883). — 2e et 3e classes (15 mars 1890). — Moins de 300 kilogrammes, 3e classe ; de 300 à 800 kilogrammes, 2e classe ; 800 kilogrammes et plus, 1re classe (13 avril 1894).]

Celluloïd en dissolution (Dépôt de) dans l'alcool et l'éther, l'acétone, l'éther acétique, renfermant plus de 20 litres. — Danger d'incendie, 2e classe (13 avril 1894).

Celluloïd et produits nitrés analogues (Fabrication du). — Vapeurs nuisibles, danger d'incendie, 1re classe (26 février 1881).

Celluloïd (Ateliers de *Façonnage* du) renfermant :

1° Plus de 5 kilogrammes et moins de 200 kilogrammes. — Danger d'incendie, 2e classe.

2° 200 kilogrammes et plus. — Danger d'incendie, 1re classe (31 août 1905). — Antérieurement 2e classe (26 février 1881).

Cendres de varechs (Lessivage des) pour l'extraction des sels de potasse. — Émanations nuisibles, 3e classe (6 juillet 1896).

Cendres d'orfèvre (Traitement des) par le plomb. — Fumées métalliques, 3e classe (14 janvier 1815).

Cendres gravelées (14 janvier 1815) :

1° Avec dégagement de la fumée au dehors. — Fumée et odeur, 1re classe.

2° Avec combustion ou condensation des fumées. — Fumée et odeur, 2e classe.

Céruse ou blanc de plomb (Fabrication de la). — Émanations nuisibles, 3e classe (31 décembre 1866). — Antérieurement : 2e classe (15 octobre 1810).

Chairs, débris et issues (Dépôts de), provenant de l'abatage des animaux. — Odeur, 1re classe (9 février 1825).

Chamoiseries. — Odeur, 2e classe (14 janvier 1815).

Chandelles (Fabrication des). — Odeur, danger d'incendie, 3e classe (31 décembre 1866). — Antérieurement : 2e classe (15 octobre 1810).

'**Chanvre.** — Voir : *Blanchiment.*

Chanvre (Teillage et rouissage du) en grand. — Voir : *Teillage* ou *rouissage.*

Chanvre imperméable. Voir : *Feutre goudronné.*

Chapeaux de feutre (Fabrication de). — Odeur et poussière, 3e classe (31 décembre 1866). — Antérieurement : 2e classe (14 janvier 1815).

Chapeaux de soie ou autres (Fabrication de) préparés au moyen d'un vernis. — Danger d'incendie, 2e classe (27 janvier 1837).

Chapeaux vernis. — Voir : *Huiles oxydées*, etc.

Charbon animal (Fabrication ou revivification du). — Voir : *Carbonisation des matières animales.*

'**Charbon de bois.** — Voir : *Carbonisation du bois.*

Charbons agglomérés. — Voir : *Agglomérés*, **Crayons de graphite.*

Charbons de bois dans les villes (Dépôts ou magasins de). — Danger d'incendie, 3e classe (9 février 1825).

Charbons de terre. — Voir : *Houille et coke.*

'**Charrées de soude.** — Voir : *Marcs*, etc.

Chaudronnerie de grosses œuvres. — Voir : *Forges de grosses œuvres.*

Chaudronnerie et serrurerie (Ateliers de) employant des marteaux à la main, dans les villes et centres de population de 2 000 âmes et au-dessus. — (7 mai 1878).

1° Ayant de 4 à 10 étaux ou enclumes ou de 8 à 20 ouvriers. — Bruit, 3e classe.

2° Ayant plus de 10 étaux ou enclumes ou plus de 20 ouvriers. — Bruit, 2e classe.

'**Chaux.** — Voir : *Moulins.*

Chaux (Fours à) :

1° Permanents. — Fumées, poussière, 2e classe (29 juillet 1818.) — Antérieurement : 1re classe (15 octobre 1810).

2° Ne travaillant pas plus d'un mois par an. Fumée, poussière, 3e classe (14 janvier 1815).

Chicorée (Torréfaction en grand de la). — Odeur et fumée, 3e classe (3 mai 1886).

***Chiens** (Fourrières de). — Voir : *Fourrières.*

Chiens (Infirmeries de). — Odeur et bruit, 1re classe (31 décembre 1866).

Chiffons (Dépôts de). — Odeur, 3e classe (31 décembre 1866). — Antérieurement : 1re classe (15 octobre 1810) ; 2e classe (14 janvier 1815).

Chiffons (Traitement des) par la vapeur de l'acide chlorhydrique (7 mai 1878) :

1° Quand l'acide n'est pas condensé. — Émanations nuisibles, 1re classe.

2° Quand l'acide est condensé. — Émanations accidentelles, 3e classe.

Chlorate de potasse (Fabrication du) par électrolyse. — Poussières, 3e classe (13 avril 1894).

***Chlore** (Blanchiment par le). — Voir : *Blanchiment.*

Chlore (Fabrication du). — Odeur, 2e classe (14 janvier 1815).

Chlorure de chaux (Fabrication du) :

1° En grand. — Odeur, 2e classe (31 décembre 1866). — Antérieurement : 1re classe (31 mai 1833).

2° Dans les ateliers fabriquant au plus 300 kilogrammes par jour. — Odeur, 3e classe (31 décembre 1866). — Antérieurement : 2e classe (31 mai 1833).

Chlorures alcalins (eau de Javel) (Fabrication des). — Odeur, 2e classe (26 août 1865). — Antérieurement : 1re et 2e classes (9 février 1825).

Chlorures de plomb (Fonderies de). — Émanations nuisibles, 2e classe (15 mars 1890).

Chlorures de soufre (Fabrication des). — Vapeurs nuisibles, 1re classe (26 février 1881).

Choucroute (Ateliers de fabrication de la). — Odeur, 3e classe (20 juin 1883).

Chromate de potasse (Fabrication du) Odeur, 3e classe (31 décembre 1866). — Antérieurement : 2e classe (31 mai 1833).

Chrysalides (Ateliers pour l'extraction des parties soyeuses des). — Odeur, — 1re classe (31 décembre 1866).

Ciment (Fours à) (31 janvier 1872) :

1° Permanents. — Fumée, poussière, 2e classe.

2° Ne travaillant pas plus d'un mois par an. — Fumée, poussière, (3e classe).

Ciment (Fabrication du) de laitier ou de scories. — Poussières, 2e classe (31 août 1905).

***Cire**. — Voir : *Bougies.*

Cire à cacheter (Fabrication de la). — Danger d'incendie, 3e classe (31 décembre 1866). — Antérieurement, 2e classe (14 janvier 1815).

Cochenille ammoniacale (Fabrication de la). — Odeur, 3e classe (31 décembre 1866).

Cocons (31 décembre 1866) :

1° Traitement des frisons de cocons. — Altération des eaux, 2e classe.
2° Filature de cocons. — Voir : *Filature.*

Coke (Fabrication du) (31 décembre 1866) :
1° En plein air ou en fours non fumivores. — Fumée et poussière, 1re classe.
2° En fours fumivores. — Poussière, 2e classe.

'Colcothar. — Voir : *Rouge de Prusse*, etc.

Colle de peaux et colle de pâte (Fabriques de). — Odeur des résidus, 3e classe (24 juin 1897).

Colle forte (Fabrication de la). — Odeur, altération des eaux, 1re classe (15 octobre 1810).

Collodion (Fabrique de). — Danger d'explosion ou d'incendie, 1re classe (7 mai 1878).

Combustion des plantes marines dans les établissements permanents. — Odeur et fumée, 1re classe (27 mai 1838).

Constructions (Ateliers de). — Voir : *Machines et wagons.*

'Cordages. — Voir : *Étoupes.*

Cordes à instruments en boyaux (Fabrication de). — Voir : *Boyauderies.*

'Cordes goudronnées. — Voir : *Toiles grasses.*

Cornes et sabots (Aplatissement des) (20 juin 1883) :
1° Avec macération. — Odeur et altération des eaux, 2e classe.
2° Sans macération. — Odeur, 3e classe.

Corroieries. — Odeur, 2e classe (15 octobre 1810).

'Coton. — Voir : *Blanchiment.*

Coton et coton gras (Blanchisserie des déchets de). — Altération des eaux, 3e classe (31 décembre 1866).

'Coton-poudre. — Voir : *Collodion.*

'Couperose verte. — Voir : *Sulfate de protoxyde de fer.*

'Crayons de graphite (Fabrication des) pour éclairage électrique. — Bruit et fumée, 2e classe (3 mai 1886).

Cretons (Fabrication de). — Odeur et danger d'incendie, 1re classe (15 octobre 1810).

'Crins de literie. — Voir : *Battage.*

Crins et soies de porc. — Voir : *Soies de porc.*

Crins (Teinture des). — Voir : *Teintureries.*

'Cristalleries. — Voir : *Verreries*, etc.

Cuirs (Battage des). — Voir : *Battage.*

Cuirs vernis (Fabrication de). — Odeur et danger d'incendie, 1re classe (15 octobre 1810).

Cuirs verts et peaux fraîches (Dépôts de). — Odeur, 2e classe ; cuirs verts (15 octobre 1810) ; peaux fraîches (27 janvier 1837).

Cuivre (Dérochage du) par les acides. — Odeur, émanations nuisibles, 3e classe (31 décembre 1866). — Antérieurement : 2e classe (20 septembre 1828).

Cuivre (Extraction du) par grillage chlorurant des résidus de grillage des pyrites. — Émanations nuisibles, 1re classe (22 décembre 1900).

Cuivre (Fonte du). — Voir : *Fonderies*, etc.

Cuivre (Trituration des composés du). — Poussières, 3e classe (26 janvier 1892).

Cyanure de potassium et bleu de Prusse (Fabrication de) :

1° Par la calcination directe des matières animales avec la potasse. — Odeur, 1re classe (15 octobre 1810).

2° Par l'emploi de matières préalablement carbonisées en vases clos. — Odeur, 2e classe (31 décembre 1866).

Cyanure rouge de potassium ou prussiate rouge de potasse. — Émanations nuisibles, 3e classe (31 décembre 1866).

Débris d'animaux (Dépôts de). — Voir : *Chairs*, etc.

***Déchets de filature de laine et de soie.** — Voir : *Battage.*

Déchets de laines (Dégraissage des). — Voir : *Peaux.*

Déchets de matières filamenteuses (Dépôts de) en grand dans les villes. — Danger d'incendie, 3e classe (31 décembre 1866).

Déchets des filatures de lin, de chanvre et de jute (Lavage et séchage en grand des). — Odeurs, altération des eaux, 2e classe (31 janvier 1872).

***Dégraissage.** — Voir : *Peaux, Huiles de pétrole*, etc.

Dégras ou huile épaisse à l'usage des chamoiseurs ou corroyeurs (Fabrication de). — Odeur, danger d'incendie, 1re classe (9 février 1825).

***Dépotoir.** — Voir : *Engrais (Dépôts).*

***Dérochage des métaux.** — Voir : *Bains et boues*, etc.

Dérochage du cuivre. — Voir : *Cuivre.*

***Dérochage du fer.** — Voir : *Fer.*

***Dextrine.** — Voir : *Amidon grillé.*

Distilleries en général, eau-de-vie, genièvre, kirsch, absinthe et autres liqueurs alcooliques. — Dangers d'incendie, 3e classe (31 décembre 1866). — Antérieurement : 2e classe (15 octobre 1810).

***Distilleries ou fabriques d'alcool.** — Voir : *Alcools autres que de vin*, etc.

Dorure et argenture sur métaux. — Émanations nuisibles, 3e classe (15 octobre 1810).

***Draps.** — Voir : *Épaillage.*

***Drogues.** — Voir : *Pileries mécaniques.*

Dynamite (Fabriques et dépôts de). — Régime spécial (loi du 8 mars 1875 et décrets des 24 août 1875, 28 octobre 1882, 20 avril 1904, 19 mai 1905 et 14 février 1906).

Fabriques. — 1re classe.

Dépôts : 1° Contenant plus de 50 kilogrammes. — 1re classe.
2° Contenant de 5 à 50 kilogrammes. — 2e classe.
3° Contenant moins de 5 kilogrammes. — 3e classe.

Eau de Javel (Fabrication de l'). — Voir : *Chlorures alcalins.*

Eau-de-vie. — Voir : *Distilleries.*

Eau-forte. — Voir : *Acide nitrique.*

Eau oxygénée (Fabrique d'). — Voir : *Baryte caustique.*

Eaux grasses (Extraction pour la fabrication du savon et autres usages des huiles contenues dans les) :

1° En vases ouverts. — Odeur, danger d'incendie, 1re classe (31 décembre 1866). — Antérieurement : 2e classe (20 septembre 1828).

2° En vases clos. — Odeur, danger d'incendie, 2e classe (20 septembre 1828).

Eaux savonneuses des fabriques. — Voir : *Huiles extraites des débris d'animaux.*

Échaudoirs :

1° Pour la préparation industrielle des débris d'animaux. — Odeur, 1re classe (15 octobre 1810).

2° Pour la préparation des parties d'animaux propres à l'alimentation. — Odeur, 3e classe (31 mai 1833).

Écorces (Battoirs à). — Voir : *Battoirs*.

Émail (Application de l') sur les métaux. — Fumée, 3e classe (31 décembre 1866).

Émaux (Fabrication d') avec fours non fumivores. — Fumée, 3e classe (20 septembre 1828). — Antérieurement : 1re classe (14 janvier 1815).

***Emboutissage des métaux.** — Voir : *Boutonniers*.

Encres d'imprimerie (Fabrication des) :

1° Avec cuisson d'huile à feu nu. — Odeur et danger d'incendie, 1re classe (14 janvier 1815).

2° Sans cuisson d'huile à feu nu. — Odeur et danger d'incendie, 2e classe (3 mai 1886). — Antérieurement : 1re classe (14 janvier 1815).

***Enduits du caoutchouc.** — Voir : *Caoutchouc*.

Engrais (Dépôts d') au moyen de matières provenant de vidanges ou de débris d'animaux :

1° Non préparés ou en magasin non couvert. Odeur, 1re classe : vidanges (15 octobre 1810) ; débris d'animaux (9 février 1825).

2° Desséchés ou désinfectés et en magasin couvert, quand la quantité excède 25 000 kilogrammes. — Odeur, 2e classe (31 décembre 1866).

3° Les mêmes quand la quantité est inférieure à 25 000 kilogrammes. — Odeur, 3e classe (31 décembre 1866).

Engrais (Fabrication des) au moyen des matières animales. — Odeur, 1re classe (9 février 1825).

Engrais et insecticides à base de goudron ou de résidus d'épuration du gaz (Fabrication d') (15 mars 1890) :

A l'air libre. — Odeur et danger d'incendie, 1re classe ;

En vase clos. — Odeur et danger d'incendie, 2e classe.

Engraissement des volailles (Établissement pour l') dans les villes. — Odeur, 3e classe (31 mai 1833).

Épaillage des laines et draps par la voie humide. — Danger d'incendie, 3e classe (3 mai 1886).

Éponges (Lavage et séchage des). — Odeur et altération des eaux, 3e classe (31 mai 1866). — Antérieurement : 2e classe (27 janvier 1837).

Épuration des laines, etc. — Voir : *Battage*.

Équarrissage des animaux. — Odeur, émanations nuisibles, 1re classe (15 octobre 1810).

***Estampage.** — Voir : *Miroirs métalliques*, etc.

Étamage des glaces. — Émanations nuisibles, 3e classe (14 janvier 1815).

Éther (Dépôts d') :

1° Si la quantité emmaganisée est, même temporairement, de 1 000 litres ou plus. — Danger d'incendie et d'explosion, 1re classe (27 janvier 1837).

2° Si la quantité, supérieure à 100 litres, n'atteint pas 1 000 litres. — Danger d'incendie et d'explosion, 2e classe (31 janvier 1872). — Antérieurement : 1re classe (27 janvier 1837).

Éther (Distillation de l') (18 septembre 1899) :

Si la quantité de liquide éthéré distillée à la fois est comprise entre 10 et 30 litres. — Danger d'explosion et d'incendie, 2e classe.

Si la quantité de liquide éthéré distillée à la fois dépasse 30 litres. — Danger d'explosion et d'incendie, 1re classe.

Éther (Fabrication d'). — Danger d'incendie et d'explosion, 1re classe (27 janvier 1837).

Étoffes (Dégraissage des). — Voir : *Peaux*.

Étoupes (Transformation en) des cordages hors de service, goudronnés ou non. — Danger d'incendie, 3e classe (7 mai 1878).

Étoupilles (Fabrication d') avec matières explosibles. — Danger d'explosion et d'incendie, 1re classe (25 juin 1823).

Fabriques et dépôts de cartouches de guerre destinées à l'exportation. — Danger d'explosion et d'incendie, 1re classe (5 mai 1888).

Faïence (Fabrique de) :

1° Avec fours non fumivores. — Fumée, 2e classe (14 janvier 1815).

2° Avec fours fumivores. — Fumée accidentelle, 3e classe (31 décembre 1866).

Fanons de baleine (Travail des). — Émanations incommodes, 3e classe (27 mai 1838).

Féculeries. — Odeur, altération des eaux, 3e classe (9 février 1825).

Fer (Dérochage du). — Vapeurs nuisibles, 3e classe (7 mai 1878).

Fer (Galvanisation du). — Vapeurs nuisibles, 3e classe (7 mai 1878).

Fer-blanc (Fabrication du). — Fumée, 3e classe (4 janvier 1815).

* **Fer-blanc**. — Voir : *Brûlage de vieilles boîtes*.

* **Feutre**. — Voir : *Chapeaux de feutre*.

Feutre goudronné (Fabrication du). — Odeur, danger d'incendie, 2e classe (31 mai 1833).

Feutres et visières vernis (Fabrication de). — Odeur, danger d'incendie, 1re classe (5 novembre 1826).

* **Fibres végétales** (Blanchiment). — Voir : *Pailles*.

Filature des cocons (Ateliers dans lesquels la) s'opère en grand, c'est-à-dire employant au moins six tours. — Odeur, altération des eaux, 3e classe (31 décembre 1866). — Antérieurement : 2e classe (27 mai 1838).

* **Fils**. — Voir : *Blanchiment*.

Fonderies de cuivre, laiton et bronze. — Fumées métalliques, 3e classe (31 décembre 1866). — Antérieurement : 2e classe (15 octobre 1810).

Fonderies en deuxième fusion. — Fumée, 3e classe (31 décembre 1866).

* **Fonderies de graisses, de suifs**. — Voir ces mots.

* **Fonte de fer**. — Voir : *Fourneaux (Hauts-)*.

Fonte et laminage du plomb, du zinc et du cuivre. — Bruit, fumée, 3e classe (31 décembre 1866). — Antérieurement, 2e classe (14 janvier 1815).

Forges (1) **et chaudronneries de grosses œuvres** employant des marteaux mécaniques. — Fumée, bruit, 2e classe (5 novembre 1826).

Formes en tôle pour raffinerie. — Voir : *Tôles vernies*.

Fourneaux à charbon de bois. — Voir : *Carbonisation du bois*.

Fourneaux (Hauts-). — Fumée et poussière, 2e classe (31 décembre 1866). — Antérieurement, 1re classe (14 janvier 1815).

(1) Après instructions de M. le ministre du Commerce et de l'Industrie, il a été entendu que les forges employant des marteaux mécaniques seraient rangées dans la 2e classe, quelle que soit la nature de leur travail.

Fourrières de chiens. — Odeur et bruit, 2e classe (22 décembre 1900).
*__Fourrures.__ — Voir : *Peaux (lustrage et apprêtage).*
Fours à plâtre et fours à chaux. — Voir : *Plâtre, Chaux.*
Fours pour la calcination des cailloux. — Voir : *Cailloux.*
Fromages (Dépôts de) dans les villes. — Odeur, 3e classe (14 janvier 1815).
*__Fulminantes__ (Matières). — Voir : *Amorces, Poudres.*
Fulminate de mercure (Fabrication du). — Régime spécial (Ordonnance du 30 octobre 1836). — Danger d'explosion et d'incendie, 1re classe (25 juin 1823).
*__Fumoirs.__ — Voir: *Harengs (Saurage des), Lard (Ateliers à fumer le), Salaison et préparation des viandes, Salaisons (Ateliers pour les) et le Saurage des poissons, Saucissons.*
*__Gadoues.__ — Voir : *Boues et immondices, Ordures ménagères.*
Galipots ou résines de pin. — Voir : *Résines.*
Galons et tissus d'or et d'argent (Brûleries en grand des) dans les villes. — Odeur, 2e classe (14 janvier 1815).
*__Galvanisation.__ — Voir : *Fer.*
Gaz d'éclairage et de chauffage (Fabrication du) (1) (20 août 1824) (Régime spécial. Décret du 9 février 1867) :

1° Pour l'usage public. — Odeur, danger d'incendie, 2e classe.

2° Pour l'usage particulier. — Odeur, danger d'incendie, 3e classe.

Gaz (Goudrons des usines à). — Voir : *Goudrons.*
Gazomètres pour l'usage particulier, non attenant aux usines de fabrication. — Odeur, danger d'incendie, 3e classe (20 août 1824).
Gélatine alimentaire (Fabrication de la) et des gélatines provenant de peaux blanches et de peaux fraîches non tannées. — Odeur, 3e classe (9 février 1825).
Genièvre. — Voir : *Distilleries.*
Glace. — Voir : *Réfrigération.*
*__Glaces__ (Argenture des). — Voir : *Argenture.*
Glaces (Étamage des). — Voir : *Étamage.*
*__Glaces__ (Manufacture de). — Voir : *Verreries.*
*__Glucose.__ — Voir : *Sirop de fécule.*
Glycérine (Distillation de la). — Odeur, 3e classe (20 juin 1883).
Glycérine (Extraction de la) des eaux de savonnerie ou de stéarinerie. — Odeur, 2e classe (20 juin 1883).
*__Goudronnage des feutres.__ — Voir : *Feutre.*
*__Goudronnage des tissus, cordes et papiers.__ — Voir: *Toiles grasses.*
*__Goudronnage des tuiles métalliques.__ — Voir : *Tuiles.*
Goudrons (Traitement des) dans les usines à gaz où ils se produisent. — Odeur, danger d'incendie, 2e classe (31 décembre 1866).

(1) Les fabrications des divers gaz d'éclairage et de chauffage autres que le gaz de houille sont comprises au même titre que celui-ci sous la rubrique ci-dessus. Ne doivent être exceptés de ce régime commun que les gaz d'éclairage et de chauffage pour lesquels la Nomenclature prévoit expressément un régime différent, c'est-à-dire actuellement l'acétylène. Les fabrications pour l'usage public sont toutes celles dont le gaz est vendu au public. Les fabrications pour l'usage particulier sont celles dont le gaz est fabriqué pour un établissement particulier. Mais elles ne sont classées que si l'établissement est industriel, commercial ou ouvert au public (Circulaire ministérielle du 24 janvier 1905).

Goudrons (Usines spéciales pour l'élaboration des) d'origines diverses. — Odeur, danger d'incendie, 1re classe (14 janvier 1815).

Goudrons et brais végétaux d'origines diverses (Élaboration des). — Odeur, danger d'incendie, 1re classe (9 février 1825).

Goudrons et matières bitumineuses fluides (Dépôts de). — Odeur, danger d'incendie, 2e classe (31 décembre 1866).

Graisses (Fonte aux acides des). — Odeur et altération des eaux, 2e classe (15 mars 1890).

Graisses à feu nu (Fonte des). — Odeur, danger d'incendie, 1re classe (31 mai 1833).

Graisses de cuisine (Traitement des). — Odeur, 1re classe (31 janvier 1872).

Graisses et suifs (Refonte des). — Odeur, 3e classe (31 janvier 1872).

***Graisses pour voitures** (31 décembre 1866). — Voir : *Huiles animales, Huiles végétales et Huiles minérales lourdes.*

Gravure chimique sur verre, avec application de vernis aux hydrocarbures. — Odeur, danger d'incendie, 2e classe (3 mai 1886).

Grillage des minerais sulfureux. — Fumée, émanations nuisibles, 1re classe (14 janvier 1815).

Grillage des minerais sulfureux quand les gaz sont condensés et que le minerai ne renferme pas d'arsenic. — Fumées, émanations nuisibles, 2e classe (15 mars 1890).

***Grillage des terres pyriteuses et alumineuses.** — Voir : *Terres*, etc.

Guano (Dépôts de) (31 décembre 1866) :

1° Quand l'approvisionnement excède 25 000 kilogrammes. — Odeur, 1re classe.

2° Pour la vente au détail. — Odeur, 3e classe.

Harengs (Saurage des). — Odeur, 3e classe (31 décembre 1866). — Antérieurement, 2e classe (14 janvier 1815).

Hongroieries. — Odeur, 3e classe (31 décembre 1866). — Antérieurement, 2e classe (15 octobre 1810).

Houille (Agglomérés de). — Voir : *Agglomérés.*

***Houilles** (Lavage des). — Voir : *Lavoir à houilles.*

Huile de Bergues (Fabriques d'). — Voir : *Dégras.*

Huile de pieds de bœuf (Fabrication d') :

1° Avec emploi de matières en putréfaction. — Odeur, 1re classe (15 octobre 1810);

2° Quand les matières employées ne sont pas putréfiées. — Odeur, 2e classe (31 décembre 1866).

***Huile épaisse ou dégras.** — Voir : *Dégras.*

Huileries ou moulins à huile. — Odeur et danger d'incendie, 3e classe (14 janvier 1815).

Huiles animales (Traitement ou mélange à chaud, ou cuisson, avec des huiles végétales ou des huiles lourdes minérales). — Odeur et danger d'incendie, 1re classe (22 décembre 1900).

Huiles consistantes. — Voir : *Huiles animales, Huiles végétales et Huiles minérales lourdes.*

Huiles (Cuisson des). — Voir : *Huiles végétales, Huiles minérales lourdes, Bâches imperméables, Huiles oxydées.*

Huiles de pétrole, de schiste et de goudron, essences et autres hydrocarbures employés pour l'éclairage, le chauffage, la fabrication des couleurs et vernis, le dégraissage des étoffes et autres usages (Fabrication, distillation, travail en grand et dépôts). — Régime spécial (décrets des 19 mai 1873, 12 juillet 1884, 20 mars 1885, 5 mars 1887 et 19 septembre 1903).

Huiles de poisson (Fabrication d'). — Odeur, danger d'incendie, 1re classe (14 janvier 1815).

Huiles de résine (Fabrication des). — Odeur, danger d'incendie, 1re classe (14 janvier 1815).

Huiles de ressence (Fabrication des). — Odeur, altération des eaux, 2e classe (31 janvier 1872).

Huiles (Épuration des). — Odeur, danger d'incendie, 3e classe (31 décembre 1866). — Antérieurement, 2e classe (14 janvier 1815).

Huiles essentielles ou essences de térébenthine, d'aspic et autres. — Voir : *Huiles de pétrole, de schiste*, etc.

Huiles et autres corps gras extraits des débris des matières animales (Extraction des). — Odeur, danger d'incendie, 1re classe (31 décembre 1866).

***Huiles extraites des eaux grasses**. — Voir : *Eaux grasses.*

Huiles extraites des schistes bitumineux. — Voir : *Huiles de pétrole, de schiste*, etc.

Huiles lourdes créosotées (Injection des bois à l'aide des). — Ateliers opérant en grand et d'une manière permanente. — Odeur, danger d'incendie, 2e classe (31 janvier 1872).

Huiles oxydées par exposition à l'air (Fabrication et emploi des) (3 mai 1886) :

1° Avec cuisson préalable. — Odeur, danger d'incendie, 1re classe.

2° Sans cuisson. — Odeur, danger d'incendie, 2e classe.

Huiles rousses (Fabrication des) par extraction des cretons et débris de graisses à haute température. — Odeur, danger d'incendie, 1re classe (14 janvier 1815).

Huiles végétales et huiles minérales lourdes (Mélange avec réchauffement vers 45 à 50° en vue de défiger les huiles dans un local séparé de celui où sont les fûts d'huiles à mélanger). — Odeur et danger d'incendie, 3e classe (22 décembre 1900).

Huiles végétales et huiles minérales lourdes (Traitement ou mélange à chaud ou cuisson des (31 août 1905). — Antérieurement : 1re et 2e classes (31 mai 1833, 31 décembre 1866 et 22 décembre 1900) :

1° Par chauffage à feu nu, ou dans un courant de vapeur sous une pression supérieure à 2 kilogrammes. — Odeur et danger d'incendie, 1re classe.

2° Par chauffage dans un courant de vapeur sous une pression égale ou inférieure à 2 kilogrammes. — Odeur et danger d'incendie, 3e classe.

***Hydrocarbures**. — Voir : *Huile de pétrole*, etc.

***Hypochlorites**. — Voir : *Chlorures alcalins.*

***Hypochlorites** (Blanchiment par les). — Voir : *Blanchiment.*

***Immondices**. — Voir : *Boues.*

Impressions sur étoffes. — Voir : *Toiles peintes.*

***Incinération**. — Voir : *Lessives de papeterie, Lignites, Ordures ménagères, Tabac (Côtes de), Tannée.*

***Insecticides**. — Voir : *Engrais.*

Jute (Teillage du). — Voir : *Teillage.*
Kirsch. — Voir : *Distilleries.*
Laine. — Voir : *Battage*, **Blanchiment*, * *Épaillage*, **Lavoirs.*
***Laines** (Dégraissage des déchets de). — Voir : *Peaux.*
Laiteries en grand dans les villes. — Odeur, 2e classe (31 décembre 1866).
Laitier (Ciment de). — Voir : *Ciment.*
***Laiton.** — Voir : *Fonderie.*
***Laminage.** — Voir : *Fonte et laminage.*
Lard (Ateliers à enfumer le). — Odeur et fumée, 3e classe (31 décembre 1866). — Antérieurement, 2e classe (14 janvier 1815).
Lavage des fils de laine, bourres et déchets de filatures de laine et de soie. — Voir : *Battage et lavage*, etc.
***Lavage et séchage des déchets des filatures.** — Voir : *Déchets.*
Lavage et séchage des éponges. — Voir : *Éponges.*
***Lavoirs.** — Voir : *Buanderies.*
Lavoirs à houille. — Altération des eaux, 3e classe (31 décembre 1866).
Lavoirs à laine. — Altération des eaux, 3e classe (9 février 1825).
Lavoirs à minerais en communication avec des cours d'eau. — Altération des eaux, 3e classe (31 janvier 1872).
Lessives alcalines des papeteries (Incinération des). — Fumée, odeur et émanations nuisibles, 2e classe (7 mai 1878).
Liège (Usines pour la trituration du). — Danger d'incendie, 2e classe (26 janvier 1892).
Lies de vin (Incinération des). — (7 mai 1878).
1° Avec dégagement de la fumée au dehors. — Odeur, 1re classe.
2° Avec combustion ou condensation des fumées. — Odeur, 2e classe.
Lies de vin (Séchage des). — Odeur, 2e classe (7 mai 1878).
Lignites (Incinération des) Fumée, émanations nuisibles, 1re classe (31 décembre 1866).
***Lin.** — Voir : *Blanchiment.*
Lin (Rouissage du). — Voir : *Rouissage.*
Lin (Teillage en grand du). — Voir : *Teillage.*
Liqueurs alcooliques. — Voir : *Distilleries.*
Liquides pour l'éclairage (Dépôts de) au moyen de l'alcool et des huiles essentielles. — Danger d'incendie et d'explosion, 2e classe (31 décembre 1866).
***Literies.** — Voir : *Battage, Cardage*, etc.
Litharge (Fabrication de). — Poussières nuisibles, 3e classe (31 décembre 1866). — Antérieurement, 1re classe (14 janvier 1815).
***Lustrage.** — Voir : *Peaux, Soufre.*
Machines et wagons (Ateliers de construction de). — Bruit, fumée, 2e classe (31 décembre 1866).
Malteries. — Altération des eaux, 3e classe (3 mai 1886).
Marcs ou charrées de soude (Exploitation des) en vue d'en extraire le soufre, soit libre, soit combiné. — Odeur, émanations nuisibles, 1re classe (20 juin 1883).
Voir : *Soudes brutes.*
Maroquineries. — Odeur, 3e classe (31 décembre 1866). — Antérieurement : 2e classe (14 janvier 1815).
***Marteaux à la main.** — Voir : *Chaudronnerie et Serrurerie.*

'**Marteaux mécaniques.** — Voir : *Forges et chaudronneries de grosses œuvres.*
'**Marteaux-moutons.** — Voir : *Miroirs métalliques.*
Massicot (Fabrication du). — Émanations nuisibles, 3e classe (31 décembre 1866). — Antérieurement : 1re classe (14 janvier 1815).
'**Matières animales.** — Voir : *Carbonisation.*
Matières colorantes (Fabrication des), au moyen de l'aniline et de la nitrobenzine. — Odeur, émanations nuisibles, 3e classe (7 mai 1878).
'**Matières filamenteuses.** — Voir : *Déchets*, etc.
Mèches de sûreté pour mineurs (Fabrication des) (25 juin 1823) :

1° Quand la quantité manipulée ou conservée dépasse 100 kilogrammes de poudre ordinaire. Danger d'incendie et d'explosion, 1re classe ;

2° Quand la quantité manipulée ou conservée est inférieure à 100 kilogrammes de poudre ordinaire. Danger d'incendie ou d'explosion, 2e classe.

Mégisseries. — Odeur, 3e classe (31 décembre 1866). — Antérieurement, 2e classe (15 octobre 1810).
'**Mélanges d'huiles.** — Voir : *Huiles animales, Huiles végétales et Huiles minérales lourdes.*
Ménageries. — Danger des animaux, 1re classe (15 octobre 1810).
'**Mercure.** — Voir *Étamage des glaces.*
Métaux (Ateliers de) pour construction de machines et appareils. — Voir : *Machines.*
'**Métaux vernis.** — Voir : *Tôles.*
'**Méthylène.** — *Alcool méthylique.*
Minerais de métaux précieux (Traitement des). — Émanations nuisibles, 3e classe (15 mars 1890).
Minerais de zinc non sulfureux (Réduction des). — Bruit et fumées, 3e classe (25 décembre 1901).
Minerais (Lavage des). — Voir : *Lavoirs à minerais.*
'**Minerais sulfureux.** — Voir : *Grillage.*
Minium (Fabrication du). — Émanations nuisibles, 3e classe (31 décembre 1866). — Antérieurement, 1re classe (15 octobre 1810).
Miroirs métalliques (Fabrique de) et autres ateliers employant des moutons (7 mai 1878) :

1° Où l'on emploie des marteaux ne pesant pas plus de 25 kilogrammes, et n'ayant que 1 mètre au plus de longueur de chute. — Bruit et ébranlement, 3e classe.

2° Où l'on emploie des marteaux ne pesant pas plus de 25 kilogrammes et ayant plus de 1 mètre de longueur de chute. — Bruit et ébranlement, 2e classe.

3° Où l'on emploie des marteaux d'un poids supérieur à 25 kilogrammes, quelle que soit la longueur de chute. — Bruit et ébranlement, 2e classe.

Morues (Sécheries des). — Odeur, 2e classe (31 mai 1833).
Moulins à broyer le plâtre, la chaux, les cailloux et les pouzzolanes. — Poussières, 3e classe (31 décembre 1866). — Antérieurement, 2e classe (9 février 1825).
Moulin à huile. — Voir : *Huileries.*
'**Moulins à tan.** — Voir : *Tan.*
Moutons (Ateliers employant des). — Voir : *Miroirs métalliques.*
Murexide (Fabrication de la) en vase clos par la réaction de l'acide azotique et de l'acide urique du guano. — Émanations nuisibles, 2e classe (31 décembre 1866).

Nitrate de méthyle (Fabrique de). — Danger d'explosion, 1re classe (7 mai 1878).

Nitrates métalliques obtenus par l'action directe des acides (Fabrication des) (20 juin 1883) :

1° Si les vapeurs ne sont pas condensées. — Vapeurs nuisibles, 1re classe;

2° Si les vapeurs sont condensées. — Vapeurs accidentelles, 2e classe.

Nitrobenzine, aniline et matières dérivant de la benzine (Fabrication de). — Odeur, émanations nuisibles et danger d'incendie, 2e classe (31 décembre 1866).

***Nitrocellulose.** — Voir : *Collodion.*

***Nitrosulfate de fer.** — Voir : *Sulfate de peroxyde de fer.*

Noir des raffineries et des sucreries (Revivification du). — Émanations nuisibles, odeur, 2e classe (9 février 1825).

Noir de fumée (Fabrication du) par la distillation de la houille, des goudrons, bitumes, etc. — Fumée, odeur, 2e classe (15 octobre 1810).

Noir d'ivoire et noir animal (Distillation des os ou fabrication du) :

1° Lorsqu'on ne brûle pas les gaz. — Odeur, 1re classe (15 octobre 1810).

2° Lorsque les gaz sont brûlés. — Odeur, 2e classe (14 janvier 1815).

Noir minéral (Fabrication du) par le broyage des résidus de la distillation des schistes bitumineux. — Odeur et poussière, 3e classe (31 décembre 1866).

Oignons (Dessiccation des). — Odeur 2e classe (31 décembre 1866).

Olives (Confiserie des). — Altération des eaux, 3e classe (31 décembre 1866).

Olives (Tourteaux d'). — Voir : *Tourteaux.*

***Or.** — Voir : *Affinage*, *Batteurs*, *Galons.*

Ordures ménagères (Incinération ou carbonisation des) (31 août 1905). — Antérieurement : Incinération des (25 décembre 1901).

a. Quels que soient l'état et la quantité traitée journellement. — Poussières, fumées, odeurs, 1re classe.

b. A l'état vert, s'il en est traité au plus 150 tonnes par jour et si leur traitement est opéré sans triage et exécuté dans les vingt-quatre heures de leur apport. — Poussières, fumées, odeur, 2e classe.

*Voir : *Boues et immondices.*

Orseille (Fabrication de l') :

1° En vases ouverts. — Odeur, 1re classe (14 janvier 1815).

2° En vases clos et en employant de l'ammoniaque à l'exclusion de l'urine. — Odeur, 3e classe (31 décembre 1866). — Antérieurement, 2e classe (6 mai 1849).

Os (Distillation des). — Voir : *Noir d'ivoire*, etc.

Os d'animaux (Calcination des). — Voir : *Carbonisation des matières animales.*

Os frais (Dépôts d') en grand. — Odeur, émanations nuisibles, 1re classe (31 décembre 1866).

Os secs (Dépôts d') en grand. — Odeur, 3e classe (31 janvier 1872).

Os (Torréfaction des) pour engrais (31 décembre 1866) :

1° Lorsque les gaz ne sont pas brûlés. — Odeur et danger d'incendie, 1re classe ;

2° Lorsque les gaz sont brûlés. — Odeur et danger d'incendie, 2e classe.

Ouates (Fabrication des). — Poussières et danger d'incendie, 3e classe (31 décembre 1866).

Pailles et autres fibres végétales par l'acide sulfureux (Blanchiment des). — Émanations nuisibles, 2e classe (25 décembre 1901).

Papier (Fabrication du). — Danger d'incendie, 3e classe (31 décembre 1866). — Antérieurement, 2e classe (14 janvier 1815).

***Papiers goudronnés.** — Voir : *Toiles grasses.*

Paraffine. — Voir : *Bougies.*

Parcheminerics. — Odeur, 3e classe (14 janvier 1815).

Pâte à papier (Préparation de la) au moyen de la paille et autres matières combustibles. — Altération des eaux, 2e classe (31 décembre 1866).

*Voir : *Blanchiment.*

***Peaux.** — Voir : *Teintureries de peaux.*

Peaux de lièvre et de lapin. — Voir : *Sécrétage.*

Peaux de mouton (Séchage des). — Odeur, 3e classe (31 décembre 1866).

Peaux, étoffes et déchets de laine (Dégraissage des) par les huiles de pétrole et autres hydrocarbures. — Odeur et danger d'incendie, 1re classe (7 mai 1878).

Peaux fraîches. — Voir : *Cuirs verts.*

Peaux (Lustrage et apprêtage des). — Odeur et poussière, 3e classe (7 mai 1878).

Peaux (Pelanage et séchage des). — Odeur, 2e classe (31 janvier 1872).

Peaux salées non séchées (Dépôts de). — Odeur, 3e classe (3 mai 1886).

Peaux sèches (Dépôts de) conservées à l'aide de produits odorants. — Odeur, 3e classe (3 mai 1886).

***Pelanage.** — Voir : *Peaux.*

Perchlorure de fer (Fabrication de) par la dissolution de peroxyde de fer. — Émanations nuisibles, 3e classe (31 décembre 1866).

Pétrole. — Voir : *Huiles de pétrole,* etc.

Phellosine (Fabrication de la). — Odeurs et danger d'incendie, 1re classe (6 juillet 1896).

Phosphate de chaux (Ateliers pour l'extraction et le lavage du). — Altération des eaux, 3e classe (7 mai 1878).

Phosphore (Fabrication du). — Danger d'incendie, 1re classe (5 novembre 1826).

***Pieds d'animaux.** — Voir : *Boyaux.*

Pileries mécaniques de drogues. — Bruit et poussières, 3e classe (31 décembre 1866).

***Pilons** (Marteaux). — Voir : *Forges et chaudronneries de grosses œuvres.*

Pipes à fumer (Fabrication des) :

1° Avec fours non fumivores. — Fumées, 2e classe (14 janvier 1815) ;

2° Avec fours fumivores. — Fumées accidentelles, 3e classe (31 décembre 1866).

Plantes marines. — Voir : *Combustion des plantes marines.*

Platine (Fabrication du). — Émanations nuisibles, 2e classe (20 juin 1883).

***Plâtre.** — Voir : *Moulins.*

Plâtre (Fours à) :

1° Permanents. — Fumées et poussières, 2e classe (15 octobre 1810) ;

2° Ne travaillant pas plus d'un mois. — Fumées et poussières, 3e classe (14 janvier 1815).

***Plomb.** — Voir : *Cendres d'orfèvre, Céruse, Litharge, Massicot, Minium.*

Plomb (Fonte et laminage du). — Voir : *Fonte*, etc.

***Plumes de literie.** — Voir : *Battage.*

Poêliers fournalistes, poêles et fourneaux en faïence et terre cuite. — Voir : *Faïence.*

Poils de lièvre et de lapin. — Voir : *Sécrétage.*

Poissons salés (Dépôts de). — Odeur incommode, 2e classe (31 décembre 1866).

Porcelaine (Fabrication de la) :

1° Avec fours non fumivores. — Fumée, 2e classe (14 janvier 1815).

2° Avec fours fumivores. — Fumées accidentelles, 3e classe (31 décembre 1866).

Porcheries comprenant plus de six animaux ayant cessé d'être allaités (15 mars 1890). — Antérieurement, 1re classe (15 octobre 1810) :

1° Lorsqu'elles ne sont pas l'accessoire d'un établissement agricole. — Odeur, bruit (2e classe) ;

2° Lorsque, dépendant d'un établissement agricole, elles sont situées dans les agglomérations urbaines de 5 000 âmes et au-dessus. — Odeur, bruit, 2e classe.

Potasse (Fabrication de la) par calcination des résidus de mélasse. — Fumées et odeur, 2e classe (31 décembre 1866). — Antérieurement, 1re classe (19 février 1853).

Poteries de terre (Fabrication de) avec fours non fumivores. — Fumées, 3e classe (31 décembre 1866). — Antérieurement : 2e classe (14 janvier 1815).

Poudre de mine comprimée (Fabrication de cartouches de). — Danger d'explosion ou d'incendie, 1re classe (15 mars 1890).

Poudres et matières fulminantes (Fabrication de). — Danger d'explosion et d'incendie, 1re classe (25 juin 1823). — Voir aussi : *Fulminate de mercure.*

Poudrette (Dépôts de). — Voir : *Engrais.*

Poudrette (Fabrication de) et autres engrais au moyen de matières animales. — Odeur et altération des eaux, 1re classe : Poudrette (15 octobre 1810) ; matières animales (9 février 1825).

Pouzzolane artificielle (Fours à). — Fumée, 2e classe (31 décembre 1866).

***Pouzzolanes.** — Voir : *Moulins.*

Protochlorure d'étain ou sel d'étain (Fabrication du). — Émanations nuisibles, 2e classe (14 janvier 1815).

Prussiate de potasse. — Voir : *Cyranure de potassium.*

Pulpes de betteraves. — Voir : *Betteraves.*

Pulpes de pommes de terre. — Voir : *Féculeries.*

***Pulvérisation.** — Voir : *Soufre.*

***Pyrites grillées.** — Voir : *Cuivre* (extraction), *Sulfate de cuivre, Sulfate de fer.*

Raffineries et Fabriques de sucre. — Fumées, odeur, 2e classe. Raffineries (14 janvier 1815) ; fabriques de sucre (27 janvier 1837).

***Ramie.** — Voir : *Rouissage.*

***Râperies** — Voir : *Sucre*, etc.

Réfrigération (Appareils de) :

1° Par l'acide sulfureux. — Émanations nuisibles, 2e classe (7 mai 1878).

2° Par l'ammoniaque. — Odeur, 3e classe (31 décembre 1866).

3° Par l'éther ou autres liquides volatils et combustibles. — Danger d'explosion et d'incendie, 3e classe (31 décembre 1866).

*Résine. — Voir : *Allume-feux*, *Huiles de résine*.

Résines, galipots et arcansons (Travail en grand pour la fonte et l'épuration des). — Odeur, danger d'incendie, 1re classe (9 février 1825).

*Revivification du noir animal. — Voir : *Noir*, etc.

Rogues (Dépôts de salaisons liquides connues sous le nom de). — Odeur, 2e classe (5 novembre 1826).

Rouge de Prusse et d'Angleterre. — Émanations nuisibles, 1re classe (14 janvier 1815).

Rouissage en grand du chanvre et du lin. — Émanations nuisibles et altération des eaux, 1re classe (15 octobre 1810).

Rouissage en grand du chanvre, du lin et de la ramie par l'action des acides, de l'eau chaude et de la vapeur. — Émanations nuisibles et altération des eaux, 2e classe. Chanvre et lin (31 décembre 1866); ramie (13 avril 1894).

*Sabots (Aplatissement des). — Voir : *Cornes*.

Sabots (Atelier à enfumer les) par la combustion de la corne ou d'autres matières animales dans les villes. — Odeur et fumées, 1re classe (9 février 1825).

Salaison et préparation des viandes. — Odeur, 3e classe (31 décembre 1866). — Antérieurement : 2e classe (14 janvier 1815).

Salaisons (Ateliers pour les) et le saurage des poissons. — Odeur, 2e classe (9 février 1825).

Salaisons (Dépôts de) dans les villes. — Odeur, 3e classe (14 janvier 1815).

Sang :

1° Ateliers pour la séparation de la fibrine, de l'albumine, etc. — Odeur, 1re classe (31 décembre 1866).

2° (Dépôts de) pour la fabrication du bleu de Prusse et autres industries. — Odeur, 1re classe (9 février 1825).

3° (Fabrique de poudre de) pour la clarification des vins. — Odeur, 1re classe (31 décembre 1866).

*Voir : *Albumine*.

Sardines (Fabrique de conserves de) dans les villes. — Odeur, 2e classe (19 février 1853).

Saucissons (Fabrication en grand de). — Odeur, 2e classe (31 décembre 1866).

*Saurage des harengs. — Voir : *Harengs*.

*Saurage des poissons. — Voir : *Salaisons (Ateliers de)*.

Savonneries. — Odeur, 3e classe (15 octobre 1810).

*Schistes bitumineux. — Voir : *Huiles de pétrole, de schiste*.

Scieries mécaniques et établissements où l'on travaille le bois à l'aide de machines à vapeur ou à feu. — Danger d'incendie, 3e classe (26 février 1881).

*Scories (Ciment de). — Voir : *Ciment*.

*Séchage des éponges. — Voir : *Éponges*.

*Sécheries de morues. — Voir : *Morues*.

Sécrétage des peaux ou poils de lièvre et de lapin. — Odeur, 2e classe (20 septembre 1828).

Sel ammoniac et sulfate d'ammoniaque (Fabrication des) par l'emploi des matières animales. — Sel ammoniac (15 octobre 1810). — Sulfate d'ammoniaque (14 janvier 1815) :

1° Comme établissement principal. — Odeur, émanations nuisibles, 1re classe.

2° Comme annexe d'un dépôt d'engrais provenant de vidange ou de débris d'animaux précédemment autorisé. — Odeur, émanations nuisibles, 2e classe.

Sel ammoniac et sulfate d'ammoniaque (Fabrique spéciale de) extraits des eaux d'épuration du gaz. — Odeur, 2e classe (31 décembre 1866). — Antérieurement, 1re classe (20 septembre 1828).

Sel de soude (Fabrication du) avec le sulfate de soude. — Fumées, émanations nuisibles, 3e classe (14 janvier 1815).

Sel d'étain. — Voir : *Protochlorure d'étain.*

Serrurerie (Ateliers de). — Voir : *Chaudronnerie et serrurerie.*

Sinapismes (Fabrication des) à l'aide des hydrocarbures (7 mai 1878) :

1° Sans distillation. — Odeur, 2e classe.

2° Avec distillation. — Odeur et danger d'incendie, 1re classe.

Sirops de fécule et glucose (Fabrication des). — Odeur, 3e classe. — Sirops de fécule (9 février 1825). — Glucose (31 décembre 1866).

Soie. — Voir : * *Battage*, **Blanchiment*, *Chapeaux*, *Filature.*

Soie artificielle (Fabrication de la) au moyen du collodion. — Danger d'explosion et d'incendie, 1re classe (13 avril 1894).

Soies de porc (Préparation des) :

1° Par fermentation. — Odeur, 1re classe (27 mai 1838).

2° Sans fermentation. — Odeur et poussières, 3e classe (31 décembre 1866).

Soude. — Voir : *Sulfate de soude*, **Sel de soude.*

Soudes brutes (Dépôt de résidus provenant du lessivage des). — Odeur, émanations nuisibles, 1re classe (7 mai 1878).

Soudes brutes de varech (Fabrication des) dans les établissements permanents. — Odeur et fumées, 1re classe (27 mai 1838).

***Soufre** (Extraction du). — Voir : *Marcs de soude.*

Soufre (Fusion ou distillation du). — Émanations nuisibles, danger d'incendie, 2e classe (31 décembre 1866). — Antérieurement : 1re classe (9 février 1825).

Soufre (Lustrage au) des imitations de chapeaux de paille. — Poussières nuisibles, 3e classe (20 juin 1883).

Soufre (Pulvérisation et blutage du). — Poussières, danger d'incendie, 3e classe (31 décembre 1866).

***Soufroirs.** — Voir : *Blanchiment.*

Sucre. — Voir : *Raffineries et fabriques de sucre.*

Sucre (Râperies annexées aux fabriques de). — Odeur et altération des eaux, 3e classe (26 janvier 1892).

***Suif.** — Voir : *Chandelles, Graisses et Suifs.*

Suif brun (Fabrication du). — Odeur, danger d'incendie, 1re classe (15 octobre 1810).

Suif d'os (Fabrication du). — Odeur, altération des eaux, danger d'incendie, 1re classe (14 janvier 1815).

Suif en branches (Fonderies de) :

1° A feu nu. — Odeur, danger d'incendie, 1re classe (14 janvier 1815). — Antérieurement, 2e classe (15 octobre 1810).

2° Au bain-marie ou à la vapeur. — Odeur, 2e classe (14 janvier 1815).

Sulfate d'ammoniaque. — Voir : *Sel ammoniac.*

Sulfate de baryte (Décoloration du). — Voir : *Baryte.*

Sulfate de cuivre (Fabrication du) au moyen du grillage des pyrites. — Émanations nuisibles et fumées, 1re classe (14 janvier 1815).

Sulfate de fer, d'alumine et alun (Fabrication du) par le lavage des terres pyriteuses et alumineuses grillées. — Fumées et altération des eaux, 3e classe (15 octobre 1810).

Sulfate de mercure (Fabrication du) (31 décembre 1866) :

1° Quand les vapeurs ne sont pas absorbées. — Émanations nuisibles, 1re classe.

2° Quand les vapeurs sont absorbées. — Émanations moindres, 2e classe.

Sulfate de protoxyde de fer ou couperose verte par l'action de l'acide sulfurique sur la ferraille (Fabrication en grand du). — Fumées, émanations nuisibles, 3e classe (31 décembre 1866).

Sulfate de soude (Fabrication du) par la décomposition du sel marin par l'acide sulfurique (14 janvier 1815) :

1° Sans condensation de l'acide chlorhydrique. — Émanations nuisibles, 1re classe.

2° Avec condensation complète de l'acide chlorhydrique. — Émanations nuisibles, 2e classe.

Sulfure d'arsenic (Fabrication du) à la condition que les vapeurs seront condensées. — Odeur, émanations nuisibles, 2e classe (7 mai 1878).

Sulfure de carbone (Fabrication du). — Odeur, danger d'incendie, 1re classe (31 décembre 1866).

Sulfure de carbone (Manufactures dans lesquelles on emploie en grand le). — Danger d'incendie, 1re classe (31 décembre 1866).

Voir : *Tourteaux d'olives, Caoutchouc.*

Sulfure de sodium (Fabrication du). — Odeur, 2e classe (7 mai 1878).

Sulfures métalliques. — Voir : *Grillage des minerais sulfureux.*

Superphosphate de chaux et de potasse (Fabrication du). — Émanations nuisibles, 2e classe (31 janvier 1872).

Tabac (Incinération des côtes de). — Odeur et fumées, 1re classe (14 janvier 1815).

Tabacs (Manufactures de). — Odeur et poussières, 2e classe (15 octobre 1810).

Tabatières en carton (Fabrication des). — Odeur et danger d'incendie, 3e classe (31 décembre 1866). — Antérieurement : 2e classe (14 janvier 1815).

Taffetas et toiles vernis ou cirés (Fabrication de). — Odeur et danger d'incendie, 1re classe (14 janvier 1815). — Antérieurement, 2e classe (15 octobre 1810).

Tan (Moulins à). — Bruit et poussières, 3e classe (31 décembre 1866).

Tannée humide (Incinération de la). — Fumées, odeur, 2e classe (7 mai 1878).

Tanneries. — Odeur, 2e classe (14 janvier 1815).

Tapis (Battage en grand des). — Voir : *Battage.*

Teillage du lin, du chanvre et du jute en grand. — Poussières et bruit, 3e classe (31 décembre 1866).

Teintureries. — Odeur et altération des eaux, 3e classe (14 janvier 1815). —

Antérieurement, 2e classe (15 octobre 1810).

Teintureries de peaux. — Odeur, 3e classe (31 décembre 1866).

Térébenthine (Distillation et travail en grand de la). — Voir : *Huiles de pétrole, de schiste*, etc.

Terres émaillées (Fabrication de) (31 décembre 1866) :

1° Avec fours non fumivores. — Fumées, 2e classe.

2° Avec fours fumivores. — Fumées accidentelles, 3e classe.

Terres pyriteuses et alumineuses (Grillage des). — Fumées, émanations nuisibles, 1re classe (14 janvier 1815).

***Tissus de lin, de chanvre, de coton, de laine et de soie.** — Voir : *Blanchiment.*

Tissus d'or et d'argent (Brûleries en grand des). — Voir : *Galons.*

***Tissus goudronnés.** — Voir : *Toiles grasses.*

Toiles (Blanchiment des). — Voir : *Blanchiment.*

Toiles cirées. — Voir : *Taffetas et toiles vernis ou cirés.*

Toiles grasses pour emballage, tissus, cordes goudronnées, papiers goudronnés, cartons et tuyaux bitumés (Fabrique de) (31 décembre 1866) :

1° Travail à chaud. — Odeur, danger d'incendie, 2e classe.

2° Travail à froid. — Odeur, danger d'incendie, 3e classe.

Toiles peintes (Fabrique de). — Odeur, 3e classe (9 février 1825).

Toiles vernies (Fabrique de). — Voir : *Taffetas et toiles vernis ou cirés.*

Tôlerie. — Voir : *Chaudronnerie et serrurerie* (1).

Tôles et métaux vernis. — Odeur, danger d'incendie, 3e classe (31 décembre 1866). — Antérieurement, 2e classe (9 février 1825).

Tonnelleries en grand opérant sur des fûts imprégnés de matières grasses et putrescibles. — Bruit, odeur et fumées, 2e classe (31 décembre 1866).

Torches résineuses (Fabrication de). — Odeur et danger du feu, 2e classe (31 décembre 1866).

***Torréfaction du Café, de la Chicorée, des Os.** — Voir ces mots.

Tourbe (Carbonisation de la) :

1° En vases ouverts. — Odeur et fumées, 1re classe (15 octobre 1810).

2° En vases clos. — Odeur, 2e classe (14 janvier 1815). — Antérieurement : 1re classe (15 octobre 1810).

Tourteaux d'olives (Traitement des) par le sulfure de carbone. — Danger d'incendie, 1re classe (31 décembre 1866).

Tréfileries. — Bruit et fumée, 3e classe (20 septembre 1828).

Triperies annexes des abattoirs. — Odeur et altération des eaux, 1re classe (15 octobre 1810).

***Tripes.** — Voir : *Échaudoirs.*

***Trituration des composés du Cuivre, du Liège.** — Voir ces mots.

Tueries particulières d'animaux de boucherie et de charcuterie (2). — Voir aussi : *Abattoirs publics.* — Danger des animaux et odeur, 2e classe (31 août 1905). — Antérieurement, 1re classe et 3e classe (15 octobre 1810); 2e classe (31 décembre 1866).

(1) Les ateliers de tôlerie sont des ateliers de chaudronnerie (instructions ministérielles du 13 février 1895).

(2) La *tuerie particulière* est celle qui appartient à un particulier, lequel n'est pas obligé, comme l'*abattoir public*, de recevoir les animaux amenés par le public et n'y reçoit que les siens ou ceux de clients agréés par lui (Instructions ministérielles du 9 février 1905).

Tueries d'animaux de basse-cour, lorsqu'on y tue au moins cinquante animaux par journée de travail. — Odeur et bruit, 2e classe (31 août 1905).
Tuileries avec fours non fumivores. — Fumée, 3e classe (31 décembre 1866). — Antérieurement, 2e classe (14 janvier 1815).
Tuiles métalliques (Trempage au goudron des). — Émanations nuisibles, danger d'incendie, 2e classe (7 mai 1878).
Tuyaux bitumés. — Voir : *Toiles grasses.*
Tuyaux de drainage (Fabrique de). — Fumée, 3e classe (7 mai 1878).
Urates (Fabrique d'). — Voir : *Engrais* (*Fabrication des*).
Vacheries dans les villes de plus de 5 000 habitants. — Odeur et écoulement des urines, 3e classe (14 janvier 1815). — Antérieurement, 2e classe (15 octobre 1810).
Varech. — Voir : *Soudes brutes de varech.*
Verdet ou vert-de-gris (Fabrication du) au moyen de l'acide pyroligneux. — Odeur, 3e classe (14 janvier 1815).
Vernis. — Voir: *Argenture des glaces*, **Gravure chimique.*
Vernis à l'esprit-de vin (Fabrique de). — Odeur et danger d'incendie, 2e classe (31 mai 1833).
Vernis (Atelier où l'on applique le) sur les Chapeaux, Cuirs, Feutres, Taffetas, Toiles, *Visières. — Voir ces mots.
Vernis gras (Fabrique de). — Odeur et danger d'incendie, 1re classe (15 octobre 1810).
***Vernissage des métaux.** — Voir : *Tôles*, etc.
Verreries, cristalleries et manufactures de glaces :

1° Avec fours non fumivores. — Fumée et danger d'incendie, 2e classe (31 décembre 1866). — Antérieurement, 1re classe (14 janvier 1815).

2° Avec fours fumivores. — Danger d'incendie, 3e classe (31 décembre 1866).

***Vert-de-gris.** — Voir : *Verdet.*
Vessies nettoyées et débarrassées de toute substance membraneuse (Ateliers pour le gonflement et le séchage des). — Odeur, 2e classe (7 mai 1878).
Viandes (Salaison et *Préparation des). — Voir : *Salaisons.*
Visières vernies (Fabrique de). — Voir : *Feutres.*
Voiries. — Voir : *Boues et immondices.*
Volailles (Engraissement des). — Voir : *Engraissement.*
***Vulcanisation.** — Voir : *Caoutchouc* (*Travail du*), *Soufre* (*Fusion ou distillation du*).
Wagons (Constructions de). — Voir : *Machines.*
Zinc (Fonte et laminage du). — Voir : *Fonte*, etc.

On voit que les décrets visent bien d'autres inconvénients que l'odeur qui, à l'origine, avait été l'objet unique de la législation nouvelle.

Il est d'ailleurs admis que ces inconvénients ne sont mentionnés qu'à titre de simple indication. Et on a souvent à se préoccuper d'autres inconvénients que ceux mentionnés dans les décrets de classement. Toutefois, pour ne pas créer des conflits d'attribution, il faut se rappeler que la législation des établissements classés n'a en vue que les opérations qui sont effectuées à l'intérieur de l'usine.

L'encombrement de la voie publique, par exemple, causé par le passage des ouvriers, ou par le camionnage, relève de l'autorité municipale.

CLASSEMENT. — Un établissement étant donné, il s'agit d'abord de déterminer s'il est classable, et, dans l'affirmative, à quel titre il doit être soumis à la réglementation des établissements classés.

Parfois le classement est ou semble très simple; mais souvent il exige des connaissances techniques très étendues, et c'est pourquoi les conseils d'hygiène sont souvent consultés sur ces questions. En dernier ressort, c'est le ministre qui statue, après avoir pris l'avis du Comité consultatif des Arts et Manufactures.

Quand une industrie est inscrite nommément et avec précision dans la nomenclature, un employé de préfecture expérimenté est capable de lui attribuer la rubrique exacte, si l'industriel lui donne les renseignements suffisants. Et encore, dans cette hypothèse, qui paraît la plus favorable, peut-il y avoir des incorrections.

En voici un exemple. L'article *Constructions (Ateliers de)* renvoie à l'article *Machines et wagons (Ateliers de construction de)*, bruit, fumée, 2e classe.

Or un artisan qui ne fait que de l'ajustage se dit constructeur-mécanicien, déclare exploiter un atelier de constructions, et bien souvent des ateliers de ce genre ont été classés. Ce n'est que par une étude des motifs de classement, en comparant les deux rubriques, qu'on s'aperçoit qu'il ne suffit pas d'être un soi-disant constructeur-mécanicien pour être soumis au classement.

D'autre part, certaines industries non inscrites sous leur nom courant dans la nomenclature y rentrent cependant, comme nous le verrons, d'une façon indubitable, mais cela ne peut être décidé qu'après une étude très attentive des procédés suivis dans la fabrication. Ces questions ne peuvent être résolues que par un technicien connaissant bien l'industrie.

Pas d'assimilation. — Il faut bien se pénétrer de cette idée que le classement ne doit être appliqué que si les opérations correspondent rigoureusement à celles que le législateur a visées.

« Tous les décrets de classement rendus jusqu'à présent contiennent la désignation précise de l'industrie et de sa classe. On ne saurait se contenter d'une mention vague et générale lorsqu'il s'agit de porter atteinte à la liberté du travail, et il faut, sous peine de tomber dans l'arbitraire, désigner individuellement et non pas en bloc les industries soumises au classement » (Lettre ministérielle du 17 juillet 1897). Si donc les décrets ont été rédigés dans cet esprit, c'est dans le même esprit qu'ils doivent être appliqués.

Il faut, par exemple, pour classer un atelier de serrurerie :

1° Établir que les travaux qu'on y exécutera rentrent bien dans la serrurerie : c'est ce qu'il y a de plus difficile et ce qui prête le plus à contestation ;

2° Que cet atelier emploie des marteaux à la main ;

3° Qu'il se trouve dans un centre de population de 2000 âmes et au-dessus ;

4° Qu'il ait un nombre minimum d'étaux ou enclumes, *ou* un nombre minimum d'ouvriers.

Or, faute d'avoir examiné si ces quatre conditions indiquées dans la rubrique se rencontraient dans un établissement donné, combien a-t-on classé de forges de maréchaux ferrants, de fabriques de lits en fer, de fabriques de porte-bouteilles !

On ne doit jamais procéder par assimilation, c'est là une règle absolue.

Ainsi le laminage du plomb, le laminage du zinc, celui du cuivre sont classés ; on ne classera pas le laminage du fer, quoique beaucoup plus incommode.

Les fourrières de chiens, les infirmeries de chiens sont classées ; on ne classera pas les pensions de chiens.

Cette manière d'agir laissera sans doute exploiter, dans des conditions défectueuses, des industries analogues à d'autres qui sont classées. Mais elle est strictement légale. Cet état de choses ne sera d'ailleurs que provisoire ; car, si les inconvénients sont réels, un nouveau décret de classement y portera remède.

Ainsi le blanchiment des fils et tissus de laine et de soie par l'acide sulfureux est classé depuis 1826, et l'inconvénient est dû uniquement à l'acide sulfureux.

Quand on se mit à blanchir les fils et tissus végétaux par le même procédé, l'opération, quoique présentant des inconvénients identiques, ne fut pas considérée comme classable, jusqu'au jour où intervint un nouveau décret (25 décembre 1901).

Le respect absolu du texte des décrets de classement provoque ainsi leur mise à jour, suivant les transformations de l'industrie, et tout est ainsi plus correct.

Exemples de classement. — Examinons quelques cas où une industrie, quoique non citée dans la nomenclature, y rentre incontestablement et sans qu'il soit besoin de procéder par assimilation.

Un industriel déclare qu'il veut fonder une fabrique de camphre artificiel. La nomenclature ne contient pas cette rubrique, et cependant l'établissement doit être placé en première classe pour *travail en grand des hydrocarbures*, puisque le camphre sera obtenu par l'action de certains réactifs sur l'essence de térébenthine. La même rubrique conviendrait à une fabrique d'encaustique, où on dissout la cire dans l'essence. Voilà deux industries, absolument différentes, classées sous le même nom, qui n'est pas le leur.

Un atelier de vulcanisation du caoutchouc sera classé sous le nom de *fusion du soufre*, s'il opère au bain de soufre, et ne sera pas classé s'il opère en autoclave.

Une fabrique de phonographes est classée comme fabrique d'objets en cire et acide stéarique ; une fabrique de cément, comme carbonisation des matières animales ; la préparation des sondes de chirurgie, comme emploi des huiles oxydées par exposition à l'air ; et enfin ces établissements infects dénommés vulgairement fabriques d'asticots prendront le nom de dépôt de chairs, débris et issues provenant de l'abatage des animaux.

Voilà des industries qui ne semblaient pas se trouver dans la nomenclature et qui y sont néanmoins comprises.

Inversement, voici des exemples d'industries qui paraîtraient d'abord nettement classables et qui cependant ne le sont pas.

A l'article *eau oxygénée*, on renvoie à *baryte caustique par décomposition des nitrates*. Il est évident dès lors qu'un fabricant d'eau oxygénée qui emploie le bioxyde de baryum préparé au dehors n'est pas classable.

De même la fabrication de l'eau de Javel n'est pas classée quand on opère par double décomposition entre le chlorure de chaux et un carbonate alcalin.

En vertu d'instructions ministérielles, les scieries mécaniques ne sont pas classées si le moteur est enfermé dans un local spécial séparé de la scierie par un espace découvert de plusieurs mètres (30 janvier 1883), si le moteur est un moteur à gaz (2 juin 1886) ou à pétrole (7 octobre 1898).

Quelques industries sont visées dans la nomenclature par plusieurs articles distincts, mais bien coordonnés, de sorte qu'il importe peu qu'on leur applique telle ou telle rubrique.

Ainsi le dégraissage à sec peut être classé indifféremment comme travail en grand des hydrocarbures ou comme dégraissage des étoffes par les huiles de pétrole et autres hydrocarbures.

De même, dans bien des cas, sont équivalentes les expressions suivantes :

Fabrication de l'acide sulfurique par combustion des pyrites ou grillage des minerais sulfureux ;

Fabrication des cretons, ou fonderies de suifs à feu nu ;

Combustion des plantes marines ou fabrication des soudes brutes de varechs ;

Faïence ou terres émaillées.

Dans les exemples cités, la classe reste la même, quelle que soit la rubrique. Mais il n'en est pas toujours ainsi, et il y a des cas où il n'est pas indifférent d'adopter une dénomination plutôt qu'une autre.

Les fabriques de tuyaux de drainage, par exemple, sont classées dans tous les cas, tandis que la fabrication des poteries de terre n'est classée que si les fours ne sont pas fumivores.

Établissements peu importants. — Quand une industrie est reconnue classable, il faut encore examiner si l'importance de l'établissement où on l'exploite justifie le classement.

Dans beaucoup de cas, les décrets ont pris soin de spécifier à partir de quelles quantités de matières, de quel nombre ou de quel poids d'outils on doit classer et dans quelle classe :

Acide phénique (dépôts) ;
Alcool éthylique ou méthylique (dépôts);
Allumettes (dépôts) ;
Artifices (dépôts) ;
Celluloïd (dépôts et ateliers de façonnage) ;
Chaudronneries et serrureries;
Chlorure de chaux (fabriques) ;
Dynamite (dépôts);
Engrais (dépôts) ;
Éther (dépôts et ateliers de distillation);
Filature de cocons;
Hydrocarbures (dépôts) ;
Marteaux-moutons ;
Mèches de sûreté (fabrication) ;
Ordures ménagères (incinération ou carbonisation);
Porcheries;
Tueries d'animaux de basse-cour.

Pour quelques industries ou dépôts, le décret se borne à la mention : *en grand*.

Exemples :

Ammoniaque (fabrication en grand) ;
Battage des tapis en grand ;
Café (torréfaction en grand) ;
Chicorée (*id.*) ;
Déchets de matières filamenteuses (dépôts de) en grand dans les villes ;
Déchets des filatures de lin, de chanvre et de jute (lavage et séchage en grand des) ;
Galons et tissus d'or et d'argent (brûleries en grand des) dans les villes ;
Hydrocarbures (travail en grand) ;
Laiteries en grand dans les villes ;
Lin (teillage en grand du), etc. ;
Os (dépôts) ;
Résines (travail en grand des);
Rouissage en grand du chanvre et du lin ;
Rouissage en grand du chanvre, du lin et de la ramie par l'action des acides, de l'eau chaude et de la vapeur ;
Saucissons (fabrication en grand des) ;

Sulfate de protoxyde de fer (fabrication en grand);

Sulfure de carbone (emploi en grand);

Tonnelleries en grand opérant sur des fûts imprégnés de matières grasses et putrescibles.

En dehors des rubriques que nous venons de citer, aucune indication de nombre ou de quantité n'est inscrite dans la nomenclature. Sur quelles bases se fonder pour déterminer la limite inférieure à partir de laquelle le classement sera légitime?

C'est là une question très délicate d'appréciation, et, comme pour l'éloignement des établissements de première classe, les décrets ont voulu « laisser ce soin à la sagesse de l'autorité locale » (Voy. note p. 601).

Suivant les coutumes ou la nature de la région, une opération sera considérée comme le travail de l'ouvrier en chambre, d'un particulier, ou au contraire constituera une véritable industrie. Avec les moyens actuels de transport, on voit se former des ateliers bien loin des points où serait leur place naturelle, le saurage des poissons à Paris, par exemple. Comparons encore une confiserie d'olives à Paris ou en Provence, un atelier de teillage du lin à Paris ou en Flandre. Ces établissements, qui, dans leur pays d'origine, pourraient être considérés comme des exploitations familiales courantes, seront à juste titre classés dans la capitale.

Il faut distinguer aussi, comme l'expose magistralement le rapport de M. Jordan au Comité des Arts et Manufactures (28 décembre 1889), les ateliers de fabrication constituant de véritables usines de production et les ateliers de réparation, qui sont un besoin dans chaque quartier. Voici quelques fragments de phrase à signaler dans ce rapport : « Inconvénients qui résulteraient de l'éloignement des petits établissements qui doivent être à la portée de tout le monde »; — « trouvant rationnel et justement motivé qu'une autorisation soit nécessaire, au milieu ou dans le voisinage immédiat de locaux habités, d'un atelier de chaudronnerie ou de serrurerie *dont le nombre des engins ou des ouvriers dépasse ce qui est nécessaire pour le service constant des habitants* ».

Un rétameur ne sera pas classé, quoiqu'il exécute le dérochage du fer. L'enlèvement des taches sur les vêtements par la benzine au tampon, le nettoyage des gants ne seront pas classés, alors que le dégraissage des étoffes et des peaux par les hydrocarbures est rangé dans la première classe.

De même il serait absurde de classer une charcuterie comme atelier de préparation de viandes, etc.

Il n'en est pas moins vrai qu'il est nécessaire, pour le bon ordre, et pour appliquer dans la même région les mêmes règles à tous, de constituer un tableau fixant les quantités minima déterminant le classement. Ces quantités seront sans doute arbitraires, mais elles seront uniformes.

Un tableau de ce genre a été établi dans le département de la Seine. Il paraît convenable de ne pas le publier, car, s'il tient compte des coutumes et des habitudes commerciales de la région parisienne, il pourrait ne pas convenir ailleurs. Un exemple suffira à montrer les principes qui ont été suivis pour le composer.

Les chiffonniers au crochet ont une voiture à bras. Ils rentrent leur butin à leur domicile, font le triage et vont porter le ballot au marchand en gros. C'est ce marchand qui doit seul être classé. Et, quelle que soit l'incommodité des cités de chiffonniers, il est évident que le législateur n'a pas voulu classer, comme dépôts de chiffons, les chambres habitées par les biffins, lesquelles sont cependant encombrées du produit de leur récolte. On peut donc poser comme limite inférieure pour le classement la charge que peut porter la petite voiture d'un chiffonnier.

De même on sera moins sévère pour les dépôts de rogues dans les ports de pêche, pour la fabrication des saucissons dans les provinces où on se livre communément à l'élevage du porc. On tiendra compte ainsi des habitudes locales, et dans une même région, ou dans des régions semblables, les mêmes règles seront appliquées dans les mêmes cas.

Il est des établissements qui ne doivent jamais être considérés comme faisant partie d'une exploitation familiale.

Ceux-là seront classés, quelle que soit leur importance, si faible soit-elle. Tels sont les dépôts de boues et immondices ne dépendant pas d'une exploitation agricole, les ateliers de battage de tapis ayant une installation fixe, les dépôts de cuirs verts (peaux de lapin), de peaux salées, les ateliers de dorure et argenture sur métaux.

Pour terminer ce qui concerne les limites inférieures du classement, remarquons que les décrets ajoutent assez fréquemment à certaines rubriques la mention : *dans les villes*. Il importe, là encore, d'adopter une règle uniforme. La plus logique paraît être de s'inspirer du principe suivi depuis longtemps pour le recensement de la population : « Les communes dont la population municipale *agglomérée* dépasse 2 000 habitants portent le nom de ville. » Il est évident que l'établissement ne sera classable que s'il est situé dans l'agglomération, et il serait absurde de classer une vacherie en pleine Camargue, sous prétexte qu'elle serait sur le territoire de la commune d'Arles.

Rubriques obscures. — Il est quelquefois difficile de comprendre ce qu'a voulu viser le décret de classement, et il est désirable que les exposés des motifs qui ont provoqué les décrets soient mieux connus. Nous avons déjà cité ce qui concerne les ateliers de construction. Voici quelques autres exemples :

Calorigène (dépôts de) et mélanges de ce genre : il faut entendre par là ce que l'on appelle aujourd'hui l'alcool carburé;

Cartonniers : cette expression convient à ceux qui font du carton et non des cartonnages;

Murexide (fabrication de la) en vases clos par la réaction de l'acide azotique et de l'acide urique du guano. Quel serait le classement si on n'opérait pas en vase clos?

Sulfure d'arsenic (fabrication du) à la condition que les vapeurs seront condensées. Faudrait-il ne pas classer si les vapeurs n'étaient pas condensées?

Nous terminerons cet exposé par une réflexion, c'est que, pour tout classement un peu complexe, il faut parcourir attentivement *toute* la nomenclature, afin de déterminer avec exactitude la ou les rubriques qui conviennent aux opérations.

Établissements nouveaux. — Il peut se faire qu'un établissement présente de graves inconvénients, suscite des plaintes nombreuses, et qu'on ne trouve rien dans la nomenclature qui puisse s'y appliquer. C'est alors un *établissement nouveau*, prévu par l'article 5 de l'ordonnance royale du 14 janvier 1815. Mais cet article ne doit être invoqué qu'exceptionnellement, après avoir épuisé tous les moyens de recherches. Parfois une industrie vraiment nouvelle se trouve visée par avance dans la nomenclature. Nous avons cité comme telle la fabrication des disques et des cylindres de phonographes, qui est correctement classée en vertu d'un décret de 1866.

Nous n'avons pas à exposer le mode d'application de cet article de l'ordonnance de 1815; c'est affaire purement administrative, fort bien étudiée dans le traité de MM. Porée et Livache; mais nous y avons fait allusion pour rappeler qu'en présence d'une industrie non encore classée l'autorité n'est pas désarmée. On comprend toutefois qu'il ne convient d'invoquer cette législation exceptionnelle qu'après avoir acquis la certitude, — ce qui est quelquefois difficile, — qu'aucune rubrique déjà existante n'est applicable.

ENQUÊTE TECHNIQUE. — Nous venons de voir que le classement d'un établissement est une question purement technique.

Une fois ce classement établi, on procède aux formalités prescrites par le décret. Nous laisserons l'Administration suivre la procédure appropriée à la classe, et nous ne nous occuperons que du côté technique de l'enquête, c'est-à-dire de ce qui concerne la commission sanitaire, et éventuellement et suivant les cas, les services spéciaux, tels que ponts et chaussées, architectes, inspection des établissements classés, service vétérinaire sanitaire, enfin, dominant le tout, le Conseil départemental d'hygiène.

Pour déterminer la classe dans laquelle devait être rangé l'établissement, il suffisait de connaître la nature ou même simplement le nom des opérations. Maintenant il faut comprendre et parfois deviner la façon dont elles seront exécutées ; il faut apprécier les inconvénients et rechercher comment on pourra y remédier. Cette étude ne peut être faite que sur un plan donnant une idée suffisante de l'installation projetée.

Plans. — Dans le département de la Seine, et d'après l'ordonnance du 30 novembre 1837, toute demande en autorisation doit être accompagnée d'un plan en un nombre suffisant d'exemplaires, dressé à l'échelle de 5 millimètres par mètre et indiquant les détails de l'exploitation, *ainsi que les tenants et aboutissants aux ateliers.* En outre, pour les enquêtes de première classe, il doit être produit un second plan dessiné à l'échelle de 25 millimètres pour 100 mètres et donnant l'indication de toutes les habitations situées dans un rayon de 800 mètres.

Une réglementation analogue existe pour les départements. Le plan de l'établissement doit être fourni dans les mêmes conditions que dans la Seine, et un plan périmétrique doit reproduire l'état général des propriétés, maisons d'habitation ou autres, voisines de l'emplacement projeté, dans le rayon de 500 mètres pour la première classe, 200 mètres pour la deuxième classe, 100 mètres pour la troisième (circulaire du ministre des Travaux publics du 11 mars 1862). Il semble que, pour les établissements de deuxième et de troisième classe, le plan des environs est inutile, si, comme dans la Seine, le plan de l'établissement lui-même indique bien les tenants et aboutissants. Aussi une circulaire ministérielle récente (11 mai 1907) atténue-t-elle ces exigences en ce qui concerne les installations d'appareils à acétylène. Ce n'est là peut-être qu'un commencement.

On ne saurait trop insister sur l'importance que présente la vérification des plans fournis à l'appui d'une demande. Ces plans sont pour ainsi dire le signalement de l'établissement ; ils montrent tout ce qui s'y fera. C'est à l'aide de ces plans que, plus tard, on pourra juger si l'industriel a apporté des modifications ou une extension à ses ateliers.

Examen du projet. — Les indications du plan sont complétées par les renseignements fournis par l'industriel, qui doit exposer nettement et sans réticence ce qu'il a l'intention de faire. Quelques chefs d'industrie croient devoir cacher les opérations les plus gênantes. Mais, dès qu'ils s'aperçoivent qu'ils sont en présence d'un homme compétent, capable de discerner le vrai du faux, et de voir s'il y a dissimulation, ils sont amenés à mettre plus de franchise et de précision dans leurs déclarations.

Quoi qu'il en soit, grâce au plan et aux explications de l'industriel, l'enquêteur cherche à bien se rendre compte de la nature et de l'importance des opérations.

Si l'industriel veut non pas cacher des projets d'exploitation, mais garder une certaine réserve sur des tours de main, des procédés secrets de fabrication, sur l'emploi de substances spéciales, le rapporteur ne doit pas insister. Quoique le secret professionnel lui fasse un devoir impérieux de ne pas divulguer ce qui lui aurait été confié, il respecte ce sentiment de défiance même injustifié; mais il doit alors avertir l'industriel des conséquences possibles de sa réserve. Le pétitionnaire, par exemple, sans avoir à donner de détails, devra déclarer que l'opération n'est pas dangereuse, ou que le produit employé n'est pas explosif, ou n'est pas inflammable, ou n'est pas odorant. Il sera prévenu que ces négations seront insérées dans l'arrêté : « On n'emploiera pas de substances inflammables, — ou explosibles, — ou odorantes, etc. » Se sentant ainsi lié, l'industriel préférera montrer plus de confiance et donner plus d'explications.

En général, d'ailleurs, les pétitionnaires exposent, dès l'abord, leurs projets sans réticences.

Si, ce qui arrive rarement, le rapporteur prévoit des inconvénients très graves et n'entrevoit pas les moyens de les atténuer, il propose le rejet de la demande. Mais une telle proposition n'est faite qu'avec la plus grande circonspection ; on ne lèse pas à la légère les intérêts d'un industriel. Si, au contraire, il apparaît que l'industrie peut être exercée sans inconvénient moyennant certaines précautions, le rapporteur propose d'accueillir favorablement la demande sous certaines réserves, qui seront ce que l'on appelle les *conditions* de l'autorisation. Dans ce cas, la décision a une aussi grande importance que précédemment; ce sont maintenant les intérêts des tiers qui doivent être sauvegardés, et ce n'est encore qu'après une étude approfondie du projet que l'on peut justifier un avis favorable.

BIBLIOGRAPHIE. — Nous n'avons pas la prétention d'étudier, une à une, toutes les industries classées et d'indiquer pour chacune d'elles les conditions à imposer. Il faudrait pour cela décrire toutes les opérations industrielles, créer une véritable encyclopédie des arts et manufactures. Il faudrait refaire ce qu'a si bien fait le Dr Maxime Vernois dans son *Traité pratique d'hygiène industrielle et administrative* (1860). Cet ouvrage, encore excellent à consulter pour les industries anciennes, forme deux gros volumes. Il en faudrait plus du double aujourd'hui.

Le *Traité d'assainissement industriel* de M. de Freycinet (1870) ne décrit pas les industries, mais bien les procédés les plus efficaces pour remédier à certains inconvénients, surtout aux émanations nuisibles et à l'altération des eaux. Cet ouvrage, d'une grande hauteur de vues, fait autorité.

Le *Manuel d'hygiène publique et industrielle* d'Edmond Dupuy (1881) est très clair.

Le *Traité d'hygiène industrielle* de M. Léon Poincaré (1886) décrit les opérations industrielles en suivant l'ordre de la nomenclature. Il est fait surtout au point de vue de l'hygiène des ouvriers et s'adresse plutôt à l'inspection du travail.

Nous avons eu l'occasion de citer déjà le *Traité des manufactures et ateliers dangereux, insalubres ou incommodes* de MM. Porée et Livache (1886), ouvrage aussi remarquable au point de vue de la jurisprudence qu'au point de vue technique.

Le livre de H. Bunel, *Établissements insalubres, incommodes et dangereux* (1887) ne décrit aucune industrie, mais il reproduit avec détails et sans sélection, à la suite de chaque article de la nomenclature, les inconvénients et les prescriptions imposées par les divers conseils d'hygiène de France. La bibliographie y est très complète.

Pendant l'impression de ce fascicule, a paru chez les éditeurs Dunod et Pinat un gros volume : *Les Industries insalubres* (établissements classés), par MM. Coreil et Nicolas. Cet ouvrage se distingue par son abondante documentation ; il reproduit les textes officiels et les réglementations formulées par les Conseils d'hygiène.

Les *rapports sur les travaux des conseils d'hygiène* de chaque département et les *comptes rendus* de leurs séances sont une source inépuisable de documents qui joignent à leur valeur technique un caractère officiel. On y trouve, outre des renseignements scientifiques, tous les actes administratifs, circulaires ou décrets, relatifs à la réglementation des établissements classés.

Tous les ans paraît un rapport sur les opérations du service d'inspection des établissements classés du département de la Seine.

Enfin l'*association des établissements classés* publie un *bulletin mensuel* intéressant pour les industriels.

INCONVÉNIENTS ET MOYENS D'Y REMÉDIER. — Nous insisterons surtout sur les industries nouvelles ou plutôt sur les changements qui se sont produits depuis vingt ans, ce qui remonte plus haut étant pour ainsi dire classique ; et nous chercherons à ne pas faire double emploi avec ce qui se trouve exposé dans les traités que nous avons cités à la bibliographie.

Il sera inutile de donner des détails sur des procédés consacrés par l'expérience, que les industriels ont intérêt à adopter spontanément.

Enfin nous éviterons d'indiquer des procédés spéciaux, nous bornant à dire, ce qui est l'essentiel, qu'il est possible de remédier à tel ou tel inconvénient, quand l'expérience l'aura démontré.

Considérations générales. — De l'étude attentive des opérations d'une industrie, on déduit les inconvénients qu'elle pourra présenter. Il s'agit maintenant de formuler des prescriptions destinées à supprimer ou à atténuer ces inconvénients dans la mesure du possible. On sera plus ou moins sévère suivant l'importance ou la situation de l'établissement, la nature de la région, la distance des écoles, des hôpitaux, etc.

Ces prescriptions, qui constitueront les *conditions* de l'arrêté, ont une importance capitale. C'est d'elles que dépendront, au point de vue qui nous occupe, le sort de l'industriel, autant que la sécurité ou la tranquillité des voisins.

On peut suivre deux méthodes : d'après l'une, on rédige dans chaque cas des conditions appropriées à l'établissement en cause; ou bien on applique à celui-ci des *conditions générales* rédigées d'avance pour tous les établissements de la catégorie dans laquelle il rentre.

Règlements généraux. — Les règlements généraux sont de deux sortes. Les uns sont imposés par un décret et par cela même sont impératifs : citons l'ordonnance royale du 30 octobre 1836 portant règlement sur la fabrication des fulminates de mercure, le décret du 19 février 1867 relatif aux usines à gaz, le décret du 19 mai 1873 concernant les hydrocarbures.

D'autres sont rédigés par les conseils d'hygiène. Dans le département de la Seine, de pareilles instructions visent la production de l'acétylène, les dépôts de chiffons, les lavoirs publics, les porcheries, les scieries mécaniques, les vacheries, le vernissage sur métaux, etc. Dans le département du Nord, un règlement concerne les brasseries, un autre les teintureries.

Les règlements généraux ont l'avantage d'être uniformes. Un industriel se soumet plus volontiers à une prescription sévère, quand il sait qu'elle est également imposée à ses concurrents. Mais ces règlements ne sont facilement applicables qu'à des industries simples et dont les opérations sont à peu près identiques dans les divers établissements.

Règlements impératifs. — Quand les règles sont posées par décret, le rapporteur n'aura qu'à les appliquer automatiquement, se bornant, car ce droit lui est parfois réservé, à ajouter quelques détails, sans avoir le droit de retrancher ou de modifier les clauses du règlement général. Mais, si l'industrie se modifie, les règles obligatoires qui ont pu être pratiques à l'origine deviennent d'une application difficile, car il est impossible de prévoir toutes les éventualités, toutes les transformations qui se présenteront dans des industries complexes et sujettes à évoluer.

Il est vrai qu'on a la ressource de demander la modification du décret; mais celle-ci exige beaucoup de temps.

Ces réglementations générales, émanées du pouvoir central, pouvaient s'imposer autrefois, lorsque les conseils d'hygiène renfermaient moins de techniciens, lorsque les connaissances scientifiques étaient moins répandues. Mais actuellement les compétences nécessaires se rencontrent partout; et d'ailleurs, s'il se présente des difficultés, on a toujours la faculté de demander des renseignements au ministère, c'est-à-dire au Comité consultatif des arts et manufactures, qui remplit alors la fonction annoncée par son titre.

S'il est des cas se prêtant à une réglementation générale, il est préférable que ce soient les conseils d'hygiène qui les rédigent ; ces idées semblent prévaloir aujourd'hui. Le dernier décret imposant des conditions d'installation date du 19 mai 1873. La loi du 8 mars 1875 relative à la dynamite dit, à l'article 3 : « L'autorisation spécifiera l'emplacement de l'usine et les conditions de toute nature auxquelles devront être soumises sa construction et son exploitation. » Cette autorisation est, il est vrai, réservée au gouvernement ; mais on voit que le législateur n'a pas posé de règles d'avance, et que les conditions seront spécifiées dans chaque cas.

Réglementations faites par les conseils d'hygiène. — Les conseils d'hygiène sauront, mieux que le pouvoir central, adapter la réglementation à la contrée soumise à leur juridiction ; de plus, ils auront la faculté de modifier, suivant les indications de l'expérience, un texte qui leur appartient et dont ils peuvent disposer suivant la convenance. En d'autres termes, les règlements faits par les conseils d'hygiène ne sont donnés qu'à titre d'indication, et chacun y prendra librement ce qu'il jugera utile.

Mais il faudra user de cette faculté d'adaptation, car les réglementations générales peuvent avoir l'inconvénient de tout couler dans un moule uniforme, de traiter avec le même luxe de prescriptions un petit atelier et un vaste établissement. Elles détruisent, en outre, toute initiative, aussi bien chez l'industriel que chez les rapporteurs, et incitent ces derniers à appliquer machinalement des *clauses de style*. Ce sont ces règlements tout faits qui entraînent trop souvent à prescrire bien des mesures qu'on sait ne devoir jamais être exécutées ; et les industriels s'habituent ainsi à ne pas respecter les prescriptions qui leur sont imposées.

En définitive, une réglementation générale ne doit être donnée qu'à titre de simple indication, de répertoire à consulter; elle doit être continuellement révisable et ne concerner que des exploitations toujours identiques à elles-mêmes, telles que vacheries, lavoirs, petits dépôts de chiffons, etc.

Caractères des conditions à imposer. — Que les conditions soient puisées dans un règlement-type ou rédigées pour un cas particulier, elles doivent présenter deux caractères : indiquer le but à atteindre, en laissant autant que possible toute liberté à l'industriel pour le choix des moyens, et, en outre, être d'une constatation facile.

C'est un tort que d'indiquer le procédé par lequel un inconvénient devra être supprimé. Voici ce que dit M. de Freycinet de ce système de réglementation trop souvent suivi : « On lui a reproché d'enchaîner l'initiative de l'industrie dans un programme officiel, d'étouffer dans leur germe des améliorations qui naissent de l'esprit de recherche, de gêner souvent le fabricant par des conditions inopportunes ou la prescription de procédés surannés, et enfin de substituer la responsabilité de l'administration à celle des industriels, puisqu'il se pourrait très bien faire que la stricte réalisation du programme officiel laissât encore subsister des inconvénients qu'on n'avait pas prévus (1). »

Est-ce à dire qu'il faille s'abstenir de donner une indication, surtout si on s'adresse à un industriel ignorant ? Non. Quelques exemples montreront qu'il s'agit là d'une question de forme.

Au lieu de dire : « L'atelier sera construit en briques et fer », ce qui exclut la pierre, le ciment armé, etc., on prescrira : « l'atelier sera construit en matériaux résistant au feu », et cette rédaction vaut mieux que celle-ci : « en matériaux incombustibles », car un châssis vitré n'arrête pas les flammes.

On n'écrira pas, comme on l'a fait si longtemps et si souvent : « laver le sol à l'eau chlorurée », mais : « laver le sol avec des liquides désinfectants », et on ajoutera, si on craint de n'être pas compris : « tels que l'eau chlorurée, etc. ».

On n'imposera pas un agent de neutralisation ou de dénaturation pour les eaux ou vapeurs acides ou pour les émanations nuisibles ; on se bornera à dire : « les eaux seront neutralisées, — les vapeurs seront condensées efficacement, — ou dénaturées », ce qui n'empêchera pas, si l'industriel le demande, de lui donner une indication à titre de simple conseil.

Les conditions, avons-nous dit, doivent être vérifiables. On ne dira pas : « les fumiers de la vacherie seront enlevés tous les trois jours » ; mais on calculera le volume de fumier que l'étable peut produire pendant ce laps de temps, à raison d'environ 1 mètre cube par jour pour vingt vaches, et on pourra ainsi fixer d'une façon précise la quantité de fumier qu'on ne devra jamais dépasser. Un simple mesurage évitera toute contestation, tandis que les agents de l'autorité ne pourraient contredire le nourrisseur qui affirmerait que le fumier ne date pas de plus de trois jours (Porée et Livache).

Dans ce cas, ce n'est qu'une question de forme, de rédaction. Mais parfois il faut poser une véritable condition spéciale permettant de vérifier si certaines mesures ont été prises. Il est imposé, par exemple, dans une usine, de désodoriser complètement les gaz ; mais ceux-ci sont évacués par une cheminée de 30 mètres de hauteur. Il faudra donc prescrire d'installer un dispositif quelconque permettant de

(1) De Freycinet, Traité d'assainissement industriel, p. 454.

faire une prise de gaz sur la conduite qui les amène à la cheminée.

Ce que nous venons de dire s'applique à la forme des conditions. Occupons-nous maintenant de leur nature.

Les conditions ont pour but de supprimer ou de diminuer les inconvénients. Mais on ne peut tout prévoir, on ne peut viser toutes les incommodités que sont susceptibles de présenter les opérations multiples qui viendront se greffer sur une industrie première, d'apparence innocente. Il importe donc, sans porter atteinte à la liberté de l'industriel, de fixer d'une façon précise ce qu'il se propose ouvertement de faire.

Pendant l'enquête, le pétitionnaire est porté à promettre tout ce qu'on lui demandera, à prendre tous les engagements qui pourront provoquer un accueil favorable à sa demande ; il faut l'enserrer dans ses propres déclarations, consigner d'une façon précise les détails de l'installation, la nature et la quantité des matières reçues, d'où il sera facile, connaissant les opérations qu'on leur fera subir, de déduire la nature et l'importance des déchets à évacuer ou des incommodités à corriger.

Il sera même indispensable de prévenir l'industriel des conditions qu'on proposera à l'administration, et, s'il les accepte, celle-ci aura toute autorité plus tard pour en exiger l'exécution.

L'industriel ne les acceptera pas toujours toutes. Il jugera inutile, par exemple, de condenser des vapeurs qui, d'après lui, ne peuvent causer d'incommodité ; il soutiendra que le danger d'une opération est imaginaire, que depuis longtemps il l'exécute sans jamais avoir eu d'accident. C'est alors qu'il est nécessaire de réfuter ces arguments avec compétence. On ne manquera pas de faire valoir que toute amélioration exigée au nom de l'hygiène se traduit presque toujours finalement pour le chef d'industrie par un bénéfice.

Les conditions relatives aux différents inconvénients seront développées plus loin.

Conditions excessives. — Il faut, sans craindre de chercher le mieux, savoir rester dans des limites raisonnables. Il ne faut pas prescrire de conditions trop rigoureuses. La tendance de l'esprit français est de s'habituer à créer des lois et des règlements traitant méticuleusement les sujets les plus divers, et ensuite à violer ou laisser violer ces mêmes lois ou règlements.

La législation des établissements classés est de droit étroit, tout en reposant sur une base libérale. Elle doit être obéie strictement.

Il faut donc ne prescrire que ce qui doit être exécuté.

Enfin il faut penser qu'une condition ne sera bien remplie que si l'industriel en comprend l'utilité.

L'idéal est qu'il ne puisse s'y soustraire et qu'il ait même intérêt à l'exécuter.

ÉTUDE DES DIFFÉRENTS INCONVÉNIENTS. — Nous allons donner des indications pratiques sur les conditions à prescrire pour remédier aux différents inconvénients.

Ceux-ci seront étudiés dans l'ordre suivant :

I. Danger d'incendie et d'explosion;
II. Odeur;
III. Émanations nuisibles;
IV. Fumées;
V. Poussières;
VI. Altération des eaux;
VII. Bruit et trépidations;
VIII. Inconvénients divers.

La plupart des observations citées ont été relevées dans la région parisienne par le service d'inspection des établissements classés. Mais des visites faites dans les départements nous ont montré que, pour la grande industrie tout au moins, les différences ne sont pas grandes entre les diverses régions. Cela tient au continuel échange d'idées et de personnel, et aussi à ce que de puissantes compagnies possèdent, dans la Seine et dans d'autres points de la France, des usines de même nature où les mêmes procédés sont employés. Et, si l'inspection des établissements classés n'est presque nulle part organisée, les exigences légitimes du public ainsi que l'importance chaque jour grandissante des conseils d'hygiène qui réunissent des compétences toujours plus nombreuses ont diminué les différences entre les villes de France.

I. — DANGER D'INCENDIE ET D'EXPLOSION.

C'est l'inconvénient le plus grave et le plus général, car il se rencontre dans tous les établissements. Quand il s'agit d'une usine mettant en œuvre des substances connues comme très inflammables ou explosives, on accumule les précautions. Il en résulte que, relativement, les accidents sont plus rares et moins graves dans ces établissements que dans d'autres. Cela prouve déjà que des mesures bien prises peuvent écarter le danger. Mais on ne saurait trop insister sur ce fait, rarement soupçonné par le public, que le danger d'incendie existe partout. Dans le département de la Seine, le nombre des plaintes contre le danger d'incendie est insignifiant et n'est que de 5 p. 100 sur l'ensemble des plaintes.

Les conditions à imposer dépendent évidemment de la nature de l'industrie; mais il est un ensemble de règles d'une application assez générale qu'il faut rappeler d'abord.

RÈGLES GÉNÉRALES. — Deux sortes de considérations absolument distinctes dominent la question : il s'agit, d'une part, d'écarter les chances d'incendie ou d'explosion, et, d'autre part, un accident se produisant malgré les précautions prises, de le combattre et d'en diminuer les conséquences. Or, en général, on ne s'occupe que d'une partie du problème, et il arrive que les mesures prises dans un sens sont gênantes ou dangereuses dans l'autre.

Un seul exemple suffit pour le montrer.

Un escalier peut être indifféremment une sauvegarde ou une grave cause de danger; car, s'il est destiné à l'évacuation du personnel, il peut faire cheminée d'appel, et c'est par là le plus souvent que les flammes propagent l'incendie dans tout un immeuble. L'habileté consiste à ne permettre à l'escalier de jouer que le premier rôle. C'est le contraire que l'on fait habituellement ; quand on ne sait où placer des débris d'emballage, des chiffons gras, on les met sous l'escalier. Il en est ainsi dans la plupart des maisons bourgeoises.

C'est aussi sous l'escalier, et pour tirer parti d'une place peu utilisable autrement, que le propriétaire d'un garage d'automobiles aura tendance à déposer son essence.

L'escalier est bien « construit en matériaux incombustibles » ; mais, en cas d'inflammation de l'essence, cet escalier incombustible sera inabordable et ne servira qu'à propager les flammes à tous les étages. C'est ainsi qu'une condition de *première installation* pourra remplir un effet opposé à celui qu'on en attendait, parce que les *conditions d'exploitation* sont mauvaises.

On voit combien tout se mêle et peut se contrarier ; on voit combien il est nécessaire que l'industriel comprenne l'utilité et le but des mesures qui lui sont prescrites.

Il est impossible d'envisager toutes les éventualités, d'exposer les précautions applicables au nombre infini de cas qui peuvent se présenter. Nous nous bornerons à rappeler les principes fondamentaux, et ce qui vient d'être dit suffit à montrer que ces principes doivent être appliqués avec méthode et réflexion.

Disposition des locaux. — Il faut distinguer le contenant et le contenu. On n'a pas tout fait quand on a prescrit la construction en matériaux incombustibles, prescription dont il ne faut, d'ailleurs, pas abuser. La construction en matériaux résistant au feu ne s'impose que s'il s'agit d'isoler les ateliers les uns des autres ou de les séparer du voisinage. Mais il faut songer que la masse des matériaux entrant dans la construction est le plus souvent négligeable à côté de celles des matières entreposées ou traitées.

Par exemple, les murs d'un séchoir doivent résister au feu, pour que l'inflammation des matières qui y sont enfermées ne propage pas l'incendie au dehors; mais peu importe qu'à l'intérieur il y ait des tablettes, des baguettes de suspension en bois. Celles-ci n'augmenteraient, en cas d'incendie, la quantité de matières combustibles que d'une façon absolument insignifiante. Et l'industriel ne comprendra pas qu'on lui impose, comme on le faisait autrefois, des supports en métal qui peuvent tacher les matières mises à sécher.

D'autre part, un comble en fer, vitré, n'empêchera pas plus le passage des flammes qu'une toiture ordinaire.

Il ne faut donc pas abuser de la prescription : l'atelier sera construit entièrement en matériaux incombustibles.

Elle ne convient que dans des cas spéciaux.

Autant il faudra insister pour la bonne construction d'un mur coupe-feu, autant on sera large pour les aménagements intérieurs.

Les dégagements devront être assurés, et, pour les raisons déjà rappelées, les escaliers devront être isolés, c'est-à-dire que la cage sera murée, et aucune matière inflammable, aucun foyer ne se trouveront à ses abords. Les marches d'un escalier ainsi disposé pourraient être en bois sans inconvénient ; au contraire un escalier en fer, mais dégagé de toutes parts, n'offrirait qu'une sécurité trompeuse.

Pour les planchers séparatifs des étages, la construction entièrement en bois est inadmissible ; mais un bon hourdage en plâtre est le plus souvent suffisant.

Dans les cas exceptionnels, on imposera un plancher à l'épreuve du feu.

Si on installe des paratonnerres, les pièces métalliques principales seront reliées au conducteur. Le tout sera établi suivant l'instruction de l'Académie des sciences de 1868 ou suivant le système Melsens, et vérifié soigneusement chaque année par une maison connue comme sérieuse.

Telles sont les principales règles courantes pour la construction des ateliers présentant les dangers de feu ordinaires.

Matières explosives. — Quand il s'agit d'ateliers ou de magasins où on manipule ou entrepose des matières éminemment explosives, on complète les dispositions précédentes par des mesures spéciales. Celles-ci sont fondées sur des principes très différents suivant les cas, et un homme de l'art seul est compétent pour décider de leur choix. Ces sortes d'affaires sont traitées habituellement par les ingénieurs des poudres et salpêtres, ou par les ingénieurs des mines ou des ponts et chaussées.

Nous ne donnerons donc que quelques détails.

On peut soit construire des murs dont la résistance sera calculée de façon à supporter l'effort de l'explosion, soit, et c'est le cas le plus général, disposer des cloisons de très faible résistance qui céderont facilement au déplacement d'air.

Le premier cas n'est guère applicable qu'aux dépôts où il n'y a pour ainsi dire jamais de personnel. Le second est d'une application plus fréquente ; mais plus souvent encore on le combine avec le premier : ainsi, dans les fabriques de cartouches, les trémies de chargement sont séparées du personnel par des boucliers métalliques très résistants, tandis que la galerie qui loge ces trémies n'est séparée de la cour d'explosion que par une cloison légère. En d'autres termes, on n'a pas la prétention, qui serait le plus souvent illusoire, de construire un bâtiment à l'épreuve de l'explosion, mais on donne des résistances très inégales à ses différentes parois, de façon à offrir aux gaz une issue dans une direction où ils causeront le moindre dommage.

Il est bon également de séparer par de solides murs de refend les ateliers dangereux en plusieurs fractions, de manière à localiser les accidents.

Dans une poudrière, c'est la toiture qui présentera le minimum de résistance.

Les ateliers de fabrication de pièces d'artifice, où les ouvriers ne peuvent être séparés des matières explosives, en général peu puissantes d'ailleurs, seront construits très légèrement sur toutes leurs faces.

Tous les bâtiments, quel que soit le type adopté, seront isolés les uns des autres par des distances suffisantes et défilés par des cavaliers en terre ou merlons, limitant le cône de déplacement des projectiles lancés par l'explosion.

Ces merlons sont construits de différentes façons. Les uns sont de simples talus s'élevant depuis la base avec la pente naturelle des terres coulantes ; d'autres reposent sur un embasement à parois s'écartant peu de la verticale, construites en maçonnerie sur une hauteur d'environ 2 mètres, hauteur à partir de laquelle commence le tertre incliné. Cette disposition permet, avec le même cube de terre et une moins grande perte de place, d'avoir un cavalier beaucoup plus élevé, et elle est plus efficace que la précédente, puisque le cône d'explosion est plus aigu. Mais elle est plus dangereuse pour les ouvriers de l'atelier ainsi entouré : en cas d'accident, ils se précipitent en courant et risquent de se blesser contre le mur.

On emploie aussi fréquemment des gabions pleins de terre, mais leur clayonnage peut prendre feu.

Comme dispositions intérieures des ateliers, on évitera toute cause de choc ou de frottement. Les murs et plafonds ne seront pas enduits en plâtre, dont des fragments pourraient se détacher. Le sol sera en plomb, en linoléum, ou tout autre revêtement analogue. Il faut écarter toutefois les substances trop facilement électrisables, qui produiraient des étincelles par le frottement.

Liquides inflammables. — Quand les matières mises en œuvre sont des liquides émettant des vapeurs inflammables, les dispositions sont différentes.

On agira autant que possible en plein air, sous des hangars, ouverts au moins sur une face : tels sont les ateliers de fabrication de vernis, de vulcanisation du caoutchouc au moyen de sulfure de carbone, de distillation ou de traitement de liquides très volatils.

Dans tous les cas où un foyer sera nécessaire, son ouverture sera à l'extérieur de l'atelier, et, pour que cette disposition soit efficace, on veillera à ce que le massif en maçonnerie soit bien étanche, ne présente pas d'interstices.

Le chauffage à la vapeur sera employé aussi souvent qu'on le pourra, en ayant soin d'éloigner le foyer. Ce mode de chauffage se généralise de plus en plus, et on commence à l'appliquer à des opérations où on croyait le chauffage à feu nu inévitable, comme la fabrication des vernis.

Certains liquides ont un point d'inflammation extrêmement bas et peuvent s'enflammer au contact d'un tuyau de vapeur. Ainsi, suivant les indications de M. Vieille, inspecteur général des poudres et salpêtres, la vapeur d'eau admise dans les ateliers contenant du sulfure de carbone ne doit pas avoir une pression supérieure à 2 kilogrammes effectifs (134°).

Une condition de sécurité excellente peut venir s'ajouter au chauffage à la vapeur, c'est le travail en autoclaves, ou tout au moins en vases clos, c'est-à-dire dans ces appareils à déplacement où le liquide dissolvant parcourt un cycle complet fermé, sans être jamais en communication avec l'air. Après macération sur les matières à épuiser, le liquide est envoyé par un jeu de tuyaux et de pompes dans un alambic, où il est chauffé; les vapeurs sont condensées dans un réfrigérant, et le même dissolvant sert indéfiniment.

On se méfiera du chauffage au bain-marie, qui n'offre de sécurité que si l'alimentation en eau est assurée et si le foyer est éloigné. En dehors de ces conditions, la présence, au-dessus d'un foyer, de substances susceptibles de déborder ou émettant des vapeurs inflammables est une cause de danger d'autant plus grave que ce mode de chauffage est considéré bien à tort comme inoffensif. Beaucoup d'incendies dans des fabriques d'encaustique ou de vernis à l'alcool sont dus à l'emploi de bains-marie posés directement sur un foyer.

Chauffage des locaux. — En principe, même dans les ateliers les plus dangereux, il ne faut pas interdire le chauffage. On peut craindre alors que les ouvrières n'apportent clandestinement des chaufferettes cachées sous leurs robes.

Dans les hangars en plein air, comme ceux où on vulcanise le caoutchouc au moyen du sulfure de carbone, on ne peut compter que les ouvrières assises ne se chauffent pas. On indiquera donc les bouillottes comme moyen de chauffage ne présentant pas de danger.

Dans les cas ordinaires, dans les ateliers fermés, il n'y a pas lieu d'interdire les poêles quand les matières manipulées sont solides, telles que le celluloïd; il suffira d'imposer une garniture métallique, une enveloppe en treillage serré ou tout autre dispositif empêchant les déchets de tomber dans le foyer.

Au contraire, lorsque les matières inflammables sont volatiles ou à l'état de fines poussières, on n'admettra pas la présence de foyer ou de flamme nue.

Le chauffage à la vapeur ou à l'eau chaude présente toute sécurité, mais pour ventiler en même temps, il vaut mieux recourir à l'air chaud, et celui-ci sera de préférence obtenu par le passage au contact de tuyaux de vapeur. L'air chauffé directement par calorifère peut entraîner des étincelles, dans le cas fréquent où la cloche serait fêlée.

Éclairage. — Si l'on ne peut admettre aucune lumière artificielle à l'intérieur des ateliers, on préférera aux lampes placées derrière des verres dormants, dont les joints sont toujours défectueux, des lanternes ou des lampes électriques munies de réflecteurs et véritablement isolées des bâtiments, c'est-à-dire placées à une distance de quelques mètres en face des fenêtres.

Aucun conducteur électrique, aucune conduite de gaz ne devront passer dans les locaux ni au-dessus de la toiture.

Si l'éclairage peut s'admettre à l'intérieur, on emploiera des lampes de sûreté, ou des ampoules électriques avec double enveloppe et canalisation extérieure. Parfois on fait circuler un courant d'eau enveloppant les lampes électriques (fabriques de sulfure de carbone).

Liquides non volatils. — Dans les ateliers où on manipule des liquides non volatils, mais combustibles à haute température, tels que les huiles, les précautions indiquées précédemment peuvent être très largement atténuées. Les foyers pourront être admis à l'intérieur, si on ne doit chauffer qu'à basse température ; mais on aura soin de disposer des rebords de telle sorte qu'en cas de débordement la masse se déverse du côté opposé au foyer. On pourra admettre l'éclairage au moyen de flammes nues. Mais il faudra exiger un sol incombustible, parce que le bois du plancher s'imbibe à la longue de matière grasse, et les flammes pourraient par ce moyen se propager dans tout l'établissement. On ne saurait trop le répéter, les plus graves incendies se produisent dans les établissements considérés comme relativement peu dangereux, parce qu'on n'y prend pas les mêmes précautions que dans ceux qui présentent un danger évident.

Affectation spéciale de chaque atelier. — La prudence commande de ne pas laisser pratiquer dans un même atelier des opérations anodines et des opérations dangereuses.

En effet, d'une part, en répartissant ces dernières dans les divers ateliers d'un établissement, on multiplie les foyers d'incendie ; et, d'autre part, car il faut bien tenir compte de la nature humaine, on ne peut exiger d'ouvriers se livrant à un travail exempt de danger une discipline bien sévère et des précautions minutieuses. Il ne faut donc pas employer dans la même salle des ouvriers soumis à des régimes différents ; les uns donneraient aux autres l'exemple de l'insouciance.

Il y a tout avantage à centraliser les opérations semblables au point de vue de la nocuité dans des parties distinctes de l'usine.

Dans les ateliers dangereux, l'installation sera appropriée au genre de travail ; la consigne sera sévère et la surveillance rigoureuse.

Il faudra même séparer les ateliers et magasins présentant des dangers d'ordre différent.

Ainsi un dépôt où reposent tranquillement de grandes quantités de matières inflammables offre peu de risques d'incendie ; mais, s'il s'en déclare un, il aura des conséquences redoutables.

Au contraire, une salle d'emballage ou de déballage de matières solides, de transvasement, d'enfûtage ou d'embidonnage de liquides présente beaucoup plus d'occasions d'accident, puisque les substances inflammables sont manipulées à l'air libre, exposées aux chocs ou à toute autre cause d'inflammation ; mais les quantités en présence peuvent être très réduites.

Il est donc indiqué de faire toutes les manutentions dans une pièce distincte et de laisser à l'abri de toute imprudence l'approvisionnement principal. Si un accident se produit là où les circonstances s'y prêtent le plus, il sera limité.

Conclusion : on ne doit faire aucune manipulation dans un dépôt.

Limitation des quantités. — Qu'il s'agisse d'un atelier ou d'un dépôt, que les matières soient plus ou moins dangereuses, toujours on limitera les quantités, qui pourront être réunies en même temps.

Juxtapositions à éviter. — On aura soin de tenir séparées les substances combustibles et les matières oxydantes. On a vu des incendies prendre des proportions inquiétantes parce que des approvisionnements considérables de corps même peu dangereux par eux-mêmes étaient entrés en réaction mutuelle : soufre et chlorate, bichromate ou permanganate de potassium, sulfures métalliques et sels oxydants, etc.

Déchets. — Les débris de matières combustibles seront balayés soigneusement et enfermés à part dans une caisse ou une armoire incombustible. C'est de la même façon qu'on conservera les chiffons gras.

Dans les industries donnant lieu à de folles poussières, on procédera fréquemment à un nettoyage soigné de toutes les surfaces intérieures.

Dispositions extérieures. — La disposition extérieure aux constructions doit être telle que les dégagements soient toujours assurés tant pour le personnel que pour les voisins. Un atelier dangereux ne doit jamais commander un passage ni un escalier. Il peut être sans inconvénient au fond d'un couloir.

Du celluloïd peut être placé sans danger sous les combles, alors qu'il serait dangereux aux étages inférieurs.

Les surfaces de niveaux différents seront raccordées par des plans inclinés. On ne peut tolérer, dans les établissements importants, des terrasses reliées entre elles par des escaliers, que les pompes ne peuvent franchir. Cette mauvaise disposition a souvent mis obstacle à la promptitude des secours.

Encombrement. — L'encombrement est un des plus grands dangers que peut présenter un établissement. On dispose de cours et d'allées qui, si on y maintenait des passages libres, serviraient en cas d'incendie à l'évacuation du personnel et aux manœuvres des sauveteurs, et, par une insouciance coupable, on perd ce bénéfice en encombrant ces surfaces de bidons vides et de caisses. « Ce ne sont pas des matières dangereuses, pense-t-on ; elles échappent à la réglementation. » C'est là une grave erreur, et, si tant d'incendies se sont transformés en sinistres, cela est dû en grande partie à l'encombrement, c'est-à-dire au désordre.

Que de place ne gagne-t-on pas en gerbant les fûts, en empilant les bidons et les caisses ! Un simple coup d'œil sur la cour d'une usine donne une idée exacte de la façon dont elle est dirigée. Dans une maison bien tenue, les passages sont toujours libres, la *circulation* est partout assurée, c'est-à-dire qu'on peut *faire le tour* des principaux ateliers.

On imposera donc formellement l'obligation de maintenir les allées dégagées dans toute l'étendue de l'établissement.

Service d'incendie. — Le service d'incendie comporte deux ordres de disposition répondant à des vues bien distinctes.

Il faut, d'une part, avoir immédiatement sous la main la faculté d'éteindre un feu naissant, et d'autre part, si, malgré tout, l'incendie prend de grandes proportions, il faut disposer de moyens puissants.

En principe, une éponge mouillée, un verre d'eau employés à propos peuvent suffire à empêcher une inflammation fortuite de se propager. Ce qu'il faut pour répondre à cet objet, ce sont des moyens de secours très simples répartis en de nombreux points et dont il est possible de faire usage immédiatement et sans manœuvre préalable ; on emploie à cet effet des seaux d'eau, des extincteurs et, dans certains cas, des tas de sable ou des couvertures ignifugées, puis des prises d'eau de faible diamètre munies en permanence de leur jeu de tuyaux avec lance et toujours en charge. Ces postes de secours seront placés dans des endroits facilement accessibles ; il y en aura près et en dehors des portes. Ces prises d'eau seront éloignées les unes des autres de 40 mètres au plus et de façon que d'aucune partie de l'atelier on n'ait à parcourir pour les atteindre une distance de plus de 20 mètres. Leur emplacement sera indiqué par une inscription très apparente.

Ces moyens pour ainsi dire préventifs sont malheureusement trop peu généralisés en France. Partout où on les a employés, on a pu constater leur efficacité. Même dans les établissements les moins importants, on doit exiger des seaux d'eau.

Les moyens de lutte contre un incendie déclaré, les pompes et les bouches d'incendie ne seront imposés que dans les grands établissements, mais dans tous on assurera un passage libre pour les pompes.

Les bouches d'incendie, de 100 millimètres, doivent être espacées de 100 mètres au plus et être alimentées par une canalisation ayant une pression d'au moins 20 mètres si l'établissement est un simple rez-de-chaussée et de 30 mètres si les bâtiments ont un ou deux étages. Elles seront toujours placées à une distance suffisante des bâtiments à garantir.

Dans quelques cas, comme dans les grandes distilleries d'alcool, il est avantageux de pouvoir envoyer du dehors un puissant jet de vapeur pour créer à l'intérieur des ateliers une atmosphère non comburante.

Une consigne fixant à chacun son rôle en cas de sinistre sera portée clairement à la connaissance du personnel.

Il est souvent nécessaire d'organiser un service de ronde, qui peut d'ailleurs se fusionner avec le service de garde contre la malveillance.

Dans les établissements très importants, des surveillants, armés ou non, font des rondes pointées ; le service est contrôlé par un veilleur principal, qui fait des rondes à des intervalles variables fixés chaque jour par le directeur. Le passage du veilleur principal est lui-même contrôlé par des appareils à pointage.

Les différentes parties de l'usine seront reliées par téléphone ; on aura un avertisseur d'incendie au poste central.

L'entrée de l'usine sera interdite à tout venant, et toute personne étrangère doit être accompagnée.

Mesures après l'extinction d'un incendie. — Après l'extinction d'un incendie, il faut procéder sans retard au déblaiement et à l'épuisement de l'eau dans les caves et sous-sols, sans quoi le quartier pourra être infecté par les émanations que dégageraient les matières altérées par la chaleur en macérant dans l'eau tiède.

Si la reconstruction se fait d'après le même plan qu'auparavant, elle est de droit et ne donne lieu à aucune formalité. Mais le plus souvent on profite de la circonstance pour apporter des changements et des modifications à la disposition des locaux. Dans ces cas, l'autorité administrative donne son avis.

Législation spéciale. — On trouve des indications utiles dans les lois sur l'hygiène et la sécurité des travailleurs et surtout dans le décret du 22 mars 1906, ainsi que dans l'ordonnance du préfet de police du 27 mars 1906 et les instructions subséquentes.

MESURES SPÉCIALES A QUELQUES INDUSTRIES. — Quelques industries ont été l'objet de règlements spéciaux, lois, ordonnances ou décrets, comme on l'a vu à la nomenclature (dynamite, fulminate, gaz d'éclairage, hydrocarbures). D'autres sont réglées par des instructions rédigées par les conseils d'hygiène (p. 641).

Les chaudières à vapeur sont régies par le décret du 9 octobre 1907 et soumises à la surveillance du service des mines. Les arrêtés d'autorisation n'ont pas à s'immiscer dans l'installation et la conduite de ces appareils. Ils peuvent seulement prescrire les mesures convenables d'isolement du foyer par rapport au reste de l'établissement.

Nous allons étudier quelques industries classées pour le danger d'incendie ou d'explosion. Tout ce que nous avons dit de général trouve encore ici son application, les mesures spéciales ne dispensant pas des précautions ordinaires.

Acétylène. — La préparation et l'emploi de ce gaz ne présentent guère de danger par eux-mêmes, et tous les accidents survenus dans ces dernières années sont dus à l'imprudence.

Il faut placer l'appareil dans un endroit aéré et fermé à clef. On n'en approchera jamais avec une flamme.

En cas de congélation, on n'emploiera que l'eau chaude pour dégeler l'appareil. Celui-ci sera muni d'un tube de surproduction communiquant avec l'extérieur.

Pour la soudure autogène des métaux, on produit parfois le gaz à une pression effective dépassant $1^{m},50$ d'eau. Dans ce cas, le cuivre et ses alliages doivent être proscrits de la canalisation. Mais il est plus simple de ne pas recourir à des pressions aussi élevées, et la plupart des procédés se contentent de quelques centimètres d'eau.

Celluloïd. — *Propriétés.* — Le celluloïd présente des dangers bien différents suivant qu'il est pur ou chargé de matières inertes. Ainsi le celluloïd blanc, opaque, qui sert en brosserie, contient de grandes quantités de substances minérales qui diminuent son inflammabilité. La variété la plus dangereuse est le celluloïd incolore, en feuilles minces, tel qu'on l'emploie pour faire des enveloppes transparentes, des cachets pour bouchage, des fleurs artificielles. Le celluloïd blond pour peignes, barrettes et épingles ne contient que des traces de matières colorantes et est aussi inflammable que le précédent.

La nitro-cellulose, qui entre dans la constitution du celluloïd, est en état de dissociation continuelle, quelque soin qu'on ait apporté à la fabrication. Mais cette décomposition est très lente et n'est achevée qu'au bout de plusieurs années, dix ans environ. Il faut donc avoir soin d'aérer constamment les dépôts de celluloïd, de façon que les composés nitrés gazeux mis en liberté puissent se dégager sans provoquer des réactions fâcheuses; un celluloïd bien aéré ne s'enflamme pas spontanément. Quelques maisons de fabrication prennent le soin d'incorporer dans la pâte, pendant le malaxage, 1,5 p. 100 d'urée, qui détruit l'acide azoteux à mesure de sa formation.

La décomposition ignée du celluloïd donne naissance à des gaz combustibles et délétères.

Dépôts. — Nous empruntons les observations suivantes à M. Vieille (1).

« Tous les faits connus autorisent à conclure que le celluloïd n'offre que des dangers d'incendie, et que les explosions qui peuvent accompagner cet incendie sont des explosions consécutives de gaz combustibles constituant un phénomène secondaire relativement peu dangereux.

« L'invasion des locaux par les gaz toxiques constitue toutefois un danger qu'il convient de ne pas perdre de vue.

« Dans ces conditions, deux moyens se présentent à l'esprit pour lutter contre ces causes de danger.

« Ou bien condenser l'approvisionnement dans un local restreint, convenablement placé pour qu'un incendie n'ait pas de conséquences graves :

« Ou bien chercher à diviser suffisamment les matières pour qu'une inflammation se propage difficilement et assez lentement, de telle sorte qu'on puisse la combattre et la localiser par les moyens ordinaires d'extinction.

« Le premier mode a paru seul applicable aux approvisionnements de celluloïd brut, parce que le celluloïd se trouve toujours condensé en bottes de fils ou de tubes ou en piles de plaques de masse importante. Une inflammation au milieu de ces matières n'a pas de chance de pouvoir être éteinte.

« Dès lors le local doit être tel que l'incendie soit inoffensif; à défaut d'un local entièrement isolé, une simple chambre au dernier étage de maisons habitées remplira les conditions voulues.

« Cette pièce (pour 200 ou 300 kilogrammes) devrait prendre jour directement sur le dehors, par une fenêtre munie d'un panneau grillagé de 2 à 3 mètres carrés de surface totale. La pièce serait sur toute sa surface recouverte d'un enduit en plâtre d'au moins 5 centimètres sur tous bois apparents.

« Enfin, la porte serait double, l'une fermant à clef, et dont la clef resterait entre les mains d'un magasinier responsable ; la deuxième battante avec ressort permettrait, en cas d'accident, au magasinier de s'enfuir et s'opposerait à l'invasion de l'immeuble par les produits toxiques de la combustion et aux rentrées d'air, causes de formation de mélanges explosifs. La pression insignifiante produite pendant la combustion n'empêcherait pas la porte de rester fermée sous l'influence d'un ressort antagoniste de quelques kilogrammes.

(1) Vieille, *Comptes rendus du Conseil d'hygiène de la Seine*, 1904, p. 289.

« Pour le celluloïd ouvré, les exigences commerciales et les conditions d'accumulation sont très différentes de celles qui s'appliquent au celluloïd brut. Les articles très divisés fixés sur carton ou sur feutre ou groupés en petits paquets doivent pouvoir être facilement présentés aux acheteurs; ils ne sauraient être relégués sous les combles, et c'est au deuxième mode de préservation, à la division de l'approvisionnement, qu'il convient de demander les garanties de sécurité.

« Nous proposons de l'obtenir en fixant à un demi-kilogramme par mètre cube la quantité de celluloïd ouvré conservée dans chaque pièce du local affecté au dépôt... La division des produits ouvrés et la lenteur de propagation d'une inflammation qui en résulte permettent d'admettre comme efficaces les moyens de secours contre l'incendie mis à la portée des vendeurs, et il conviendra de prescrire soit l'installation de postes complets, soit le dépôt de seaux pleins d'eau ou de siphons dans les diverses pièces affectées à la vente, en même temps que les mesures propres à assurer la faible inflammabilité des rayons et casiers. »

Façonnage. — Il est important de bien préciser ce qu'on entend par façonnage. Ainsi un bijoutier qui adapte des diamants ou des ornements en métal précieux sur un peigne en celluloïd ne fait pas de façonnage.

Le polissage, quand il ne produit pas de poussière, le soudage à froid et sans déchets ne sont pas à considérer comme du façonnage.

Il y a façonnage toutes les fois qu'on emploie le concours de la chaleur, qu'on se sert d'outils produisant des déchets ou provoquant une déformation générale de l'objet : estampage, gaufrage, plissage.

Paquetage. — Les expéditions de celluloïd peuvent présenter des dangers, soit qu'on cachète les paquets à la cire au moyen d'une flamme, soit qu'on soude des caisses métalliques.

Pour les petits paquets, le plombage à froid serait à recommander; on peut encore, si on tient au cachetage à la cire, le faire à l'électricité.

Pour les expéditions outre-mer, il faut presque toujours souder les caisses métalliques.

Ces opérations doivent se faire dans un local spécial, distinct du magasin contenant l'approvisionnement et, autant que possible, largement ouvert.

La soudure et le cachetage à la cire au moyen d'une flamme ne porteront pas sur les enveloppes en contact immédiat avec le celluloïd. Ces opérations exigent une double enveloppe, la première étant isolante.

Celluloïd associé à d'autres substances. — Dans les emplois si divers du celluloïd, on rencontre des objets où cette substance est associée à une telle quantité de masse inerte qu'on peut se demander s'il est juste de les considérer comme des objets en celluloïd, ou s'il faut faire la déduction souvent bien difficile des matières étrangères, afin d'évaluer la quantité réelle du celluloïd emmagasiné.

Les pellicules photographiques, ainsi que les bandes pour cinématographes, sont constituées par une lame de celluloïd sur laquelle est appliquée d'un côté la couche sensible à l'action de la lumière et de l'autre une couche de gélatine destinée à empêcher la feuille de se recroqueviller dans les bains. Les films photographiques sont, comme on sait, enroulés avec interposition de papier noir peu combustible autour d'une bobine en bois à armatures métalliques et enfermés dans une boîte en carton, qui contient en outre de nombreux prospectus. Voilà bien un exemple de division extrême, puisque le celluloïd ne représente pas le cinquième du poids total. Mais les matières qui l'accompagnent, quoique inertes, ne sont pas incombustibles; aussi classe-t-on les dépôts de pellicules photographiques, mais on atténue les prescriptions habituellement imposées (1).

Les films cinématographiques sont constitués de même, mais l'empaquetage est différent. Il n'y a plus d'enveloppe continue de papier noir, et la proportion de matière inerte est bien plus faible; aussi n'y a-t-il pas lieu d'atténuer la sévérité des prescriptions ordinaires (2).

Dans les deux exemples précédents, le celluloïd est mélangé à une masse inerte, mais combustible. S'il est appliqué comme un vernis sur des matières incombustibles, le cas est bien différent, et il n'y a pas lieu de classer, par exemple, les dépôts d'œillets ou de crochets en laiton recouverts d'un enduit en celluloïd dont le poids ne fait pas le cinquième de la masse totale. Comme le dit M. Vieille (3): « L'atténuation des propriétés combustibles est manifestement assez grande pour qu'aucune condition de classement ne soit applicable à cette industrie. Mais il semble qu'une décision de principe ne saurait être prise à ce sujet, et qu'on se trouve en présence de cas d'espèces qui doivent être examinés séparément. »

Bien entendu la *fabrication* de ces objets serait classable.

Déchets. — Les déchets des ateliers de façonnage doivent être, autant que possible, recueillis et conservés sous l'eau; ils ne doivent être brûlés qu'avec précaution et en plein air. Il est arrivé des accidents graves parce qu'on jetait ces débris dans un foyer ordinaire. D'autre part, il faut interdire de sécher le celluloïd recueilli dans l'eau.

Collodion et produits analogues. — On n'emploie pour ainsi dire plus le collodion en photographie. La thérapeutique en consomme peu, et malgré cela la consommation de collodion ou de produits

(1) *Conseil d'hygiène de la Seine*, 1905 p. 76, 169, 173 et 177.
(2) *Ibid.*, p. 300.
(3) *Ibid.*, p. 28.

similaires augmente de jour en jour. On s'en sert pour enduire les manchons à incandescence, pour vernir ou brillanter les affiches, les tableaux-réclames, les cartes à jouer.

Suivant les usages, la composition du produit est variable. Aussi le classement de la fabrication et de l'emploi de ces diverses solutions peut-il donner lieu à contestation.

Les fabriques de collodion ainsi que les dépôts de dissolution de celluloïd dans l'alcool et l'éther, l'acétone, l'éther acétique, renfermant plus de 20 litres, sont nettement visés dans la nomenclature, et, dans ces cas, il ne peut y avoir de doute.

Mais on emploie aussi des dissolutions de nitro-cellulose dans d'autres liquides que l'alcool et l'éther; on dissout le celluloïd dans l'acétate d'amyle; on dissout dans des véhicules appropriés de la nitro-cellulose et du camphre, c'est-à-dire non pas du celluloïd, mais les constituants du celluloïd.

Ces opérations sont-elles classables ?

D'après M. Vieille (1), le nom de collodion s'applique à toute dissolution de nitro-cellulose, quel que soit le liquide employé. Il s'ensuit que, parmi les dissolutions citées plus haut, seules échappent au classement celles qui sont obtenues en dissolvant le *celluloïd* dans autre chose que l'alcool et l'éther, l'acétone et l'éther acétique.

Fabriques de cartouches, d'explosifs, de pièces d'artifice. — L'État s'est réservé le monopole de la fabrication de toutes les matières explosives.

Toutefois, par tolérance, il admet la préparation de substances explosives dans un établissement privé lorsque cet établissement est classé et que les matières sont destinées à un usage non explosif. Ainsi les fabricants de celluloïd peuvent préparer eux-mêmes leur nitro-cellulose.

L'État d'ailleurs commande parfois des cartouches de guerre et des munitions d'artillerie à l'industrie privée.

Il faut établir une distinction fondamentale entre la sensibilité et la puissance des matières explosives. Quelques-unes, comme le fulminate de mercure, détonent sous l'influence du plus faible choc, du moindre frottement, ou d'une élévation très faible de température, mais l'effet de leur décomposition est étroitement localisé.

D'autres, au contraire, dont l'explosion est difficile à provoquer, peuvent produire des effets mécaniques s'étendant très loin.

Enfin, il convient d'ajouter que le mode d'amorçage, l'état physique, la densité de chargement peuvent amener de grandes variations dans le mode de détonation, et ainsi une même substance peut, suivant les cas, donner lieu à des phénomènes très différents.

Il résulte de cela que les précautions différeront suivant la nature

(1) Vieille, *Comptes rendus du Conseil d'hygiène de la Seine*, 1905, p. 80.

des substances et qu'il ne faudra pas emmagasiner en un même point des explosifs de divers types.

Des indications ont été données page 646 sur les principes à suivre dans la construction des usines produisant ou manipulant des matières explosives.

Voici, en outre, quelques dispositifs particuliers.

Les opérations très dangereuses sont faites mécaniquement et en dehors des pièces occupées par le personnel. Mais cela entraîne diverses conséquences. La mise en marche et l'arrêt des appareils sont commandés à distance, de l'autre côté de murs épais, et on dispose des glaces convenablement orientées qui permettent d'observer sans danger leur fonctionnement.

Dans quelques cas, les instruments sont placés dans des salles closes de tous côtés, où il est impossible de pénétrer sans que l'ouverture des portes provoque aussitôt l'arrêt des machines.

Les séchoirs doivent être réglés de façon que la température ne puisse dépasser un certain degré.

On accélère beaucoup la dessiccation en opérant sous pression réduite. Les matières se desséchant plus rapidement, on en conserve moins à la fois dans les séchoirs, et un accident a moins de gravité.

Les planchettes des séchoirs doivent être disposées de façon qu'on ne puisse les faire glisser; on ne peut que les soulever. La plus haute ne doit pas être à plus de $1^{m},60$ au-dessus du sol.

Dans les ateliers où travaillent un certain nombre d'ouvriers, les sièges doivent être scellés au mur ou au sol; on supprime ainsi les frottements sur le parquet, et, en même temps, on évite que les chaises renversées ne mettent obstacle à la circulation, dans le cas où il faudrait évacuer rapidement la salle.

Comme on le voit, toutes ces précautions visent surtout la sécurité du personnel, la seule en cause habituellement; car, en raison de l'isolement imposé à ces usines, elles ne sont pour ainsi dire jamais dangereuses pour les tiers, et, nous l'avons déjà dit, les établissements classés comme dangereux sont, en raison des précautions prises, ceux qui causent relativement le moins d'accidents à l'extérieur.

Hydrocarbures. — **Législation spéciale.** — Ces liquides, d'un emploi si général et si varié, sont l'objet d'une législation spéciale depuis le décret du 18 avril 1866. Ce décret a été remplacé d'abord par celui du 27 janvier 1872, puis par celui du 19 mai 1873. Ce dernier a été modifié dans certaines parties par ceux du 12 juillet 1884, du 20 mars 1885, du 5 mars 1887 et du 19 septembre 1903.

En voici les deux premières sections; la troisième, relative à la vente au détail, ne concerne pas les établissements classés.

Décret du 19 mai 1873, modifié par les décrets des 12 juillet 1884, 20 mars 1885, 5 mars 1887 et 19 septembre 1903, concernant les huiles de pétrole et de schiste, essences et autres hydrocarbures.

Article premier (*Décret du 19 septembre 1903*). — Le pétrole et ses dérivés, les huiles de schiste et de goudron, les essences et autres hydrocarbures liquides pour l'éclairage et le chauffage, la fabrication des couleurs et vernis, le dégraissage des étoffes ou tout autre usage, qui émettent, à des températures inférieures à 135° du thermomètre centigrade, des vapeurs susceptibles de prendre feu au contact d'une allumette enflammée, sont soumis aux dispositions du présent décret.

Ces hydrocarbures sont distingués en deux catégories, suivant leur degré d'inflammabilité.

La première catégorie comprend les substances très inflammables, c'est-à-dire celles qui émettent, à une température inférieure à 35° du thermomètre centigrade, des vapeurs susceptibles de prendre feu au contact d'une allumette enflammée.

La seconde catégorie comprend les substances moins inflammables, c'est-à-dire celles qui n'émettent de vapeurs susceptibles de prendre feu au contact d'une allumette enflammée qu'à une température égale ou supérieure à 35°.

Un arrêté du ministre de l'Agriculture et du Commerce déterminera, sur l'avis du Comité consultatif des Arts et Manufactures, le mode d'expérience par lequel sera constaté le degré d'inflammabilité des liquides à classer dans chaque catégorie.

Art. 2 (1). — Les usines pour le traitement de ces substances, les entrepôts et magasins de vente en gros (2), et les dépôts pour la vente au détail ne peuvent être établis et exploités que sous les conditions prescrites par le présent décret.

SECTION PREMIÈRE. — Des usines.

Art. 3 (1). — Les usines pour la fabrication, la distillation et le travail en grand des substances désignées à l'article 1er demeurent rangées dans la première classe des établissements dangereux, insalubres ou incommodes régis par le décret du 15 octobre 1810 et par l'ordonnance du 14 janvier 1815.

SECTION II. — Des entrepôts et magasins de vente en gros.

Art. 4 (1). — Les entrepôts ou magasins de substances désignées à l'article 1er, dans lesquels ces substances ne doivent subir aucune autre manipulation qu'un simple lavage à l'eau froide et des transvasements, sont rangés dans la première, la deuxième ou la troisième classe des établisse-

(1) Décret du 19 mai 1873.

(2) L'article 2 du décret du 19 mai 1873 s'applique aussi bien aux entrepôts sans autre définition qu'aux magasins de vente en gros : la destination des premiers n'est pas limitée, tandis que celle des seconds est particulièrement définie (Instruction ministérielle du 16 février 1905).

ments dangereux, insalubres ou incommodes, suivant les quantités de liquides qu'ils sont destinés à contenir, savoir :

Dans la première classe, s'ils doivent contenir plus de 3 000 litres de liquides de la première catégorie ;

Dans la deuxième classe, s'ils doivent contenir de 1 500 à 3 000 litres ;

Dans la troisième classe, s'ils doivent en contenir plus de 300, mais pas plus de 1 500 litres.

Lorsque les entrepôts ou magasins doivent contenir des substances de la deuxième catégorie, 5 litres de celles-ci sont comptés pour 1 litre de la première.

Lorsque les entrepôts ou magasins contiennent, en outre, des approvisionnements de matières combustibles et notamment de liquides inflammables, tels que l'alcool, l'éther, le sulfure de carbone, etc., non régis par le présent décret, ces substances sont comptées dans l'approvisionnement total des substances dangereuses et assimilées à celles de la première ou de la seconde catégorie, suivant qu'elles émettent ou non, à la température de 35°, des vapeurs susceptibles de prendre feu au contact d'une allumette enflammée.

Art. 5 (1). — Les entrepôts ou magasins de la première et de la deuxième classe, qui renferment des substances de la première catégorie, soit exclusivement, soit jointes à des substances de seconde catégorie, sont assujettis aux règles suivantes :

1° Le magasin sera établi dans une enceinte close par des murs en maçonnerie de 2m,50 de hauteur au moins, ayant sur la voie publique une seule entrée, qui doit être garnie d'une porte pleine, solidement ferrée et fermant à clef.

Cette porte d'entrée sera fermée depuis la chute du jour jusqu'au matin. La clef en sera déposée durant cet intervalle entre les mains de l'exploitant du magasin ou d'un gardien délégué par lui. Durant le jour, l'entrée et la sortie des ouvriers et charretiers seront surveillées par un préposé.

2° L'enceinte ne devra renfermer d'autre logement habité pendant la nuit que celui qui pourra être établi pour un portier-gardien et sa famille.

Cette habitation elle-même aura son entrée particulière et sera séparée du reste de l'enceinte par un mur de 1m,20 de hauteur au moins, sans aucune ouverture.

3° La plus petite distance de l'enceinte aux maisons d'habitation (2) ou bâtiments quelconques appartenant à des tiers ne pourra être de moins de 50 mètres pour les magasins de la première classe et de 4 mètres pour ceux de la deuxième.

4° Les appareils fixes ou les réservoirs contenant les liquides auront leurs parois à une distance de 50 centimètres au moins de la face intérieure du mur d'enceinte et seront disposés de manière à pouvoir être toujours facilement inspectés et surveillés.

5° Le sol du magasin sera dallé, carrelé ou bétonné, avec pentes et rigoles disposées de manière à amener les liquides, qui seraient répandus acciden-

(1) Décret du 19 mai 1873.

(2) L'expression « maisons d'habitation » *doit s'entendre de tout bâtiment habité par des personnes quelconques*, même s'il s'agit du personnel de l'établissement (Dépêche ministérielle du 21 août 1905).

tellement, dans une ou plusieurs citernes étanches ayant ensemble une capacité suffisante pour contenir la totalité des liquides emmagasinés et maintenues toujours en état de service.

Si le sol du magasin est en contre-bas du sol environnant, ou s'il est protégé par un terrassement ou massif continu sans aucune ouverture, la cuvette ainsi formée tiendra lieu, jusqu'à concurrence de sa capacité, des citernes prescrites au paragraphe précédent.

6° Le magasin pourra être à découvert en plein air. S'il est enfermé dans un bâtiment ou hangar, ce bâtiment ou hangar sera construit en matériaux incombustibles, non surmonté d'étages, bien éclairé par la lumière du jour et largement ventilé, avec des ouvertures ménagées dans la toiture.

7° Les liquides emmagasinés seront contenus soit dans des récipients en métal munis de couvercles mobiles, soit dans des fûts en bois cerclés de fer.

Le transvasement des liquides de la première catégorie d'un récipient dans un autre, situé à un niveau plus élevé, se fera toujours au moyen d'une pompe fixe et étanche.

Les fûts vides, ainsi que les débris d'emballage, seront placés hors du magasin;

8° Toutes les réceptions, manipulations et expéditions de liquides seront faites à la clarté du jour. Durant la nuit, l'entrée dans le magasin est absolument interdite.

Il est également interdit d'y allumer ou d'y apporter du feu, des lumières ou des allumettes et d'y fumer. Cette interdiction sera écrite en caractères très apparents sur le parement extérieur du mur, du côté de la porte d'entrée.

9° Une quantité de sable ou de terre, proportionnée à l'importance des approvisionnements, sera conservée à proximité du magasin pour servir à éteindre un commencement d'incendie, s'il venait à se déclarer.

Les préfets peuvent imposer, en outre, les conditions qui seraient exigées, dans des cas spéciaux, par l'intérêt de la sécurité publique. Dans ce cas, les arrêtés d'autorisation doivent être soumis à l'approbation du ministre de l'Agriculture et du Commerce, qui statue sur l'avis du Comité consultatif des Arts et Manufactures.

ART. 6 (1). — Les préfets peuvent autoriser des entrepôts ou magasins établis et exploités dans des conditions différentes de celles déterminées par l'article 5, lorsque ces conditions présentent des garanties au moins équivalentes pour la sécurité publique. Dans ce cas, les arrêtés d'autorisation, avant d'être délivrés aux demandeurs, doivent être soumis à l'approbation du ministre de l'Agriculture et du Commerce, qui statue sur l'avis du Comité consultatif des Arts et Manufactures.

ART. 7 (1). — Les conditions d'établissement des entrepôts ou magasins rangés dans la troisième classe sont réglées par les arrêtés d'autorisation.

Il en est de même des entrepôts ou magasins dans lesquels les liquides inflammables ne subissent ni transvasement ni manipulation d'aucune sorte, ou qui ne contiennent que des substances de la deuxième catégorie.

Les exploitants de ces entrepôts ou magasins devront en outre se

(1) Décret du 19 mai 1873.

conformer aux prescriptions indiquées dans les numéros 7, 8 et 9 de l'article 5 du présent décret (1).

ART. 8 (2). — Les entrepôts ou magasins dont l'approvisionnement total ne dépasse pas 300 litres de liquides de la première catégorie, ou une quantité équivalente de liquides de l'une et de l'autre catégorie, peuvent être établis sans autorisation préalable.

Toutefois, le propriétaire est tenu d'adresser au maire de la commune où est situé son établissement et au sous-préfet de l'arrondissement une déclaration contenant la désignation précise du local affecté au magasin. Ce magasin sera isolé de toute maison d'habitation ou de tout bâtiment contenant des matières combustibles, parfaitement ventilé et constamment fermé à clef. Le sol sera creusé en forme de cuvette et entouré d'un bourrelet en terre ou en maçonnerie, pouvant retenir les liquides, en cas de fuite.

Après cette déclaration, l'entrepositaire peut exploiter son magasin, à la charge d'observer les prescriptions indiquées dans les numéros 7, 8 et 9 de l'article 5 du présent décret.

L'article 1er du décret fixe, on le voit, d'une façon précise la classe dans laquelle chaque dépôt doit être rangé suivant les quantités et le degré d'inflammabilité des hydrocarbures entreposés.

L'article 5 décrit dans les moindres détails les conditions obligatoires d'installation des dépôts d'hydrocarbures.

Nous avons exposé page 640 les avantages et les inconvénients de ces réglementations générales.

Garages d'automobiles. — Les garages d'automobiles à essence se trouvent soumis au décret de 1873. Mais tout naturellement la plupart des règles de l'article 5, rédigées à une époque où on ne pouvait prévoir des établissements d'un genre aussi particulier, ne peuvent leur être appliquées.

Heureusement, comme dans tous les règlements même les plus formels, il existe une clause dite de dérogations (art. 6); sans cela, l'exploitation des garages eût été impossible.

En effet, une des conditions les plus importantes de l'article 5 est qu'il est interdit d'*entrer pendant la nuit* dans les dépôts d'hydrocarbures. S'il avait été possible jusqu'alors d'appliquer cette règle aux dépôts ordinaires, on aurait soulevé un véritable *tolle* dans la presse sportive en imposant aux garages d'automobiles la fermeture à la chute du jour, car les prescriptions du décret s'appliquent non seulement au dépôt d'essence proprement dit, mais encore à la remise même où les voitures sont garées : « La réunion des provisions d'essence contenues dans les voitures constitue un dépôt ou entrepôt

(1) Les dépôts et magasins dans lesquels les pétroles et essences sont enfermés dans des bidons de fer et ne subissent d'autres manipulations que le transport pour la vente sont régis par les paragraphes 2 et 3 de cet article (Instr. minist. du 30 avril 1904).

(2) Décret du 19 mai 1873.

dans le sens de l'article 4 » (Avis du Comité des arts et manufactures, en date du 26 juillet 1905).

En conséquence, pour pouvoir pénétrer la nuit dans un garage, il faut invoquer l'article 6, c'est-à-dire rechercher des conditions différentes de celles déterminées par l'article 5, mais présentant des garanties au moins équivalentes pour la sécurité publique, et l'arrêté d'autorisation doit être approuvé par le ministre.

Cette manière de procéder est obligatoire, quelle que soit l'importance du garage. En effet, même les garages contenant moins de 300 litres et normalement non classables en vertu de l'article 4 doivent, malgré leur contenance restreinte, être traités, au point de vue de la procédure d'autorisation, comme des dépôts de troisième classe, supérieurs à 300 litres, si leurs propriétaires veulent profiter de la clause des conditions équivalentes (art. 6). Car les dépôts de moins de 300 litres, s'ils ne sont pas classés, sont soumis aux conditions de l'article 8, comportant l'obligation de fermer à la chute du jour, et les établissements existant en vertu de cet article 8 ne peuvent bénéficier des dérogations admises par l'article 6 (Lettre ministérielle du 20 octobre 1905).

Cette réglementation n'est pas applicable aux garages appartenant à des particuliers et n'ayant à aucun titre le caractère d'établissement industriel ou commercial. Mais le garage où un commerçant remise ses voitures de livraison est classable.

Grands dépôts d'essence. — Les besoins de la locomotion automobile ont nécessité autour des grands centres la formation de dépôts importants d'essence, et les entrepôts déjà existants ont pris une extension très rapide. Les magasins portés dans ces derniers temps à plus de 200 000 litres ne sont pas rares, et nous parlons ici des simples intermédiaires. Les maisons productrices ont des approvisionnements encore plus considérables et qui dépassent de beaucoup 1 000 000 de litres. Qu'on songe que l'essence pour automobile est plus volatile, plus inflammable que l'ancienne essence de pétrole, et on comprendra le danger de ces énormes accumulations.

Pour ces dépôts, les prescriptions de l'article 5 ne paraissent pas trop sévères, et c'est ici le cas de faire jouer le dernier paragraphe de cet article : « Les préfets peuvent imposer, en outre, les conditions qui seraient exigées, dans des cas spéciaux, par l'intérêt de la sécurité publique. » Or c'est être dans un cas spécial que d'avoir, tout près des agglomérations, et alors que la première classe commence à 3 000 litres, des provisions de plusieurs centaines de mètres cubes d'essence ayant un degré d'inflammabilité bien plus bas que ceux qu'on connaissait en 1873.

Quelles peuvent être ces conditions supplémentaires?

On peut, outre le sol en cuvette formant une capacité suffisante pour contenir la totalité des liquides emmagasinés, imposer des citernes étanches, en d'autres termes, au lieu de laisser le choix, comme le fait le décret, entre deux modes de sécurité, les imposer tous les deux.

On peut, au lieu d'un simple mur en maçonnerie, imposer un double mur, dont l'espace intermédiaire sera rempli de sable, ou deux enceintes séparées par un espace libre.

On peut, pour écarter les causes d'incendie venant du dehors, ne pas admettre la faculté d'installer le magasin en plein air (règle 6), mais le faire recouvrir en matériaux résistant au feu, par exemple en ciment armé.

On peut, réunissant plusieurs des précautions précédentes, faire installer les réservoirs dans des sortes de cellules, creusées dans le sol, étanches et couvertes.

On peut enfin prescrire que la circulation des liquides se fera toujours au moyen de pompes ou d'appareils commandés du point le plus élevé, pour éviter les accidents qui peuvent se produire quand on procède par refoulement du point le plus bas et que la pompe débite plus qu'il n'est demandé.

Quais d'embarquement. — Dans les dépôts possédant un quai d'embarquement sur une voie ferrée, il faut prendre des dispositions spéciales pour éviter qu'en cas d'incendie les liquides contenus dans les fûts en attente sur la plate-forme ou dans les réservoirs fixes ne puissent se déverser sur la ligne de chemin de fer. On creuse une tranchée recouverte d'une grille à barreaux espacés, et qui court tout le long du quai, à quelques centimètres en dedans du bord. Les liquides répandus tomberaient dans cette canalisation et s'écouleraient par une pente naturelle dans des citernes souterraines où toute combustion est impossible en raison du manque d'air.

Protection des égouts. — Il faut veiller dans tous les dépôts à ce que les liquides enflammés ou inflammables ne puissent s'écouler dans les égouts. On ne saurait trop blâmer cette habitude fâcheuse qu'ont les ouvriers dans les garages de se dégraisser les mains avec de l'essence, au-dessus des lavabos communiquant avec l'égout. Les directeurs d'usines et de dépôts ont tout intérêt à interdire cette pratique, qui a causé de graves accidents parmi les égoutiers.

Dégraissage à sec. — Voyons maintenant ce que présentent de particulier quelques autres industries mettant en œuvre des hydrocarbures. Ce qui vient d'être dit des grands dépôts s'y applique en outre naturellement.

Le dégraissage des étoffes et vêtements au moyen de la benzine ou des dérivés volatils du pétrole, ce que le public appelle le dégraissage à sec, emploie de grandes quantités d'hydrocarbures, et sauf dans les cas d'appareils perfectionnés, ces liquides dangereux sont utilisés en vases ouverts. On y trempe les vêtements, on les y agite, on les retrempe, provoquant ainsi une évaporation qui atteint des proportions incroyables. Une usine un peu importante perd par ce procédé jusqu'à 600 litres de benzine par journée de travail, ce qui est une dépense, un danger et une cause d'odeur.

Aussi a-t-on adopté depuis quelque temps des appareils où toutes les opérations se font en vase clos et de préférence dans une atmosphère de gaz carbonique. Ces appareils entièrement métalliques sont fort coûteux; mais la dépense est bien vite amortie, parce que la perte du dissolvant est à peu près nulle, et parce que les étoffes étant soumises à un traitement bien réglé, le travail est plus délicat et se paye plus cher. De plus, l'approvisionnement en hydrocarbures est très réduit. On a donc moins de risques d'accidents, et, s'il s'en produit un, il sera moins grave.

Malheureusement, tous les objets ne peuvent être traités ainsi, et il faut encore recourir aux bacs à air libre pour nettoyer les souliers de bal, les fourrures, les chapeaux, les ombrelles et les parapluies.

Conservation des liquides dans les citernes. — Dans quelques usines de dégraissage à sec, on conserve la benzine en vrac dans des citernes creusées dans le sol. Ce procédé a de graves inconvénients; car, si les parois ne sont pas parfaitement étanches, il se produit des infiltrations qui contaminent les eaux souterraines et portent le danger d'incendie dans les puits environnants. Les quantités de liquides ainsi perdues peuvent être considérables, sans qu'on s'en aperçoive, parce qu'on peut attribuer les manquants aux pertes par évaporation, qui sont énormes, comme nous l'avons vu, et ne sont pas susceptibles d'évaluation.

Cette pratique doit être absolument interdite, et on a le droit de le faire en s'appuyant sur l'article 5 du décret de 1873, qui dit que les réservoirs seront disposés de manière à pouvoir être toujours facilement inspectés et surveillés.

Application d'enduits de caoutchouc. — Les ateliers d'application d'enduits de caoutchouc, si fréquents maintenant que la fabrication des pneumatiques est venue s'ajouter à celle des tissus imperméables, emploient beaucoup moins de benzine que les ateliers de dégraissage, mais ils présentent des dangers dus à d'autres causes.

D'abord la benzine, ne jouant que le rôle de dissolvant provisoire, est destinée à être entièrement vaporisée. On peut toutefois, comme cela se fait dans de grandes usines, empêcher les vapeurs de se disperser en faisant l'enduction dans des appareils presque complètement clos ne laissant qu'un étroit passage pour l'entrée et la sortie des pièces.

Ensuite, pendant le passage des tissus entre les rouleaux d'enduction et sur la table chauffante, les frottements peuvent donner lieu à des étincelles électriques qui enflamment les vapeurs de benzine.

On supprime cette cause de danger en disposant convenablement un peigne métallique relié au sol. Cette mesure si simple a fait disparaître les inflammations, dites spontanées, si fréquentes dans ces usines.

Vernis. — La fabrication des vernis en vases clos, qui supprime à la fois le danger d'incendie et l'odeur, a fait de grands progrès dans ces derniers temps, et il est à souhaiter que ce procédé se substitue aux anciens, toujours dangereux et incommodes.

II. — ODEURS.

L'odeur est, avec la fumée, l'inconvénient le plus fréquent. Elle est une cause non seulement d'incommodité, mais encore d'insalubrité, car le dégoût, à la longue, peut altérer la santé.

Heureusement, si on le veut, on peut trouver le remède, et plus facilement que pour d'autres inconvénients.

En effet, grâce aux progrès de la mécanique et de la chimie, on sait retenir, condenser et transformer les émanations odorantes; et les industriels commencent à comprendre qu'ils ont intérêt à opérer convenablement. On peut affirmer que la plupart des perfectionnements imposés par l'autorité administrative ont provoqué dans les procédés de travail une amélioration qui s'est traduite en définitive soit par un rendement plus élevé, soit par une meilleure qualité des produits, soit même par les deux avantages réunis.

C'est ainsi que les boyaux préparés sans fermentation sont bien supérieurs à ceux qu'on se croyait obligé de préparer par putréfaction. Il n'est pas besoin d'insister sur les avantages considérables que présente dans les amidonneries le procédé mécanique substitué aux anciennes méthodes infectes, basées sur la putréfaction du gluten. Le dégraissage des os par la benzine, en vase clos, donne une quantité de matière grasse plus grande que le débouillage à l'eau, en vase ouvert. Dans ces industries, il est vrai, on peut invoquer l'utilisation de sous-produits, et leur progrès rentre dans le cas des fabriques de soude anglaises ; mais il ne faut pas oublier que l'*alkali act* de 1864 se plaçait uniquement au point de vue de la salubrité. Cependant, en imposant la condensation de l'acide chlorhydrique, il a rendu l'Angleterre maîtresse du marché en ce qui concerne le chlore et ses dérivés.

Cet exemple, choisi dans un cas où les émanations sont non seulement odorantes, mais nuisibles, pourra paraître trop favorable à notre thèse. Mais il n'est pas difficile de montrer que, même quand les sous-produits sont inutilisables ou sans valeur notable, il y a encore intérêt à adopter les méthodes perfectionnées.

Ainsi la préfecture de police avait beaucoup hésité à imposer, dans les ateliers de préparation de cément, la torréfaction du cuir en vase clos. Elle se demandait si elle avait le droit de prendre une telle mesure sans savoir si elle ne serait pas trop onéreuse. Enfin, à la suite de plaintes réitérées, la transformation fut imposée et exécutée. Les industriels constatèrent alors qu'au lieu de 33 kilogrammes de cément donnés par la carbonisation à l'air libre de 100 kilogrammes de cuir, ils en obtenaient 50 et de qualité supérieure.

Il faut reconnaître cependant que, dans certains cas, la captation des produits odorants est une charge pour l'industriel. Mais, de même que celui-ci profite du progrès sous toutes ses formes, qu'il demande à être mieux desservi par le chemin de fer, par des routes bien entretenues, par des canalisations d'eau pure, d'eaux usées, de gaz, d'électricité, de même, en résumé, que pour sa propre commodité il est plus exigeant qu'il n'eût été autrefois, il doit reconnaître que lui aussi doit satisfaire à des exigences plus grandes, et on ne saurait tolérer aujourd'hui un laisser-aller que l'ignorance ou l'insouciance et des habitudes différentes faisaient admettre antérieurement.

Si donc on connaît un procédé pour atténuer un inconvénient, cet inconvénient doit être atténué. Si un industriel veut travailler sans prendre de précautions, il doit s'isoler de façon à ne gêner personne. Mais bien rares seront les cas où il y aura avantage à employer des procédés arriérés, et ce ne sera jamais qu'en petit, c'est-à-dire dans des proportions telles que l'incommodité sera insignifiante.

CONDITIONS D'EXPLOITATION A RÉALISER. — On est donc en droit d'aller de l'avant, de secouer la routine. On pourra exiger :

1° Que les matières soient reçues à l'usine dans de bonnes conditions, c'est-à-dire en bon état ou logées de façon à ne pas répandre d'odeurs ;

2° Qu'elles soient traitées immédiatement ou conservées avec les précautions voulues ;

3° Que le traitement ait lieu en vases appropriés, clos, ou tout au moins munis d'appareils efficaces d'aspiration et de condensation ou de destruction des émanations odorantes ;

4° Que les résidus soient désinfectés, s'il y a lieu, ou conservés de façon convenable, et évacués régulièrement ;

5° Enfin que l'établissement dans son ensemble soit tenu aussi proprement que possible.

Nous allons reprendre avec quelques détails les desiderata que nous venons d'indiquer.

Réception des matières premières. — Le transport par voitures étanches et fermées ne s'exécutait guère autrefois que pour les matières de vidange. Il s'applique maintenant aux déchets de boucherie et d'abattoir. Il devrait être obligatoire pour les graisses de cuisine, et il y aurait lieu de le généraliser et de l'appliquer, par exemple, aux ordures ménagères, qu'on se contente, et même pas toujours, de recouvrir d'une bâche.

Particulièrement dans les fabriques d'engrais, les industriels ont trop souvent tendance à sortir des limites de leur autorisation en ce qui concerne la nature des matières reçues. Ils ont déclaré d'abord ne devoir recevoir que des matières peu odorantes, des débris frais ; puis insensiblement ils modifient la nature des arrivages et reçoivent des matières infectes, qui nécessiteraient une installation différente de celle qui a été admise. Aussi est-il indispensable de bien spécifier la nature des matières qui auront droit d'entrée dans l'usine.

Les voitures et récipients doivent être nettoyés et désinfectés avec soin dès qu'ils sont vidés.

Traitement immédiat ou précautions d'attente. — Les matières altérables doivent être mises en œuvre immédiatement ou traitées par des désinfectants, ou soumises à des modes de conservation supprimant toute émanation incommode.

Les boyaux qu'on ne pourrait traiter tout de suite seront conservés au moyen d'acide sulfureux, ou de nitro-benzine qui ne les altèrent pas. Si les os, dans les fabriques de colle, doivent être immergés dans l'acide chlorhydrique, il n'y a aucune raison de tarder pour procéder à cette opération, qui peut se faire rapidement et qui arrête toute fermentation.

Les matières qui, pour une raison quelconque, ne pourraient être traitées par un désinfectant, seront conservées en vase clos ou tout au moins de façon à ne pas dégager d'odeurs.

Traitement industriel proprement dit. — Toutes les fois qu'on le peut, le travail en vases clos, en autoclaves, s'impose pour les opérations odorantes. Quand cela n'est pas possible, on aspire et on condense ou dénature les gaz et vapeurs.

Dans tous les cas, et quel que soit le degré d'infection, les récipients doivent être facilement nettoyables. Les cuves en bois, qui s'imprègnent d'odeurs d'une façon indélébile, doivent être rejetées, à moins d'impossibilité, et on emploiera les cuves métalliques ou les réservoirs en ciment.

Les autoclaves, dont l'invention remonte, comme on sait, à Denis Papin, n'ont servi d'abord qu'à l'extraction de la gélatine des os. Dans la seconde moitié du XIXe siècle, on les employa pour la fabrication des produits chimiques et notamment des matières colorantes de synthèse. Dans tous ces cas, on avait simplement pour but de pouvoir chauffer à la température voulue.

Les clos d'équarrissage traitent en autoclaves les quartiers d'animaux, comme on traite les os dans les fabriques de colle. C'est déjà un grand progrès, mais il faut aller plus loin, il faut opérer de même avec toutes les matières infectes, et notamment les viandes avariées, les déchets d'abattoirs et de boucheries, les nivets.

Des industriels ont prétendu qu'il était impossible de cuire en vases clos certaines matières animales et surtout les nivets. D'après eux, elles se tasseraient par la cuisson; la séparation des bouillons, des graisses et de la viande cuite serait impossible. Ces assertions sont erronées. On peut montrer maintenant, par de nombreux exemples offerts dans des usines prospères, que ce mode de cuisson est applicable même aux nivets.

Chaque jour amène un perfectionnement, et bientôt beaucoup d'opérations, qu'on supposait devoir être faites nécessairement à l'air libre, telles que la cuisson des huiles, s'effectueront en vases clos.

Il restera toutefois un grand nombre d'opérations, qui ne se feront pas en autoclaves, soit que leur faible incommodité ne le rende pas nécessaire, soit que les matières doivent être manipulées et toujours accessibles, soit encore que la nature même du travail exige le départ de certains produits.

C'est alors qu'on procède par aspiration, suivie ou non de condensation ou de dénaturation des gaz ou vapeurs.

La complication du procédé peut varier dans les limites les plus étendues, depuis la simple hotte jusqu'aux appareils les plus perfectionnés. C'est de ces derniers qu'il sera surtout question.

Il faut remarquer que l'emploi des autoclaves ne dispense pas toujours de celui d'appareils complémentaires. En effet, il est difficile d'éviter quelques émanations pendant le chargement et le déchargement.

On peut encore combiner les deux systèmes dans un même ensemble, c'est-à-dire qu'un même récipient fonctionne tantôt comme autoclave, tantôt comme vase ouvert muni d'aspirateur et de condenseur.

Ainsi, dans les fabriques de colle forte, on faisait le débouillage des os à air libre, et on sait que cette opération préliminaire est la plus infecte de toute la fabrication. On ne peut la faire sous pression, parce qu'il se formerait alors de la gélatine qui retiendrait les graisses à l'état d'émulsion. La série des manœuvres consistait donc à charger d'abord les os gras dans les cuves de débouillage, puis, cette opération terminée, à enlever les os encore fumants pour les introduire dans les autoclaves, où devait s'effectuer ultérieurement la dégélatinisation. On économise beaucoup de main-d'œuvre, et on évite les dégagements incommodes en faisant le débouillage dans l'appareil même qui doit servir plus tard de digesteur, mais à ce moment-là ouvert et relié à un condenseur. On ferme ensuite la cuve pour le chauffage à haute pression.

Les appareils d'aspiration et de condensation diffèrent suivant que :

1° Les vapeurs sont entièrement condensables ;

2° Les vapeurs sont partiellement condensables ;

3° Les vapeurs, condensables entièrement ou non, sont diluées dans un grand volume d'air.

Le premier cas est évidemment le plus favorable. C'est la condensation proprement dite, introduite dans la pratique industrielle par James Watt.

Quand les émanations contiennent des parties non condensables, mais encore odorantes, à l'appareil de condensation doit succéder un appareil de dénaturation.

Enfin, si les gaz ou vapeurs à retenir sont répartis dans une grande masse d'air, il faut aller chercher les particules dans tous les points de cette masse.

Gaz et vapeurs entièrement condensables. — Le dispositif est très simple. Il suffit d'une pluie d'eau tombant à l'intérieur d'un vase étanche. Pour être certain que l'industriel fera passer une quantité d'eau suffisante, on prescrira que la température des liquides, à la sortie du condenseur, ne dépassera pas 30° en hiver, 35° en été, et on fera installer un regard permettant de constater que les gaz sont bien désodorisés.

Ces deux prescriptions s'appliquent à tous les cas.

Gaz et vapeurs partiellement condensables. — Si tous les produits odorants ne peuvent être condensés, on aura recours à la dénaturation par le feu ; mais cette opération ne dispense pas de la condensation préalable. Il y a toujours avantage et économie, avant de faire passer la masse gazeuse dans un foyer, à la dépouiller de son humidité et de ce qui peut être retenu autrement. La décomposition par le feu est toujours difficile à produire intégralement dans les conditions industrielles, et il importe de ne lui demander que ce qui ne peut être fait d'une autre façon.

Plusieurs procédés ont été préconisés pour cette dénaturation par les foyers, et ici encore on peut constater qu'il ne faut jamais imposer un moyen et qu'on doit se borner à indiquer le but à atteindre.

Ainsi, dans le très remarquable rapport présenté à la commission ministérielle d'assainissement nommée le 28 septembre 1880, Aimé Girard expose avec force les raisons qui doivent, pour la destruction des gaz, faire préférer aux foyers des générateurs un appareil de combustion spécial entièrement indépendant de la cheminée de l'usine. Et depuis, sans que cependant il en fût question dans les arrêtés, les industriels installèrent des foyers spéciaux pour brûler les gaz provenant, par exemple, des bacs de saturation dans les fabriques de sels ammoniacaux au moyen de la distillation des matières de vidanges. Ce procédé pouvait être le meilleur à l'époque où il a été préconisé. Mais la construction des foyers des générateurs s'est considérablement modifiée et améliorée. Leur marche est naturellement plus surveillée et plus régulière que celle des foyers spéciaux. Aussi l'expérience a fait abandonner ceux-ci, et les gaz sont dirigés sous la grille des générateurs.

Gaz et vapeurs très dilués. — D'après le principe de la paroi froide, la vapeur d'eau, par exemple, va spontanément chercher l'eau qui doit la condenser. Quand les produits gazeux à absorber sont très dilués dans une grande masse d'air, c'est l'eau au contraire qui doit pour ainsi dire aller les chercher, et la condensation ne peut se faire que si cette eau est dispersée, éparpillée dans tous les points de la masse. Il ne suffit plus ici de multiplier les parois mouillées, comme on le fait dans les tours où le liquide coule en nappes sur des tablettes ou sur des sphères, ou des prismes cannelés; il faut que l'eau *pulvérisée* soit animée d'une grande vitesse pour que tous les points de la masse gazeuse aient, dans un temps assez court, chance d'être rencontrés par le liquide absorbant.

Lorsqu'il fut établi que les odeurs dites de Paris étaient dues en grande partie aux fabriques de superphosphates, on chercha à accroître la puissance des condenseurs, et on constata que l'augmentation de la masse d'eau traversant ces appareils avait peu d'efficacité : la condensation était insuffisante, même en exagérant les quantités d'eau employées, 10 tonnes, par exemple, par tonne de superphosphate fabriqué.

On reconnut que le problème ne pouvait être résolu qu'en assurant aux gaz une surface d'absorption considérable, et le moyen le plus simple et le plus économique est de pulvériser l'eau en dirigeant un jet sous la forte pression de 5 à 8 kilogrammes, sur un obstacle convenablement orienté. Avec 2 mètres cubes d'eau par tonne de produit fabriqué, on obtient ainsi une condensation parfaite. Et la dépense de force motrice est largement compensée par l'économie d'eau.

La puissance des appareils d'aspiration et la capacité des condenseurs, ainsi que leur alimentation en eau, doivent être appropriées à la nature des opérations.

Ainsi, continuant de prendre comme exemple la fabrication des superphosphates, nous voyons que, pendant le malaxage, la masse gazeuse est relativement faible, mais assez chargée de matières absorbables, tandis que, pendant l'abatage des tas de superphosphate fabriqué, alors que la chambre est largement ouverte, le volume des gaz à lancer dans les appareils d'absorption est énorme, mais la dilution des produits à retenir est très grande. Il y a là deux indications bien distinctes, et les appareils ne devront pas être constitués de même dans les deux cas. A plus forte raison serait-il mauvais de faire travailler à la fois un même appareil dans les deux conditions, c'est-à-dire sur un malaxeur en marche et sur une fosse en abatage. Il faudra avoir deux séries distinctes d'appareils d'aspiration et de condensation, l'une pour les malaxeurs, l'autre pour les fosses, de façon que le tirage de l'une ne nuise pas à l'autre.

C'est d'ailleurs là un principe d'une application générale, et on se trouvera toujours bien d'être maître, au moyen de registres, de régler le tirage et de pouvoir à volonté isoler une partie de la canalisation pour la mettre en rapport avec tel ou tel appareil.

Les considérations précédentes s'appliquent à de nombreuses industries, telles que fonderies de graisses, traitement de déchets de boucheries et d'abattoirs, clos d'équarrissage, fabriques de colle forte, de sels ammoniacaux, de superphosphates.

Les dispositifs spéciaux ne dispensent pas de ventiler judicieusement les ateliers, pour parer aux fuites accidentelles. D'ailleurs, quelle que soit la perfection des appareils, il faut penser que les matières n'y sont pas toujours enfermées et qu'à un moment donné elles sont à nu. Souvent les industriels croient avoir tout fait quand ils ont installé un appareil perfectionné. Mais ces bons effets sont perdus par suite de négligence dans la tenue générale de l'établissement. Ce sujet sera développé dans un article spécial.

Voici maintenant quelques détails sur diverses industries dont les conditions d'exploitation ont été transformées dans ces derniers temps.

***MESURES SPÉCIALES A QUELQUES INDUSTRIES.* — *Boues et immondices*.** — Les dépôts d'ordures ménagères sont classés officiellement sous le nom de *boues et immondices* et dénommés, en langage vulgaire, *dépôts de gadoues*.

Nous étudierons successivement les dépôts proprement dits, puis les ateliers de broyage, et nous dirons quelques mots de l'incinération.

1° **Dépôts de boues et immondices.** — La surveillance de ces établissements est très difficile. Leur installation ne demande aucune préparation. Les entrepreneurs d'enlèvement des boues ne possèdent parfois pas de dépôts autorisés, et leurs charretiers ont bien vite fait de déverser le contenu de leurs tombereaux dans le premier champ rencontré.

Quand même ces entrepreneurs disposeraient régulièrement d'un terrain, ils auront de la tendance à négliger toute précaution, car pour eux l'exploitation consiste simplement à venir là vider leurs voitures, sans intention de vente ni de traitement.

Parfois il est difficile de décider si les cultivateurs n'abusent pas de la faculté qui leur est naturellement accordée de recevoir dans leurs champs des immondices pour les besoins de la culture. Sous ce prétexte, un champ se transformera en un dépôt illicite.

La principale cause d'incommodité est le passage des tombereaux, toujours trop chargés, mal bâchés, qui défoncent les chaussées et les jalonnent de leur trop-plein.

Le stationnement des voitures n'est pas moins désagréable, et souvent les maires l'interdisent sur la voie publique. L'entrepreneur fait alors entrer ses chariots dans une cour, pendant le repas des hommes et des chevaux. Là on répartit la charge entre les différents véhicules, et ces manipulations dégagent des odeurs et attirent les mouches. Il est à signaler qu'une décision du Conseil d'État, en date du 11 mars 1898, permet de classer ces établissements quand il y a transbordement.

Les habitants d'une ville supportent encore assez bien, par nécessité, l'incommodité due au passage ou au stationnement des tombereaux qui enlèvent leurs propres déchets, mais, par un sentiment bien naturel, ils sont exaspérés par le passage des voitures venant d'une commune voisine. Les journaux de la banlieue des grandes villes ne cessent de répéter, en réponse aux articles des journaux paraissant dans celles-ci et dénonçant les odeurs qui se produisent *extra muros*, que la banlieue serait bien plus fondée à se plaindre, puisque c'est elle qui reçoit tous les déchets, tous les détritus dont la ville veut se débarrasser.

La grande culture, et seulement sur certains sols, utilise les boues et immondices urbaines. Mais, près des grandes villes, c'est-à-dire près des centres de production des ordures ménagères, on fait surtout de la culture maraîchère et fruitière, à laquelle ne conviennent pas les gadoues, parce que celles-ci attirent les mouches et les rats.

Ce n'est qu'avec de grandes difficultés qu'on peut trouver des emplacements convenables qui ne soient pas trop éloignés, car, à mesure qu'on s'éloigne, on augmente les frais de transport et on augmente aussi le nombre des riverains qui seront gênés par ce transport.

Les entrepreneurs cherchent souvent à utiliser les anciennes carrières, si fréquentes autour des villes, et d'une location peu coûteuse. Mais l'accumulation de matières putrescibles dans ces cavités est dangereuse pour les eaux souterraines.

Dans les dépôts, la *gadoue verte* se transforme peu à peu en *gadoue noire*, d'un faible volume relatif, par suite du tassement et des pertes dues aux fermentations. Au bout de plusieurs mois, l'odeur de la gadoue noire est le plus souvent nulle, si on ne la remue pas, parce que la végétation l'a recouverte d'un tapis assainissant.

Comme on ne parvient que difficilement à se débarrasser de ces matières, pour lesquelles l'offre dépasse la demande, on a cherché à leur donner plus de valeur par un traitement sommaire. C'est ainsi qu'est née l'industrie des gadoues broyées.

2° **Broyage des boues et immondices.** — Dans la plupart des procédés employés pour broyer ou triturer les boues et immondices, celles-ci sont entraînées sur un tapis roulant, où on les débarrasse à la main des objets qui pourraient obstruer ou détériorer les broyeurs, tels que cruches, brocs, tessons de bouteilles, armatures de parapluies, paillassons, etc.

Cette opération a l'inconvénient d'étaler les gadoues à l'air. On connaît des procédés mécaniques broyant les matières sans aucun triage, où de lourds fléaux, animés d'une grande vitesse, pulvérisent les objets les plus résistants, tels que les seaux métalliques. Il est vrai que, dans ce cas, la gadoue broyée contient plus d'éléments non fertilisants ; mais, au point de vue qui nous intéresse, ce procédé est préférable au précédent, puisque la matière disparaît immédiatement dans les appareils.

La gadoue broyée a beaucoup diminué de volume, ce qui permet de la transformer plus facilement, et a relativement peu d'odeur. Toutefois les usines de broyage présentent différents inconvénients.

Comme ces opérations dégagent des odeurs, on ne peut les installer près des habitations ; on cherche alors des emplacements éloignés ; mais alors l'inconvénient le plus grave, la circulation des tombereaux, va s'accroître.

Si on veut installer l'usine près d'une grande ville, c'est-à-dire dans les parties où, en général, les communes de la banlieue ont la population la plus dense, celles-ci font une telle opposition qu'on est obligé de refuser l'autorisation. L'industriel adresse alors une nouvelle demande pour un emplacement beaucoup plus éloigné, en pleins champs. Là l'autorisation ne peut être refusée, car l'enquête ne porte que sur l'établissement et n'a pas à s'occuper de la circulation des voitures. Un arrêté de rejet serait, sur recours du pétitionnaire, annulé par le Conseil d'État. Force est donc d'accueillir favorablement la demande. Mais alors la commune sera traversée dans toute son étendue par les tombereaux se dirigeant vers l'usine.

Il en résulte cette conséquence paradoxale qu'une commune aurait intérêt à laisser s'installer une usine de broyage à l'entrée de son territoire, plutôt que de la refouler dans les régions plus éloignées, ou même dans les communes voisines, situées à l'opposite de la grande ville.

Ce raisonnement peut s'appliquer aussi bien aux simples dépôts qu'aux usines de broyage. Il y a cependant une différence. Un dépôt peut s'installer sommairement et sans grands frais ; il peut donc être de faible importance, et les inconvénients seront atténués par leur division même. Une usine de broyage demande au contraire une installation complexe et coûteuse et ne se formera qu'en vue d'une exploitation intensive. Les riverains des voies qui relient l'usine au centre de production verront alors se dérouler des files interminables de tombereaux.

Un autre inconvénient des usines de broyage provient de ce que, par un sentiment d'humanité fort respectable, on insère souvent dans les arrêtés une clause assurant la liberté du chiffonnage pendant le traitement des ordures ménagères. Or les gens qui bénéficient de cette permission ne reconnaissent aucune autorité et sont réfractaires à toutes les observations. On aura beau prescrire les mesures d'hygiène les plus simples, elles seront éludées, et les prescriptions préfectorales n'auront pas plus d'effet que les règlements intérieurs de l'usine.

On ne voit pas la nécessité de ce triage, qui est le troisième. Les chiffonniers peuvent choisir ce qu'ils veulent, soit avant la collecte, devant les maisons, soit pendant l'enlèvement, et c'est vraiment une bien mauvaise organisation du travail que celle qui, pour un bénéfice minime, recommence trois fois la même opération.

Il importe que les tombereaux ne sortent de l'usine qu'après avoir été bien vidés, balayés et désinfectés, et on ne peut obtenir ce résultat que s'il y a deux portes distinctes, l'une pour l'entrée, l'autre pour la sortie, et si cette dernière est disposée de telle sorte que les voitures soient forcées de suivre la file et de passer sous l'appareil déversant le liquide désinfectant.

Enfin un autre inconvénient des usines de broyage est l'accumulation des gadoues broyées. Les arrêtés prescrivent bien que celles-ci seront évacuées à mesure de leur production. Mais ce n'est pas toujours facile : quelque faible que soit la rémunération demandée, la marchandise, ou soi-disant telle, ne trouve pas toujours preneur, à notre époque d'engrais concentrés.

3° **Incinération des ordures ménagères.**— Il est bien certain que la production des ordures ménagères dépasse la consommation, surtout autour des grandes villes, en raison de la culture spéciale qui s'y fait. Et ces grandes villes dépensent des sommes considérables pour porter au loin des matières dont personne ne veut, et dont la circulation et le dépôt sont une source intarissable de récriminations de la part des communes environnantes.

Il serait donc plus simple de détruire ces matières par incinération et de les détruire sur place. Ce n'est pas en remplaçant les usines de broyage par des usines d'incinération qu'on supprimera les plaintes. L'inconvénient le plus grave, la circulation des tombereaux, resterait le même. Or, on peut incinérer les gadoues dans l'intérieur des villes, sans incommodité, comme le prouve l'exemple de tant de villes à l'étranger, et les usines d'incinération pourraient être installées avec tous les perfectionnements désirables, à cause de l'économie réalisée dans les transports.

Le décret du 31 août 1905 donne toutes facilités pour la création de ces usines, puisqu'il ne place qu'en deuxième classe l'incinération jusqu'à 150 tonnes par jour, ce qui correspond à peu près à une population de 300 000 habitants. Mais il faut considérer aussi que fort sagement le décret fait deux autres réserves, auxquelles on ne saurait apporter trop d'attention.

D'abord, il n'emploie pas l'expression : *boues et immondices*, mais bien : *ordures ménagères*. Cette dénomination est voulue. Elle résulte des remarques faites à l'étranger sur les inconvénients que présente l'incinération des matières fécales, ou des détritus des halles et abattoirs. En France, on ne songerait pas à brûler les matières fécales, mais quelques municipalités pourraient vouloir se débarrasser des résidus des halles par la crémation. Or ce mode de destruction dégage des odeurs très désagréables; il ne serait pas admissible dans les villes, et le décret de 1905 ne le vise pas. D'ailleurs, les matières animales en question sont très riches en azote et en phosphore et sont bien plus recherchées par les cultivateurs que les ordures ménagères.

En second lieu, pour que l'usine d'incinération reste dans la deuxième classe, le décret spécifie formellement qu'il ne doit pas y avoir de triage; le chiffonnage, dont nous avons signalé les graves inconvénients, se trouve ainsi interdit d'avance.

Il est à espérer que l'opinion publique, convaincue par l'exemple de l'étranger, admettra la formation d'usines d'incinération des ordures ménagères sur place, quand le projet présentera des garanties, et ne continuera pas à vouloir les refouler au loin, car, dans ce cas, on conserve le plus grand inconvénient des procédés actuels, c'est-à-dire le long parcours des tombereaux.

Boyauderies. — L'industrie de la boyauderie tend à se centraliser dans des usines importantes disposant de moyens puissants pour traiter rapidement les matières dès leur entrée, et pour aspirer, condenser et détruire les gaz et vapeurs qui se dégagent pendant le traitement des résidus.

On emploie maintenant des machines qui enlèvent le tissu adipeux extérieur et la muqueuse interne, la *boyasse*. Un ouvrier remplace ainsi cinq gratteuses, et le travail peut être terminé quelques heures après l'arrivée des boyaux à l'usine. Ce procédé a l'avantage de ne pas couper les boyaux; malheureusement il n'est pas applicable aux menus de moutons.

Dans les usines bien installées, toutes les opérations se font dans des cuves en ciment armé. Les débris sont entraînés dans une grande masse d'eau circulant dans des caniveaux cimentés. Les matières n'ont pas le temps de fermenter. Il ne se dégage pas d'odeurs. Aucun déchet ne souille le sol; aucune matière grasse n'est perdue, et la fusion donne un suif de meilleure qualité qu'avec les anciens procédés.

La boyasse est désinfectée par des réactifs appropriés, dont le meilleur paraît être le nitro-sulfate de fer. On agite bien à la fourche et on laisse égoutter. Le liquide suinte clair. Le résidu est séché au four, avec destruction des vapeurs.

Comme les boyauderies sont autorisées à traiter leurs résidus, certains industriels peuvent abuser de l'installation que ce traitement comporte pour fondre des matières étrangères à leur industrie : graisses de cuisine et nivets. Il importe de bien spécifier dans l'arrêté d'autorisation quelles sont les matières que l'on pourra fondre et dessécher.

La loi sur le repos hebdomadaire a pour conséquence d'amener l'encombrement dans les usines, lorsque les ouvriers ne travaillent pas certains jours où les matières premières ne cessent pas d'arriver, parce que les jours de repos ne coïncident pas dans les abattoirs et les boyauderies. Il y a lieu, alors, de prescrire la désinfection ou tout au moins le salage des boyaux, et aussi d'autoriser un plus grand nombre de récipients, puisque, sans qu'il y ait extension, on aura plus de matières à traiter à certains moments.

Colle forte. — Nous avons vu qu'il y a avantage à faire le débouillage dans l'appareil même où doit s'opérer ultérieurement la dégélatinisation. On peut encore dégraisser les os au moyen de la benzine. Dans aucun cas, on ne doit admettre le débouillage à air libre.

Les marcs de colle doivent être enlevés tous les deux jours, à moins qu'on ne les désinfecte ou qu'on ne les mélange avec des matières absorbantes. Les boues provenant du lavage des os doivent être recueillies, pressées et séchées rapidement : sinon des eaux infectes s'écoulent des tas eux-mêmes très odorants.

Engrais animaux, fonderies de graisses de cuisine, clos d'équarrissage. — Les établissements qui traitent les déchets de boucherie, d'abattoir et de cuisine, les cadavres d'animaux, sont indispensables aux grandes villes pour les débarrasser de ces résidus incommodes, qu'il faut évacuer à tout prix.

Si ces usines emploient des procédés primitifs, c'est l'infection d'autant plus redoutable que, de par leur mode même d'approvisionnement, elles ne peuvent guère être très isolées. De plus, l'importance des apports varie dans les proportions les plus étendues suivant la température, ce qui rend difficile la solution régulière, jour par jour, d'un problème présentant beaucoup de variantes.

La production des matières de vidanges, celle des boues et immondices, ne changent pas d'un jour à l'autre.

De même les fabriques de colle, les boyauderies reçoivent ce que l'on peut appeler les déchets normaux des abattoirs, dont la production est à peu près constante ; et, l'outillage une fois bien constitué, l'exploitation peut être régulièrement organisée.

Bien plus difficiles sont les conditions du travail dans des établissements dont l'alimentation ne se fait que par à-coups, par accidents.

A l'inverse de ce qui se passe dans les usines de production, beaucoup de ces établissements sont pour ainsi dire passifs en ce qui concerne la quantité de matières reçues ; celle-ci ne dépend aucunement de leur volonté.

Le sujet a une telle importance que nous devons le traiter avec quelques développements, mais sans empiéter sur ce qui est étudié dans le fascicule concernant la police sanitaire (1), ne considérant, par exemple, les clos d'équarrissage que comme des usines traitant des matières animales.

Les détails qui vont suivre se rapportent surtout à ce qui se passe à Paris; mais il en est de même dans les grandes villes, toutes proportions gardées.

Viandes avariées, viandes saisies, chevaux morts. — Suivant les saisons, la quantité de viandes avariées et saisies et de chevaux morts sur la voie publique varie du simple au quintuple. Ce sont là des oscillations normales, en ce sens qu'elles se reproduisent périodiquement au cours d'une année. Mais que, en outre, des chaleurs exceptionnelles se maintiennent pendant quelques jours, et les arrivages prennent des proportions invraisemblables. Des wagons entiers de porcs arrivent pleins de cadavres, les bêtes ayant été suffoquées en cours de route; des milliers de moutons (1337 le 14 août 1905), mal réfrigérés, sont saisis par le service sanitaire.

C'est aux mêmes époques qu'un plus grand nombre de chevaux meurent sur la voie publique, ce qui a une double conséquence fâcheuse. L'encombrement dans les usines en est accru, et, de plus, le service d'enlèvement devient insuffisant. En effet, ce sont en général les mêmes entrepreneurs qui enlèvent les chevaux morts dans la rue et les débris de boucheries et de restaurants. Comme il est nécessaire de ramasser promptement les cadavres gisant sur es chaussées, on est obligé de remettre à plus tard l'enlèvement des autres débris, et ceux-ci atteignent un degré de putréfaction très avancé.

Or, si on impose, avec juste raison, le traitement de ces matières en vases clos, avec aspiration, condensation et dénaturation des vapeurs dégagées, les industriels doivent recourir à un outillage perfectionné et, par conséquent, fort coûteux. Ils en restreignent donc la capacité aux besoins courants et sont incapables de faire face à des éventualités exceptionnelles.

C'est donc précisément les jours où les matières sont le plus infectes, les jours où il y aurait le plus d'intérêt à les traiter vite et convenablement, que l'usine est encombrée de débris en attente, les appareils étant pleins.

Et alors, après avoir imposé des systèmes de condensation parfaite, on est obligé de tolérer l'emploi de procédés sommaires, car il faut bien se débarrasser de ces substances putréfiées. Leur traitement va causer des émanations infectes, on le sait; mais, si on ne les traite pas, l'infection sera plus grande encore.

En dehors de ces inconvénients matériels, il y en a d'autres pour ainsi dire moraux. Les industriels et leur personnel reprennent l'habi-

(1) Voy. article *Police sanitaire*, fasc. XIV du Traité d'hygiène de Brouardel, Chantemesse et Mosny.

tude des anciens errements, et cela avec l'assentiment de l'administration. Le retour aux bons principes est ensuite difficile, les directeurs d'usine pouvant abuser d'une tolérance qui a eu son excuse à certains moments, mais dont il est bien délicat de fixer le commencement et la fin.

Pour ces raisons, à l'encontre de ce qui se présente dans d'autres industries, où, pour restreindre les inconvénients, on limite la capacité des appareils, il y a intérêt ici à exagérer au contraire cette capacité. On peut d'ailleurs, en multipliant les équipes et en travaillant la nuit, doubler et même tripler la production d'une usine pendant ces périodes exceptionnelles.

Procédé Aimé Girard. — Pour se débarrasser de ces déchets, on a cherché des procédés de destruction, ne dégageant pas d'odeur et n'exigeant qu'un outillage assez simple. On cite, en premier lieu, pour répondre à ces conditions, la méthode d'Aimé Girard, qui eut l'approbation de Pasteur. Ce procédé consiste à dissoudre les matières dans leur poids d'acide sulfurique. L'opération se fait dans des cuves en bois, doublées de plomb et surélevées sur pieds au-dessus du sol. Il importe, en effet, pour que la dissolution soit complète, que la masse puisse s'échauffer suffisamment. Il faut donc que le poids mort soit aussi réduit que possible et que toute cause de refroidissement soit éliminée. Ainsi les cuves épaisses en ciment revêtu de plomb ne conviendraient pas.

Ce procédé fonctionne avec succès aux abattoirs de Marseille, sous la surveillance de M. Huon, chef du service vétérinaire.

Mais son emploi est subordonné à des conditions assez délicates.

Ainsi le chargement des cuves demande une grande habileté et ne peut être exécuté par des ouvriers quelconques. Il faut que les masses soient également réparties et régulièrement chargées de plomb, de façon quelles ne puissent venir flotter à la surface et échapper à l'action dissolvante de l'acide. De plus, le maniement de l'acide par des ouvriers inexpérimentés présenterait des dangers.

Une autre difficulté, non moins grave, se présente. Après l'attaque, après l'enlèvement de la matière grasse qui surnage, il reste un sirop noir, riche en azote et en phosphore, et qu'il faut pouvoir utiliser. On s'en sert pour la confection de phospho-guano, en le faisant réagir sur des phosphates ou des craies phosphatées. Ce traitement dégage des odeurs absolument infectes. Les bases, formées préalablement par la putréfaction et peut-être aussi par l'action de l'acide sur les composés azotés, sont mises en liberté, et l'infection n'a été ainsi qu'ajournée.

Cette mise en œuvre de l'acide noir des abattoirs de Marseille s'effectue, de nuit seulement, à la Viste, à 1 kilomètre de la ville, et à 2 kilomètres du lieu de production. Mais il ne s'agit là que de quantités assez faibles. Pour Paris, la quantité de sirop serait de plusieurs centaines de tonnes par jour, et il serait difficile de trouver un emplacement suffisamment isolé où cette énorme masse pourrait être traitée sans inconvénients.

Clos d'équarrissage. — De tous les établissements qui reçoivent des déchets animaux, les clos d'équarrissage sont ceux où l'apport des matières est le plus variable. Et il est à prévoir que la situation ne fera que s'aggraver.

En effet, les progrès de l'hippophagie diminuent considérablement le nombre des cadavres envoyés dans les clos d'équarrissage, et cette diminution ne porte que sur ce qui constituait la partie régulière de leur approvisionnement. Il ne leur reste plus que les éléments accidentels, arrivant par à-coups.

Il y a quelques années, les clos d'équarrissage recevaient tous les animaux morts de vieillesse, de maladies ou d'accidents.

Aujourd'hui, on n'attend pas la mort des animaux. On livre à la boucherie les chevaux affaiblis par l'âge, auxquels s'ajoutent ceux qui sont abattus à la suite de chutes graves. C'étaient là deux sources régulières d'approvisionnement. Et même, par un entraînement tout naturel, les chevaux saisis par le service sanitaire dans les abattoirs hippophagiques ne vont plus dans les clos d'équarrissage, mais dans les usines qui traitent les déchets d'abattoirs. Il en est ainsi, à plus forte raison, de tous les débris de ces abattoirs.

Les clos d'équarrissage ayant ainsi perdu une bonne partie de leur clientèle sont moins largement outillés et ne sont plus en état de traiter de grandes quantités de matières. Ce n'est plus que dans des cas exceptionnels, dépendant surtout de la température, que l'on dirige vers eux les cadavres de chevaux.

Fabriques d'engrais. — De leur côté, les fabriques d'engrais au moyen de matières animales prennent de l'extension, bénéficiant de ce que perdent les clos d'équarrissage. Les parties non comestibles des chevaux et ânes abattus pour la boucherie (60 000 par an à Paris) viennent s'ajouter à tous les déchets des abattoirs et des boucheries, aux viandes saisies, à tous les débris organiques qui constituaient seuls autrefois l'approvisionnement de ces usines. Il y a bien encore des variations dans les quantités de matières reçues; mais, comme les sources sont multiples et de natures variées, la compensation s'établit plus facilement que dans les clos d'équarrissage proprement dits, et le régime de ces fabriques est plus régulier. Par cela même, les industriels sont plus portés à faire des installations convenables et ne craignent pas d'engager des capitaux importants pour disposer d'appareils perfectionnés, dont l'utilisation permanente est assurée.

En définitive, quels que soient les établissements où se produisent les plus grandes variations, ce qu'il faut considérer dans la formation des industries traitant toutes ces matières, c'est non pas le régime courant, la moyenne que l'industriel déclarera devoir traiter, mais bien les éventualités exceptionnelles qui peuvent se présenter.

Dans cette industrie, les petits établissements sont de beaucoup les plus gênants. Leur installation est toujours défectueuse; comme ils ne disposent pas de générateur de vapeur, ils chauffent à feu nu, et on ne peut exiger l'emploi d'appareils d'aspiration mécanique.

Leur outillage restreint n'offre pas de marge en cas de variation un peu étendue dans le travail. Ils multiplient les points d'infection, et chacun d'eux ne joue qu'un rôle insignifiant dans la dénaturation nécessaire des déchets d'une grande ville.

Sang. — La dessiccation du sang présente des difficultés; mais elles ne sont pas insurmontables. Si on emploie les coagulants ordinaires, il faut attendre des semaines pour que la coagulation ait gagné toute la masse et que le caillot se soit rétracté, en laissant exsuder le liquide. On se trouve ainsi encombré d'une masse considérable de matière crue. Si le coagulant n'a pas été bien également réparti dans tous les points de la masse, il se forme des sortes de boules solides dans l'intérieur desquelles le réactif n'a pas pénétré, et, plusieurs semaines plus tard, il en sortira un liquide infect.

Il est possible de dessécher le sang en vase clos, ce qui est en même temps un avantage au point de vue industriel, puisqu'on ne perd pas d'ammoniaque et qu'on obtient un engrais titrant 14 p. 100 d'azote.

Viandes. — La dessiccation des viandes est également difficile. Les matières se tassent, s'agglomèrent, bouchent les mailles et les trous des supports. Si on chauffe avec ménagement, la dessiccation est très longue. Si on veut aller trop vite, on risque les coups de feu et l'incendie. Il faut donc employer des appareils bien combinés. Ces appareils existent et permettent de renoncer à l'ancien procédé de transformation en poudrette à l'air libre, qui fait perdre une grande partie de l'azote et infecte l'atmosphère.

Sels ammoniacaux. Traitement des matières de vidange. — Les colonnes de distillation des matières de vidange sont bien connues depuis une vingtaine d'années et n'ont pas subi de modifications notables; mais les anciens bacs de saturation, en bois doublé de plomb, doivent être remplacés par des cuves métalliques ou en ciment armé.

On a vu (p. 670) que les gaz, au sortir de ces bacs, peuvent être dénaturés dans les foyers des générateurs.

Il faut veiller à ce que les eaux de condensation ne soient évacuées qu'à une température inférieure à 30° en hiver, 35° en été. Il doit en être de même des eaux résiduaires provenant des colonnes. Ces eaux sont d'autant moins odorantes qu'on a employé plus de chaux. Le rendement en ammoniaque est ainsi meilleur, et les liquides se dépouillent plus vite et plus complètement des matières solides en suspension.

Superphosphates. — Les fabriques de superphosphates sont rangées seulement dans la deuxième classe. On supposait qu'elles ne pouvaient dégager que des gaz chlorhydrique et fluorhydrique.

Une étude approfondie, faite par le service d'inspection des établissements classés du département de la Seine, a abouti à cette conclusion que les superphosphates interviennent pour une large part dans ce que l'on a appelé les odeurs de Paris.

Ce qui avait retardé la solution du problème, c'est que cette odeur très fine et persistante n'est reconnaissable qu'à distance, quand elle s'est dégagée des autres. Or, le plus souvent, les fabriques de superphosphates sont dans des quartiers industriels où on travaille les matîères les plus variées, dont les odeurs se mélangent et se masquent réciproquement. Mais les observations faites dans des usines isolées des départements ont démontré que les superphosphates, même minéraux, dégagent de l'odeur.

Cette odeur est bien plus forte naturellement dans les phospho-guanos obtenus soit en traitant un phosphate minéral par l'acide sulfurique noir, c'est-à-dire ayant servi à dissoudre des matières animales, soit en mélangeant un superphosphate avec du sulfate d'ammoniaque, ces deux corps séparés n'ayant ni l'un ni l'autre l'odeur que dégage leur mélange.

L'odeur se fait sentir aussi bien pendant les expéditions de produits fabriqués que pendant la fabrication. Pour certains d'entre eux, les superphosphates d'os notamment, l'odeur, à peu près nulle au début, se développe peu à peu jusqu'à devenir très intense au bout de plusieurs mois, lorsqu'on abat les tas. Quant aux phospho-guanos, leur odeur, déjà plus forte à l'origine, s'accentue encore avec le temps.

Il faudra donc, dans les fabriques, prescrire une condensation énergique suivant les règles rappelées page 671.

Pour les séchoirs, on pourra ne pas exiger de condensation, si on ne chauffe pas au-dessus de 80°, car, dans ces conditions, l'odeur est négligeable.

Les dépôts de superphosphates devront être clôturés de façon à empêcher la dispersion des odeurs par les coups de vent.

Résidus. — Les résidus constituent la principale cause d'incommodité. L'industriel, en effet, a intérêt à retenir soigneusement le produit qu'il cherche à préparer, mais il se soucie peu du reste.

Il s'agit donc de trouver l'utilisation de ces matières, de façon que le mot de résidu perde son sens, que ce qui est résidu pour l'un devienne matière première pour l'autre.

Dans certains cas, la matière reçue est elle-même un résidu et reste un résidu (boues et immondices). Mais c'est là une exception. Les débris de tannerie ont une valeur comme colle-matière; celle-ci donnera comme résidu les marcs de colle, qui sont à leur tour utilisés par le fabricant de composts.

Matières solides. — Les matières solides pourront le plus souvent être transformées en engrais, par mélange avec des substances absorbantes, elles-mêmes résidus d'autres fabrications.

Si ce traitement accessoire ne doit pas dégager plus d'odeur que la fabrication principale, il y a avantage à le laisser faire dans l'usine elle-même, parce qu'on pourra l'exécuter sans retard. S'il doit être effectué au dehors, il est évident que l'enlèvement ne peut être immédiat et continu. On fixera donc un maximum pour le stock, et on proportionnera la sévérité des moyens de conservation au degré d'infection. Les produits les plus infects seront conservés en vase clos, à moins qu'une désinfection efficace ne soit possible sans nuire aux opérations ultérieures. Pour d'autres, il suffira de les enfermer dans un local approprié, ou même simplement de les recouvrir convenablement.

On interdira de brûler les tourteaux.

Résidus liquides. — Les liquides de suintement des résidus solides, ainsi que ceux qui proviennent de la fabrication elle-même, nécessitent le plus souvent des traitements spéciaux avant d'être évacués à l'égout.

S'ils sont chargés de matières organiques en suspension, il ne faut pas croire qu'en les diluant on diminuera l'infection. On doit les décanter dans des bassins de dépôt, et des réactifs convenables pourront souvent accélérer leur clarification. Les boues de ces bassins devront être fréquemment recueillies, puis pressées et séchées.

Les eaux ne seront écoulées à l'égout que claires et froides. Comme, le plus souvent, plusieurs établissements importants sont groupés dans un même quartier, il faudra prévoir les réactions qui pourront se produire entre les eaux provenant de diverses industries. Ainsi les eaux alcalines, à peu près inodores, d'une fabrique de sels ammoniacaux infecteront l'égout si elles y rencontrent les eaux acides d'une fonderie de graisses. Même des eaux de machines à condensation, pures, mais chaudes, peuvent rendre infect un égout en élevant la température et en provoquant la putréfaction des matières organiques contenues dans d'autres eaux, qui, froides, seraient restées inodores.

Bonne tenue générale de l'établissement. — La propreté générale, qui, par elle-même, présente tant d'avantages, a des conséquences indirectes considérables.

Dans les locaux en bon état, d'un nettoyage facile, chacun est entraîné à travailler proprement ; et, dès son entrée dans une usine, l'ouvrier voit avec quel soin il doit travailler.

Si le sol est souillé, défoncé, le charretier qui apporte les matières premières ou emporte les résidus n'aura aucun scrupule à laisser choir des ordures de son tombereau.

Sur un sol net, en bon état, la moindre souillure se verra et sera d'autant moins excusable qu'elle est plus facile à éviter.

Dans l'intérieur des ateliers, il en sera de même. On évitera les éclaboussures sur le sol et sur les murs, s'ils sont lisses et propres. Dans les locaux souillés, dégradés, sales, on ne prend aucune précaution.

Fort heureusement, la législation sur l'hygiène des travailleurs améliore peu à peu les habitudes des chefs d'industrie et, par suite, celles des ouvriers.

Le sol doit être imperméable. On emploiera, suivant les cas, le pavé, le béton, les dalles de verre armé, même les dalles métalliques, quand le sol doit subir des chocs violents.

Les murs seront cimentés dans toutes les parties pouvant être en contact avec les matières. Le reste pourra être peint. La peinture, en ton clair, sera refaite tous les trois ans, ou plus souvent s'il est nécessaire.

Dans les établissements où il ne se dégage pas de buées, on se contentera de badigeonner les murs à la chaux deux fois par an. Le lait de chaux se fera avec au moins 10 kilogrammes de chaux caustique dans 100 litres d'eau. Il importe de fixer les époques où s'effectuera le badigeonnage, de façon à permettre la vérification. Les mois les plus favorables sont mai et septembre, ou octobre, suivant les régions.

La désinfection est le plus souvent mal faite ; on se donne beaucoup de mal sans obtenir de résultat, parce qu'on n'a pas su adapter le moyen aux circonstances.

Il n'y a pas de désinfectant d'une application universelle, et on a souvent le tort de ne pas réfléchir aux réactions chimiques qui peuvent se produire.

Ainsi on asperge un mur, blanchi à la chaux, au moyen d'une solution de sublimé, qui se décompose instantanément sans aucun profit ; ou encore on emploie des désinfectants alcalins sur un sol ou sur des murs imprégnés de matières contenant des bases ammoniacales, ce qui ne fait que mettre celles-ci en liberté et exalter leur odeur. Ces désinfectants auraient convenu au contraire dans le cas précédent.

Il faut appeler l'attention des industriels sur la nature des produits à employer, et on détruira ainsi cette idée fausse que les désinfectants n'ont pas d'efficacité.

Les solutions de chlorure de chaux sont d'un emploi assez général, c'est-à-dire qu'elles conviennent aussi bien en milieu acide qu'en milieu alcalin. On prend 1 kilogramme de produit commercial ; on le délaye dans 12 litres d'eau. On décante et on dilue à 120 litres.

Cette solution a l'avantage d'écarter les mouches.

III. — ÉMANATIONS NUISIBLES.

Les émanations nuisibles sont en même temps odorantes et réciproquement. Ce qui a été dit au chapitre précédent s'applique donc entièrement ici. Les procédés de captation et de destruction sont les mêmes dans les deux cas; mais heureusement la plupart des émanations véritablement nuisibles, telles que les vapeurs corrosives, sont plus faciles à retenir, parce que ce sont des produits définis, dont on connaît les réactions.

Le décret du 29 novembre 1904, pris en exécution des lois du 12 juin 1893 et du 11 juillet 1902, a prescrit des mesures fort sages dont les voisins bénéficient autant que les ouvriers.

Ainsi la pulvérisation des matières irritantes et toxiques doit se faire en appareils clos (art. 6).

Les vapeurs et gaz incommodes ou insalubres seront condensés ou détruits (art. 7).

Électrochimie. — Au point de vue technique, le progrès le plus important est apporté par l'électrochimie.

Ainsi l'affinage électrolytique des métaux supprime des dégagements de gaz sulfureux ou nitreux que provoque l'attaque des métaux par l'acide sulfurique, l'acide azotique ou l'eau régale.

En voici un exemple donné par une importante maison de Paris, le comptoir Lyon-Alemand.

Un lingot contenant du cuivre, de l'argent, de l'or et un peu de platine est pris comme anode soluble dans un bain de cuivre. Le cuivre se dépose à la cathode. Les boues rassemblées au fond de la cuve contiennent l'argent, l'or et le platine; on les refond en une nouvelle anode pour bain d'argent, et ce métal passe à la cathode. Nouvelles boues, nouvelle opération du même genre au bain d'or. L'or se dépose à la cathode, et le platine se retrouve seul au fond de ce dernier bain. Il est quelquefois nécessaire d'élever préalablement le titre en métal précieux.

La surface occupée par les appareils est environ le quart de celle qu'exigeait l'affinage au moyen des acides; le personnel est réduit dans les mêmes proportions. Tout dégagement de vapeurs corrosives est supprimé. Il n'y a pour ainsi dire plus d'eaux résiduaires. Tout se fait dans les meilleures conditions de propreté et de simplicité. L'innocuité est absolue.

Émanations acides. — La production de l'acide sulfurique avec le concours de substances dites de contact supprime les émanations si dangereuses dégagées pendant la concentration de l'acide sulfurique obtenu par l'ancien procédé.

Cette concentration peut se faire toutefois sans inconvénient sensible par des procédés perfectionnés, tels que le procédé Gaillard :

l'acide tombe à l'état de brouillard dans un courant ascendant de gaz chauds, et l'appareil comporte des condenseurs puissants.

Le procédé Valentiner pour la production de l'acide azotique sous pression réduite a fait disparaître toute émanation, et cette réforme était d'autant plus nécessaire que cet acide se fabrique en quantités de plus en plus grandes.

Les perfectionnements dans la construction des condenseurs permettent maintenant de capter les vapeurs dans les cas les plus compliqués, comme pendant la fabrication du caoutchouc factice blanc par l'action du chlorure de soufre sur l'huile.

Sécrétage. — Le sécrétage des poils au moyen du nitrate de mercure peut se faire mécaniquement dans une caisse fermée n'ayant d'autres ouvertures que d'étroits passages pour l'entrée et la sortie d'une toile sans fin entraînant les peaux. Celles-ci sont aspergées de liquide mercuriel à l'aide d'un pulvérisateur à air comprimé. La caisse est en relation avec un ventilateur et un condenseur garni de chaux. L'appareil de brossage mécanique et les étuves sont disposés d'une façon analogue.

D'après la lettre ministérielle du 19 mai 1905, les sécréteurs peuvent être autorisés, sans classement spécial, à se livrer à la fabrication du nitrate de mercure pour l'usage exclusif de leur industrie. En dehors de ce cas exceptionnel, la fabrication du nitrate de mercure reste placée dans la première classe.

Composés organiques. — Les émanations dangereuses dues à des composés organiques sont plus rares.

L'emploi de plus en plus répandu de la glycérine comme dissolvant rend plus fréquent les dégagements d'acroléine, qu'on ne rencontrait naguère que dans les industries où l'on porte les huiles à haute température.

Certains vernis japonais dégagent pendant l'application des produits excessivement corrosifs.

IV. — FUMÉES.

La production de la fumée est l'inconvénient qui, avec le danger d'incendie, se retrouve dans le plus grand nombre d'industries.

On a considéré longtemps la fumivorité comme un mythe, et, fort habilement, les industriels ont tiré parti de ce préjugé. Quelques-uns même se font gloire des panaches de fumée de leurs cheminées, les font figurer sur leurs prospectus, et pensent qu'on appréciera l'importance de leur usine d'après la quantité de nuages noirs dont elle couvre le voisinage.

L'historique des recherches sur la fumivorité ne peut trouver place ici. Citons seulement les remarquables rapports des ingénieurs Combes (1863) et Hirsch (1897). Jusqu'à ces dernières années, on admettait que la fumivorité ne pouvait être obtenue sans accroissement de dépenses. Mais ce qui pouvait paraître difficile ou impossible naguère est réalisable aujourd'hui, grâce aux perfectionnements apportés dans la construction des foyers et dans les procédés de combustion.

Au point de vue moral aussi, il y a un changement notable. Le progrès n'a pu se faire dans les faits sans se produire en même temps dans les idées. Le public devenant plus exigeant, les autorités administratives ont pu se montrer plus sévères et répondre à plus d'exigences par une action plus énergique.

Et cela est juste. Combes disait déjà en 1863, au sujet de la fumivorité : « Alors même qu'il devrait en résulter pour les manufacturiers une légère augmentation de dépense et quelque gêne, nous ne saurions voir là un motif de laisser subsister plus longtemps un état de choses compromettant pour la salubrité publique, et qui cause à des tiers désintéressés des dommages et une incommodité considérables, hors de toute proportion avec les soins et le petit excès de dépense qu'auront à faire les exploitants d'usines pour supprimer des inconvénients dont la population tout entière a à souffrir. »

Ces idées avaient été adoptées par les pouvoirs publics et l'article 19 du décret du 25 janvier 1865 prescrivait : « Le foyer des chaudières à vapeur de toute catégorie doit brûler sa fumée. »

Mais cette prescription était prématurée. Elle ne put vaincre la force d'inertie et resta lettre morte. Il faut reconnaître aussi qu'elle était mal placée dans un décret ne visant que les appareils à vapeur. Car « les inconvénients de la fumée ne sont pas particuliers à l'emploi d'un appareil à vapeur et ne touchent en rien à la sécurité, objet essentiel du décret dont il s'agit » (Rapport du Ministre au Président de la République, 1880). Et désormais les décrets relatifs aux appareils à vapeur sont muets sur la fumivorité.

Ces préliminaires étant rappelés, exposons la question telle qu'elle se présente aujourd'hui, ou du moins telle qu'elle ressort des observations et des expériences faites dans le département de la Seine depuis une dizaine d'années.

Deux causes ont retardé le progrès.

C'est, d'une part, la prétendue impossibilité d'obtenir une bonne fumivorité sans augmentation de dépense, et, d'autre part, le mauvais exemple donné par les établissements publics.

Nous allons traiter d'abord cette dernière cause, parce que l'autre est d'ordre technique et ne doit pas être séparée des autres développements du même ordre, qui constitueront toute la suite de cet article.

Les établissements *industriels* appartenant à l'État, aux départements ou aux communes sont dirigés par des hommes compétents dans la partie, et leurs inconvénients sont en général moindres que ceux que présente l'industrie privée.

S'agit-il, au contraire, d'un établissement non industriel, d'un édifice public qui doit simplement se chauffer et s'éclairer, le cas est tout différent.

Le directeur d'un établissement de ce genre n'a aucune connaissance technique. Il n'a même le plus souvent aucun contrôle sur les foyers des bâtiments où sont logés ses services; le charbon, les appareils, le personnel même lui sont imposés à la suite d'une adjudication faite par les soins d'une administration centrale, différente le plus souvent de celle dont il relève dans ses fonctions. En d'autres termes, il n'est pas responsable, et en réalité personne n'est responsable.

Les cheminées de l'établissement déversent dans l'atmosphère des torrents de fumée, créant ainsi une zone où les industriels invoqueront, pour excuser leur propre fumée, l'exemple venu de haut. Il est bien difficile, en réalité, d'exiger une bonne fumivorité d'un petit usinier, quand un édifice public recouvre son propre établissement d'un noir panache.

Au mauvais exemple donné par les monuments municipaux ou nationaux, de jour en jour plus nombreux, venait s'ajouter un autre argument plus spécieux, c'est qu'il n'existe pas de fumivore parfait.

C'est vrai. Mais un argument semblable pourrait être invoqué dans toutes les questions. Qu'il s'agisse d'une industrie quelconque, d'un service d'éclairage, de transport, de communication à distance : attend-on, pour commencer une entreprise, d'avoir des procédés parfaits ? Certes, cet argument absurde a retardé bien des progrès, mais on l'a laissé de côté toutes les fois qu'un intérêt était en jeu. Dans la question de fumivorité, au contraire, l'intérêt est incertain ; il ne s'agit pas de bénéfices immédiats, et de savantes commissions avaient déclaré que la fumivorité n'était pas économique.

Nous ajouterons que le problème ne consiste pas à trouver *un fumivore*. Car, suivant les cas, les moyens sont différents, et, le plus souvent, c'est par *un ensemble de conditions* habilement combinées qu'on arrive à un bon résultat. Mais il est difficile d'obtenir la fumivorité par ce dernier moyen dans les petits établissements : leurs directeurs ne possèdent pas la compétence nécessaire ou n'ont pas le loisir de poursuivre des études dans ce sens. Ce n'est que dans les grandes usines ayant des ingénieurs affectés au service de la chaufferie que de pareilles recherches peuvent être entreprises. Ce qu'il faut aux petits industriels, c'est un appareil à adapter au foyer, comme on adapte un frein à une roue.

Le préfet de la Seine a nommé en 1901 une commission d'études qui a entrepris de patientes recherches sur les moyens de réaliser la fumivorité. Elle a étudié plus de 200 propositions, visité des installations et entrepris une série d'expériences dont quelques-unes sont terminées.

Les premiers résultats publiés se rapportent à deux systèmes reposant l'un et l'autre sur l'envoi au-dessus du combustible d'un supplément d'air à l'aide de jets de vapeur empruntée au générateur.

« Sans rien préjuger des résultats que pourront donner les principes appliqués par d'autres appareils à expérimenter, on voit qu'il existe des moyens d'éviter complètement les fumées noires, épaisses et prolongées... ; on voit, en outre, que ces résultats sont obtenus sans augmentation de la dépense de combustible (1). »

L'économie dans les expériences dont il s'agit s'est élevée jusqu'à 11,1 p. 100 et a varié suivant la nature des charbons et suivant que les foyers étaient extérieurs ou intérieurs.

Ainsi donc un industriel qui produit des fumées incommodes pèche non seulement par manque de soins, mais par ignorance, et va contre ses propres intérêts.

Il n'y a donc plus à s'embarrasser de l'objection économique qui, d'ailleurs, comme on l'a vu dans le rapport de Combes (p. 687), ne suffirait pas, si elle était fondée, à faire renoncer à la fumivorité.

Moyens divers d'obtenir la fumivorité. — Nous avons cité les intéressantes conclusions de la commission parisienne pour nous appuyer sur son autorité, en proclamant la fumivorité réalisable ; mais, comme elle le déclare elle-même, il y a plusieurs moyens pour atteindre le but. On peut y arriver sans fumivores spéciaux.

Ainsi les foyers de la Compagnie Parisienne de l'air comprimé, d'une puissance de 8000 chevaux, ne fument pas, et cependant ils sont alimentés avec du tout-venant, et il n'y a pas d'appareils fumivores. Mais les chauffeurs sont très exercés et bien surveillés. Le tirage est bien réglé, il n'y a pas d'entraînement de suie ni d'escarbilles dans les deux cheminées de 50 mètres du quai de la Gare.

En réalité, ce qu'il faut obtenir, c'est une combustion complète; mais il y a lieu de remarquer que les combustibles dits fumeux ne le sont que parce que nous ne savons pas les brûler convenablement. Une lampe peut *filer* ou *ne pas filer*, suivant qu'on règle plus ou moins mal l'alimentation et le tirage ; il n'y a pas bien longtemps, tous les traités de chimie décrivaient l'acétylène comme un gaz brûlant avec une flamme fuligineuse, et on ne viendra pas dire aujourd'hui que les becs à acétylène sont fumivores, bien qu'ils n'émettent pas de fumée.

Une combustion complète peut être obtenue soit par un appareil fumivore surajouté au foyer, soit encore par un ensemble de conditions qui doivent être harmonieusement combinées : bonne disposition et puissance suffisante des foyers, bon tirage, soins du chauffeur, combustible approprié. Si tout cet ensemble est bien coordonné, il n'y aura pas ou il y aura peu de fumée, même en l'absence de

(1) *Bulletin municipal* du 24 mars 1906.

fumivore proprement dit. Mais il y a le plus souvent avantage à compléter cet ensemble par l'emploi de véritables appareils fumivores.

Toutes ces conditions sont si bien liées les unes aux autres qu'il est difficile de les traiter une à une. Nous allons cependant chercher à dire séparément de chacune d'elles ce qui lui est particulier.

Foyers. — Les foyers doivent être appropriés au combustible choisi, et l'ensemble de la chaufferie doit être suffisamment puissant. Tout foyer qui travaille en surforce fume inévitablement ; ce défaut se présente dans toutes les industries dont la production est sujette à de grandes fluctuations, comme les usines de réfrigération, les brasseries, dont le travail dépend de la saison.

Combustibles. — Le choix du combustible dépend de la disposition du foyer. Nous laissons de côté pour l'instant les combustibles brûlant naturellement sans fumée.

Il ne faut pas croire qu'il soit absolument indispensable de consommer des houilles maigres. Il pouvait en être ainsi autrefois, mais aujourd'hui on connaît des fumivores qui permettent de brûler des houilles grasses. Certains de ces fumivores sont moins bons pour des charbons maigres, dont les fumées, formées de poussières produites par l'éclatement du combustible, ne peuvent être brûlées dans les mêmes conditions que les vapeurs goudronneuses. Voilà déjà un exemple montrant que tout se tient dans une installation fumivore.

Si une usine, disposée pour brûler des charbons maigres, reçoit par erreur ou par nécessité une livraison de charbons fumeux, elle peut obtenir une amélioration notable, en mélangeant à ce charbon une certaine quantité de combustible maigre ou de coke, dont la proportion, beaucoup plus faible qu'on ne le penserait tout d'abord, se détermine facilement après quelques tâtonnements.

Soins du chauffeur. — Toujours le soin du chauffeur a une importance très grande. Cette opinion a été souvent contestée, mais notre conviction est basée sur des observations faites pendant plusieurs années dans des milliers d'établissements.

Maintes fois une simple contravention a amélioré la fumivorité dans une usine, sans qu'on modifiât rien au matériel, au combustible, ni au personnel de la chaufferie.

Le changement du personnel dirigeant amène des changements dans la fumivorité. Pendant le repas des contremaîtres, la fumivorité est souvent mauvaise, et il suffit d'organiser une surveillance constante pour supprimer les fumées intermittentes.

Si l'on veut que le chauffeur soit bon, il ne faut pas rendre sa tâche trop difficile ; il faut que les autres conditions de fumivorité soient réalisables ; en outre, il faut qu'il puisse se rendre compte de l'efficacité de ses soins. Or, dans la plupart des usines, le chauffeur est *le seul* ouvrier qui ne puisse voir le sommet de la cheminée, et, malgré toute sa bonne volonté, il ne peut vérifier si, en procédant de telle ou telle manière, il obtient de meilleurs résultats. Quelques directeurs ont amélioré la fumivorité dans leurs établissements en disposant habilement un jeu de glaces permettant au chauffeur d'apercevoir le haut de la cheminée.

Il y a souvent avantage à mouiller le charbon. Cela demande un peu plus de travail au chauffeur, mais a un heureux effet. Beaucoup de fumivores chimiques (bichromate, salpêtre, etc.) ne doivent leur efficacité qu'à l'eau qui sert de dissolvant au sel.

Charges. — Les charges, sur les foyers ordinaires, doivent être fréquentes et faites en deux temps : le charbon neuf étant disposé d'abord à l'avant de la grille, puis réparti à la charge suivante sur la couche incandescente.

Fumivores. — Les appareils fumivores sont innombrables et se rattachent à plusieurs types. Les uns sont pour ainsi dire un accessoire pouvant s'adapter à un foyer ordinaire. D'autres systèmes consistent à construire entièrement un foyer spécial. C'est dans cette catégorie que rentrent les grilles mobiles faisant avancer progressivement le charbon avec une vitesse réglée, ce qui supprime les inconvénients si graves des chargements massifs. Le même avantage est offert par les chargeurs automatiques.

La description de tous ces procédés ne peut trouver place ici. Disons seulement qu'il existe des fumivores excellents, d'une efficacité telle que la fumée est insignifiante ou intense, suivant qu'on les fait ou non fonctionner.

Voici les indications auxquelles doivent répondre les appareils fumivores, ainsi que des observations sur leur emploi :

En principe, les appareils sont faits pour un type déterminé de combustible. Il ne faut donc pas croire qu'un bon appareil permettra toujours d'employer les plus mauvais charbons. On a vu que des fumivores, excellents pour des charbons assez gras, se montrent inférieurs pour des charbons maigres, et réciproquement. On peut dire aussi que les fumivores doivent être appropriés à la forme des foyers. Des appareils fonctionnant bien avec des foyers longs et étroits ne réussissent pas avec d'autres larges et courts.

Tout appareil demande un certain réglage ; il ne faut donc pas se rebuter aux premiers essais, et, avant de déclarer que ses effets sont médiocres, il faut avoir appris à le manier convenablement ; c'est un cas analogue à celui des freins des chemins de fer, et on se rappelle qu'à l'origine les freins Westinghouse fonctionnaient souvent fort mal.

Il est indispensable que le fumivore, une fois réglé, agisse indépendamment de la volonté du chauffeur. Si l'intervention de celui-ci est nécessaire, les négligences sont presque inévitables. Beaucoup d'établissements sont pourvus d'appareils excellents, mais sans aucune utilité, parce qu'ils ne sont pas régulièrement mis en action.

Plusieurs appareils ne visent que l'émission de fumées à la suite des chargements, sans se préoccuper de ce qui se passe au moment du décrassage. Cette opération, moins fréquente, il est vrai, que le chargement, dégage beaucoup plus de fumée.

Dans quelques systèmes fumivores, le décrassage est d'une difficulté extrême et exige un travail très pénible. Il en résulte que les chauffeurs trouvent tant de défauts à l'appareil qu'on est obligé de renoncer à son emploi. Les constructeurs ont donc intérêt à considérer les différentes faces de la question.

Les grilles mobiles font le décrassage automatiquement.

Les appareils à injection d'air au moyen de vapeur présentent de grands avantages et sont peut-être ceux qui conviennent le mieux à la petite industrie. Ils s'adaptent facilement à des foyers déjà existants et peuvent procurer une véritable économie, si bien qu'ils ont été adoptés spontanément dans beaucoup d'usines situées dans des régions où la fumivorité n'est pas exigée.

Ils présentent toutefois un inconvénient, qu'il est facile de corriger. Lors de l'allumage, le manque de pression empêche de les employer. Il faut alors consommer d'abord un combustible spécial, jusqu'à ce que la pression permette d'utiliser le fumivore à vapeur.

Quoiqu'on ait prétendu le contraire, on peut adapter des fumivores aux foyers chauffant des chaudières multitubulaires.

Avantages des fumivores. — Les différentes conditions d'une bonne fumivorité peuvent se suppléer. On peut demander davantage à l'une ou à l'autre. Les fumivores sont d'un secours nécessaire quand on n'est pas maître de la qualité du charbon.

Voici, par exemple, une installation bien réglée pour brûler un combustible donné. Mais, par suite de grèves des mineurs, de gelée des canaux, de hausse considérable des cours, le fournisseur ne peut tenir ses engagements, et l'industriel doit se contenter du charbon qu'on lui livre, et pour lequel ses foyers ne sont pas faits. Il a alors recours aux fumivores, qui permettent souvent de brûler des charbons assez différents. Et comme les houilles maigres sont en général d'un prix élevé, on peut avoir intérêt, pour éviter les à-coups, à recourir aux fumivores plutôt qu'à des charbons spéciaux, qui peuvent faire défaut dans certaines circonstances.

Ces réflexions ne s'appliquent pas au coke ni à l'anthracite, qu'on est toujours certain de trouver en quantité suffisante.

Moyens spéciaux de chauffage. — Le coke ne brûle pas les chaudières, comme on l'a dit, si on a soin de placer la grille à une distance plus grande du coup de feu. Beaucoup d'industriels ont adopté le coke pour unique raison d'économie. Une usine de traitement de matières de vidange, à Aubervilliers, économise ainsi 3 000 francs par mois.

Il y a encore bien d'autres procédés qu'on ne peut appeler fumivores, puisqu'il n'y a pas production de fumées, mais qui concourent à la fumivorité générale en remplaçant des foyers qui fument. Dans cette catégorie rentrent le chauffage au gaz, les gazogènes, les combustibles liquides, les grilles permettant de brûler des escarbilles sans valeur ou des charbons très difficilement combustibles, et pour cette raison d'un prix très bas. Ces procédés qui suppriment la fumée ne sont toutefois pas sans inconvénients. Ainsi les moteurs à gaz pauvre sont quelquefois très incommodes par le bruit et les trépidations. Les foyers soufflés destinés à brûler les combustibles maigres donnent lieu à des poussières qu'un violent tirage entraîne dans les plus hautes cheminées. Ces poussières correspondent à la suie donnée par les houilles grasses, et, de même qu'on enlève la suie par des ramonages, on remédie aux poussières par des moyens analogues, chicanes, chambres de dépôt, nettoyage périodique des carneaux et de la cheminée.

Cas spéciaux et exceptionnels. — On le voit, il y a bien des manières de ne pas produire de fumée; mais ces procédés ne font pas double emploi. Les grilles mobiles, l'usage de combustibles difficiles à brûler ne conviennent qu'à la grande industrie; les fumivores proprement dits, même le coke, les gazogènes, les combustibles liquides sont applicables en petit aussi bien qu'en grand.

Il reste encore des cas où la fumivorité est irréalisable, mais ils se font de plus en plus rares.

Certains genres de chauffage sont imposés par les opérations elles-mêmes d'une industrie, comme en céramique, en métallurgie, lorsqu'on a besoin d'un chauffage à longue flamme; et, même encore dans ces divers cas, on ne peut dire qu'il n'y a rien à modifier.

Ainsi les briqueteries étaient considérées naguère comme devant fumer inévitablement, et le seul intérêt a fait adopter spontanément des fours fumivores. De même le gaz pauvre est employé maintenant pour les fours à réchauffer, alors qu'on avait déclaré la chose impossible.

Il peut y avoir cependant, par exception, dans l'état actuel de l'industrie, quelques genres d'établissements pour lesquels une fumivorité satisfaisante serait tellement difficile à obtenir qu'il serait véritablement excessif de l'imposer. Mais il est de l'intérêt même de ces établissements de ne se former ou de ne se maintenir que dans les régions réservées à l'industrie.

Il peut se présenter également des cas de force majeure, des circonstances passagères, manque momentané de charbon convenable, accident aux appareils, etc, qui commandent une certaine tolérance.

Conclusions. — La fumivorité est possible, par conséquent exigible, et l'inconvénient de la fumée ne doit plus être considéré que par exception comme inévitable.

Bien entendu, pour cet inconvénient plus encore que pour tout autre, on ne fera dans les prescriptions aucune allusion à un procédé quelconque, les moyens de réaliser la fumivorité étant trop variables suivant les industries.

On se bornera à dire : il est interdit d'émettre des fumées noires, épaisses et prolongées.

V. — POUSSIÈRES.

Les progrès de la fumivorité ont pour conséquence de rendre plus fréquents les cas de dégagements de poussières. Le remède se trouve alors dans la disposition des carneaux, faite en vue de changer brusquement la vitesse du courant, ou dans l'emploi de ces épurateurs à force centrifuge si fréquents en Angleterre.

Les industries qui ont pour but de produire des corps pulvérulents, telles que les ateliers de broyage, les pileries mécaniques, ont maintenant un outillage perfectionné et opèrent en vases clos.

Les ateliers de battage en grand des tapis collectent les poussières dans de grandes chambres, et, pendant les opérations elles-mêmes, il ne se dégage rien dans l'atmosphère. Mais il peut y avoir une grande incommodité quand on vide les chambres de dépôt, si ce travail est fait sans soin. Il faut humecter légèrement les matières déposées, puis les recueillir dans des sacs, et non pas les charger en vrac dans les voitures.

Les nouveaux procédés de nettoyage par le vide sont un grand perfectionnement qu'on ne saurait trop généraliser.

La combustion des poussières n'est pas en général à recommander; elle peut donner lieu à des explosions.

VI. — ALTÉRATION DES EAUX.

La pureté des eaux présente une telle importance en hygiène publique qu'il serait déplacé de la traiter ici. En effet, l'intérêt qu'elle présente n'est pas limité aux établissements classés, et la question doit être étudiée dans son ensemble avec toute l'ampleur qu'elle mérite (fasc. II, XII, XIII, XIV).

Sauf dans les cas exceptionnels de la grande industrie chimique, des teintureries et distilleries du Nord, des manufactures de Reims, c'est-à-dire des grandes agglomérations industrielles qui exigent une étude approfondie et toute spéciale, ce sont bien plutôt les eaux ménagères et celles de la voie publique qui constituent les déchets liquides les plus abondants.

Nous nous bornerons à donner quelques indications en ce qui concerne spécialement les établissements classés. Ceux-ci concourent en général pour une part relativement faible à l'altération des eaux.

La réglementation à laquelle ils sont soumis fait qu'on est maître de prescrire les mesures nécessaires.

Le service des Ponts et Chaussées est toujours consulté lors d'une demande en autorisation.

Il en est de même du service des Eaux et Forêts (circulaire ministérielle du 3 mai 1907).

Dans la plupart des cas, il suffit de prescrire l'écoulement des eaux à l'égout.

Si celui-ci n'est pas à proximité, on pourra parfois admettre le parcours au ruisseau pour aller rejoindre la bouche la plus voisine, sous réserve de veiller au bon entretien du sol. Si ce procédé ne peut être toléré, on imposera un branchement particulier. Mais, quand la distance est grande, cela ne peut se faire que pour des usines importantes, parce que le service des Ponts et Chaussées n'accepte pas toujours une simple conduite en poterie et exige un véritable égout, dont la dépense est très élevée. Quand aucun de ces moyens n'est applicable, la seule solution est de ne pas autoriser la formation de l'établissement.

On interdira d'une façon absolue l'emploi des puits absorbants, qui contaminent la nappe souterraine. On interdira pour la même raison tout dépôt de boues et immondices dans le fond des anciennes carrières ou sur un sol perméable en communication avec les cours d'eau ou la couche phréatique.

Avant d'écouler les eaux au dehors, on doit les neutraliser et les dépouiller autant que possible des matières solides en suspension. Celles-ci ont d'ailleurs souvent une assez grande valeur comme engrais.

Les bassins de décantation doivent être bien étanches et leur capacité calculée de façon à assurer aux liquides un séjour suffisant pour leur clarification. Souvent un réactif convenable accélérera le dépôt. Souvent aussi, comme il a été dit page 681, un traitement convenable en cours de fabrication donnera des eaux plus faciles à purifier.

Les bassins de décantation seront curés fréquemment et les boues recueillies, pressées et désinfectées.

Il faut aussi prévoir les réactions qui peuvent se produire entre des eaux d'origines diverses, provenant de la même usine ou de plusieurs usines. Parfois le mélange aura un heureux effet, en provoquant une précipitation avantageuse.

VII. — BRUIT ET TRÉPIDATION.

Le bruit et les trépidations ne sont pas les plus graves inconvénients de l'industrie, mais, après les odeurs et les fumées, ce sont ceux qui provoquent le plus grand nombre de plaintes.

BRUIT. — Le bruit est beaucoup moins incommode que l'ébranlement. On s'y habitue peu à peu, et il est en général assez facile de l'atténuer par la simple fermeture des ateliers et par la suppression de certains travaux pendant la nuit.

Sifflets. — Les sifflets des usines sont fort incommodes, surtout quand on s'en sert non pas seulement pour annoncer le commencement ou la fin du travail, mais encore pour réveiller les ouvriers logés dans un rayon de plusieurs kilomètres. On a recours alors à des appels stridents, prolongés, et qui naturellement se produisent à des heures très matinales. C'est un véritable abus.

On a cherché à y remédier par divers moyens.

Les cloches ne s'entendent pas au milieu du bruit du travail, et les sifflets sont indispensables en cas d'alarme. On ne peut songer à limiter l'intensité des sons, car c'est une chose qu'il est impossible de mesurer. On ne peut donc que limiter la durée des signaux, et il a été reconnu que cette limite peut, sans gêne pour l'industrie, être fixée à quinze secondes.

Instruments mus par l'air comprimé. — Les instruments à percussion actionnés par l'air comprimé, si avantageux en raison de la rapidité et de la commodité du travail, produisent un bruit fatigant par la fréquence et l'intensité des chocs. Les ateliers de chaudronnerie qui emploient ces engins doivent donc être bien isolés.

TRÉPIDATIONS. — On peut assez facilement trouver les moyens d'atténuer ou de supprimer les odeurs, la fumée, le danger d'incendie; mais les trépidations sont certainement l'inconvénient auquel il est le plus difficile de remédier. Le plus souvent il est impossible de prévoir si les mesures proposées seront suffisantes, quelque exagérées qu'elles puissent paraître. On se trouve ici en présence d'un phénomène capricieux, mal connu. Les cas les plus bizarres peuvent se présenter. On a vu des marteaux-moutons dont les vibrations étaient imperceptibles dans une maison voisine, tandis qu'on les percevait très fortement dans une autre maison située au delà de la première. Les vibrations étaient transmises par une couche rocheuse qui contournait l'habitation la plus rapprochée. Ce sont là des circonstances qui pourront échapper même à une enquête minutieuse.

Une autre particularité des trépidations, c'est que, si l'expérience montre qu'une installation a été mal combinée, les retouches sont le plus souvent impossibles. Il faut tout reprendre depuis la base, tout démolir et tout reconstruire, et sans être encore certain que le nouveau mode de construction sera satisfaisant.

Enfin c'est l'inconvénient qui suscite le plus de procès, et cela pour deux raisons : d'abord les voisins ne s'y habituent jamais et on ne peut compter sur leur résignation. Ensuite les dommages sont d'une constatation facile et peuvent s'évaluer avec précision.

Aussi l'intérêt même de l'industriel lui commande-t-il de s'entourer de toutes les précautions, de ne négliger aucun détail et de prendre, pour l'installation de son matériel, conseil de personnes compétentes, en pensant qu'il lui en coûterait beaucoup plus cher soit d'avoir à tout recommencer sur un projet mieux étudié, soit d'avoir à payer des dommages-intérêts.

A moins d'être absolument certain de son procédé, il ne devra jamais venir s'installer dans un quartier non industriel, près d'un hôpital, d'une maison de santé, d'une école.

De son côté, la personne chargée de l'enquête devra être très réservée. Si le projet ne présente pas de garanties suffisantes, il ne faut pas compter sur des prescriptions pour diminuer le mal, il faut, dans l'intérêt de tous, proposer le rejet de la demande.

Marteaux-pilons, marteaux-moutons. — Il faudra creuser le plus profondément possible, et toujours jusqu'au bon sol, établir un massif en béton recouvert de plusieurs lits de madriers, multiplier les matelas élastiques, donner à la chabotte un poids égal à vingt fois au moins celui de la masse frappante, entourer le massif d'une fosse isolante, remplie de matières meubles.

Essoreuses. — Les essoreuses des raffineries de sucre ou des lavoirs, établis le plus souvent dans des quartiers très peuplés, exigent également de bonnes fondations et l'interposition de coussins élastiques. On emploie avec avantage des matelas de crin, des blocs de caoutchouc. Le massif doit être disposé de façon à pouvoir être soulevé au moyen de vérins, quand on aura à remplacer les masses élastiques, qui s'usent très vite.

Moteurs à explosion. — Le nombre des plaintes contre le bruit et les trépidations est appelé à augmenter, parce que de nouvelles causes viennent s'ajouter aux anciennes.

En effet, on substitue de plus en plus aux machines à vapeur des moteurs à gaz pauvre, ou à essence. Or voici plus d'un siècle que les premières sont perfectionnées et qu'on a appris à les diriger. Les moteurs à explosion sont au contraire relativement récents et n'ont pas encore subi les perfectionnements qu'une longue pratique peut seule faire connaître.

Bien plus, la mise en marche de ces moteurs étant très rapide, c'est à eux qu'on s'adresse dans les cas de surcroît subit de travail, c'est-à-dire dans des conditions qui sont loin d'être celles d'une marche normale et bien réglée. Et c'est dans les mêmes circonstances que le travail de nuit s'imposera en outre le plus souvent. Toutes ces raisons font que le nombre des plaintes augmentera jusqu'à ce qu'on ait généralisé les perfectionnements. Mais, si on compare ce que sont les moteurs d'automobiles aujourd'hui à ce qu'ils étaient il y a quelques années, on est amené à espérer que le mal s'atténuera dans les moteurs industriels.

On peut diminuer beaucoup le bruit produit par l'échappement des moteurs à gaz pauvre, en injectant une pluie d'eau dans le tuyau. Il en résulte un refroidissement considérable des gaz, une diminution de leur force vive, qui amortit les vibrations.

VIII. — INCONVÉNIENTS DIVERS.

La nomenclature des décrets de classement ne fait mention, en dehors des inconvénients qui viennent d'être examinés, que de deux autres : les fumées métalliques, citées trois fois, et le danger des animaux, cité une fois.

Les fumées métalliques peuvent rentrer dans la catégorie soit des poussières, soit des émanations nuisibles ; il s'agit là d'une simple synonymie, semblable à d'autres que nous avons négligées.

Quelques inconvénients se rattachent à ceux qu'invoquent les décrets, la suie, par exemple, à laquelle on remédie par les moyens préconisés contre les fumées et les poussières.

Mais il est d'autres causes de plaintes qui n'ont pas été expressément visées par les décrets et desquelles il est bon de dire quelques mots.

Insalubrité. — L'insalubrité est un inconvénient qui n'est jamais nommé dans les décrets de classement des établissements insalubres. Elle se trouve surtout dans les dépôts de chiffons, de peaux, les cartonneries et papeteries, les buanderies et lavoirs, les ateliers de battage de tapis, de battage, cardage et épuration de literies, les dépôts de boues et immondices, de matières de vidange, etc., les clos d'équarrissage.

Les mesures spéciales de désinfection dans les divers établissements cités, en dehors de ceux que vise le décret du 4 avril 1905 sur la manipulation du linge sale, n'ont guère de chance d'être rigoureusement exécutées que dans les périodes d'épidémie.

Insectes, rats, etc. — Les mouches, les moustiques, les rats, incommodes par eux-mêmes, concourent en outre à l'insalubrité en transportant des germes pathogènes.

Contre les mouches, les asticots, on emploie avec avantage le lavage du sol et des murs avec des solutions chlorurées.

On se débarrassera des moustiques en supprimant les sources de culicigenèse, c'est-à-dire en recouvrant les eaux stagnantes d'une couche de pétrole. Toute stagnation d'eau inutile sera évitée.

Le bon état d'entretien des bâtiments concourt à diminuer le nombre des rats.

Buées, eau en pluie. — L'eau, même pure, est très souvent une cause de plaintes. Quoique les buées ne soient pas visées dans les décrets qui ont classé les buanderies, les lavoirs, les savonneries, les teintureries, elles constituent le principal inconvénient de ces établissements. On peut y remédier en travaillant en vase clos, ou au moyen de dispositifs convenables d'aspiration et de condensation.

Dans les quartiers à population dense, l'eau et la place manquent pour établir des condenseurs, et on se plaint beaucoup de l'échappement des machines à vapeur. On atténue le mal en se servant de pots d'échappement, en dirigeant les vapeurs du côté opposé aux voisins. L'introduction de la vapeur dans la cheminée est souvent un mauvais procédé; si les gaz chauds sont en quantité insuffisante, l'eau et la suie produisent une boue qui souille toutes les surfaces.

Souvent les buées sont mélangées de gouttelettes graisseuses. Dans ce cas, il n'y a guère de remède que les systèmes préventifs, c'est-à-dire qu'il faut, par un graissage modéré et surtout par des dispositifs appropriés, empêcher l'entraînement de corps gras par la vapeur.

Quelques usines emploient, pour refroidir l'eau des condenseurs, des appareils qui la projettent en jets divisés dans l'atmosphère. Si des écrans convenablement disposés ne s'opposent pas à sa dispersion par le vent, le brouillard formé tombe en pluie artificielle sur les voisins et les passants.

Citons enfin, pour mémoire, d'autres inconvénients qu'il faut prévoir : chaleur, mauvais écoulement d'eau même propre, danger d'écroulement, projection d'éclats.

CONDITIONS D'AUTORISATION INDÉPENDANTES DE LA NATURE DE L'INDUSTRIE.

En outre des conditions adaptées à la nature de l'établissement, les arrêtés d'autorisation formulent certaines clauses, surtout d'ordre administratif, mais dont quelques-unes ont un côté technique, ce qui justifie leur étude sommaire dans ce travail.

Autorisations temporaires. — Jusqu'à 1887, la faculté de limiter la durée des autorisations avait été non seulement laissée aux préfets, mais elle leur avait même été imposée. Ainsi les instructions techniques annexées au décret de décentralisation du 25 mars 1852 énoncent les conditions à insérer dans les arrêtés d'autorisation des fabriques d'allumettes chimiques, d'amorces fulminantes et de pièces d'artifice, et parmi elles se trouve celle-ci : « L'autorisation sera limitée à cinq ans. »

La question des autorisations temporaires a été largement discutée, notamment au sein des conseils d'hygiène de la Seine, de la Gironde, des Bouches-du-Rhône.

Elle est résolue aujourd'hui. Ainsi on lit, dans la lettre ministérielle du 27 mai 1887 : « Le Comité (des Arts et Manufactures) considère les autorisations provisoires comme contraires à la fois à l'intérêt de l'industrie, qui a besoin de stabilité, et à l'intérêt du voisinage, qui réclame de l'industrie des garanties souvent dispendieuses, que l'administration hésite à imposer en vue d'un délai insuffisant pour amortir la dépense. »

« Les autorisations temporaires... doivent être exclusivement réservées lorsqu'il s'agit soit d'une industrie nouvelle, soit de l'application de procédés non connus, dont l'expérience seule peut révéler les inconvénients » (Lettre ministérielle du 24 novembre 1888).

Il est bien évident qu'il s'agit seulement de limitation de durée imposée par l'administration. Mais rien n'empêche un industriel, pour obtenir plus facilement une autorisation, de déclarer qu'il ne la sollicite que pour un certain nombre d'années, et dans ce cas la limite ainsi fixée peut être insérée dans l'arrêté.

Délais de mise en exploitation. — « Les arrêtés d'autorisation doivent fixer, à peine de déchéance, non seulement le délai dans lequel les travaux devront être commencés (circulaire du 14 janvier 1882), mais encore celui dans lequel l'installation devra être complètement terminée et l'usine mise en activité » (Circulaire ministérielle du 28 janvier 1900).

Bien entendu, on sera toujours très large dans la fixation de ces délais ; on tiendra compte de l'importance des travaux à exécuter et des désirs de l'industriel ; mais il importe cependant de ne pas trop prolonger une période pendant laquelle les voisins pourraient croire que l'établissement projeté ne se formera pas.

Conditions nouvelles. — Une fois l'établissement autorisé et mis en exploitation, a-t-on le droit de lui imposer des conditions nouvelles, de renforcer celles qui sont insérées dans l'arrêté d'autorisation ?

La question a été traitée avec tous les développements nécessaires par MM. Porée et Livache. Ces auteurs concluent que, pour éviter toute contestation, il est utile d'insérer dans l'arrêté une condition réservant ce droit au préfet.

Il est, en effet, absolument impossible, dans la pratique, de ne pas avoir recours à des conditions nouvelles.

La seule chose fixe, immuable, intangible, c'est que l'industriel a le droit de se livrer à une exploitation déterminée. L'autorisation lui en a été accordée sous réserve de prendre certaines précautions qui ont été discutées pendant l'enquête. Mais voici que, grâce aux progrès de l'industrie, l'exploitant apporte de lui-même des modifications dans ses ateliers. Il faut bien que de nouvelles conditions viennent s'adapter au nouvel état de choses, sans quoi on arriverait à cette absurdité que, de même que le préfet ne pourrait rien changer à ses prescriptions, l'industriel, de son côté, ne pourrait rien changer à ses procédés de travail. Ce serait la négation du progrès et, par crainte de l'arbitraire, une véritable tyrannie.

Il peut arriver aussi, sans qu'il soit rien changé à l'installation, que l'expérience démontre l'insuffisance des conditions imposées ou l'avantage qu'il y aurait à les remplacer par d'autres plus pratiques et moins coûteuses.

Il est donc nécessaire que certaines conditions puissent être modifiées. Mais on rendra ces modifications très rares, en se bornant à indiquer le but à atteindre, sans formuler les moyens.

Ainsi donc on admettra que de nouvelles conditions puissent être imposées, soit pour mieux correspondre à un nouveau genre de travail, soit pour remédier à un inconvénient nouveau qui n'existait pas lors de l'enquête, parce que le voisinage était différent ou pour toute autre cause.

En somme, les conditions nouvelles, dans les cas que nous venons de considérer, sont celles qu'on eût insérées dans l'arrêté si, lors de l'enquête, l'exploitation avait été ce qu'elle est au moment où elles sont imposées. Mais il serait illégal et injuste de changer par des conditions nouvelles la nature de l'autorisation, d'interdire des opérations préalablement admises.

MODIFICATIONS APPORTÉES A L'INDUSTRIE. — Par la force des choses, l'industriel apporte des modifications dans son établissement. A-t-il besoin pour cela d'une autorisation? Il appartient à l'administration d'apprécier, suivant les cas, s'il faut une autorisation accordée après toutes les formalités réglementaires d'enquête, ou s'il suffit de poser une condition nouvelle.

Bien entendu, il faudrait suivre la procédure normale des autorisations si l'industriel remplaçait son industrie par une autre, même de classe inférieure.

Parfois les décrets fixent des classes différentes suivant les quantités de matières manipulées ou conservées (celluloïd, hydrocarbures, etc.). Il est évident qu'une enquête nouvelle serait nécessaire si l'établissement ne restait pas dans les limites de la classe pour laquelle il a été autorisé.

SURVEILLANCE DES ÉTABLISSEMENTS CLASSÉS.

La surveillance des établissements insalubres, incommodes ou dangereux relève, au point de vue administratif, des préfets ou sous-préfets, des maires et des commissaires de police, et, au point de vue technique, des conseils d'hygiène ou des commissions sanitaires qui peuvent se faire aider par des inspecteurs des établissements classés. Mais ce service d'inspection n'existe qu'à l'état rudimentaire dans la plupart des départements.

Il est question de charger de cette surveillance les inspecteurs du travail, qui constituent un corps organisé régulièrement dans toute la France et qui doivent connaître l'industrie et présenter la compétence nécessaire. Il y a toutefois une difficulté d'attributions, les établissements classés dépendant du ministère du Commerce et de l'Industrie, tandis que l'inspection du travail est rattachée au ministère du Travail. Mais c'est là une question purement administrative qui ne nous arrêtera pas. Au point de vue technique, il ne peut guère y avoir de conflit. Les intérêts des ouvriers et des voisins sont les mêmes. Si les opérations se font en vase clos, cela profite aux uns comme aux autres. Si des émanations nuisibles s'échappent d'un atelier, elles nuisent d'abord aux ouvriers travaillant dans les cours de l'usine et ensuite aux voisins.

Toute mesure prise contre l'incendie ou l'explosion assure d'abord la sécurité des travailleurs ; et, tout naturellement, quand nous avons étudié les conditions à prescrire, nous en avons énoncé un grand nombre qui avaient surtout en vue la sécurité intérieure.

Ces idées prévalent au sein des conseils d'hygiène, et la nouvelle législation à l'étude, — la proposition de loi Chautemps, — vise à la fois l'intérêt des ouvriers et celui des tiers.

Dans les départements dont les ressources ne permettraient pas d'organiser un service spécial d'inspection des établissements classés, le plus simple paraît donc d'ajouter aux fonctions des inspecteurs du travail la surveillance de ces établissements en ce qui concerne les intérêts du voisinage.

TABLE DES MATIÈRES

3951-08. — Corbeil. Imprimerie Crété.

Nouveaux Éléments d'Hygiène

Par le Dr J. ARNOULD, Professeur à la Faculté de médecine de Lille.

5e *édition,* entièrement refondue.

Par le Dr E. ARNOULD, Médecin-major de l'armée.

1907, 1 vol. gr. in-8 de 1048 pages, avec 252 figures, cartonné............ 20 fr.

Le succès remarquable de l'excellent *Traité d'hygiène* d'Arnould a obligé les éditeurs à multiplier les éditions pour le tenir au courant des derniers progrès de la science, et cette cinquième édition est presque une transformation du livre. Ce nouveau volume fait honneur à la Science française. L'un de ses plus grands mérites est une documentation extrêmement riche, avec cela de particulier que l'auteur, au lieu de se contenter d'analyses de seconde main, a constamment dépouillé le texte même des livres et des collections grâce à sa connaissance des langues étrangères; il a pu ainsi donner des résumés très scientifiques de toutes lés questions traitées et faire un livre utile qu'on ne consulte jamais sans profit.

TRAITÉ D'HYGIÈNE PRATIQUE

MÉTHODES DE RECHERCHES

Par le Dr Fr. SCHOOFS

1908, 1 vol. in-8 de 640 pages, avec 216 figures.......................... 12 fr.

L'exposé des méthodes physiques, chimiques, microscopiques, bactériologiques et statistiques, qui sont couramment employées dans les recherches d'hygiène, forme la matière de ce traité destiné à guider les débutants. On y trouvera, groupés méthodiquement, les procédés d'investigation qui sont appliqués couramment.

GUIDE PRATIQUE

POUR LA DÉSINFECTION

Par les Drs J. ROSENAU, F.-J. ALLAN, J. VIDAL

1905, 1 vol. in-18 de 394 pages, avec 108 figures, cartonné................ 5 fr.

Prophylaxie Internationale et Nationale

Par le Dr Paul FAIVRE

Inspecteur général adjoint des services administratifs du Ministère de l'Intérieur.

1908, 1 vol. gr. in-8 de 196 pages, avec 18 figures......................... 5 fr.

HYGIÈNE DES RUES

Par YVERT

1904, 1 vol. in-18 de 344 pages.. 3 fr. 50

TRAITÉ DE Pathologie Exotique

Clinique et Thérapeutique

Publié en fascicules

SOUS LA DIRECTION DE MM.

Ch. GRALL
MÉDECIN INSPECTEUR GÉNÉRAL DU SERVICE DE SANTÉ DES TROUPES COLONIALES

ET

CLARAC
MÉDECIN PRINCIPAL DES TROUPES COLONIALES, DIRECTEUR DE L'ÉCOLE D'APPLICATION DU SERVICE DE SANTÉ DES TROUPES COLONIALES

LISTE DES COLLABORATEURS

ANGIER — BOUET — CAMAIL — CLARAC — CLOUARD
DUVIGNEAU — GAIDE — GOUZIEN — GRALL — HEBRARD — LASNET
LEMOYNE — MARCHOUX — MÉTIN — REBOUL — RIGOLLET
SEGUIN — SIMOND — THIROUX
MÉDECINS DES TROUPES COLONIALES

I.

PALUDISME

PAR

GRALL et MARCHOUX

1910. 1 vol. gr. in-8 de 500 pages, avec 150 figures. Broché, **12** fr. — Cartonné, **13** fr. **50**

Fasc. II. — **Fièvres des pays chauds et Fièvres éruptives.**
Fasc. III. — **Fièvre jaune, Peste, Choléra.**
Fasc. IV. — **Maladies de l'Appareil digestif dans les pays chauds.**
Fasc. V. — **Maladies parasitaires exotiques.**
Fasc. VI. — **Intoxications et Maladies générales aux colonies.**
Fasc. VII. — **Maladies de la peau exotiques.**
Fasc. VIII. — **Maladies chirurgicales aux colonies.**

L'ouvrage complet coûtera environ 60 fr. — Chaque fascicule se vend séparément. — Chaque fascicule se vend également cartonné avec un supplément de *1 fr. 50* par fascicule. — *On peut souscrire en envoyant un acompte de 20 fr.*

BIBLIOTHEQUE NATIONALE DE FRANCE
3 7531 01369022 8

www.ingramcontent.com/pod-product-compliance
Ingram Content Group UK Ltd.
Pitfield, Milton Keynes, MK11 3LW, UK
UKHW021837190726
13855UKWH00001B/26

9 782013 388580